# Übersicht



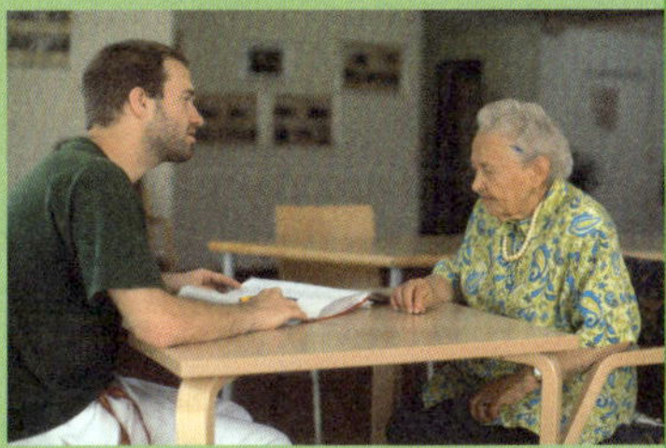

## 1 Lernfeld 1.1

### Theoretische Grundlagen in das altenpflegerische Handeln einbeziehen



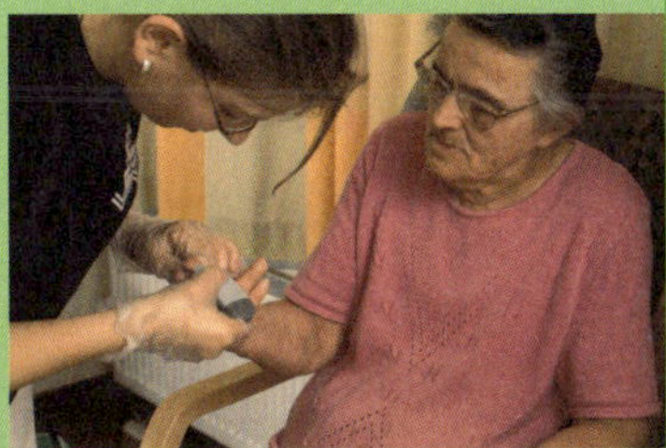

## 2 Lernfeld 1.3

### Alte Menschen personen- und situationsbezogen pflegen

### Lernfeld 1.5
### Bei der medizinischen Diagnostik und Therapie mitwirken



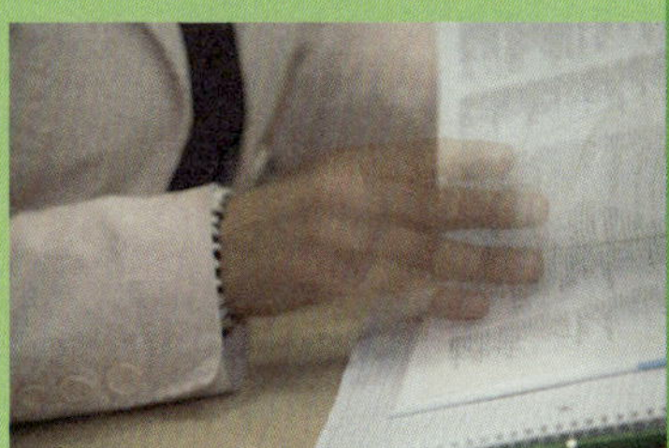

## Anhang

Reihe Altenpflege professionell

# Krankheitslehre

Thieme

**Altenpflege professionell**

# Krankheitslehre

Susanne Andreae
Dominik von Hayek
Jutta Weniger

263 Fotos
265 Grafiken
71 Tabellen

Georg Thieme Verlag
Stuttgart · New York

Dr. med. Susanne Andreae
Fachärztin für Allgemeinmedizin
Dozentin an Krankenpflegeschulen
Lärchenweg 26
78713 Schramberg

Dr. med. Dominik von Hayek
Facharzt für Allgemeinmedizin und Geriatrie
Dozent an einer Berufsfachschule für Krankenpflege
Kirchenstraße 27
81675 München

Jutta Weniger
Krankenschwester und Dipl.-Pflegepädagogin (FH)
viele Jahre Lehrerin an einer Berufsfachschule für Altenpflege
heute Projektmanagerin (Disease-Management und Sturzprävention) bei der AOK Baden-Württemberg
Herdstraße 16/1
78050 Villingen-Schwenningen

*Bibliografische Information der Deutschen Bibliothek*

Die Deutsche Bibliothek verzeichnet diese Publikation in der Deutschen Nationalbibliografie; detaillierte bibliografische Daten sind im Internet über http://dnb.ddb.de abrufbar.

Zeichnungen: Roland Geyer, Weilerswist
Umschlaggestaltung: Thieme Verlagsgruppe
Umschlagfoto: Thomas Möller Werbefotografie, Stuttgart

1. Auflage 2001


Rüdigerstraße 14
D-70469 Stuttgart
Unsere Homepage:
http://www.thieme.de

Printed in Germany

Satz: Hagedorn Kommunikation, Viernheim, gesetzt auf 3B2
Druck: Appl aprinta Druck, Wemding

ISBN 3-13-127012-8 1 2 3 4 5 6
ISBN 978-3-13-127012-2

**Abbildungsnachweis**
Kapiteleinstiegfotos:
bildfolio, Bert Bostelmann, Frankfurt a.M.
Thomas Stephan, Munderkingen
Eberhardt/Arteria Photography: Abb. 116b, 1.20, 2.4, 8.12, 8.19, 8.21, 8.49, 8.50, 9.9, 9.14, 9.36, 9.45, 10.13, 10.15, 11.12, 11.21, 11.36, 12.5, 13.1, 15.47, 18.9, 18.14, 18.16, 18.17, 18.18, 18.21, 19.4, 19.14b, 19.21, 19.22, 19.21a, 19.34, 19.35, 19.37, 20.8, 20.29
Freudenberger, T.: Dermatologie. Thieme, Stuttgart 1993: Abb. 8.43
Paetz, B., Benziner-König, B.: Chirurgie für Pflegeberufe, 20. Aufl. Thieme, Stuttgart 2004: Abb. 8.30, 8.31
Medizinisches Bildarchiv, Georg Thieme Verlag Stuttgart © Boehringer Ingelheim Pharma KG und Dr. Karl Thomae GmbH, 2001: Thomae Bildarchiv: Abb. 2.5, 8.17, 8.18, 8.32, 8.45, 8.46, 8.47, 9.10, 9.12, 9.25, 9.35, 9.38, 9.43, 10.9, 10.10, 10.11, 11.16, 11.41, 11.44, 11.46, 12.6, 12.7, 13.1b-c, 13.2, 14.8, 15.13, 15.17a, 15.46, 17.13, 17.14, 18.13, 18.15, 18.19, 18.23, 19.23, 19.25, 19.47

# Vorwort zur 2. Auflage

Nach dem großen Erfolg der ersten Auflage unseres Krankheitslehrebuches für die Pflege alter Menschen machten wir uns mit viel Elan daran, unser Werk zu überarbeiten.

In der Altenpflegeausbildung hat sich seit der ersten Auflage unseres Buches vieles verändert. Im Jahr 2003 trat das bundeseinheitliche Altenpflegegesetz in Kraft, dem unser neues Buch voll und ganz entspricht.

Neuerungen durch das Gesetz, die wir in diesem Buch umsetzten, sind im Wesentlichen:

- Die wissenschaftliche Fundierung pflegerischen Handelns,
- Erweiterung pflegerischer Handlungsfelder um die Prävention, Rehabilitation und Palliation sowohl im stationären wie im ambulanten Bereich,
- Erweiterung pflegerischer Methodenkompetenz um die Beratung und Anleitung von Pflegebedürftigen und ihren Angehörigen,
- Fächerübergreifendes, praxisnahes Lernen anhand von konkreten beruflichen Situationen und Fallbeispielen.

Die medizinischen Texte haben wir überarbeitet, aktuelle Themen wie der Problemkreis um „MRSA", der viele stationäre Einrichtungen der Altenhilfe beschäftigt, wurden hinzugefügt. Das Kapitel Psychiatrie ist um die psychosomatischen Erkrankungen erweitert worden. Eine pflegewissenschaftliche Fundierung konnten wir durch die Berücksichtigung neuer Pflegekonzepte, jedoch insbesondere durch die Aufnahme und den kompletten Abdruck aller Expertenstandards des DNQP erreichen.

Der in Zukunft sicher noch zunehmenden Bedeutung von Prävention und Rehabilitation wie auch der palliativen Pflege (Pflegende Schwerstkranker und Sterbender) wurden wir mit einem komplett neuen Kapitel gerecht. Dort wie auch in den Pflegeschwerpunkten wird die Beratung und Anleitung von Pflegebedürftigen und ihren Angehörigen dargestellt und vermehrt auf die ambulante Pflege eingegangen.

Der Bezug zur Pflegepraxis wird durch mit „P" gekennzeichneten kleinen Abschnitten, die sich durch das gesamte Buch ziehen hergestellt. In der Altenpflege häufig vorkommenden Krankheitsbildern folgen in dieser Ausgabe etwas mehr und etwas ausführlichere Pflegeschwerpunkte. Darin werden komplexe Pflegesituationen in Fallbeispielen dargestellt, Lernaufgaben gestellt und pflegerische Inhalte dargestellt. Das Fallbeispiel wird im Anschluss weitergeführt und pflegerisches Handeln exemplarisch dargestellt. So kann das Erlernte noch leichter auf andere Situationen in der altenpflegerischen Praxis übertragen werden. Mehr Alltagsnähe und Anschaulichkeit erreichten wir auch bei der Darstellung der Krankheitsbilder durch das Einfügen von kleinen Fallbeispielen.

Eine große Verbesserung sehen wir in der Ausweitung des fächerübergreifenden Ansatzes unseres Lehrbuches. Bereits in der ersten Auflage haben wir die Anatomie und Physiologie jeweils im Zusammenhang mit den Erkrankungen der Organsysteme dargestellt. In diesem Buch wurden die Fächer Hygiene und Ernährungslehre mit je einem eigenen Kapitel neu aufgenommen und diese Thematiken ebenfalls in die Darstellung der Krankheitsbilder miteinbezogen. So können wir unseren Lesern ein Buch mit einem zeitgemäßen, vernetzten Lernkonzept bieten. Durch die Vergrößerung des Buchvolumens um ein Drittel konnten wir den theoretischen Anforderungen des Altenpflegegesetzes vollständig entsprechen, sodass unser Buch die 5 Fächer Krankheitslehre, Hygiene, Ernährungslehre, Anatomie und Physiologie komplett abdeckt. Damit wird ein eigenes Lehrbuch für die einzelnen Fächer ersetzt, Sie können nun mit einem anstatt mit 5 Büchern arbeiten!

Was ist noch neu? Für Interessierte haben wir empfehlenswerte Internetadressen angegeben. Da viele Menschen gut über den Kanal „Sehen" lernen können, enthält diese Ausgabe noch mehr Abbildungen und eine CD mit anschaulichen Videos.

Wir danken Frau Grützner für ihr erneutes Vertrauen. Den Redakteuren beim Georg Thieme Verlag, Frau Jürgens, Herrn Gampper und Herrn Wiedemann gilt unser besonderer Dank für die stets zuverlässige und angenehme Zusammenarbeit. Nicht zuletzt ihr großer Fleiß bei der redaktionellen Überarbeitung hat das termingerechte Erscheinen möglich gemacht.

Unsere Freunde und Familien mussten über einige Monate viel Geduld mit uns haben und auf gemeinsame Zeit verzichten. Doch das Ergebnis lässt sich sehen – wir wünschen viel Spaß und Erfolg damit!!!

Schramberg,
Villingen-Schwenningen,
München,
im März 2006

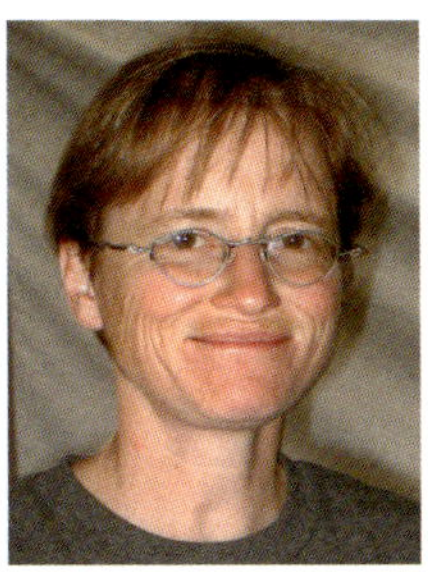

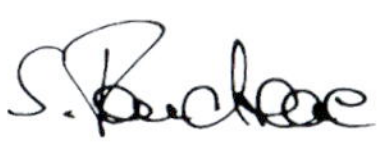

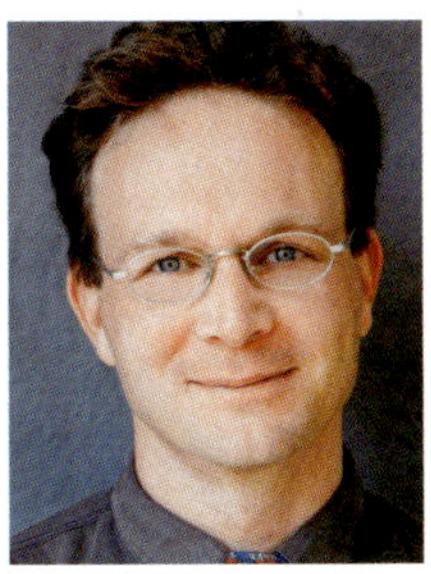

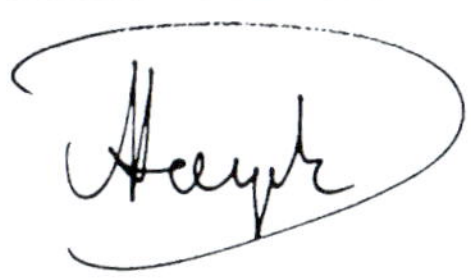

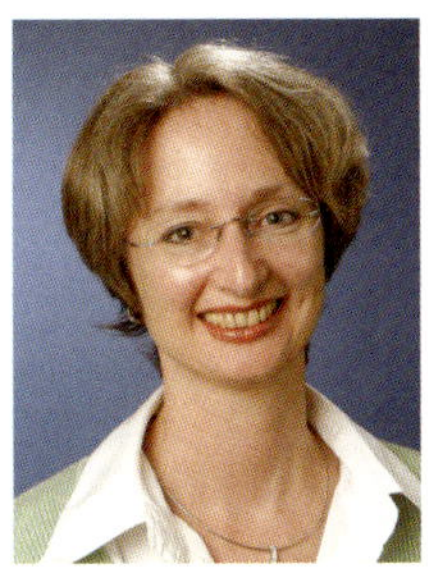

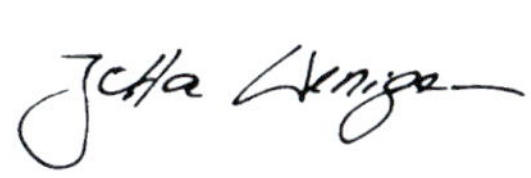

# Vorwort zur 1. Auflage

Die Pflege und medizinische Versorgung alter Menschen wird mit der zunehmenden „Überalterung" unserer Gesellschaft immer wichtiger.

Dabei ist Alter nicht mit Krankheit und Pflegebedürftigkeit gleichzusetzen. Nur ein kleiner Prozentsatz älterer Menschen ist krank und pflegebedürftig. Viele Alte leben nahezu selbstständig und können kleinere körperliche Einschränkungen selbst bewältigen. Erst wenn dies auch mithilfe von Angehörigen oder Freunden nicht mehr möglich ist, wird professionelle Hilfe, das heißt Hilfe von gelernten Altenpflegern und Altenpflegerinnen, benötigt.

Seit Einführung der Pflegeversicherung hat sich die Bewohnerstruktur in Alten- und Pflegeheimen von teilweise selbstständigen, leicht pflegebedürftigen Personen hin zu schwerstpflegebedürftigen alten Menschen verändert. Heute sind zum einen viele alte Menschen mit mehreren körperlichen Erkrankungen oder Behinderungen, zum anderen gerontopsychiatrisch erkrankte Menschen in Einrichtungen der Altenhilfe anzutreffen.

Daher wird es heute und in Zukunft für Altenpfleger und -pflegerinnen immer wichtiger, neben sozialpflegerischen Kompetenzen über ein fundiertes und umfassendes Wissen in Physiologie, Krankheitslehre, Psychiatrie und Arzneimittellehre zu verfügen.

Wir haben uns in diesem Buch auf die im Alter häufigsten Erkrankungen beschränkt und diese ausführlich dargestellt. Um den Gesamtzusammenhang darzustellen, beginnt jedes Kapitel mit einer kurzen Zusammenfassung der Anatomie und Physiologie der Organe. Unterstützt werden die Texte durch viele farbige Grafiken und Fotos.

Da Altenpflege eine handelnde Disziplin ist, reicht theoretischen Wissen allein nicht aus. Von in der Altenpflege beruflich Tätigen wird erwartet, dass sie in der Lage sind, dieses Wissen in konkreten Pflegesituationen anzuwenden. Bei jedem alten Menschen zeigt sich das in der Theorie gelernte Krankheitsbild auf eine bestimmte Art und Weise. Der Krankheit wird eine bestimmte Bedeutung zugemessen und sie wird auf eine persönliche Art erlebt.

Um den Altenpflegeschülern und -schülerinnen die Anwendung des Wissens in der Praxis zu erleichtern, stellen wir oft anzutreffende Krankheitsbilder in Fallbeispielen dar. Anhand derer wird gleichzeitig die spezielle Pflege gezeigt. Wo dies zu umfangreich wäre, wird auf die Systematik der Aktivitäten des täglichen Lebens (ATL) zurückgegriffen. Kleine Pflegetipps innerhalb der Darstellung der Krankheitsbilder stellen einen zusätzlichen Bezug zur Praxis der Altenpflege her. Im Glossar am Ende des Buches werden wichtige Fachbegriffe noch einmal knapp und verständlich erklärt.

Das Buch ist sowohl als Lernhilfe für den Unterricht, aber auch als Hilfe für die Praxis im Beruf gedacht. Wir sind an einer regelmäßigen Aktualisierung und Weiterentwicklung dieses Lehrbuches interessiert und daher dankbar für jede Art von Anregung oder Kritik!

Unser Dank gilt ganz besonders Frau Kliem für die zuverlässige und kompetente redaktionelle Bearbeitung, es war eine Freude, mit ihr zusammenzuarbeiten. Des Weiteren möchten wir Frau Grützner für ihr Vertrauen in unsere Arbeit danken. Und nicht zuletzt danken wir unseren Familien, Freunden und Fachkollegen und -kolleginnen für die Unterstützung und konstruktive Kritik.

Schramberg/Haar,
Oktober 2001

# Inhaltsverzeichnis

## Lernfeld 1.1
## Theoretische Grundlagen in das altenpflegerische Handeln einbeziehen

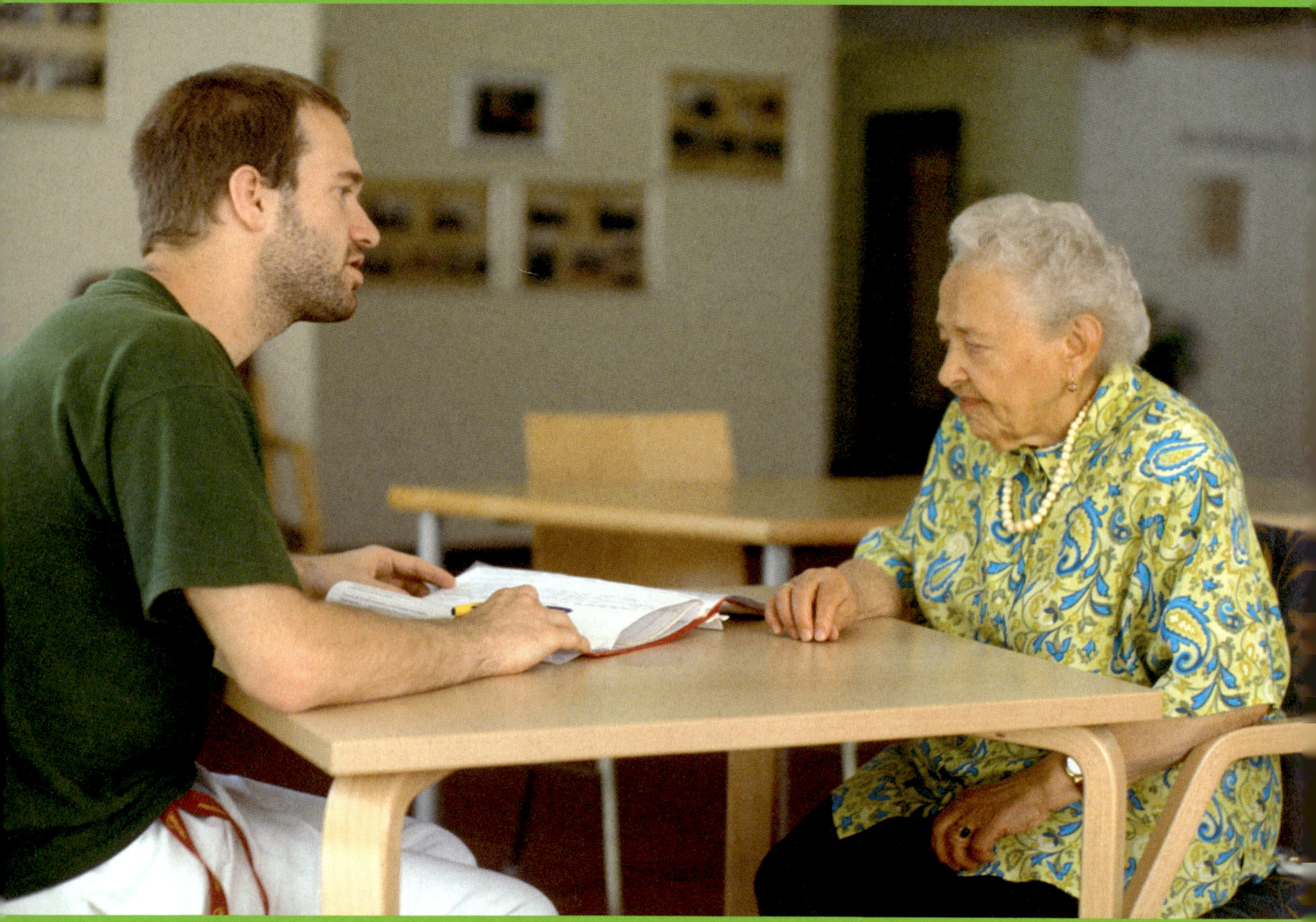

1

# Lernfeld 1.1

## Theoretische Grundlagen in das altenpflegerische Handeln einbeziehen

# 1 Grundlagen der Anatomie und Physiologie

Dominik von Hayek

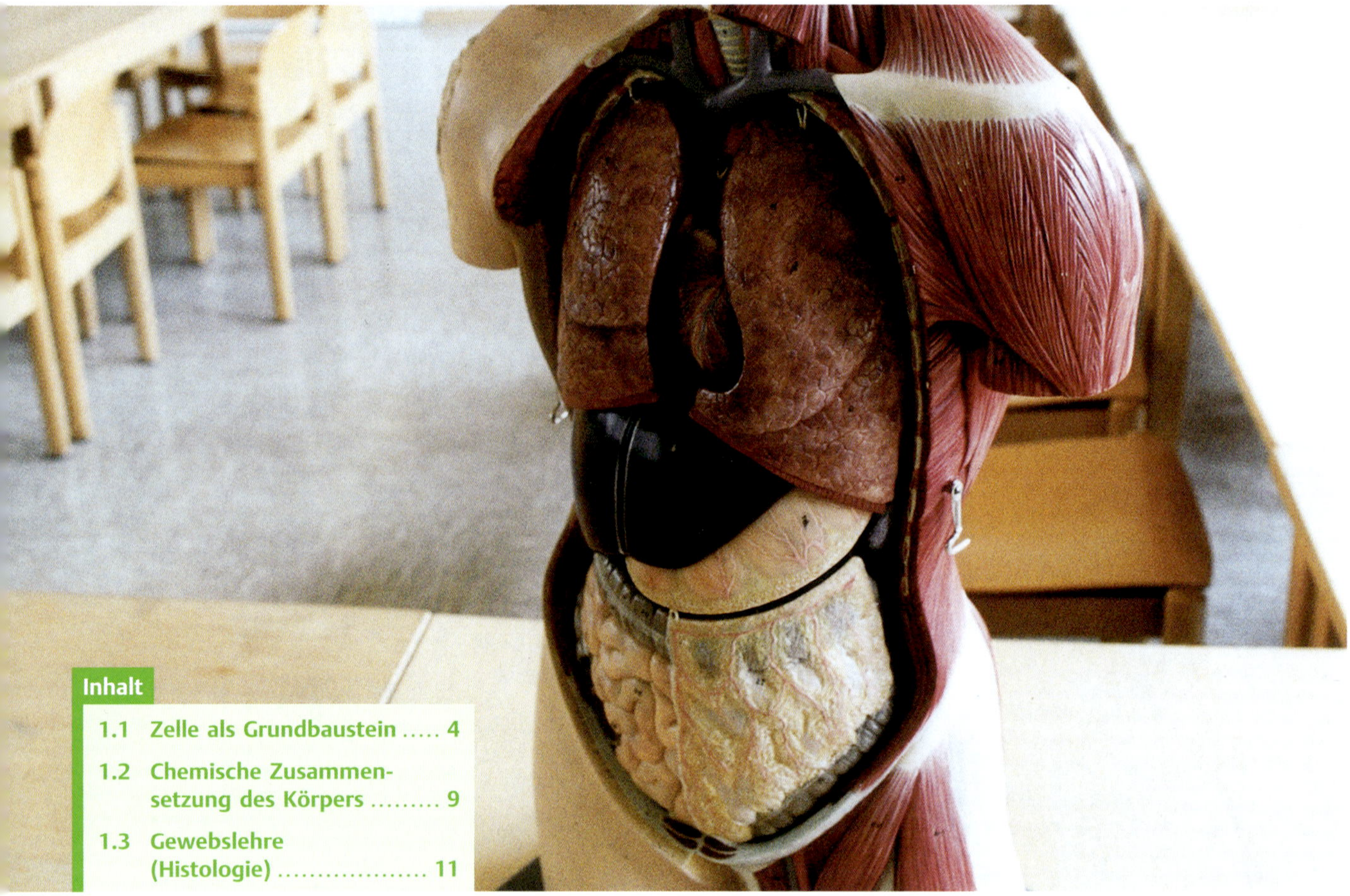

Inhalt



## 1.1 Zelle als Grundbaustein

D *Die Zelle ist der Grundbaustein des Organismus, die kleinste lebensfähige Einheit aller Lebewesen.*

Der Körper eines erwachsenen Menschen besteht aus bis zu 10 Billionen (= 10.000.000.000.000) Zellen. Um ihre speziellen Funktionen zu erfüllen, haben die Zellen ein sehr unterschiedliches Aussehen und schließen sich jeweils zu Zellverbänden, dem Gewebe (s.u.), zusammen. Trotz ihrer unterschiedlichen Formen findet man bei allen Zellen aber gemeinsame Bestandteile.

Die **Zellmembran** grenzt die Zelle nach außen ab und umschließt das **Zytoplasma**, den Zellinhalt mit Zellwasser (Zytosol). Neben anderen Zellorganellen spielt der **Zellkern** eine wichtige Rolle: Er steuert den Zellstoffwechsel und die Vererbung **(Abb. 1.1)**.

### 1.1.1 Zellmembran und Zytoplasma

**Zellmembran.** Die Zellmembran bildet die Hülle um den Zellleib. Sie ist die Grundvoraussetzung für ein eigenes Zellleben, sie trennt das Zellinnere vom „Außen". Für die Funktion und das Überleben der Zelle ist es unerlässlich, dass diese Schutzhülle nicht starr und undurchlässig, sondern flexibel und für bestimmte Stoffe durchlässig ist. Sie besteht aus 2 Schichten mit Fettmolekülen (Phospholipiden) und enthält spezielle **Kanäle** (Carrier-Proteine), die je nach Bedarf Stoffe in die Zelle bzw. wieder heraustransportieren. In der Zellmembran findet man auch **Rezeptoren**, an die sich nach dem Schlüssel-Schloss-Prinzip (S. 11) jeweils passende Botenstoffe (z. B. Hormone) binden können. Die Zelle kann so Informationen aus dem gesamten Körper erhalten und sich als Antwort darauf verändern. Das Hormon Insulin z. B. bindet an Rezeptoren in der Zellmembran und bewirkt eine Aufnahme von Zucker in die Zellen. Die Funktion der Zellmembran besteht also gleichzeitig im **Schutz** vor der äußeren Umgebung und der **Verbindung** der Zelle nach außen.

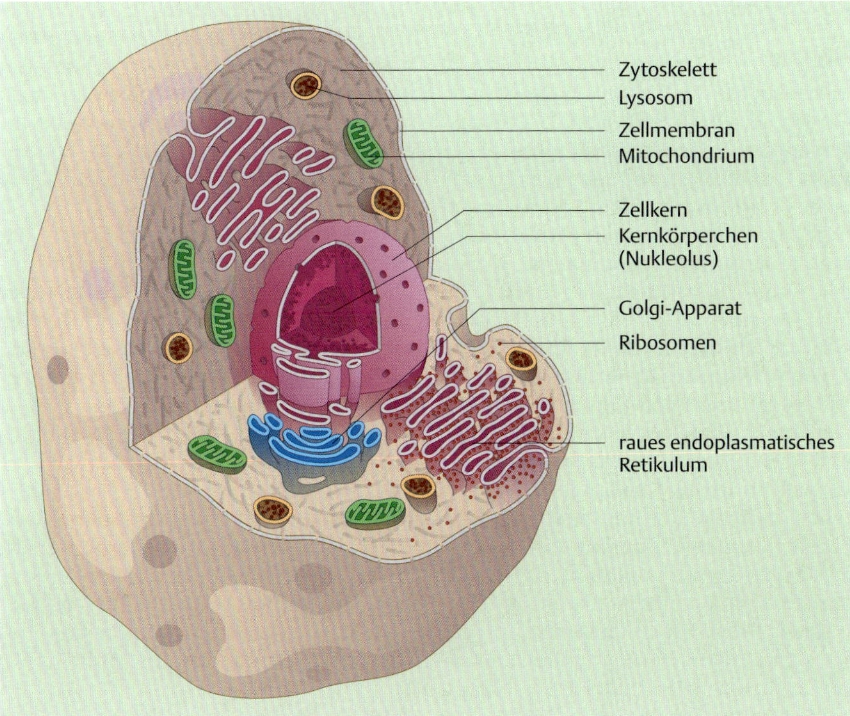


**Abb. 1.1** ⇢ **Die Zelle.** Darstellung einer Zelle mit Zellmembran, Zellkern und Zellorganellen (Schwegler, 2003).

**W** *Wird die Zellmembran beschädigt, so dringt unkontrolliert Flüssigkeit ein und gefährdet das Überleben der Zelle. Diese Tatsache macht man sich bei der Anwendung von Antibiotika zu Nutze, die die Bildung der Zellmembran von Bakterien stören und sie dadurch zerstören.*

**Zytoplasma.** Im Zellinneren (Zytoplasma) befindet sich neben den Zellorganellen die Zellflüssigkeit (**Zytosol**). Sie besteht zum überwiegenden Teil aus Wasser, in dem zahlreiche Moleküle wie Elektrolyte, Eiweiße, Fette und Kohlenhydrate gelöst sind. Das Zytoplasma dient dem Stoff- und Informationsaustausch innerhalb der Zelle. Durch die unterschiedliche Durchlässigkeit der Zellmembran und aktive Transportprozesse (z. B. „Elektrolyt-Pumpen") können für viele Stoffe Konzentrationsunterschiede zwischen dem Zellinneren und der Zellumgebung aufrechterhalten werden.

## 1.1.2 Zellorganellen

Im Zellinneren befinden sich die Zellorganellen, das sind kleinste Zellorgane, die jeweils ganz bestimmte Aufgaben haben und je nach der Zellfunktion unterschiedlich verteilt sind. Man unterscheidet:

- Mitochondrien,
- Ribosomen,
- endoplasmatisches Retikulum,
- Zytoskelett,
- Golgi-Apparat,
- Zellkern.

**Mitochondrien.** Die Mitochondrien sind die Kraftwerke der Zelle, sie stellen die für das Überleben jeder Zelle notwendige Energie bereit. Ihre äußere Form ist oval mit einer doppelten Hülle (Membran), deren innerer Anteil zahlreiche Auffaltungen aufweist **(Abb. 1.3)**. Die Energiegewinnung erfolgt hauptsächlich durch Sauerstoff verbrauchende Zuckerverbrennung (aerobe Glykolyse). Der von den Mitochondrien erzeugte Energieträger ist das ATP (Adenosintriphosphat), das für verschiedene Prozesse in der Zelle verwendet werden kann. Zellen mit einem sehr hohen Energiebedarf (z. B. Muskelzellen) besitzen sehr viele Mitochondrien, träge Zellen (z. B. Knorpel- oder Bindegewebszellen) dagegen nur wenige.

**Ribosomen.** Ribosomen sind kugelförmige Eiweißkörper, die in großer Zahl im gesamten Zytoplasma vorkommen und für die Eiweißherstellung (Proteinbiosynthese) zuständig sind. Sie sind die „Arbeiter", die – vom Zellkern

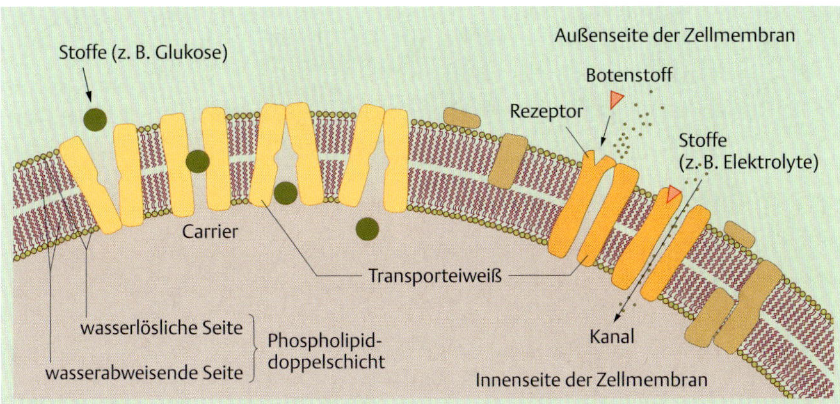


**Abb. 1.2** ⇢ **Zellmembran.** Schematische Darstellung der Zellmembran. In der Phospholipiddoppelschicht sind Transport-Eiweiße (Carrier-Proteine) eingebaut, die verschiedene Stoffe in die Zelle transportieren können. Auf der rechten Seite wird ein Kanal durch die Bindung eines Botenstoffs an einen Rezeptor geöffnet (Schwegler, 2003).

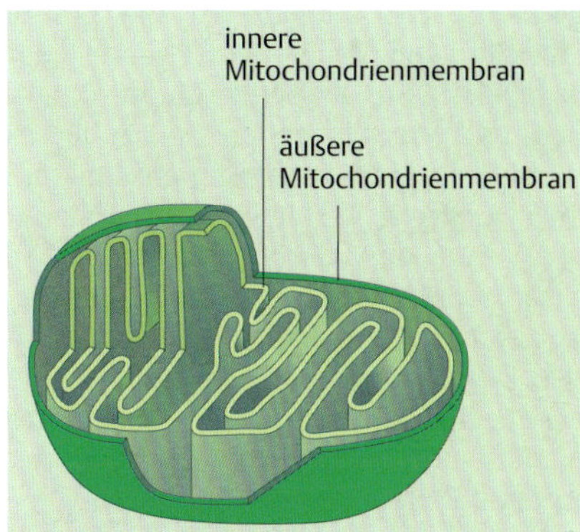


**Abb. 1.3** ⇢ **Mitochondrium.** Im Querschnitt des Mitochondriums sind die äußere und innere Membran sowie deren zahlreiche Auffaltungen zu sehen (Schwegler, 2003).

gesteuert – aus einfachen Aminosäuren komplizierte Proteine zusammenbauen.

**Endoplasmatisches Retikulum.** Dabei handelt es sich um ein kanalartiges Netzwerk von Röhren innerhalb der Zelle, also um das „Straßennetz" der Zelle. Hier findet der Stoff- und Flüssigkeitstransport innerhalb der Zelle statt. Sind die Außenwände des Hohlraumsystems mit Ribosomen bedeckt, so spricht man vom rauen endoplasmatischen Retikulum. Es enthält von den aufsitzenden Ribosomen gebildete „Exportproteine", die für den Transport aus der Zelle bereitstehen.

**Zytoskelett.** Das Zytoskelett ist das Gerüst der Zelle, es besteht aus zahlreichen fadenförmigen Eiweißstoffen und trägt zur Stabilisierung des Zellkörpers bei. Auch die für manche Zellen charakteristischen Ausstülpungen der Zellmembran (z.B. beim Flimmerepithel, s.u.) werden vom Zytoskelett gebildet und dann Mikrovilli genannt. Bei manchen Zellen können sich die Eiweißfasern des Zytoskeletts aktiv bewegen (z.B. Muskelzellen), sie werden dann als Mikrofilamente bezeichnet.

**Golgi-Apparat.** Dabei handelt es sich um Stapel aus flachen, scheibenförmigen Membransystemen, die sich meist in der Nähe des endoplasmatischen Retikulums und des Zellkerns befinden. Hier werden die von den Ribosomen produzierten Exportproteine verändert und in Transportbläschen eingeschlossen, die aus der Zelle wandern können. Es handelt sich also um die „Vertriebsabteilung" der Zelle, in der die Proteine „verpackt" und „verschickt" werden.

**Zellkern.** Der Zellkern ist die größte Struktur der Zelle, er ist von einer durchlässigen Doppelmembran umgeben und enthält neben der Zellkernflüssigkeit die Chromosomen und ein oder mehrere Kernkörperchen (Nukleolus). Auf den Chromosomen ist die gesamte Erbsubstanz des Organismus gespeichert. Der Zellkern ist das „Gehirn der Zelle", er enthält die vollständige genetische Information über den Organismus und dient der Steuerung der meisten Zellvorgänge.

## Chromosomen

### Aufbau

Menschliche Zellkerne enthalten 46 Chromosomen in Form von 23 Chromosomenpaaren. Je ein Chromosom jedes Paares stammt von der Mutter und eines vom Vater. Jedes Chromosom liegt also doppelt vor (diploider Chromosomensatz). In bestimmten Phasen der Zellteilung (Metaphase) sind die Chromosomen auch im Lichtmikroskop sichtbar, sie zeigen dann eine typische X-Form. An der Kreuzungsstelle des „X" findet man eine Einschnürung, das Zentromer, von dem jeweils zwei lange und zwei kurze Chromosomenarme abzweigen **(Abb. 1.4a)**. Ansonsten verteilen sich die Chromosomen als lose Fäden mit einem Durchmesser von ca. 2/1.000.000mm im gesamten Zellkern und sind nicht einzeln erkennbar.

**DNA.** Diese Fäden bestehen aus der Substanz DNA (Desoxyribonukleinsäure), die einen komplizierten Aufbau ähnlich einer Strickleiter hat. Die „Leitersprossen" werden aus vier stickstoffhaltigen Basen (Adenin, Thymin, Guanin und Cytosin) gebildet, die schraubenförmig ineinander verwundenen „Leiterstränge" aus Zucker- und Phosphatmolekülen **(Abb. 1.4c)**. Durch die unterschiedliche Reihenfolge der Basen wird wie bei einem Morsecode die Information über die genetische Erbsubstanz verschlüsselt.

**Geschlechtschromosomen.** Zwei der 46 Chromosomen sind Geschlechtschromosomen (Gonosomen), die darüber entscheiden, ob der Organismus eine weibliche oder männliche Geschlechtsausprägung hat. Es gibt 2 Varianten von Geschlechtschromosomen: das X-Chromosom und das kleinere Y-Chromosom.

**Autosomen.** Die übrigen 44 Chromosomen (22 Chromosomenpaare) werden Autosomen genannt, sie enthalten zusammen mit den Geschlechtschromosomen die gesamte Erbsubstanz des menschlichen Organismus **(Abb. 1.5)**.

**M** *Durch die Kombination XX wird eine weibliche, durch die Kombination XY eine männliche Geschlechtsausprägung kodiert.*

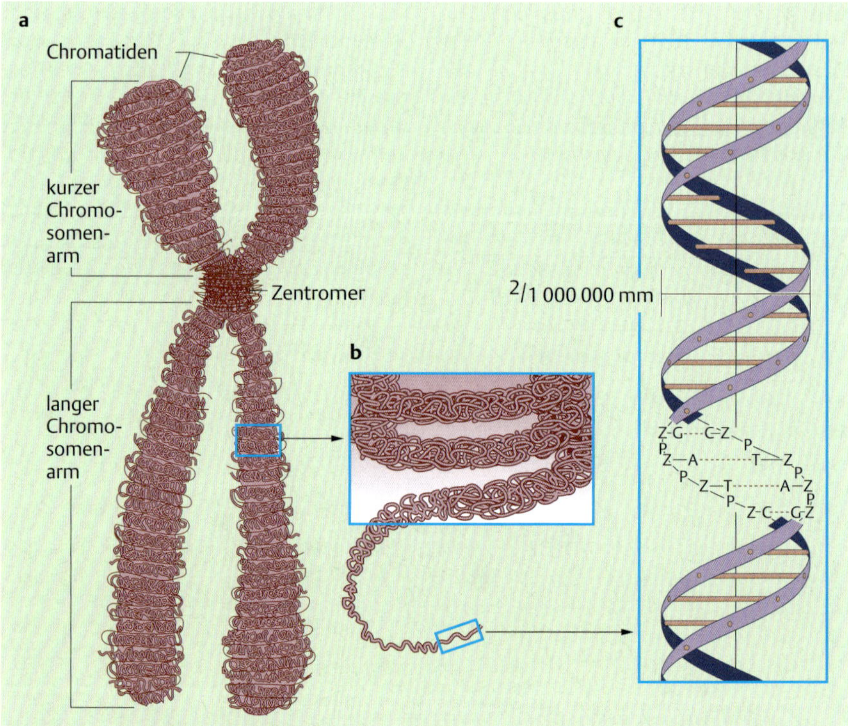


**Abb. 1.4** ⇢ **Aufbau des Chromosoms. a** Kurze und lange Chromosomenarme mit der zentralen Einschnürung am Zentromer, **b** Detailvergrößerung der aufgewickelten DNA-Stränge, **c** Aufbau eines DNA-Stranges: „Strickleiterform" aus Zucker- und Phophatmolekülen (Z und P) mit den 4 stickstoffhaltigen Basen Adenin (A), Thymin (T), Cytosin (C) und Guanin (G) als Sprossen (Faller, 2004).

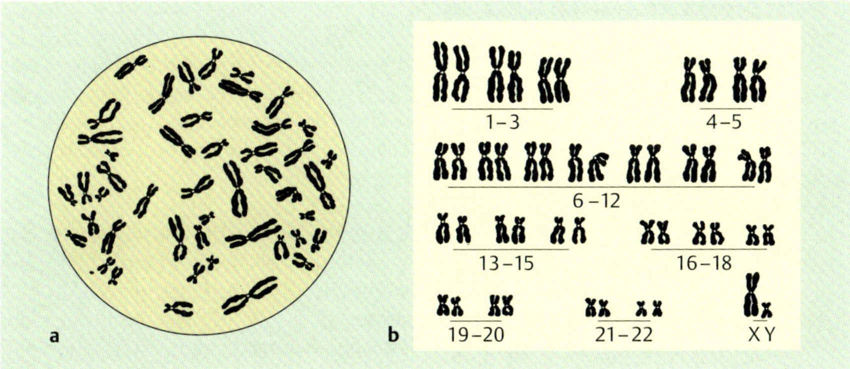


**Abb. 1.5** ⇢ **Menschlicher Chromosomensatz. a** Typische X-Form der Chromosomen während der Metaphase, **b** Anordnung der Chromosomenpaare nach ihrem Aufbau (Karyogramm); als Letztes sind die Geschlechtschromosomen X und Y dargestellt (Faller, 2004).

## Proteinsynthese

Die meisten der komplizierten Zellvorgänge bestehen in der Herstellung von Eiweißen (Proteinsynthese) und werden durch die „genetische Gebrauchsanweisung" in den Chromosomen gesteuert. Dieser Prozess besteht aus zwei Teilen:

1. Transkription,
2. Translation.

**Transkription.** Als erstes wird der Nukleinsäuren-Code vom Chromosom abgelesen und eine Kopie der jeweiligen Nukleinsäuresequenz (mRNA) erstellt. Man nennt dieses Abschreiben einer bestimmten genetischen Information Transkription.

**Translation.** Diese „Abschrift aus der genetischen Gebrauchsanweisung" (mRNA) wird aus dem Zellkern geschleust und von den Ribosomen als Bauplan für das jeweilige Eiweiß benutzt. Sie arbeiten die „Blaupause" ab, indem sie entsprechend der Codierung verschiedene Aminosäuren zusammenfügen, sodass ein Eiweiß entsteht. Man nennt diesen Vorgang Translation **(Abb. 1.6)**. Dabei kann es sich dann z. B. um einen Baustein für die Zelle, einen außerhalb der Zelle wirkenden Botenstoff (z. B. Hormon) oder ein auszuscheidendes Sekret (bei einer Drüsenzelle) handeln.

**Gene.** Als Gen bezeichnet man eine solche Nukleinsäurensequenz, die für die Kodierung (Beschreibung des Bauplans) eines bestimmten Einweißes nötig ist. Meist erstreckt sie sich über eine Länge von 300–400 Nukleinsäuren. Insgesamt befinden sich auf den 23 Chromosomenpaaren nach dem derzeitigen Wissen zwischen 20.000 und 30.000 Gene.

**W** *Durch ein gemeinschaftliches, weltweites Forschungsprojekt, das „Human Genom Projekt" ist es Wissenschaftlern mittlerweile gelungen, den gesamten genetischen Code aller 46 Chromosomen zu entschlüsseln. Trotzdem sind noch viele Zusammenhänge über die normale Funktionsweise von Genen aber auch über die Auslösung von Krankheiten nicht genau erforscht!*

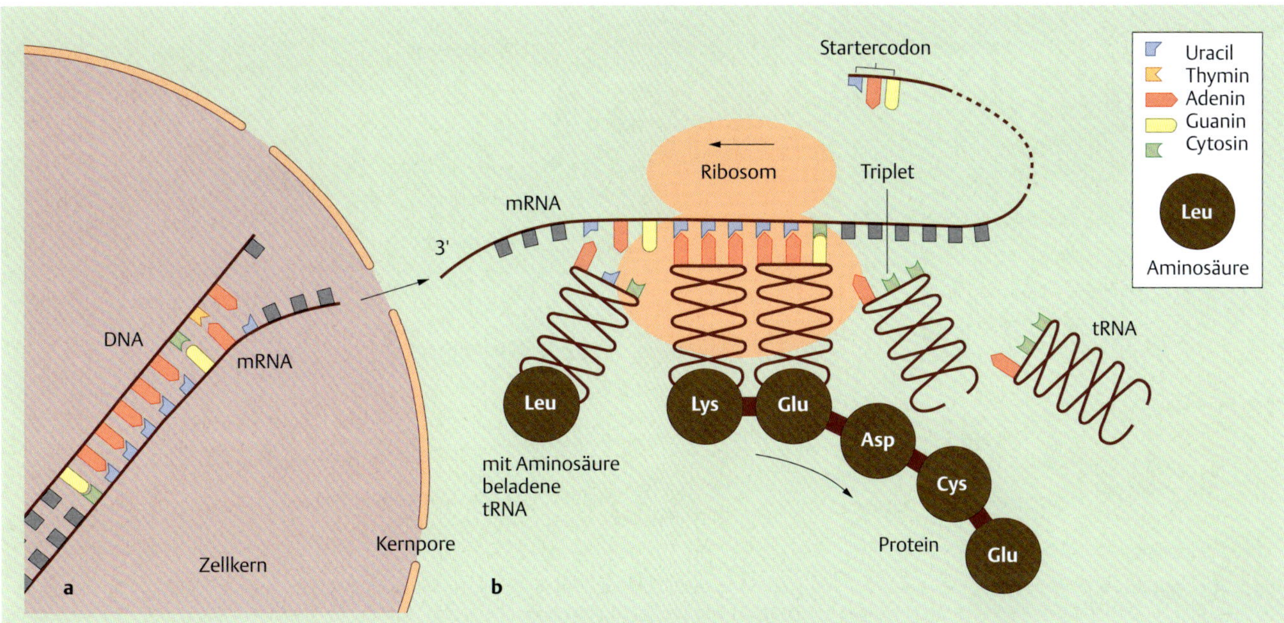


**Abb. 1.6** ⇢ **Proteinsynthese. a Transkription:** Der genetische Bauplan wird im Zellkern von der DNA auf eine Kopie (mRNA) übertragen. **b Translation:** An den Ribosomen wird die Nukleinsäuresequenz abgelesen und mithilfe von tRNA-Molekülen, die an einem Ende 3 Nukleinsäuren und am anderen Ende die durch sie kodierte Aminosäure tragen, in eine Aminosäuresequenz übersetzt (Schwegler, 2003).

### 1.1.3 Zellteilung

Die Fähigkeit der Körperzellen sich zu teilen ist nicht nur für die Fortpflanzung und das Wachstum eines Organismus notwendig, sondern auch, um im ausgewachsenen Organismus beschädigte oder zugrunde gegangene Zellen zu ersetzen. Zellteilung ist also ein lebensnotwendiger Prozess, der andauernd und in den meisten Teilen des Körpers stattfindet. Die Zellteilungsaktivität ist allerdings bei den einzelnen Geweben sehr unterschiedlich und nimmt im Alter immer mehr ab.

#### Mitose

D *Die Mitose ist die häufigste im Körper vorkommende Form der Zellteilung. Vor der Teilung in zwei erbgleiche Tochterzellen findet in der Mutterzelle eine Verdoppelung der Erbsubstanz (DNA) statt, da sonst in den entstehenden Zellen nur die Hälfte der Erbinformation vorhanden wäre.*

Die Mitose ist unterteilt in 4 Phasen **(Abb. 1.7)**:

1. **Prophase (Vorbereitungsphase):** Die losen Chromosomenfäden im Zellkern verkürzen sich und nehmen Spiralform an. Die Kernhülle löst sich auf, die Zentriolen wandern zu den Kernpolen.
2. **Metaphase (Mittelphase):** Die in der Interphase (s.u.) verdoppelten Chromosomenhälften (Chromatiden) ordnen sich in der Mittelebene zwischen den beiden Zentriolen in ihrer typischen X-Form an.
3. **Anaphase (Trennungsphase):** Die Spindelfasern (Zentriolen) trennen die Chromatiden am Zentromer und ziehen sie auseinander in Richtung der Zellpole.
4. **Telophase (Schlussphase):** An beiden Polen befinden sich jeweils die identischen Chromosomensätze, sie werden von einer neuen Kernhülle umgeben. Die Zellmembran schnürt sich in der Zellmitte ein und bildet so zwei getrennte, selbstständige Tochterzellen.

**Interphase (Zwischenphase).** Die Zellteilung stellt nur einen kurzen Zeitraum im Leben einer Zelle (zwischen 30 min und 1 Std.) dar, dazwischen befindet sich die Zelle in der Ruhe- oder Zwischenphase, die zwischen einigen Stunden und vielen Jahren anhalten kann. In dieser Phase findet die Verdoppelung der Chromosomen statt.

#### Meiose

D *Die Meiose (Reduktions- oder Reifeteilung) ist eine Sonderform der Zellteilung bei männlichen und weiblichen Keimzellen, bei der der Chromosomensatz halbiert wird.*

Damit bei der Befruchtung durch das Verschmelzen von männlicher und weiblicher Keimzelle nicht 92 Chromosomen in der Zelle entstehen, muss der Chromosomensatz der väterlichen und mütterlichen Zellen jeweils vorher bei der Bildung der Keimzellen halbiert werden (haploider Satz).

Der Ablauf der Meiose unterscheidet sich von der Mitose dadurch, dass die DNA auf den Chromosomen vor der Teilung **nicht verdoppelt** wird, sodass die entstehenden Keimzellen nur einen einfachen Chromosomensatz (23) besitzen. Außerdem wird die väterliche und mütterliche Erbsubstanz in der Keimzelle durch Austausch von Chromosomenstücken verändert (**„Crossing over"**), sodass sich unterschiedliches Erbmaterial bilden kann.

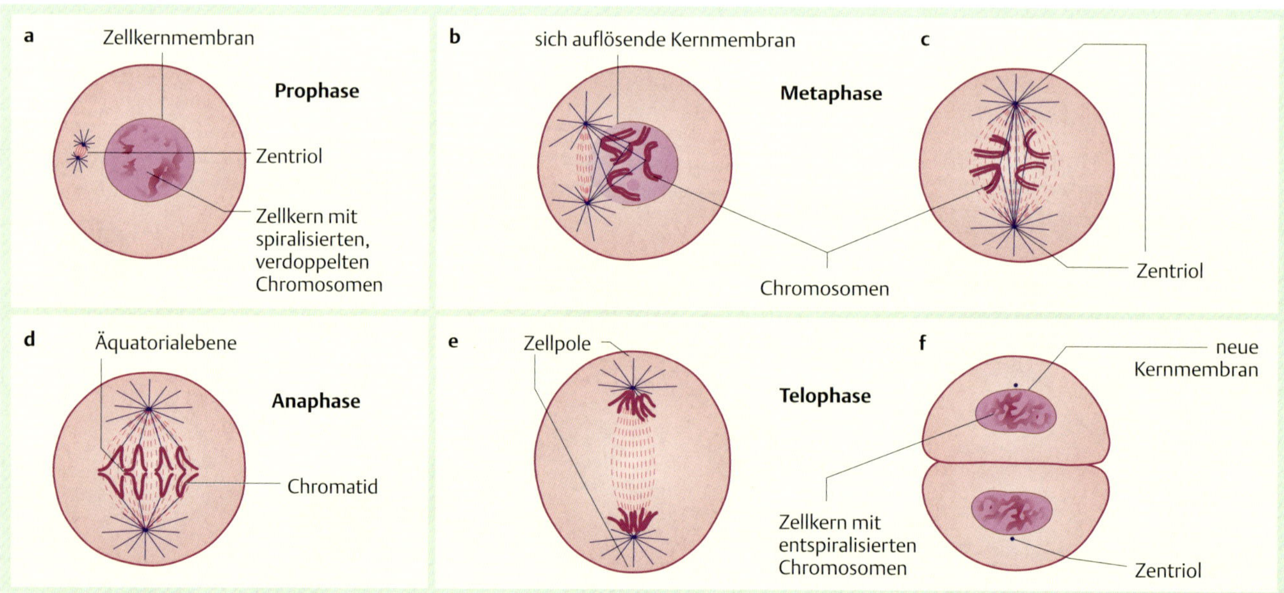


**Abb. 1.7** ⇢ **Mitose.** **a** Prophase, **b** frühe Metaphase mit Auflösung der Zellkernmembran, **c** späte Metaphase: Zentriolen wandern zu den Zellpolen, **d** Anaphase: Die Chromatiden werden am Zentromer geteilt und von den Zentriolen zu den Polen hin auseinander gezogen, **e–f** endgültige Teilung der Zellen in der Telophase (Schwegler, 2003).

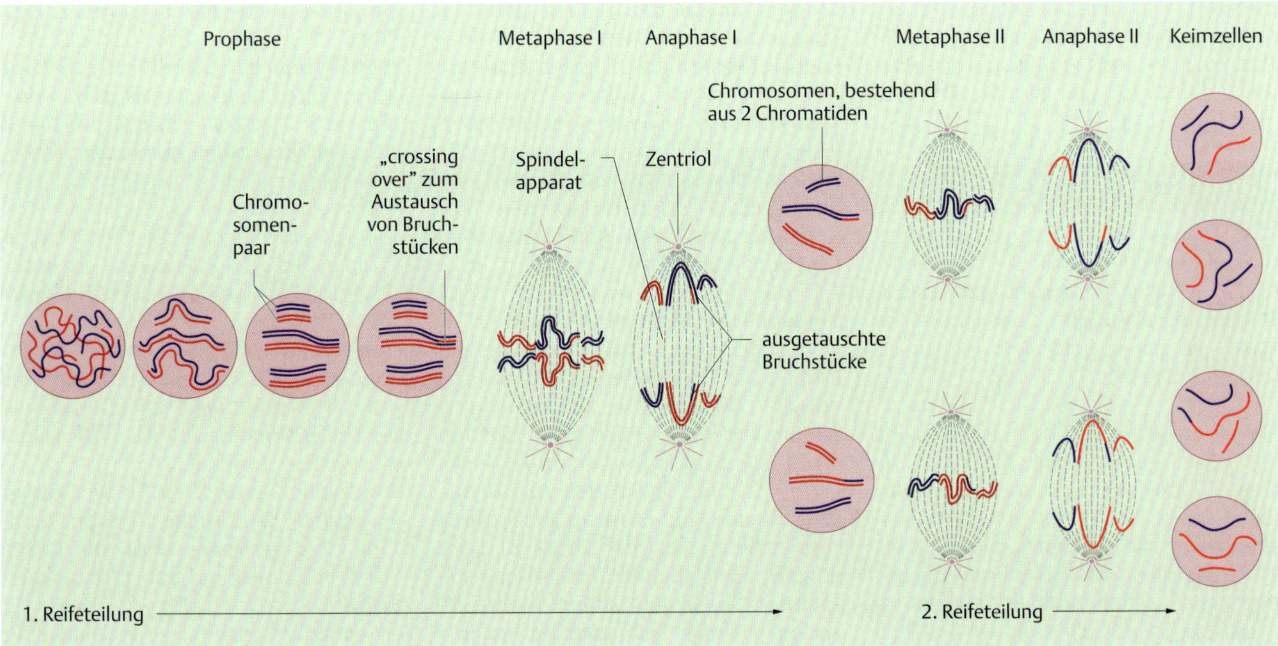


**Abb. 1.8 ⇢ Meiose.** In der Prophase I können während des „crossing over" Bruchstücke zwischen den Chromosomen eines Paares ausgetauscht werden. So entsteht eine völlig neue Erbinformation. In der Metaphase I werden nicht – wie in der Mitose – die Chromatiden eines Chromosoms, sondern die beiden Chromosomen eines Paares am Zentromer auseinander gezogen. In der Anaphase I befinden sich deshalb an jedem Zentriol nur 23 Chromosomen. Die Trennung der Chromatiden erfolgt dann in der Anaphase II. Dadurch entstehen Keimzellen mit einem einfachen (haploiden) Chromosomensatz (Schwegler, 2003).

## 1.2 Chemische Zusammensetzung des Körpers

Der menschliche Körper ist aus organischen und anorganischen Bestandteilen zusammengesetzt.

**D** ***Organische Stoffe*** *sind chemische Verbindungen, die hauptsächlich aus Kohlenstoff- und Wasserstoffatomen bestehen. Sie bilden die wichtigste Voraussetzung für menschliches, tierisches oder pflanzliches Leben. Alle wichtigen Zell- und Körperbestandteile wie Fette, Eiweiße, Kohlenhydrate enthalten organische Verbindungen.*
*Anorganische Stoffe enthalten keine oder einzelne Kohlenstoffatome. Typische Vertreter sind Salze, Wasser oder Gase wie* $CO_2$.

### 1.2.1 Anorganische Stoffe

#### Wasser

Alle Stoffwechselvorgänge sind auf Wasser als **Reaktionspartner** angewiesen, es ist ein wichtiger **Baustein** für viele Eiweiß- und Zuckermoleküle sowie viele Zellorganellen. Es dient als **Lösungsmittel** für die meisten organischen und anorganischen Substanzen oder Stoffwechselprodukte. Durch das Verdunsten von Wasser auf der Haut und den dadurch erzielten Kühlungseffekt wirkt Wasser als **Wärmeregulator**.

**Flüssigkeitsbilanz.** Aufgrund dieser lebensnotwendigen Funktionen ist der Organismus auf eine ausgeglichene Flüssigkeitsaufnahme und -abgabe angewiesen, wobei der Wasserbedarf unterschiedlich sein kann (z. B. erhöhter Flüssigkeitsbedarf bei Fieber). Unter normalen Bedingungen versucht der Organismus, den täglichen Wasserverlust durch die entsprechende Aufnahme von Flüssigkeit zu ersetzen, man spricht von einer ausgeglichenen Flüssigkeitsbilanz. Die Steuerung des Flüssigkeitshaushaltes erfolgt hauptsächlich über die Niere und wird in Kapitel 16 (S. 329) ausführlich dargestellt.

**Flüssigkeitsräume.** Der Körper des Menschen besteht zu ca. $^2/_3$ aus Wasser, wobei der Anteil mit dem Lebensalter abnimmt – von 75 % beim Neugeborenen auf unter 60 % beim älteren Menschen (S. 17). Diese Flüssigkeit besteht wiederum zu $^2/_3$ aus Zellwasser (**intrazelluläre Flüssigkeit**) und zu $^1/_3$ aus **extrazellulärer Flüssigkeit**, die sich aus dem Blutplasma (flüssiger Blutbestandteil), der Zwischenzellflüssigkeit und den transzellulären Flüssigkeiten (z. B. Gehirn- oder Gelenkflüssigkeit) zusam-

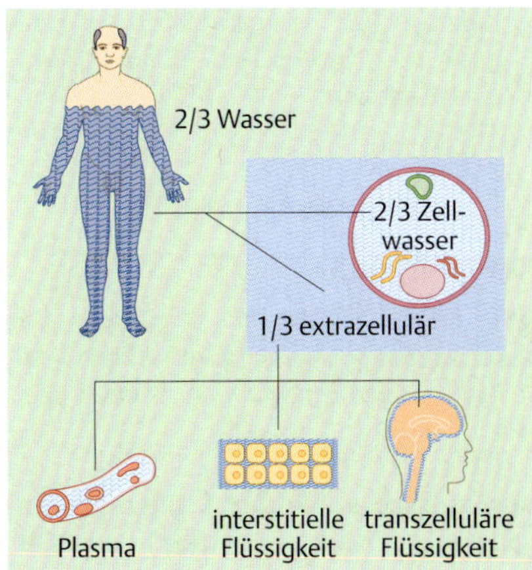


**Abb. 1.9 ⇢ Körperflüssigkeiten.** Die Verteilung der Flüssigkeiten im Körper.

mensetzt. Vor allem über den Zwischenzellraum (Interstitium) findet ein reger Flüssigkeits- und Stoffaustausch zwischen den Zellen und dem Blutkreislauf statt **(Abb. 1.9)**.

### Mineralstoffe und Elektrolyte

**D** *Mineralstoffe sind lebenswichtige, anorganische Elemente, die dem Körper von außen zugeführt werden müssen. Häufig liegen sie als im Körperwasser gelöste Teilchen mit elektrischer Ladung vor, man nennt sie dann **Elektrolyte** (umgangssprachlich Blutsalze).*

**Aufgaben.** Mineralstoffe machen ca. 4 % des gesamten Körpergewichts aus, sie werden über die Nahrung aufgenommen und die Nieren und den Darm ausgeschieden, sie sind im Kapitel 3 ab S. 27 ausführlich beschrieben. Aufgrund ihres chemischen Aufbaus können sie im Wasser gelöst als geladene Teilchen (Elektrolyte) vorliegen und stellen die Grundlage für lebenswichtige Vorgänge wie **Nervenreizleitung** und **Muskelerregung** dar. Über die Konzentration der Mineralstoffe im Wasser wird der Teilchendruck sowohl innerhalb der Zelle als auch in den anderen Flüssigkeitsräumen des Körpers geregelt (s. Tab. 16.1, S. 330).

Die wichtigsten Elektrolyte sind:

- **Natrium ($Na^+$):** häufigstes Elektrolyt des Extrazellulärraums, dient zur Regelung der Flüssigkeitsbilanz; wichtiger Bestandteil der Nervenreizleitung;
- **Kalium ($K^+$):** häufigstes Elektrolyt innerhalb der Zellen, wichtig für die Erregung von Nerven und Herzmuskel;
- **Chlorid ($Cl^-$):** wichtig für die Bildung von Salzsäure im Magen und den Säure-/Basenhaushalt;
- **Kalzium ($Ca^{++}$):** wichtig für die Erregung von Nerven und Muskeln, Knochenbaustein;

## 1.2.2 Organische Stoffe

### Kohlenhydrate

**D** *Kohlenhydrate sind organische Verbindungen, die vom Körper zur schnellen Energiegewinnung benutzt werden.*

**Aufbau.** Kohlenhydrate können als Einfachzucker (Monosaccharide) wie Traubenzucker (Glukose) oder Fruchtzucker (Fruktose) vorkommen, die im Verdauungstrakt sehr schnell aufgenommen werden und in den Zellen rasch zur Energiegewinnung verbrannt werden können. Neben den Zweifachzuckern wie Milchzucker (Laktose) existieren Mehrfachzucker wie die Stärke (Amylose), eine in Pflanzen vorkommende Speicherform der Glukose, die im Verdauungstrakt erst zerlegt werden muss und langsamer von den Zellen aufgenommen werden kann.

**Aufgaben.** Kohlenhydrate werden in den Mitochondrien aller Zellen des Körpers zur **Energiebereitstellung** (s.o.) unter Verbrauch von Sauerstoff verbrannt. Die vom Körper nicht benötigten Kohlenhydrate werden zum einen in der Form des Speicherzuckers Glykogen in Leber und Muskeln gespeichert, zum anderen von der Leber in Fette umgewandelt und im Fettgewebe gespeichert. Außerdem stellen Mehrfachzucker wichtige **Zellbausteine** dar und tragen zum Teilchendruck im Körperwasser bei.

### Fette

**D** *Fette (Lipide) sind langkettige organische Verbindungen, die eine schlechte Löslichkeit in Wasser und eine gute Löslichkeit in organischen Verbindungen besitzen. Sie werden vom Körper sowohl zur Energiegewinnung als auch zur Energiespeicherung verwendet.*

**Aufbau.** Die Fette sind eine umfangreiche Gruppe von organischen Verbindungen, die sowohl mit der Nahrung aufgenommen als auch vom Körper selber (z. B. Cholesterin) gebildet werden können. Ein typisches in der Nahrung vorkommendes Beispiel sind die Neutralfette (Triglyzeride), die aus Glyzerin und drei Fettsäuremolekülen zusammengesetzt sind. (Abb. Aufbau von Triglyzeriden [systematische Darstellung]).

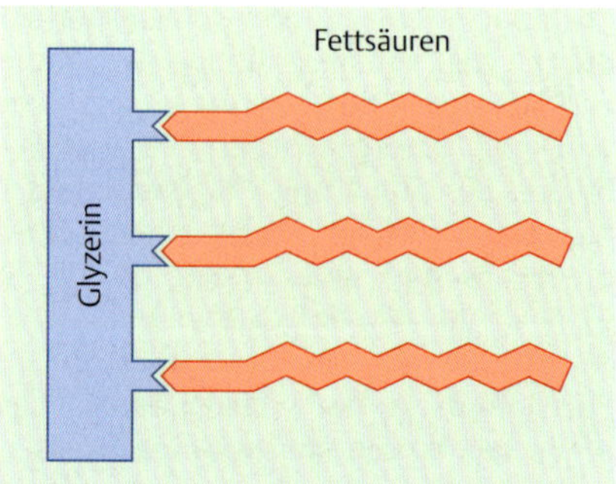


**Abb. 1.10** ··› **Triglyzeride.** Sie setzen sich aus Glyzerin und drei Fettsäuren zusammen.

**Aufgaben.** Fette haben folgende Aufgaben:

- **Energiequelle:** Nach ihrer Zerlegung im Verdauungstrakt werden viele Fette in der Leber umgebaut, damit sie von den Zellen verbrannt werden können;
- **Energiespeicherung**: Nimmt der Körper mehr Energieträger (Kohlenhydrate, Fette oder Eiweiße) als benötigt auf, so werden diese in Form von Fettgewebe gespeichert;
- **Baustein:** Lipide sind wichtige Bausteine für alle Zellmembranen und das Nervengewebe, Cholesterin z. B. ist eine Vorstufe für die Gallensäure und viele Hormone;
- **Trägersubstanz:** Viele für den Körper wichtige, fettlösliche Vitamine können nur in Anwesenheit von Fetten aufgenommen und transportiert werden;
- **Schutzfunktion:** Fettgewebe dient als mechanischer Schutz und zur Wärmeisolation.

### Eiweiße (Proteine)

**D** *Proteine sind große organische Verbindungen, die aus mindestens 100 Aminosäuren gebildet werden. Sie sind wichtige Grundbausteine des menschlichen Körpers.*
*Aminosäuren sind verhältnismäßig kleine organische Verbindungen mit einer gleichartigen Grundstruktur. Im menschlichen Körper kommen 20 verschieden Aminosäuren vor, von denen er 12 selbst produzieren kann. Die übrigen 8 so genannten **essenziellen Aminosäuren** müssen mit der Nahrung aufgenommen werden.*

**Aufbau.** Die meisten Bestandteile der Zellen bzw. des menschlichen Organismus sind aus Proteinen aufgebaut. Sie werden in den Zellen von Ribosomen aus einzelnen Aminosäuren „zusammengebaut" – gesteuert durch den Zellkern (S. 6). Proteine können große und kompliziert aufgebaute Moleküle sein und sehr unterschiedliche, spezifische Aufgaben erfüllen.

**Aufgaben.** Proteine haben folgende Aufgaben:

- **Enzyme:** „Arbeiter" der Zelle (s.u.);
- **Transport:** Viele lebenswichtige Substanzen können nur mithilfe von Proteinen im Blut bzw. in der Zelle transportiert werden (z. B. Eisen, Vitamine);
- **Baustein:** Proteine sind Bausteine für alle wichtigen Zellstrukturen; die ak-

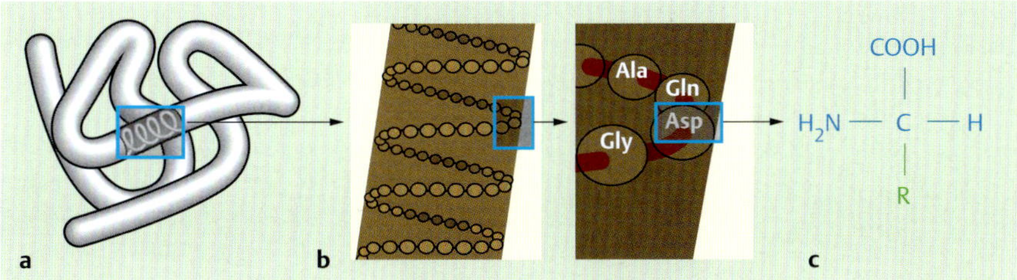


**Abb. 1.11** ⇢ **Aufbau von Proteinen. a** Proteine sind Knäuel aus Hunderten von Aminosäuren. **b** Die einzelnen Aminosäuren sind über Brücken (rot) miteinander verbunden. **c** Aminosäuren haben eine gleichartige Grundstruktur (blau) und einen variablen Rest (grün), der sie unterscheidet.

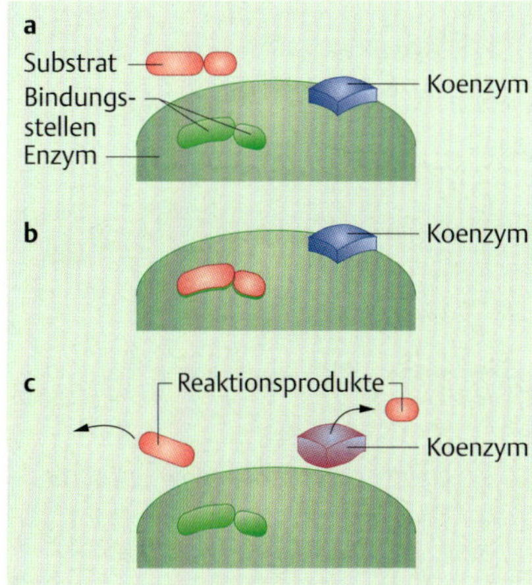


**Abb. 1.12** ⇢ **Enzymwirkung. a-b** Das Substratmolekül bindet nach dem „Schlüssel-Schloss-Prinzip" an das Enzym. Dabei wird mithilfe des Koenzyms eine chemische Bindung im Substratmolekül aufgebrochen. **c** Die entstehenden Reaktionsprodukte trennen sich gemeinsam mit dem verbrauchten Koenzym wieder vom Enzym, das während des ganzen Vorgangs unverändert bleibt.

tive Beweglichkeit des Muskelgewebes beruht auf der besonderen Anordnung speziell geformter Proteine;
- ⇢ **Teilchendruck:** Proteine bilden einen wichtigen Bestandteil des Teilchendrucks im Blutplasma;
- ⇢ **Immunabwehr:** Die vom Körper zur Immunabwehr produzierten Antikörper bestehen aus komplizierten Proteinen;
- ⇢ **Energiequelle:** Sowohl das mit der Nahrung aufgenommene Eiweiß als auch die körpereigenen Proteine können zur Energiegewinnung verbraucht werden, allerdings ist dieser Stoffwechsel sehr kompliziert und liefert nur wenig Energie.

**M** *Proteine sind an allen wichtigen Vorgängen des Organismus beteiligt.*

### Enzyme

**D** *Enzyme sind lebenswichtige Proteine, die im gesamten Körper chemische Reaktionen beschleunigen, ohne dabei selber verändert zu werden.*

**Aufbau.** Enzyme sind sehr große Eiweißmoleküle, in deren Anwesenheit chemische Reaktionen beschleunigt werden. Ohne sie würden die meisten Stoffwechselvorgänge im Körper so langsam ablaufen, dass der Organismus nicht mehr lebensfähig wäre. Häufig wird ein Helferstoff, das **Koenzym**, benötigt, das sich während der chemischen Reaktion verändert bzw. abgebaut wird **(Abb. 1.12)**. Bei vielen Koenzymen handelt es sich um **Vitamine**, die zum großen Teil über die Nahrung aufgenommen werden müssen und aufgrund dieser Funktion lebenswichtig sind.

**W** *Der Name vieler Enzyme hat die Endung „-ase", der davor liegende Wortteil bezeichnet die Funktion des Enzyms (z. B. Lipase = Fett spaltendes Enzym)*

**Aufgaben.** Jedes Organ und jedes Gewebe besitzt entsprechend seinen spezifischen Aufgaben bestimmte „eigene" Enzyme, von denen sich die meisten im Blut laborchemisch bestimmen lassen. Damit lassen sich z. B. Organschäden oder Fehlfunktionen feststellen. Typische Beispiele für organspezifische Enzyme im Blut:
- ⇢ Creatinkinase (CK-MB) im Herzmuskelgewebe;
- ⇢ Transaminasen (Gamma-GT, GOT und GPT) in der Leber;
- ⇢ Lipase in der Bauchspeicheldrüse.

## 1.3 Gewebslehre (Histologie)

**D** *Gewebe sind Zellverbände, die eine gemeinsame spezielle Bauart und eine ähnliche Funktion haben.*

**Gewebetypen.** Man unterscheidet Folgende:
- ⇢ Epithelgewebe,
- ⇢ Binde- und Stützgewebe,
- ⇢ Muskelgewebe,
- ⇢ Nervengewebe.

Alle Organe des Körpers setzen sich jeweils in unterschiedlichem Maße aus diesen 4 Gewebetypen zusammen. Es ist vergleichbar mit einem Legobaukasten, der 4 grundsätzlich verschiedene Typen von Bausteinen enthält, aus denen man alle Organe „bauen" kann.

### 1.3.1 Epithelgewebe

**D** *Epithelgewebe sind flächenhafte Zellverbände, die die Körperoberfläche nach außen, aber auch viele Hohlräume des Körpers nach innen bedecken. Es ist der häufigste Zelltyp im Körper mit sehr vielfältigen Funktionen.*

**Aufbau und Funktion.** Epithelgewebe können ein sehr unterschiedliches Aussehen haben **(Abb. 1.13)**, die Gemeinsamkeit besteht in ihrer Eigenschaft als Deckgewebe an einer Oberfläche. Auf der Oberfläche abgewandten Seite werden sie durch die Basalmembran von anderen Gewebetypen abgegrenzt. Die unterschiedliche Form des Epitheltyps entspricht seiner jeweiligen Funktion, so muss die äußere Haut Schutz gegen mechanische, chemische und thermische Beanspruchung geben und ist deshalb mehrschichtig mit einer robusten Hornschicht an der Oberfläche. Demgegenüber besteht das Endothel z. B. in einem Lungenbläschen (Alveole) aus einem feinen, einschichtigen Epithel, das durchlässig für Sauerstoff ist.

#### Drüsengewebe

Eine Sonderform von Epithelgewebe sind Drüsengewebe aus Drüsenzellen, die flüssige Stoffe (*Sekrete*) absondern (Abb. 1.**11**). Drüsenzellen kommen im gesamten Körper vor, sowohl an der Körperoberfläche (z. B. Tränen- und

| Epitheltyp | Lokalisation | Funktion |
|---|---|---|
| verhorntes mehrschichtiges Epithel 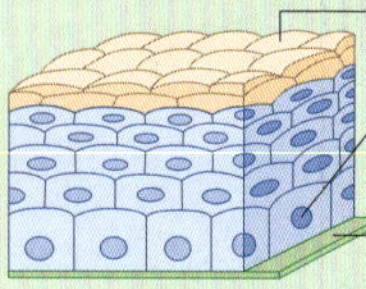  | äußere Haut | Abdeckung des Körpers nach außen |
| unverhorntes mehrschichtiges Epithel 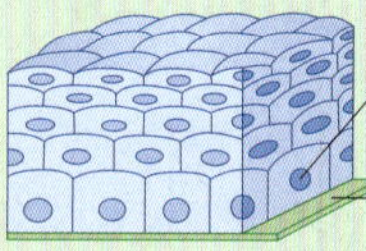  | Mundhöhle Speiseröhre | innere Abdeckung des oberen Verdauungstraktes |
| mehrschichtiges Übergangsepithel 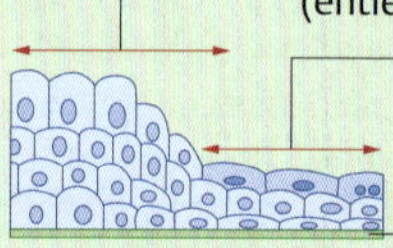  | Harnwege | Abdeckung der Harnwege, Dehnbarkeit |
| einschichtiges Flimmerepithel 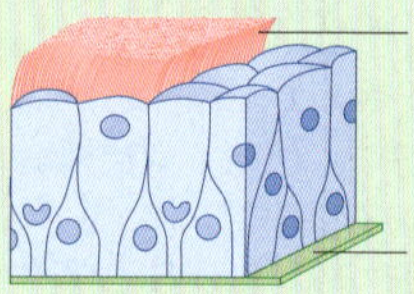  | obere und untere Atemwege | Sekretbewegung, Bedeckung der Atemwege |
| einschichtiges Zylinderepithel 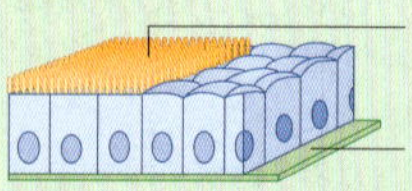  | Schleimhaut von Dünn- und Dickdarm | Stoffaufnahme und -absonderung (= Resorption und Sekretion) |
| einschichtiges kubisches Epithel 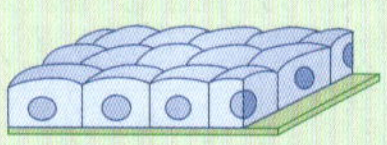 | Drüsen | Stoffabsonderung (Sekretion) |
| einschichtiges Plattenepithel (Endothel) 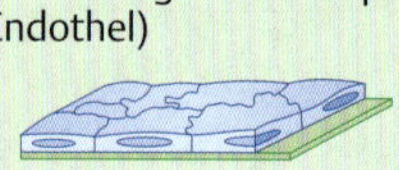 | Auskleidung von Blutgefäßen und Lungenbläschen | Stoffaustausch (z.B. Sauerstoff) |

Schutz · Transport · Durchlässigkeit

**Abb. 1.13** ⇢ **Epithelgewebe.** Die Epithelgewebe sind je nach Funktion unterschiedlich aufgebaut.

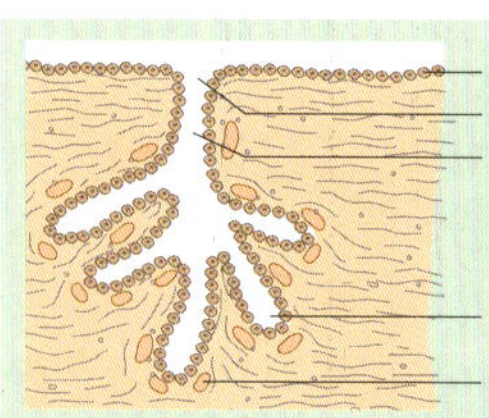


**Abb. 1.14** ⇢ **Drüsengewebe.**
Schematische Darstellung eines Drüsenepithels (Faller, 1999).

Schweißdrüsen) als auch im Verdauungstrakt (z. B. Salzsäure produzierende Belegzellen im Magen, Bauchspeichel produzierende Drüsenzellen in der Bauchspeicheldrüse). Drüsen, die ihr Sekret nach außen abgeben, werden *exokrine Drüsen* (lat. *ex* = heraus) genannt. *Endokrine Drüsen* (lat. *endo* = innen) geben ihr Sekret nach innen, ins Blut, ab – sie werden auch Hormondrüsen genannt.

### 1.3.2 Binde- und Stützgewebe

**D** *Zum Binde- und Stützgewebe gehören sehr unterschiedliche Gewebetypen, deren Gemeinsamkeit die Funktion als mechanischer Schutz ist und deren charakteristischer Bestandteil langgestreckte Eiweißfasern (z. B. Kollagenfasern) sind.*

Man unterscheidet:
- lockeres Bindegewebe (umhüllt Nerven und Blutgefäße, **Abb. 1.15**),
- straffes Bindegewebe (z. B. Hirnhaut, Organkapseln, Muskelsehnen),
- retikuläres (netzartiges) Bindegewebe (z. B. Gewebsgerüst in Milz oder Leber),
- Fettgewebe,
- Knorpelgewebe,
- Knochengewebe.

**Fettgewebe.** Spezialisierte Form des retikulären Bindegewebes aus kugelförmigen Fettzellen (Lipozyten, **Abb. 1.16**). In diesen Zellen kann bei Überschuss von Kohlenhydraten oder Fetten im Blut Energie in Form von Speicherfett gespeichert werden. Daneben dient Fettgewebe in bestimmten Regionen als Baufett zur Polsterung und Wärmeisolation (z.B. am Gesäß, im Nierenlager oder im Gesicht).

**Knorpelgewebe.** Knorpelgewebe hat folgende Eigenschaften: Es ist flexibel und sehr widerstandsfähig gegenüber Scherkräften und ist deshalb zur Abdämpfung von mechanischen Belastungen geeignet. Es ist schlecht durchblutet, wenig stoffwechselaktiv und daher bei Abnutzung und Verletzungen nur schlecht regenerationsfähig. Kennzeichnend für das Knorpelgewebe sind die abgerundeten Knorpelzellen (Chondrozyten), die in der Knorpelgrundsubstanz verteilt liegen **(Abb. 1.17)**. Vorkommen im Körper:
- **Skelettsystem:** Gelenkknorpel über den Gelenkflächen, Zwischenwirbelscheiben (Bandscheiben), Gelenkzwischenscheiben (z. B. Meniskus);
- **Kopf:** Ohrmuschel, Nasenscheidewand;
- **Atemwege:** Kehlkopf, Luftröhre (Trachealspangen);
- **Knochengewebe:** Knorpel ist Vorstufe bei der Knochenentwicklung.

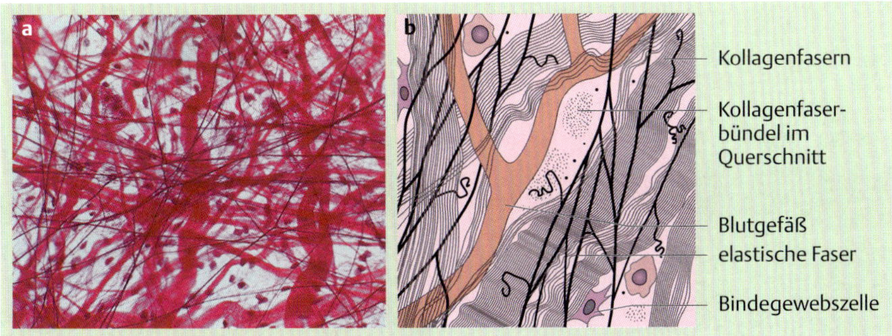


**Abb. 1.15 ⇢ Lockeres Bindegewebe. a** Mikroskopisches Schnittbild. **b** Schematischer Aufbau mit mehrschichtigen, gefalteten Kollagenfasern und vereinzelten elastischen Fasern (Schwegler, 1998).

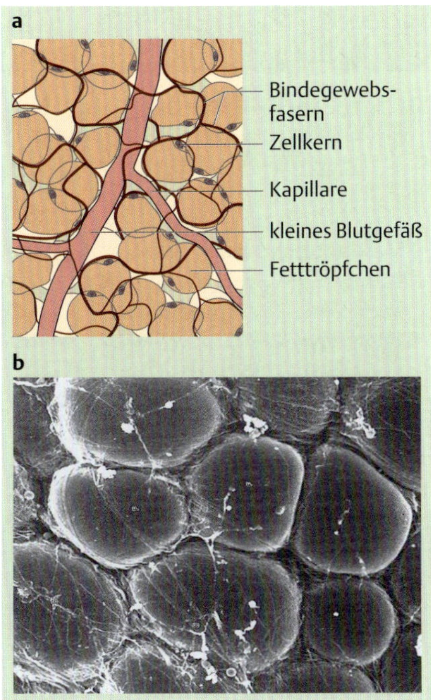


**Abb. 1.16 ⇢ Fettgewebe. a** Das Gewebe besteht aus zahlreichen kugeligen Fettzellen (Lipozyten), die jeweils einen Fetttropfen enthalten. **b** Elektronenmikroskopische Aufnahme.

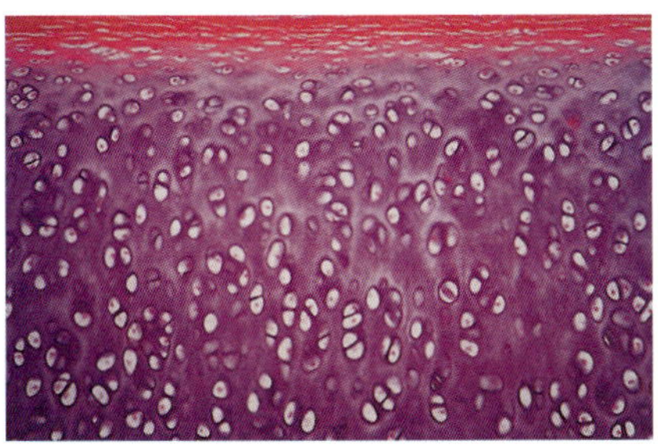

**Abb. 1.17 ⇢ Knorpelgewebe.** Mikroskopischer Schnitt aus dem Rippenknorpel: gruppenförmige Anordnung (Chondron) der abgerundeten, ovalen Knorpelzellen (Chondrozyten) in der glasigen Knorpelgrundsubstanz (Schwegler, 1998).

**Knochengewebe.** Knochengewebe ist ein sehr widerstandsfähiges Gewebe und besitzt hohe Druck- und Zugfestigkeit. Es ist das Baumaterial des Skelettsystems. Aufbau und Wachstum des Knochengewebes sind ausführlich im Kapitel 9 (S. 165) beschrieben.

### 1.3.3 Muskelgewebe

**D** *Muskelzellen können durch elektrische Reize erregt werden und sich als Reaktion darauf verkürzen (kontrahieren). Mit dem Muskelgewebe wird der Körper aktiv bewegt* ***(Abb. 1.18)****.*

**Glatte Muskulatur.** Sie bildet einen großen Teil der Wände von Hohlorganen z. B. im Magen-Darm-Trakt, Blutgefäßsystem oder harnableitenden System. Sie besteht aus spindelförmigen Muskelzellen in wenig geordneten Schichten mit einer Länge von bis zu 0,05 mm. Die Steuerung der Muskelkontraktionen erfolgt unwillkürlich (d.h. nicht bewusst) durch das vegetative Nervensystem. Die Muskeln ziehen sich meist wellenförmig (peristaltisch), langsam und sehr ausdauernd zusammen **(Abb. 1.19a)**.

**Quergestreifte Muskulatur.** Muskulatur des Bewegungsapparates, der Gesichts- und Schlundmuskulatur. Sie besteht aus gleichmäßig angeordneten, faserförmigen Muskelzellen mit zahlreichen Zellkernen pro Zelle und einer Länge von bis zu mehreren Zentimetern. Unter dem Mikroskop erkennt man durch die regelmäßige Anordnung der Eiweißfasern die charakteristische Querstreifung. Quergestreifte Muskulatur kontrahiert rasch und kräftig und ist schnell ermüdbar **(Abb. 1.19b)**.

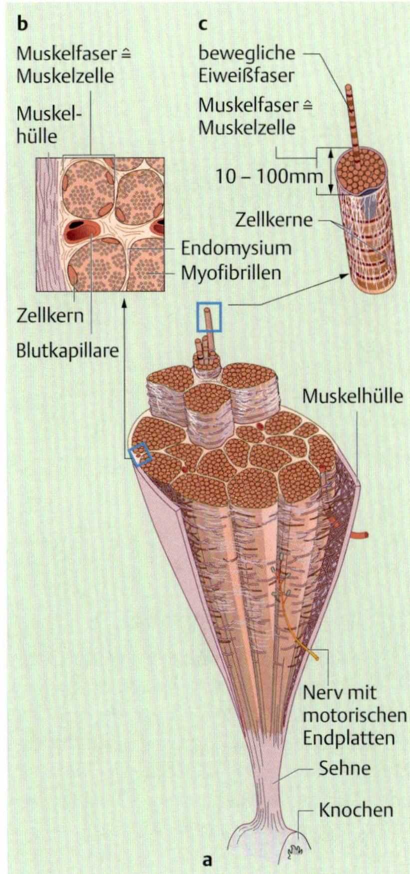


**Abb. 1.18 ⇢ Muskelaufbau. a** Querschnitt durch den Skelettmuskel, **b** Detailvergrößerung der Muskelfasern, **c** Aufbau der Muskelzelle (Faller, 1999).

**Herzmuskulatur.** Sonderform des quergestreiften Muskelgewebes mit Eigenschaften sowohl der quergestreiften als auch der glatten Muskulatur: rasche und kräftige Kontraktion und sehr ausdauernd. Mikroskopisch erkennt man eine regelmäßige Querstreifung, mit zentral liegenden Zellkernen **(Abb. 1.19c)**.

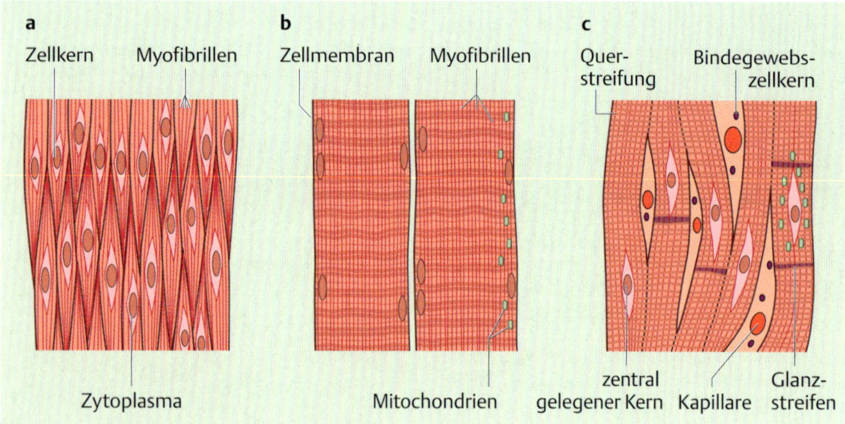


**Abb. 1.19** ⇢ **Muskelgewebe. a** Glatte Muskulatur, **b** Skelettmuskulatur, **c** Herzmuskel (Schwegler, 1998).

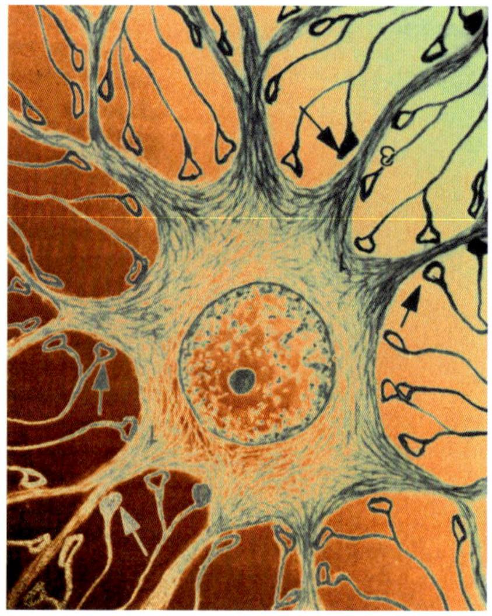

**Abb. 1.20** ⇢ **Nervenzelle.** Elektronenmikroskopische Aufnahme einer Nervenzelle.

## 1.3.4 Nervengewebe

**D** *Nervenzellen können über elektrische Erregungsleitung Sinneseindrücke weiterleiten, Informationen verarbeiten und Muskeln erregen. Da sich die spezialisierten Nervenzellen nicht selbstständig ernähren oder stützen können, gibt es eigene Nervenstützzellen, die Gliazellen.*

Das Nervengewebe ist in Kapitel 19 (S. 375) ausführlich beschrieben **(Abb. 1.20)**.

## 1.3.5 Organe und Organsysteme

Der Körper besteht aus den verschiedenen Organen. Jedes Organ hat eine bestimmte Funktion und ist dementsprechend aus einer speziellen, passenden Kombination von unterschiedlichen Geweben aufgebaut. Die Hauptaufgabe des Organs Herz z.B. ist das „Pumpen", dementsprechend besteht es hauptsächlich aus Muskelgewebe und „Ventilen" (Herzklappen aus Bindegewebe) (S. 228).

Als Organsystem bezeichnet man mehrere Organe, die zusammenwirken und eine bestimmte gemeinsame Funktion erfüllen. Damit der Körper mit Blut versorgt werden kann, braucht er zusätzlich zum Herzen ein Transportsystem, die Gefäße. Dieses Organsystem bezeichnet man dann als das Herz-Kreislauf-System. Weitere Beispiele für Organsysteme mit ihren Funktionen:

- **Verdauungstrakt:** Verdauung von Nährstoffen und Ausscheidung von Stoffwechselendprodukten,
- **Hormonsystem:** Regulation wichtiger Körperfunktionen,
- **Haut:** mechanischer Schutz, Körpertemperaturregulation,
- **Atmungssystem:** Aufnahme von Sauerstoff, Abgabe von Kohlendioxid,
- **Immunsystem:** Abwehr von körperfremden Stoffen,
- **Bewegungsapparat:** ermöglicht sowohl Halt als auch Beweglichkeit des Körpers,
- **Harntrakt:** Flüssigkeits- und Mineralstoffausscheidung,
- **Geschlechtsorgane:** Sexualität und Fortpflanzung,
- **Nervensystem:** Bewusstsein, Sinneswahrnehmung, Steuerung der Bewegung.

# 2 Physiologie des Alterns

Dominik von Hayek

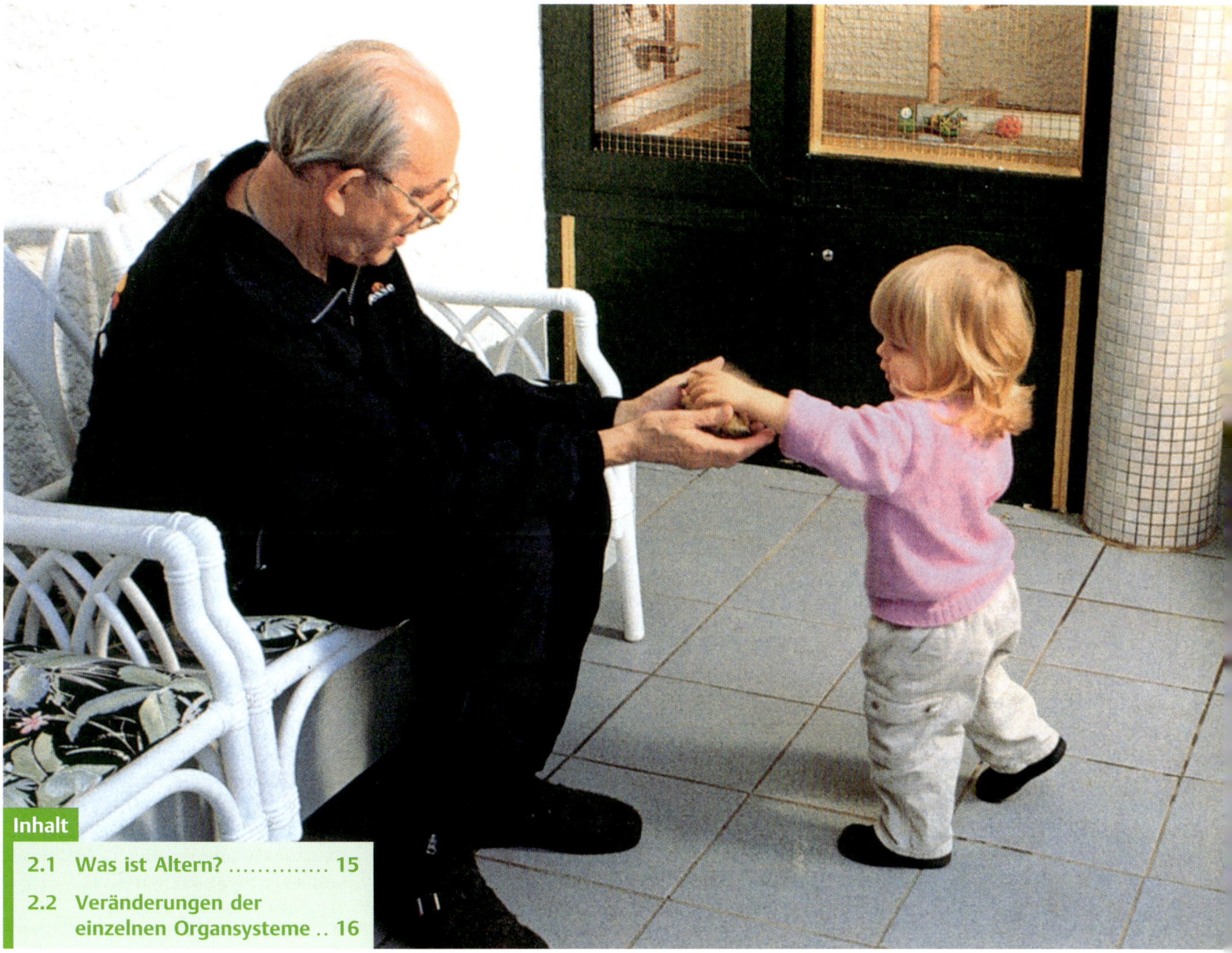

Inhalt



## 2.1 Was ist Altern?

### Alter

D *Nach Definition der Weltgesundheitsbehörde (WHO) gilt als „alt", wer das 61. Lebensjahr begonnen hat. Es wird zwischen „jungem Alter" (Menschen zwischen 60 und 74) und „höherem Alter" (ab 75 Jahren) unterschieden.*

Da dies eine willkürliche Festlegung ist, unterscheidet man zwischen dem *chronologischen (biografischen) Alter* in Lebensjahren und dem *biologischen Alter*, welches die körperliche und geistige Leistungsfähigkeit sowie die gesundheitliche Situation eines Menschen beinhaltet. Biologisches und chronologisches Alter können auseinander fallen: Unter den Begriffen „vorgealtert" oder „greisenhaft" versteht man Menschen mit einem höheren biologischen als chronologischen Lebensalter, z. B. einen 52-jährigen Mann mit langjährigem Alkoholmissbrauch und zahlreichen Organschädigungen. Mit den Begriffen „rüstig" oder „jünger wirkend" **(Abb. 2.1)** bezeichnet man Menschen mit einem niedrigeren biologischen als chronologischen Lebensalter, z. B. eine 88-jährige Rentnerin, die regelmäßig auf Reisen geht, längere Wanderungen unternimmt und eine vor 3 Jahren notwendig gewordene große Hüftgelenkoperation gut überstanden hat.

M *Altern ist kein exakt festlegbarer Begriff, sondern ein biologischer, psychischer und sozialer Prozess.*

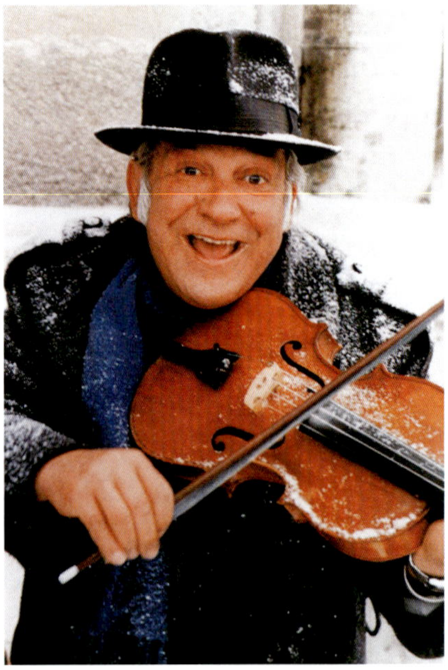

**Abb. 2.1** ⇢ **Alter ist nicht gleich Alter.** Nicht das Alter hat den Menschen zu dem gemacht, was er ist, sondern sein Leben (aus Köther, I.: Thiemes Altenpflege. Thieme, Stuttgart 2005).

Gerade in den letzten Jahrhunderten haben sich die Vorstellungen über den Altersbegriff enorm verändert, unter anderem durch die extrem gestiegene Lebenserwartung der Bevölkerung, die gewandelten Lebensbedingungen und den erheblich veränderten Altersaufbau der Gesellschaft.

### Lebenserwartung

**D** *Die Lebenserwartung ist die durchschnittliche Lebensdauer für ein bestimmtes Ausgangsalter bei gegebener Sterblichkeit. Häufig gebrauchtes Maß zur Einschätzung des Alterns einer Bevölkerung, meist nach Männern und Frauen unterschieden.*

Die mittlere Lebenserwartung in Deutschland ist von 47 Jahren bei Frauen und 44 Jahren bei Männern im Jahre 1900 auf 81,3 Jahre bei Frauen und 75,6 Jahre bei Männern im Jahre 2003 angestiegen. Dies hat nicht nur eine generelle Zunahme des Anteils an alten Menschen in der Gesellschaft, sondern auch Veränderungen in dieser Gruppe zur Folge. So wuchs die Gruppe der über 80-Jährigen (Hochbetagten) von 1,5 Mio. im Jahr 1970 auf über 3,6 Mio. im Jahr 2003 bei ansonsten weitgehend gleich bleibender Bevölkerungszahl.

### Alterungsprozesse der Zelle

Der biologische Alterungsprozess, der sich an allen Organsystemen bemerkbar macht, hat seine Grundlage in den Veränderungen in jeder einzelnen Zelle des Körpers. Dieser Prozess ist bis heute noch nicht genau erklärbar und es gibt zahlreiche Modelle, die wohl nebeneinander wirken.

**Theorie der „genetischen Regulation".** Durch die Aktivierung bestimmter Gene in den menschlichen Zellen werden die einzelnen Entwicklungs- und Alterungsphasen gesteuert, der Alterungsprozess wird durch sog. *Geronto-Gene* verursacht.

**Zellschädigungstheorie.** Bei den Stoffwechselprozessen in der menschlichen Zelle können Stoffe (sog. Radikale) entstehen, die die Zellhülle, Enzyme oder die Erbsubstanz (DNA) schädigen. Diese *Zellschäden* nehmen im Laufe der Zeit zu, können nicht ausreichend repariert werden und führen so zu einer Funktionseinschränkung der Zelle.

**Funktionelle Reserven.** Im Erwachsenenalter besitzt der menschliche Organismus in allen Organsystemen erhebliche *Reserven*, um auf Belastungen zu reagieren; bei den meisten Organen liegen diese um das 2–5fache über der normalen Leistung. Diese Reserven sind durch den Alterungsprozess des Organismus als Erstes betroffen, weswegen sich Funktionseinbußen erst bei starken Belastungen bemerkbar machen. Für das Verständnis des Alterns ist es wichtig zu wissen, dass das Gleichgewicht des Organismus unter normalen Bedingungen nicht beeinträchtigt ist, der ältere Organismus aber gegenüber Schädigungen oder in extremen Lebensbedingungen empfindlicher und weniger anpassungsfähig wird. Die einzelnen Organsysteme sind sehr unterschiedlich von den Funktionseinschränkungen betroffen, der Unterschied von Individuum zu Individuum ist sehr groß.

Durchschnittliche Abnahme der Organfunktion bzw. der Organreserven bei 75- bis 80-Jährigen im Vergleich zu 30-Jährigen (= 100 %; nach Sloane):

- *Nervensystem:* Abnahme des Gehirngewichts auf 56 %, Verringerung der Anzahl der Nervenfasern auf 63 %;
- *Muskeln:* Verringerung der Muskelmasse auf 70 %, Reduzierung der maximalen kurzfristigen Spitzenleistung auf 40 %;
- *Herz-Kreislauf-System:* Abnahme der maximalen Herzfrequenz auf 75 %, Rückgang des Herzschlagvolumens in Ruhe auf 70 %;
- *Lunge:* Verminderung der Vitalkapazität (S. 207) auf 56 %;
- *Blut:* Reduzierung der maximalen Sauerstoffaufnahme im Blut auf 40 %;
- *Nieren:* Abnahme der Anzahl der Nierenkörperchen auf 65 %;
- *Wasserhaushalt:* Verringerung des Gesamtkörperwassers auf 82 %.

**M** *Der Prozess des biologischen Alterns stellt keine Krankheit dar, sondern einen natürlichen Prozess, der den menschlichen Organismus empfindlicher für Belastungen und Krankheiten werden lässt.*

## 2.2 Veränderungen der einzelnen Organsysteme

Folgende Begriffe werden im Zusammenhang mit den Alterungsvorgängen der Organe und Gewebe häufig verwendet:

- *Degenerative Veränderungen:* Mit dem Begriff *degenerativ* werden Veränderungen eines Organs bezeichnet, die durch Abnutzung oder eine schädigende Wirkung von außen auftreten. Diese Schäden können nicht ausreichend repariert oder kompensiert werden und haben Funktionseinbußen zur Folge. Typisches Beispiel sind die Abnutzungserscheinungen an stark belasteten Gelenken.
- *Zelltod:* Auch wenn äußere Einflüsse einen großen Einfluss haben, irgendwann geht jede Zelle von alleine zugrunde. Man weiß heute, dass in den Chromosomen Vorgaben für die Lebensdauer der Zellen verschlüsselt sind (sog. Apoptose- oder „Selbstzerstörungsgene). Je mehr Zellen eines Organs untergehen, desto mehr sinkt seine Funktionskraft.
- *Atrophie:* Damit ist die Verkleinerung und Rückbildung von Organen oder Geweben gemeint. Ursache kann entweder ein Zelluntergang oder eine fehlende Inanspruchnahme (wie z. B.

Muskelschwund bei Bettlägrigkeit) sein.

- *Fibrose:* Eine andere Folge der Organschädigung kann der Umbau des ursprünglichen Gewebes in Bindegewebe sein. Das eigentliche Gewebe wird von Zellgiften, Entzündungen oder Überlastung geschädigt und wird durch Bindegewebe ersetzt, wie z. B. bei der Leberzirrhose.

## 2.2.1 Herz-Kreislauf-System

Die Altersveränderungen im Herz-Kreislauf-System haben ihre Hauptursache nicht im Herz selbst, sondern in der abnehmenden Elastizität der Arterien im Kreislauf-System **(Abb. 2.2)**. Durch Ablagerungen in der Gefäßwand im Rahmen einer *Arteriosklerose* (S. 250), die in unterschiedlichem Ausmaß bei allen Menschen auftritt, geht die Dehnbarkeit der Arterien zurück. Wie bei einem starr gewordenen Gartenschlauch steigt damit der Druck im Gefäßsystem (sowohl diastolisch als auch vor allem systolisch), gegen den das Herz das Blut durch den Körper pumpt. Als Reaktion kommt es zur *Zunahme der durchschnittlichen Herzmuskeldicke* in der linken Kammer (Ventrikel), was zu abnehmender Pumpleistung oder verminderter Blutversorgung durch die Herzkranzgefäße führen kann.

Am Herzen selbst nimmt die *Empfindlichkeit für das Stresshormon Adrenalin und Noradrenalin* ab, die maximale Herzfrequenz unter körperlicher Belastung sinkt von 200 pro Minute beim 20-Jährigen auf durchschnittlich 170 pro Minute beim 85-Jährigen. Deshalb muss bei Ausdauersport im Alter der Puls bei den Betroffenen beobachtet werden, er sollte bei körperlicher Belastung nicht dauerhaft über 120 pro Minute ansteigen.

Eine weitere Folge ist die *verlangsamte Reaktion* des Kreislaufs auf *Blutdruckabfall* beim Aufrichten (orthostatische Dysregulation). Bei zu schnellem Aufrichten des Körpers aus der Horizontalen kann es zu Schwindel oder kurzen Ohnmachtzuständen kommen.

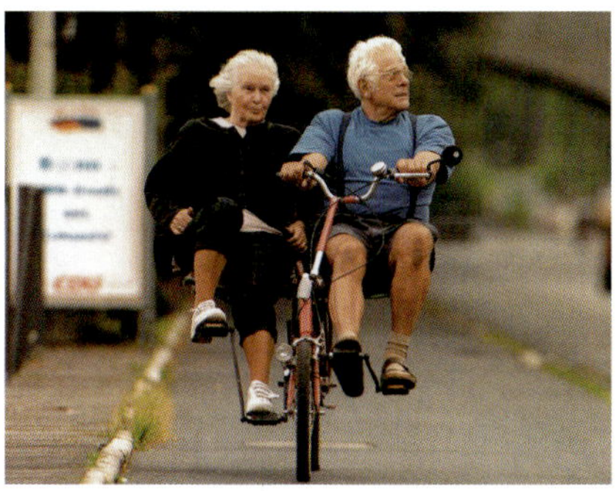

**Abb. 2.2 ⇢ Sport im Alter.** Sportliche Betätigung ist im Alter nichts Gefährliches, sondern hilft z. B. die Arteriosklerose aufzuhalten (aus Köther, I.: Thiemes Altenpflege. Thieme, Stuttgart 2005).

## 2.2.2 Atmungsorgane

Durch den Elastizitätsverlust des Lungengewebes und die zunehmende Starrheit des Brustkorbs kommt es zur *Abnahme des Lungenvolumens und der Vitalkapazität* (S. 207). Insgesamt wird in den Lungen generell weniger Sauerstoff ins Blut aufgenommen, weshalb der *Sauerstoffgehalt im Blut* mit zunehmendem Alter immer niedriger wird.

Durch eine *herabgesetzte Aktivität des Hustenreflexes* und den Rückgang des Flimmerepithels im Bronchialsystem ist die Selbstreinigungsfunktion der Atemwege im Alter herabgesetzt, was bei allen Erkrankungen oder Infekten der Atmungsorgane beachtet werden sollte (Notwendigkeit für vermehrte Bronchialtoilette bei Atemwegsinfekten).

## 2.2.3 Nierenfunktion und Flüssigkeitshaushalt

**Nieren.** Die Niere gehört zu den wenigen Organen des Menschen, bei denen es im Alter regelmäßig zu krankhaften Funktionseinschränkungen kommt, d. h. ältere Menschen *haben keine normale Nierenfunktion* mehr. Ab dem Erwachsenenalter nimmt die Zahl der Nierenkörperchen stetig ab und ist z. B. bei 80-Jährigen um ein Drittel gesunken. Aufgrund der enormen Reservekapazität der Nieren macht sich diese Abnahme der Nierenfunktion im Normalzustand noch nicht mit einer Zunahme der harnpflichtigen Substanzen im Blut bemerkbar.

**M** *Nieren mit einer eingeschränkten Funktion (also bei vielen älteren Menschen) reagieren extrem empfindlich auf Flüssigkeitsmangel. Schon nach wenigen Tagen mit Flüssigkeitsmangel (z. B. bei Dürsten, Fieber, Diarrhö) kann es zu einer akuten Niereninsuffizienz (Nierenversagen) kommen.*

**Flüssigkeitshaushalt.** Der *Wassergehalt des Körpers sinkt* von 60 % beim Erwachsenen auf unter 50 % beim älteren Menschen, Veränderungen im Flüssigkeits- und Elektrolythaushalt machen sich also schneller bemerkbar. Neben der oben beschriebenen Abnahme der Nierenfunktion wird die Steuerung des Flüssigkeitshaushaltes noch durch eine *veränderte Durstregulation* beeinträchtigt. Durch eine abnehmende Ausschüttung des Dursthormons ADH und eine herabgesetzte Empfindlichkeit dafür haben ältere Menschen generell bei Flüssigkeitsmangel ein vermindertes Durstgefühl **(Abb. 2.3)**, und die Niere reagiert nur langsam mit einer verminderten Flüssigkeitsausscheidung. Insgesamt kommt es deshalb im Alter verhältnismäßig rasch und häufig zu gefährlichen Veränderungen im Elektrolythaushalt.

**P** *Vorsicht: Im Gegensatz zum normalen Organismus kann beim älteren Patienten auch eine übermäßige Flüssigkeitszufuhr zu gefährlichen Komplikationen (z. B. Lungenödem bei einer bestehenden Herzinsuffizienz) führen, da die Niere in ihrer Ausscheidungskapazität eingeschränkt ist. „Viel trinken" muss nicht immer ein guter Rat sein.*

**Harnwege.** Mit zunehmendem Alter nimmt die Ruhespannung der Harnblasenmuskeln zu und das Fassungsvermögen der Harnblase ab, es kommt deshalb zu einem häufigeren – auch nächtlichen – Wasserlassen. Bei über 70 % der 70-jährigen Männer findet sich eine Prostatavergrößerung. Im Alter ist die Blasenentleerung generell verlangsamt und ihre Steuerung beeinträchtigt („Wasserlassen auf Raten").

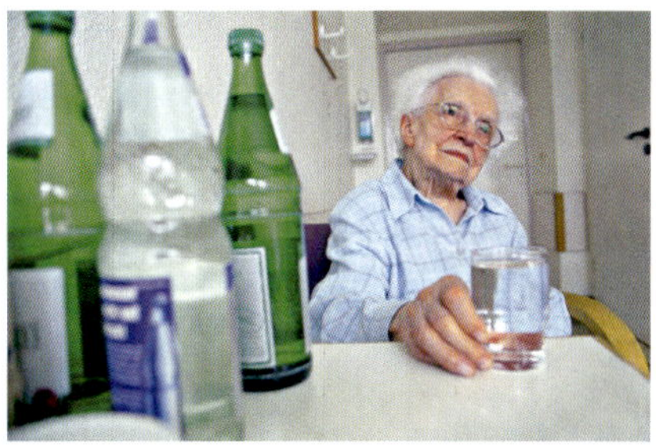

**Abb. 2.3 ⇢ Flüssigkeitshaushalt.** Ausreichendes Trinken ist im Alter besonders wichtig.

### 2.2.4 Verdauungssystem

Im gesamten Verdauungstrakt kommt es im Alter zu einer *Abnahme der Darmbewegungen* und einer *Verlangsamung des Transports* im Verdauungstrakt, was letztendlich zu der im Alter sehr häufigen Verstopfung (Obstipation) führt. Durch die Rückbildung von Magen- und Darmschleimhaut werden weniger Verdauungssekrete gebildet, die Nahrung wird deshalb weniger gut zerlegt, und zahlreiche Nahrungsbestandteile (wie Eisen, Kalzium, Vitamine) werden in geringeren Mengen aufgenommen. Durch die Abnahme der Stoffwechselleistung von Leber und Pankreas kann der ins Blut aufgenommene Zucker (Glukose) langsamer verarbeitet oder in die Zellen aufgenommen werden, weshalb es häufiger zu Blutzuckerspitzen kommen kann.

**M** *Durch die herabgesetzte Entgiftungsfunktion der Leber im Alter ist der Abbau von Alkohol verlangsamt und seine Wirkung verstärkt!*

### 2.2.5 Blut- und Immunsystem

Das *Blut bildende Knochenmark* nimmt im Vergleich zu jugendlichen Erwachsenen beim älteren Menschen um ca. die Hälfte ab **(Abb. 2.4)** und wird durch Fett bzw. Bindegewebe ersetzt. Beim gesunden älteren Menschen ergeben sich hieraus keine wesentlichen Veränderungen im normalen Blutbild, allerdings ist die Antwort der körpereigenen *Immunabwehr* gegenüber Infektionen verlangsamt und herabgesetzt. Die bei Infektionen mit Bakterien typische Vermehrung der weißen Blutkörperchen (Leukozytose) kann bei älteren Menschen völlig fehlen, insgesamt wird der Körper *anfälliger für Infektionen*. Bei starken Blutverlusten werden die roten Blutkörperchen (Erythrozyten) langsamer nachgebildet, sodass eine Blutarmut (Anämie) schneller auftritt und länger anhält.

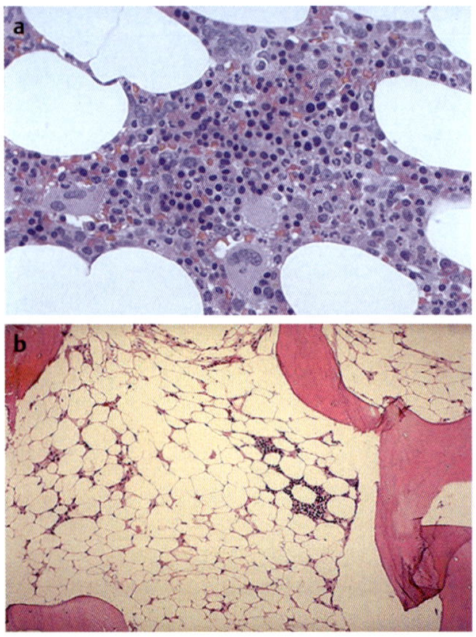


**Abb. 2.4** ⇢ Das Blut bildende Knochenmark nimmt im Alter ab.

### 2.2.6 Bewegungsapparat

**Muskulatur.** Die Muskelmasse nimmt vom Erwachsenenalter an stetig ab (bei 60- bis 70-Jährigen um ca. 30%). Dadurch ergibt sich ein allgemeiner Kraft- und Leistungsverlust sowie die Neigung zu Fehlstellungen in den Gelenken, da die Stabilisierung durch die Muskeln geringer wird.

**Knochen.** Durch Veränderungen im Knochenstoffwechsel kommt es zur *Abnahme des Kalksalzgehaltes* der Knochen mit einer Verschmälerung des inneren Gerüsts der Knochen und einer *erhöhten Knochenbrüchigkeit* (Frakturgefahr; **Abb. 2.5**). Nach Frakturen benötigen Knochen im Alter mehr Zeit, um wieder auszuheilen. Durch das Versiegen der Östrogenproduktion in den Wechseljahren sind Frauen ab diesem Alter besonders von der *Osteoporose* (Knochenschwund) betroffen. Diese beiden Prozesse treten vor allem bei Ruhigstellung (Immobilisation) einer Extremität (z.B. durch eine Gipsschiene) sehr schnell und überaus häufig auf. An den Gelenken des Körpers kommt es sehr oft durch Abnutzungsprozesse zum Verlust des Knorpelüberzuges und damit zu einer schmerzhaften Funktionseinschränkung des Gelenkes (*Arthrose*).

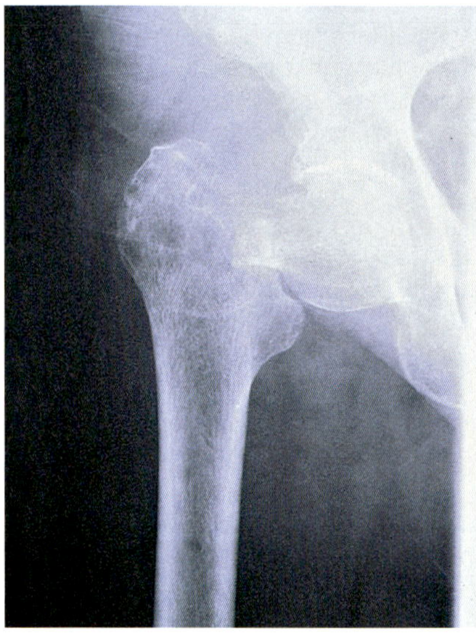

**Abb. 2.5** ⇢ **Frakturrisiko.** Im Alter steigt das Risiko einer Knochenfraktur (hier des Oberschenkelhalses).

### 2.2.7 Haut

Das *Unterhautfettgewebe* (subkutanes Fettgewebe) bildet sich zurück, die Haut wird schlaffer, weniger elastisch und empfindlicher für Verletzungen. Durch die Abnahme der Talgdrüsen ist die Haut des älteren Menschen trockener. An lichtexponierten Stellen kann es zu bräunlichen Pigmentflecken („*Altersflecken*") kommen **(Abb. 2.6)**.

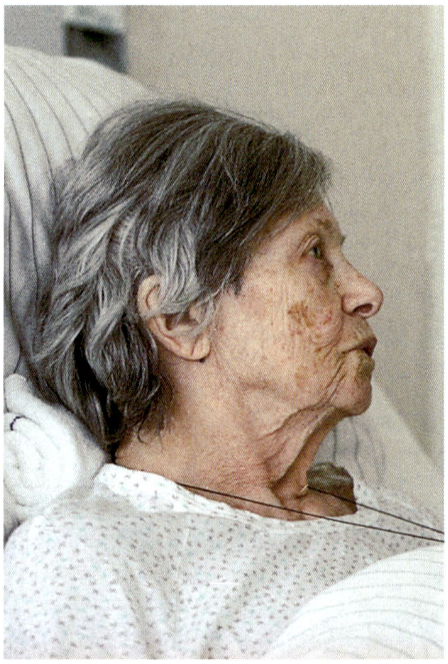

**Abb. 2.6** ⇢ **Altershaut.** Durch Abnahme des Unterhautfettgewebes wird die Haut im Alter „schlaffer". Gut zu erkennen sind auch die Altersflecken.

### 2.2.8 Nervensystem

Mit zunehmendem Alter kommt es im gesamten Nervensystem zum *Verlust von Nervenzellen*. Auch beim gesunden älteren Menschen treten die für die Alzheimerdemenz typischen veränderten Nervenzellen („Alzheimerfibrillen") auf, wenn auch im geringeren Ausmaß. Auch das Hirngewicht nimmt um 40–50% ab (*Altersatrophie*), dafür nimmt der Gehalt an Wasser (Liquor) im Gehirn zu. Trotzdem ist ein Nachlassen der intellektuellen Fähigkeiten nicht alterstypisch, allerdings nimmt durch eine *verzögerte Nervenleitgeschwindigkeit* das Reaktionsvermögen ab. Die Folge sind langsamere Entscheidungen in unübersichtlichen Situationen, verzögerte Orientierung oder erschwerte Gedächtnisbildung.

### 2.2.9 Sinnesorgane

**Augen.** Die *durchschnittliche Sehschärfe* nimmt aufgrund der Veränderungen an Augenlinsen, Hornhaut und Netzhaut im Alter ab. Ab dem 50. Lebensjahr kann es zur Altersweitsichtigkeit (Presbyopie) kommen. Auch die Lichtempfindlichkeit der Netzhaut sowie die Reaktionsfähigkeit der Pupillen lassen nach, was zu einer verzögerten Anpassung des Sehens im Dunkeln führt.

**Gehör.** Die Fähigkeit, hohe Frequenzen wahrzunehmen, geht laufend zurück (Presbyakusis), betroffen sind hierbei die höheren Töne und der obere Sprachbereich (Türklingel, Musik; **Abb. 2.7**).

**Geschmack.** Es kommt zu einer Abnahme von Geruchs- und Geschmacksfähigkeit (vor allem für „salzig"), weshalb alte Menschen oft über den „langweiligen" Geschmack des Essens klagen

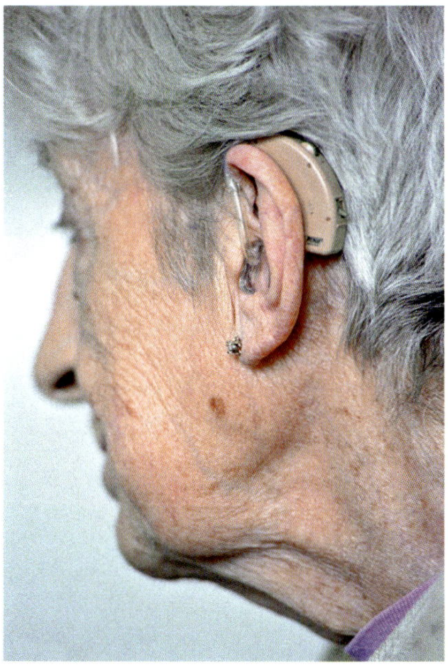

**Abb. 2.7 ⇢ Altersschwerhörigkeit.** Die Altersschwerhörigkeit betrifft vor allem die höheren Frequenzen der Töne und Geräusche.

und nur mangelhaften Appetit zeigen. Das Durstempfinden ist herabgesetzt, sodass auch bei erheblichem Flüssigkeitsmangel nur wenig getrunken wird.

### 2.2.10 Hormonsystem

Die normalen Altersveränderungen im Hormonsystem betreffen bei beiden Geschlechtern in erster Linie die Geschlechtshormone. Diese Veränderungen haben Auswirkungen auf zahlreiche Organe, aber auch auf das subjektive Verarbeiten des „Älterwerdens". Bei Frauen lässt zwischen dem 45. und 60. Lebensjahr die Bildung der Geschlechtshormone Östrogen und Progesteron in den Eierstöcken nach. In der Folge bleibt die Periodenblutung aus und die Fortpflanzungsfähigkeit endet. Die fehlende Wirkung des Östrogens kann noch andere Auswirkungen, wie eine Beckenbodenschwäche, eine Harninkontinenz sowie den Anstieg des Risikos für Osteoporose oder Herzinfarkt, haben. Im Rahmen dieser „Wechseljahre" (Klimakterium) können weitere Symptome, wie Hitzewallungen, Schwitzen, Schlafstörungen oder Kopfschmerzen, auftreten, aber auch massive psychische Probleme, wie Nervosität, Stimmungslabilität oder Depressionen. Häufig sind diese Beschwerden nicht nur rein hormonell begründet, sondern stark durch die individuelle Verarbeitung und die Ängste vor diesem neuen Lebensabschnitt beeinflusst.

Aber auch bei Männern gibt es zwischen dem 45. und 65. Lebensjahr „Wechseljahre" mit hormonellen Veränderungen und ihren Auswirkungen auf Körper und Seele! Durch das Nachlassen der Testosteronproduktion in den Hoden kommt es häufig zu einer Prostatavergrößerung, nachlassender sexueller Lust und Erektionsstörungen. Sinkt der Testosteronspiegel stark ab, so können Osteoporose, Fettgewebszunahme, Blutarmut oder Muskelabbau auftreten, aber auch Hitzewallungen, Stimmungsschwankungen oder Depressionen. Es ist sehr schwierig, den Krankheitswert eines erniedrigten Testosteronspiegels zu beurteilen, weil es bei allen Männern im Alter zu einem natürlichen Absinken kommt, ohne dass solche schwerwiegenden Symptome auftreten. In der Öffentlichkeit allerdings wird diesem Thema große Bedeutung zugemessen (siehe auch „Anti-Aging").

**Hormonersatztherapie.** Man hat schon vor 30 Jahren begonnen, bei Frauen in den Wechseljahren das Nachlassen der Östrogenproduktion durch die dauerhafte Gabe von Östrogen zu ersetzen. Ziel war eine Linderung der „Wechselbeschwerden" und Senkung des Osteoporoserisikos. Leider hat sich in großen Studien gezeigt, dass das Brustkrebsrisiko durch diese Therapie stark ansteigt, sodass sie nur noch in Einzelfällen eingesetzt wird. Auch bei Männern gibt es verschiedene Ansätze, den Testosteronmangel durch die dauerhafte Einnahme von Testosteronabkömmlingen (DHEA) oder anderen Hormonen (Wachstumshormon, Melantonin) zu ersetzen und so die „Wechselbeschwerden" zu lindern. Bis jetzt haben diese Ansätze nur selten einen wissenschaftlich nachweisbaren Erfolg gezeigt. Die Vorstellung, dass man den Prozess des Alterns durch die Einnahme von Hormonen aufhalten könne, scheint weder realisierbar noch den physiologischen Grundlagen des Organismus zu entsprechen.

Auch bei vielen anderen Hormonen lässt die Wirkung im Alter natürlicherweise nach, sei es durch die Abnahme der Empfindlichkeit für ein Hormon (z. B. beim Adrenalin) oder durch eine verminderte Ausschüttung durch die Hormondrüsen (z. B. bei der Schilddrüse). Die Auswirkungen sind allerdings nicht so schwerwiegend wie bei den Geschlechtshormonen.

### 2.2.11 Anti-Aging

Seit einigen Jahren nimmt dieser Begriff in der Öffentlichkeit einen großen Raum ein. Er gründet auf dem Bedürfnis vieler Menschen, den natürlichen Vorgang des Alterns, aber auch die gar nicht so natürlichen Verschleißerscheinungen des täglichen Lebens aufzuhalten oder sogar rückgängig zu machen. Dafür gibt es ein riesiges Angebot von verschiedenen Maßnahmen, die zwar energisch vorgeben, den neuesten wissenschaftlichen Erkenntnissen zu entsprechen, einer neutralen Überprüfung in der Praxis aber selten standhalten. Am weitesten verbreitet sind spezielle Zeitschriften oder Rubriken, die mit bestimmten Diäten oder Trainingsmethoden den Alterungsprozess verhindern wollen. Daneben hat sich mittlerweile ein ganzer Geschäftszweig etabliert, der mit medizinischen Methoden individuelle Hilfe im Kampf gegen das Alter verspricht. Leider haben die meisten der teuren Laboruntersuchungen wenig Aussagekraft, ihr wichtigster Nutzen liegt im finanziellen Ertrag des Untersuchers. Noch problematischer sind die angebotenen medizinischen Therapien mit Hormonen, Nahrungsergänzungsmitteln oder andere Methoden. Bis jetzt haben alle noch so verlockend klingenden Ansätze, ein sinkendes Hormon zu ersetzen, häufig erhebliche Nebenwirkungen zur Folge. Oder sie haben wie bei den Nahrungsergänzungsmitteln keinen Vorteil gegenüber einer ausgeglichenen Ernährung (s. Kap. 3).

Als größtes Problem des Anti-Aging-Gedankens wird allgemein die unzureichende Auseinandersetzung mit dem Altern gesehen. Die Vorstellung vom Altern als einer Aneinanderreihung von Defiziten und Mängeln lässt außer Acht, dass die Altersveränderungen keineswegs mit Krankheiten gleichzusetzen sind, sondern nur eine Verminderung der Organreserven und damit der Anpassungsfähigkeit zur Folge haben. Trotzdem lassen sich Interessen und Aktivitäten verwirklichen, in manchen Bereichen wachsen die Kompetenzen in diesem Lebensabschnitt sogar an. Grundsätzlich ist für beide Geschlechter eine aktive Auseinandersetzung mit den Veränderungen des Körpers und den Herausforderungen der Umwelt von großer Bedeutung.

**M** *Wer folgende einfache Grundsätze beherzigt, bleibt „fit im Alter“:*
- *Ausgewogen essen und ausreichend trinken!*
- *Sportlich unterwegs!*
- *Geistige Herausforderungen suchen!*
- *Mit anderen in Kontakt bleiben!*
- *Aktive Auseinandersetzung mit dem Altern!*

### 2.2.12 Sport im Alter

Viele ältere Menschen fürchten, dass Sport für sie schädlich oder bei ihren Erkrankungen zu gefährlich sei. Das Gegenteil ist der Fall! Bei vielen Krankheiten ist kein Medikament so wirkungsvoll wie angemessene sportliche Bewegung: z. B. bei Osteoporose, hohem Blutdruck (Hypertonie), Diabetes mellitus Typ II, arterieller Verschlusserkrankung (pAVK), koronarer Herzerkrankung oder nach einem Herzinfarkt. Auch als Maßnahme zur Vorbeugung (Prophylaxe) dieser Erkrankungen hat Sport einen nachgewiesenen Nutzen – in allen Lebensabschnitten.

**M** *Schon eine Stunde Walken pro Woche senkt das Herzinfarktrisiko im Vergleich zum „Faulsein“!*

Natürlich muss die Belastungshöhe dem Alter und Trainingszustand angepasst werden, nicht nur in der „Koronarsportgruppe“. Allgemein zu bevorzugen sind Ausdauersportarten, die kaum Belastungsspitzen verlangen und gelenkschonend sind. Also z. B. Fahrradfahren, Schwimmen, „Walking“, „Joggen“, Wandern und Spazierengehen. Aber auch Beweglichkeitsfördernde Sportarten, wie Gymnastik, Yoga oder Tanzen, sind sinnvoll. Am allerwichtigsten ist natürlich der Spaß für den Betreffenden, weswegen die etwas verletzungsträchtigeren Sportarten, wie Ballsport, Geräteturnen oder Tennis, keineswegs „verboten“ sind!

Die Belastungshöhe sollte wie bei den Jüngeren auch an den Trainingszustand angepasst werden. Untrainierte sollten sich nicht bis zur völligen Erschöpfung verausgaben, bei regelmäßig trainierenden Sportlern ist dies auch im Alter möglich. Die maximale Herzfrequenz wird beim Gesunden mit der Faustregel 200 – Lebensalter errechnet, wenngleich hier individuell große Unterschiede bestehen. Im Zweifelsfall hilft die Durchführung eines Belastungs-EKGs, die persönliche Belastungsgrenze zu finden. Zu beachten ist im Alter, dass Erholungszeiten länger veranschlagt und Trainingsfortschritte nur in geringerem Maße möglich sind.

**P** ***Mobilitätsförderung bei Hochbetagten.*** *Körperliches Training ist bis ins höchste Alter möglich. Dies wurde in einem Modellprojekt des Geriatrischen Zentrums Ulm/Alb Donau deutlich. Mit Menschen, die älter als 75 Jahre waren, wurde ein spezielles Kraft- und Gleichgewichtstraining zur Sturzprophylaxe durchgeführt (S. 178). Viele Stürze konnten vermieden werden und darüber hinaus verbesserte sich der Allgemeinzustand und die Lebensqualität der Teilnehmer deutlich.*

### 2.2.13 Narkose und Operationsfähigkeit

**Operationen.** Die Tatsache, dass ältere Patienten häufiger und mehr Erkrankungen haben, hat zwei Konsequenzen. Zum einen werden sie *öfter operiert* (mehr als 20 % aller Operationen betreffen Patienten über 65 Jahre), zum anderen erhöhen Begleiterkrankungen das Risiko für *Komplikationen* (Anstieg der durchschnittlichen Sterblichkeit im Rahmen einer Operation von 0,75 % auf ca. 5 % bei über 65-Jährigen). Auch ohne spezielle Organerkrankungen ist der Organismus im Alter durch eine Narkose und Operation besonders gefährdet, denn die einzelnen Organe verfügen über weniger Reservekapazitäten, um eine solche Belastung auszugleichen. Diese Risiken lassen sich nur schwer durch die Anwendung von alternativen Narkose- oder Operationsverfahren senken, auch kleinere Eingriffe oder vermeintlich ungefährliche Untersuchungen, wie Magen- oder Darmspiegelungen, haben eine deutlich erhöhte Komplikationsrate.

**Wiederbelebung (Reanimation).** Durch die auch beim gesunden älteren Menschen verminderten Organreserven oder die durch mögliche Begleiterkrankungen geschädigten Organfunktionen ist die Erfolgsaussicht einer Wiederbelebung bei Herz-Kreislauf-Stillstand (kardiopulmonale Reanimation – CPR) im Alter deutlich schlechter (S. 248). Wiederbelebungsversuche bei bettlägerigen Patienten mit mehreren Grunderkrankungen sowie spät begonnene oder lang andauernde Reanimationen (länger als 20 Minuten) führen praktisch nie zum Erfolg.

**M** *Gerade bei älteren Patienten ist im Falle eines Herz-Kreislauf-Stillstandes der sofortige Beginn und der zügige Ablauf von Wiederbelebungsmaßnahmen (kardiopulmonale Reanimation) besonders wichtig, um Aussicht auf Erfolg zu haben.*

# 3 Ernährungslehre und Ernährungsmedizin im Alter

Dominik von Hayek

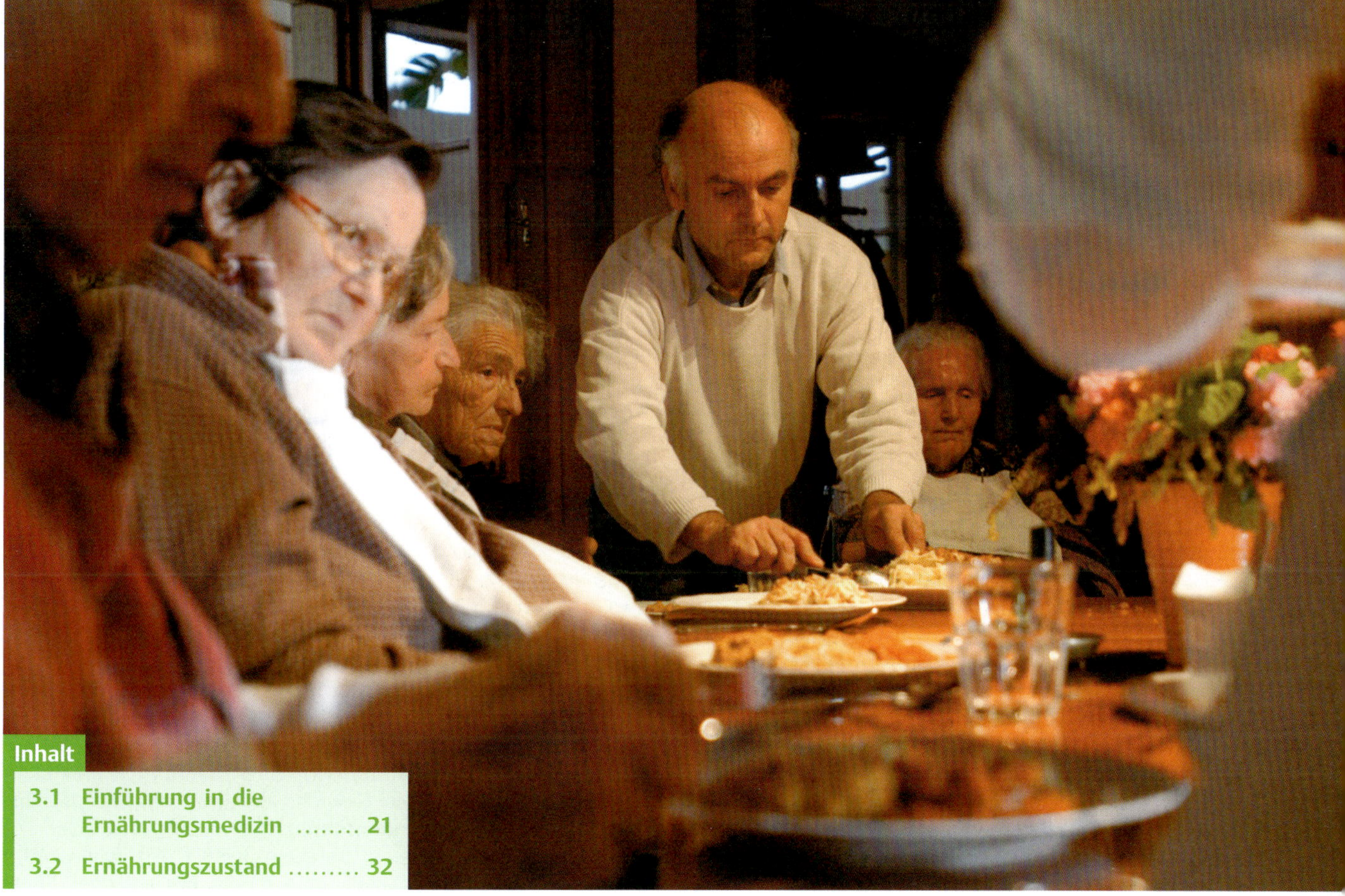

Inhalt



## 3.1 Einführung in die Ernährungsmedizin

Die Ernährung hat in jedem Lebensalter einen wesentlichen Einfluss auf die Gesundheit. Sie kann eine Vielzahl der sog. Zivilisationserkrankungen verursachen. Im Gegensatz zur Gruppe der Kinder und Erwachsenen, bei der Überernährung und Übergewicht (Adipositas) im Fokus stehen, ist die Ernährungsmedizin im Alter häufig mit entgegengesetzten Problemen konfrontiert. Ein erheblicher Teil der älteren Menschen ist entweder unterernährt oder mangelernährt, d.h. dem Körper fehlen wichtige Nährstoffe. Um dem vorzubeugen, muss deshalb schon beim Gesunden auf ausreichende und ausgewogene Ernährung geachtet werden, ein mildes Übergewicht hat in dieser Altersgruppe sogar eher protektive (schützende) Wirkung.

**D** *Ernährungsabhängige Erkrankungen werden entweder durch bestimmte Ernährungsweisen verursacht (z. B. Jodmangelstruma) oder bei einer entsprechenden Veranlagung durch die Ernährungsgewohnheiten ausgelöst (z. B. Gicht oder Diabetes mellitus).*

Ernährungsabhängige und ernährungsbedingte Krankheiten sind:
- Adipositas,
- Leberzirrhose,
- Diabetes mellitus,
- Gefäßerkrankungen,
- Gicht,
- Herzerkrankungen,
- Osteoporose,
- Darmerkrankungen (Obstipation, Divertikel),
- Kropf bei Jodmangel (Jodmangelstruma).

### 3.1.1 Grundlagen der Ernährungslehre

**D** *Die Ernährung umfasst die Versorgung des Organismus mit allen Stoffen, die zum Aufbau des Körpers, zur Energieversorgung und zum Erhalt des Organismus notwendig sind.*

Bestandteile dieses Prozesses sind:
- Aufnahme der Nahrung,
- Zerlegung und Verdauung der Nahrungsbestandteile,
- Aufnahme (Resorption) aus dem Verdauungstrakt,
- Stoffwechsel der benötigten Nährstoffe,
- Ausscheidung von Stoffwechselendprodukten und unverdaulichen Nahrungsbestandteilen.

Das Ziel ist das Zerlegen der Nahrung in ihre Bestandteile, die Nährstoffe. So können diese entsprechend ihren Eigenschaften als Brennstoffe, Baustoffe oder Reglerstoffe im Körper verwendet werden. Für das Verständnis der Ernährungslehre ist die Kenntnis bzw. Wiederholung der chemischen Zusammensetzung des Körpers unerlässlich, die in Kapitel 1 (S. 9) ausführlich dargestellt ist.

## Stoffwechsel

Neben der Aufnahme der einzelnen Nahrungsbestandteile ist die wichtigste Leistung des Organismus der Stoffwechsel, also der biochemische Umbau der Nährstoffe in die für den Körper passende Form:
- *anaboler Stoffwechsel:* Aufbaustoffwechsel, d.h. Umwandlung von Nahrungsstoffen in körpereigene Substanzen (z.B. im Normalzustand, verstärkt im Wachstum oder bei Training),
- *kataboler Stoffwechsel:* Abbaustoffwechsel, d.h. Umwandlung von körpereigenen Substanzen und Verbrauch zur Ernährung (z.B. bei chronischen Erkrankungen, bösartigen Tumoren, Gewichtsreduktion).

## Energiebereitstellung im Körper

Alle Vorgänge im menschlichen Organismus benötigen Energie. Da der menschliche Körper nicht in der Lage ist, Energie selber zu produzieren, ist er darauf angewiesen, über die Nahrung *Energieträger* aus der Umwelt und über die Atmung den für die Verwertung dieser Energieträger notwendigen *Sauerstoff* aufzunehmen. Deshalb wird Energieverbrauch auch mit dem Begriff „*Verbrennung*" bezeichnet. Die wichtigsten Energielieferanten aus der Nahrung sind Kohlenhydrate und Fette, die im Stoffwechsel zum universellen Energieträger *ATP* umgewandelt werden, der in den Zellen unter Verbrennung von Sauerstoff verbraucht wird **(Abb. 3.1)**.

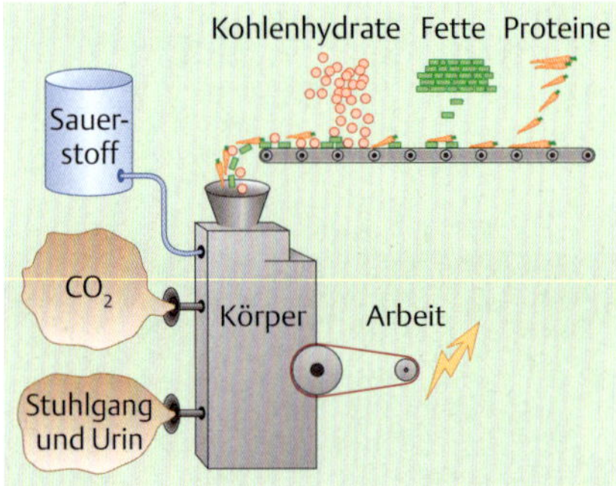


**Abb. 3.1 ⇢ Energiebereitstellung im Körper.** Kohlenhydrate, Fette und Proteine werden unter Verbrauch von Sauerstoff verbrannt und versorgen dabei den Körper mit Energie.

## Energiebilanz

**D** *Der Grundumsatz ist der Energieverbrauch des nüchternen, entspannten, unbekleideten Menschen in Ruhe bei einer Umgebungstemperatur von 26–30 °C. Er setzt sich aus dem für die Lebensvorgänge und den Stoffwechsel aller Zellen erforderlichen Grundbedarf an Energie zusammen. Der Arbeitsumsatz (Leistungsumsatz) ist der darüber hinausgehende Mehrverbrauch für die Verrichtung von körperlicher Arbeit. In der Wachstumsphase kommt noch die für das Körperwachstum nötige Energie hinzu.*

**Grundumsatz.** Man kann den Grundumsatz mit dem Benzinverbrauch eines Autos mit laufendem Motor bei „Standgas" vergleichen. Der Grundumsatz ist individuell verschieden, abhängig von Geschlecht, Alter, Körpergröße und Gewicht. Bei Belastungssituationen des Körpers durch schwere Erkrankungen ist der Grundumsatz erhöht, bei älteren Menschen dagegen im Normalzustand *grundsätzlich erniedrigt*.

**Gesamtumsatz.** Der *Gesamtumsatz* eines Menschen besteht aus dem *Grundumsatz* und dem *Arbeitsumsatz*. Er ist sehr variabel und hängt sowohl von den individuellen Voraussetzungen des jeweiligen Organismus (Alter, Trainingszustand) als auch von der durch den Körper erbrachten Arbeitsleistung ab – vergleichbar mit dem totalen Benzinverbrauch eines fahrenden Autos.

**W** *Die Energiemenge, die für den Gesamtumsatz benötigt wird, bezeichnet man heute mit dem Begriff „PAL-Wert", die Abkürzung für „Physical Activity Level". Sie wird von der körperlichen Aktivität des Betroffenen bestimmt und als Mehrfaches des individuellen Grundumsatzes angegeben.*

**Beispiel.** Bei einer ausschließlich sitzenden oder liegenden Lebensweise wird ein PAL-Wert von 1,2 angenommen, bei zusätzlicher gehender oder stehender Tätigkeit gilt ein PAL-Wert von 1,6 und bei körperlich anstrengender Arbeit bis zu 2,4. Ältere Menschen werden nur in Ausnahmefällen einen Wert von 1,6 überschreiten.

**Energiebilanz.** Ist der Gesamtumsatz geringer als die dem Körper über die Nahrung zugeführte Energie, so besteht eine *positive Energiebilanz* oder ein *Energieüberschuss*. Dieser Überschuss wird in Form von Fettgewebe gespeichert und führt zu einer Gewichtszunahme. Bei einer *negativen Energiebilanz* übersteigt der Gesamtumsatz die Energieaufnahme (z.B. bei einer Diät oder Fehlernährung). Um Energie bereitzustellen, müssen die im Körper gespeicherten Energieträger mobilisiert werden, z.B. durch den *Abbau von Fett oder Muskelgewebe*. Dieser Zustand kommt im Alter häufig vor und kann zu Gewichtsabnahme und *Unterernährung* führen.

In unserem Beispiel würde das Auto täglich vollgetankt. Bei positiver Energiebilanz würde Benzin am Tagesende übrig bleiben, bei negativer Energiebilanz müsste der Reservekanister aufgebraucht werden – hier wären bei gleich bleibendem Verbrauch schon am nächsten Tag die Reserven verbraucht – nichts ginge mehr. Die Energiereserven des Menschen, vor allem in Form von Fettgewebe und Muskeln, können in der Regel zwar längere Phasen negativer Energiebilanz überbrücken, aber auch sie sind endlich!

**M** *Zustände mit erhöhtem Energiebedarf:*
- *Fieber, Infektionen (Energiebedarf kann sich verdoppeln!),*
- *Wundheilung (Dekubitus, nach Operationen),*
- *erhöhte Ausschüttung von Stresshormonen (nach Operationen, psychische Erregungszustände),*

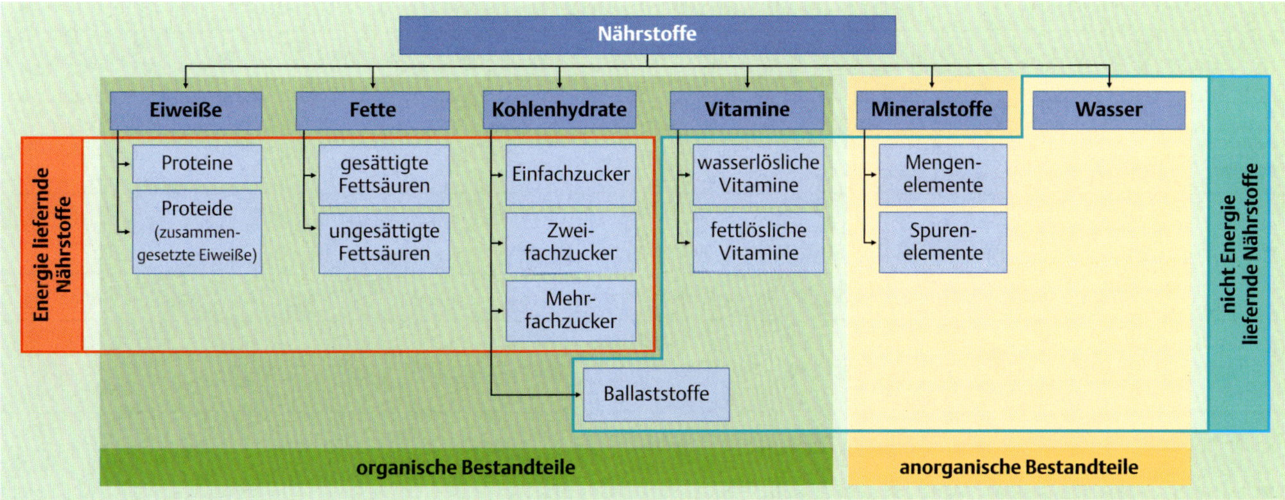


**Abb. 3.2** ⇢ **Aufteilung der Nährstoffe.** Energie liefernde und nicht Energie liefernde Nährstoffe, organische und anorganische Nahrungsbestandteile.

- *Erhöhung des Grundumsatzes z. B. bei Schilddrüsenüberfunktion (Hyperthyreose),*
- *bösartige (maligne) Tumorerkrankungen,*
- *vermehrte körperliche Arbeit (psychomotorische Erregungszustände, Sport),*
- *Schwangerschaft und Wachstumsphasen.*

**Maßeinheit für Energie.** Eine Kalorie ist die Wärmemenge, die zur Erwärmung von 1 g Wasser von 14,5 auf 15,5 °C nötig ist. Eine Kalorie (kal) entspricht 4,18 Joule (J), der moderneren, allerdings wenig gebräuchlichen Energieeinheit. Sie wird sowohl zur Angabe des Energiegehalts (Brennwerts) der Nahrung als auch zur Messung der vom Körper verbrauchten Energie verwendet. Die in der Umgangssprache verwendete Maßeinheit „Kalorie" entspricht genau genommen einer Kilo-Kalorie (kcal), also 1000 Kalorien!

**Energiegehalt.** Zur Berechnung des Energiegehaltes der Nahrung werden für die Hauptnährstoffe folgende Durchschnittswerte angenommen (nach Biesalski u. a., 2004):

- 1 g Kohlenhydrate liefert 4,1 kcal,
- 1 g Eiweiß liefert 5,4 kcal,
- 1 g Fett liefert 9,3 kcal.

## 3.1.2 Nährstoffe

**D** *Nährstoffe sind die für die Ernährung des Organismus erforderlichen verwertbaren und unverwertbaren Nahrungsbestandteile. Essenzielle Nahrungsbestandteile sind diejenigen Nährstoffe, die durch den Stoffwechsel des menschlichen Organismus nicht hergestellt werden können und deshalb von außen mit der Nahrung zugeführt werden müssen. Beispiele: essenzielle Aminosäuren, essenzielle Fettsäuren, Vitamine, Mineralstoffe (S. 10).*

Die Nährstoffe lassen sich unterteilen in **(Abb. 3.2)**:

- *Energie liefernde Nährstoffe:* Kohlenhydrate, Fette, Eiweiße,
- *nicht Energie liefernde Nährstoffe:* Vitamine, Mineralstoffe, Ballaststoffe.

Ganz grundsätzlich lässt sich eine günstige Aufteilung der Nährstoffe in der Nahrung angeben, die für die Gesundheit und die Aufrechterhaltung der Körperfunktionen sinnvoll ist **(Abb. 3.3)**.

### Nährstoffbedarf

**D** *Der Nährstoffbedarf ist die Menge eines bestimmten Nährstoffs, die für die Aufrechterhaltung aller Körperfunktionen und damit für optimale Gesundheit benötigt wird. Die Empfehlungen der DGE (Deutschen Gesellschaft für Ernährung) zum Nährstoffbedarf eines Menschen ergeben sich aus seinem Grundbedarf + Mehrbedarf + Sicherheitszuschlag **(Tab. 3.1 u. Tab. 3.2)**.*

**Grundbedarf.** Der Grundbedarf (Mindestbedarf) kennzeichnet die geringste Menge eines Nährstoffs, die zur Verhütung von Mangelerscheinungen nötig ist. Unterhalb dieser Grenze treten Krankheitszeichen auf.

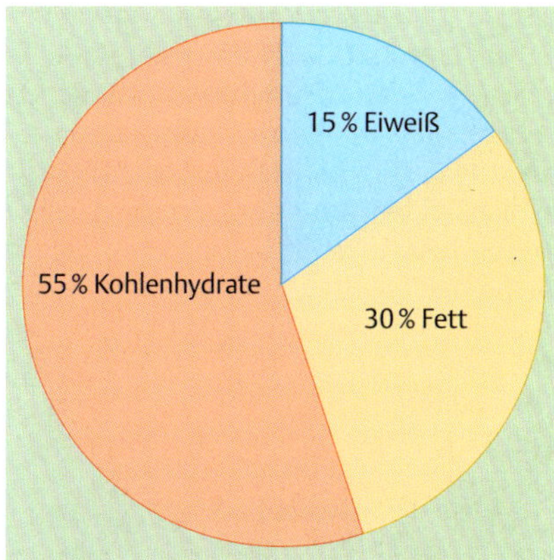


**Abb. 3.3** ⇢ **Aufteilung der Nährstoffe.** Das Kuchendiagramm der DGE (1991): Die empfohlene Aufteilung der Nährstoffe in der täglichen Nahrung: 55 % Kohlenhydrate, 30 % Fette und 15 % Proteine.

**Mehrbedarf.** Der über den Grundbedarf hinausgehende Nährstoffbedarf wird Mehrbedarf genannt. Er entsteht durch besondere Zustände des Organismus, wie Schwangerschaft, Wachstum, Alter, Geschlecht, körperliche Leistung, Klima oder Krankheit.

**Sicherheitszuschlag.** Da die Empfehlungen immer für bestimmte Gruppen (z. B. für ältere Menschen, Schwangere, Kinder) gelten, müssen individuelle Schwankungen innerhalb der Gruppen berücksichtigt werden. Außerdem kann der Nährstoffgehalt eines Lebensmittels durch bestimmte Zubereitungsformen (starkes Kochen, Konservierung) verrin-

**Tab. 3.1** ⇢ Der tägliche Bedarf an Eiweiß, Fettsäuren und Mineralstoffen bei Erwachsenen über 64 Jahre (nach Empfehlungen der DGE, 1991)

| | *Eiweiß (g)* | *Eiweiß (g/kg Sollgewicht)* | *Ess. Fettsäuren (% der Energie)* | *Kalzium (mg)* | *Magnesium (mg)* | *Eisen (mg)* | *Jod (µg)* | *Zink (mg)* |
|---|---|---|---|---|---|---|---|---|
| männlich | 55 | 0,8 | 3,5 | 800 | 350 | 10 | 180 | 15 |
| weiblich | 47 | 0,8 | 3,5 | 800 | 300 | 10 | 180 | 12 |

**Tab. 3.2** ⇢ Der tägliche Bedarf an Vtaminen bei Erwachsenen über 64 Jahre (nach Empfehlungen der DGE, 1991)

| | *Vit. A (mg)* | *D (µg)* | *E (mg)* | *K (µg)* | *$B_1$ (mg)* | *$B_2$ (mg)* | *$B_6$ (mg)* | *$B_{12}$ (µg)* | *C (mg)* | *Niacin (mg)* | *Folsäure (µg)* |
|---|---|---|---|---|---|---|---|---|---|---|---|
| männlich | 1,0 | 5 | 12 | 80 | 1,3 | 1,7 | 1,8 | 3,0 | 75 | 18 | 300 |
| weiblich | 0,8 | 5 | 12 | 65 | 1,1 | 1,5 | 1,6 | 3,0 | 75 | 15 | 300 |

gert werden. Deshalb werden zwischen 20 und 30% (teilweise 60%) des Bedarfs aufgeschlagen.

**Nährstoffempfehlungen.** Die Empfehlungen der DGE zum Nährstoffbedarf haben das Ziel, dass die Nährstoffe in einer für den Organismus sinnvollen Menge, also weder zu viel noch zu wenig, zur Verfügung stehen. Für Nährstoffe, die tendenziell in zu geringer Menge in der Nahrung enthalten sind, gelten deshalb *Mindestzufuhrmengen* (z.B. für Jod, Magnesium). Bei Nährstoffen, die mit der Nahrung eher in zu großer Menge zugeführt werden, werden *Höchstzufuhrmengen* angegeben.

## Eiweiße (Proteine)

**D** *Proteine sind organische Verbindungen, die aus Hunderten Aminosäuren zusammengebaut sind. Wird an das Eiweiß noch eine andere organische Verbindung (z.B. eine Fettsäure) angehängt, so spricht man von Proteiden oder zusammengesetzten Eiweißen (in diesem Fall Lipoproteinen z.B. Cholesterin).*

Es gibt Millionen verschiedene Eiweiße im menschlichen Körper, je nach ihrem Aufbau dienen sie als Baumaterial der Zellen, Transportmittel, Botenstoffe oder Energieträger. Die meisten dieser komplizierten Verbindungen, vor allem die zusammengesetzten Eiweiße, werden vom Körper selbst gebildet (Proteinsynthese, S. 7), dafür benötigt er die Aminosäuren als Bausteine **(Abb. 1.6)**.

**Eiweißverdauung.** Die vom Körper benötigten Aminosäuren werden zum einen direkt mit der Nahrung zugeführt. Zum anderen werden die mit der Nahrung aufgenommenen Eiweiße im Verdauungstrakt von Magensäure und Bauchspeichel (*Peptidase* und *Trypsin*, S. 295) in ihre Bestandteile, die Aminosäuren, zerlegt. Diese werden über die Dünndarmschleimhaut aufgenommen (resorbiert) und über die Pfortader zur Leber transportiert. Hier werden sie weiterverarbeitet und gespeichert. Sie dienen im ganzen Körper zur Bildung der verschiedenen Eiweiße.

**Eiweißstoffwechsel.** Auch der Eiweißabbau findet überwiegend in der Leber statt, dabei entsteht *Ammoniak*. Dieser ist für den Körper giftig und muss deshalb zu *Harnstoff* umgewandelt werden und wird so im Urin ausgeschieden. Normalerweise dienen Eiweiße nur zu einem geringen Teil der Energiegewinnung. Bei dauerhaft negativer Energiebilanz können Eiweiße aus dem Körper abgebaut und zur Energiegewinnung verwendet werden. Dieser Weg ist allerdings wenig effektiv und führt dauerhaft zu Muskelabbau und Mangelernährung (Energiegehalt: 1 g Eiweiß liefert 5,4 kcal).

**W** *Messung von Eiweiß im Blut: Mit Hilfe von laborchemischen Untersuchungen können die meisten Eiweiße nachgewiesen und damit der Ernährungszustand beurteilt werden. Man kann das Gesamteiweiß messen oder mit Hilfe der Elektrophorese die verschiedenen Eiweiße voneinander trennen. Das Albumin macht den größten Anteil aus und dient im Blut als Trägerstoff und zur Aufrechterhaltung des Teilchendrucks.*

### Biologische Wertigkeit

**D** *Die biologische Wertigkeit eines Nahrungsmittels gibt an, wie viel Körpereiweiß aus 100 g Nahrungseiweiß aufgebaut werden kann. Sie ist abhängig von der Menge und dem Mengenverhältnis der essenziellen Aminosäuren des Nahrungsmittels.*

**Eiweiß in der Nahrung.** Man unterscheidet tierisches und pflanzliches Eiweiß, weil Eiweiß aus pflanzlicher Quelle den Aminosäurebedarf des Körpers nicht vollständig abdeckt und deshalb eine niedrigere biologische Wertigkeit hat. Beispiele für tierische Eiweiße in der Nahrung sind Fleisch, Fisch, Milch, Milchprodukte oder Eier **(Abb. 3.5)**. Pflanzliche Eiweiße kommen vor allem in Getreide und Hülsenfrüchten vor **(Abb. 3.4)**, aber auch im Gemüse.

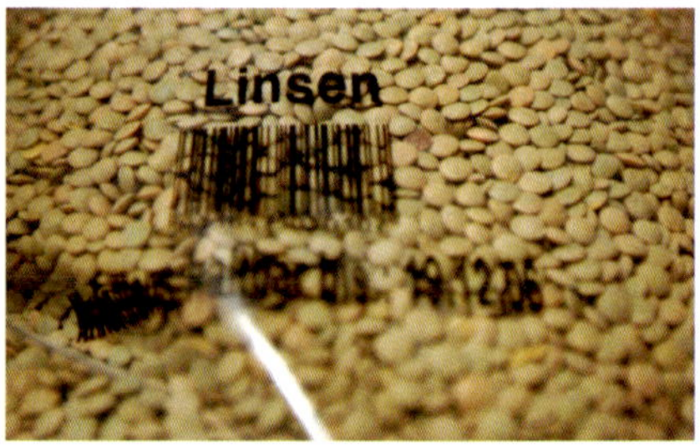


**Abb. 3.4** ⇢ **Pflanzliche Eiweißquellen.** Hülsenfrüchte sind wichtige Eiweißlieferanten.

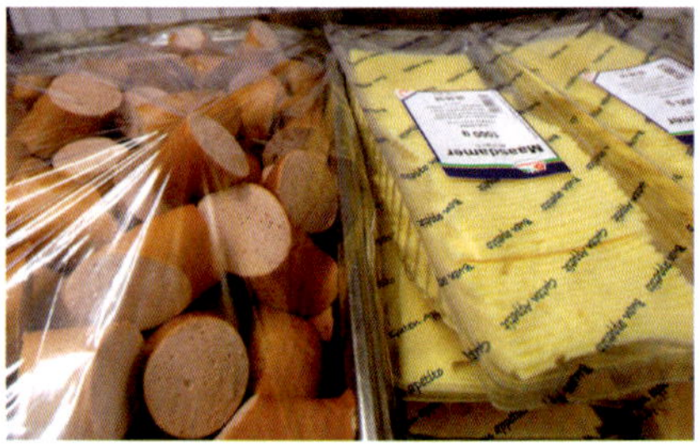

**Abb. 3.5** ⇢ **Tierische Eiweißquellen.** Fleischerzeugnisse und Milchprodukte liefern tierische Eiweiße.

**M** *Sinnvoll ist eine ausgewogene Mischung von pflanzlichem und tierischem Eiweiß, auch innerhalb einer Mahlzeit, also z. B. Kartoffeln mit Quark oder Müsli mit Milch. Schon 2–3 Mahlzeiten mit Fleisch pro Woche sind ausreichend, ansonsten kann der Eiweißbedarf aus pflanzlichen Quellen gedeckt werden.*

## Fett

**D** *Fette (Lipide) sind langkettige organische Verbindungen. Sie werden sowohl mit der Nahrung aufgenommen als auch vom Körper selber gebildet (z. B. Cholesterin).*

Aufgaben:
- Energiegewinnung (1 g Fett entspricht 9,3 kcal),
- Energiespeicherung in Leber und Fettgewebe,
- Trägersubstanz im Blut (z. B. für fettlösliche Vitamine),
- Bausteine für Zellbestandteile (z. B. Zellmembran) und viele Botenstoffe (z. B. Hormone),
- mechanischer Schutz und zur Wärmeisolation durch das Fettgewebe.

Unterteilung:
- Gesättigte Fettsäuren:
  - sind ausschließlich durch Einfachbindungen verbundene Moleküle,
  - kurzkettig: bis zu 4 Kohlenstoffatome (z. B. Buttersäure),
  - mittelkettig mit 6–10 Kohlenstoffatome,
  - langkettig mit mehr als 10 Kohlenstoffatomen (z. B. Palmithinsäure),
- ungesättigte Fettsäuren:
  - enthalten Doppelbindungen,
  - einfach ungesättigt (z. B. Ölsäure),
  - mehrfach ungesättigt (z. B. Linolensäure, eine Omega-3-Fettsäure),
- essenzielle Fettsäuren: können vom Körper nicht aus anderen Fetten zusammengebaut werden und müssen deshalb mit der Nahrung zugeführt werden (mehrfach ungesättigte Fettsäuren, wie z. B. Linolensäure oder Arachidonsäure),
- nicht essenzielle Fettsäuren: können aus anderen Fetten hergestellt werden,
- fettähnliche Stoffe: z. B. Cholesterin,
- Verbindungen mit anderen Stoffgruppen (Phospholipide, z. B. Lecithin).

**Fettverdauung.** Da Fette wenig wasserlöslich sind, ist ihre Verdauung kompliziert! Nach der Aufnahme in der Nahrung über den Mund werden die Fette im Dünndarm mit Gallensaft vermengt. Die Gallensäuren zerteilen die großen Fettbestandteile in kleine Kugeln (Emulgierung), die wiederum von Enzymen des Bauchspeichels (Lipasen) in Glyzerin und Fettsäuren aufgespaltet werden. Beide Bausteine können nun in die Darmschleimhautzellen aufgenommen werden. Sie werden hier umgebaut und mit Eiweißen verbunden, sodass sie über die Lymphbahnen (S. 264) in das Blut gelangen können.

**Fettstoffwechsel.** Die Fette werden im gesamten Körper verwendet! In der Leber werden mit Fetten als Bausteine z. B. Hormone, Zellbestandteile oder Gallensäuren hergestellt. Aber auch ein Großteil der Lipoproteine, z. B. der unterschiedlichen Cholesteringruppen, wird hier synthetisiert. Viele Gewebe des Körpers (z. B. Muskeln) können Fettsäuren direkt zur Energiegewinnung nutzen, bei Mangel an Zucker (Glukose) im Blut ist dies besonders wichtig. Die Fettsäuren werden außerdem von den Fettzellen des Körpers aufgenommen und eingebaut, es entsteht Fettgewebe (S. 10). Dieser Vorgang wird durch das Hormon Insulin gefördert. Bei Energiemangel im Blut kann dieses Fettgewebe wieder abgebaut und dem Körper daraus Fettsäuren zur Energiegewinnung zur Verfügung gestellt werden.

**Cholesterin.** Cholesterin ist ein fettähnlicher Stoff und wird im gesamten Körper benötigt. Es ist ein wichtiger Bestandteil der Zellen sowie Baustein für Hormone und Gallensäuren. Man kann Cholesterin in das *endogene* und das *exogene*, das mit der Nahrung aufgenommen wird, unterteilen. Je nach Ernährungsweise sind das beim *exogenen* pro Tag 500–800 mg, die hauptsächlich mit tierischen Nahrungsmitteln (Eier, Butter, Fleisch, Wurst, **Abb. 3.7**) aufgenommen werden.

Daneben gibt es das *endogene* Cholesterin, das vom Körper selbst produziert wird: Hauptsächlich in der Leber, aber auch in den Darmschleimhautzellen werden pro Tag 600–900 mg Cholesterin hergestellt. Bei mangelnder Zufuhr

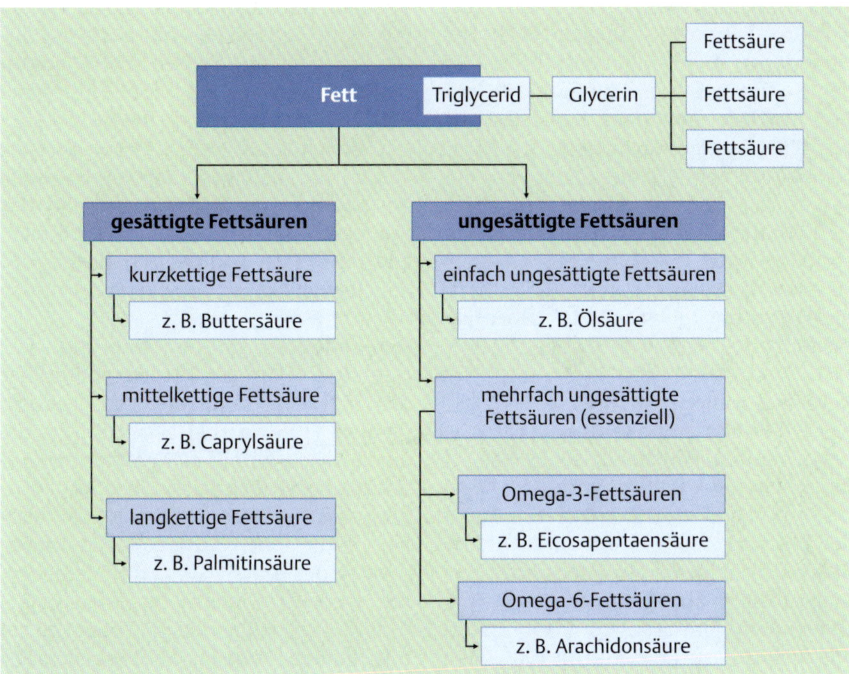


**Abb. 3.6** ··➤ **Fett.** Aufteilung der Nahrungsfette (aus Jassoy u. Schwarzkopf, 2005).

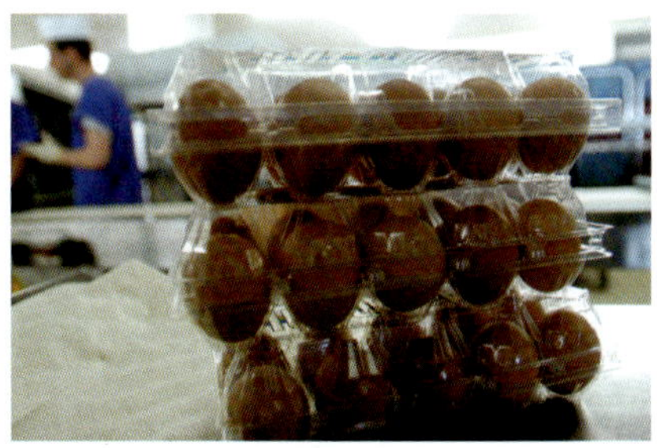

**Abb. 3.7** ··➤ **Cholesterin.** Eier zählen zu den cholesterinreichen Nahrungsmitteln.

mit der Nahrung kann diese Menge vom Körper sogar noch gesteigert werden. Deshalb kann auch eine strikte, cholesterinarme Diät den Blutspiegel nur um maximal 10–15 % senken, nur bei 25 % der Betroffenen einer Hypercholesterinämie wirkt eine solche Diät überhaupt!

Im Blut wird das Cholesterin an bestimmte Transporteiweiße gebunden, die Lipoproteine. Man unterscheidet dann:

- „gutes" Cholesterin (HDL): wird von den Zellen in die Leber transportiert, wo es verbraucht wird,
- „schlechtes" Cholesterin (LDL): transportiert das Cholesterin von der Leber zu den Zellen, wo es z. B. an den Blutgefäßen schädliche Wirkungen entfaltet (Arteriosklerose, S. 250).

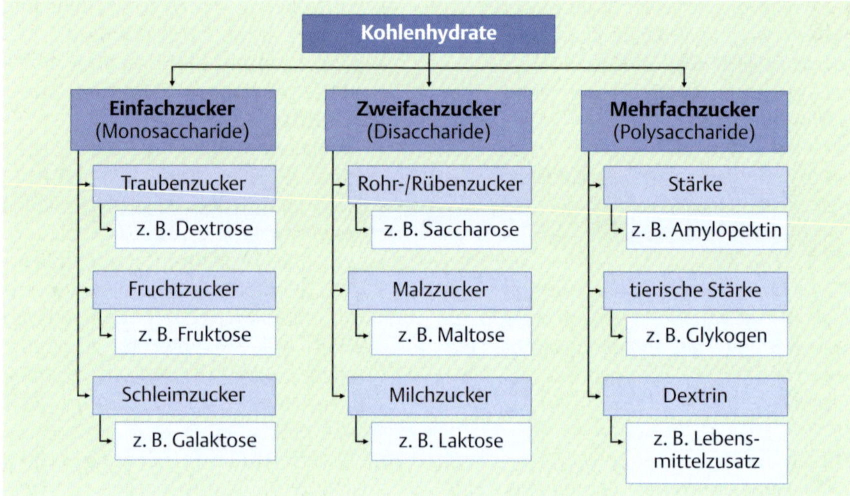


**Abb. 3.8** ··› **Kohlenhydrate.** Schematische Darstellung der Einfach-, Zweifach- und Mehrfachzucker: Aufteilung der Kohlenhydrate (aus Jassoy u. Schwarzkopf, 2005).

**Fett in der Nahrung.** Die Vorstellung, dass Fett in der Nahrung immer ungünstig sei, ist irreführend! Nach den Empfehlungen der DGE sollten 30 % der täglich aufgenommenen Nährstoffe aus Fetten bestehen. Grundsätzlich sind tierische Nahrungsfette, z. B. aus Muskelfleisch oder Fisch, nicht negativ. Sie sind eine wichtige Quelle für essenzielle Fettsäuren sowie für Omega-3- und Omega-6-Fettsäuren. Allerdings sollte der Anteil pflanzlicher Fette besonders hoch sein (z. B. Olivenöl oder Margarine statt Butter oder Schmalz). Die gesättigten Fettsäuren sollten nur einen Anteil von maximal 10 % an den Nahrungsfetten haben.

**M** *Empfohlene Aufteilung der Fettsäuren in der Nahrung: mehrfach ungesättigte Fettsäuren : einfach ungesättigte Fettsäuren : gesättigte Fettsäuren = 1 : 1 : 1.*

## Kohlenhydrate

**D** *Kohlenhydrate sind organische Verbindungen mit einer typischen ringförmigen Struktur, die die unterschiedlichen Zuckermoleküle bilden. Sie dienen zur Energiegewinnung und als Baustoff für viele Gewebe.*

Unterteilung **(Abb. 3.8)**:

- *Einfachzucker (Monosaccharide):* Glukose (Traubenzucker) – das wichtigste Kohlenhydrat in der Ernährung des Menschen –, Fruktose (Fruchtzucker), Galaktose,
- *Zweifachzucker (Disaccharide):* Verbindung zweier Zuckermoleküle, Saccharose (Rohrzucker), Laktose (Milchzucker), Maltose (Malzzucker), können durch Enzyme in zwei Einfachzucker gespalten werden,
- *Polysaccharide (Mehrfachzucker):* Vielfachzucker mit einer komplexen Struktur, Stärke (Amylose und Amylopektin), das Speicher-Kohlenhydrat Glykogen,
- *Ballaststoffe:* unverwertbare komplexe Mehrfachzucker.

**Kohlenhydratverdauung.** Die Verdauung beginnt schon im Mund mit dem Enzym Ptyalin aus dem Speichel, welches Stärke aufspalten kann (eine lang gekaute Semmel schmeckt süß). Im Dünndarm findet der wichtigste Teil der Kohlenhydratverdauung statt: mit der Amylase aus dem Bauchspeichel werden die Mehrfachzucker in Zweifachzucker zerlegt, die dann von Enzymen aus der Dünndarmschleimhaut (z. B. Maltase, Laktase) in Einfachzucker zerteilt werden. Diese werden aus dem Dünndarm aufgenommen (resorbiert) und über die Pfortader zur Leber gebracht.

**Kohlenhydratstoffwechsel.** In der Leber werden Fruktose und Laktose in Glukose umgewandelt. Glukose, also Zucker, ist das wichtigste Kohlenhydrat des Körpers und liegt im Blut gelöst vor. Steigt der Blutzuckerspiegel an, wird aus der Bauchspeicheldrüse (Pankreas) das Hormon Insulin ins Blut ausgeschüttet. Unter dem Einfluss von Insulin wird die Glukose aus dem Blut in die Zellen aufgenommen, wo sie weiterverbraucht wird. Einige wichtige Organe des Körpers, wie Gehirn, Nieren oder Blutkörperchen, sind auf Glukose zur Energiegewinnung angewiesen – ohne Glukose kommen sie nicht aus!

Liegt das Angebot an Glukose im Blut über dem Verbrauch, so wird sie in der Leber in Speicherfette umgewandelt. Zum einen in Glykogen, das in der Leber und Muskulatur gespeichert wird, zum anderen in Fettsäuren, die vom Fettgewebe des Körpers aufgenommen und gespeichert werden. Für beide Vorgänge ist das Hormon Insulin nötig. Bei Energiemangel kann Glukose sowohl aus dem Fettgewebe als auch aus Eiweißen gebildet werden. Diese beiden Stoffwechselwege sind allerdings energetisch gesehen sehr ineffektiv.

Daneben werden die Zucker als Bausteine für Zellbestandteile, die Blutbestandteile, die Erbsubstanz und das Bindegewebe verwendet. Sie dienen außerdem der Aufrechterhaltung des Teilchendrucks im Zellwasser.

**Kohlenhydrate in der Nahrung.** Der Nährstoffbedarf des Körpers sollte über die Hälfte mit Kohlenhydraten gedeckt werden. Günstig sind Lebensmittel, die einen hohen Anteil an Mehrfachzuckern und Ballaststoffen haben, wie Vollkornbrot, Obst, Hülsenfrüchte und Gemüse. Sie verursachen einen langsameren Anstieg des Blutzuckers und infolgedessen eine verminderte Insulinausschüttung. Ungünstiger sind Lebensmittel mit hohem Anteil an Traubenzucker oder „leeren" Kohlenhydraten, d. h. mit einem niedrigen Anteil an Ballaststoffen und anderen Nährstoffen (Weißbrot). Energiegehalt: 1 g Kohlenhydrate liefert 4,1 kcal.

### Ballaststoffe

**D** *Ballaststoffe sind langkettige und kompliziert aufgebaute Mehrfachzucker und stabile Proteinmoleküle vor allem aus pflanzlichen Nahrungsprodukten, die im menschlichen Verdauungstrakt nicht zerlegt und resorbiert werden können.*

Die Ballaststoffe verbleiben während der gesamten Verdauungspassage im Magen-Darm-Trakt, regen sowohl die Darmmuskeln als auch die Verdauungsdrüsen an und *vergrößern das Volumen des Speisebreis* durch Aufquellen, weshalb zusätzlich *reichlich Flüssigkeit* getrunken werden sollte. Vor allem bei älteren Menschen ist eine ausreichende Menge an Ballaststoffen in der Nahrung besonders wichtig, da diese der sehr häufig vorkommenden Verstopfung (Obstipation) entgegenwirken.

**M** *Täglich sollten mindestens 30 g Ballaststoffe aufgenommen werden, z. B. in Form von Früchten, Gemüse und Vollkornprodukten.*

Positiver Effekt nachgewiesen auf:

- Darmbeweglichkeit bei Verstopfung (Obstipation),
- Fettstoffwechsel: Senkung des Cholesterinspiegels,
- Glukosestoffwechsel: langsamer Anstieg des Blutzuckers, Schutz beim Diabetes mellitus Typ II,
- Verhinderung von kolorektalen Karzinomen (Darmkrebs): Giftstoffe verbleiben kürzer im Darm.

### Wasser

Wasser ist der größte anorganische Bestandteil des Körpers, eine regelmäßige und ausreichende Flüssigkeitszufuhr ist lebensnotwendig. Die Regulation des Flüssigkeitshaushaltes ist im Kapitel 16 (S. 329) ausführlich beschrieben.

### Mineralstoffe und Spurenelemente

**D** *Mineralstoffe sind lebenswichtige, anorganische Elemente, die dem Körper von außen zugeführt werden müssen **(Tab. 3.3)**. Häufig liegen sie als im Körperwasser gelöste Teilchen mit elektrischer Ladung vor, man nennt sie dann Elektrolyte. Mengenelemente nennt man Mineralstoffe mit einer Konzentration im Körper größer als 50 mg pro kg, Spurenelemente liegen in niedrigerer Konzentration vor.*

**Aufgaben.** Mineralstoffe machen ca. 4% des gesamten Körpergewichts aus, sie werden über die Nahrung aufgenommen und über die Nieren (S. 327) und den Darm ausgeschieden. Aufgrund ihres chemischen Aufbaus liegen sie im Wasser gelöst als *geladene Teilchen (Elektrolyte)* vor und stellen die Grundlage für lebenswichtige Vorgänge, wie *Nervenreizleitung* und *Muskelerregung* dar. Über die Konzentration der Mineralstoffe im Wasser wird der *Teilchendruck* sowohl innerhalb der Zelle als auch in den anderen Flüssigkeitsräumen des Körpers geregelt (S. 329).

**Regulation.** Der Mineralstoffhaushalt wird über verschiedene Mechanismen reguliert:

- *Aufnahme:* Die Mineralstoffe werden über das Verdauungssystem mit der Nahrung aufgenommen. Je nach Bedarf nehmen die Darmschleimhautzellen mehr oder weniger Mineralstoffe auf.
- *Speicher:* Kalzium und Phosphat können gut in den Knochen, die übrigen Mineralstoffe nur in geringerem Maße gespeichert werden (hauptsächlich im Körperwasser und in den Muskeln).
- *Ausscheidung:* Der wichtigste Ort der Mineralstoffregulation ist die Niere. Je nach Bedarf werden die Mineralstoffe über den Harn ausgeschieden.
- *Hormone:* Die Steuerung des Mineralstoffspiegels erfolgt durch Hormone: z. B. Aldosteron bei Kalium und Natrium, Vitamin $D_3$ bei Kalzium.

**Mineralstoffmangel.** Im Alter ist die häufigste Ursache für Mineralstoffmangel eine schlechte Versorgung durch Unter- oder Mangelernährung (S. 38). Die Symptome eines Mineralstoffmangels sind in **Tab. 3.3** beschrieben. Allerdings gibt es im Alter auch einige besondere Umstände, unter denen die Versorgung mit bestimmten Mineralstoffen aus anderen Gründen gestört sein kann:

- Erbrechen: erheblicher Verlust von Natrium und Chlorid,
- Durchfall (Diarrhö): starker Verlust von Kalium,
- Medikamente: wassertreibende Medikamente (Diuretika), Verstopfungsmedikamente (Laxanzien), Epilepsiemedikamente,
- Darmerkrankungen oder -operationen: vor allem die Kalziumaufnahme ist gestört,
- Nierenerkrankungen: erhöhter Verlust von Natrium und Magnesium,
- Schwitzen und Fieber: Verlust von Natrium, Chlorid und Magnesium!

**M** *Die Alpenländer sind Jodmangelgebiet! Eine ausreichende Versorgung über die Nahrung ist schwierig, man müsste mehrmals wöchentlich Meerfisch essen. Wer seinen Jodbedarf nur mit jodiertem Speisesalz decken will, nimmt zu viel Kochsalz zu sich!*

**W** *Kalzium ist ein sehr wichtiger Mineralstoff, der Körper besitzt einen riesigen Speicher in Form des Knochenapparates. Mit Hilfe des Vitamin D wird die Aufnahme aus dem Darm geregelt und normalerweise ein Gleichgewicht beim Kalzium hergestellt. Um der Osteoporose, also des Knochenschwunds, im Alter vorzubeugen, sollte mit der Nahrung reichlich Kalzium zugeführt werden, z. B. über Milch und Milchprodukte. Allerdings ist diese Prophylaxe (Vorsorge) in der Kindheit am effektivsten. Man sollte also frühzeitig die Kalziumspeicher für das Alter auffüllen!*

**Überdosierungen.** Eine Überdosierung durch die orale Einnahme von Mineralstoffen ist beim Gesunden kaum möglich, außer bei übermäßiger Kochsalz- oder Eiseneinnahme. Allerdings kann es bei folgenden Zuständen zu lebensgefährlichen Überdosierungen kommen:

- Niereninsuffizienz (Nierenschwäche),
- Leberinsuffizienz (Leberschwäche),
- Medikamenteneinnahme (Hochdruckmittel, Herzmedikamente).

### Vitamine

**D** *Vitamine sind organische Substanzen, die keine Energie liefern. Der Körper kann sie nicht selbst herstellen und muss sie deshalb mit der Nahrung aufnehmen. Sie beschleunigen als Koenzyme viele biochemische Reaktionen und sind für die meisten Gewebe des Körpers lebensnotwendig. Man unterscheidet fett- und wasserlösliche Vitamine **(Tab. 3.4)**.*

**Wasserlösliche Vitamine.** Der Bedarf des Körpers an wasserlöslichen Vitaminen wird hauptsächlich über pflanzliche Nahrung gedeckt. Da sie über die Niere ausgeschieden werden können, können sie sich auch nicht im Körper anreichern oder zu Überdosierungen führen. Sie werden deshalb nur in einem geringe-

**Tab. 3.3** ··› Beispiele für wichtige Mineralstoffe

| | *Funktion* | *Nahrungsquellen und tägliche Zufuhr* | *Mangelerkrankungen* |
|---|---|---|---|
| Natrium (Na) | häufigstes Elektrolyt des Extrazellulärraums, dient zur Regelung der Flüssigkeitsbilanz; wichtiger Bestandteil der Nervenreizleitung, Mengenelement | Kochsalz, Käse, Wust, Brot<br>550 mg | niedriger Blutdruck (Hypotonie), Ödeme, epileptische Anfälle |
| Kalium (K) | häufigstes Elektrolyt in den Zellen, wichtig für die Erregung von Nerven und Herzmuskel, Mengenelement | Gemüse, Obst (Bananen), Trockenobst<br>2000 mg | Herzrhythmusstörungen, Muskelschwäche, Ödeme, Obstipation |
| Chlorid (Cl) | kommt in Verbindung mit Natrium als Natriumchlorid (NaCl, Kochsalz) in der Nahrung vor, wichtig für die Bildung von Salzsäure im Magen, den Säure-Basen-Haushalt und den Teilchendruck im Extrazellulärraum, Mengenelement | Kochsalz, Käse, Wust, Brot<br>800 mg | Ödeme, Störungen des Säure-Basen-Haushaltes, epileptische Anfälle, Muskelschwäche |
| Kalzium (Ca) | Knochenbaustein und wichtig für die Blutgerinnung, Erregung von Nerven und Muskeln, Mengenelement | Milchprodukte, Spinat, Broccoli<br>800 mg | Knochenschwäche (Osteoporose), Muskelkrämpfe |
| Phosphor (P) | Bestandteil vieler Biomoleküle (wie der DNA), Knochenbaustein, Mengenelement | Milchprodukte, Getreide, Fleisch<br>1200 mg | Knochenerweichung (Osteomalazie) |
| Magnesium (Mg) | Bestandteil vieler Enzyme, wichtig für die Muskelerregbarkeit, Mengenelement | Gemüse, Getreide, Milchprodukte, Fleisch<br>350 mg | Herzrhythmusstörungen, Muskelschwäche und -krämpfe |
| Jod (J) | Baustein für Schilddrüsenhormone, Spurenelement | Seefische und Schalentiere, jodiertes Speisesalz und Trinkwasser<br>200 µg | Wachstums- und Entwicklungsstörung, Kropf (Struma) |
| Eisen (Fe) | Bestandteil des Sauerstoff bindenden Hämoglobins in den roten Blutkörperchen, Spurenelement | Salat, Spinat, Kartoffeln, Fleisch<br>10 mg | Blutarmut (Eisenmangelanämie), Wachstums- und Entwicklungsstörung, Nagelveränderungen |
| Selen (Se) | wichtig für die Reparaturvorgänge der Zellen und die Infektionsabwehr, Spurenelement | Fleisch, Eier, Milchprodukte, Gemüse, Kartoffeln<br>70 µg | Nagelveränderungen, Muskelschwäche, Wachstumsstörung |
| Fluor (F) | Knochen- und Zahnaufbau, Spurenelement | Schwarzer Tee, Getreide, Fisch<br>2 mg | Karies |
| Zink (Zn) | Wichtiger Bestandteil von Enzymen und der Erbsubstanz (DNA), Spurenelement | Milchprodukte, Fleisch, Getreide, Salat<br>15 mg | Hauterkrankungen, Haarausfall, Nagelveränderungen |

Mengenelemente: Na, K, Cl, Ca, P und Mg. Spurenelemente: J, Fe, Se, F, Zn.
Häufig Unterversorgung bei Ca, Mg, J, Fe, normalerweise gute Versorgung bei Na, K, Cl, P

ren Umfang vom Körper gespeichert, weshalb eine Unterversorgung relativ schnell zum Vitaminmangel führen kann.

**Fettlösliche Vitamine.** Der Körper deckt seinen Bedarf an fettlöslichen Vitaminen vor allem aus tierischen Nahrungsmitteln. Die Aufnahme aus der Nahrung wird durch Fett begünstigt. Sie werden im Fettgewebe des Körpers gespeichert, deshalb kommt ein Mangel erst nach längerer Unterversorgung vor. Da sie nicht über die Niere ausgeschieden werden können, ist eine Überdosierung leichter möglich.

**M** *Merkwort für die fettlöslichen Vitamine:* ***EDEKA.***

**Vitaminmangel.** Im Alter ist die häufigste Ursache für Vitaminmangel eine schlechte Versorgung durch Unter- oder Mangelernährung (S. 38). Einseitige Ernährungsgewohnheiten, Fertigmahlzeiten und starkes Erhitzen erniedrigen den Vitamingehalt in der Nahrung. Die Symptome eines Vitaminmangels sind in **Tab. 3.4** beschrieben. Allerdings gibt es auch einige besondere Umstände, unter denen die Versorgung mit bestimmten Vitaminen gestört sein kann:

- Magenerkrankungen oder Operationen können die Aufnahme von Vitamin $B_{12}$ verschlechtern,
- starke Raucher benötigen ca. 50 % mehr Vitamin C als Nichtraucher,
- einige Medikamente behindern die Aufnahme der Vitamine im Darm (Antibiotika, Beruhigungsmittel, Chemotherapeutika),
- Alkohol verschlechtert die Aufnahme und Verwertung von vielen Vitaminen ($B_1$, $B_6$, C, Folsäure). Im Extremfall ernähren sich Alkoholiker ausschließlich mit Wein oder Bier, sodass es zu einer Mangelernährung mit massiven Organschäden kommen kann, z. B.

**Tab. 3.4** ⇢ Vitamine

| | *Funktion* | *Nahrungsquellen und tägliche Zufuhr* | *Mangelerkrankungen* |
|---|---|---|---|
| **Wasserlösliche Vitamine** | | | |
| Vitamin $B_1$ (Thiamin) | für den Aufbau und die Ernährung von Nerven und Muskelgewebe notwendig | Samen, Nüsse, Weizenkeime, Fleisch 1,9 mg | Gehirnschädigung (Wernicke-Enzephalopathie, **Abb. 3.9**), Herzrhythmusstörungen, Lähmungen, Ödeme, Muskelschwund (Beri-Beri in Ostasien) |
| Vitamin $B_2$ (Riboflavin) | wichtiges Enzym für Zellstoffwechsel und -Atmung | Milch, Innereien, Eier, Fisch, Nüsse, Samen 2,1 mg | entzündliche Hautveränderungen, Blutarmut (Anämie) |
| Vitamin $B_6$ (Pyridoxin) | wichtig für rote Blutkörperchen und Nervengewebe | Hefe, Leber, Weizenkeime, Nüsse, Hafer 2,3 mg | Eiweißbildungsstörungen, Nervenschädigung, Muskelschwund, Blutarmut (Anämie) |
| Vitamin $B_{12}$ (Cobalamin) | unabdingbar für die Bildung der roten Blutkörperchen und das Nervengewebe | Leber, Nieren, Eier, Milch, Käse 3,4 µg | Nervenschädigung, Lähmungen, Blutarmut (Anämie) |
| Folsäure | wichtig für die Erbsubstanz (DNA) und Bildung von Blutkörperchen, Schleimhäuten und Nervengewebe | Hefe, Leber, Spinat, Milch, Blattgemüse 460 µg | Blutarmut (Anämie), Immunschwäche, Schleimhautstörungen |
| Biotin | Enzym der Fettsäuren- und Kohlenhydratproduktion | Hefe, Leber, Fleisch, Eigelb, Tomaten, Reis 100 µg | Hautveränderungen, Eiweißbildungsstörungen |
| Niacin | wichtiges Enzym der Zellatmung | Fleisch, Nüsse, Fisch, Milch 18 mg | Haut- und Schleimhautveränderungen (Pellagra), Intelligenzschwäche |
| Pantothensäure | wichtiges Enzym des Zellstoffwechsels | Hefe, Getreide, Eigelb, Leber 6 mg | brennende Schmerzen an Fußsohlen und Handflächen (burning feet) |
| Vitamin C (Ascorbinsäure) | wichtige Rolle in der Abwehr von zellschädigenden Substanzen | Obst und Gemüse: Zitrusfrüchte, Tomaten, Kohl, Kiwi 107 mg | Skorbut: Schleimhautblutungen, Muskelschwund, Leistungsschwäche |
| **Fettlösliche Vitamine** | | | |
| Vitamin A (Retinol) Vorstufe: Beta-Karotin | notwendig für die Sinneszellen in den Augen, für Knochen- und Schleimhautwachstum | Karotten, Leber 1,0 mg | Nachtblindheit |
| Vitamin D (Calciferol) | einziges Vitamin, das vom Körper selbst gebildet werden kann, wichtig für den Knochenstoffwechsel | Margarine, Fisch, Kalbfleisch 5 µg | Knochenerweichung (Osteomalazie) |
| Vitamin E (Tocopherol) | Schutz vor zellschädigenden Substanzen | Gemüse, Samenöle 12 mg | beim Menschen nicht bekannt |
| Vitamin K | wichtig für das Gerinnungssystem | grünblättriges Gemüse, Eigelb, Käse, Leber 80 µg | Gerinnungsstörung |

Gehirnschädigung aufgrund eines Vitamin-$B_1$-Mangels **(Abb. 3.9)**!

⇢ Das Blutverdünnungsmittel Marcumar (S. 257) hemmt das Vitamin K und damit die Bildung von Gerinnungsfaktoren. Eine spezielle Diät ist bei der Einnahme nicht notwendig, bei einer dauerhaften Änderung der Essgewohnheiten sollte allerdings der Gerinnungswert überprüft werden!

**M** *Viele Vitamine werden durch industrielle Herstellungsmethoden der Nahrungsmittel und wenig schonende Konservierungsverfahren zerstört. Gerade im Alter sollten deshalb frisch zubereitete Speisen mit reichlich Gemüse und Obst täglicher Bestandteil der Nahrung sein.*

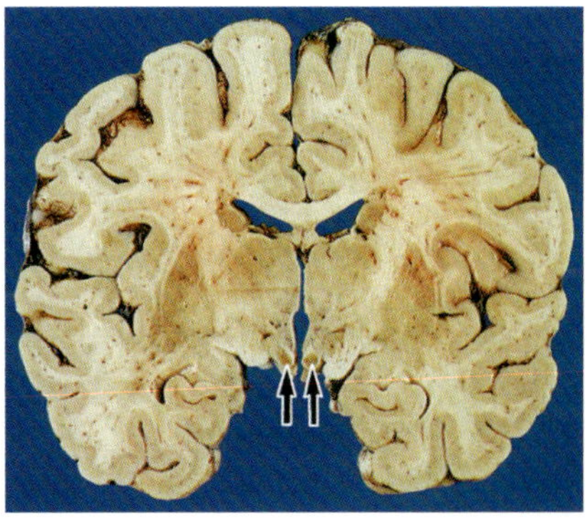

**Abb. 3.9** ⇢ **Wernicke-Enzephalopathie.** Gehirnschädigung durch Vitamin $B_1$-Mangel bei Alkoholikern. Die betroffenen Hirnbereiche sind mit Pfeilen markiert (aus Möller, Laux u. Deister, 2001).

### Antioxidanzien

**D** *Verschiedenartige Verbindungen, die zellschädigende Prozesse hemmen, die durch Oxidation hervorgerufen werden.*

Aufteilung:
- Vitamine: Vitamin E und C, Beta-Karotin,
- Spurenelemente: Selen, Zink, Kupfer,
- Pflanzenwirkstoffe (Phytochemicals): Karotinoide, Polyphenole, Flavonoide.

Bei einigen Stoffwechselvorgängen, vor allem bei der Zellatmung, entstehen Verbindungen, die andere Moleküle und Zellbestandteile schädigen können, indem sie ihnen Elektronen aus der Atomhülle entziehen. Dieser Vorgang wird Oxidation genannt. Aber auch durch Giftstoffe aus der Umwelt, radioaktive Strahlung oder Entzündungen können solche zellschädigenden Vorgänge ausgelöst werden, die zu Organschäden oder Tumoren führen können. Die Antioxidanzien können dies verhindern oder zumindest hemmen.

Bei den Pflanzenwirkstoffen handelt es sich um eine große Gruppe von Substanzen, die in Pflanzen enthalten sind. Bis jetzt ist nur ein kleiner Teil davon bekannt und auch ihre Wirkung ist noch wenig erforscht. Allerdings lässt sich heute schon sagen, dass eine Versorgung des Körpers mit chemisch hergestellten Antioxidanzien (z. B. durch Vitamin E oder Selen-Präparate) der Zufuhr über natürliche Quellen unterlegen ist. So ist Geflügelfleisch eine gute Quelle für Selen, Obst und Gemüse eine effektive Quelle für die Pflanzenwirkstoffe sowie die Vitamine E und C.

## 3.1.3 Lebensmittelhygiene

**D** *Lebensmittelhygiene ist die Lehre von den durch Lebensmittel verursachten infektiösen Erkrankungen und ihrer Verhütung. Beinhaltet Herstellung, Aufbewahrung, Zubereitung und Verteilung von Lebensmitteln. Ziel ist eine gesunde Versorgung der Bewohner mit bekömmlichen Lebensmitteln.*

**M** *In Gemeinschaftseinrichtungen der Altenpflege verlangt der Umgang mit Lebensmitteln besondere Sorgfalt, da sich Infektionen auf diesem Wege besonders schnell ausbreiten und die Betroffenen sehr anfällig für die dadurch ausgelösten Erkrankungen sind.*

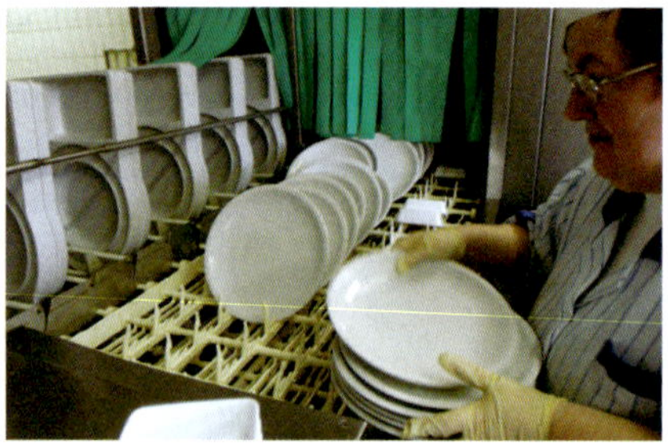

**Abb. 3.10 ⇢ Infektionsschutzgesetz.** Auch für Mitarbeiter, die das Geschirr spülen, gilt das Infektionsschutzgesetz.

### Lebensmittelinfektion und Lebensmittelvergiftung

**D** *Wird eine Infektionserkrankung durch einen Erreger in der Nahrung ausgelöst, so spricht man von einer Lebensmittelinfektion. Bei einer Lebensmittelvergiftung (-intoxikation) wird die Erkrankung nicht durch die Übertragung eines Erregers verursacht, sondern durch Giftstoffe (Toxine), die der Erreger in der Nahrung produziert hat.*

#### Staphylokokken

Diese kugelförmigen Bakterien kommen überall in der Umwelt und auch beim Menschen vor, einige Stämme produzieren Giftstoffe (Toxine), die dann eine Lebensmittelvergiftung auslösen können **(Abb. 3.11)**. Ist eine Speise – häufig Pudding, Salatdressing, Mayonnaise oder Speiseeis – durch unsachgemäßen Umgang mit dem Erreger infiziert, so vermehren sie sich und produzieren das Toxin. Da dieses wenig temperaturempfindlich ist, hilft dann weder Erhitzen noch Kühlung der Speisen. Einziges wirksames Gegenmittel ist eine sorgfältige und permanente Einhaltung der Hygienemaßnahmen.

Typischerweise treten ca. 1/2–8 Stunden nach Verzehr bei den Betroffenen Übelkeit, Bauchschmerzen, Erbrechen und heftiger Durchfall auf. Die Symptome können zwar massiv sein, lassen aber spätestens nach 24–48 Stunden nach. Nur in Ausnahmefällen ist zur Flüssigkeitsversorgung eine Infusionstherapie nötig.

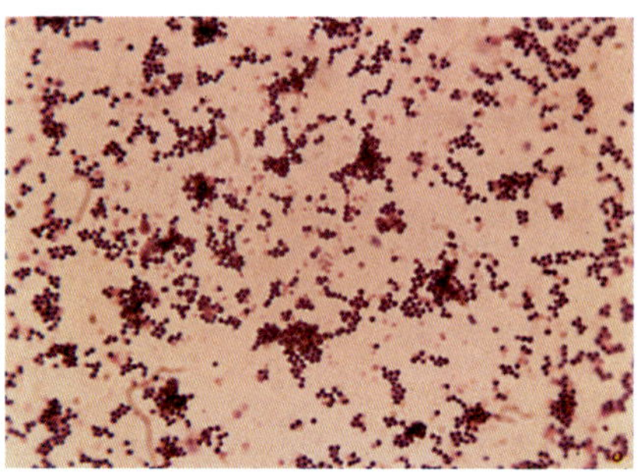

**Abb. 3.11 ⇢ Staphylokokken.** Ansicht unter dem Mikroskop (Medizinisches Bildarchiv Thomae).

#### Escherichia coli

Dabei handelt es sich um ein harmloses Stäbchenbakterium, das zur normalen Darmflora des Menschen gehört. Einige Stämme können aber schwere Darminfektionen auslösen, indem sie sich an die Darmschleimhaut heften und dann ein gefährliches Toxin produzieren. Es kann nicht nur schwere Durchfälle verursachen, sondern auch zu Nierenversagen und Blutungsstörungen führen. Die Keime werden deshalb auch ETEC (enterotoxische Escherichia coli) oder EHEC (enterohämorrhagische Escherichia coli) genannt. Übertragen werden die Keime durch verseuchtes Wasser, Milch oder Fleisch. Aber auch durch direkten Tierkontakt (z. B. im Streichelzoo oder Kuhstall) ist eine Infektion möglich.

#### Salmonellen

Die Gruppe der Enteritis-Salmonellen verursacht in Deutschland die meisten Darminfektionen (bis zu 80 %). Diese Stäbchenbakterien sind sehr widerstandsfähig und können auch unter widrigen Bedingungen überleben – z. B. tiefgefroren oder im Wasser. Häufig kommen sie in Geflügel- oder Schweinefleisch vor, aber auch in Eier- und Milchprodukten. Da die Salmonellen nicht zu Fäulnisvorgängen führen, ist die Verseuchung den Lebensmitteln nicht anzusehen. Aber auch eine Übertragung von Mensch zu Mensch ist möglich, da wenige übertragene Erreger ausreichen, um eine Infektion auszulösen. Etwa 1–3 Tage nach Übertragung kommt es zu Durchfall (teilweise blutig), Fieber, Erbrechen und Bauchschmerzen, die Krankheitsdauer liegt bei durchschnittlich 5 Tagen.

Prophylaxe:
- ausreichendes Erhitzen und gute Kühlung der Speisen,
- Einhalten der Personalhygienemaßnahmen,
- Verzicht auf den Verzehr von rohem Fleisch oder Eiern,
- in der Lebensmittelverarbeitung tätige Personen müssen jährlich Stuhluntersuchungen auf Salmonellen machen lassen,

- Salmonellen-Ausscheider dürfen nicht in der Lebensmittelverarbeitung tätig sein.

### Schimmelpilze

Unter den Schimmelpilzen ist der Aspergillus flavus besonders gefürchtet, denn er produziert das Gift Aflatoxin. Es wirkt nicht direkt am Darm, sondern wird nach dem Verzehr einer verschimmelten Speise aufgenommen und schädigt im Körper das Nervensystem, die Blutbildung und führt zu Leberkrebs. Die Schimmelpilze kommen überall vor und können durch Sporenbildung auch unter widrigen Bedingungen überleben. Typisches Anzeichen für das Wachstum ist das weiße oder grüne, watteartige Geflecht an der Oberfläche der Lebensmittel. Besonders häufig werden Brot, Fleisch- und Milchprodukte befallen.

**M** *Das Aflatoxin ist sehr hitzestabil und breitet sich auf befallenen Speisen gut aus. Deshalb muss man verschimmelte Lebensmittel gänzlich wegwerfen. Das Wegschneiden verschimmelter Teile oder Erhitzen der Lebensmittel genügt deshalb nicht!*

### Clostridium botulinum

Die Besonderheit dieses Bakteriums ist seine Fähigkeit, ohne Sauerstoff (anaerob) zu wachsen. Es bildet ein Gift, das Botulinumtoxin, welches beim Menschen zu Lähmungserscheinungen an allen Muskeln führen kann. Im Extremfall dieser *Botulismus* genannten Erkrankung ersticken die Betroffenen bei vollem Bewusstsein, da die Atemmuskulatur gelähmt wird. Der Erreger selbst kommt überall vor und kann durch Staub oder Schmutz auf Lebensmittel (z. B. Gemüse, Kräuter, Wurst) übertragen werden. Er kann sich in diesen Lebensmitteln vermehren und das Botulinumtoxin bilden. Allerdings entsteht dabei typischerweise Gas, sodass sich Verpackungen und Dosen ausbeulen – solche Produkte müssen weggeworfen werden! Allerdings wächst der Erreger nur unter anaeroben, feuchten Bedingungen zwischen 10 und 50 °C, z. B. in luftdicht verpackten Konserven. In der modernen Lebensmittelherstellung spielt er keine große Rolle mehr, allerdings kommen nach dem Verzehr von selbst eingemachtem Gemüse und Produkten aus Hausschlachtungen immer noch Fälle von Botulismus vor. Bei solchen Speisen ist deshalb auf eine ausreichende Erhitzung (mindestens 10 Minuten) vor dem Verzehr zu achten.

**W** *Das Botulinumtoxin ist derzeit in aller Munde – allerdings in ganz anderem Zusammenhang: Als Botox wird es in der Schönheitschirurgie unter die Haut gespritzt und glättet durch die damit ausgelöste örtlich begrenzte Muskellähmung bestehende Falten. Ein nicht ganz ungefährliches Verfahren!*

## Gesetzliche Bestimmungen

In Deutschland werden die Aufrechterhaltung der Lebensmittelhygiene und der Schutz der Bevölkerung vor Infektionskrankheiten durch ein ausführliches Gesetzeswerk geregelt. Für die Altenpflege sind im Wesentlichen zwei Gesetze von Bedeutung, die an dieser Stelle nur im Überblick dargestellt werden sollen.

**Infektionsschutzgesetz.** Das „Gesetz zur Verhütung und Bekämpfung von Infektionskrankheiten beim Menschen" (früher Bundesseuchengesetz) enthält alle rechtlichen Maßnahmen zu Infektionserkrankungen. Relevant für die Altenpflege sind:

- § 6 und § 7: Bestimmte Erreger und Erkrankungen, wie z. B. die oben beschriebenen Salmonellen, EHEC oder Clostridium botulinum – aber auch viele andere – sind **meldepflichtig**, d. h. sie müssen dem Gesundheitsamt gemeldet werden.
- § 42: Bei einer Erkrankung mit Salmonellen, Typhus, einer infektiösen Gastroenteritis, Hepatitis A, oder Hauterkrankungen, bei denen ein Erreger über Lebensmittel übertragen werden kann, besteht ein **Tätigkeits- und Beschäftigungsverbot** für alle, die gewerbsmäßig mit Lebensmitteln in Kontakt kommen.
- § 43: Alle Personen, die in diesem Bereich neu tätig werden, müssen über den § 42 aufgeklärt sein und eine **Bescheinigung des Gesundheitsamtes über diese Belehrung** vorweisen können.
- Für den Altenpflegebereich betrifft das Tätigkeiten, wie Zubereitung von Milch und Milchsuppen, Geschirrspülen, Herstellung von belegten Broten, Verteilen von unverpackten Speisen und das gemeinsame Kochen mit Bewohnern. Betroffen sind deshalb auch Beschäftigte in der Küche und beim Spülen!

**Lebensmittel- und Bedarfsgegenständegesetz (LMBG).** In diesem Gesetz wird die Herstellung, Zubereitung und der Vertrieb von Lebensmitteln geregelt. Die entsprechenden Verordnungen betreffen hauptsächlich die Lebensmittelproduzenten. Für die Altenpflege ergeben sich daraus Vorgaben für die Mindesthaltbarkeit von Produkten und die Hygienemaßnahmen in Großküchen.

## Hygienemaßnahmen

### Personalhygiene

Um einen höchstmöglichen Schutz der Bewohner vor Lebensmittelinfektionen zu gewährleisten, sollten von allen betroffenen Beschäftigten in der Altenpflege die folgenden Maßnahmen berücksichtigt werden. Die Einweisung in diese Hygieneregeln sollte regelmäßig wiederholt und ihre Einhaltung überprüft werden:

- Der Mitarbeiter muss der Stations- oder Heimleitung bzw. der Küchenleitung Erkrankungen nach dem § 42, Durchfall und Erbrechen melden. Der Arbeitgeber muss Maßnahmen ergreifen, damit die Erkrankungen nicht weiter verbreitet werden.
- Beim Umgang mit Lebensmitteln muss saubere Schutzkleidung getragen werden, die normale Arbeitskleidung kann mit Krankheitserregern kontaminiert sein.
- Vor dem Umgang mit Lebensmitteln ist eine sorgfältige Desinfektion der Hände notwendig (S. 80).
- Auch nach dem Kontakt mit Lebensmitteln müssen die Hände sorgfältig gesäubert, vor allem beim Kontakt mit rohem Fleisch und Geflügel auch desinfiziert werden.
- Handschmuck und Armbanduhren sollten abgelegt werden.
- Offene Wunden an den Händen sollten mit einem wasserdichten Pflaster oder durch einen Verband abgedeckt werden. An den Fingern sollten Wunden zusätzlich mit Handschuhen geschützt werden.
- Husten oder Nießen auf Lebensmittel vermeiden! Über Sekretpartikel können Erreger aus der Nasen- und Rachenschleimhaut so in die Lebensmittel gelangen. Möglichst ein Papiertaschentuch verwenden, danach die Hände waschen.

**Lebensmittelhygiene**

- **Lebensmittel müssen bei der richtigen Temperatur aufbewahrt werden:** Bei Kühlschranktemperatur können sich Erreger schlecht vermehren. Durch Erhitzen über 60 °C werden die meisten Erreger abgetötet.
- Verderbliche Lebensmittel, wie Fleisch, Wurst, Milchprodukte oder Eier, müssen bis kurz vor dem Verzehr **unter 7 °C** gekühlt und in geeigneten Behältern aufbewahrt werden. Warme Speisen dürfen nur kurzzeitig bei über 65 °C warmgehalten werden.
- Die Speisen sollten ausreichend erhitzt werden, **dafür müssen sie mindestens über 10 Minuten mit einer Temperatur von 70 °C durcherhitzt** werden.
- Arbeitsflächen müssen sofort nach Gebrauch gereinigt werden. Küchengeräte, Besteck und Geschirr werden maschinell bei mindestens 60 °C gespült.
- Wisch- und Trockentücher bieten beste Lebensbedingungen für Erreger. Sie sollten **täglich gewechselt** werden, da sie Keime stark verbreiten können.
- Mit dem Mindesthaltbarkeitsdatum (MHD) gibt der Hersteller an, bis wann die Qualität des Produktes bei regelrechter Aufbewahrung und unbeschädigter Verpackung gewährleistet ist. Lebensmittel sollten spätestens bis dahin verbraucht und danach weggeworfen werden.
- Angebrochene Lebensmittel sollten mit dem **Anbruchdatum beschriftet** und bis spätestens 2 Tage danach verbraucht werden.

**Hygienemaßnahmen bei Ernährungssonden**

Die Maßnahmen gehen über die normale Küchenhygiene hinaus, denn Sondenträger sind durch ihre Grunderkrankungen meist abwehrgeschwächt und besonders empfindlich für Nahrungsmittelinfektionen. Außerdem ist die Sondennahrung ein besonders guter Nährboden für das Keimwachstum. Bei allen Ernährungssonden (Nasensonde oder PEG) findet nach kurzer Zeit eine geringfügige Besiedelung mit Keimen (meist Bakterien) statt, ohne dass dies eine erhöhte Infektionsquelle darstellen würde. Trotzdem ist natürlich auf eine sorgfältige Pflege der Sonden zu achten (s. a. S. 37):

- Nach der Nahrungsgabe über die Sonde wird diese gespült, z. B. mit stillem Mineralwasser, Kamillen- oder Pfefferminztee.
- Die Überleitsysteme sind nach 24 Stunden zu wechseln, außer bei abweichenden Herstellerangaben.
- Vor jedem Hantieren mit dem System ist eine hygienische Händedesinfektion und eine Desinfektion der Arbeitsfläche nötig.
- Die Verbindungsstellen des Sondensystems sollten nicht direkt berührt und gut abgedeckt werden.
- Sondennahrung ist ein hervorragender Nährboden für das Wachstum von Keimen, deshalb muss sie mit besonderer Sorgfalt behandelt werden: erst vor Verarbeitung öffnen, angebrochene Flaschen maximal 24 Stunden im Kühlschrank lagern, auf Verfallsdatum achten.
- Tee und abgekochtes Wasser nach 4 Stunden verwerfen.
- Über die Sonde sollten wegen der hohen Keimzahl keine selbst hergestellten Speisen verabreicht werden.
- Die PEG-Sonde selbst kann so lange im Bauch liegen bleiben, wie sie gebraucht wird und durchgängig ist. Es gibt keinen regelmäßigen „PEG-Wechsel", Liegedauern von bis zu 10 Jahren sind möglich.

### Der Umgang mit verdorbenen Lebensmitteln im Alter

Älteren Menschen fällt es häufig schwer, verdorbene Lebensmittel oder Produkte mit abgelaufenem Mindesthaltbarkeitsdatum wegzuwerfen. Oft hat diese Sparsamkeit ihren Grund in der Altersarmut, manchmal in persönlichen Erfahrungen (Kriegszeiten) oder in Minderwertigkeitsgefühlen („Ich liege euch Jungen doch auf der Tasche"). Natürlich kann der Verzehr verdorbener Lebensmittel zu gefährlichen Infektionserkrankungen und langfristig aufgrund fehlender Nährstoffe zu Mangelernährung führen.

Trotzdem ist es in der Praxis für Altenpflegekräfte oder Familienangehörige nicht so einfach, dies zu verhindern. Denn man greift in einen wichtigen Teil der persönlichen Autonomie ein und löst häufig massive Konflikte aus. Gefragt sind hier Einfühlungsvermögen und Pragmatismus: Frische Speisen mitzubringen und **gemeinsam** zuzubereiten oder verdorbene Lebensmittel wegzuwerfen, ist oft sinnvoller, als in langwierigen Diskussionen eine Änderung des Lebensstils erzwingen zu wollen. Außerdem sollte man in diesem Zusammenhang immer an das Vorliegen einer Demenz denken, die Betroffenen vergessen dann einfach einzukaufen oder die Lebensmittel zu ersetzen.

## 3.2 Ernährungszustand

### 3.2.1 Bestimmung des Ernährungszustandes

Der Ernährungszustand (Ernährungsstatus) gibt Auskunft über eine ausreichende oder mangelhafte Ernährung des Organismus. Grundlegendes Beurteilungskriterium ist das *Körpergewicht* im Verhältnis zur *Körpergröße* (bzw. Körperoberfläche), daneben werden der Gesamtzustand des Körpers bzw. *krankhafte Veränderungen* beurteilt und laborchemische Untersuchungen verwendet.

#### Normalgewicht

**D** *Berechnung des Normalgewichts nach Broca: Körpergröße in cm minus 100. Body Mass Index (BMI): (Körpergewicht in kg)/(Körpergröße in m²), gilt als der präzisere Messwert für den Ernährungsstatus **(Abb. 3.12)**.*

Zur Beurteilung des Ernährungszustandes muss das Körpergewicht regelmäßig unter gleichen Bedingungen gemessen werden. Bei der Körpergröße sollte nicht der aktuelle Wert, sondern die ursprüngliche oder maximale Länge in Meter verwendet werden. Die Ermittlung kann schwierig sein (Tipp: im Pass/Personalausweis nachsehen), macht aber bei z. B. Osteoporose große Unterschiede aus.

**M** *Die Grenze für Unterernährung liegt im Erwachsenenalter bei einem BMI von 18,5, beim älteren Menschen ab dem 65. Lebensjahr bei einem BMI unter 20.*

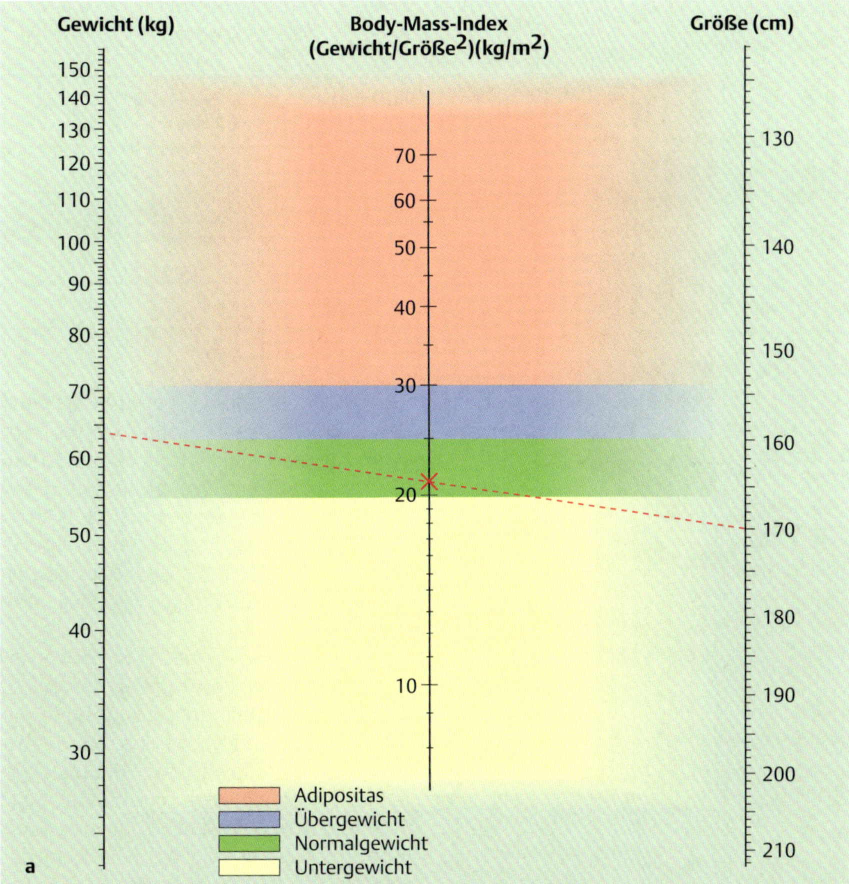


b

Formel:

$$BMI = \frac{\text{Körpergewicht (KG) in kg}}{(\text{Körpergröße in m})^2}$$

Beispiel:

$$BMI = \frac{64\ kg}{(1{,}70\ m)^2} = \frac{64\ kg}{(1{,}70 \times 1{,}70)} = 22{,}15$$

**Abb. 3.12 ⇢ BMI.** Berechnung des Body Mass Index eines Menschen mit 64 kg Körpergewicht und 1,70 m ursprünglicher Köpergröße: entweder auf der Grafik Gewicht und Größe verbinden (rote Linie) oder mit der angegebenen Formel berechnen.

**M** *Ein unbeabsichtigter Gewichtsverlust (z. B. mehr als 5 % in einem Monat oder 10 % in sechs Monaten) ist ein alarmierendes Zeichen für Mangelernährung bei älteren Menschen.*

## Vollwertige Ernährung in der Praxis

Das Ziel einer gesunden Ernährung beinhaltet die ausreichende Aufnahme von allen lebensnotwendigen Nährstoffen, wie Wasser, Eiweiß, Kohlenhydraten, Ballaststoffen, Fettsäuren, Vitaminen und Mineralstoffen. Da kein Lebensmittel alle Nährstoffe enthält, die der Körper braucht, wird empfohlen, die tägliche Ernährung so vielseitig und abwechslungsreich wie möglich zu gestalten. Nach den Empfehlungen der DGE (Deutschen Gesellschaft für Ernährung) werden die Lebensmittel in 7 Gruppen aufgeteilt **(Abb. 3.13)**. Jeden Tag sollten Lebensmittel aus allen 7 Gruppen auf dem Speiseplan stehen, entsprechend dem vorgeschlagenen Anteil. Grundsätzlich gelten diese Ernährungsempfehlungen auch für Menschen im höheren Lebensalter.

**Gruppe 1.** *Getreide(-produkte)* und *Kartoffeln* sind reich an Kohlenhydraten, Ballaststoffen und pflanzlichem Eiweiß und enthalten viele Vitamine und Mineralstoffe. **Vollkornprodukte sind zu bevorzugen**; Menge: 5 Scheiben Brot täglich, 4 mittelgroße Kartoffeln oder 75 g (roh) Reis oder Nudeln täglich.

**Gruppe 2.** *Gemüse und Hülsenfrüchte* sind wichtige Kohlenhydrat- und Eiweißquellen und enthalten B-Vitamine, Mineralstoffe und Ballaststoffe, **ein Teil sollte als Rohkost verzehrt werden**; Menge: 200 g Gemüse und 75 g Salat täglich.

**Gruppe 3.** *Obst* ist reich an Vitaminen und Mineralstoffen und außerdem ein sehr guter Kohlenhydrat- und Ballaststofflieferant, **frisches Obst ist zu bevorzugen**; Menge: 1–2 Stück Obst täglich.

**Gruppe 4.** *Getränke* in Form von Wasser, Schwarztee und Kräutertee, Fruchtsäfte, wenig Kaffee. Sie versorgen den Organismus in erster Linie mit der lebensnotwendigen Flüssigkeit, aber auch mit Mineralstoffen, Menge: 1,5–2 l täglich.

**Gruppe 5.** *Milch und Milchprodukte* liefern hochwertiges tierisches Eiweiß und sind wegen ihres hohen Gehalts an Kalzium unverzichtbar, **fettarme Produkte sind zu bevorzugen**; Menge: 1/4 l fettarme Milch täglich, 3 Scheiben Käse täglich.

**Gruppe 6.** *Fleisch, Fisch, Wurst* und *Eier* liefern hochwertiges Eiweiß, Vitamine und Mineralstoffe. Von den tierischen Lebensmitteln enthält Fisch die wertvollsten Nährstoffe, wie Omega-3-Fettsäuren und Jod, Schweine- und Rindfleisch dagegen viele Triglyzeride und Cholesterin, **konsequente Abwechslung ist wichtig**; Menge: 2-mal 150 g Fisch und 2- bis 3-mal 150 g Fleisch und 2- bis 3-mal 50 g Wurst und bis zu 3 Eier wöchentlich.

**Gruppe 7.** *Fette (Butter, pflanzliche Öle und Margarine)* enthalten viele wichtige, essenzielle Fettsäuren, **hochwertige Pflanzenöle, wie z. B. Oliven-, Distel- und Sonnenblumenöl, sind zu bevorzugen**. Menge: maximal 40 g Streichfett oder Butter oder Öl täglich.
Die Mengenangaben der Lebensmittel beziehen sich auf den unteren Bereich der Empfehlungen der DGE, da im Alter weniger Energiebedarf besteht.

**Energie- und Nährstoffbedarf.** Die empfohlene Menge an Energie in der Nahrung richtet sich nach dem Energiebedarf des Organismus, seine Höhe er-

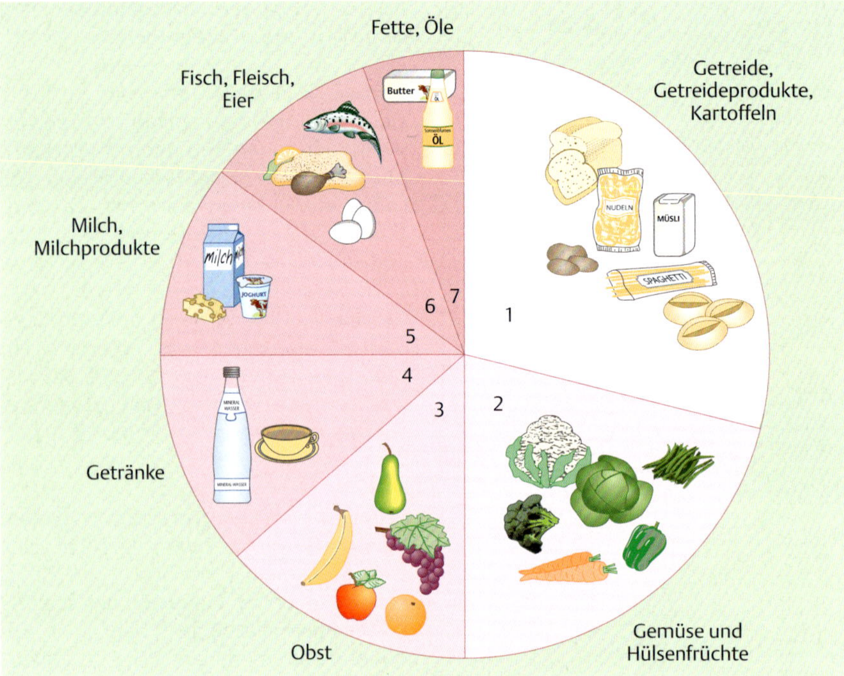


**Abb. 3.13** ⇢ **Ernährungskreis.** Der Ernährungskreis der DGE (1991).

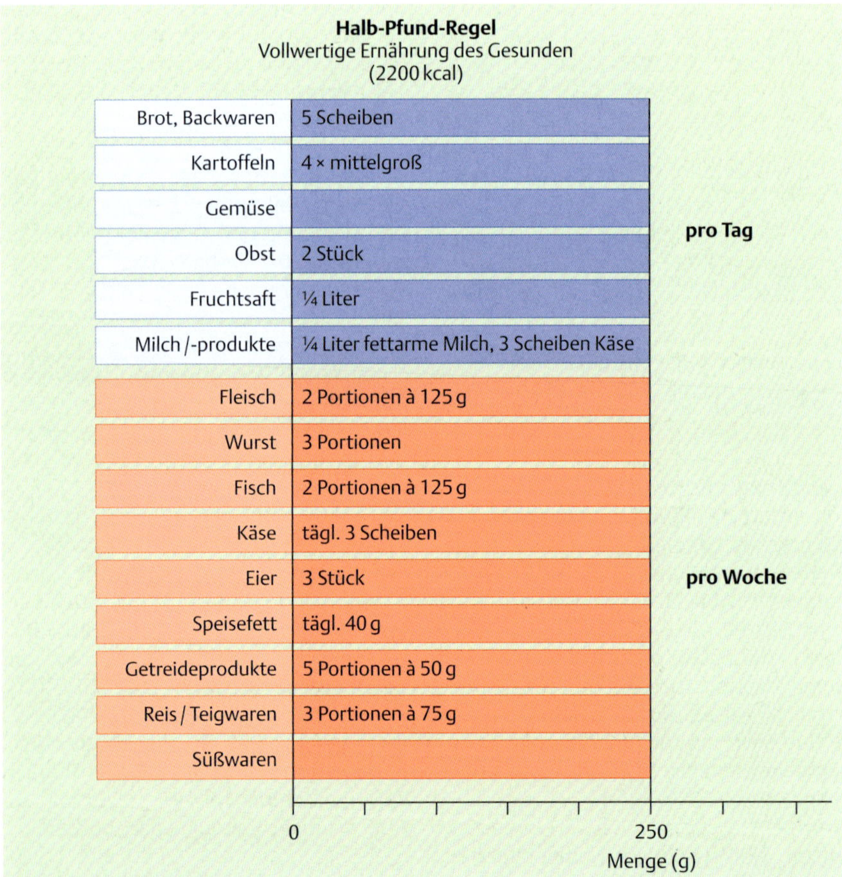


**Abb. 3.14** ⇢ **Lebensmittelmengen.** Aufteilung der Lebensmittel nach der „Halb-Pfund-Regel" entsprechend der Empfehlungen der DGE (1991) für die vollwertige Ernährung beim Gesunden (2200 kcal).

**Tab. 3.5** ⇢ Energiebedarf für gesunde Erwachsene mit sitzender Tätigkeit nach Lebensalter (nach DGE, 1991)

| *Altersgruppe* | *Energiebedarf (kcal/Tag)* *Männer* | *Frauen* |
|---|---|---|
| 19–25 Jahre | 2600 | 2200 |
| 26–50 Jahr | 2400 | 2000 |
| 51–65 Jahre | 2200 | 1800 |
| über 65 Jahre | 1900 | 1700 |

gibt sich aus dem *Grundumsatz* und dem *Arbeitsumsatz*, hängt also sehr vom Ausmaß der körperlichen Arbeit ab. Die folgenden Empfehlungen gelten für Gesunde mit einer sitzenden Tätigkeit, da eine länger dauernde, schwere körperliche Arbeit für ältere Menschen heute nicht mehr typisch ist **(Tab. 3.5)**.

**Die „Halb-Pfund-Regel".** Eine erfolgreiche Ernährungsberatung für den Alltag darf nicht kompliziert sein, deshalb hat man versucht, einfache Regeln zu formulieren: Entsprechend einem täglichen Energiebedarf von 2200 kcal ergeben sich aus dem Ernährungskreis eine Empfehlung für die Lebensmittelmengen, die eine gesunde Ernährung gewährleisten **(Abb. 3.14)**. Die Mengen der einzelnen Lebensmittelgruppen lassen sich in 2 Gruppen mit ungefähr jeweils 250 g (entspricht einem halben Pfund) aufteilen: eine Gruppe mit einem halben Pfund täglichem, eine zweite mit einem halben Pfund wöchentlichem Verzehr.

**Nährstoffdichte.** Ein sehr wichtiges Kriterium für die Qualität eines Lebensmittels ist die Nährstoffdichte. Da der Nährstoffgehalt hoch, der Energiegehalt im Normalfall begrenzt sein soll, setzt man beides durch einen Quotienten ins Verhältnis.

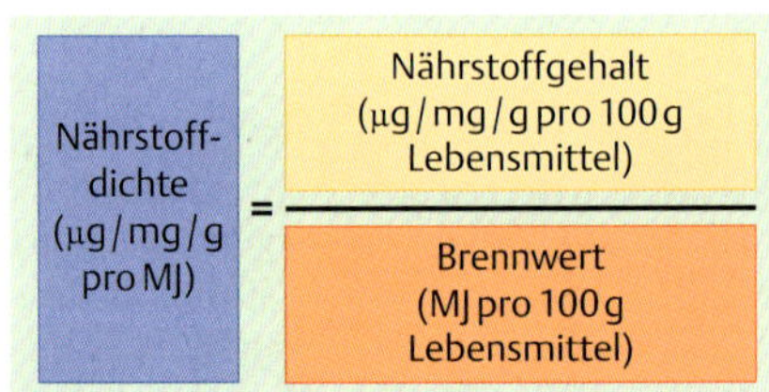


**Abb. 3.15** ⇢ **Nährstoffdichte.** Berechnung der Nährstoffdichte: Nährstoffgehalt geteilt durch Brennwert.

Je höher die Nährstoffdichte, desto mehr eines bestimmten Nährstoffs enthält ein Lebensmittel pro kcal. Fettarme Milch hat im Vergleich zu Vollmilch eine höhere Nährstoffdichte für Kalzium. Die höchsten Nährstoffdichten haben Obst und Gemüse wegen ihres niedrigen Energiegehalts.

Daneben hat die DGE 10 allgemeine Regeln für eine vollwertige Ernährung aufgestellt:

1. Vielseitig, aber nicht zu viel essen (möglichst viele verschiedene Lebensmittel, aber kleine Portionen).
2. Weniger Fett und fettreiche Lebensmittel.
3. Würzig, aber nicht zu salzig.
4. Wenig Süßes.
5. Mehr Vollkornprodukte.
6. Reichlich Gemüse, Kartoffeln und Obst.
7. Weniger tierisches Eiweiß.
8. Trinken mit Verstand.
9. Öfters kleine Mahlzeiten.
10. Schmackhaft und schonend zubereiten.

## Ernährungsberatung

Eine individuelle Ernährungsberatung ist zeitaufwendig! Dazu gehört:

- Analyse des Ernährungszustandes (S. 32),
- sorgfältige Untersuchung von ernährungsbedingten Erkrankungen,
- Berücksichtigung von persönlichen Risikofaktoren,
- Berechnung des individuellen Energieverbrauchs,
- Erfassung des Bedarfs an Nährstoffen,
- Berücksichtigung der bisherigen Ernährungsgewohnheiten,
- Gemeinsame Festlegung der Ziele einer Ernährungsumstellung,
- Übersetzung dieser Ziele in Ratschläge für die Lebensmittelauswahl und -zubereitung,
- Änderung der Essgewohnheiten,
- Erfolgskontrolle und Korrekturmaßnahmen.

**P** *Da die Ernährung von vielen Faktoren, wie sozialem Umfeld, finanzieller Situation, Gesundheitszustand, psychischer Verfassung und biografischen Faktoren beeinflusst ist, lassen sich Änderungen in den Ernährungsgewohnheiten nur in kleinen Schritten und durch Einbeziehung der individuellen Bedürfnisse bzw. Lebenssituationen erreichen.*

Ernährungsempfehlungen sollten zwar einfach und leicht verständlich sein, meist sind allerdings Verbote und Vorschriften wenig erfolgreich. Auch im Alter tragen Genuss und Spaß am Essen ganz erheblich zur Lebensqualität bei und sollten deshalb in die Ernährungsberatung mit einbezogen werden.

## Besonderheiten der Ernährung im Alter

**M** *Es gilt der Grundsatz, dass gesunde, ältere Menschen keine besondere Kost benötigen, sondern lediglich einen erniedrigten Energiebedarf haben (Männer: 1900 kcal, Frauen: 1700 kcal). Alles, was schmeckt und sinnvoll ist, darf auch weiterhin gegessen werden, eine spezielle Altersdiät gibt es nicht!*

Aus dem niedrigeren Energiebedarf ergibt sich die Forderung nach einer höheren Nährstoffdichte der Lebensmittel, weshalb energiearme und ballaststoffreiche Lebensmittel bevorzugt werden sollten, die reichlich Vitamine und Mineralstoffe enthalten (z. B. Hülsenfrüchte, Gemüse, Vollkornbrot, Reis, Kartoffeln, **Tab. 3.6 u. Tab. 3.7**). Die Ernährungsempfehlungen, wie die „Halb-Pfund-Regel" und der Ernährungskreis der DGE, gelten deshalb in modifizierter Form weiter. Das bedeutet eine mäßige Reduktion der Gruppe 6 insbesondere bei Fleischprodukten mit hohem Fettanteil und der Gruppe 7 bei den tierischen Fetten. Lebensmittel mit versteckten Fetten (Wurstwaren, Kartoffelchips) und mit einfachen Zuckern (Kuchen, Limonaden) sollten verringert werden.

Weitere Empfehlungen:

- Auch für Senioren ist eine Aufteilung auf 4–5 Mahlzeiten sinnvoll.
- Vorlieben müssen erfragt, Lieblingsspeisen sollen in den Speiseplan eingebaut werden.
- Durch das nachlassende Durstempfinden und die verringerte Konzentrierungsfähigkeit der Niere ist im Alter auf eine reichliche Flüssigkeitszufuhr (mindestens 1,5–2 l pro Tag, Ausnahmen: Dialyse, Herz- und Niereninsuffizienz) zu achten.
- Energiearme Getränke sind zu bevorzugen (Wasser, „Saftschorle", Früchte- und Kräutertees, aber auch Suppen; für Abwechslung sorgen!).
- Bei Hitzeperioden ist der erhöhte Flüssigkeitsbedarf zu berücksichtigen und für ein ausreichendes Trinkangebot zu sorgen.
- Wegen des im Alter verminderten Geschmacksempfindens sollten die Speisen kräftig gewürzt werden, am besten mit frischen Kräutern und Gewürzen, aber auch durch Geschmacksverstärker.
- Ausreichend Ballaststoffe (mindestens 30 g pro Tag) und Flüssigkeit (mindestens 1,5 l pro Tag) sind neben ausreichender körperlicher Bewegung die wichtigsten Maßnahmen zur Vermeidung von Verstopfung (Obstipation).
- Ein leichtes Übergewicht (BMI zwischen 24 und 29) sollte nach derzeitigem Wissensstand toleriert werden.
- Alkohol ist auch im Alter nicht grundsätzlich schädlich: ein Glas Wein, Bier oder Sekt pro Tag hat einen schützenden Effekt vor Gefäßerkrankungen.

Darreichung und Hilfestellung bei den Mahlzeiten:

- Häufig bestehen bei Senioren Kauprobleme, deshalb sollte immer ein Teil der Speiseauswahl gut durchgekocht, zerkleinert oder passiert angeboten werden (Püree statt Salzkartoffeln, Apfelmus statt frischen Äp-

**Tab. 3.6** Richtwerte für die Speisenplanung bei älteren Menschen (nach Biesalski u. a., 2004)

| | *Häufigkeit pro 7-Tage-Woche* | *Portionsmenge* |
|---|---|---|
| **Hauptspeise** | **7×** | |
| Fleisch | 2–3× | 100–150 g |
| Fisch | 1–2× | 150–200 g |
| Vegetarisch | 3–4× | 150 g |
| **Gemüsebeilage** | **8×** | |
| Gemüse, gegart | 5× | 200 g |
| Salat | 3× | 100 g |
| **Stärkebeilage** | **7×** | |
| Kartoffeln | frei | 200 g |
| Reis (TP)* | frei | 50–60 g |
| Teigwaren (TP)* | frei | 60–70 g |
| **Nachspeise** | **7×** | |
| Obst | 3× | 150 g |
| Milchspeise | 3× | 150 g |
| Sonstige | 1× | frei |

* TP = Trockenprodukt

**Tab. 3.7** ⇝ Nährstoffempfehlungen für Gemeinschaftsverpflegung älterer Menschen (>65 Jahre), PAL-Wert 1,5 (nach Biesalski u. a., 2004)

| *Nährstoffempfehlung* | *Tageskost* | *Mittagessen* |
|---|---|---|
| Anteil der Energie in % Protein : Fett : KH | 15 : 30 : 55 | 20 : 30 : 50 |
| Energie (kcal) | 1900 | 627 |
| Protein (g) | ≤ 70 | ≤ 31 |
| Fett (g) | ≤ 61 | ≤ 21 |
| Cholesterin (mg) | ≤ 300 | ≤ 100 |
| Kohlenhydrate (g) | ≥ 255 | ≥ 77 |
| Ballaststoffe (g) | ≥ 30 | ≥ 10 |
| Magnesium (mg)* | 350 | 117 |
| Kalzium (mg) | 800 | 267 |
| Zink (mg) | 15 | 5 |
| Eisen (mg)* | 10 | 3,3 |
| Jod (µg) | 180 | 60 |
| Vitamin-A-Äquivalent (mg)* | 1,3 | 0,5 |
| Vitamin $B_1$ (mg) | 1,9 | 0,6 |
| Vitamin $B_2$ (mg) | 2,1 | 0,7 |
| Vitamin $B_6$ (mg)* | 2,3 | 0,8 |
| Folsäure (µg)* | 460 | 152 |
| Vitamin C (mg)* | 107 | 36 |

* Werte sollten beim Mittagessen deutlich über 1/3 der Tagesempfehlung liegen; Zubereitungsverluste für Vitamine wurden berücksichtigt; Werte sind sind z. T. gerundet

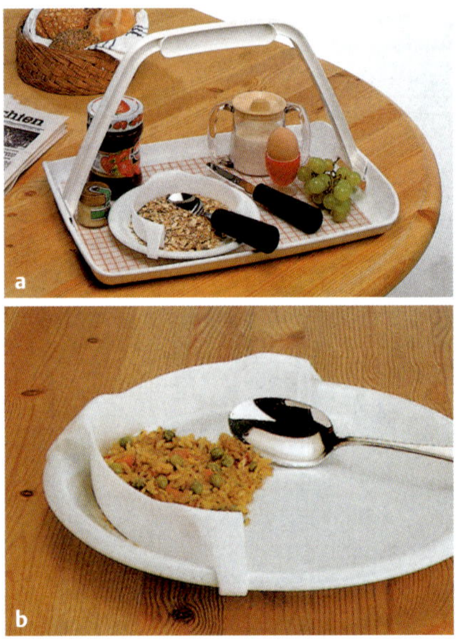

**Abb. 3.16** ⇝ Hilfsmittel können bei körperlichen Behinderungen das selbstständige Kochen und Essen ermöglichen. **a** Besteck mit Griffverdickung, **b** Teller mit erhöhtem Tellerrand.

feln, Milchpuddings sind beliebt und wegen ihres hohen Kalzium- und Eiweißanteils sehr wertvoll).

- ⇝ Bei vielen Erkrankungen behindern körperliche Behinderungen die Nahrungsaufnahme, z. B. Halbseitenlähmung nach Schlaganfall, Gelenksdeformitäten bei Rheuma. Spezielle Hilfsmittel, wie Nagelbretter, Besteck mit Griffverdickungen **(Abb. 3.16a)**, Henkelmesser, erhöhter Tellerrand **(Abb. 3.16b)** oder Trinkbecher mit Griffmulden machen für viele Betroffene ein selbstständiges Essen oder Kochen erst möglich.
- ⇝ „Niemand isst gerne alleine!" In Gesellschaft wird um die Hälfte mehr gegessen als alleine.
- ⇝ Freundliche Atmosphäre in den Essensräumen schaffen und sich ausreichend Zeit für Betreuung der Mahlzeiten nehmen.

## Nahrungsmittelzusätze, Vitamintabletten und „Aufbaupräparate"

In der Öffentlichkeit wird durch Werbung und Ernährungstipps bei vielen Menschen der Eindruck vermittelt, man müsse neben der Nahrung noch extra Nährstoffpräparate zu sich nehmen, um gesund zu bleiben. Diese Tendenz führt vor allem bei älteren Menschen zu Verunsicherung und zum Kauf von zahlreichen Vitamin-, Mineralstoff- oder Eiweißpräparaten. Hierzu ist anzumerken:

- ⇝ Nach derzeitigem Wissensstand braucht ein gesunder, normalgewichtiger Mensch im Alter zusätzlich zu einer ausgewogenen Ernährung keine besondere Zufuhr von Nahrungsergänzungsmitteln. Einzige Ausnahme scheint eine erhöhte Zufuhr von Kalzium bei Frauen nach den Wechseljahren (Menopause) und von Jodid in Jodmangelgebieten (Alpenländer) zu sein.
- ⇝ Der behauptete Nutzen vieler Vitaminpräparate ist oft fragwürdig. Es gibt derzeit keinen wissenschaftlichen Nachweis, dass die Einnahme von Vitaminpräparaten als Prophylaxe im Alter vor Krankheiten schützt. In manchen Fällen (z. B. Vitamin E bei koronarer Herzerkrankung) stellte sich sogar eine schädliche Wirkung der zusätzlichen Gabe heraus.
- ⇝ Auch Vitamine und Mineralstoffe haben einen therapeutischen Bereich mit einer oberen Grenze. Die Devise „viel hilft viel" ist gefährlich, Überdosierungen kommen vor allem bei Mineralstoffen vor, z. B. bei Selen, Zink oder Eisen. Kaliumüberdosierungen können zu gefährlichen Herzrhythmusstörungen führen. Bei Vitaminen kehrt sich der zellschützende (antioxidative) Effekt um.
- ⇝ Eine Versorgung über natürliche Lebensmittel scheint günstiger zu sein, künstlich hergestellte Vitamine oder Mineralstoffe (z. B. Selen) haben häufig nicht denselben Effekt.
- ⇝ Viele „Aufbaupräparate" enthalten hochprozentigen Alkohol, der ernährungsmedizinisch sinnvoller in Form von Bier oder Wein genossen werden sollte – in Maßen!

## Künstliche Ernährung

**D** *Ist die Zufuhr von Nährstoffen durch die eigenständige Nahrungsaufnahme nicht möglich, so erfolgt sie durch künstliche Ernährung, die den jeweiligen Erfordernissen der Stoffwechsellage angepasst wird.*

Ein Kranker muss künstlich ernährt werden, wenn:

- er nicht mehr genug essen **kann**, z. B. bei Bewusstlosigkeit oder Erkrankungen des oberen Verdauungstraktes (Schluckstörungen, Speiseröhrentumor),
- er nicht mehr genug essen **will**, z. B. bei psychischen Erkrankungen wie einer schweren Depression oder einer Demenz,
- er nicht mehr genug essen **darf**, z. B. nach Operationen am Darm oder bei der Bauchspeicheldrüsenentzündung (Pankreatitis),
- bei **erhöhtem Nährstoffbedarf** die Versorgung durch die normale Nahrungsaufnahme nicht gewährleistet ist, z. B. bei massiver Unterernährung.

**M** *Ziel der künstlichen Ernährung ist die Wiederherstellung der Gesundheit oder zumindest die Verbesserung der Lebensqualität.*

Künstliche Ernährung kann erfolgen:

- enteral: Über eine Sonde wird die Nahrung (Sondenkost) in den Magen oder Dünndarm transportiert,
- Sondenarten: nasogastral (Nasensonde), nasojejunal, PEG, PEJ **(Abb. 3.17)**,
- parenteral: Verabreichung von Nährstofflösungen direkt in die Blutbahn mit Hilfe eines zentralen Venenkatheters; typischerweise in der Intensivmedizin gebräuchlich, in der Altenpflege nicht üblich,
- kombiniert oral-enteral: wenn keine Kontraindikationen, wie z. B. eine schwere Schluckstörung, dagegensprechen, kann ein Teil der Nahrung bei einer liegenden Magensonde (v. a. bei einer PEG) weiterhin über den Mund (oral) aufgenommen werden. Man kann so einer bakteriellen Überwucherung des oberen Verdauungstraktes vorbeugen.

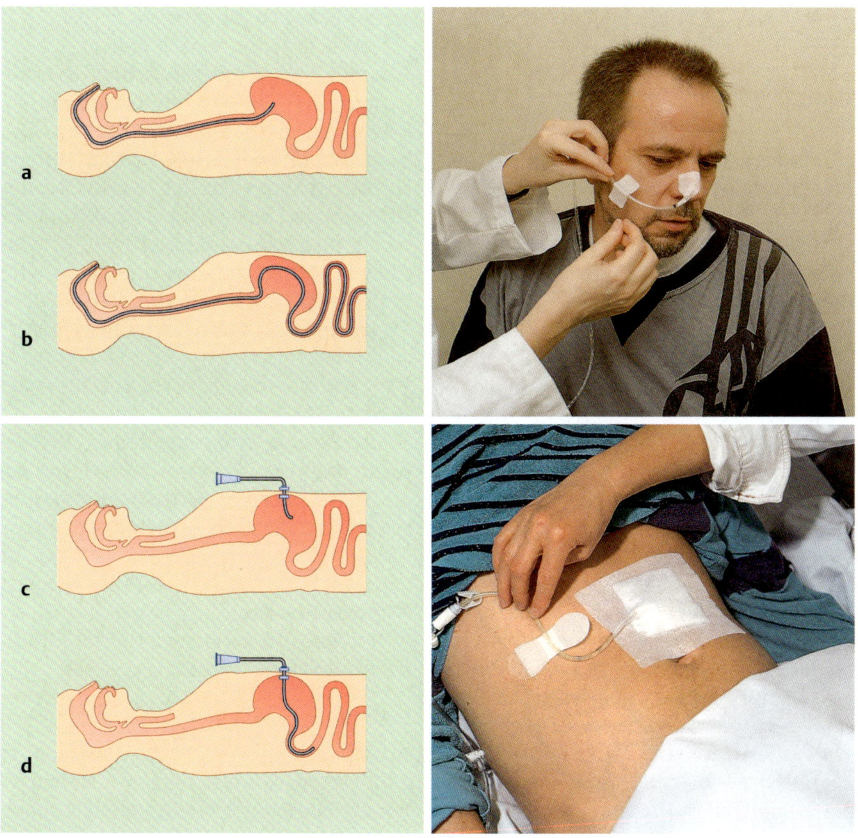


**Abb. 3.17** ⇢ **Sondenarten. a** Nasogastral, **b** nasojejunal, **c** PEG, **d** PEJ.

**Bilanzierte Diäten.** Die Art und Menge der Sondenkost hängt von der Lage der Sonde und der Erkrankung des Betroffenen ab **(Tab. 3.8)**. Sie wird wie ein Medikament eingesetzt, orientiert sich an der Stoffwechsellage des Kranken und muss immer wieder angepasst werden. Die Auswahl und Verordnung der Sondenkost sollte durch den Arzt erfolgen. Eine selbst hergestellte Sondenkost aus normalen Lebensmitteln kann diesen Erfordernissen dauerhaft nicht genügen und ist aus hygienischer Sicht ungünstig. Man verwendet deshalb künstlich hergestellte Nährstofflösungen.

**D** *Bilanzierte Diäten (Formeldiäten, Formuladiäten) sind industriell hergestellte, standardisierte Nährstoffgemische. Ihre Zusammensetzung ist dem Stoffwechselbedarf bei unterschiedlichen Erkrankungen angepasst und genau festgelegt. Häufig in flüssiger Form angeboten, aber auch als instantisiertes Pulver erhältlich.*

**Nährstoffdefinierte Diäten (NDD).** Eine solche Sondenkost besteht aus großen Molekülen, wie Komplexzuckern (Polysacchariden), langkettigen Fettsäuren und Eiweißen (Proteinen). Diese müssen im Verdauungstrakt noch gespalten und zerlegt werden, weshalb die Verdauungsleistung des Dünndarms nicht wesentlich gestört sein darf. Sie werden flüssig oder als Pulver zum Anrühren angeboten und können sowohl über eine enterale Sonde gegeben als auch getrunken werden. Meist sind nährstoffdefinierte Diäten vollbilanziert, d. h. sie decken den gesamten Nährstoffbedarf des Körpers vollständig ab, wenn sie in ausreichender Menge gegeben werden. Mittlerweile werden viele Produkte auch mit ausreichend Ballaststoffen angeboten. Es gibt spezielle Zubereitungen für verschiedene Erkrankungen, die dem jeweiligen Nährstoffbedarf und der Stoffwechsellage angepasst sind (z. B. bei Diabetes mellitus, **Tab. 3.8**).

**Chemischdefinierte Diäten (CDD).** Diese Sondenkost ist bei stark beeinträchtigter Verdauungs- und Resorptionsleistung des Darms einsetzbar und wird auch „Astronautenkost" genannt. Sie besteht aus niedermolekularen Bestandteilen, wie Einfach- und Zweifachzuckern, einzelnen Aminosäuren, mittelkettigen Fettsäuren (MCT), und enthalten keine Ballaststoffe. Diese Nährstoffe können auch bei gestörter Ver-

**Tab. 3.8** ··➛ Unterschiedliche Sondennahrungsprodukte zur Durchführung einer enteralen Ernährung (nach Biesalski u. a., 2004)

| ***Produkt*** | ***Besonderheiten*** |
|---|---|
| **Formeldiät** (nährstoffdefinierte Diät) | |
| Fresubin flüssig | |
| Fresubin plus | Ballaststoffe |
| Fresubin plus Sonde | Ballaststoffe |
| Salvimulsin Standard | |
| Nutricomp Intensiv | |
| **Formeldiät mit hoher Energiedichte** | |
| Fresubin 750 MCT | bei hohem Energiebedarf, Flüssigkeitsrestriktion |
| Nutricomp F | |
| **Formeldiät bei diabetischer Stoffwechsellage** | |
| Fresubin diabetes | langsam resorbierbare Kohlenhydrate |
| **Peptid-Oligopeptiddiäten (niedermolekular)** | |
| Survimed OPD | voll resorbierbar, bei Malassimilation |
| Nutricomp Peptid | |
| Peptisorb flüssig | |
| **Krankheitsspezifische Formeldiät** | |
| Fresubin hepa | reich an verzweigtkettigen Aminosäuren, bei hepatischer Enzephalopathie |
| Nutricomp hepa | |
| Survimed renal | eiweißarm, flüssigkeitsreduziert, bei Niereninsuffizienz |

dauungsleistung, z. B. bei schweren Darmerkrankungen oder Darmtumoren, aus dem Darm aufgenommen (resorbiert) werden. Allerdings muss bei den meisten Präparaten eine bis in das Jejunum reichende Sonde (PEJ oder nasojejunale Sonde, **Abb. 3.17**) gelegt werden und es kommt häufig zu starker Obstipation (Verstopfung). Wegen der Aminosäuren haben die Präparate einen unangenehmen Geschmack und eignen sich nicht zum Trinken. Im Gegensatz zur nährstoffdefinierten Sondenkost wird die chemischdefinierte deshalb in der Altenpflege eher selten verwendet.

**Energiebedarf.** Die Berücksichtigung des individuellen, aktuellen Energiebedarfs ist in der Ernährungslehre generell und bei der künstlichen Ernährung ganz besonders wichtig! Im Alter ist der Grundumsatz und damit der Energiebedarf zwar erniedrigt, man muss aber immer die besondere Situation des Kranken berücksichtigen: Bei schweren Infektionen (z. B. schwere Lungenentzündung oder Dekubitus) steigt der Energiebedarf um ca. 50 % (s. a. Energiebilanz, S. 34, S. 35). Da sich der Bedarf schnell ändern kann, liegt die angemessene Reaktion häufig in den Händen der Altenpflege.

## Mangelernährung im Alter

**B** *Herr Leitner will eigentlich nur ein Rezept in der Praxis von Frau Dr. Kaspar abholen, doch die Ärztin bittet ihn ins Sprechzimmer, weil er sich seit seinem letzten Besuch so stark verändert hat. Der 72-Jährige berichtet, dass er seit dem Tod seiner Frau vor einem Jahr an Appetitlosigkeit, Schwäche, Hautveränderungen sowie Gelenkschmerzen leide und ca. 20 kg abgenommen habe. Dr. Kaspar macht eine Laboruntersuchung, bei der sich ein Blutmangel (Anämie) zeigt und befürchtet deshalb eine Krebserkrankung. Sie weist Herrn Leitner am nächsten Tag in die Innere Abteilung des Städtischen Krankenhauses zur Abklärung ein. Auch dort vermuten die Ärzte eine Tumorerkrankung und veranlassen folgende Untersuchungen: Routinelabor, Tumormarker, Ultraschall (Sonographie) der Bauchorgane, des Herzens und der Schilddrüse, Computertomographie des Schädels (cCT) und zuletzt Spiegelung von Magen (Gastroskopie) und Dickdarm (Koloskopie). In allen Untersuchungen werden außer einer Blutarmut, einer Osteoporose und einem geringen Eiweißmangel unauffällige Ergebnisse gefunden, sodass Herr Leitner Eisentabletten verordnet bekommt und nach Hause entlassen wird. Zwei Monate später wird Dr. Kaspar zu einem Hausbesuch bei Herrn Leitner gerufen, er ist mittlerweile vollkommen bettlägrig, hat weitere 5 kg abgenommen, leidet unter wiederkehrenden Kollapszuständen und hat am Gesäß ein beginnendes Druckgeschwür (Dekubitus). In ihrer Verzweiflung schaltet die Hausärztin Schwester Ingeborg vom Pflegedienst „Pflege daheim" ein und bittet sie, ihr bei der Behandlung der Mangelernährung von Herrn Leitner zu helfen.*

**D** *Von Mangelernährung (Malnutrition) spricht man, wenn durch unzureichende Zufuhr im Körper ein Mangel an Nährstoffen besteht. Bei älteren Menschen handelt es sich hauptsächlich um eine mangelhafte Aufnahme von Kohlenhydraten und Proteinen, weshalb die Mangelernährung mit Untergewicht (Body Mass Index <20 kg/m$^2$) einhergeht.*

Ursache ist die Fehlernährung, also die mangelnde Zufuhr mit Nährstoffen, Folge ist eine Unterversorgung des Körpers mit bestimmten Nährstoffen. Deshalb kann auch bei Normal- oder Übergewicht eine Mangelernährung für bestimmte Nährstoffe bestehen, was im Alter allerdings nur eine untergeordnete Rolle spielt: zwischen 10 und 30 % aller 75-Jährigen sind klinisch unterernährt.

**M** *Nach den offiziellen Leitlinien der DGEM (Deutsche Gesellschaft für Ernährungsmedizin) beginnt das Untergewicht im Alter ab einem BMI kleiner als 20 kg/m$^2$, nach Expertenmeinung sollte ein höherer Wert (BMI unter 22 kg/m$^2$) als Grenze genommen werden. Wichtig ist außerdem die richtige Verwendung der Körpergröße: am besten sollte die ursprüngliche Größe eingesetzt werden, nicht die aktuell gemessene.*

### Ursachen

Grundlage für die Mangelernährung ist eine geringere Aufnahme von Nährstoffen als der Körper benötigt. Die Gründe sind bei älteren Menschen vielfältig **(Abb. 3.18)**:

| | |
|---|---|
| **V**erdauungssystem | Tumoren, chronische Entzündungen |
| **I**nfektionen | TBC, chronische Harnwegsinfekte |
| **E**inkaufen | Mobilitätsprobleme, Armut |
| **R**astlos | Bewegungsdrang, z.B. bei Demenz |
| **Z**ahnstatus | Zahnprothesen, Karies |
| **U**mfeld | Vereinsamung, Partnerverlust |
| **S**chluckstörungen | Hirninfarkt, M. Parkinson |
| **A**lkohol | |
| **M**edikamente | Digitalis, Diuretika, Chemotherapie |
| **M**und | Tumoren, Verlust des Geschmacksinns |
| **E**motional | Depression |
| **N**ahrung | Diäten |

**Abb. 3.18** ···› **Mangelernährung.** Gedächnisstütze: „Vier zusammen" – Ursachen der Mangelernährung.

- *Appetitverlust:* Durch die erhebliche Abnahme von Sinneszellen im Alter nimmt die Geschmacks- und Geruchswahrnehmung ab.
- *Durstempfinden:* Beim älteren Menschen lässt das Durstempfinden im zentralen Nervensystem generell nach, es kann zu Flüssigkeitsmangel und unzureichender Nährstoffzufuhr kommen (v. a. Mineralstoffe).
- *Zahnstatus:* Die Nahrungsaufnahme wird durch schlecht sitzende Zahnprothesen, Karies oder Parodontose erheblich beeinträchtigt.
- *Verdauungssystem:* Chronisch entzündliche Darmerkrankungen (Colitis ulcerosa, Morbus Crohn, S. 306) führen zu einer geringeren Nährstoffaufnahme im Darm, Magengeschwüre oder Tumoren (Speiseröhre, Magen, Dickdarm) verursachen Verdauungsstörungen.
- *Hormonerkrankungen:* Schilddrüsenüberfunktion (Hyperthyreose).
- *Körperliche Behinderung:* Halbseitenlähmungen nach einem „Schlaganfall" oder schwere rheumatische Gelenkserkrankungen behindern Nahrungszubereitung und -aufnahme.
- *Diät:* Diätempfehlungen führen im Alter häufig zu Mangelernährung und sind deshalb genau abzuwägen (z. B. beim Diabetes mellitus, bei Fettstoffwechselstörungen).
- *Medikamente:* Die Einnahme von 5 Medikamenten per se führt zu einem Appetitverlust, typische Beispiele sind NSAR (Antirheumatika), Digitalis (Digoxin), Diuretika, Sedativa (Benzodiazepine, Haldol) und Chemotherapeutika.
- *Psychiatrische Erkrankungen:* Bei bis zu einem Drittel der Unterernährten im Alter wird eine Depression gefunden! Demente können einfach vergessen, Nahrung aufzunehmen. Bei psychomotorischen Unruhezuständen steigert sich der Energieverbrauch erheblich.
- *Einkaufen:* Wegen Altersarmut werden mangelhafte oder zu wenig Lebensmittel eingekauft, Einschränkungen der Bewegungsfähigkeit können Schwierigkeiten beim Nahrungsmitteleinkauf verursachen.
- *Umfeld:* Ältere Menschen essen signifikant weniger, wenn sie Mahlzeiten alleine oder in einer fremden Umgebung einnehmen.

**M** *Auch die Ernährung über eine Magensonde (PEG) schützt nicht vor Mangelernährung: in bis zu 80 % der Fälle werden weniger als 2000 kcal verabreicht, bei einer Gabe von 1000 ml (2 Flaschen Sondenkost) besteht bezüglich Kalorien und Vitaminen häufig Mangelversorgung!*

### Symptome

Durch eine sorgfältige Beobachtung des Körpers lassen sich die meisten Zeichen einer Mangelernährung erkennen:

- Auszehrung (Kachexie): Durch die Unterversorgung des Organismus kommt es vor allem zur Abnahme des Muskelgewebes (Sarkopenie) und des Fettgewebes unter der Haut (subkutan),
- die Betroffenen wirken mager und ausgezehrt: Knochen an Schulterblättern und Becken treten hervor, die Hautfalten an Bauch und Gesäß sind auffällig schlaff,
- Kraftlosigkeit,
- Abwehrschwäche,
- Austrocknung (Exsikkose): tritt häufig bei Mangelernährung auf, typische „stehende" Hautfalten nach Abheben an Wange oder Handrücken, trockene, „borkige" Mundschleimhaut,
- spezielle Veränderungen an der *Haut*, den *Augen* und am *Mund* **(Tab. 3.9)**.

### Diagnostik

Die Beurteilung der Mangelernährung erfolgt mit Hilfe des Body Mass Index (S. 33). Dafür ist das regelmäßige Wiegen der Betroffenen nötig – im Normalfall unproblematisch, bei Immobilität zuweilen nur mit großem Aufwand möglich.

Wichtiger als das absolute Gewicht zu einem Zeitpunkt ist die Gewichtsentwicklung: Ein Gewichtsverlust von 5 % in 1 Monat oder 10 % in 6 Monaten ist ein deutliches Alarmzeichen für Mangelernährung. Hilfreich ist die Anwendung von standardisierten Fragebögen zur Ernährungssituation wie dem MNA oder NRS 2002, die in wenigen Minuten vom Altenpflegeteam erhoben werden können (aus Internet herunterladbar unter www.dgem.de). Daneben müssen der Zahnstatus überprüft und durch eine körperliche Untersuchung mögliche Hinweise auf Mangelernährung erfasst werden. Mittlerweile wird von den Pflege- und Krankenkassen eine engmaschige Erfassung des BMI und damit des Gewichts gefordert und überprüft. Bei den laborchemischen Blutuntersuchungen ist das Albumin ein wichtiger Parameter für Mangelernährung, weitergehende Untersuchungen, wie Hautfaltenmessung und Bioimpedanzmessung (BIA), sind im ambulanten Bereich nicht notwendig.

**Tab. 3.9** ⇢ Typische Zeichen einer Mangelernährung

| *Organ* | *Befund* | *Möglicher Mangel an* |
|---|---|---|
| Haut | „stehende Hautfalten" | Wasser |
| | Unterhautblutungen | Vitamin C, Vitamin K |
| | Flüssigkeitseinlagerungen (Ödeme) | Eiweiß, Vitamin $B_1$ |
| | Blässe | Eisen, Folsäure, Biotin, Vitamin $B_{12}$ und $B_6$ |
| | schlechte Wundheilung | Vitamin C, Eiweiß, Zink |
| Augen | blasse Bindehaut | Eisen, Folsäure, Vitamin $B_{12}$, $B_6$, $B_2$ |
| | Lichtempfindlichkeit | Zink |
| Mund | entzündete Zunge | Eisen, Folsäure, Vitamin $B_{12}$, $B_6$, $B_2$ |
| | Zahnfleischentzündung | Vitamin C |
| | Schleimhauteinrisse, entzündeter Gaumen | Eisen, Eiweiß, Vitamin $B_2$ |
| Nervensystem | Verwirrtheit | Wasser, Vitamin $B_1$, $B_2$, $B_{12}$ |
| | Lähmung oder Muskelschwäche der Beine | Vitamin $B_1$, $B_6$, $B_{12}$ |
| | Gangunsicherheit, breitbasiger Gang | Vitamin $B_{12}$ |
| | Muskelzuckungen oder Krämpfe | Kalzium, Magnesium, Vitamin $B_6$ |

### Komplikationen

Mangelernährung darf nicht einfach als persönliche Konstitution hingenommen werden („Mutter war schon immer eine halbe Portion"), sie erhöht das Krankheitsrisiko und die Heilungsdauer!

- ⇢ Ein dauerhafter Gewichtsverlust von mehr als 5 % verdoppelt das Risiko, pflegebedürftig zu werden bei Normalgewichtigen über dem 70. Lebensjahr.
- ⇢ Bei zahlreichen Erkrankungen (z. B. Schenkelhalsfrakturen) konnte beobachtet werden, dass ein niedriges Körpergewicht (BMI unter 22) ungünstigen Einfluss auf Heilung und Überleben hat.
- ⇢ Ab einem BMI unter 23,5 ist die Sterblichkeit umso höher, je niedriger der BMI ist (linearer Zusammenhang).

### Therapie

Die Behandlung der Mangelernährung sollte nach einem Stufenmodell erfolgen **(Abb. 3.19)**: An erster Stelle steht das Erkennen der Ursachen, oft handelt es sich um mehrere Faktoren unterschiedlicher Natur. So weit möglich müssen diese behandelt werden, auch wenn sie häufig nicht vollständig ausgeschaltet werden können, z. B. Optimierung der Zahnprothesen, Reduktion der Medikamente, Behandlung der verursachenden Erkrankungen, Anpassung der Diätempfehlungen etc. Besteht eine Unterversorgung mit einem speziellen Nährstoff, so muss dies behoben werden, z. B. durch die isolierte Gabe eines Mineralstoffs (Magnesium, Kalzium oder Eisen) oder von Vitaminen (Vitamin-$B_{12}$-Spritzen).

Auch in der nächsten Stufe werden die Ursachen über eine Anpassung der Pflegeziele „in Angriff genommen": Rücksicht auf die individuelle Wunschkost und attraktive Speisen, Beeinflussung der Umgebungsfaktoren und Essen in Gemeinschaft, Einsatz von Hilfsmitteln zur selbstständigen Nahrungsaufnahme (Nagelbrett, Griffverdickungen o. ä., **Abb. 3.16**).

Haben diese Maßnahmen keinen Erfolg, sollten in der nächsten Stufe die Mahlzeiten angereichert werden. Dafür können geschmacksneutrale Pulver, die Kohlenhydrate (z. B. Maltodextrin) oder Eiweiß (z. B. Protein 88) enthalten, in das Essen eingerührt werden. Zusätzlich können zwischen den Mahlzeiten Trinksupplemente angeboten werden, die aus vollbilanzierter, hochkalorischer Trinknahrung bestehen (z. B. Fresubin energy).

Nur als allerletzte Maßnahme sollte die Anlage einer Magensonde entweder über die Nase oder eine PEG (S. 37) vorgenommen werden, über die dann Sondenkost verabreicht werden kann. Trotzdem sollte weiterhin die Nahrungsaufnahme über den Mund (außer bei Schluckstörungen) versucht werden und immer wieder überprüft werden, ob die „Magensonde" weiter notwendig ist oder entfernt werden kann. Die Anlage einer PEG-Sonde und die Ernährung darüber ist eine schwerwiegende Entscheidung, bei der nicht nur medizinische, sondern auch persönliche und ethische Gesichtspunkte berücksichtigt werden müssen (Hilfestellung für die Entscheidung unter www.dgem.de).

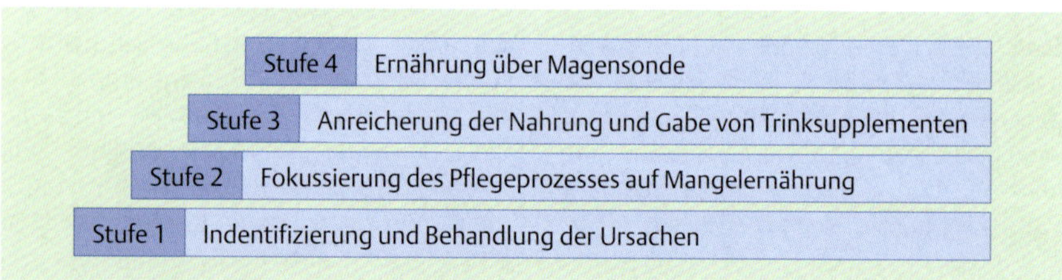


**Abb. 3.19** ⇢ **Stufentherapie.** Die Stufentherapie der Mangelernährung im Alter (nach Wirth, 2004).

**B** *Fortsetzung des Fallbeispiels von Herrn Leitner: Schwester Ingeborg besucht Herrn Leitner am nächsten Tag. Sie lässt sich die Wohnung zeigen und Herrn Leitner aus seinem Leben erzählen – anfangs allerdings sehr zögerlich. „Seit dem Verlust meiner Ehefrau macht mir nichts mehr Freude. Morgens komme ich überhaupt nicht auf die Beine, für das Essen habe ich dann einfach kein Interesse!" Er wirkt trotz seiner Niedergeschlagenheit eher teilnahmslos. Sie erfragt seine Lieblingsgerichte und lässt sich seine vernachlässigte Küche zeigen. Herr Leitner klagt, dass seine Zahnprothese nicht mehr ordentlich passt und Schmerzen beim Kauen verursacht.*

*Schwester Ingeborg nimmt noch einmal Kontakt mit Frau Dr. Kaspar auf, schildert die für eine Depression typischen Symptome und bittet darum, einen Psychiater hinzuzuziehen. Dieser leitet eine Behandlung mit Antidepressiva ein. Schwester*

*Ingeborg veranlasst die Anpassung der Zahnprothese und organisiert mit Herrn Leitners Nachbarin regelmäßige Einkäufe. Sie erstellen einen Ernährungsplan mit einer erhöhten Menge an Eiweißen und Kohlenhydraten. Wenn sie bei ihren zweimal täglichen Besuchen zur Versorgung des Dekubitus in die Wohnung kommt, stellt sie Herrn Leitner immer ein Stück seiner Lieblingsschokolade auf den Tisch. Trotzdem nimmt er in den folgenden Wochen nur langsam zu, der Dekubitus hingegen wird zunehmend schlechter. Auch mit zusätzlich angebotener „Astronautenkost" nimmt Herr Leitner nicht wesentlich an Gewicht zu.*
*Deshalb überzeugen ihn Schwester Ingeborg und Frau Dr. Kaspar, vorübergehend eine PEG-Sonde legen zu lassen. Sie können ihn damit zusätzlich zu seinem Essen mit hochkalorischer, eiweißreicher Sondenkost versorgen. Damit kommt der Durchbruch. Schon nach einem Monat hat er über 5 kg zugenommen, der Dekubitus bessert sich deutlich und sogar seine Stimmung hellt sich auf. Kurz darauf kann er zum ersten Mal seit Monaten wieder die Wohnung alleine zum Einkaufen verlassen. Nach einem halben Jahr hat er sein übliches Gewicht mit einem Body Mass Index von 25 kg/m² wieder erreicht, sodass die PEG-Sonde wieder entfernt werden kann.*

## Spezielle Ernährung bei ernährungsabhängigen Erkrankungen

Die Anpassung der Ernährung spielt bei vielen ernährungsabhängigen und ernährungsbedingten Krankheiten eine sehr wichtige Rolle und wird leider viel zu selten ernsthaft durchgeführt. Diese Maßnahmen stellen einen bedeutenden Baustein der Therapie einer Erkrankung dar und sollten deshalb immer von ärztlicher Seite angeordnet, überwacht, und vor allem ernst genommen werden!

Unter einer **Ernährungstherapie** versteht man alle Maßnahmen, die durch die Beeinflussung der Ernährung den Krankheitsverlauf verbessern sollen. Sie unterstellt das Vorliegen einer ernährungsbedingten oder ernährungsabhängigen Krankheit und wendet sich also an Kranke. **Ernährungsberatung** wendet sich an Gesunde und bietet Informationen zur gesunden Ernährung, Verminderung von Risikofaktoren, Verbraucherschutz oder persönlichem Essverhalten (S. 35).

Die Maßnamen der Ernährungstherapie folgen den Besonderheiten des Stoffwechsels bei einer Erkrankung und sind in ihrer Wirksamkeit überprüft worden. Auch die vorbeugenden Ernährungsmaßnahmen der Ernährungsberatung beruhen auf wissenschaftlichen Erkenntnissen. Es gibt zahlreiche Ernährungstipps mit erwiesener Wirksamkeit, wie jod- und kalziumreiche Ernährung in der Jugend, oder die Erkenntnisse über die Schäden durch Übergewicht. Daneben existieren in der Laienpresse allerdings viele „Vorbeuge-Diäten", deren Wirksamkeit fraglich oder nicht gesichert ist, z. B. zum Schutz vor Krebs oder Alzheimer-Demenz.

Aufgrund des ganzheitlichen Konzepts unseres Lehrbuchs und um Wiederholungen zu vermeiden, werden die einzelnen Diätmaßnahmen bei ernährungsabhängigen Erkrankungen im Teil II jeweils in den entsprechenden Kapiteln der speziellen Krankheitslehre unter dem Punkt **Ernährung** ausführlich behandelt:

- Diabetes mellitus (Kap. 14, S. 278),
- Cholesterinerhöhung (Hypercholesterinämie) (Kap. 13, S. 273),
- Niereninsuffizienz (Kap. 16, S. 333),
- Leberinsuffizienz (Kap. 15, S. 319),
- Gicht (Kap. 13, S. 271),
- Osteoporose (Kap. 9, S. 170),
- Rheumatische Arthritis (Kap. 9, S. 194).

## Adipositas

D *Adipositas (Fettsucht) bedeutet eine übermäßige Bildung von Fettgewebe.*

Neben dem BMI **(Tab. 3.10)** spielt auch das Fettverteilungsmuster im Körper eine wichtige Rolle. Bildet sich das Fettgewebe überwiegend am Bauch („Bierbauch"), ist das Risiko für Stoffwechsel- und Herz-Kreislauf-Erkrankungen deutlich erhöht **(Tab. 3.11)**.

M *Ab dem 70. Lebensjahr haben Menschen mit einem BMI von 25–29,9 (leichte Adipositas) eine signifikant höhere Lebenserwartung als Normalgewichtige dieser Altersgruppe. Schwere Erkrankungen (z. B. Dekubitus) kommen in dieser Gruppe seltener vor und heilen schneller!*

### Häufigkeit

Der Anteil der Übergewichtigen (BMI über 30 kg/m²) liegt in Deutschland bei den Erwachsenen konstant bei ca. 20 %, d. h. jeder fünfte ist übergewichtig. Allerdings gibt es in den letzten Jahren eine drastische Zunahme der übergewichtigen Jugendlichen, die dann für den Rest ihres Lebens mit dem Problem Übergewicht und seinen Komplikationen konfrontiert sind. Im Alter nimmt der Anteil Übergewichtiger ab, hauptsächlich wegen der erhöhten Sterblichkeit von Übergewichtigen, aber auch wegen der geringeren Kalorienaufnahme.

**Tab. 3.10** Einteilung der Adipositas und Auswirkungen auf die Gesundheit im Alter

| *Body-Mass-Index (kg/m²)* | *Einteilung* | *Risiko für Begleiterkrankungen und Sterblichkeit im Alter* |
|---|---|---|
| weniger als 25 | Normalgewicht | |
| 25–29,9 | leichtes Übergewicht (Präadipositas) | eher erhöhte Lebenserwartung im Vergleich zu Normalgewichtigen |
| 30–40 | starkes Übergewicht (Adipositas Grad I–II) | erhöhtes Risiko und Sterblichkeit |
| über 40 | sehr starkes Übergewicht (Adipositas Grad III) | sehr hohes Risiko und Sterblichkeit |

**Tab. 3.11** Verteilung des Risikos für Herz-Kreislauf-Erkrankungen in Abhängigkeit vom Taillenumfang (in cm) (nach Biesalski u. a., 2004)

| *Geschlecht* | *erhöhtes Risiko* | *deutlich erhöhtes Risiko* |
|---|---|---|
| Männer | > 94 cm | > 102 cm |
| Frauen | > 80 cm | > 88 cm |

**Ursachen**

- Genetische Veranlagung: Übergewicht kommt familiär gehäuft vor,
- soziale Faktoren: sitzende Tätigkeit, fehlende Freizeitbeschäftigung, Armut, körperliche Vereinseitigung,
- Störungen im Essverhalten: Übergewichtige essen häufiger und schneller, das Sättigungsgefühl stellt sich später ein,
- Gewichtsregulation: die Hormone Leptin, Kortisol, Insulin und das Schilddrüsenhormon Thyroxin steuern den Aufbau von Fettgewebe,
- zu hohe Aufnahme von Fetten und Kohlehydraten in der Nahrung,
- Bewegungsarmut.

**Komplikationen**

- Diabetes mellitus Typ 2,
- koronare Herzerkrankung,
- Lungenfunktionseinschränkungen,
- Cholesterinerhöhung und Fettstoffwechselerkrankungen,
- Fettleber,
- erhöhter Harnsäurespiegel und Gicht,
- degenerative Gelenkerkrankungen (Gelenksverschleiß am Knie und Hüftgelenk, Wirbelsäule),
- Erhöhung des Krebsrisikos.

**Therapie**

Die Therapie der Adipositas steht auf 3 Säulen, die immer zusammen angewendet werden sollten; langfristig betrachtet bringt eine einzelne Maßnahme, wie eine Diät, alleine keinen Erfolg:

- Säule 1: Ernährungsumstellung,
- Säule 2: körperliche Bewegung,
- Säule 3: psychische Unterstützung und Verhaltenstraining,
- Säule 4: Beim Versagen des ernsthaften Einsatzes aller 3 Säulen können folgende Maßnahmen eingesetzt werden: Medikamente (Psychopharmaka, Appetithemmer), Magenverkleinerungsoperation, Fettgewebsabsaugung.

### Säule 1: Ernährungsumstellung

Es gibt eine unüberschaubare Anzahl an Diäten und gleichzeitig eine große Anzahl von Menschen mit Übergewicht, die trotz größter Anstrengungen keinen Erfolg beim Abnehmen haben. Die Therapie einer Adipositas muss langfristig angelegt werden. Kurzfristige Erfolge werden häufig durch Wiederzunahme zunichte gemacht („Jo-Jo-Effekt"), was wiederum beim Betroffenen Schuldgefühle auslösen kann. Es gibt eine Vielzahl von unterschiedlichen Diätformen, zum Teil entsprechen sie nicht den Empfehlungen der anerkannten Ernährungsmediziner (sog. Außenseiterdiäten). Wir wollen im Folgenden einen umfassenden Überblick über alle angewandten Diätformen geben.

**M** *Da alle Diätformen erheblichen Einfluss auf den Stoffwechsel des Körpers haben, sollten sie unter ärztlicher Aufsicht durchgeführt werden. Es kann zu massiven Komplikationen, wie Gichtanfällen oder Nährstoffmangel, kommen.*

**Reduktionsdiät.** Das Prinzip der Reduktionsdiät ist einfach (im Volksmund „FdH = Friss die Hälfte"). Um eine langfristige Gewichtsabnahme zu erzielen, muss die tägliche Kalorienaufnahme mindestens um 600 kcal unter dem Energieverbrauch liegen. So lässt sich über einen längeren Zeitraum (bis zu einem halben Jahr) ein Gewichtsverlust von ca. 0,5 kg pro Woche erreichen. Damit der Körper trotzdem mit ausreichend Nährstoffen versorgt wird, sollten folgende Prinzipien für die Nährstoffzusammensetzung eingehalten werden (nach Biesalski u. a., 2004).

Nährstoffzusammensetzung:

- 50–55 % Kohlenhydrate (vorzugsweise komplexe Kohlenhydrate),
- 15–20 % Eiweiß (hochwertige Proteine),
- 30–35 % Fett, davon je ein Drittel gesättigte, einfach ungesättigte und mehrfach ungesättigte Fettsäuren.

Ernährungsprinzipien:

- Fett reduzieren: fettarme und fettreduzierte Lebensmittel vorziehen; fettreiche Produkte nur in sehr kleinen Mengen; tierische Fette durch pflanzliche Öle und Fette ersetzen (sehr sparsame Verwendung!),
- zuckerhaltige Produkte reduzieren: Süßstoffe können Zucker, v. a. in Getränken, gut ersetzen,
- auf Alkohol weitgehend verzichten,
- zusätzliche Vitamin- und Mineralstoffpräparate sind nicht erforderlich.

**Beispiel.** Ein 60 Jahre alter Mann mit 100 kg Körpergewicht hat bei überwiegend stehender und sitzender Tätigkeit einen Energieverbrauch von ca. 2400 kcal. Um langfristig Gewicht abzunehmen, darf er täglich max. 1800 kcal zu sich nehmen, außer er erhöht den Energieverbrauch über die Maßnahmen aus der 2. Säule (körperliche Bewegung, Sport). Bedingung für den Erfolg dieser Diät ist also ein sorgfältiges Bilanzieren der Nahrung nach ihrem Kaloriengehalt.

Es gibt zahlreiche Abwandlungen der Reduktionsdiät, wie z. B. vegetarische Kostformen oder Vollwertkost mit Kalorienbeschränkung. Daneben kann die Fettzufuhr auf max. 50 g pro Tag begrenzt werden, bei relativ großzügigem Verzehr von komplexen Kohlenhydraten (Vollkornprodukten).

**Drastische Reduktionsdiät (z. B. „1000-Kalorien-Diät").** Bei dieser Diät wird die tägliche Kalorienzufuhr extrem eingeschränkt. Je nach Diät liegt die obere Grenze bei 300–1000 kcal. Da es zu erheblichen Komplikationen für den Stoffwechsel kommen kann, ist eine medizinische Aufsicht mit regelmäßigen Laboruntersuchungen unbedingt nötig. Aufgrund der massiven Nährstoffunterversorgung darf sie nicht länger als 3 Monate angewendet werden. Angewendet wird diese Diätform z. B. vor Hüftgelenksoperationen oder zur Einleitung einer „normalen Reduktionsdiät".

Eine Sonderform sind die sog. Formuladiäten, dabei werden industriell vorgefertigte Trinklösungen mehrmals täglich eingenommen, die den Grundbedarf an allen Nährstoffen einschließlich Vitaminen und Mineralstoffen decken. Vorteil des Verfahrens ist, dass man nicht „Kalorien zählen" muss. Nachteil ist der eintönige Geschmack, die hohen Kosten und die ausbleibende Änderung des Essverhaltens.

**Außenseiterdiäten.** Die meisten dieser Diätformen beinhalten das Prinzip der Trennkost. Das heißt, die einzelnen Mahlzeiten enthalten hauptsächlich einen bestimmten Nährstoff, also z. B. nur Eiweiß und Fett ohne Kohlenhydrate (reine Fleischkost).

**Atkins-Diät.** Bei dieser Diät gibt es keine Begrenzungen bezüglich der Kalorien, allerdings eine starke Einschränkung der Kohlenhydrate (also: kein Obst, keine Kartoffeln, Nudeln, Reis oder Vollkornprodukte). Eiweißreiche Lebensmittel, wie Fleisch, Fisch, Eier, Speck, dürfen ohne Beschränkung gegessen werden. Ernährungsmedizinisch bestehen erhebliche Bedenken, weil die Nährstoffzufuhr unausgeglichen ist und der hohe Fettanteil ungünstig bei Gefäßerkrankungen sein soll. Diese Bedenken haben sich aber bisher in den großen wissenschaftlichen Untersuchungen der unterschiedlichen Diätformen nicht bestätigt.

**Trennkost (nach Dr. Hay).** Bei dieser Diät werden die Mahlzeiten in eiweißreiche und kohlenhydratreiche getrennt und jeweils auch nur aus den beiden Gruppen zubereitet. Grundlage ist die ernährungsphysiologisch nicht nachvollziehbare Theorie, dass Eiweiß und Kohlenhydrate nicht gleichzeitig verwertet werden können. Die Nahrung besteht zu 80% aus sog. „Basenbildnern“, wie Obst, Gemüse und Milch, zu 20% aus „Säurebildnern“, wie Fleisch, Fisch, Käse und Getreide. Auch mit dieser Diätform lässt sich nachgewiesenermaßen eine dauerhafte Gewichtsreduktion erreichen.

**Glyx-Diät.** Grundlage dieser Diätform sind die Wirkungen des Hormons Insulin, das von der Bauchspeicheldrüse ausgeschüttet wird, wenn der Blutzuckerspiegel ansteigt (S. 278). Nur in Anwesenheit von Insulin können die in der Nahrung aufgenommenen Kohlenhydrate in das Fettgewebe des Körpers eingebaut werden. Außerdem führt eine hohe Insulinausschüttung schnell zum Sinken des Blutzuckers und damit zum Heißhungergefühl. Bei der Glyx-Diät werden die Nahrungsmittel nach ihrem glykämischen Index (Glyx) ausgesucht, d. h. wie schnell der Blutzucker nach dem Verzehr ansteigt. Lebensmittel mit einem hohen glykämischen Index sind z. B. Weißbrot, gesüßte Säfte oder Kartoffelpüree und sollten gemieden werden. Außerdem wird versucht, kohlenhydratreiche Mahlzeiten von fettreichen zu trennen, so dass selbst nach dem Verzehr von Fett durch die fehlende Ausschüttung von Insulin dieses nicht ins Fettgewebe aufgenommen werden kann.

#### Säule 2: Körperliche Bewegung

Ein erhöhter Kalorienverbrauch ist in diesem Rahmen durch körperliches Training möglich. Wichtig ist vor allem die Regelmäßigkeit der sportlichen Aktivitäten zum anderen die richtige Auswahl und Intensität der Sportart. Sinnvoll sind moderate Ausdauersportarten, wie Radfahren, Schwimmen, Wandern, Nordic-Walking.

#### Säule 3: Psychische Unterstützung und Verhaltenstraining

Bei allen wissenschaftlichen Untersuchungen der unterschiedlichen Diätformen hat sich gezeigt, dass ein dauerhafter Erfolg einer Diät viel wahrscheinlicher ist, wenn die Betroffenen psychische Unterstützung bei der Umstellung ihres Essverhaltens bekommen. Die Bandbreite reicht von Selbsthilfegruppen über kommerziell geführte Gruppen, wie Weight Watchers, Kochkurse bei den Volkshochschulen, Ernährungsgruppen der Krankenkassen, bis hin zur professionellen psychologischen Unterstützung durch einen Psychotherapeuten. Aber auch die „Selbsthilfegruppe“ Familie kann diese stützende Aufgabe übernehmen.

### Prognose

In allen wissenschaftlichen Untersuchungen der unterschiedlichen Diätformen hat sich gezeigt, dass alle Methoden ungefähr gleich wirksam sind, der Erfolg einer Diät hängt vor allem vom Durchhaltevermögen des Einzelnen ab.

**M** *Ein leichtes Übergewicht (BMI zwischen 25 und 29,9) sollte im Alter nach derzeitigem Wissensstand toleriert werden.*

## Ernährung bei bösartigen Tumoren

Bei der Hälfte aller an einem Tumor erkrankten Personen treten Gesundheitsstörungen auf, die mit der Ernährung zusammenhängen. Deshalb sind auch rund die Hälfte der Betroffenen mangelernährt, bei ca. 1/5 wird die Unterernährung sogar als Todesursache angenommen.

### Ursachen

- Bei Tumoren des Verdauungstraktes kann die Nahrungsaufnahme oder Passage durch Verengungen (Stenosierung) behindert sein.
- Bei vielen Tumoren steigt der Energiebedarf des Körpers um bis zu 1/3, hauptsächlich werden mehr Proteine verbraucht.
- Appetitlosigkeit: Trotz des erhöhten Energiebedarfs haben Krebskranke fast immer mangelnden Appetit.
- Chemotherapie und Strahlentherapie: Bei vielen Tumortherapien treten als Nebenwirkungen Übelkeit, Erbrechen, Durchfall und Appetitlosigkeit auf.
- Schmerzen fördern die Appetitlosigkeit.

### Allgemeine Ernährungsempfehlungen bei Tumorerkrankungen

- Nach Möglichkeit sollte die Nahrungsaufnahme über den Mund (oral) erfolgen. Verliert ein Tumorkranker trotz ausgewogener Nahrung Gewicht, so sollten zusätzlich Nahrungssupplemente (S. 36) angeboten werden. Reicht dies nicht aus, so kann eine zusätzliche Sondenernährung über eine PEG oder Nasensonde diskutiert werden.
- Ernährung den Vorlieben des Betroffenen anpassen: Nie zum Essen zwingen! Nicht verzehrte Mahlzeiten zurückstellen und evtl. später noch einmal anbieten.
- Es sollte eine vollwertige Kost gewählt werden, die dem erhöhten Energiebedarf angepasst und vor allem eiweißreich ist.
- Appetitsteigernde Arzneimittel: Bis jetzt ist nur bei Kortison ein appetitsteigernder Effekt nachgewiesen, allerdings nur zeitlich begrenzt. Wahrscheinlich gilt dies auch für den Cannabis-Wirkstoff THC.
- Obstipation: Viele Tumorkranke erhalten Opiate als Schmerzmittel. Die einzige, allerdings regelmäßig auftretende Nebenwirkung ist die Darmträgheit und daraus folgend eine Obstipation (Verstopfung). Wenn keine anderen Gründe (s. unten) dagegensprechen, sollte ballaststoffreiche Nahrung bevorzugt werden. Zusätzlich sind meistens Laxanzien (z. B. Laktulose) notwendig.
- Rein theoretisch sind Genussmittel wie Alkohol oder Zigaretten ungünstig, weil sie eine zellschädigende Wirkung haben. Letztendlich muss der Betroffene selbst entscheiden, auf welche Genüsse er in diesem Lebensabschnitt verzichten will. Alkoholfreie Malzbiere (Karamalz) sind zu bevorzugen.
- Schokolade wirkt erfahrungsgemäß gut gegen die Übelkeit.
- Bei Chemo- und Strahlentherapie gelten besondere Ernährungsempfehlungen.

Empfehlungen zur Ernährung bei Krebserkrankungen während Chemo- und Strahlentherapie (nach Biesalski u. a., 2004):

- Schluckbeschwerden:
  - keine feste Nahrung,
  - hochkalorige, flüssige Nahrungssupplemente,
- Entzündungen des oberen Verdauungstraktes:
  - keine scharfen Gewürze,
  - keine stark gesalzenen Speisen,
  - keine säurehaltigen Lebensmittel (Essig, Obst, Südfrüchte, Rhabarber, Tomaten),
  - Speisen nicht zu heiß verzehren,
  - kohlensäurehaltigen Getränke meiden,
  - Supplemente mit Vitaminen, Mineralstoffen und Spurenelementen evtl. notwendig,
- Durchfall, Erbrechen:
  - kein frisches Obst,
  - keine blähenden Gemüse oder Salate,
  - reichlich Flüssigkeit (2,5–3 l),
  - Supplementierung mit Mineralsalzen und Mikronährstoffen,
- Veränderung der Geschmacksempfindung:
  - Geschmacksschwelle für bitter ist herabgesetzt,
  - Geschmacksschwelle für süß ist erhöht,
  - Abneigung gegen Fleisch und Wurst: auf Milch, Milchprodukte, Eier und Fisch wechseln,
- Appetitlosigkeit:
  - dann essen, wenn Appetit vorhanden ist,
  - starke Essensgerüche vermeiden,
  - kleine Portionen,
  - gepflegte, appetitliche Darbietung der Speisen,
  - appetitanregende Getränke.

*Um die Inhalte zu vertiefen, können Sie sich die Videos „Anlage einer PEG“ und „Verbandwechsel PEG“ ansehen.*

# 4 Allgemeine Krankheitslehre

Susanne Andreae, Jutta Weniger

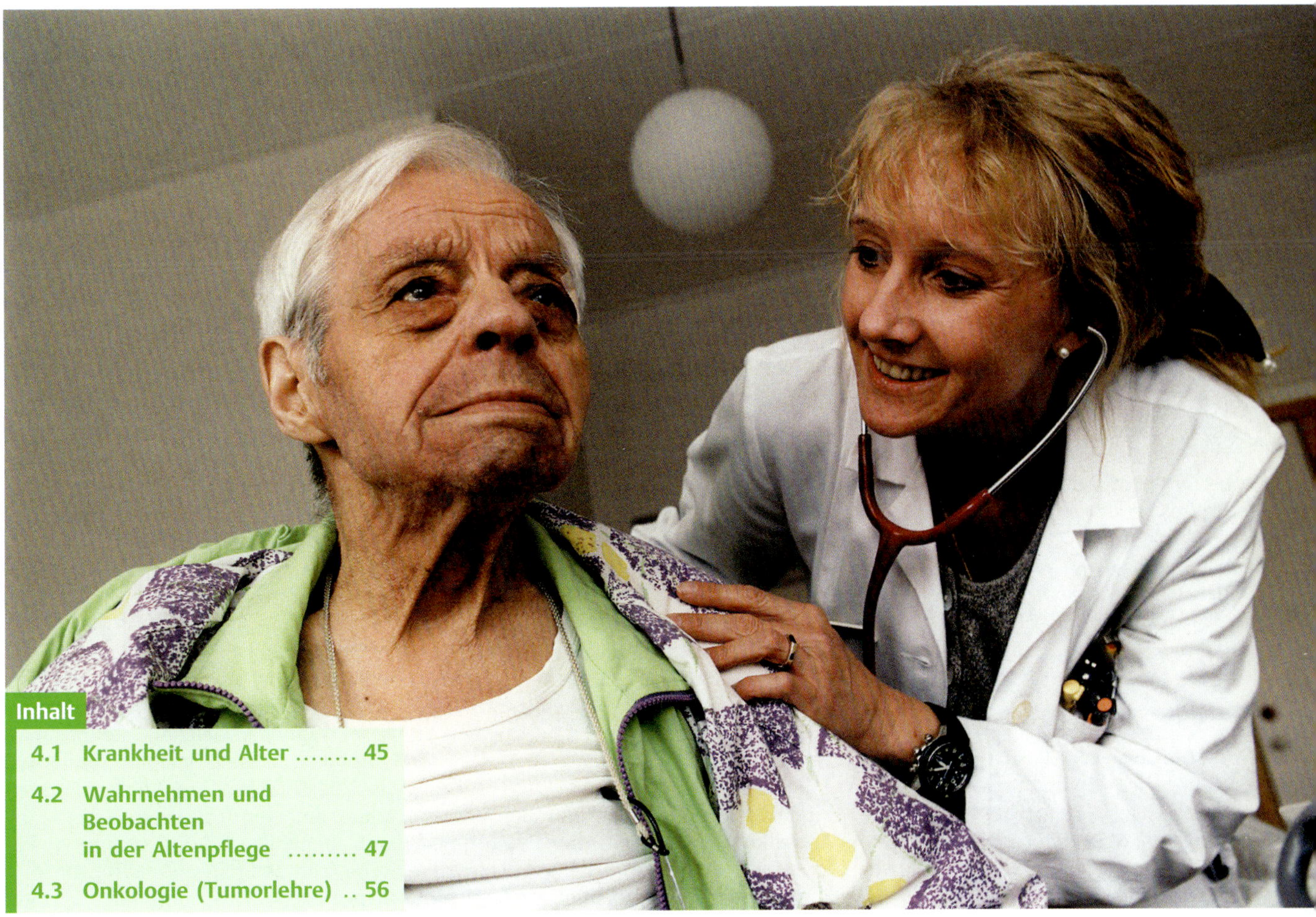

Inhalt



## 4.1 Krankheit und Alter

D *Die Weltgesundheitsorganisation (WHO) definiert Gesundheit als einen Zustand vollständigen körperlichen, seelischen und sozialen Wohlbefindens.*
*Unter Krankheit wird eine Störung der Lebensvorgänge in Organen oder dem gesamten Organismus verstanden. Dies führt zu subjektiv (selbst) empfundenen und/oder objektiv (allgemein) feststellbaren körperlichen, geistigen oder seelischen Veränderungen.*

Gesundheit ist also eine Situation, in welcher „Körper, Geist und Seele" im Gleichgewicht sind. Es bedeutet aber nicht das Freisein von Krankheit und körperlichen Beschwerden!

Alle alten Menschen leiden an irgendwelchen Beschwerden oder Krankheiten. Deshalb sollte man für das Alter Gesundheit anders definieren. Gesundheit bedeutet hier eher eine gelungene Anpassung an körperliche, geistige und soziale Einschränkungen.

W *Schon Platon (ein griechischer Philosoph) hat im 4. Jh. v. Chr. festgestellt: „Es ist der größte Fehler bei der Behandlung der Krankheiten, dass Leib und Seele zu sehr voneinander getrennt werden, denn sie können nicht getrennt werden."*

Sind wir krank, ist unser inneres Gleichgewicht gestört. Was jeder Einzelne für sich als Krankheit definiert, ist allerdings sehr unterschiedlich. So kann man immer wieder erleben, dass manche Menschen schon bei harmlosen Beschwerden den Arzt aufsuchen, während andere ihn erst bei deutlichen Symptomen konsultieren.

Bei alten Menschen liegen häufig mehrere Krankheiten gleichzeitig vor; man nennt dies **Multimorbidität**. So hat man festgestellt, dass Menschen im 60. Lebensjahr an 1–3 Krankheiten leiden und sich die Zahl bis zum 90. Lebensjahr auf 7–9 erhöht.

**P** *Alter ist keinesfalls mit Krankheit und Pflegebedürftigkeit gleichzusetzen. Man denke an die Senioren, welche im Ruhestand noch beruflich aktiv sind, der jüngeren Generation beratend zur Seite stehen, Enkelkinder betreuen oder weite Reisen unternehmen. Die Mehrheit der so genannten „jungen Alten“ (Menschen zwischen 60 und 74 Jahren nach WHO) lebt weitgehend gesund und selbstständig in eigenen Haushalten. Das durchschnittliche Alter beim Einzug in ein Pflegeheim ist auf über 80 Jahre (höheres Alter nach WHO) angestiegen.*
*Andere statistische Erhebungen belegen, dass Pflegbedürftigkeit aufgrund von Erkrankungen sich auf die letzten 2 Lebensjahre konzentriert. Dies ist völlig unabhängig vom chronologischen Alter. Sowohl auf die mit 97 Jahren verstorbene ältere Dame, die noch zu Hause ihren 95. Geburtstag feierte, wie auch den mit 42 Jahren verstorbenen Alkoholkranken, der seine 2 letzten Lebensjahre überwiegend in Kliniken verbrachte, trifft dies zu.*
*Dennoch werden Sie als Altenpflegerin bzw. Altenpfleger vorwiegend auf alte Menschen treffen, die durch Erkrankungen oder Behinderungen in Ihrer Aktivität eingeschränkt sind.*

### 4.1.1 Krankheitsursachen

Gesundheit ist kein Besitz, sondern ein Zustand, der durch unterschiedliche Einflüsse jederzeit in Krankheit übergehen kann. Man unterscheidet:
- endogene (innere) Krankheitsursachen,
- exogene (äußere) Krankheitsursachen.

#### Innere Krankheitsursachen

Die so genannten inneren Krankheitsursachen sind meist nicht beeinflussbar. Hierzu gehören:
- genetische Veränderungen,
- Alter,
- Geschlecht,
- Krankheitsdisposition (Krankheitsanfälligkeit).

**Genetische Veränderungen.** Unter genetischen Veränderungen versteht man die vererbte Anlage zu einer bestimmten Krankheit. So kann man z. B. beobachten, dass Angehörige von Krebspatienten oft ein erhöhtes Risiko haben, ebenfalls an Krebs zu erkranken. Man kann heute sogar durch Untersuchung der „Genkarte“ eines Menschen Aussagen über Krankheitsrisiken machen!

**Alter.** Die natürliche Alterung der Organe kann ebenfalls zu krankhaften Veränderungen führen. Auch ist der Organismus im Alter durch seine verminderte Widerstandskraft infektanfälliger.

**Geschlecht.** Aber auch Geschlechtsunterschiede in der Krankheitshäufigkeit sind zu beobachten. So leiden Männer häufiger an Gicht, Frauen sind dagegen oft durch Blasenentzündungen geplagt.

**Krankheitsdisposition.** Unabhängig von anderen Faktoren erkranken manche Menschen schneller als andere, man spricht von einer erhöhten Krankheitsdisposition (Krankheitsanfälligkeit)!

#### Äußere Krankheitsursachen

Als solche werden Faktoren oder Einflüsse bezeichnet, die von außen auf den Körper einwirken und dadurch zu Erkrankungen führen können. Hierzu gehören:
- Verletzungen,
- Krankheitserreger,
- Ernährung,
- psychosoziale Faktoren.

Ganz offensichtliche äußere Krankheitsursachen sind Verletzungen oder eindringende Krankheitserreger (bes. Bakterien und Viren).

##### Ernährung

Einen sehr großen Einfluss auf unser Erkrankungsrisiko hat die Ernährung. So kann deutliches Übergewicht zu Hypertonie (erhöhtem Blutdruck), Diabetes mellitus (Zuckerkrankheit) oder Fettstoffwechselstörungen führen. Aber auch chronische Mangelernährung (z. B. in Ländern der Dritten Welt) hat krankhafte Veränderungen zur Folge, bedingt durch Vitamin- oder Eiweißmangel.

##### Psychosoziale Faktoren

Zunehmend spielen psychosoziale Faktoren eine Rolle in der Krankheitsentstehung. Man versteht darunter psychische und soziale Einflüsse, die auf Dauer zu krankhaften Veränderungen führen können. In unserer Gesellschaft sind alte Menschen häufig belastenden Faktoren ausgesetzt. Alles geht hektisch zu, häufig leben sie getrennt von ihrer Familie oder haben Angehörige, die krank sind und gepflegt werden müssen. Nicht selten leben alte Menschen alleine und leiden unter Einsamkeit.

Deshalb ist eine Zunahme von Erkrankungen, ausgelöst durch dauerhafte psychische Belastungen, zu beobachten. Man bezeichnet sie als psychosomatisch bedingte Erkrankungen. So leiden z. B. Menschen, die dauernd unter innerer Anspannung stehen (ausgelöst z. B. durch Beruf, Umwelt oder Familie) gehäuft an Magengeschwüren.

Auch der Lebensstil zählt zu den psychosozialen Krankheitsfaktoren. So ist z. B. feststellbar, dass arme Menschen häufiger krank sind.

**M** *Zusammenfassend lässt sich sagen, dass selten nur ein einzelner Faktor als Ursache einer Krankheit festzustellen ist. Meist handelt es sich um das Zusammenspiel verschiedener Einflüsse, die letztlich zum Krankheitsausbruch führen.*

### 4.1.2 Diagnose

Das Erkennen einer bestimmten Erkrankung, die Diagnosestellung, basiert auf drei Grundpfeilern:
- Anamnese (Krankengeschichte),
- körperliche Untersuchung,
- weitere Untersuchungen (Labor, Ultraschall, Röntgen usw.).

#### Anamnese

Im Rahmen der Anamnese schildert der Patient dem Arzt seine Beschwerden. Diese Krankheitszeichen nennt man Symptome. Lassen sich die Symptome einer bestimmten Krankheit zuordnen (z. B. Schmerzen im rechten Oberbauch bei Gallenkolik, S. 322), sind es **spezifische** (charakteristische) **Symptome**. **Unspezifische Symptome** dagegen sind Beschwerden, die bei ganz verschiedenen Krankheiten auftreten; so kommt es z. B. bei fast allen Erkrankungen im Magen-Darm-Trakt zu Übelkeit oder Erbrechen. Die verschiedenen Ursachen eines Symptoms bezeichnet man als **Differenzialdiagnosen.**

Besonders alte Menschen sind manchmal nicht mehr in der Lage, ihre Beschwerden selbst zu schildern. In einem solchen Fall werden durch eine **Fremdanamnese** die betreuenden Personen befragt. Durch gezieltes Abfragen bestimmter Symptome kann der Arzt schon durch ein ausführliches Gespräch eine **Verdachtsdiagnose** auf eine bestimmte Erkrankung stellen. Bei manchen Krankheiten findet sich typischerweise ein Komplex von Symptomen, die meist gemeinsam auftreten – man spricht dann von einem **Syndrom** (z. B. Parkinson-Syndrom mit den typischen Symptomen Tremor, Rigor, Akinese).

**Sozialanamnese.** Um die Gesamtsituation des Erkrankten kennen zu lernen, sollte sich die Anamnese aber nicht nur auf die Krankheitszeichen konzentrieren. Im Rahmen einer Sozialanamnese wird die häusliche Versorgung erfragt. Wenn sich der Arzt ein Bild von den häuslichen Gegebenheiten der erkrankten Person machen kann, können eventuell notwendige Versorgungsmaßnahmen rechtzeitig eingeleitet werden. Oder es finden sich Hinweise auf eine psychisch belastende Lebenssituation, welche unter Umständen auch Auslöser der Krankheitszeichen sein könnte.

**Familienanamnese.** Sie ist wiederum wichtig, um festzustellen, ob eventuell in der Familie häufiger vorliegende Krankheiten („schon meine Mutter war zuckerkrank") als Krankheitsursache eine Rolle spielen könnten.

**B** *Frau B., eine kleine, schüchterne Frau, beklagt wiederkehrende Kopfschmerzen. Diese träten in unregelmäßigen Abständen auf und seien in der letzten Zeit immer schlimmer geworden. Bei der körperlichen Untersuchung fanden sich keine auffälligen Befunde. Mit Hilfe einer Computertomographie konnte ein Hirntumor ausgeschlossen werden. Im weiteren Gespräch stellte sich heraus, dass Frau B. seit Jahren von ihrem Ehemann körperlich und psychisch misshandelt wird. Sie dürfe das Haus nicht alleine verlassen, habe keine Freunde mehr und sei sehr unglücklich. Als sich die Situation zuspitzt, trennt Frau B. sich von ihrem Mann, sie reicht die Scheidung ein. Die Kopfschmerzen sind seither nicht mehr aufgetreten.*

### Körperliche Untersuchung

Bei der körperlichen Untersuchung werden die Beschwerden überprüft und mögliche Differenzialdiagnosen ausgeschlossen (z. B. Abhören der Brust bei Husten zum Ausschluss einer Lungenentzündung). Eine gründliche körperliche Untersuchung umfasst verschiedene Schritte **(Abb. 4.1)**:

- **Inspektion** (Betrachtung): Äußere Betrachtung des Patienten oder bestimmter Körperteile. Beispiel: Bei einem Ileus (Darmverschluss, S. 315) ist der Bauch stark aufgebläht.
- **Palpation** (Tastuntersuchung): Die Körperregion wird abgetastet. Beispiel: Bei einer Entzündung kann man eine erhöhte Hauttemperatur und eine lokale Schwellung feststellen.
- **Perkussion** (Klopfuntersuchung): Die Körperoberfläche des Patienten wird abgeklopft, um Rückschlüsse auf darunter liegende Organe zu erhalten. Beispiel: Der Klopfschall im Bereich gesunder Lungenanteile ist anders als im Bereich einer Pneumonie (Lungenentzündung).
- **Auskultation** (Abhorchen): Mit Hilfe des Stethoskops werden die im Körper normalen Geräusche überprüft. Beispiel: Entzündete Lungenanteile klingen bei der Atmung anders als gesunde.
- **Überprüfen von Bewusstsein und Funktionen des Nervensystems:** Überprüft werden besonders die Reflexe und die Muskelfunktionen. Beispiel: Überprüfen des Wachheitsgrades (S. 56) und Ausschluss von Lähmungen nach einem Schlaganfall.

Falls nötig, werden anschließend weitere Untersuchungen angeordnet (z. B. Röntgenuntersuchung des Bauches bei Verdacht auf einen Darmverschluss oder die Blutuntersuchung bei Verdacht auf eine Infektionskrankheit).

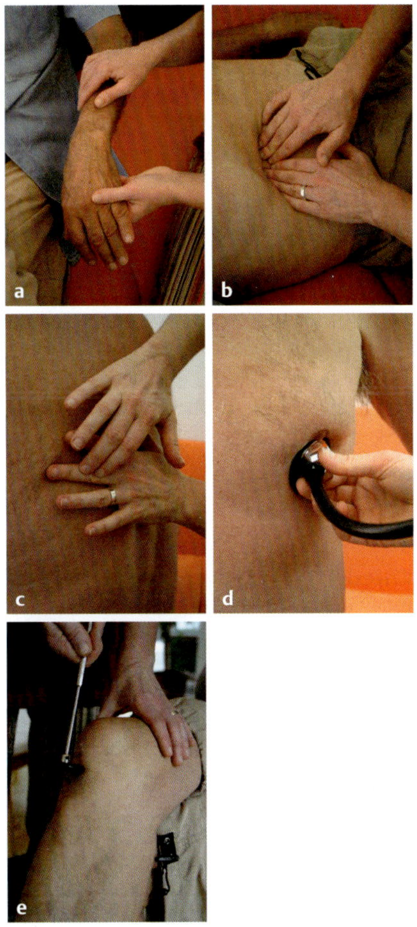

**Abb. 4.1** ⇢ **Körperliche Untersuchung.**
**a** Inspektion, **b** Palpation, **c** Perkussion, **d** Auskultation, **e** Überprüfen von Funktionen des Nervensystems.

## 4.2 Wahrnehmen und Beobachten in der Altenpflege

Jutta Weniger

Eine wichtige Grundlage der professionellen Altenpflege in der Praxis ist die sorgfältige Beobachtung des alten Menschen. Ebenso wichtig ist das Wahrnehmen von Bedürfnissen oder von veränderten Bedürfnislagen.

**D** *Wahrnehmung ist das auf die ganze zu pflegende Person bezogene, offene, spontane Aufnehmen und gedankliche Verarbeiten von Sinneseindrücken. Wahrnehmung ist immer selektiv, d.h. nur die Sinnesreize werden bewusst wahrgenommen, die für uns in der jeweiligen Situation von Bedeutung sind. So wird z. B. das Gesehene oder Gehörte unter Umständen ergänzt, zugeordnet oder interpretiert. Da dies jede Person auf ihre Art tut, ist Wahrnehmung immer etwas Subjektives.*

**B** *Die Altenpflegeschülerin Frau Pfau sieht, dass die Bewohnerin Frau Gül nach vorn gebeugt am Tisch sitzt und stumpf vor sich hinblickt. Sie denkt, dass Frau Gül etwas bedrückt. Eine Praktikantin, die ebenfalls im Speiseraum ist und für einen alten Herrn das Essen zerkleinert, nimmt es nur am Rande wahr, und ist etwas genervt, dass Frau Gül untätig dasitzt.*

**D** *Beobachtung ist das gezielte, planmäßige Erfassen von einzelnen Parametern aufgrund von vorhandenen Kenntnissen, z. B. Normalwerte von Puls und Blutdruck oder Veränderungen von Körperfunktionen bei bestimmten Erkrankungen.*

In der professionellen Pflege ist sowohl die ganzheitliche Wahrnehmung als auch eine zielgerichtete, systematische Beobachtung wichtig. Beides dient der fortlaufenden Sammlung von Informationen über den zu Pflegenden, eventuell auch über seine häusliche Umgebung. Da sich Befinden und Bedürfnisse des alten Menschen stets verändern, müssen die gewonnenen Informationen regelmäßig überprüft und aktualisiert werden.

**Kriterien.** Beobachten und Wahrnehmen in der Altenpflege beziehen sich auf:
- körperliches Befinden,
- Stimmungslage,
- individuelles Erleben von Alter und/oder Krankheit,
- Bedürfnisse und Wünsche des alten Menschen,
- AEDLs (Aktivitäten und existenzielle Erfahrungen des Lebens nach Monika Krohwinkel): Wie werden sie ausgeführt? Inwiefern ist der alte Mensch in seinen Aktivitäten selbstständig? Wo braucht er Unterstützung?
- Erkennen von Fähigkeiten und Bewältigungsstrategien des alten Menschen,
- Erkennen von gesunden Anteilen,
- Feststellen von kranken/gestörten Anteilen,
- Wirkung der Pflegemaßnahmen.

## 4.2.1 Krankenbeobachtung

Kranke alte Menschen bedürfen einer gezielten Krankenbeobachtung. Sie ist auf einzelne Symptome oder messbare Werte gerichtet. Jedoch ist es auch bei der Krankenbeobachtung wichtig, den alten Menschen als Ganzes wahrzunehmen. Nur so können Zusammenhänge erkannt oder auch unerwartete Veränderungen wahrgenommen werden. Bei der Krankenbeobachtung steht Folgendes im Vordergrund:
- Beobachten von Körperfunktionen,
- Beobachten von Krankheitssymptomen,
- Beobachten des Krankheitsverlaufs,
- frühzeitiges Erkennen von Komplikationen,
- Wirkung der therapeutischen Maßnahmen.

**Beobachtungskriterien.** Beobachtet wird im Einzelnen:
- Atmung,
- Puls,
- Blutdruck,
- Körpertemperatur,
- Haut,
- Ausscheidungen,
- Bewusstseinslage.

### Atmung

Beobachtet wird im Wesentlichen die Atemfrequenz (Anzahl der Atemzüge pro Zeiteinheit) und der Atemrhythmus. Auch Atemnebengeräusche können Rückschlüsse auf Erkrankungen ermöglichen.

Um Atemrhythmus und -frequenz zu beobachten, werden mittels Uhr mit Sekundenzeiger 1 Minute lang die Zahl der Atemzüge gezählt und auf deren Abstand und Tiefe geachtet. Dies sollte wenn möglich vom alten Menschen nicht bemerkt werden, da sich die Atmung verändern kann, sobald die Aufmerksamkeit darauf gerichtet wird. Man kann z. B. einen Teil der Zeit während des Pulsfühlens für die Beobachtung der Atmung nutzen.

**Normale Atmung (Eupnoe).** Sie weist einen regelmäßigen Wechsel von Einatmung durch die Nase, Ausatmung durch Mund oder Nase und Atempause auf. Es werden 16–20 solcher Atemzüge pro Minute gemacht, ohne Anstrengung, Beschwerden und ohne auffällige Geräusche.

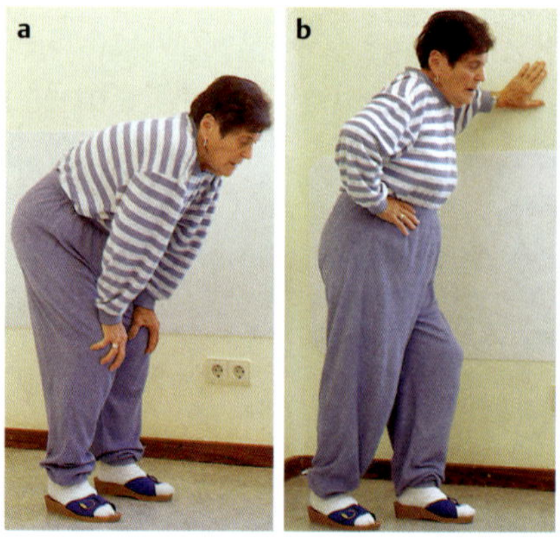

**Abb. 4.2** ··> **Atemerleichterndes Stehen.**
**a** Hände auf die Oberschenkel gestützt („Torwartstellung"), **b** Arme angehoben und an die Wand gelehnt (Kellnhauser u.a., 2004).

**Erschwerte Atmung (Dyspnoe).** Sie kann sich als Luftnot, Kurzatmigkeit oder Beklemmungsgefühl äußern.

**Schwerste Atemnot (Orthopnoe).** Sie tritt bereits in Ruhe auf. Der alte Mensch ringt in aufrechter Körperhaltung und unter Einsatz der Atemhilfsmuskulatur nach Luft. Bei längeren und häufigeren Zuständen schwerster Atemnot können Einziehungen im Bereich des Brustkorbes beobachtet werden. Man nennt sie „Drosselgrube".

**P** *Die meisten Menschen nehmen bei Atemnot intuitiv eine atemerleichternde Stellung ein. Sie spüren selbst am besten in welcher Position sie am besten Luft bekommen. Die Pflegeperson wird sie darin unterstützen. Dies können Positionen im Stehen sein* ***(Abb. 4.2)****. Weniger anstrengend sind Positionen im Sitzen wie der Kutschersitz und der Reitsitz. Immobile Patienten bringen Sie im Bett in Oberkörperhochlage mit angehobenen Armen für den bestmöglichen Einsatz der Atemhilfsmuskulatur.*

#### Atemrhythmus beobachten

**Krankhafte Atemformen.** „Atemform" bezieht sich auf Atemrhythmus und -tiefe. Beobachtet werden können **(Abb. 4.3)**:

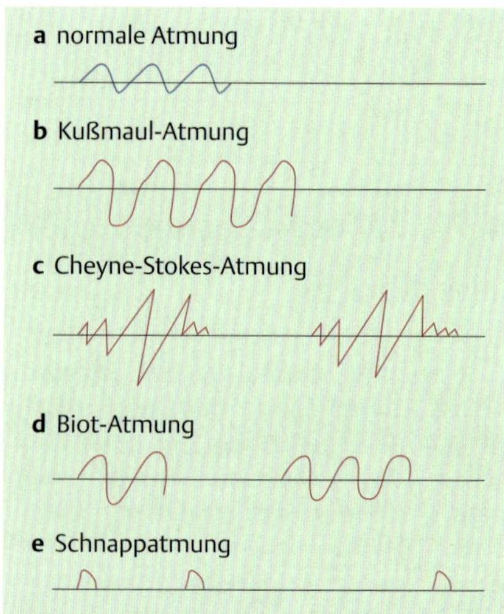

**Abb. 4.3** ··> **Verschiedene Atemformen.**
Schematische Darstellung pathologischer Atemtypen im Vergleich zur normalen Atmung.

- **Kußmaul-Atmung** (auch Azidose-Atmung): regelmäßige, große und sehr tiefe Atemzüge. Tritt auf bei hochgradiger Azidose z. B. im diabetischen oder im urämischen Koma;
- **Cheyne-Stokes-Atmung:** periodisches An- und Abschwellen der Atmung mit Atempausen. Tritt auf bei Schädigung des Atemzentrums, während des Sterbens, gelegentlich auch bei gesunden alten Menschen während des Schlafs;
- **Biot-Atmung:** kräftige Atemzüge von gleichbleibender Tiefe, die plötzlich von einer Atempause unterbrochen werden. Das Atemzentrum reagiert erst wieder, wenn ein Sauerstoffmangel im Blut besteht. Tritt auf bei schwerer Störung des Atemzentrums durch unterschiedliche Erkrankungen oder Verletzungen des Gehirns;
- **Schnappatmung:** kurze, schnappende, unregelmäßig einsetzende Einatmungszüge **(Abb. 5.5e)**. Tritt auf bei schwerster Schädigung des Atemzentrums durch Sauerstoffmangel im Gehirn. Sie ist Zeichen des nahen Todes.

### Atemfrequenz beobachten

Folgende Veränderungen der Atemfrequenz können auftreten:
- beschleunigte Atmung (Tachypnoe),
- verlangsamte Atmung (Bradypnoe),
- Schonatmung.

**Beschleunigte Atmung (Tachypnoe).** Sie tritt bei erhöhtem Sauerstoffbedarf oder bei zu geringem Sauerstoffangebot auf. Sie ist normal bei körperlicher Anstrengung, psychischer Erregung oder bei hoher Außentemperatur, dagegen aber krankhaft bei Fieber, Erkrankungen der Atemwege, der Lungen oder des Herzens, bei Anämien und im Schock.

**Verlangsamte Atmung (Bradypnoe).** Sie tritt bei herabgesetztem Stoffwechsel auf. Sie ist normal bei Ermüdung, Schlaf, Entspannung und krankhaft bei erhöhtem Hirndruck, bei Schädigung des Atemzentrums oder bei Hypothyreose (Schilddrüsenunterfunktion).

**Schonatmung.** Darunter versteht man eine oberflächliche Atmung, die zu einer verringerten Belüftung der Lunge führt. Sie tritt auf bei Schmerzen in Bauch- und Brustraum (deshalb Schonatmung) und allgemeiner körperlicher Schwäche.

### Atemtiefe (Atemintensität) beobachten

Pathologische Veränderungen der Atemintensität sind Hypoventilation und Hyperventilation.

**Hypoventilation.** Darunter versteht man eine zu flache Atmung, die zu einem Sauerstoffmangel im Blut führt. Ursachen sind eine Behinderung der Atmung ausgehend vom Atemzentrum, der Atemmuskulatur oder den Atemwegen/Lungen oder Missbildungen des Brustkorbes. Oft führt auch eine Schonatmung zur verringerten Belüftung der Lunge.

**Hyperventilation.** Damit wird eine im Verhältnis zum erforderlichen Gasaustausch übermäßig gesteigerte Atmung bezeichnet. Sie hat meist psychische Ursachen und ist dann häufig mit der so genannten „Pfötchenstellung" der Hände kombiniert.

**P** *Bei Hyperventilation: Den alten Menschen beruhigen und eventuell in eine Plastiktüte ein- und ausatmen lassen, bis die Atmung sich wieder normalisiert.*

### Atemnebengeräusche beobachten

Ein Keuchen bei körperlicher Überanstrengung oder das Schnarchen sind Atemnebengeräusche, die nicht krankhaft sind. Folgende Geräusche gelten dagegen als pathologisch:
- **Giemen und Brummen:** hört sich „trocken" an und entsteht durch das Schwingen von Schleimfäden und Luftsäulen in den Atemwegen. Auftreten: bei Asthma während der Ausatmung;
- **Stridor:** pfeifendes, langgezogenes Geräusch. Ursache: Verengung der Atemwege;
- **Trachealrasseln:** grobe, aus der Entfernung hörbare Rasselgeräusche über der Brust. Ursache: Sekretmassen in der Luftröhre bei starker Bronchitis und Lungenödem.

## Puls

**D** *Unter Puls versteht man den Anstoß der vom Herzen ausgeworfenen Blutwelle an den Gefäßwänden* ***(Abb. 4.4)****. Die Pulsfrequenz ist die Zahl der Pulsschläge pro Minute. Sie ist von Alter, Geschlecht und Trainingszustand abhängig und liegt bei erwachsenen Männern bei ca. 62–70/Min., bei erwachsenen Frauen bei ca. 75/Min. und bei alten Menschen bei ca. 80–85/Min.*

**Verlangsamte Pulsfrequenz (Bradykardie).** Unter 60 Pulsschläge pro Minute. Diese Pulsfrequenz ist normal bei trainierten Sportlern oder im Schlaf, krankhaft dagegen bei erhöhtem Hirndruck, Reizbildungs- und Erregungsleitungsstörungen des Herzens und Hypothyreose (Schilddrüsenunterfunktion). Sie kann als Nebenwirkung bei bestimmten Schlaf- und Beruhigungsmitteln und Digitalisglykosiden auftreten. Eine Frequenz von unter 40 sollte medizinisch abgeklärt werden.

**Beschleunigte Pulsfrequenz (Tachykardie).** Steigerung der Herzfrequenz auf über 100 Kontraktionen pro Minute. Sie wird häufig als Herzklopfen oder als bedrohliches Herzjagen empfunden. Bei alten Menschen mit Herzinsuffizienz sollte der Puls nicht über längere Zeit beschleunigt sein. Tachykardie ist normal bei erhöhtem Sauerstoffbedarf, z. B. bei körperlicher Anstrengung, nach dem Genuss größerer Koffein- oder Nikotinmengen, aber krankhaft bei erhöhtem Stoffwechsel bei Fieber und Hyperthyreose (Schilddrüsenüberfunktion), im Schock, bei Herzinsuffizienz oder infolge bestimmter Medikamente, z. B. Nitro-Spray und Asthma-Spray.

**Anfallsweise auftretende Pulsbeschleunigung (Paroxysmale Tachykardie).** Darunter versteht man eine Minuten bis eventuell Tage anhaltende Pulsbeschleunigung auf über 130 Schläge in der Minute. Sie wird zumeist begleitet von Atemnot, Beklemmungsgefühl, Schwindel- und Ohnmachtsanfällen. Auslöser sind Herzmuskelerkrankungen oder Herzinsuffizienz, vegetative Fehlregula-

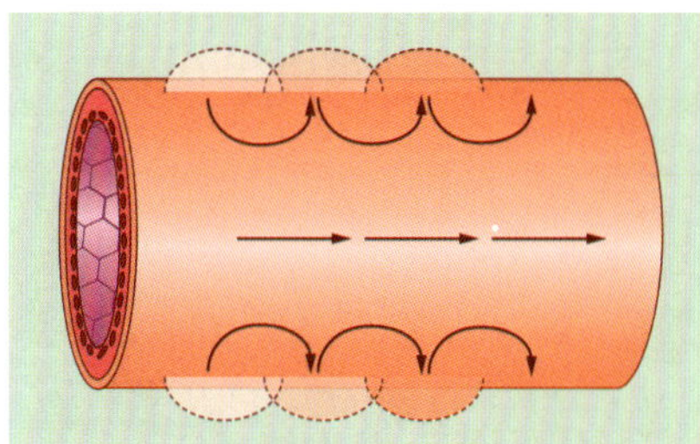

**Abb. 4.4** ⇢ **Pulswelle.** Das vom Herzen in der Systole (Austreibungsphase) ausgeworfene Blut breitet sich als eine Art Druckwelle in den Gefäßen aus, welche als Puls tastbar ist (Kellnhauser u.a., 2004).

tion, z. B. durch starke körperliche Belastung, Nikotin- oder Koffeinmissbrauch.

**Pulsrhythmus.** Beim Gesunden folgen die Pulsschläge in regelmäßigen Abständen aufeinander. Pathologische Rhythmusstörungen s. S. 246.

**Pulsqualität.** Beim Pulsfühlen kann die Füllung des Blutgefäßes und die Härte der Pulswelle untersucht werden, was als Qualität bezeichnet wird. Dazu bedarf es aber einiger Übung und Erfahrung. Die Füllung der Arterien ist abhängig von ihrer Elastizität und der zirkulierenden Blutmenge. Die Härte (auch Spannung genannt) spürt man als Widerstand gegen den Druck, den man beim Pulsfühlen ausübt. Sie wird beeinflusst von der Stärke der Herzkammerkontraktionen. Bei normalem Puls ist die Pulswelle gut spürbar, das Blutgefäß ist gut gefüllt und bietet keinen großen Widerstand. Veränderungen der Pulsqualität sind:

- **harter Puls:** Der Puls lässt sich schwer unterdrücken. Ursache: Bluthochdruck, erhöhter Hirndruck,
- **Druckpuls:** Der Puls ist hart und verlangsamt, das Gefäß ist vollständig gefüllt.

### Puls messen

Ja nachdem, wo der Puls gemessen wird, unterscheidet man **(Abb. 4.5)**:

- **peripheren Puls:** Arteria radialis (Speichenarterie),
- **zentralen Puls:** Arteria carotis communis (Halsschlagader).

#### Peripherer Puls – Arteria radialis

Um Pulsfrequenz, -rhythmus und die Qualität des Pulses zu beobachten, wird der Puls an der Arteria radialis getastet **(Abb. 4.6)**. Die Pflegeperson nimmt dazu am besten ihre 3 mittleren Finger. Der Daumen ist nicht geeignet, da sie den eigenen Herzschlag in der Fingerkuppe spüren könnte anstatt den des Kranken. Ihre Fingerkuppen drücken leicht gegen die Speichenarterie. Sie zählt 15 Sekunden lang, wobei der erste Anstoß der Pulswelle mit 0 gezählt wird. Das Ergebnis wird mit 4 multipliziert und man erhält so die Pulsfrequenz (= Zahl der Pulsschläge pro Minute).

Ist der Puls sehr langsam oder unregelmäßig, sollte eine Minute lang gezählt werden um einen realistischen Wert zu erhalten. Ein längeres Pulsfühlen ist auch notwendig, um den Rhythmus und die Qualität beurteilen zu können.

Bei der Neuaufnahme eines Bewohners oder Klienten sollte der Puls an beiden Seiten getastet werden. Wenn Veränderungen an den Arterien bestehen, z. B. Arterosklerose, können die Pulse unterschiedlich sein, was dann dokumentiert werden muss. In Zukunft ist immer an der Seite mit der höheren Frequenz zu tasten.

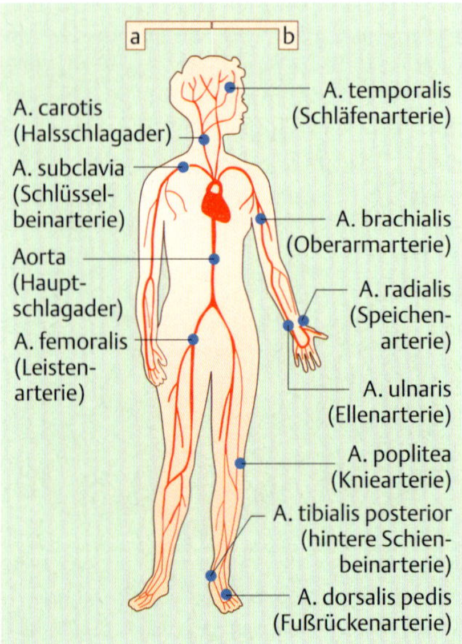


**Abb. 4.5** ··› **Übersicht der wichtigsten Pulsmessorte. a** Zentrale Messpunkte, **b** periphere Messpunkte (Köther, 2005).

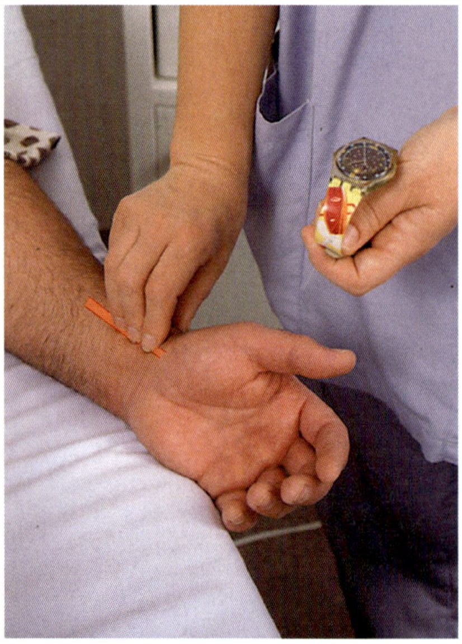

**Abb. 4.6** ··› **Peripherer Puls.** Er kann an der Arteria radialis getastet werden.

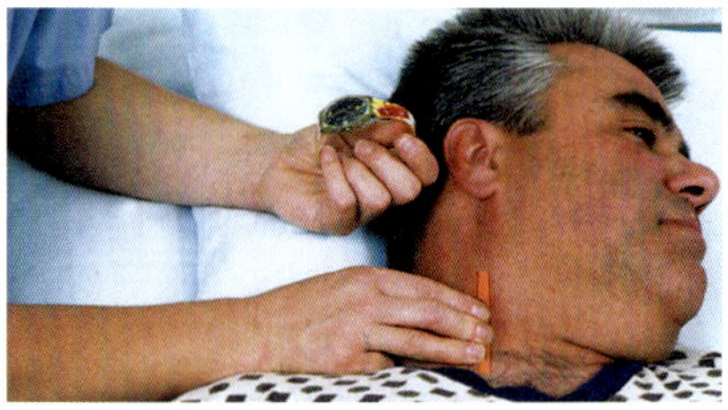

**Abb. 4.7** ··› **Zentraler Puls.** Er kann an der Arteria carotis communis (Halsschlagader) gemessen werden (Köther, 2005).

#### Zentraler Puls – Arteria carotis communis

In Notfällen, wenn kein Puls an der Arteria radialis (peripherer Puls) mehr spürbar ist, wird der Pulsschlag an der Arteria carotis communis geprüft **(Abb. 4.7)**. Hier kann festgestellt werden, ob das Herz noch schlägt (zentraler Puls). Auch bei bekannten Erkrankungen der Arterien kann der Carotispuls zur Ermittlung einer Pulsdifferenz herangezogen werden. Es kann so festgestellt werden, ob der zentrale Puls höher ist als der peripher tastbare.
Vorgehen: Es wird zuerst vorsichtig der Kehlkopf getastet, dann werden die drei mittleren Finger am Oberrand des Schildknorpels seitlich angelegt.

**M** *Es besteht die Gefahr heftiger Kreislaufreaktionen (Abfall der Herzfrequenz und des Blutdruckes), wenn auf die empfindlichen Nervenendungen der A. carotis zu starker Druck gegeben wird (Carotis-Sinus-Reflex). Diesen Puls bitte nur mit leichtem Druck und nicht zu lange und nur auf einer Seite tasten.*

## Blutdruck

**D** *Der Blutdruck entspricht der Kraft, welche die Pulswelle auf die Arterienwand ausübt.*

### Blutdruckmessgerät auswählen

Es werden folgende Blutdruckmessgeräte unterschieden:

- Blutdruckmessgerät nach Riva Rocci,
- Blutdruckmessgerät nach Recklinghausen,
- automatische, elektronische Blutdruckmessgeräte.

#### Blutdruckmessgerät nach Riva Rocci

Früher übliches Gerät mit aufblasbarer Manschette und Manometer (Druckmesser). Den Druck zeigt eine Quecksilbersäule an, die senkrecht zur Unterlage steht. Von diesem Gerät stammt die

Abkürzung RR für Blutdruck (Riva Rocci). Auch die Maßeinheit mmHg (Zahl der Millimeter, um welche die Quecksilbersäule (Hg) ansteigt) stammt von dieser Messmethode.

### Blutdruckmessgerät nach Recklinghausen

Das Blutdruckmessgerät nach Recklinghausen ist heute das am häufigsten verwendete Gerät **(Abb. 4.8)**. Die Oberarmmanschette ist mit einem Manometer mit Ziffernblatt und Zeiger verbunden, von dem die Blutdruckwerte wie von einer Uhr abgelesen werden können. Bei beiden Geräten benötigt man ein Stethoskop, um den ersten und letzten Ton in der Ellenbeuge abzuhören, welche dann nach Ablesen auf der Quecksilbersäule oder dem Ziffernblatt den systolischen und den diastolischen Wert ergeben.

**M** *Werden die Geräte professionell genutzt, müssen sie alle 2 Jahre geeicht werden. Das heißt, die Genauigkeit der Messung muss überprüft werden.*

### Automatische elektronische Blutdruckmessgeräte

Sie werden am Oberarm oder auch am Handgelenk befestigt **(Abb. 4.8)**. Auf Knopfdruck pumpt sich die Manschette automatisch bis zu einem vorbestimmten Druck auf, lässt dann langsam Luft ab und misst oszillographisch den Druck. Das heißt, die Manschette selbst nimmt die Signale (Töne) auf, es wird kein Stethoskop benötigt. Es sollte darauf geachtet werden, dass die Manschette über der Arteria brachialis liegt, damit sie die Signale gut aufnehmen kann. Auf dem Display werden dann Blutdruck und Pulsfrequenz angezeigt und können meist auch abgespeichert werden. Diese Geräte sind sehr einfach in der Handhabung. Sie werden v.a. zur Selbstkontrolle des Blutdrucks durch die Bewohner/Klienten verwendet.

**M** *Bitte nur elektronische Blutdruckgeräte verwenden, deren Messgenauigkeit von einer unabhängigen Stelle klinisch geprüft wurde. Sehr gut sind die Gütesiegel der Deutschen Liga zur Bekämpfung des hohen Blutdrucks e.V., aktuell nachzulesen unter www.paritaet.org/hochdruckliga. Vorsicht! Es werden nur sehr wenige Geräte für das Handgelenk empfohlen. Da die Pulswelle sich von der am Oberarm unterscheidet, werden mit den meisten Geräten falsche Werte ermittelt.*

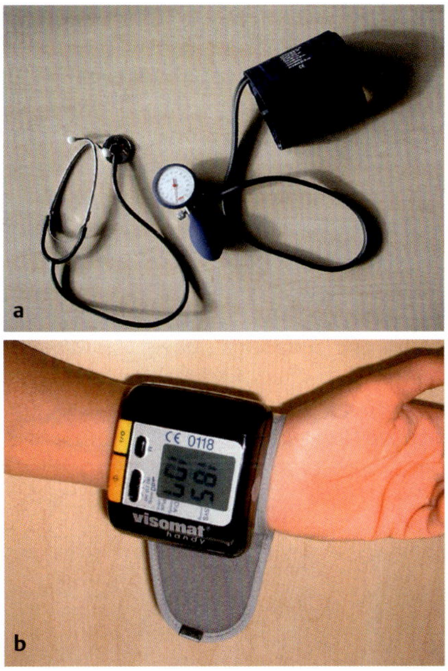


**Abb. 4.8 ⇢ Blutdruckmessgeräte.**
**a** Blutdruckmessgerät nach Recklinghausen.
**b** Automatisches elektronisches Blutdruckmessgerät (Köther, 2005).

### Korrekte Blutdruckmanschette auswählen

Der häufigste Fehler bei der Wahl der Manschette, insbesondere bei adipösen (fettleibigen) Personen ist das so genannte „Undercuffing": Es wird, bezogen auf den Oberarmumfang, eine zu kleine Manschette benutzt. Dadurch werden bis zu 30 mmHg höhere Werte ermittelt, wie mit einer ausreichend großen Manschette.

Zu große Blutdruckmanschetten führen ebenfalls zu Messfehlern. Wenn die normale Größe bei kachektischen Personen angelegt wird, werden z.B. um 10–30 mmHg zu niedere Werte ermittelt.

In Abhängigkeit vom Oberarmumfang werden folgende Manschetten empfohlen (Breite × Länge; Deutsche Hochdruckliga, 2003) **(Abb. 4.9)**:

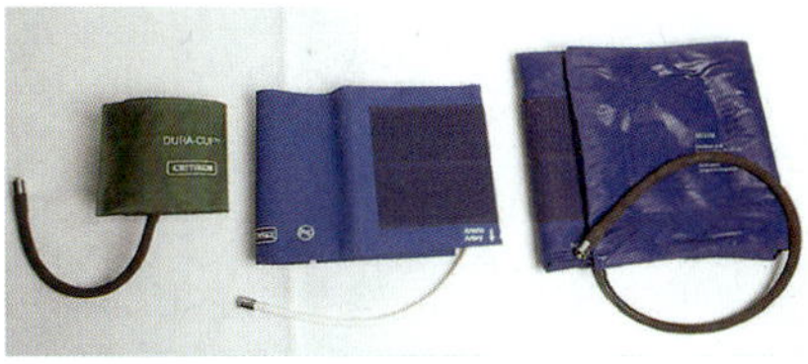

**Abb. 4.9 ⇢ Blutdruckmanschetten.** Je nach Oberarmumfang stehen Manschetten in verschiedenen Größen zu Verfügung.

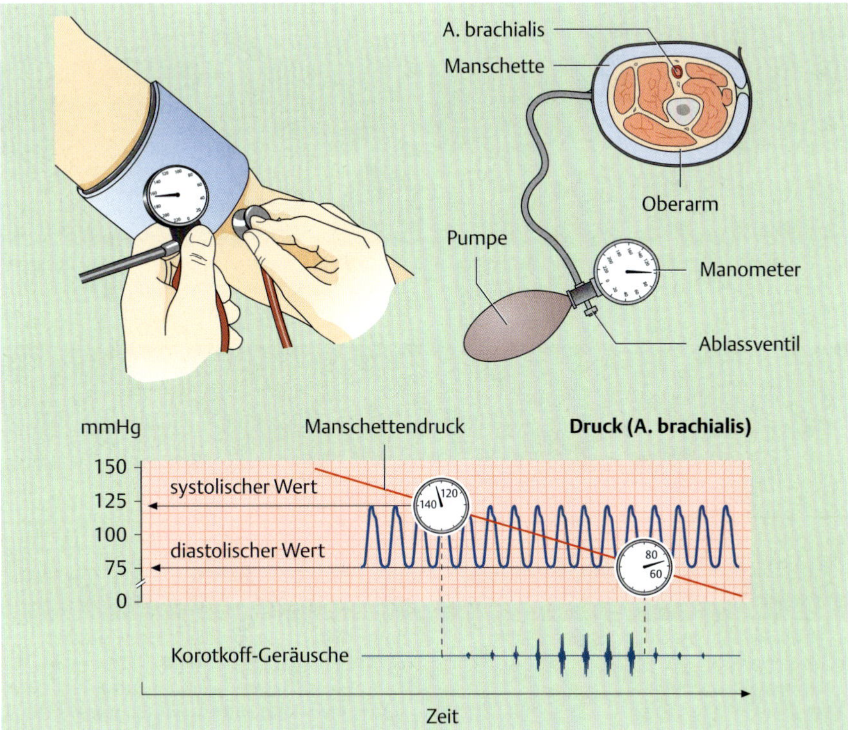


**Abb. 4.10 ⇢ Blutdruckmessung nach Riva-Rocci:** Zusammenhang zwischen dem Luftdruck in der Manschette und dem Blutdruck in der Armarterie (Faller, 1999).

- unter 24 cm: 10 × 18 cm, extra klein, kachektische Menschen (oder auch Kinder),
- 24 bis 32 cm: 13 × 24 cm, normale Größe, schlanke bis normalgewichtige Personen,
- 33 bis 41 cm: 15 × 30 cm, extra groß, normalgewichtige bis kräftige Personen,
- über 41 cm: 18 × 36 cm, Übergröße, adipöse Menschen.

### Blutdruck messen

**Prinzip.** Bei der arteriellen Blutdruckmessung nach Riva-Rocci **(Abb. 4.10)** wird zunächst mit dem Aufpumpen der Manschette die Armarterie vollständig abgedrückt. Beim Ablassen der Luft kann man dann Strömungsgeräusche (Korotkoff-Geräusche) des Blutes in der Ellenbeuge wahrnehmen, sobald der arterielle Gefäßdruck erreicht ist (systolischer Blutdruck, „erster Wert"). Er gibt den Druck an, der während der Austreibungsphase der linken Herzkammer (Systole) in den Arterien herrscht. Beim Verschwinden der Strömungsgeräusche wird der „zweite Blutdruckwert", der diastolische Blutdruck, gemessen. Er zeigt die Höhe des arteriellen Druckes zum Ende der Anspannungszeit der linken Kammer (Diastole) an.

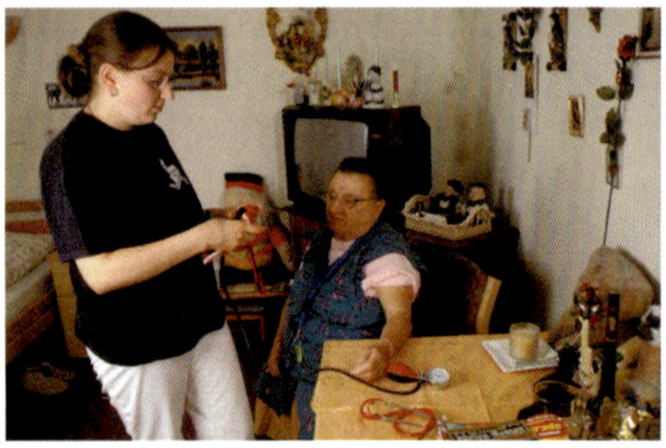

**a** Die Patientin wird informiert und legt ihren Arm bequem in Herzhöhe ab. Die Blutdruckmanschette wird überprüft, ob sie luftleer ist und das Ventil am Manometer geschlossen.

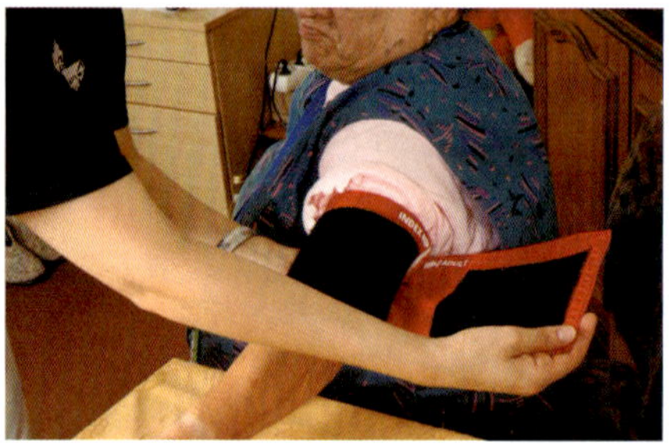

**b** Die Manschette wird faltenfrei angelegt, die Klettverschlüsse kommen übereinander zu liegen.

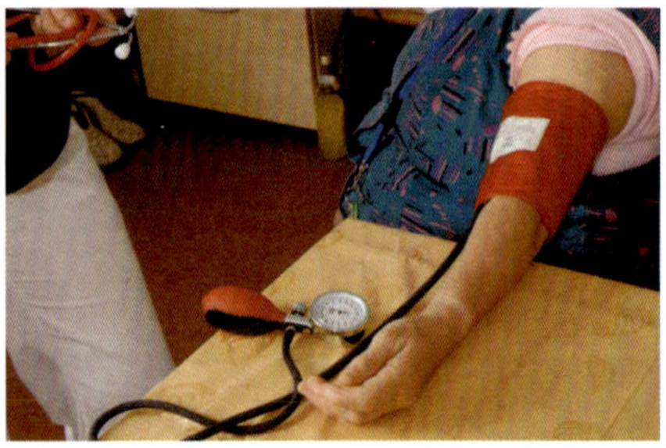

**c** Die Schläuche werden geordnet, das Stethoskop angelegt und die Membran mit der Handfläche angewärmt.

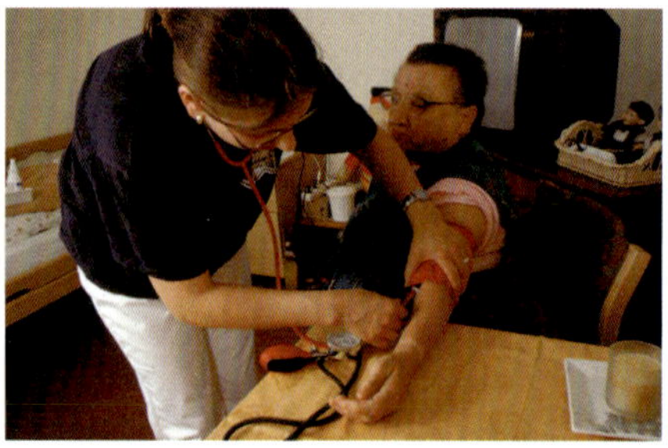

**d** Das Stethoskop wird an der A. brachialis aufgesetzt und der Sitz der Manschette nochmals überprüft.

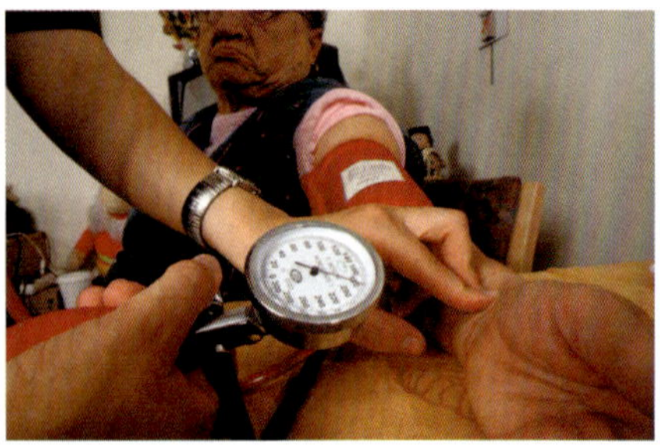

**e** Die Manschette wird zügig aufgepumpt bis 30 mmHg über den Druck hinaus, bei dem der Radialispuls verschwindet.

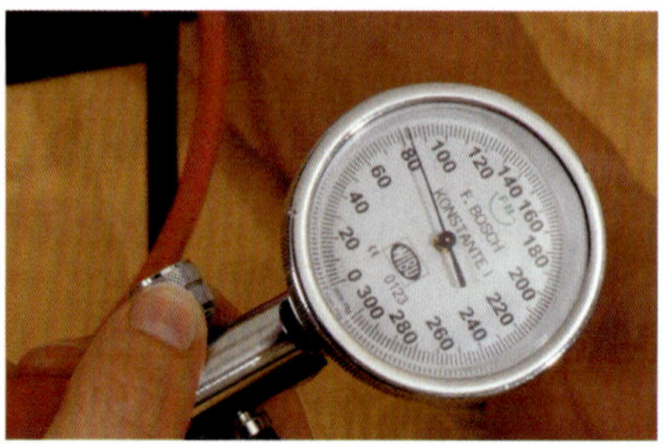

**f** Schließlich wird das Druckventil geöffnet und die Luft langsam abgelassen (pro Sekunde um 2 – 3 mmHg). Der erste hörbare Ton ist der systolische Blutdruck, der letzte hörbare Ton der diastolische Blutdruck.

**Abb. 4.11 → Auskultatorische Blutdruckmessung.** Die Abbildung zeigt den Ablauf der Blutdruckmessung (Köther, 2005).

**Durchführung.** Die Messung wird wie folgt durchgeführt **(Abb. 4.11)**:

- Die Messung sollte nach 5-minütiger Ruhe in einem stillen Raum bei normaler Zimmertemperatur erfolgen. Vorausgegangene seelische oder körperliche Belastungen, Umgebungstemperatur, starker Harndrang oder starke Schmerzen sowie Alkohol- oder Nikotinkonsum verändern die Werte.
- Der Oberarm wird frei gemacht, es darf keine Kleidung einschnüren. Um korrekte Werte zu ermitteln, muss sich der Oberarm auf Herzhöhe befinden.
- Die luftleere Manschette in der richtigen Größe wird mit geschlossenem Ventil ca. 2,5 cm oberhalb der Ellenbeuge um den Oberarm gelegt und der Klettverschluss wird angedrückt. Das Stethoskop wird auf die Ellenbeuge unter die Manschette gelegt.
- Die Manschette wird aufgepumpt, bis 30 mmHg über den bekannten Werten. Liegt kein Blutdruckwert aus der Vergangenheit vor, wird der systolische Wert durch Tasten der Arteria radialis ermittelt und nochmals 30 mm darüber aufgepumpt.
- Mit dem Stethoskop wird die Arteria brachialis (in der Ellenbeuge) abgehört. Druck wird durch Drehen des Rädchens am Manometer langsam abgelassen. Der erste hörbare Ton ist der systolische Wert, der letzte hörbare Ton der diastolische. Beide Werte werden genau am Manometer abgelesen.

**M** *Der Blutdruck darf nicht gemessen werden, an einem Arm mit laufender Infusion oder liegender Verweilkanüle. Niemals darf an einem Arm mit Shunt (zur Dialyse), einem gelähmten Arm und einem Arm, an dessen Achselhöhle Lymphknoten entfernt wurden (bei Brustkrebs, Lymphödem), gemessen werden.*

### Messergebnisse bewerten

Normalwerte und **Hypertonie** (erhöhter Blutdruck ab systolisch 140 mmHg) siehe Einteilung nach der WHO/ISH-Leitlinie in Kapitel Hypertonie, S. 259. Wenn die systolischen Blutdruckwerte wiederholt unter 100 mmHg liegen, besteht eine Hypotonie (erniedrigter Blutdruck). Ursachen und Therapie s. S. 259.

## Körpertemperatur

Eine von der Norm abweichende Körpertemperatur liefert erste Hinweise auf Entzündungen, Infektionen und andere Erkrankungen. Die Höhe und der Verlauf der Temperaturveränderung können auf bestimmte Krankheiten hinweisen **(Abb. 4.12)**.

### Körpertemperatur messen

Zur Messung der Körpertemperatur stehen verschiedene Thermometerarten zur Verfügung **(Abb. 4.13)**. Auch kann an unterschiedlichen Orten am Körper gemessen werden **(Tab. 4.1)**. Dabei ist zu beachten, dass die Temperatur im Körperinneren (Körperkerntemperatur) höher ist als an der Körperoberfläche (Körperschalentemperatur), z. B. auf der Haut.

Die Körpertemperatur unterliegt auch tageszeitlichen Schwankungen. In den frühen Morgenstunden ist sie um 1-2 C° niedriger als am Abend. Auch Außentemperatur, körperliche Aktivität, Stress, Schlaf und das Alter eines Menschen haben einen Einfluss auf die Körpertemperatur.

### Thermometer auswählen

Die wichtigsten Thermometer sind folgende:

- Maximalthermometer,
- Digitalthermometer,
- Infrarot-Ohrthermometer.

**Maximalthermometer.** Es ist aus Glas und hat ein Steigrohr, das mit Quecksilber (auch mit Galinstan erhältlich) gefüllt ist. Mit ansteigender Temperatur dehnt sich das Quecksilber aus und der Wert kann an einer Skala abgelesen werden. Es misst genau, ist aber zerbrechlich und Quecksilber ist hoch giftig. Es ist deshalb nicht für unruhige oder verwirrte Bewohner geeignet.

**Digitalthermometer.** Die Temperatur wird durch einen Messfühler ermittelt und digital angezeigt. Es ist das Thermometer erster Wahl in der Altenpflege, da es einfach und gefahrlos zu handhaben ist.

**Infrarot-Ohrthermometer.** Die Wärmeabstrahlung des Trommelfells wird mittels eines Sensors im äußeren Gehörgang gemessen. Die Messung geht sehr schnell und wird häufig als angenehm empfunden. Die Messwerte sind jedoch nicht immer korrekt.

**M** *Bei der rektalen Messung und der Temperaturkontrolle im Ohr entsprechen die ermittelten Werte der Körperkerntemperatur. Bei der axillaren und sublingualen Messung liegen sie um ca. 0,5 °C darunter.*

### Messergebnisse beurteilen

Die Erhöhung der Körpertemperatur wird in verschiedene Stufen eingeteilt (diese Werte beziehen sich auf die Körperkerntemperatur, also Ergebnisse, die bei der rektalen Messung oder der Messung im Ohr ermittelt wurden):

- **Untertemperatur (Hypothermie):** < 35 °C (25 °C tödlich),
- **Normaltemperatur:** 36.5–37.4 °C,
- **subfebrile Temperatur:** 37,5–37,9 °C,
- **mäßiges Fieber:** 38–39 °C,
- **hohes Fieber:** 39–40,5 °C,
- **sehr hohes Fieber:** über 40,5 °C. (ab ca. 42 °C Gerinnung der Körpereiweiße, Tod).

**M** *Bei älteren Menschen können schon längerfristige Temperaturerhöhungen über 39,0 °C wegen der Kreislaufbelastung und des Flüssigkeitsverlustes lebensgefährlich sein.*

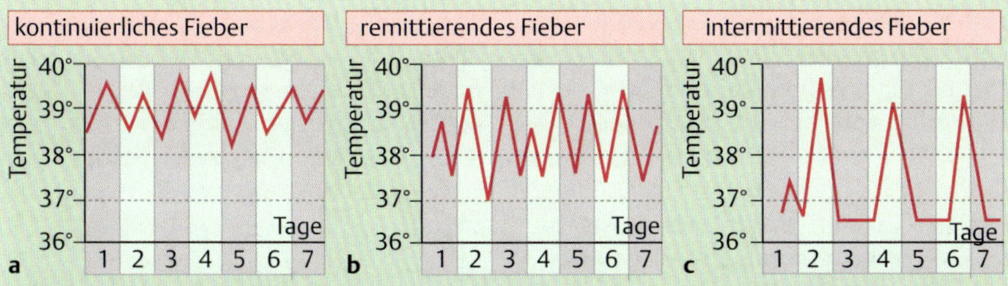


**a** Gleichmäßige Temperatur, die Tagesdifferenz liegt unter 1 °C. **Ursachen:** Viruspneumonie, Scharlach, Typhus, Erysipel (Wundrose)

**b** Nachlassendes Fieber, Tagesdifferenz beträgt ca. 1,5 °C. Der tiefste Wert liegt immer über dem Normalwert (37 °C), Temperatur abends hoch, dann nachlassend und am Morgen niedrig. **Ursachen:** Tuberkulose, Pyelonephritis (Nierenbeckenentzündung), manche Pneumonien, Sepsis

**c** Im Tagesverlauf wechseln hohe Temperaturen mit fieberfreien Intervallen, stundenweise hohe Fieberanfälle lösen oft einen Schüttelfrost aus, die Tagesdifferenz beträgt 1,5 °C und mehr. **Ursachen:** Sepsis, Pyelonephritis, Pleuritis (Brustfellentzündung)

**Abb. 4.12** ··· **Fieberkurve.** Beobachtet man den Verlauf der Körpertemperatur über einige Tage hinweg, kann man bestimmte Fiebertypen erkennen. Durch die Gabe von Antibiotika oder fiebersenkender Medikamente werden diese Verläufe heute jedoch meist abgeschwächt (Köther, 2005).

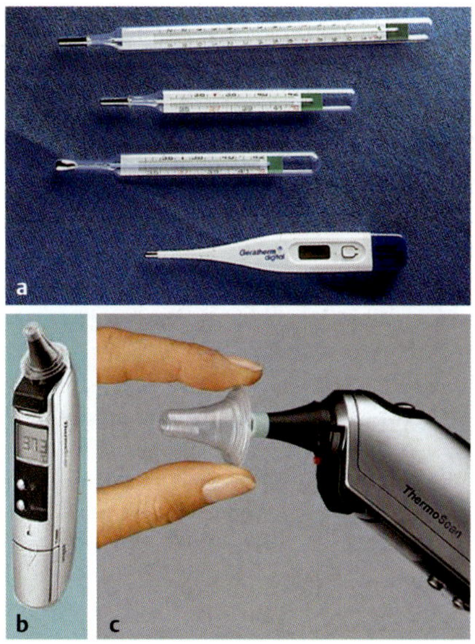


**Abb. 4.13** ··· **Thermometer. a** Von oben nach unten: Fieberthermometer zur sublingualen, axillaren und rektalen Messung, Digitalthermometer, **b** Infrarot-Ohrthermometer, **c** Schutzkappe wird aufgesetzt (Hoehl u. Kullick, 2002).

Tab. 4.1 ··› Auswahl des Messortes und Durchführung

| *Messort* | *Vorteile/Nachteile* | *Durchführung* |
|---|---|---|
| Rektal<br>Im Enddarm | ··› genauester Messort<br>··› entspricht der Körperkerntemperatur<br>··› geeignet zur genauen Überwachung des Temperaturverlaufs<br>··› unangenehm für den Kranken | ··› Bewohner in Seitenlage bringen, auch in Rückenlage möglich<br>··› Schutzhülle am Thermometer anbringen<br>··› Spitze des Thermometers vorsichtig mit leichtem Druck oder drehend ca. 2 cm in den After einführen<br>··› nicht durchführen bei Erkrankungen im Analbereich (z. B. Hämorrhoiden) |
| Axillar<br>In der Achselhöhle | ··› unkompliziert, angenehm für den Bewohner/Klienten<br>··› geeignet zur ungefähren Einschätzung der Körpertemperatur<br>··› Ungenauigkeiten durch Schweiß, Verrutschen des Thermometers, Reibung | ··› Kontrolle, ob Thermometer und Achselhöhle trocken sind<br>··› Thermometerspitze in den tiefsten und wärmsten Punkt der Achselhöhle legen<br>··› Bewohner auffordern, den Arm an den Oberkörper zu legen und für einige Minuten in dieser Stellung zu verbleiben<br>··› Bewohner wieder zudecken (im Winter). Wegen der Messgenauigkeit sollte er nicht auskühlen und bei hohen Außentemperaturen auch nicht überhitzen |
| Sublingual/oral<br>Unter der Zunge<br>Im Mund | ··› angenehm für den Kranken<br>··› nicht geeignet für verwirrte und unruhige Bewohner/Klienten<br>··› Ungenauigkeiten durch Mundatmung, falsche Lage des Thermometers, vorherige Aufnahme warmer bzw. kalter Speisen oder Getränke | ··› Spitze des Thermometers neben das Zungenbändchen unter die Zunge legen.<br>··› Bewohner auffordern, den Mund zu schließen, für ein paar Minuten geschlossen zu halten und nicht zu sprechen |
| Im Ohr<br>Im äußeren Gehörgang | ··› nur mit speziellem Ohr-Thermometer möglich<br>··› Ungenauigkeiten | ··› Kunststoffmesshülle aufsetzen<br>··› Gegebenenfalls Ohrschmalz entfernen<br>··› Ohr etwas nach hinten oben ziehen um den Gehörgang zu strecken<br>··› Thermometer in den äußeren Gehörgang einführen, 1–3 Sekunden warten bis Signalton hörbar<br>··› Wert auf Display ablesen |

## Haut

Die Haut, auch als der „Spiegel der Seele" bezeichnet, kann frühzeitig Hinweise auf psychische und körperliche Störungen geben. Auch schwere Erkrankungen werden häufig zunächst an Veränderungen der Haut erkannt. Eine starke Änderung der Gesichtsfarbe eines Bewohners wird der Pflegeperson sofort auffallen.

Liegen Erkrankungen der Haut vor, wird diese systematisch beobachtet. Wir haben insbesondere bei der Unterstützung bei der Körperpflege und bei der Hilfe beim An- und Auskleiden die Möglichkeit, die Haut zu beobachten.

Besonders wichtig ist es, die Oberfläche der Haut daraufhin zu beobachten, ob sie intakt ist oder Veränderungen aufweist. Neben der Beschaffenheit der Haut (S. 136) sind die Farbe und der Spannungszustand wichtige Beobachtungskriterien.

### Farbe beobachten

**Rötung.** Ursache für eine Rötung, vor allem im Gesicht und am Hals, ist eine vermehrte Durchblutung. Normal ist dies bei Anstrengung, Aufregung, Alkoholkonsum und Hitze, krankhaft bei Fieber, Entzündungen, Verbrennungen und hohem Blutdruck.

**Blässe.** Besonders auffallend ist sie im Gesicht und an den Lippen. Sie entsteht häufig durch eine Minderdurchblutung. Normal ist dies bei Kälte, Schreck und Aufregung oder bei entsprechender Veranlagung. Krankhaft ist sie bei niederem Blutdruck, Schock, Blutarmut (Anämie) und bei lokalen Durchblutungsstörungen, z. B. einem arteriellen Verschluss.

**Braune Haut.** Sie ist normal nach „Sonnenbädern". Eine verstärkte Pigmentierung in Form von linsen- bis talergroßen braunen Flecken ist häufig bei alten Menschen (Altersflecken) zu beobachten.

**Gelbverfärbung (Ikterus).** Sie entsteht durch Ablagerung von Bilirubin (gelbbrauner Gallenfarbstoff) in Haut, Schleimhaut und Bindegewebe **(Abb. 4.14)**. Dies geschieht bei einer Hämolyse (abnormer Zerfall roter Blutkörperchen), bei Leberschädigung (z. B. Leberzirrhose) und bei Einengungen oder Verschluss des Leber-Gallengang-Systems.

**Schmutziggelb-graue Haut.** Ist typisch bei chronischen Nierenerkrankungen.

**Blausucht (Zyanose).** Sie ist ein Zeichen ungenügender Sauerstoffsättigung des Blutes und wird zuerst an Lippen, Fingern und Zehen sichtbar. Als Ursachen kommen in Frage: Lungenerkrankungen (z. B. Lungenemphysem, Tumor) und Herzerkrankungen (z. B. Herzinsuffizienz).

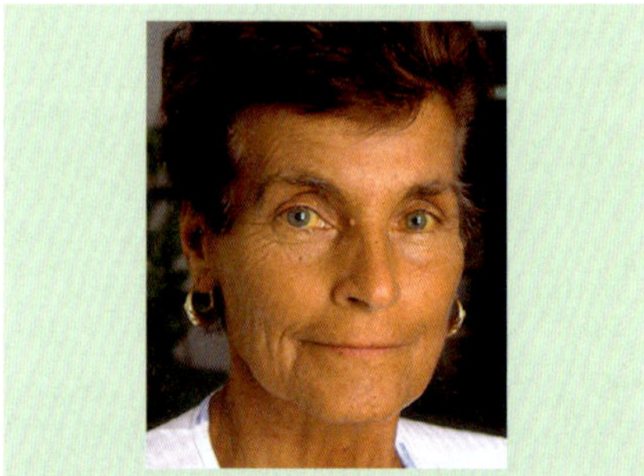

**Abb. 4.14** ··› **Ikterus.** Gelbfärbung der Haut und der Skleren.

### Spannungszustand der Haut (Turgor) beobachten

Auch der Turgor wird beobachtet. Bei einem normalen Turgor gibt die Haut bei Druck nach und geht bei Entlastung wieder in die Ausgangsform zurück. Auch lässt sie sich mit zwei Fingern als Falte abheben und glättet sich beim Loslassen wieder.

**Herabgesetzter Hautturgor.** Die Haut ist schlaff und faltig. Physiologisch im höheren Alter, pathologisch bei starkem Flüssigkeitsmangel, z. B. nach anhaltenden Durchfällen.

**Gesteigerter Hautturgor.** Er kann durch Wasseransammlungen im Gewebe (Ödeme) verursacht sein. Dies sind schmerzlose, nicht gerötete Schwellungen, die an einer bleibenden Vertiefung im Gewebe nach Eindrücken mit dem Finger zu erkennen sind. Auch Tumoren, Hämatome (Blutergüsse) und Entzündungen unter der Haut können zu einer stärkeren Spannung führen.

**P** ***Austrocknung (Exsikkose).*** *Ältere Menschen können bei einer zu geringen Flüssigkeitsaufnahme leicht „austrocknen". Kommt Fieber oder Durchfall hinzu, ist der alte Mensch gezielt auf eine Exsikkose zu beobachten.*
*Es ist wichtig, sie frühzeitig zu erkennen, da die Exiskkose Verwirrtheit, Störungen des Kreislaufs und Einschränkung der Nierenfunktion verursachen kann.*
*Trockene Schleimhäute und eine pergamentartige, faltige Haut deuten auf eine Exsikkose hin. Sicheres Zeichen ist ein stark herabgesetzter Hautturgor. Test: Die Oberhaut am Handrücken zusammenschieben. Bildet sich die dabei entstandene Falte nur langsam zurück, liegt eine Austrocknung vor.*

## Ausscheidungen

### Urinausscheidung beobachten

Urin ist normalerweise klar und hell bis dunkelgelb (je nach Konzentration). Eine Veränderung der Urinausscheidung kann ein wichtiger Hinweise auf bestimmte Erkrankungen sein.

**Farbe.** Folgende pathologische Farbveränderungen sind zu beobachten:
- **milchige Trübung:** z. B. bei Störungen des Kalziumstoffwechsels,
- **schlierig-flockige Trübung:** durch Eiterbeimengungen bei Entzündungen im Urogenitalbereich,
- **rötlich-fleischfarben und trüb:** durch rote Blutkörperchen im Urin, z. B. bei Blutungsneigung oder bei Nieren- und Harnleitersteinen, Tumoren,
- **bierbrauner bis grünlich-schwarzer Urin mit gelbem Schüttelschaum:** durch Beimengungen von Bilirubin bei Erkrankungen der Leber oder der Gallenwege.

**Geruch.** Frisch gelassener Urin riecht normalerweise unauffällig. Krankhafte Uringerüche sind:
- **übel riechend:** durch Bakterieneinwirkung bei Entzündungen der ableitenden Harnwege,
- **faulig riechend:** durch Zellzerfall bei bösartigen Tumorerkrankungen der ableitenden Harnwege,
- **obstartig:** durch Azeton im Urin bei Stoffwechselentgleisungen, z. B. beim ketoazidotischen Koma.

**Menge.** Es werden in 24 Stunden, normalerweise abhängig von Flüssigkeitszufuhr und Flüssigkeitsverlusten (z. B. Schwitzen), 1000–2000 ml Urin ausgeschieden. Folgende Veränderungen können auftreten:
- **Polyurie** (vermehrte Urinausscheidung): 2000–3000 ml/Tag,
- **Oligurie** (verminderte Urinausscheidung): weniger als 500 ml/Tag,
- **Anurie:** unter 100 ml/Tag.

### Stuhlausscheidung beobachten

**Konsistenz.** Die Konsistenz des Stuhls ist unter anderem abhängig von der Ernährung. Wird 3-mal täglich oder häufiger dünnflüssiger Stuhl abgesetzt, bezeichnet man dies als Diarrhoe (Durchfall). Hat eine Person weniger als 3-mal in der Woche Stuhlgang, der hart und trocken ist, wird dies als Obstipation (Verstopfung) bezeichnet. Krankhafte Veränderungen sind:
- **bleistiftförmig:** bei Einengung des Dickdarmlumens z. B. durch einen Tumor;
- **salbenförmig, voluminös (Fettstuhl):** bei Störungen des Fettstoffwechsels und bei Bauchspeicheldrüsenerkrankungen.

**Farbe.** Krankhafte Farbveränderungen sind:
- **grünlich:** schwere Durchfallerkrankungen,
- **grau, lehmfarben:** Fehlen des Gallenfarbstoffes,
- **rotbraun marmoriert:** Blutungen im unteren Darmabschnitt,
- **hellrote Auflagen:** Blutungen im Enddarm, vor allem Hämorrhoiden,
- **schwarz (Teerstuhl):** Blutungen in Magen oder Dünndarm.

**Beimengungen.** Krankhafte Beimengungen sind:
- **Schleimauflagerungen:** Reizung und Entzündung der Dickdarmschleimhaut,
- **Schleim- und Blutbeimengungen:** entzündliche Darmerkrankungen und Tumoren,
- **unverdaute Speisereste:** starker Durchfall.

## Bewusstsein

**D** *Unter Bewusstsein wird die Gesamtheit aller psychischen Vorgänge wie Gedanken, Wahrnehmungen und Gefühle verstanden. Reize aus der Umwelt werden wahrgenommen, verarbeitet und es folgt (meist) eine Reaktion. Auch die eigene Person wird in Bezug zur Umwelt gesetzt. Das eigene Verhalten kann reflektiert und gesteuert werden.*

Weitere Funktionen des Bewusstseins sind:
- Denkfähigkeit,
- Merkfähigkeit,
- Reproduktionsfähigkeit,
- Durchhaltevermögen,
- Handlungsfähigkeit,
- Vorstellungskraft,
- Orientierungsvermögen.

### Bewusstsein beobachten

Die Beobachtung des Bewusstseins geschieht im Pflegealltag stets beiläufig. Ist das Bewusstsein jedoch verändert bzw. eingeschränkt, kann der Betroffene nicht mehr angemessen auf seine Umwelt reagieren und gefährdet eventuell sich selbst und/oder auch andere. In diesen Fällen müssen die Bewusstseinsstörungen abgeklärt und der Kranke muss sorgfältig beobachtet werden **(Abb. 4.15)**.

**Fragen zum Bewusstsein.** Einen schnellen Überblick kann man sich mit folgenden Fragen verschaffen:
- Reagiert der alte Mensch auf Ansprache?
- Kann er aufgeweckt werden?
- Öffnet er die Augen, ist ein Blickkontakt möglich?

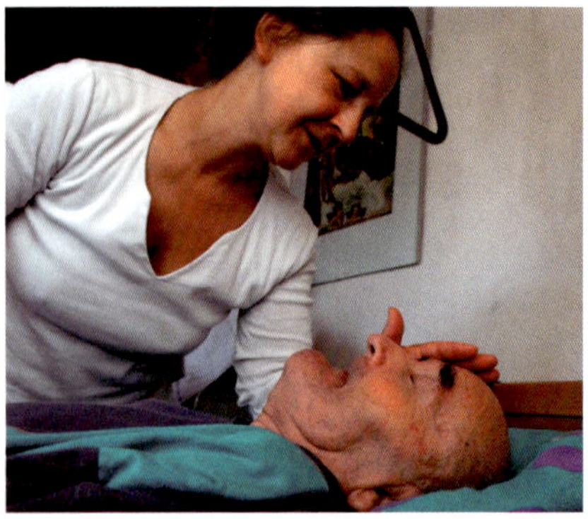

**Abb. 4.15 ⇢ Beobachtung.** Bewusstseinsstörungen müssen sorgfältig beobachtet werden.

- ⇢ Gibt er Antwort, ist sie verständlich?
- ⇢ Weiß er seinen Namen, Geburtsdatum,...?
- ⇢ Kennt er das aktuelle Datum, Jahr, Jahreszeit?
- ⇢ Weiß er wo er gerade ist?
- ⇢ Führt er nach Aufforderung einfache Bewegungen aus?

#### Quantitative Veränderungen

Die Angaben beziehen sich auf die Wachheit. Sie nimmt bei den folgenden Bewusstseinszuständen mehr und mehr ab. Alle weiteren Funktionen des Bewusstseins sind in gleichem Maße eingeschränkt bzw. nicht mehr vorhanden.

**Klares Bewusstsein.** Ein Mensch ist wach, ansprechbar und zeitlich, örtlich und zur eigenen Person orientiert. Er reagiert angemessen auf Umweltreize und kann Fragen beantworten.

**Benommenheit.** Orientierung, Denken und Handeln sind verlangsamt. Ursache kann z. B. die Einnahme von Beruhigungs- oder Schlafmitteln sein.

**Somnolenz.** Eine krankhafte Schläfrigkeit, aus welcher der Betroffene durch Berühren oder Anrufen jederzeit erweckbar ist. Er ist antriebsarm, teilnahmslos und unfähig, sich zu konzentrieren. Ursache können unter anderem Medikamente, hohes Fieber oder Bakteriengifte sein.

**Sopor.** Sopor ist ein tiefschlafähnlicher Zustand. Der Kranke ist nur schwer und nur kurz aus dem Tiefschlaf erweckbar. Sopor kommt vor bei schweren Gehirnverletzungen, Schlafmittelvergiftungen und schweren Stoffwechselentgleisungen.

**Koma.** Es ist ein tiefer, fester Schlaf, aus dem der Kranke nicht erweckbar ist. Das Koma ist die schwerste Form einer Bewusstseinsstörung. Es ist kein statischer Zustand, sondern man unterscheidet verschiedene Stadien, die fließend ineinander übergehen:

- ⇢ **Stadium I:** Der Kranke zeigt Abwehrreaktionen auf Schmerzreize, und die Hirnreflexe (z. B. die Verengung der Pupillen bei Lichteinfall) sind intakt,
- ⇢ **Stadium II:** Keine Abwehrreaktionen auf Schmerzreize, die Hirnreflexe sind intakt,
- ⇢ **Stadium III:** Die Hirnreflexe sind erloschen, Kreislauffunktion und Atmung sind erhalten,
- ⇢ **Stadium IV:** Der Kranke muss beatmet werden, die Kreislauffunktion ist erhalten,
- ⇢ **Stadium V:** Der Kranke ist dem Tod nahe, Atmung und Kreislauffunktion können nicht mehr selbstständig aufrechterhalten werden.

**Wachkoma (Coma vigile oder apallisches Syndrom).** Kreislauffunktion und Spontanatmung sind erhalten. Auch der Schlaf-Wach-Rhythmus wird eingehalten. Das heißt, der Kranke hat die Augen z.T. geöffnet, kann sein Gegenüber oder Gegenstände aber nicht fixieren. Der Kranke reagiert nicht oder kaum auf Ansprache oder Berührung. Er kann von sich aus keinen Kontakt zu seiner Umwelt aufnehmen.

#### Qualitative Veränderungen

Hier sind einzelne Funktionen des Bewusstseins in unterschiedlicher Intensität betroffen. Eine oder auch mehrere Fähigkeiten sind vermindert oder verändert. Qualitative Veränderungen kommen bei vielen neurologischen bzw. psychiatrischen Krankheitsbildern vor. Denkstörungen, Aufmerksamkeits- und Konzentrationsstörungen oder Wahrnehmungsstörungen wie Halluzinationen zählen z. B. zu den qualitativen Bewusstseinsveränderungen. Mehr dazu in Kap. 20, S. 407.

## 4.3 Onkologie (Tumorlehre)

Susanne Andreae

**D** *Unter Onkologie versteht man die Lehre von der Entstehung, dem Wachstum und der Therapie gut- und bösartiger Tumoren (Geschwulste).*

Ganz generell versteht man unter einem Tumor jede Form einer Gewebsvergrößerung oder -schwellung. Die Ursache der Schwellung spielt dabei keine Rolle. So ist ein Tumor im Sinne von Schwellung eines der 5 Symptome der Entzündung, aber auch ein Hämatom (Bluterguss) oder eine Zyste (abgekapselte Flüssigkeitsansammlung in einem Organ) wird als Tumor bezeichnet. Wird der Begriff nicht weiter erläutert, so versteht man im klinischen Alltag darunter allerdings meist eine bösartige Neubildung, also eine Krebserkrankung.

**W** *Man kann meist schon an der Tumorbenennung erkennen, ob es sich um einen gut- oder einen bösartigen Tumor handelt: Benannt werden alle nach dem Ausgangsgewebe. Benigne (gutartige) Tumore tragen i.d.R. die Endung „-om" (z. B. Lipom, ein gutartiges Fettgeschwulst), während maligne (bösartige) Tumore meist auf „-sarkom" oder „-karzinom" enden.*

### 4.3.1 Tumorentstehung

Unsere Zellen haben auch so etwas wie einen Lebenszyklus, in dem sich Phasen der Zellteilung mit Ruhephasen abwechseln. Dabei ist genau geregelt, wann sich die Zelle zu teilen und wann sie zu ruhen hat. Tumorzellen sind entartete Zellen, die sich nicht nach diesem Zyklus richten, sondern sich unkontrolliert ständig teilen und somit immer wachsen.

Wieso gelegentlich Zellen entarten und zu Tumorzellen werden, ist nicht bekannt. Es lässt sich aber feststellen, dass bestimmte Einflüsse das Risiko, an Krebs zu erkranken, erhöhen (s.u.).

## Tumormerkmale

Man kann Tumoren nach verschiedenen Kriterien einteilen und beurteilen:
- Malignitätsgrad (Bösartigkeit),
- Lokalisation,
- Wachstumstendenz,
- Prognose.

**Malignitätsgrad.** Die Einteilung ist Folgende:
- **Präkanzerosen:** sind Vorstufen eines Malignoms (bösartiger Tumor). Typisches Beispiel ist der Dickdarmpolyp, der ab einer gewissen Größe fast immer zum Dickdarmkarzinom entartet;
- **benigne (gutartige) Tumore:** zeichnen sich durch ein meist langsames, verdrängendes (nicht infiltrierendes) Wachstum aus. Sie sind gegen das gesunde Gewebe gut abgrenzbar, da sie häufig kapselartige Strukturen bilden. Eine Metastasierung erfolgt nie, auch kommt es außer durch die Verdrängung gesunden Gewebes (z. B. Druckschädigung von Nachbargewebe) nicht zu Allgemeinsymptomen;
- **semimaligne Tumore:** nehmen eine Mittelstellung zwischen gut- und bösartigen Geschwulsten ein. Sie wachsen langsam, aber unkontrolliert, zerstören im Zuge des Wachstums das befallene Organ und wachsen in die Umgebung ein, setzen aber keine Metastasen. Sie sind nicht abgrenzbar vom umgebenden Gewebe und rufen keine Allgemeinsymptome hervor. Beispiel: Basaliom (Hautkrebs);
- **Carcinoma in situ:** hier sind bösartige Zellen nachweisbar, diese haben aber noch keine Zellgrenzen überschritten und zeigen somit noch keine Merkmale des infiltrativen (einwachsenden) Wachstums;
- **maligne (bösartige) Tumoren:** wachsen unkontrolliert, also meist rasch, infiltrierend, örtlich zerstörend und setzen Metastasen. Außerdem führen sie zu meist ausgeprägten Allgemeinsymptomen (s.u.). Vom umgebenden Gewebe sind sie nicht abgrenzbar.

**Lokalisation.** Primärtumor nennt man den Ausgangsherd einer bösartigen Tumorkrankheit (Muttergeschwulst). Ein Primärtumor kann sich auf dem Lymph- oder Blutweg im Körper ausbreiten und dort maligne „Ableger" bilden. Diese heißen Metastasen oder Filiae (Tochtergeschwülste).

**Wachstumstendenz.** Von Progression spricht man, wenn der Primärtumor oder die Metastasen wachsen. Bildet sich ein malignes Geschwulst zurück, wird also kleiner, nennt man dies eine Remission. Der Begriff ist vor allem bei der Strahlen- und Chemotherapie maligner Tumore gebräuchlich.

**Prognose.** Ist ein maligner Tumor nach vollständiger Entfernung erneut nachweisbar, bezeichnet man dies als Rezidiv. Um die Prognose einer malignen Tumorerkrankung zu beschreiben, verwendet man den Begriff 5-Jahres-Überlebensrate. Die Angabe in Prozent beschreibt, wie viele Patienten mit einem bestimmten Tumor 5 Jahre nach Diagnosestellung bzw. Therapie noch leben. Beispiel: beim Kolonkarzinom liegt die 5-Jahres-Überlebensrate bei 40 %. D.h., von allen Erkrankten leben nach 5 Jahren noch 40 %. Es gibt somit statistische Aussagen über den Verlauf verschiedener Tumorarten, doch letztlich ist die Prognose des einzelnen Patienten abhängig von verschiedenen Faktoren wie dem Ausgangsbefund (Tumorgröße, Metastasen) oder dem Allgemeinzustand (Alter, Gesundheitszustand) zu Beginn der Erkrankung.

**M** *Von einer „endgültigen" Heilung kann bei den meisten malignen Tumoren erst dann ausgegangen werden, wenn 10 Jahre lang kein Rezidiv und keine Metastasen gefunden wurden.*

## Ursachen

Die Ursache der Tumorentstehung ist nicht bekannt. Es lässt sich aber feststellen, dass bestimmte Einflüsse das Risiko, an Krebs zu erkranken, statistisch erhöhen:
- **Rauchen:** gilt als der bedeutendste Risikofaktor! Es ist z. B. erwiesen, dass 90 % aller Bronchialkarzinome (Lungenkrebs) auf das Rauchen zurückzuführen sind.
- **hoher Alkoholkonsum:** führt, besonders in Kombination mit dem Rauchen, zu einem erhöhten Krebsrisiko.
- **Nahrung:** Man hat festgestellt, dass fettarme, ballaststoffreiche Nahrung ein wesentlich niedrigeres Krebsrisiko beinhaltet als fettreiche, ballaststoffarme Kost.
- **Viren:** An bestimmten malignen Erkrankungen sind Viren beteiligt. So soll z. B. das Hepatitis-B-Virus eine der Ursachen für das Leberzellkarzinom sein.
- **genetische Faktoren:** Bei manchen Krebserkrankungen (z. B. Kolonkarzinom, Brustkrebs) kann man eine gewisse familiäre Häufung beobachten.
- **Bedeutung des Immunsystems:** Vieles spricht dafür, dass Krebs letztlich ein immunologisches Problem darstellt (ansteckend sind maligne Tumore aber nicht). So findet man z. B. bei Patienten mit einer Störung des Immunsystems (z. B. AIDS) häufiger Krebserkrankungen.
- **Chronische Entzündungen:** Bei chronischen Entzündungen eines Organs können sich im Laufe der Zeit maligne Veränderungen entwickeln, z. B. ist bei einer langjährigen Colitis ulcerosa das Darmkrebsrisiko erhöht.
- **UV-Strahlen:** Vor intensiven Sonnenbädern wird zunehmend gewarnt. Die UV-Strahlen schädigen die Haut und sind die Hauptursache der Hautkrebsentwicklung.

**W** *Für die erhöhte Karzinomrate im Alter macht man altersbedingte Veränderungen wie verminderte Zellreparatur und -regeneration sowie eine veränderte Abwehrlage verantwortlich.*

## Häufigkeit bösartiger Tumorerkrankungen

**M** *Krebs ist bei uns nach den Herz-Kreislauf-Erkrankungen die zweithäufigste Todesursache! Jeder fünfte Mensch stirbt an den Folgen eines malignen Tumors.*

Statistisch lässt sich eine Abnahme der Erkrankungen des Herz-Kreislauf-Systems erkennen. Es wird deshalb damit gerechnet, dass in 15–20 Jahren Krebs die häufigste Todesursache in Deutschland sein wird. Der Grund liegt im immer höheren Durchschnittsalter der Bevölkerung. Die 3 häufigsten Tumorarten sind Lungen-, Brust- und Darmkrebs. Die Häufigkeit maligner Erkrankungen nimmt mit dem Alter zu. Schon heute sind über 60 % der Menschen, die an Krebs erkranken, über 65 Jahre alt.

**W** *Die wichtigsten Alterskarzinome betreffen Prostata, Magen, Dickdarm, Lunge und Gallenwege.*

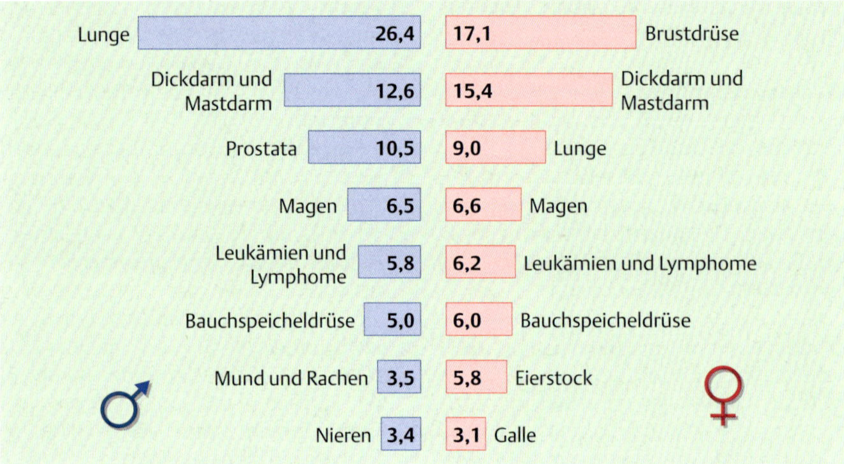


**Abb. 4.16** ⇢ **Tumorhäufigkeit.** Sterbefälle durch Krebs in Deutschland, befallene Organe in Prozent (Paetz, 2004).

## Prophylaxe (Vorsorge)

Eine gesunde Lebensführung und das Vermeiden von Risikofaktoren sind eine Möglichkeit, die Gefahr einer Krebserkrankung zu verringern. Einen absoluten Schutz erreicht man dadurch allerdings nicht:
- kein Tabakkonsum,
- geringer Alkoholkonsum,
- täglicher Genuss von frischem Obst, Gemüse und Vollkornprodukten, Vermeiden fettreicher Nahrungsmittel,
- Vermeiden von Übergewicht (manche Tumore, z. B. Gebärmutterkrebs, treten bei Übergewicht gehäuft auf),
- regelmäßige Bewegung,
- Vermeiden übermäßiger Sonneneinstrahlung und Sonnenbrände,
- Aufsuchen eines Arztes beim Bemerken verdächtiger Symptome (s.u.),
- einmal jährlich Krebsvorsorge.

## Symptome bösartiger Tumore

Es gibt keine klinischen oder laborchemischen Zeichen, die einen malignen Tumor beweisen. Die im Zusammenhang mit einer Tumorkrankheit beobachteten Symptome sind vorwiegend allgemeiner Art und oft Zeichen eines fortgeschrittenen Tumorstadiums. Beim alten Menschen werden die Symptome oft als „Altersbeschwerden" gedeutet, wodurch die Diagnosestellung verzögert werden kann.

**M** *Beweisend für einen malignen Tumor ist nur die feingewebliche Untersuchung. Dazu ist die Gewinnung einer Gewebsprobe (Probebiopsie „PE") erforderlich.*

**Allgemeinsymptome.** Allgemeinsymptome, die auf eine bösartige Erkrankung hinweisen können, sind:
- rascher Gewichtsverlust (das Tumorwachstum verbraucht viel Energie),
- plötzlicher Leistungsabfall, generelle Müdigkeit (evtl. bedingt durch eine tumorbedingte Blutarmut),
- Abneigung gegen bestimmte Speisen (bes. Fleisch),
- Schmerzen (treten meist erst bei sehr weit fortgeschrittener Krebserkrankung auf!).

**Lokale Veränderungen.** Neben diesen allgemeinen Veränderungen kann es natürlich auch lokal zu Veränderungen und Auffälligkeiten kommen. Hier einige Beispiele:
- tastbarer Knoten oder Verhärtung (z. B. in der Brust),
- Blutung aus Scheide, Darm oder Blase,
- plötzliche Änderung des Stuhlverhaltens (Wechsel von Durchfall und Verstopfung kann ein Hinweis auf Darmkrebs sein),
- Veränderung eines Muttermals oder einer Warze (evtl. Hinweis auf Hautkrebs),
- nicht abheilende Wunde (Zeichen der generellen Immunschwäche bei Tumorkrankheiten),
- länger als 4 Wochen anhaltender Husten oder Heiserkeit, besonders bei Rauchern (mögliche Ursache kann ein Lungen- oder Kehlkopfkrebs sein),
- chronische Magenbeschwerden (ein Magenkarzinom sollte ausgeschlossen werden).

**Tumormarker.** Tumormarker sind Substanzen, die bei manchen Tumorerkrankungen im Blut nachweisbar sind. Die Höhe der Tumormarkerkonzentration im Blut schwankt je nach Tumorgröße und -wachstum. Die Bedeutung der Marker liegt besonders in der Nachsorge: Nach operativer Tumorentfernung fallen die Tumormarker im Blut oft auf normale Werte ab. Ein Anstieg der Tumormarker spricht für erneutes Tumorwachstum (Rezidiv oder Metastase). Der klassische Tumormarker ist CEA (karzinoembryonales Antigen). Er wird vor allem von Darmtumoren gebildet, kann aber auch in geringen Mengen bei Gesunden (bes. bei Rauchern) vorkommen.

**W** *Tumormarker kommen in oder auf Tumorzellen vor und werden vom Tumorgewebe selbst bzw. vom Organismus als Reaktion auf die Tumorerkrankung gebildet.*

## Tumorausbreitung (Metastasierung)

**D** *Unter Metastasierung versteht man die Einnistung verstreuter Tumorzellen oder Zellverbände in anderen Organen, die sich dort vermehren und erneut zu streuen beginnen.*

**W** *Bei Generalisation (massiver Metastasierung) eines Tumors gibt es tumorspezifische „Organpräferenzen", z. B. Skelettmetastasen bei einem Brust- oder Prostatakarzinom. In anderen Organen (Milz, Pankreas) kommt es so gut wie nie zu Metastasenabsiedlungen. Metastasen können lange Zeit, ohne zu wachsen, in den Organen verharren, um dann plötzlich förmlich zu „explodieren".*

Es gibt generell 3 Metastasierungswege. Es können natürlich auch alle drei Ausbreitungswege gleichzeitig vorkommen:
- direkt,
- lymphogen,
- hämatogen.

**Direkte Tumorausdehnung.** Der Tumor wächst durch direkte Ausbreitung in benachbartes Gewebe ein. Man spricht z. B. von einer Peritonealkarzinose, wenn der Tumor in das Bauchfell eingewachsen ist.

**Lymphogene Metastasierung.** Infiltriert der Tumor ein Lymphgefäß, spricht man von einer Lymphangiosis carcinomatosa. Die Tumorzellen bleiben im Filterwerk der Lymphknoten hängen, vermehren sich und führen zu Lymphknotenmetastasen.

**Hämatogene Metastasierung.** Wird die Wand eines Blutgefäßes beim Wachstum eines malignen Tumors durchbrochen, so finden die Tumorzellen direkten Eingang in das Blutgefäßsystem. Hämatogene Metastasen bilden sich, wenn die Krebszellen mit dem Blutstrom in nachfolgende Organe gelangen, wo sie sich festsetzen und vermehren können. Weil diese Metastasen oft weit vom Primärtumor entfernt gelegen sind, spricht man bei hämatogen entstandenen Ansiedlungen von Fernmetastasen. Je nach Lokalisation des Primärtumors sind bestimmte Organe bei der hämatogenen Metastasierung (z. B. Lebermetastasen bei Tumoren im Verdauungstrakt) gehäuft betroffen **(Abb. 4.17)**. Grundsätzlich kann jedoch jeder Primärtumor in jedes Organ metastasieren.

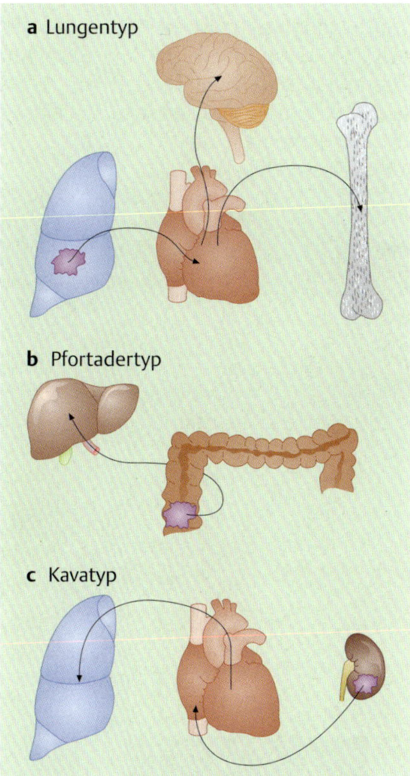


**Abb. 4.17** ⇢ **Hämatogene Metastasierung.**
**a** Tumoren der Lunge metastasieren über den großen Kreislauf in unterschiedliche Organe.
**b** Tumoren der Verdauungsorgane metastasieren bevorzugt über die Pfortader in die Leber.
**c** Tumoren mit venösem Abstrom zur Hohlvene metastasieren besonders in die Lunge (Paetz u. Benzinger-König, 2004).

**Tab. 4.2** ⇢ Klassifikation von Tumoren nach dem TNM-System

| | *Einteilung* | *Erläuterung* |
|---|---|---|
| **T = Primärtumor** | Tis oder Cis | Der Tumor oder das Karzinom ist noch „in situ", das heißt „am Platz", der Tumor ist noch lokal begrenzt. |
| | T1, T2, T3, T4 | Gibt die Größe und Ausbreitung des Tumors an:<br>⇢ T1 = Tumor < 3 cm, noch keine Infiltration in die Umgebung<br>⇢ T4 = Tumor groß, wächst infiltrierend in die Umgebung ein<br>⇢ T2, T3 = Zwischenstadien |
| **N = Lymphknotenmetastasen** | N0 | Kein Anhalt für Lymphknotenmetastasen |
| | N1, N2, N3, N4 | Gibt Ausmaß der Lymphknotenmetastasierung an:<br>⇢ N1 = nur lokale Lymphknoten sind befallen<br>⇢ N4 = entferntere Lymphknoten sind befallen<br>⇢ N2, N3 = Zwischenstadien |
| **M = Fernmetastasen** | Mo | Kein Anhalt für Fernmetastasen |
| | M1 | Fernmetastasen nachgewiesen |

**W** *Die erste Lymphknotenstation im Abflussgebiet eines Organsystems bezeichnet man als regionäre Lymphknoten (z. B. befallene Lymphknoten in der Achselhöhle bei Brustkrebs). Bei lymphogener Tumorausbreitung bleiben die Tumorzellen zuerst in den regionären Lymphknoten „hängen". Bei weiterer lymphogener Ausbreitung finden die Tumorzellen über die gemeinsame Mündung der großen Lymphstränge Eingang in den Blutkreislauf und können auf hämatogenem Weg weitere Metastasen setzen.*

## TNM-Klassifikation

**D** *Nach der Diagnose eines malignen Tumors ist zur Therapieplanung und zur Aufklärung des Patienten über die wahrscheinliche Prognose seiner Erkrankung eine genaue Festlegung der Tumorausbreitung nötig. Neben der Tumorgröße ist natürlich die Ausdehnung einer eventuellen Metastasierung festzulegen. Das international anerkannte TNM-System erlaubt eine Bestimmung des Tumorstadiums unter der Berücksichtigung lymphogener und hämatogener Metastasierung.*

Die Buchstaben im TNM-System sind Abkürzungen und stehen für:

- ⇢ **T = Tumorgröße:** gibt Größe und lokale Ausbreitung des Primärtumors an,
- ⇢ **N = Nodus lymphaticus:** steht für die Anzahl der lokalen Lymphknotenmetastasen,
- ⇢ **M = Metastase:** gibt an, ob hämatogene Fernmetastasen vorhanden sind.

Durch dem jeweiligen Buchstaben nachgestellte Ziffern wird das Tumorstadium angegeben. Grundsätzlich entsprechen höhere Zahlen einer fortgeschritteneren Tumorausdehnung. Das Einteilungsprinzip ist für alle Tumore gleich **(Tab. 4.2)**.

## Therapie

Zur Krebsbehandlung stehen heute verschiedene Therapieformen zur Verfügung. Die unterschiedlichen Verfahren können allein oder in Kombination angewandt werden. Welches Behandlungsverfahren für den Patienten das Beste ist, hängt weitgehend von Art, Lokalisation und Ausdehnung des Tumors ab.

Lokal begrenzte Tumoren sollten nach Möglichkeit durch chirurgische Maßnahmen total entfernt werden. Bei generalisierten Erkrankungen (z. B. Leukämie) oder ausgedehnter Fernmetastasierung sind andere Therapieverfahren vorzuziehen (z. B. Chemotherapie).

### Therapieziele

Wichtig für die Entscheidung über die Art der Therapie ist unter anderem die Festlegung des Therapiezieles, d.h. ob eine Heilung möglich ist oder ob der Tumor so fortgeschritten ist, dass nur eine Verbesserung der Lebenssituation, aber keine Heilung erreicht werden kann. Auch im Alter ist eine Therapie generell sinnvoll. Allerdings sind hier besonders der Gesamtzustand des Betroffenen, mögliche Begleiterkrankungen und besonders die Beeinträchtigung der Lebensqualität durch die Therapiemaßnahmen zu bedenken.
Grundsätzlich unterscheidet man folgende Therapieziele:

- **Kurative Therapie** (lat.: heilend): Sie hat die voraussichtliche Heilung des Patienten zum Ziel.
- **Palliative Therapie** (lat.: lindernd): Eine dauerhafte Heilung des Patienten ist nicht mehr möglich. Eine palliative Therapie wirkt demzufolge nicht heilend, sondern sie dient zur Besserung der Lebensqualität oder der Verlängerung der Überlebenszeit.
- **Adjuvante Therapie** (lat.: unterstützend): Hier ist das Ziel, ein Rezidiv oder eine Metastasierung zu verhindern (z. B. Chemotherapie nach Operation).
- **Neo-adjuvante Therapie:** Therapie zur Verkleinerung des Tumors vor einer kurativen Therapie (z. B. Chemotherapie vor Operation).

**B** *Frau P. bemerkte eines Tages einen kleinen Knoten in ihrer rechten Brust. Die Mammographie (Röntgenuntersuchung der Brust) zeigte ein kleines Mammakarzinom (Brustkrebs). Eine Metastasierung des Tumors konnte nicht nachgewiesen werden. Die Ärzte rieten ihr zur präoperativen Chemotherapie mit dem Ziel, dass der Tumor nach der Chemotherapie so klein sei, dass er problemlos (ohne die Brust entfernen zu müssen) operiert werden könne. Frau P. war einverstanden. Nach der Chemotherapie war der Tumor tatsächlich auf die Hälfte seiner Ausgangsgröße geschrumpft. Er konnte vollständig operativ entfernt werden, ohne dass Teile der rechten Brust mit entfernt werden mussten. Frau P. geht regelmäßig zur Krebsnachsorge. Bisher konnte kein Rezidiv und kein Hinweis auf Metastasen gefunden werden.*

### Therapiearten

Folgende Therapiearten werden unterschieden **(Abb. 4.18)**:
- chirurgische Therapie,
- Strahlentherapie,
- Chemotherapie,
- Hormontherapie,
- Immuntherapie,
- alternative Therapiemethoden.

**Chirurgische Therapie.** Die größte Aussicht auf endgültige Heilung bietet die totale Entfernung des Tumors durch eine Operation. Leider ist dieses Ziel nicht immer erreichbar.

**Strahlentherapie.** Abgesehen vom Zusammenhang mit chirurgischen Maßnahmen (prä- oder postoperative Bestrahlung zur Tumorverkleinerung) kommt die Strahlentherapie fast nur bei fortgeschrittenen Tumoren zum Einsatz. Tumorbedingte Schmerzen lassen sich z. B. durch eine Bestrahlung bessern (Schmerzbestrahlung).

**Chemotherapie.** Im Gegensatz zu Operation oder Strahlentherapie wirken Chemotherapeutika (Zytostatika) systemisch, d.h. auf den gesamten Körper. Dementsprechend findet die Chemotherapie vor allem bei generalisierten Tumorerkrankungen Anwendung, weil hier die Tumorzellen über den ganzen Körper verstreut sind (z. B. bei ausgedehnter Metastasierung).

**W** *Durch spezielle Verfahren ist es möglich, nur einzelne Organe (z. B. die Leber bei Metastasen) oder Körperteile einer Chemotherapie zu unterziehen. Das Chemotherapeutikum wird hier in lokale Blutgefäße geleitet, damit das Medikament nicht in den ganzen Körper gelangt. Zur Unterstützung der zellabtötenden Wirkung kann das Blut auf 40 °Grad erwärmt werden (Hyperthermie).*

**Hormontherapie.** Für einige Tumore ist ein hormonabhängiges Wachstum bewiesen, so z. B. für den Brustkrebs und das Prostatakarzinom.

**W** *Die Tumorzellen haben an ihrer Oberfläche spezielle Hormonrezeptoren („Empfänger"), über die das Wachstum gesteuert werden kann. Eine Testung des Tumorgewebes auf Anzahl und Art der Hormonrezeptoren ist heute bei einigen Krebsarten möglich. Bei positivem Rezeptornachweis ist eine Hormonbehandlung beim Brust- und Prostatakarzinom in mehr als 50 % der Fälle wirksam. Eine Hormonbehandlung wird besonders bei Patienten angewandt, denen nicht alles Tumorgewebe entfernt werden konnte oder bei denen Fernmetastasen bestehen.*

**Immuntherapie.** Bei dieser Therapieform erhofft man sich einen Heilungserfolg durch die Stimulierung des Immunsystems, z. B. durch die Gabe von Immunglobulinen. Bewährt hat sich die Gabe von Interferonen und anderen Immunmodulatoren bei der Behandlung von hämatologischen Tumoren.

**Alternative Therapiemethoden.** Am bekanntesten ist die Misteltherapie, doch auch andere Methoden wie Sauerstoffbehandlungen werden angewandt, meist unterstützend zu den gängigen Therapien. Diese Methoden sind gut verträglich und eine geringe Belastung für den Patienten, ihre Wirksamkeit ist allerdings nicht erwiesen.

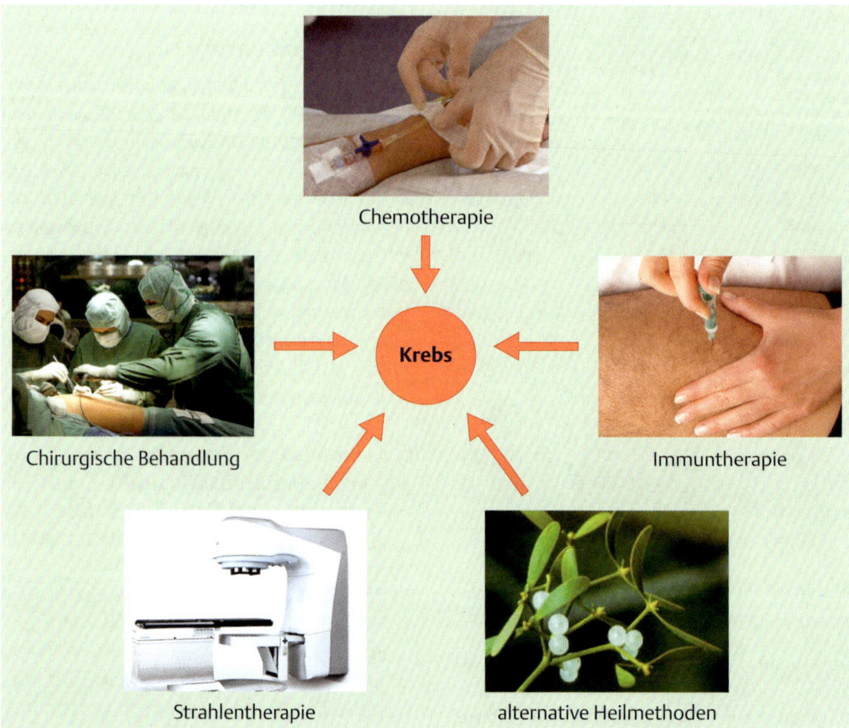


**Abb. 4.18** ··› **Krebstherapien.** Zur Behandlung von Krebs gibt es verschiedene Möglichkeiten.

### Krebsnachsorge

Auch nach einer Tumortherapie bedarf jeder Patient einer speziellen Weiterbehandlung und Betreuung. Das Ziel der regelmäßigen Nachuntersuchungen ist es, ein erneutes Tumorwachstum rechtzeitig zu erkennen. Art und Häufigkeit der Nachuntersuchungen sind bei den einzelnen Tumorformen unterschiedlich.

**Untersuchungen.** Neben der körperlichen Untersuchung werden im Rahmen einer Tumornachsorge regelmäßig bestimmte Laboruntersuchungen (BSG, Blutbild, Leberwerte, Tumormarker) durchgeführt. In festgelegten Abständen wird des Weiteren eine Röntgenuntersuchung des Thorax (Lungenmetastasen?) und eine Ultraschalluntersuchung der Leber (Lebermetastasen?) veranlasst.

**B** *Bei Herrn H. wurde kurz nach seiner Pensionierung im Zuge einer Gesundheitsuntersuchung Blut im Stuhl festgestellt. Bei der daraufhin durchgeführten Darmspiegelung fanden sich als Ursache zwei gutartige Darmpolypen. Diese wurden entfernt und Herr H. darauf hingewiesen, dass er sich in ca. 6 Monaten zu einer Kontrolluntersuchung vorstellen solle. Doch Herr H. fühlte sich wohl und hielt eine Kontrolle nicht für nötig. Ungefähr ein Jahr nach der Darmspiegelung fiel seiner Tochter auf, dass er innerhalb kurzer Zeit stark abgenommen hatte und nicht mehr so leistungsfähig wie früher war. Bei einer Blutuntersuchung stellte der Hausarzt erhöhte Leberwerte fest. Die Ultraschalluntersuchung bestätigte seinen Verdacht auf Lebermetastasen. Als Primärherd fand sich ein Dickdarmkrebs. Herr H. wurde operiert, der Tumor konnte entfernt werden, doch es musste ein Kunstafter angelegt werden. Zur Verhinderung weiterer Metastasen führte man eine Chemotherapie durch. Leider ließ sich dadurch keine Remission erreichen, der Tumor wuchs weiter und Herr H. verstarb ca. 1 Jahr nach der Diagnosestellung.*

**P** ***Umgang mit alten Menschen mit einer bösartigen Tumorerkrankung:*** *Der alte Mensch sollte in seinem Auseinandersetzungsprozess mit der Krankheit und eventuellen Organverlusten, der ähnlich den von Kübler-Ross beschriebenen Phasen im Sterbeprozess verlaufen kann, begleitet und unterstützt werden. Die Phasen können, müssen jedoch nicht wie folgt verlaufen: Schock nach der Diagnosestellung – Verleugnen der Krankheit – Aufbegehren gegen die Krankheit – Hadern mit dem Schicksal – Annahme der Krankheit. Den Patienten soll Gelegenheit gegeben werden, Gefühle wie Angst, Zorn und Trauer auszudrücken. Dem Kranken gegenüber sollte Interesse, Offenheit und eine ehrliche Bereitschaft zum Zuhören signalisiert werden, damit er sich mitteilen kann. Wichtig ist auch, dass die Pflegeperson sich ihrer eigenen Gefühle, die der/die Krebskranke in ihr auslöst, bewusst wird. Ebenso sollte sie über ein Wissen um ihre eigenen emotionalen Signale, die sie z. B. aufgrund von Antipathie oder aufgrund von eigenen Ängsten vor der Erkrankung sendet, verfügen. Dies ist eine Voraussetzung dafür, eine vertrauensvolle Beziehung aufzubauen und schwierige Gespräche nicht abreißen zu lassen.*

## Pflegeschwerpunkt Entlassungsmanagement/Überleitungspflege

**B** *Frau Baier ist 79 Jahre alt und lebt allein in einer kleinen Doppelhaushälfte älteren Baujahres in Freiburg. Ihre Tochter mit bereits erwachsenen Kindern lebt ca. eine Autostunde entfernt in einer Kleinstadt und ist berufstätig. Sie telefonieren oft und verstehen sich gut. Frau Baier ist eine gesellige und lebensfrohe Frau. Sie hat in ihrem Stadtteil viele Bekannte und kam mit Hilfe einer Putzfrau im Alltag bisher sehr gut zurecht.*
*Vor 2 Wochen jedoch stürzte sie, war völlig desorientiert und wurde ins Krankenhaus eingeliefert. Sie hatte keine ernsthaften Verletzungen, klagte jedoch über Schwindel, war zeitweise desorientiert und hatte Schwierigkeiten beim Gehen. Zur medizinischen Abklärung wurde ein CT des Gehirns gemacht, wobei ein Tumor am Kleinhirn festgestellt wurde. Dies erklärte die Symptome. Die Ärzte sagten ihr, dass der Tumor sehr ungünstig liege und nicht operiert werden könne. Weitere Tumoren wurden bei einer Ganzkörperszintigraphie nicht entdeckt, sodass die behandelnden Ärzte davon ausgingen, dass dies der Primärtumor sei.*
*Sie sagten Frau Baier, es sei ein sehr langsam wachsender Tumor, dessen Wachstum durch Bestrahlung aufgehalten werden könne oder sogar eine Remission (Rückbildung) erreichbar sei. Die Bestrahlung könne ambulant gemacht werden und sie könne bald wieder zurück in ihr Haus gehen.*
*Frau Baier war noch geschockt über die Mitteilung, einen bösartigen Hirntumor zu haben und gleichzeitig froh über die Zuversicht der Ärzte, dass er unter Therapie nicht weiter wachsen würde. Froh war sie auch darüber, dass sie wieder nach Hause darf.*

Frau Baier wird jedoch nicht mehr so selbstständig sein wie vor ihrer Erkrankung. Sie wird in einigen Bereichen Unterstützung benötigen, wenn sie nach Hause zurückkommt.

**L** *Überlegen Sie bitte, bei welchen Tätigkeiten Frau Baier in Zukunft Hilfe benötigen wird und was sich in ihrem häuslichen Umfeld ändern muss, damit sie dort weiterhin leben kann.*

Dies alles muss geplant und organisiert werden. Spätestens an Frau Baiers Entlassungstag müssen die Änderungen umgesetzt sein und Menschen da sein, die sie zu Hause unterstützen. Dies ist bei Frau Baier besonders wichtig, weil sie allein lebt und ihre Tochter aufgrund ihrer Berufstätigkeit bei Bedarf nicht kurzfristig einspringen kann.

Frau Baier würde ohne Hilfe in der ersten Zeit zu Hause sicherlich nicht zurecht kommen. Wahrscheinlich würde sie schnell wieder ins Krankenhaus eingewiesen, was nicht in ihrem Sinne wäre. Ebenso schnell würde sie aus Kostengründen wieder entlassen und alles begänne von vorn. Ihr Gesundheitszustand würde sich mit hoher Wahrscheinlichkeit verschlechtern und sie wäre sehr unglücklich mit der ganzen Situation.

Übergeben von
(Stempel)

Datum Unterschrift

Name Geburtsname

Vorname

Anschrift

Tel. Fam.-Stand

Geb.-Dat. Konfession

Versicherter

| AOK | LKK | BKK | IKK | VdAK | AEV | Knapp-schaft | UV |
|---|---|---|---|---|---|---|---|

KV Nr. Pflegestufe

1. Angehörige Telefon

2. Angehörige Telefon

Gesetzliche Betreuung durch:

○ Gesundheitsfürsorge

○ Vermögenssorge

○ Aufenthaltsbestimmung

○ Telefon

**Mitgeführte Dokumente / Eigentum**

○ Krankenkassenkarte ○ Patientenverfügung

○ Personalausweis ○

○ Schwerbehindertenausweis ○

**Grund der Überleitung**

**Medizinischer Bereich**

Hausarzt Telefon

Konsiliararzt Telefon

Notarzt Telefon

Diagnosen / pflegebegründete Diagnosen

| **Medikation** ○ siehe Anlage | morgens | mittags | abends | nachts |
|---|---|---|---|---|
| | | | | |

**Bedarfsmedikation**

letzter Eintrag entspricht der Medikation am Tag der Überleitung

**letzter Krankenhausaufenthalt**
von bis im

Allergien / Unverträglichkeiten / krankheitsbedingte Besonderheiten

○ Zur Zeit keine bekannt

○ **Herzschrittmacher** ○ **Heparin** ○ **Marcumar**

○ Brille / Kontaktlinsen Zahnprothesen ○ oben ○ unten

○ Arm- / Beinprothesen Hörapparat ○ rechts ○ links

○ Gehhilfen ○

**Wundverhältnis** ○ ja ○ nein

○ Wunde ○ Dekubitus, Stadium:

Ort:

Versorgt mit:

**Kontraktur** ○ ja ○ nein

Ort:

**Trombose** ○ ja ○ nein

Ort:

| **Sich bewegen können** | selbstständig | bedingt selbstständig | teilweise selbstständig | unselbstständig |
|---|---|---|---|---|
| Aufstehen | | | | |
| Gehen | | | | |
| Treppen gehen | | | | |
| Gebrauch vom Rollstuhl / Gehhilfen | | | | |
| Lagern bei Bettlägrigkeit | | | | |

**Pflegeinfos**

Inkontinenz ○ Stuhl ○ Urin

letzter Stuhlgang:

Orientierung beeinträchtigt: ○ zeitlich ○ örtlich ○ persönlich ○ situativ

Kostform:

Nahrungs- u. Flüssigkeitsaufnahme ○ selbstständig ○ unselbstständig

**Abb. 4.19** ⇢ **Überleitungsbogen.** Der Überleitungsbogen enthält alle pflegerelevanten Informationen für die weitere Betreuung (DAN PRODUKTE Pflegedokumentation GmbH, Siegen).

## Bedeutung des Entlassungsmanagements

Durch eine rechtzeitige Planung und Bereitstellung der notwendigen Pflege- und Versorgungsleistungen können für Patientin und Angehörige dramatische Engpässe und unnötiges Leid vermieden werden. Gesundheitlichen Risiken, die durch derartige Versorgungsbrüche entstehen, kann vorgebeugt und unnötig hohe Kosten für stationäre Aufenthalte können vermieden werden. Nicht zuletzt kann ein hohes Maß an Lebensqualität und Selbstbestimmung durch den Verbleib in der gewohnten Umgebung erhalten bleiben.

**D** *Unter Entlassungsmanagement versteht man die Organisation der weiteren Versorgung für Patienten mit absehbarem Pflege- und Unterstützungsbedarf nach der Entlassung noch während des Krankenhaus- oder Rehaklinikaufenthaltes.*

Ein gutes Entlassungsmanagement ist von zentraler Bedeutung für die Gesundheit und Lebensqualität der Betroffenen. Dies ist in der Fachwelt seit längerem Konsens. 2002 wurde ein so genannter „Expertenstandard Entlassungsmanagement in der Pflege" erarbeitet (s. Abb. **4.20**).

Er wird in den Kliniken unterschiedlich umgesetzt. Große Häuser haben zum Teil neue Arbeitsplätze für Pflegefachkräfte eingerichtet, deren Aufgabe es ist, für alle Patienten mit Betreuungs- und Pflegebedarf Entlassungsmanagement zu betreiben. Auch der Sozialdienst übernimmt Teile des Entlassungsmanagements. Beide Berufsgruppen arbeiten eng zusammen.

Die verantwortliche Pflegefachkraft erfasst bereits zu Beginn den zu erwartenden Unterstützungsbedarf mit Hilfe eines Assessmentbogens, den sie der Patientendokumentation beifügt.

### Überleitungspflege

**D** *Unter dem Begriff Überleitungspflege werden die im engeren Sinne pflegerischen Anteile des Entlassungsmanagements zusammengefasst: Erfassen des Unterstützungsbedarfs, Pflegeübergabe an die weiter betreuende Einrichtung (Rehaklinik, Pflegeheim) oder die weiter betreuenden Personen (Angehörige oder ambulanter Pflegedienst), schriftliche Weitergabe der pflegerelevanten Informationen in Form eines Überleitungsbogens* ***(Abb. 4.19)****.*

Meist hat die Pflegefachkraft auch hier eine koordinierende Funktion. Pflegeüberleitung sollte möglichst bei jedem Wechsel des alten Menschen in eine andere Institution und auch von der Betreuung zu Hause durch einen ambulanten Pflegedienst im Falle einer stationären Einweisung in Krankenhaus oder Altenheim o.Ä. gemacht werden.

Ziel der Pflegeüberleitung ist es, notwendige Informationen sicher an die weiter betreuende Institution/Pflegedienst weiterzugeben und so für den alten Menschen eine gleichbleibend hohe Pflegequalität zu gewährleisten. Durch eine gute Zusammenarbeit der Einrichtungen können doppelte Arbeiten vermieden und die Versorgung insgesamt verbessert werden.

## Expertenstandard Entlassungsmanagement

Nationale Expertenstandards werden von ausgewiesenen Fachpersonen entwickelt, die auf dem jeweiligen Gebiet eine besondere (wissenschaftliche) Expertise besitzen. Die Standards werden auf der Grundlage einer kritischen Bewertung des momentanen Forschungsstandes entwickelt. Sie spiegeln den aktuellen Stand der Pflegewissenschaft zu zentralen pflegerischen Themen wider. Expertenstandards sind in 3 Ebenen unterteilt **(Abb. 4.20)**:

- **Strukturebene (S1-S6):** Welche Rahmenbedingungen sollten gegeben sein oder welche Arbeitsmittel sollten vorhanden sein? Auf dieser Ebene werden auch Aussagen über Verantwortungsbereiche in der Einrichtung und notwendige Kompetenzen des Personals gemacht.
- **Prozessebene (P1-P6):** Was wird von wem wie getan?
- **Ergebnisebene (E1-E6):** Wie ist der Ist-Zustand nach Durchführung geeigneter Maßnahmen? Welche Ziele wurden erreicht?

Expertenstandards sind offen formuliert, sodass sich Handlungsspielräume für Institutionen und Pflegende ergeben, die individuell ausgestaltet werden können.

**Praxisstandards.** Praxisstandards dagegen, die von Pflegeteams für die eigene Einrichtung entwickelt werden, oder auch käuflich erwerbbare Standards (z. B. Stösser-Dekubitusprophylaxe-Standard) beschreiben das fachliche Qualitätsniveau, das in der jeweiligen Einrichtung tatsächlich umgesetzt werden soll. Sie enthalten meist detailliertere Handlungsanweisungen. Praxisstandards können auf der Grundlage von Expertenstandards entwickelt werden.

**W** *Wie werden Expertenstandards „gemacht"?*
*Das Deutsche Netzwerk für Qualitätssicherung in der Pflege (DNQP), ein Zusammenschluss von Pflegenden, die sich mit Qualitätsentwicklung in der Pflege befassen, leitet und begleitet die Entwicklung der Expertenstandards. Es unterstützt und moderiert ca. 10 bis 12 Fachexperten bei der Erstellung des Standards. Anschließend wird der Standard bei einer „Konsensuskonferenz" mit ca. 450 Teilnehmern der Fachwelt vorgestellt, diskutiert und konsentiert, d.h. in einer Form, der alle zustimmen können, verabschiedet. Dies dauert ca. 1 Jahr pro Standard. Nach Fertigstellung wird er vom DNQP im Internet und in Buchform veröffentlicht. Anschließend wird der neue Standard in ca. 20 Einrichtungen getestet, um zu sehen, ob er auch in der Praxis umgesetzt werden kann. Dies wird wissenschaftlich begleitet und ausgewertet. Internetadresse www.dnqp.de*

## Präambel

Versorgungseinbrüche manifestieren sich besonders beim Übergang vom stationären in den nachstationären Bereich. Sie führen zu unnötiger Leidbelastung der Betroffenen und den Angehörigen, aber auch durch die damit oft verbundenen „Drehtüreffekte" zur Verschwendung knapper Ressourcen im Gesundheitswesen. Deshalb richtet sich der vorliegende Expertenstandard primär an Pflegefachkräfte in stationären Gesundheitseinrichtungen, d.h. Krankenhäuser, Fach- und Rehabilitationseinrichtungen. Eine Ausrichtung auf alle Bereiche einschließlich der stationären Altenpflegeeinrichtungen und ambulanten Pflegedienste hätte zur Folge gehabt, dass wegen der unterschiedlichen Zielsetzungen und Voraussetzungen die Standardaussagen zu allgemein ausgefallen wären. Der im Standard gewählte Patientenbegriff trägt dem Rechnung und bezieht sich auf Personen mit einem poststationären Pflege- und Versorgungsbedarf. In der Mehrzahl handelt es sich dabei um ältere Menschen sowie multimorbide Patienten mit meist chronischen Erkrankungen.

Die Angehörigen – gemeint sind die primären Bezugspersonen der Patienten, also auch solche, die nicht im gesetzlichen Sinne Verwandte sind – wurden ausdrücklich mit in die Standardformulierung aufgenommen. Damit wird zum einen ihrer Schlüsselrolle bei der Entlassung Rechnung getragen und zum anderen die selbstverantwortliche Rolle von Patienten und Angehörigen aufgezeigt. Voraussetzung für die Beteiligung der Angehörigen an der Entlassungsplanung ist selbstverständlich das Einverständnis der Patienten.

Der vorliegende Expertenstandard setzt einen Anfangspunkt, systematisch aus pflegerischer Perspektive dem Entstehen von Versorgungseinbrüchen bei der Patiententenentlassung durch eine gezielte Vorbereitung von Patienten und Angehörigen sowie durch einen besseren Informationsaustausch zwischen den am Entlassungsprozess Beteiligten entgegenzuwirken. Allerdings sind vor dem Hintergrund des fragmentierten Versorgungssystems dringend weitere einrichtungsübergreifende Regelungen zu treffen, um die Kooperation zwischen den verschiedenen Gesundheitseinrichtungen und Gesundheitsberufen zu forcieren. Ein Bedarf hierfür besteht insbesondere bei Patienten mit komplexem Versorgungsbedarf.

Der Expertenstandard basiert auf einer umfangreichen Literaturanalyse und der Praxisexpertise der Mitglieder der Expertenarbeitsgruppe. Schwerpunkte der Literaturanalyse waren vor allem die Suche nach inhaltlichen Aussagen in randomisierten Kontrollstudien mit hohem Evidenzgrad. Diese existieren vorwiegend im angloamerikanischen Raum und beziehen sich hauptsächlich auf Einzelaspekte der Entlassung, auf bestimmte Patientengruppen und auf das Qualifikationsniveau des Pflegepersonals. Die in Deutschland durchgeführten Untersuchungen konnten partiell auch berücksichtigt werden. Es handelt sich i.d.R. um Evaluations- oder Begleitstudien.

Grundsätzlich lässt sich der Expertenstandard an allen oben genannten Gesundheitseinrichtungen anwenden. Er setzt jedoch voraus, dass von jeder Einrichtung, je nach Schwerpunktauftrag und behandelter Patientengruppe, organisationsbezogene Ausgestaltungs- und Verfahrensvereinbarungen getroffen werden. Diese beziehen sich vor allem auf die Zuständigkeitsbereiche der jeweiligen Berufsgruppen für einzelne Aufgabenfelder und die Auswahl geeigneter Assessment-Instrumente. Sie beziehen sich außerdem auf angemessene Formen der Dokumentation und Informationsübermittlung zwischen den beteiligten Einrichtungen und Berufsgruppen. Im Rahmen der Informationsweitergabe sind die übermittelten Daten auf ihre professionelle Handlungsrelevanz vor dem Hintergrund des Schutzes von persönlichen Daten zu überprüfen.

Der Expertenstandard regelt nicht das organisatorische Vorgehen des Entlassungsmanagements innerhalb der jeweiligen Einrichtungen (Absprachen in direkter Form zwischen allen Beteiligten oder Einsatz einer koordinierenden Vermittlungsinstanz). Er stellt vielmehr in Rechnung, dass viele Einrichtungen bereits über Ansätze einer systematischen Patiententenentlassung verfügen, die sich mit Hilfe des Expertenstandards weiter optimieren lassen. Gleichwohl geht der Standard mit Bezug auf internationale Studien davon aus, dass im Entlassungsprozess die Pflegefachkraft aufgrund ihrer Nähe zum Patienten und Angehörigen die entscheidende Koordinationsfunktion einnimmt. Das heißt jedoch nicht, dass sie alle Schritte des Entlassungsmanagements selbst durchführt. Ein gelungenes Entlassungsmanagement kann nur in multidisziplinärer Zusammenarbeit erreicht werden, in der auch die anderen Berufsgruppen wie Medizin, Sozialarbeit, Physiotherapie, Ergotherapie und Psychologie ihren Anteil nehmen.

Zur Implementierung des Standards bedarf es der gemeinsamen Anstrengung der leitenden Managementebene (Pflegemanagement und Betriebsleitung) und der Pflegefachkräfte sowie der Kooperationsbereitschaft der beteiligten Berufsgruppen. Die Managementebene trägt die Verantwortung für die Bereitstellung der erforderlichen Ressourcen (Besprechungszeit, berufliche Qualifikation, Medien zur Dokumentation und Informationsweitergabe), der Festlegung der hausinternen Verfahrensgrundsätze und der Schaffung eines geeigneten Kooperationsklimas im Haus. Die Pflegefachkräfte tragen die Verantwortung für den Wissens- und Kompetenzerwerb zur Umsetzung des Standards. Hier sind besonders Fortbildungsbedarfe der Pflegenden in den Bereichen Assessment, Evaluation, Schulung und Beratung zu erwähnen. Abschließend ist hervorzuheben, dass eine Vermeidung von Versorgungseinbrüchen nur im Rahmen einer erfolgreichen Zusammenarbeit aller Beteiligten zu erreichen ist.

**Abb. 4.20 ⇢ Expertenstandard Entlassungsmanagement in der Pflege.** Hrsg.: Deutsches Netzwerk für Qualitätssicherung in der Pflege (DNQP), 2004. Expertenteam: Prof. Dr. Martin Moers, Dr. Doris Schiemann, Dipl.-Pflegewirt Jörg Schemann.

### Expertenstandard Entlassungsmanagement in der Pflege

**Standardaussage: Jeder Patient mit einem poststationären Pflege- und Unterstützungsbedarf erhält ein individuelles Entlassungsmanagement zur Sicherung einer kontinuierlichen bedarfsgerechten Versorgung.**

**Begründung:** Versorgungseinbrüche bei der Entlassung bergen gesundheitliche Risiken und führen zu unnötiger Belastung von Patienten und ihren Angehörigen sowie zu hohen Folgekosten. Mit einem frühzeitigen und systematischen Assessment sowie Beratungs-, Schulungs- und Koordinationsleistungen und abschließender Evaluation trägt die Pflegefachkraft dazu bei, Versorgungskontinuität herzustellen.

| Struktur | Prozess | Ergebnis |
|---|---|---|
| **Die Einrichtung**<br><br>**S1a** – verfügt über eine schriftliche Verfahrensregelung für ein multidisziplinäres Entlassungsmanagement. Sie stellt sicher, dass die für ihre Patientengruppen erforderlichen Einschätzungskriterien, Assessment- und Evaluationsinstrumente vorliegen.<br><br>**Die Pflegefachkraft**<br><br>**S1b** – beherrscht die Auswahl und Anwendung von Instrumenten zur Einschätzung des erwartbaren Versorgungs- und Unterstützungsbedarfs nach der Entlassung. | **Die Pflegefachkraft**<br><br>**P1** – führt mit allen Patienten und Angehörigen innerhalb von 24 Stunden nach der Aufnahme eine erste kriteriengeleitete Einschätzung des zu erwartenden Unterstützungsbedarfs durch. Diese Einschätzung wird bei Veränderung des Krankheits- und Versorgungsverlaufs aktualisiert.<br><br>– nimmt bei erwartbarem poststationärem Unterstützungsbedarf ein differenziertes Assessment mit dem Patienten und seinen Angehörigen mittels geeigneten Instruments durch. | **E1** Eine aktuelle, systematische Einschätzung des erwartbaren poststationären Unterstützungs- und Versorgungsbedarfs liegt vor. |
| **S2** – verfügt über Planungs- und Steuerungswissen in Bezug auf Entlassungsmanagement. | **P2** – entwickelt in Abstimmung mit dem Patienten und seinen Angehörigen sowie den beteiligten Berufsgruppen unmittelbar im Anschluss an das differenzierte Assessment eine individuelle Entlassungsplanung. | **E2** Eine individuelle Entlassungsplanung liegt vor, aus der die Handlungserfordernisse zur Sicherstellung einer bedarfsgerechten poststationären Versorgung hervorgehen. |
| **S3** – verfügt über die Fähigkeiten, Patient und Angehörige in Bezug auf poststationären Pflegebedarf zu beraten und zu schulen sowie die Koordination der weiteren an der Schulung und Beratung beteiligten Berufsgruppen vorzunehmen. | **P3** – gewährleistet für den Patienten und seine Angehörigen eine bedarfsgerechte Beratung und Schulung. | **E3** Patient und Angehörigen sind bedarfsgerechte Beratung und Schulung angeboten worden, um veränderte Versorgungs- und Pflegeerfordernisse bewältigen zu können. |
| **S4** – ist zur Koordination des Entlassungsprozesses befähigt und autorisiert. | **P4** – stimmt in Kooperation mit dem Patienten und seinen Angehörigen sowie den intern und extern beteiligten Berufsgruppen und Einrichtungen rechtzeitig den voraussichtlichen Entlassungstermin und den Unterstützungsbedarf des Patienten ab.<br><br>- bietet den Mitarbeitern der weiterbetreuenden Einrichtung eine Pflegeübergabe unter Einbeziehung des Patienten und seiner Angehörigen an. | **E4** Mit dem Patienten und seinen Angehörigen sowie den weiterversorgenden Berufsgruppen und Einrichtungen sind der Entlassungstermin sowie der Unterstützungs- und Versorgungsbedarf abgestimmt. |
| **S5** – verfügt über die Fähigkeiten zu beurteilen, ob die Entlassungsplanung dem individuellen Bedarf von Patient und Angehörigen entspricht. | **P5** – führt mit dem Patienten und seinen Angehörigen spätestens 24 Stunden vor der Entlassung eine Überprüfung der Entlassungsplanung durch. Bei Bedarf werden Modifikationen eingeleitet. | **E5** Die Entlassung des Patienten ist bedarfsgerecht vorbereitet. |
| **S6** – ist befähigt und autorisiert, eine abschließende Evaluation durchzuführen. | **P6** – nimmt innerhalb von 48 Stunden nach der Entlassung Kontakt mit dem Patienten und seinen Angehörigen oder der weiterbetreuenden Einrichtung auf und überprüft die Umsetzung der Entlassungsplanung. | **E6** Der Patient und seine Angehörigen haben die geplanten Versorgungsleistungen und bedarfsgerechte Unterstützung zur Bewältigung der Entlassungssituation erhalten. |

## Fallbeispiel Frau Baier

### Einschätzen des zu erwartenden Unterstützungsbedarfs vgl. Prozessebene (P1) Expertenstandard Abb. 4.20

Frau Ebert, Pflegefachkraft im Klinikum hat bereits am Abend des Aufnahmetages von Frau Baier mit Hilfe von vorgegebenen Kriterien auf einem speziellen Formular des Dokumentationssystems eine erste Einschätzung des zu erwartenden Unterstützungsbedarfes im Falle von Frau Baiers Entlassung nach Hause erhoben.

Nachdem klar war, dass Frau Baier einen Hirntumor hat und die Symptome zumindest für die erste Zeit anhalten würden, rief Frau Ebert Frau Baiers Tochter an und bat sie, sich bei ihr zu melden, wenn sie ihre Mutter das nächste Mal besucht. Gemeinsam mit Frau Baier und ihrer Tochter nimmt die Pflegefachkraft nochmals genau auf, in welchen Bereichen Frau Baier in Zukunft Unterstützung benötigen wird:

Frau Baier hat eine hohe Gangunsicherheit und kann keine Treppen mehr steigen. Das bedeutet, sie braucht einen Rollator und ihr Schlafplatz muss vom ersten OG ins Erdgeschoss verlagert werden. Da der Eingang ebenerdig ist, sind keine baulichen Maßnahmen notwendig. Frau Baier sagte, sie könne in der Küche essen und das Esszimmer im Erdgeschoss in Zukunft als Schlafzimmer nutzen. Es müsste ihr nur jemand helfen, die Möbel umzustellen. Das könnten die beiden Enkel übernehmen, sagte ihre Tochter.

Auch wird sie es nicht mehr wie bisher schaffen, alles allein einzukaufen und zu kochen. Sie benötigt weitergehende Unterstützung im Haushalt. Da sie wichtige Herzmedikamente nehmen muss und zum Teil desorientiert ist, beschließen sie, morgens einen ambulanten Pflegedienst kommen zu lassen, der wenn es notwendig sein sollte bei der Körperpflege hilft und die korrekte Einnahme der Medikamente überwacht.

Mutter und Tochter sind glücklich über diese Lösung, weil so auf jeden Fall einmal pro Tag jemand nach Frau Baier sieht. Zum Teil werden sie auch hauswirtschaftliche Leistungen des Pflegedienstes wie Einkaufen oder Zubereiten einer Mahlzeit in Anspruch nehmen. Frau Ebert und ihre Tochter wissen nun in etwa, was nach der Entlassung auf sie zukommen wird und wie sie die neue Situation bewältigen können. Sie empfanden das Gespräch als sehr hilfreich.

Frau Ebert schlägt Frau Baier und ihrer Tochter vor, wegen der genauen Planung und der weiteren Veranlassung jemanden vom Krankenhaussozialdienst einzuschalten. Sie könne sie bei der Auswahl eines geeigneten Pflegedienstes beraten und eventuell beim Antrag auf Leistungen aus der Pflegeversicherung behilflich sein. Frau Ebert gibt die gewonnenen Informationen und das bereits Besprochene an die Sozialarbeiterin weiter, die später auf Frau Baier zukommen wird. Des Weiteren bittet sie die behandelnden Ärzte, frühzeitig Termine für die ambulanten Bestrahlungen zu vereinbaren.

### Entlassungsplanung (P2)

In Absprache mit den behandelnden Ärzten, der Sozialarbeiterin, der Patientin und ihrer Tochter stellt Frau Ebert eine Entlassungsplanung auf. Das heißt, sie stellt zusammen, was bis zu welchem Zeitpunkt erledigt sein sollte.

### Beratung (P3)

Als Frau Ebert einige Tage später das Abendessen in Frau Baiers Zimmer bringt, sieht diese sehr traurig und nachdenklich aus. Frau Baier sagt, sie hätte doch Angst, dass der Tumor weiter wachsen könne und sie denke gerade an zwei Bekannte, die auch Krebs gehabt hätten und daran gestorben seien. Frau Ebert sagt, sie habe zwar eine sehr gute Prognose, trotzdem sei es eine schwerwiegende Erkrankung. Sie erzählt Frau Baier von einer örtlichen Selbsthilfegruppe, in der sich Menschen mit unterschiedlichen Krebserkrankungen regelmäßig treffen. Frau Baier interessiert sich dafür und meint, es sei sicherlich interessant, sich ab und zu mit diesen Menschen zu unterhalten. Frau Ebert gibt ihr später Adresse und Telefonnummern der Ansprechpartner.

Als am selben Abend die Tochter zu Besuch kommt, spricht Frau Ebert diese an und erzählt ihr von den Gedanken der Mutter. Sie sagt, es sei völlig normal, dass ihre Mutter nun, da sie etwas zur Ruhe komme, erst einmal verarbeiten müsse, dass sie „Krebs" hat. Sie sagt, es sei wichtig für ihre Mutter, dass sie Besuch bekomme und liebe Menschen hat, mit denen sie reden kann, besonders in der ersten Zeit, wenn sie wieder zu Hause ist. Falls das nicht ausreiche, gäbe es auch die Möglichkeit, eine psychologische Behandlung in Anspruch zu nehmen. Frau Ebert sagt, die Tochter solle nicht zögern, ihren Hausarzt rechtzeitig auf eventuelle Probleme anzusprechen und um Hilfe zu bitten.

### Abstimmen des Entlassungstermins und Pflegeübergabe (P4)

In Absprache mit dem Stationsarzt, Frau Baier und ihrer Tochter legt Frau Ebert den genauen Entlassungstermin fest. Frau Baier hat einen Rollator erhalten und benutzt ihn bereits. Das hatte Frau Ebert veranlasst. Die Möbel zu Hause sind auch schon umgestellt. Die Tochter hat sich inzwischen für einen privaten ambulanten Pflegedienst entschieden. Sie hat bereits Kontakt zur leitenden Pflegefachkraft aufgenommen. Frau Ebert füllt den im Dokumentationssystem vorhandenen Pflegeüberleitungsbogen für den ambulanten Pflegedienst aus.

Sie erzählt Frau Baier, dass sie sehr gute Erfahrungen damit gemacht hätte, wenn Patienten ihre zukünftigen Pflegenden bereits in der Klinik kennen lernen würden. Auch wäre es sehr vorteilhaft, wenn sie sich mit der Pflegekraft des Pflegedienstes unterhalten und wichtige Informationen so direkt weitergeben könne. Die meisten Pflegedienste würden auch ins Krankenhaus zu ihren Klienten kommen und die Vorteile einer so genannten „Pflegeübergabe" nutzen. Frau Baier war einverstanden und froh, schon jetzt jemanden vom Pflegedienst kennen zu lernen.

So kam die leitende Pflegekraft und eine Angestellte, welche vor allem für Frau Baier zuständig sein sollte, vorbei. Sie machten sich gleich selbst ein Bild von der Situation und sprachen alles mit Frau Ebert und Frau Baier durch.

Die Pflegekraft sagte, es sollte vielleicht noch einmal jemand in die Wohnung gehen, bevor Frau Baier nach Hause kommt und einkaufen, heizen und nach dem Rechten sehen. Frau Baier sagte, sie würde ihre Enkel darum bitten.

### Überprüfen der Umsetzung des Geplanten vor der Entlassung (P5)

An Frau Baiers vorletztem Krankenhaustag erkundigt sich Frau Ebert, ob die Enkel ihr Versprechen eingehalten hätten und die Termine für die Bestrahlung ausgemacht wurden. Alles hat geklappt.

So kann Frau Baier mit einem guten Gefühl nach Hause gehen. Auch Frau

Ebert ist zuversichtlich, dass es ihrer Patientin zu Hause gut gehen wird.

Das war früher nicht so. Erst seit die Klinikleitung sich dazu entschlossen hat, den Expertenstandard Entlassungsmanagement einzuführen, wurde die Aufgabe in ihrer Vielfalt und Bedeutung erkannt und den unterschiedlichen Berufsgruppen in der Klinik zugeteilt. Früher fiel es Frau Ebert eher zufällig auf, dass der eine oder andere Patient nach dem Krankenhausaufenthalt nicht angemessen betreut war. Heute geht sie systematisch vor. Die notwendigen Dokumentationsbögen wurden angeschafft und sie nahm an einer Schulung zur Einschätzung eines Versorgungs- und Unterstützungsbedarfs teil. Sie hat heute auch die Zeit, die für diese Arbeit notwendig ist, weil die Klinikleitung der Überleitungspflege heute mehr Beachtung schenkt. Die Leitungsebene des Klinikums möchte, dass die jeweils zuständige Pflegefachkraft in Zusammenarbeit mit den Ärzten und dem Sozialdienst diese Aufgabe übernimmt. Gegebenenfalls bezieht sie weitere Mitarbeiter des therapeutischen Teams wie Physiotherapeuten, Ergotherapeuten oder Psychologen mit ein. Es ist eine anspruchsvolle aber auch schöne Tätigkeit.

## Überprüfen der Maßnahmen nach der Entlassung (P6)

Zwei Tage später nimmt Frau Ebert nochmals Kontakt zum ambulanten Pflegedienst auf und erkundigt sich nach Frau Baiers Befinden und der erfolgten Unterstützung.

Frau Baier geht es zu Hause besser als im Krankenhaus, sie ist nur kurzzeitig verwirrt und recht selbstständig. Mit der geplanten Unterstützung kommt sie gut zurecht.

*Um die Inhalte zu vertiefen, können Sie sich das Video „Blutdruck messen“ ansehen.*

# 5 Infektionslehre

Susanne Andreae, Jutta Weniger

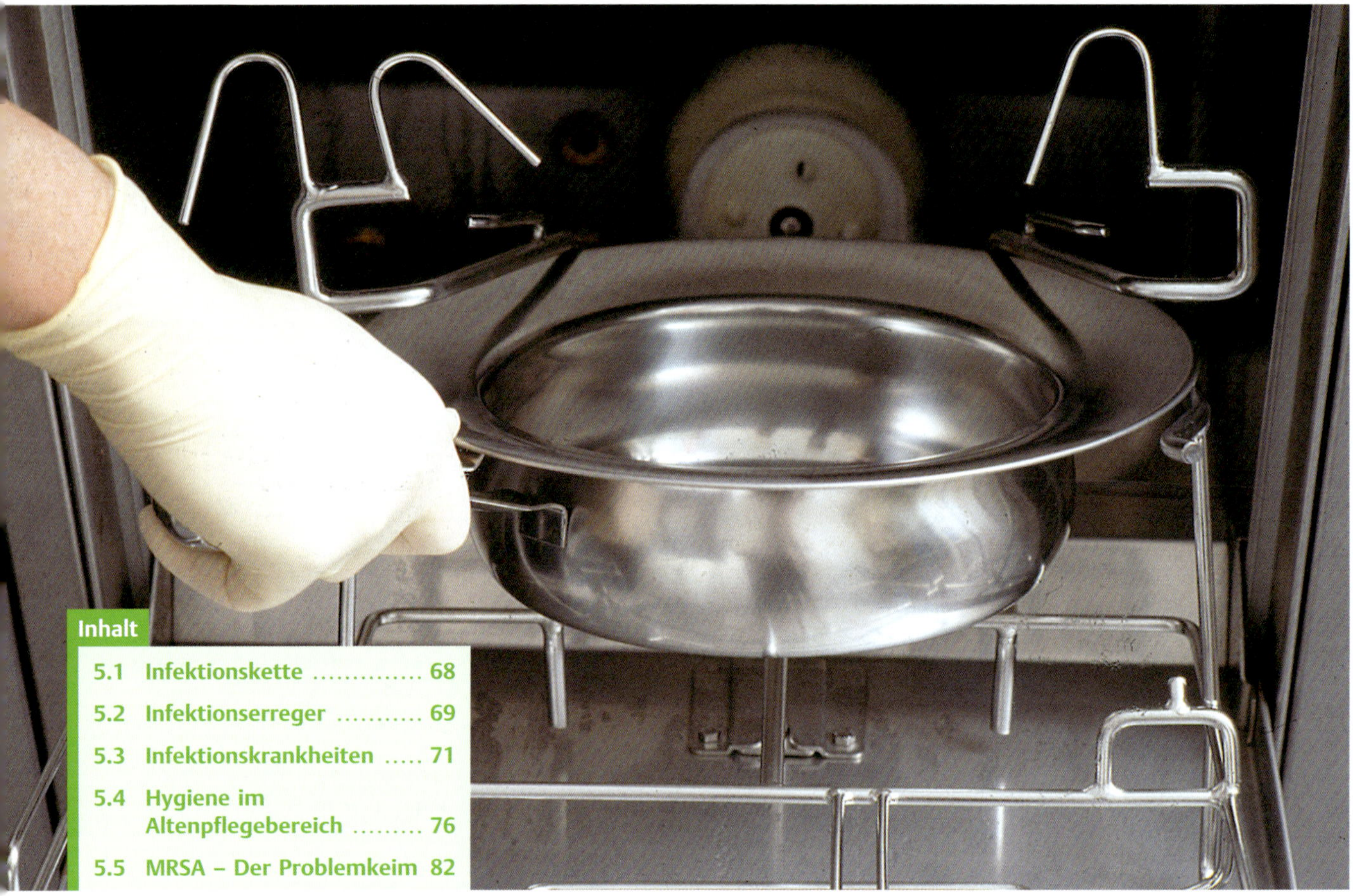

Inhalt



Wir sind in unserer Umwelt ständig von Mikroorganismen umgeben. Besonders Bakterien sind überall. Sie finden sich nicht nur auf unserer Haut, sondern auch im Inneren unseres Körpers, so z.B. auf den Schleimhäuten und im Darm. Dort erfüllen sie zum Teil lebenswichtige Funktionen (die Darmbakterien sind z.B. unerlässlich für die Verdauung).

Andererseits verfügt unser Körper über Mechanismen, die ein weiteres Vordringen von Erregern verhindern. So ist z.B. die Haut durch einen schützenden Säuremantel bedeckt, und das Flimmerepithel der Atemwege sorgt für eine grobe Reinigung der Atemluft.

W *Insgesamt 700 g wiegen die auf und in dem Körper eines Erwachsenen lebenden Bakterien! Der menschliche Körper hat ständig mehr Mikroorganismen „zu Gast“, als er selbst eigene Zellen besitzt!*

## 5.1 Infektionskette

D *Es kommt nur zu einer Infektion, wenn ein Krankheitserreger in den Körper eindringen kann und hier Krankheitszeichen auslöst. Den Weg von der Infektionsquelle bis zur Infektion nennt man daher Infektionskette.*

Die Infektionskette umfasst somit drei „Stationen“:

1. Infektionsquelle,
2. Übertragungs- oder Infektionsweg,
3. „Empfänger“, also den Menschen, welcher den Erreger aufnimmt und dadurch krank wird.

### 5.1.1 Infektionsquelle

Bei den Infektionsquellen unterscheidet man „belebte“ und „unbelebte“ Quellen.

**Lebende Infektionsquelle.** Die wichtigste lebende Infektionsquelle ist der Mensch. Er trägt einerseits viele Keime auf der Haut, welche auf andere übertragen werden können (z.B. Staphyloccocus aureus im Wundbereich). Andererseits scheidet er im Erkrankungsfall die Erreger aus (z.B. Erregerausscheidung im Stuhl bei ansteckenden Durchfallerkrankungen).

**Unbelebte Infektionsquelle.** Unter unbelebten Erregerquellen versteht man z.B. verseuchtes Wasser oder Nahrungsmittel. Aber auch über medizinische Geräte wie Inhalatoren oder Katheter können Keime übertragen werden. Nicht zu vergessen sind Pflegeutensilien wie Thermometer oder Steckbecken als mögliche Infektionsquellen!

### 5.1.2 Infektionsweg

Bakterien gelangen durch die normalen Körperöffnungen (z.B. Mund und Nase), durch Hautverletzungen oder über Blutgefäße in den Körper. So kann z.B. ein Patient mit einer Atemwegserkrankung durch Husten, Niesen oder direkten Kontakt mit dem Speichel Erreger auf andere Menschen übertragen und diese dadurch anstecken. Man nennt dies eine Tröpfcheninfektion **(Abb. 5.1)**.

**W** *Die ausströmende Atemluft beim Husten hat eine enorme Geschwindigkeit. Mit bis zu 1000 km/Std. werden Schleim und reizende Substanzen ausgestoßen. Entsprechend weit können die Krankheitserreger verteilt werden.*

Infektionswege werden unterschieden in:
- direkte Übertragungswege,
- indirekte Übertragungswege.

**Direkte Übertragungswege.** Die direkte Übertragung erfolgt über:

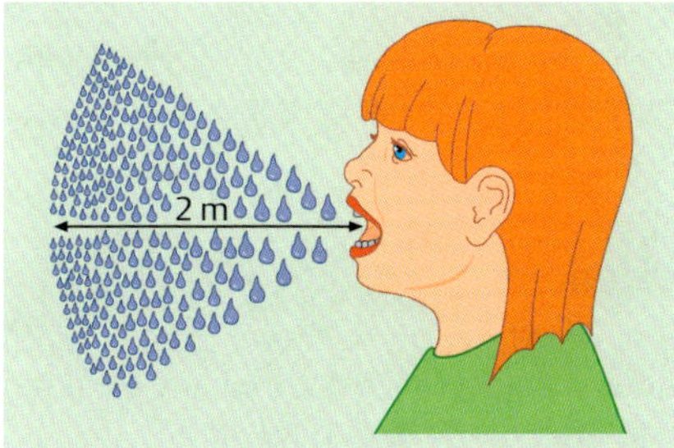


**Abb. 5.1 ··› Tröpfcheninfektion.** Keimhaltige Sekrettröpfchen können sich allein durch Sprechen mehrere Meter im Raum verteilen.

- Atemwege (Tröpfcheninfektion, z.B. alle Infekte der oberen und unteren Atemwege),
- Nahrungsmittel (perorale Infektion, z.B. Hepatitis A),
- Verletzungen der Haut (z.B. Tetanus),
- Geschlechtsverkehr (z.B. Gonorrhoe, Syphilis, AIDS),
- Blutprodukte (parenterale Infektion, z.B. AIDS, Hepatitis B),
- direkten Kontakt (Kontaktinfektion, z.B. infektiöse Durchfälle),
- künstliche Zugänge wie Blasen- oder Venenkatheter (z.B. Harnwegsinfekt bei Blasenkatheter).

**P** *Ein großes Problem in medizinischen Einrichtungen ist die Kontaktinfektion: Keime werden z.B. über verunreinigte Hände auf andere Menschen übertragen. Deshalb sind die regelmäßige und gründliche Händedesinfektion sowie der Gebrauch von Handschuhen, besonders im Umgang mit infektiösen Bewohnern, extrem wichtig!*

**Indirekte Übertragungswege.** Die indirekte Übertragung erfolgt durch:
- Lebensmittel (z.B. Salmonelleninfektion durch verdorbene Lebensmittel),
- verseuchtes Trinkwasser (z.B. Cholera),
- Zwischenwirte (z.B. Meningitis nach Zeckenbiss),
- verunreinigte Gegenstände (z.B. schlecht desinfizierte medizinische Instrumente),
- Menschen (z.B. verunreinigte Hände des Pflegepersonals).

### 5.1.3 Empfänger

Ob die eingedrungenen Erreger den Ausbruch einer Infektionskrankheit herbeiführen, hängt von folgenden Faktoren ab:
- eingedrungener Erregermenge,
- Allgemeinzustand des Empfängers,
- Abwehrmechanismen des Empfängers.

**M** *Nicht jeder enge Kontakt mit einem infektiösen Patienten führt zur Ansteckung!*

**Abwehrschwäche.** Ist die körpereigene Abwehr geschwächt, können Mikroorganismen leichter in den Körper eindringen und eine Entzündung auslösen. Mögliche Ursachen einer Abwehrschwäche sind:
- die körpereigene Abwehr ist noch nicht vollständig ausgebildet (Neugeborene);
- die körpereigene Abwehr ist aufgrund schwerer Allgemeinerkrankungen geschwächt (z. B. Diabetes mellitus, Krebs, AIDS);
- die Abwehrmechanismen sind überlastet (z. B. bei starkem körperlichen oder seelischen Stress);
- die körpereigene Abwehr ist aufgrund des Alters vermindert.

## 5.2 Infektionserreger

**D** *Infektionserreger sind Mikroorganismen (Kleinstlebewesen) unterschiedlicher Art, die eine Infektionskrankheit auslösen können.*

Man unterscheidet folgende Infektionserreger:
- Bakterien,
- Viren,
- Pilze,
- Parasiten.

Die häufigsten und wichtigsten Infektionserreger sind Viren und Bakterien. Pilze findet man als Ursache einer Infektion eigentlich nur bei Patienten mit schweren Grunderkrankungen (z.B. Krebs, AIDS) oder sehr hohem Alter. Weiterhin können auch Parasiten und andere Mikroorganismen Infektionen verursachen.

**W** *Erst seit dem 19. Jahrhundert ist die Entstehung von Krankheiten durch Mikroorganismen vollständig geklärt. Besonders Louis Pasteur, ein französischer Chemiker, und Robert Koch, ein deutscher Arzt, haben dazu beigetragen. Vor deren Entdeckungen wurde Krankheit unter anderem als göttliche Strafe angesehen. Über die Übertragung von Krankheiten herrschten abenteuerliche Meinungen. So nahm man z.B. an, dass Krankheiten durch den „bösen Blick" oder Hexerei übertragen werden konnten.*

## 5.2.1 Bakterien

Bakterien sind winzige, einzellige Lebewesen. Sie sind nur bei 500–1000facher Vergrößerung unter dem Mikroskop zu erkennen. Bakterien besitzen zwar keinen richtigen Zellkern, können sich aber durch Querteilung vermehren. Um die Vielzahl der Bakterien in Gruppen einzuteilen, unterscheidet man sie z.B. nach Aussehen, Anordnung und Anfärbbarkeit.

Ein anderes wichtiges Unterscheidungsmerkmal, welches auch für die Bekämpfung der Bakterien wichtig ist, ist deren Reaktion auf Sauerstoff. Bakterien, die nur bei Vorhandensein von Sauerstoff leben können, sind **Aerobier**. Bakterien, die mit und ohne Sauerstoff leben können nennt man **fakultative Anaerobier**. Die meisten der Bakterien, welche unseren Darm besiedeln, sind dagegen **Anaerobier**, also Bakterien, die nur ohne Sauerstoff leben können.

**W** *Man kann Bakterien nach ihrer Färbbarkeit in der so genannten Gramfärbung in gram-positive (färben sich blau) und gram-negative Bakterien (färben sich rot) unterteilen.*

In **Tab. 5.1** sind die wichtigsten Bakterien, ihr natürliches Vorkommen und typische Erkrankungen, welche sie auslösen, beschrieben.

### Viren

Der Begriff Virus bedeutet „Gift“. Viren unterscheiden sich in einigen Punkten von anderen Mikroorganismen:

- **Größe:** Viren sind noch viel kleiner als Bakterien. Man kann sie nur mit speziellen Mikroskopen in einer Vergrößerung von 1 : 3000 darstellen,
- **Aufbau:** Viren besitzen keine Zellstruktur, sie bestehen nur aus Proteinen (Eiweiß) und Nukleinsäuren (RNA oder DNA, die Träger der Erbsubstanz),
- **Vermehrung:** Viren können sich nicht selbst vermehren, sondern brauchen dazu die Hilfe der befallenen Zelle (Wirtszelle). Die Viren greifen in deren Stoffwechsel ein, indem sie ihre eigene genetische Information, die Nukleinsäuren, in die Zelle einbringen. Diese liest die darin enthaltene Information ab und stellt neue Viren her. Viren können sich durch diese Methode explosionsartig vermehren! s. **Abb. 5.2**.

## 5.2.3 Pilze

Pilze wachsen entweder als Einzelzellen (z. B. Hefen) oder in Kolonien (z. B. Schimmelpilze). Kolonien bildende Pilze bestehen aus Fäden (Hyphen), die zentimeterlang werden können und ein Geflecht bilden (Myzel). Die Vermehrung erfolgt durch Bildung von Sporen am Ende der Hyphen. Diese Sporen sind sehr widerstandsfähig und deshalb manchmal nur schwer abzutöten.
Man schätzt, dass es ca. 120 000 Pilzarten gibt. Die wenigsten (ca. 100) sind für den Menschen gefährlich. Meist findet man Pilze in Hautfalten, da sie sich in feuchten und dunklen Kammern gut vermehren können. Doch auch in Hand- und Fußnägeln bilden sie nicht selten lokale Infektionen. Die Gefahr der Ausbreitung einer Pilzerkrankung im Körper besteht nur bei einer extremen Immunschwäche, z. B. bei einer fortgeschrittenen AIDS-Erkrankung oder einer schweren Krebserkrankung.

**Tab. 5.1** ··➔ Die wichtigsten Bakterien und die Krankheiten, welche sie verursachen

| *Bakterienform* | *Unterform* | *Beispiel* | *Natürliches Vorkommen/ Übertragungsweg* | *Krankheiten* |
|---|---|---|---|---|
| Kugelbakterien (Kokken) | Staphylokokken (Haufenkokken) 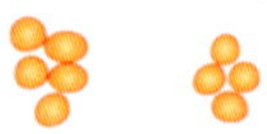 | Staphylococcus aureus | natürliches Vorkommen auf Haut und Schleimhäuten | ··➔ eitrige Prozesse der Haut und der Hautanhangsgebilde (Furunkel, Karbunkel, Abszesse usw.) |
| | Streptokokken (Kettenkokken) 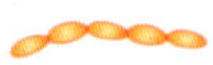 | A-Streptokokken | natürliches Vorkommen auf den Schleimhäuten | ··➔ Erysipel (Wundrose)<br>··➔ Tonsillitis (Mandelentzündung)<br>··➔ Otitis media (Mittelohrentzündung) |
| Diplokokken (Doppelkokken) 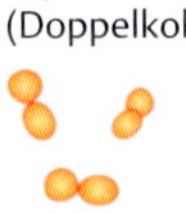 | | Meningokokken | bei 5–10 % der Menschen Vorkommen im Nasen-Rachen-Raum | ··➔ Meningitis (Hirnhautentzündung) |
| | | Gonokokken | Übertragung durch Geschlechtsverkehr | ··➔ Gonorrhoe („Tripper“) |
| Stäbchenbakterien 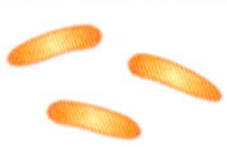 | | E. coli | natürlicher Bewohner des Darmtraktes | ··➔ bes. Harnwegsinfekte |
| | | Salmonellen | Übertragung durch Schmierinfektion | ··➔ Lebensmittelvergiftung<br>··➔ Darmgrippe<br>··➔ Typhus |
| | gekrümmte Stäbchen 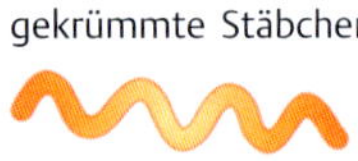 | Borrelien | Übertragung durch Zeckenbiss | ··➔ Borreliose |
| | | Treponema | Übertragung durch Geschlechtsverkehr | ··➔ Lues (Syphilis) |
| | säurefeste Stäbchen (sind schwer anfärbbar) | Tuberkelbakterien | Übertragung über die Atemwege („Tröpfcheninfektion“) | ··➔ Tuberkulose |

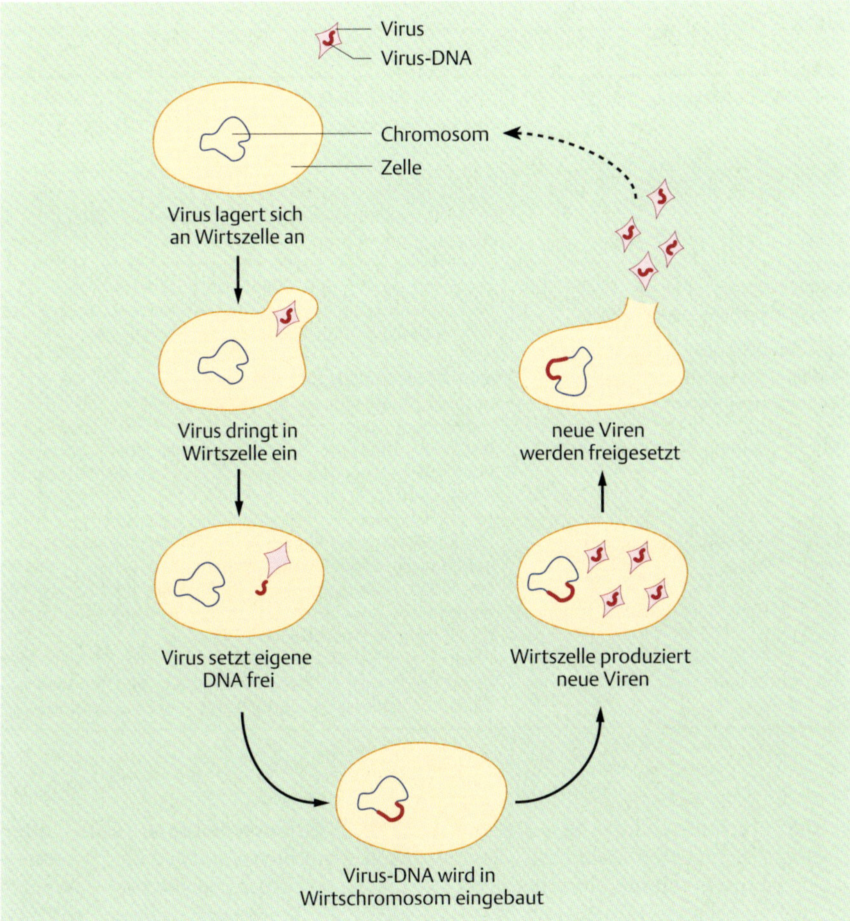


**Abb. 5.2** ⇢ **Viren.** Vermehrungszyklus der Viren.

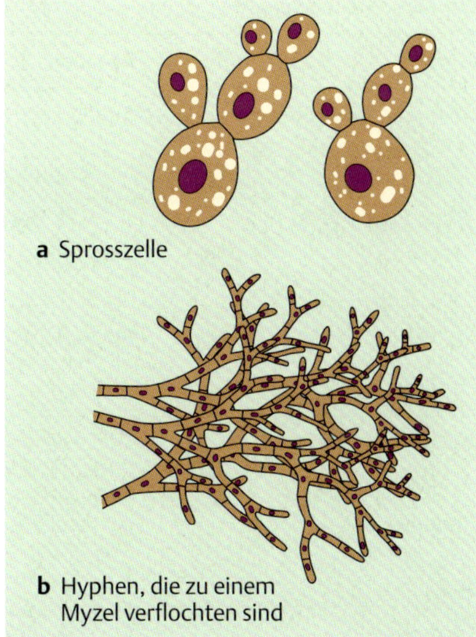


**Abb. 5.3** ⇢ **Grundformen der Pilze.**

**Tab. 5.2** ⇢ Die wichtigsten Pilze und die Krankheiten, welche sie verursachen

| *Pilzformen* | *Beispiel* | *Vorkommen/ Übertragungsweg* | *Krankheiten* |
|---|---|---|---|
| Dermatophyten | Tinea | Übertragung durch direkten Kontakt | Haut-, Nagelpilz |
| Schimmelpilze | Aspergillus | besonders auf faulenden Lebensmitteln | befällt bei stark immungeschwächten Menschen die inneren Organe |
| Hefen | Candida albicans | natürlicher Bewohner der Schleimhäute | Soor, Intertrigo |

Die wichtigsten Pilze und die durch sie ausgelösten Erkrankungen sind in **Tab. 5.2** zusammengefasst.

### 5.2.4 Parasiten

Parasiten sind Kleinstlebewesen, die sich im menschlichen Organismus einnisten. Im Grunde sind es Schmarotzer, die von unserem Organismus leben und dadurch Schaden anrichten können.

Die Übertragung dieser Krankheitserreger erfolgt nicht direkt von Mensch zu Mensch, sondern indirekt durch Überträger, verunreinigtes Wasser oder Lebensmittel. Die in der Altenpflege wichtigsten Parasiten sind:

- ⇢ Milben (Verursacher der Krätze, S. 156),
- ⇢ Läuse und Flöhe (S. 157),
- ⇢ Würmer (meist Madenwürmer, Schweine- oder Rinderbandwurm, gefährlicher ist der Hunde- oder Fuchsbandwurm, der Verursacher der Echinokokkenkrankheit, S. 319).

## 5.3 Infektionskrankheiten

**D** *Dringen krank machende Erreger in den Körper ein, nennt man dies eine Infektion oder Entzündung. Vermehren sich die Erreger im Körper und schädigen Zellen und Gewebe, so spricht man von einer Infektionskrankheit.*

**M** *Unabhängig davon, ob eine Infektionskrankheit die Ursache ist, werden Organentzündungen durch das Anhängen der Silbe „-itis" an den Wortstamm des Organnamens gekennzeichnet. So heißt eine Infektion der Leber Hepatitis (von griech.* hepar: *Leber), eine Infektion der Bronchien Bronchitis und eine Rachenentzündung Pharyngitis (von griech.* pharynx: *Rachen).*

In der Infektionslehre werden verschiedene Begriffe verwandt, welche die Ursache der Krankheit, ihre Häufigkeit und Gefährlichkeit beschreiben. Die wichtigsten sind in **Tab. 5.3** erklärt.

Tab. 5.3 ⇢ Grundbegriffe der Infektionslehre

| *Begriff* | *Definition* | *Beispiel* |
|---|---|---|
| **Iatrogene Infektion** | Eine durch ärztliches Handeln verursachte Infektion. | Eine vom Arzt angeordnete Chemotherapie zur Krebsbekämpfung schwächt das Immunsystem. Dadurch ist die Infektionsgefahr erhöht. |
| **Nosokomiale Infektion** | Eine im Krankenhaus erworbene Infektion. | Die häufigsten nosokomialen Infektionen sind Harnwegsinfekte, meist infolge eines im Krankenhaus gelegten Blasenkatheters oder Lungenentzündungen. |
| **Opportunistische Infektion** | Eine durch Erreger, welche einem Gesunden nichts anhaben können, ausgelöste Infektionskrankheit. | Diese Infektionen entwickeln sich nur bei einer ausgeprägten Immunschwäche, besonders im Rahmen einer fortgeschrittenen AIDS-Erkrankung (S. 269). |
| **Inzidenz** | Häufigkeit einer Erkrankung innerhalb eines gewissen Zeitraums oder einer Bevölkerungsmenge. | In Deutschland erkranken pro Jahr ca. 200–300 Menschen an FSME (Frühsommer-Meningoenzephalitis, S. 396). |
| **Epidemie** | Eine zeitliche und örtliche Häufung von Erkrankungen. | In den Wintermonaten wird häufig von einer Grippeepidemie gesprochen, wenn sich die Zahl der an Grippe Erkrankten stark erhöht. |
| **Pandemie** | Eine sich über einen Kontinent oder die ganze Welt ausbreitende Epidemie. | Vor Einführung der Grippeschutzimpfung haben Grippepandemien teils Millionen Menschen das Leben gekostet. Eine heute über die ganze Welt verbreitete Erkrankung ist die Immunschwächekrankheit AIDS, welche besonders in Afrika viele Menschenleben fordert. |
| **Letalität** | Zahl der an einer bestimmten Krankheit Verstorbenen bezogen auf alle Erkrankten. | Die Letalitätsrate alter Menschen bei einer Pneumonie ist recht hoch, sie ist eine der Haupttodesursachen im Alter. |

### 5.3.1 Symptome

**Klassische Entzündungszeichen.** Die Krankheitszeichen einer Infektion entsprechen den klassischen Entzündungszeichen. Sie werden besonders sichtbar, wenn sich die Infektion unter der Haut oder im Bereich der Schleimhäute abspielt. Bei Infektionen innerer Organe sind sie nicht sichtbar. Die klassischen Entzündungszeichen sind:

- ⇢ **Rötung:** Ursache ist eine lokale Gefäßerweiterung am Infektionsort. Beispiel: gerötete Mandeln bei Tonsillitis (Mandelentzündung);
- ⇢ **Wärme:** Als Folge der Gefäßerweiterung kommt es zur Überwärmung im Infektionsgebiet. Beispiel: überwärmtes Knie bei Gelenkentzündung;
- ⇢ **Schwellung:** Entsteht durch Austritt von eiweißreicher Flüssigkeit und Blutzellen in das umgebende Gewebe. Beispiel: geschwollene Schleimbeutel bei Bursitis (Schleimbeutelentzündung);
- ⇢ **Schmerz:** Durch Flüssigkeitsansammlung wird Druck auf die örtlichen Hautnerven ausgeübt. Folge sind lokale Schmerzen. Beispiel: schmerzhaftes Ohr bei Otitis media (Mittelohrentzündung);
- ⇢ **eingeschränkte Funktion:** Die Entzündungsreaktion bewirkt eine Zell- und Gewebsschädigung. Beispiel: durch Schmerzen bedingte Bewegungseinschränkung eines entzündeten Kniegelenks.

**M** *Die als „Kardinalsymptome" bezeichneten Entzündungszeichen wurden bereits vor fast 2000 Jahren von Celsus (lebte kurz nach Christi Geburt) und Galen (130–200 n. Chr.) beschrieben.*

Neben diesen lokalen Beschwerden beklagt der Erkrankte oft allgemeine Symptome, wie generelle Schwäche, Gelenk- und Gliederschmerzen oder Müdigkeit **(Tab. 5.4)**. Häufig kommt es auch zu Fieber.

**P** ***Infektionssymptome beim alten Menschen.*** *Die typischen Symptome einer Infektionskrankheit sind bei alten Menschen oft weniger stark ausgeprägt – häufig zeigt sich nur eine unspezifische Verschlechterung des Allgemeinzustandes. Dagegen ist die Erholungszeit im Alter deutlich verlängert und es kommt häufiger zu Komplikationen.*

**Laborchemische Veränderungen.** Das Vorliegen einer Infektionserkrankung führt zu laborchemischen Veränderungen. So findet sich im Blut z.B. eine erhöhte Anzahl von weißen Blutkörperchen. Die Ursache ist eine Aktivierung der körpereigenen Abwehr; man spricht

Tab. 5.4 ⇢ Mögliche Symptome einer viralen bzw. bakteriellen Infektion

| *Symptom* | *virale Infektion* | *bakterielle Infektion* |
|---|---|---|
| Beginn der Symptome | allmählich | akut |
| Fieber | langsam ansteigend | schon bei Erkrankungsbeginn hoch |
| Allgemeinzustand | weniger beeinträchtigt | stark beeinträchtigt |
| Muskelschmerzen | häufig | selten |
| Gelenkschmerzen | häufig | selten |
| laborchemische Entzündungszeichen (CRP, Leukozytose) | gering erhöht | stark erhöht |

von einer Leukozytose. Eine andere wichtige Laborveränderung im Rahmen einer Infektion ist die Erhöhung des CRP (C-reaktives Protein). Es handelt sich dabei um ein Eiweiß, das im Rahmen von Abwehrreaktionen in der Leber gebildet wird.

**Fieber.** I.d.R. ist Fieber die Folge einer Infektion mit Viren oder Bakterien (s. **Tab. 5.4**). Der Körper setzt nach dem Kontakt mit den Erregern bestimmte Stoffe frei, die zu einer Erhöhung der Körpertemperatur führen. Der Nutzen von Fieber liegt darin, der Infektion entgegenzuwirken, denn durch die Temperaturerhöhung wird die Vermehrung mancher Erreger verhindert, teilweise sterben sie sogar ab. Außerdem beschleunigt Fieber die körpereigenen Abwehrmechanismen. Die normale Körpertemperatur beträgt 37,0 °C. Sie kann rektal (im Enddarm), axillar (unter der Achsel) und oral (im Mund) gemessen werden. Von Fieber spricht man erst, wenn die rektal gemessene Temperatur über 38,0 °C beträgt. Zu beachten ist, dass die rektal gemessene Temperatur um ca. 0,5 °C höher liegt als an den anderen Messstellen.

**M** *Körpertemperaturen über 42 °C sind sehr gefährlich, weil es bei diesen Temperaturen zu einer Zerstörung der körpereigenen Eiweiße kommt (sog. „Denaturierung"). Normalerweise steigt die Körpertemperatur aber nicht so hoch, da sie über das zentrale Nervensystem kontrolliert wird.*

## Pflegeschwerpunkt Aspekte der Pflege bei Fieber

Jutta Weniger

Mit Fieber geht stets ein starkes Krankheitsgefühl einher, was eine besonders einfühlsame Betreuung erfordert. Es sind regelmäßige Temperaturkontrollen (die Temperatur ist häufig am späten Nachmittag am höchsten), die Beobachtung der Haut und des Schwitzens und bei labiler Kreislaufsituation auch Puls- und Blutdruckkontrollen notwendig. Auch das subjektive Befinden ist zu erfragen. Fiebernde sollen viel trinken und erhalten eine leichte, vitaminreiche Wunschkost.

**Unterstützung während des Fieberanstieges.** Den frierenden, eventuell zitternden alten Menschen mit wärmenden Decken versorgen und ihm warme Getränke anbieten.

**Unterstützung während der Fieberhöhe.** Der Kranke hat eine hohe Temperatur erreicht und friert nun nicht mehr. Deshalb warme Decken entfernen und für leichte Bekleidung sorgen, um einen Wärmestau zu verhindern, kühle Getränke, Teilwaschungen mit lauwarmem Wasser und eventuell Wadenwickel (s.u.) zur Fiebersenkung anbieten. Temperaturen unter 38,5 °C müssen lediglich bei geschwächten alten Menschen gesenkt werden.

**Unterstützung während des Fieberabfalls.** Das Entfiebern geht mit starkem Schwitzen einher und stellt, insbesondere bei schnellem Fieberabfall, eine erhebliche Kreislaufbelastung dar. In diesem Fall kann die Wärmeabgabe durch warmes Zudecken gebremst werden. Je nach Ausmaß des Schwitzens sind Bett- und Leibwäsche zu wechseln und eventuell Waschungen anzubieten; der Flüssigkeitsverlust ist durch vermehrtes Trinken auszugleichen.

### Wadenwickel

Wadenwickel sind ein sinnvolles Mittel zur Temperatursenkung bei hohem Fieber ab 39 °C, wenn die Fieberhöhe erreicht ist, der Kranke also nicht mehr friert. Die Beine des Patienten müssen warm und gut durchblutet sein; vor der Maßnahme wird eine Temperaturkontrolle durchgeführt.

**Material.** Man benötigt z.B. ein Molton oder Ähnliches als Bettschutz, 2 dünne Baumwolltücher und 2 dickere Frottier- oder Wolltücher.

**Durchführung.** Die Baumwolltücher werden mit lauwarmem Wasser getränkt und etwas ausgewrungen. Kaltes Wasser oder Eiswasser darf nicht verwendet werden, es würde die Durchblutung zu sehr beeinträchtigen. Die Baumwolltücher werden locker um die Waden gewickelt, die Frottier- oder Wolltücher werden darüber gewickelt. Nach ca. 10 Minuten werden die Baumwolltücher erneuert, was ca. 3–4-mal wiederholt werden kann. Nun ist erneut die Körpertemperatur zu messen. Das Fieber soll maximal um 1 °C gesenkt werden, um die Kreislaufbelastung möglichst gering zu halten.

## 5.3.2 Krankheitsverlauf

Susanne Andreae

Häufig haben wir engen Kontakt mit infektiösen Patienten, erkranken selbst aber erst einige Tage später. Die Zeit zwischen dem Eindringen des Infektionserregers in den Körper und dem Auftreten von ersten Symptomen bezeichnet man als Inkubationszeit. Meist kommt es zu Beginn einer Infektionskrankheit zu allgemeinen Symptomen wie Abgeschlagenheit oder Kopf- und Gliederschmerzen. Sie entstehen durch eine örtliche Vermehrung der Erreger und deren Übertritt in das Blut. Auf dem Blutweg gelangen die Erreger in die Organe und führen dort zu den für die Infektionskrankheit typischen Symptomen (z.B. Ohrenschmerzen bei Mittelohrentzündung oder Husten bei Bronchitis).

Welchen weiteren Verlauf eine Infektionskrankheit nimmt, hängt sehr vom Verhalten des Erkrankten (z.B. Schonung statt weiterer körperlicher Belastung) und seinem Abwehrsystem ab.

### Einteilung von Infektionskrankheiten nach ihrem Verlauf

Folgende Krankheitsverläufe werden unterschieden:
- akute Infektion,
- chronische Infektion,
- rezidivierende Infektion.

**Akute Infektion.** Die meisten Infektionskrankheiten verlaufen akut: Es kommt zu plötzlich auftretenden Symptomen, welche stärker werden und dann allmählich von selbst wieder vollständig verschwinden. Ein typisches Beispiel ist

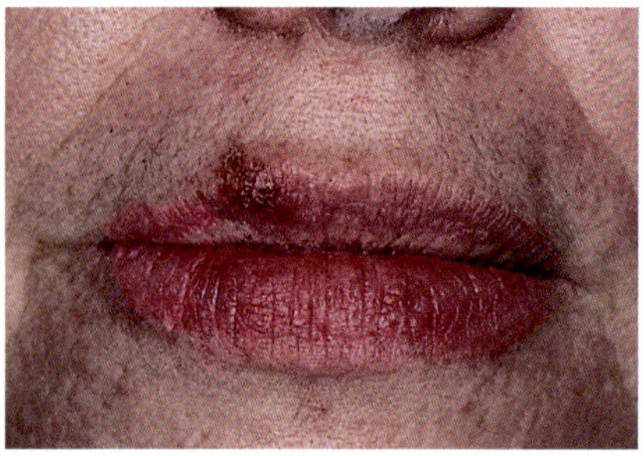

**Abb. 5.4** ⇢ **Herpes simplex.** Herpesbläschen auf der Oberlippe.

die klassische Erkältungskrankheit. Reicht die Immunabwehr nicht zur Eindämmung der Erkrankung aus, kann es aber auch zu schweren Verläufen, teils mit Todesfolge kommen (z.B. bei einer Meningitis, der Hirnhautentzündung). Oder es bleiben dauerhafte Schäden zurück (z.B. nach einer Enzephalitis, einer Hirnentzündung).

**Chronische Infektion.** Sie verläuft ohne ausgeprägte Symptomatik über Monate und Jahre hinweg. Typisch ist ein gelegentliches Aufflammen der Beschwerden. So kann z.B. eine chronische Bronchitis (schwere Lungenerkrankung) über Jahre bestehen. Typischerweise kommt es nur 2 bis 3-mal im Jahr, meist im Herbst, zu einer Verschlimmerung der Beschwerden. Eine andere klassische chronische Infektion ist die Osteomyelitis (Knochenentzündung), die über Jahrzehnte bestehen kann und zeitweise zu starken Schmerzen führt.

**Rezidivierende Infektion.** Von einer rezidivierenden (wiederkehrenden) Infektionskrankheit spricht man, wenn die Krankheit über einen langen Zeitraum hinweg immer wieder ausbricht. Zwischen diesen Zeiträumen aber ist der Patient im Gegensatz zu einer chronischen Infektion völlig gesund. Ein typisches Beispiel ist der Lippenherpes. Im Körper verbleibende Herpesviren führen immer wieder zu Bläschenbildung im Lippenbereich **(Abb. 5.4)**.

### 5.3.3 Komplikationen

**D** *Von einer Komplikation im Rahmen einer Infektionskrankheit spricht man, wenn der Krankheitsverlauf anders als normalerweise und dadurch deutlich schwerer verläuft.*

**Sekundärinfektion.** Von einer Super- oder Sekundärinfektion spricht man, wenn sich auf einen bestehenden Infekt eine andere Infektion „aufpfropft", wenn also z.B. auf einen viral bedingten grippalen Infekt eine bakterielle Bronchitis folgt. Aufgrund der Virusinfektion sind die Schleimhäute geschädigt und können die eindringenden Bakterien nicht abwehren.

**Sepsis.** Vor allem bakterielle Infekte sind lokal begrenzt, d.h., die Infektion betrifft nur einen bestimmten Körperabschnitt oder ein Organ (z.B. Ohren-, Mandelentzündung). Werden Erreger, ausgehend von diesem Infektionsherd, in andere Organe gestreut und schädigen diese, bezeichnet man dies als systemische Infektion oder Sepsis („Blutvergiftung"). Symptome einer Sepsis sind:

- hohes, immer wieder rasch ansteigendes Fieber,
- Tachykardie (beschleunigter Herzschlag),
- evtl. Zeichen eines Kreislaufversagens (niedriger Blutdruck trotz Tachykardie, verminderte Urinausscheidung usw.),
- massiv erhöhte laborchemische Entzündungszeichen,
- schweres Krankheitsbild.

**M** *Die Sepsis ist eine lebensbedrohliche Erkrankung, die unbehandelt zum Tode durch Kreislaufversagen führt!*

### 5.3.4 Diagnostik

**Klinische Symptome.** Zumeist wird die Diagnose einer Infektionskrankheit anhand der klinischen Symptome und der körperlichen Untersuchung gestellt. Wichtig ist auch die Krankengeschichte (Anamnese).

**Erregernachweis.** Lässt sich die Ursache der Infektion dadurch nicht eindeutig klären, versucht man, den Erreger im Blut, Sekret, Sputum oder Urin des Patienten nachzuweisen, indem man ihn auf speziellen Nährböden züchtet und mikroskopisch untersucht **(Abb. 5.5)**.

**Antikörpernachweis.** Eine häufig angewandte Methode zur Identifikation einer Infektionskrankheit ist der Nachweis von Antikörpern im Blut des Patienten. Antikörper werden im Rahmen der speziellen Abwehrreaktion gebildet.

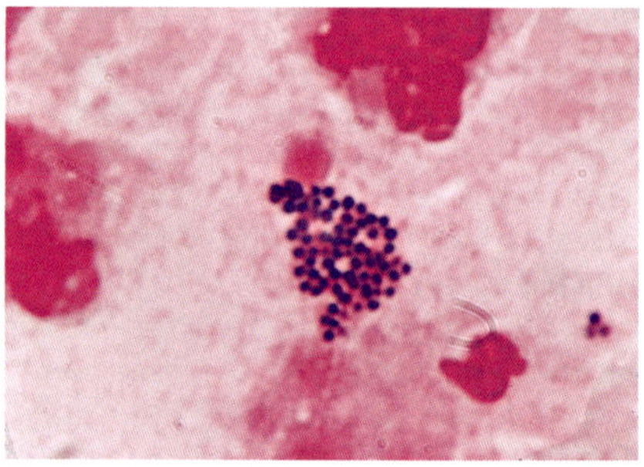

**Abb. 5.5** ⇢ **Staphylococcus aureus.** Eiterpräparat zum Erregernachweis. Man erkennt grampositive Haufenkokken.

### 5.3.5 Therapie

#### Antivirale Therapie

Zur Bekämpfung von Virusinfektionen ist bisher „kein Kraut gewachsen". Es gibt inzwischen zwar vereinzelt Stoffe, die bestimmte Viren (z.B. Grippeviren) abtöten sollen, doch liegen noch keine ausreichenden Erfahrungen vor. Somit bleibt bei Virusinfektionen nach wie vor nur die symptomatische Therapie. D.h., man versucht, die Beschwerden des Patienten zu lindern (z.B. durch fiebersenkende Medikamente), um damit seine Immunabwehr zu stärken und den Verlauf der Infektion abzuschwächen.

**M** *Antibiotika wirken nicht gegen Viren!*

#### Antibakterielle Therapie – Antibiotikabehandlung

Bei bakteriellen Infekten dagegen greift man zusätzlich zur antibiotischen Therapie. Antibiotika sind ursprünglich von Pilzen und Bakterien gebildete Stoffe, die schon in geringen Mengen das Wachstum von Bakterien hemmen oder sie abtöten können. Daher ihr Name, denn „Anti" bedeutet „gegen" und „bios" heißt „Leben". Die Bekämpfung einer Infektion durch Antibiotika stellt eine Unterstützung der körpereigenen Abwehr dar, die eigentliche „Aufräumarbeit" muss durch die so genannten „Fresszellen" erfolgen.

**W** *Penicillin ist das älteste Antibiotikum. Es wurde 1928 von dem schottischen Arzt Alexander Fleming entdeckt. Die Entdeckung war ein Zufall: Fleming hatte eine Kulturschale, in der Staphylokokken angezüchtet wurden, im Brutschrank ver-*

*gessen. Er bemerkte, dass sich auf der Schale ein Schimmelpilz gebildet hatte, um den herum die Bakterien nicht wuchsen. Daraus schloss er, dass der Pilz einen Stoff bildet, der den Bakterien schadet.*

**Antibiogramm.** Nicht jedes Antibiotikum wirkt gegen jedes Bakterium **(Tab. 5.5)**. Um die Wirksamkeit verschiedener Antibiotika gegen einen bestimmten Keim herauszufinden, wird besonders bei problematischen Keimen ein so genanntes Antibiogramm erstellt. So kann gezielt gegen den Keim vorgegangen werden.

**Antibiotikaresistenz.** Der zunehmende Einsatz so genannter Breitbandantibiotika, welche sehr viele verschiedene Bakterien abtöten können, führt zu einer raschen Zunahme der resistenten Bakterien. Diese verändern ihren Stoffwechsel so, dass das Medikament ihnen nicht mehr schaden kann, es ist wirkungslos geworden. Die zunehmende Resistenz der Bakterien ist ein großes Problem in der Medizin, denn diese Keime sind oft nur sehr schwer zu behandeln (z.B. MRSA, S. 82).

**Kombinationstherapie.** Zur Bekämpfung mancher Bakterien ist eine Kombinationstherapie mit verschiedenen Antibiotika nötig, z.B. bei der Behandlung einer Tuberkulose.

**Nebenwirkungen.** Antibiotika verursachen nicht selten Nebenwirkungen. Die häufigsten sind allergische Reaktionen, welche sich meist als Hautausschlag äußern. Unter einer Antibiotikabehandlung können sich Pilze leichter vermehren. Deshalb kommt es oft zu Pilzinfektionen, besonders im Genitalbereich. Die Bakterien abtötende Wirkung der Medikamente hat auch Auswirkungen auf unsere Bakterien im Darm. Werden diese zerstört, kommt es zu Durchfällen mit Übelkeit und Erbrechen.

**Richtlinien.** Bei einer Antibiotikabehandlung sollte auf Folgendes geachtet werden:
- Vor der Gabe sollte man sich davon überzeugen, dass beim Erkrankten keine Allergie gegen das Medikament besteht!
- Die angegebenen Zeitabstände zwischen den Tabletteneinnahmen sollten eingehalten werden.
- Während der Therapie ist auf eventuelle allergische Reaktionen und Pilzinfekte zu achten.

**Tab. 5.5** ···› Die wichtigsten Antibiotika

| *Antibiotikum* | *Präparatbeispiel* | *Indikation* | *Zu beachten* |
|---|---|---|---|
| Penicillin | Penicillin V | besonders bei Erkrankungen der Atemwege | ···› häufig bestehen Kreuzallergien: Wenn man auf ein Penicillin allergisch reagiert, dann auch auf die anderen Penicillinsorten<br>···› Einnahme ca. 1 Stunde vor dem Essen |
| Breitspektrum-Penicilline | Amoxicillin | wie Penicillin, aber gegen mehr Keime wirksam | ···› verursacht häufig allergische Reaktionen in Form von Hautausschlägen!<br>···› Einnahme 1 Stunde vor dem Essen |
| Clavulansäure mit Amoxicillin | Augmentan | bei komplizierten Haut-, Atem- oder Harnwegsinfektionen | ···› wirkt ähnlich wie Amoxicillin, aber gegen mehr Keime<br>···› Einnahme zu Beginn einer Mahlzeit |
| Azithromycin<br>Telithromycin | Zithromax<br>Ketek | Infekte der oberen Atemwege, Hautinfekte, Infekte im Hals-Nasen-Ohren-Bereich | ···› Einnahme unabhängig vom Essen<br>···› bei Zithromax ist meist eine drei- bis fünftägige Therapie ausreichend<br>···› Ketek wird oft bei chronischen Lungenerkrankungen eingesetzt. Die Einnahme von morgens 2 Tabletten genügt |
| Roxithromycin | Rulid | bes. Infekte der Atemwege | ···› wird häufig als „Ersatzpenicillin" bei Allergie eingesetzt<br>···› Einnahme 1–2 Stunden vor oder nach dem Essen |
| Clarithromycin | Klacid | Infekte der Atemwege, Hals-Nasen-Ohren-Bereich, Haut | ···› Einnahme 1–2 Stunden vor oder nach anderen Tabletten, da häufig Wechselwirkungen mit anderen Medikamenten |
| Tetracycline | Doxycyclin | bes. bei Borreliose | ···› nicht zusammen mit Milch, einer Mahlzeit oder anderen Tabletten einnehmen, dies vermindert die Aufnahme<br>···› besser ist eine um 2 Stunden zeitversetzte Einnahme |
| Cotrimoxazol | Cotrim forte-ratiopharm | Harnwegsinfekte | ···› mit großen Mengen Flüssigkeit einnehmen, unabhängig vom Essen |
| Ciprofloxacin<br>Ofloxacin | Ciprobay<br>Tarivid | komplizierte Harnwegsinfekte | ···› Einnahme erst 2 Stunden nach dem Essen mit viel Flüssigkeit |
| Mifloxacin | Avalox | Atemwegsinfekte, Hautinfekte, Sinusitis (Nasennebenhöhlenentzündung) | ···› meist ist eine Therapie über 5–10 Tage ausreichend, eine Tablette pro Tag genügt<br>···› Einnahme vor dem Essen |

**Tab. 5.6** ···› Die wichtigsten Antimykotika

| *Wirkstoff* | *Präparatbeispiel* | *Indikation* | *Verabreichungsform* | *Zu beachten* |
|---|---|---|---|---|
| Clotrimazol | Canesten<br>Canifug | Haut- oder Vaginalpilz | Salbe, Vaginalzäpfchen | ···› 2–3-mal/Tag dünn auftragen<br>···› 1 Vaginalzäpfchen/Tag |
| Terbinafin | Lamisil | Haut- oder Nagelpilz | Salbe, Tabletten | ···› Salbe 1 Woche lang 1-mal täglich auftragen<br>···› Tabletten gegen Nagelpilz 1-mal täglich |
| Nystatin | Moronal<br>Mykundex | bes. Candida Pilzinfektionen der Schleimhaut, Candida im Windelbereich | Lösung, Tropfen, Suspension, Salbe | ···› die Lösung sollte vor dem Schlucken einige Minuten im Mund behalten werden<br>···› 8–14 Tage mehrmals täglich auftragen |
| Amphotericin B | Ampho-Moronal | schwere lokale und systemische Candidainfektion | Salbe, Tabletten, Ampullen, Suspension | ···› bei parenteraler Gabe als Infusion sehr nebenwirkungsreich! |
| Ciclopirox | Batrafen<br>Nagel-Batrafen®<br>(Nagellack) | bes. Nagel und Hautpilz | Salbe, Nagellack | ···› Salbe bei Hautpilz 2-mal täglich über 4 Wochen<br>···› Nagelpilzbehandlungen sind oft sehr langwierig, die Therapie sollte über mehrere Monate fortgesetzt werden! |
| Itraconazol | Sempera | bei Haut- und Schimmelpilzen | Tabletten | ···› nicht gemeinsam mit Magenschutzpräparaten einnehmen (vermindern die Aufnahme), sondern erst zwei Stunden später |

- ···› Die meisten Antibiotika werden über die Niere ausgeschieden. Die Einnahme der Tabletten mit viel Wasser erleichtert die Ausscheidung.
- ···› Die Behandlungsdauer sollte eingehalten werden, auch wenn unter der Therapie die Beschwerden vollständig verschwinden. Werden die Medikamente zu früh abgesetzt, kann die Infektion wieder aufflammen.

### Antimykotische Therapie

Bei lokalen oder systemischen Pilzinfektionen greift man zu Antimykotika. Meist ist eine lokale Therapie in Form von Salben oder Lösungen ausreichend. Die Präparate sollten 1–2-mal täglich auf die befallenen Stellen aufgetragen werden. Um eine völlig pilzfreie Haut zu erreichen, ist aber oft eine Anwendung über mehrere Wochen nötig.

Nur bei einem Befall der inneren Organe oder einer hartnäckigen Pilzerkrankung greift man zu Tabletten **(Tab. 5.6)**.

**Nebenwirkungen.** Eine lokale Therapie verursacht meist keine Nebenwirkungen, denn die Wirkstoffe wirken nur in der Haut, sie dringen nicht in den Körper ein. So kann es allenfalls zu allergischen Reaktionen der Haut kommen. Die Therapie in Tabletten – oder gar Spritzenform (systemische Anwendung) – kann aber zu schweren Nebenwirkungen, z.B. gastrointestinalen Beschwerden (Bauchschmerzen, Magenbeschwerden usw.), Leber- oder Nierenschädigung, führen.

### Therapie bei Parasitenerkrankungen

Bei einer Parasitenerkrankung handelt es sich i.d.R. um einen lokalen Befall von Haut oder Haaren. Behandelt wird mit speziellen Salben oder Shampoos.

Würmer des Darmes werden mit speziellen Mitteln in Tablettenform behandelt, in Einzelfällen muss der Wurm sogar operativ entfernt werden.

## 5.4 Hygiene im Altenpflegebereich

Ziel hygienischer Maßnahmen im Pflegebereich ist es, den Kontakt der Menschen mit schädlichen Mikroorganismen zu vermeiden, um mögliche Folgen zu verhindern. Mit verschiedenen Methoden versucht man die Zahl schädlicher oder unerwünschter Keime auf ein solches Maß zu reduzieren, dass sie keinen Schaden mehr anrichten können.

**P** *Generell gilt die Regel: „So viel hygienische Maßnahmen wie nötig, aber so wenig wie möglich“!*

Man muss abwägen, welche Maßnahmen wo nötig sind. So muss bei der Wundversorgung z.B. steril gearbeitet werden, während in Treppenhäusern oder Fluren eines Altenheimes natürlich nicht alle Mikroorganismen beseitigt werden müssen.

### 5.4.1 Hygiene des Pflegepersonals

Die meisten Krankheitskeime werden durch das Pflegepersonal übertragen! Denn die Pflegenden treten mit den von ihnen betreuten Personen in Kontakt, ein Berühren über die Hände oder die Kleidung ist somit unvermeidlich. Der Pfleger oder die Pflegerin ist natürlich, wie jeder Mensch, mit Mikroorganismen behaftet. Darunter können sich durchaus auch schädliche Keime befinden. Diese müssen nicht unbedingt vom Pflegepersonal stammen, sondern können von anderen Heimbewohnern oder der Umwelt herrühren.

Um das Übertragungsrisiko schädlicher Keime auf andere zu vermindern,

**Tab. 5.7** ···› Wichtige Maßnahmen der Personalhygiene

| *Maßnahme* | *Begründung* |
|---|---|
| Körper und Kleidung reinhalten. | Schmutz- und Erregerübertragung wird vermieden. |
| Nur Kleidung tragen, die gereinigt wird, oder im eigenen Haushalt mit 95° Grad gewaschen werden kann. | Nur so ist eine weitgehende Keimarmut der Kleidung erreichbar. |
| Vor Arbeitsbeginn Handschmuck ablegen. | Andernfalls ist keine gründliche Händereinigung und -desinfektion möglich. |
| Die Fingernägel sollten kurz geschnitten und sauber sein. | Keimübertragung wird vermieden. |
| Vor der Arbeit und nach jedem Toilettengang Hände waschen und desinfizieren. | Unsere Hände sind die Hauptübertragungswege für Keime! |
| Wunden an Händen und Armen sorgfältig verbinden. | Wunden können mit Mikroorganismen besiedelt sein. |
| Beim Husten oder Niesen muss man sich von anderen Personen abwenden. | Keime im Nasen- oder Rachenbereich können durch Tröpfcheninfektion übertragen werden. |

sind einige Hygienemaßnahmen unbedingt zu beachten **(Tab. 5.7)**.

## 5.4.2 Keimreduktion

Zur Keimreduktion werden drei Verfahren unterschieden:
···› Reinigung,
···› Desinfektion,
···› Sterilisation.

Je nachdem, welches Verfahren angewendet wird, werden die Keime in unterschiedlichem Maß reduziert **(Abb. 5.6)**. Der Hygienebeauftragte muss festlegen, in welchem Pflegebereich welche Hygienemaßnahme nötig ist.

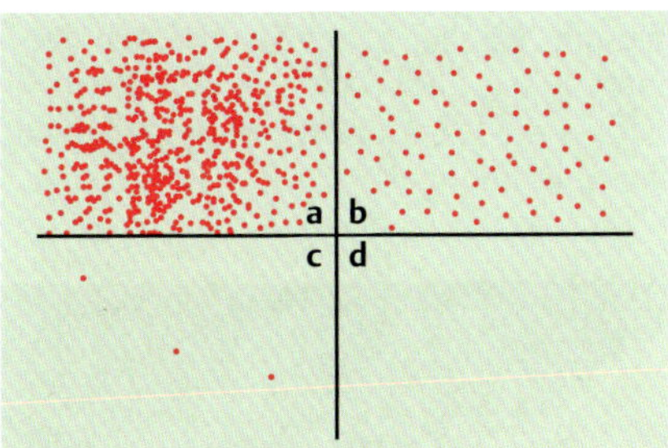


**Abb. 5.6** ···› **Keimreduktion. a** Die Fläche ist stark kontaminiert. **b** Nach der **Reinigung** sind etwa 80 % der Keime von der Fläche genommen, aber noch sind nicht alle Keime inaktiv. **c** Nach der **Desinfektion** sind alle pathogenen (krank machenden) Keime vernichtet, ein Teil der Keime sitzt aber noch auf der Fläche. **d** Erst nach der **Sterilisation** ist die Fläche völlig keimfrei.

### Reinigung

**D** *Bei der Reinigung werden unerwünschte Substanzen entfernt, z.B. Staub, Fasern, Hautschuppen, Haare, Hautfett, Sekrete oder Lebensmittelreste. Das Ziel ist sichtbare und fühlbare Sauberkeit.*

Die allgegenwärtigen Mikroorganismen sind natürlich auch im Schmutz zu finden, und so ist es einleuchtend, dass man mit dem Schmutz auch zum Teil große Mengen von Keimen entfernt.

Reinigung ist also ein durchaus wichtiger Bestandteil der täglichen Hygiene im Pflegealltag. Sie reicht überall dort völlig aus, wo sich gesunde Menschen aufhalten und keine besondere Gefahr der Infektionsübertragung besteht. Die Zahl der zurückbleibenden Keime ist bei ordentlicher Arbeit so stark reduziert, dass unter normalen Lebensumständen keine nennenswerte Gefahr mehr davon ausgehen kann. Für den privaten Haushalt ist dies mit wenigen Ausnahmen die ausreichende Hygiene. In der Bewohnerumgebung von Pflegeeinrichtungen genügt die Reinigung zum Beispiel für:
···› Wohnräume mit gesunden Bewohnern,
···› Korridore,
···› Freizeiteinrichtungen,
···› Hände im alltäglichen Miteinander,
···› Gegenstände des alltäglichen Gebrauches und Mobiliar.

**Regeln für korrekte Reinigung**

Auch einfache und scheinbar alltägliche Reinigungsmaßnahmen in der Altenpflege gestalten sich anders als im Privatleben:

1. Reinigungsutensilien, die Keimwachstum oder Keimverbreitung fördern sowie eine sachgerechte Aufbereitung nicht erlauben, sind strikt zu vermeiden (z.B. Holzbürsten, Schwammtücher, Schwämme, Stückseife). Wenn auf Schwämme und Schwammtücher jeglicher Art nicht ganz verzichtet werden kann, so ist zu bedenken, dass ihr ständig feuchtes Inneres für explosionsartiges Wachstum von Mikroorganismen und deren ideale Verteilung beim nächsten Gebrauch sorgen kann. Auch sie müssen, wie die anderen Reinigungsutensilien, spätestens nach einem Tag in die Wäsche! Einlegen in Desinfektionslösung ist nutzlos.
2. Die Lappen zur Reinigung verschiedener Bereiche (z.B. Fußboden, Mobiliar, Sanitäreinrichtungen) dürfen natürlich nicht in dieselbe Lösung getaucht werden. Um Verwechslungen zu vermeiden, ist die Verwendung unterschiedlich gefärbter Lappen mit farblich gleichen Eimern sinnvoll s. **Abb. 5.7**.
3. Aus demselben Grund sind reine Bereiche (z.B. Lebensmittelzubereitung, Esstische, Dienstzimmer, Waschbecken) vor unreinen (z.B. Infektionszimmer, Pflegearbeitsraum, Toiletten) zu reinigen sowie beim Wechsel dieser Bereiche die Reinigungslösungen zu erneuern.
4. Am besten ist es, den gebrauchten Lappen oder Wischmopp nicht in die frische Lösung auszuwringen, sondern in einen getrennten Eimer („Zwei-Eimer-Methode"). Ist dies nicht möglich, so ist die Lösung bei der geringsten Verschmutzung und z.B. zimmerweise auszuwechseln.
5. Reinigungstücher, Wischmopps, Geschirrtücher o.Ä. sind neben den Händen die häufigsten Verbreiter von Keimen! Sie sind deshalb häufig (z.B. zimmer- oder arbeitsabschnittsweise) zu wechseln und vor dem nächsten Gebrauch desinfizierend aufzubereiten (z.B. Kochwäsche). Mit einem einzigen Lappen eine komplette Station durchzuputzen, ist im höchsten Grade verantwortungslos!

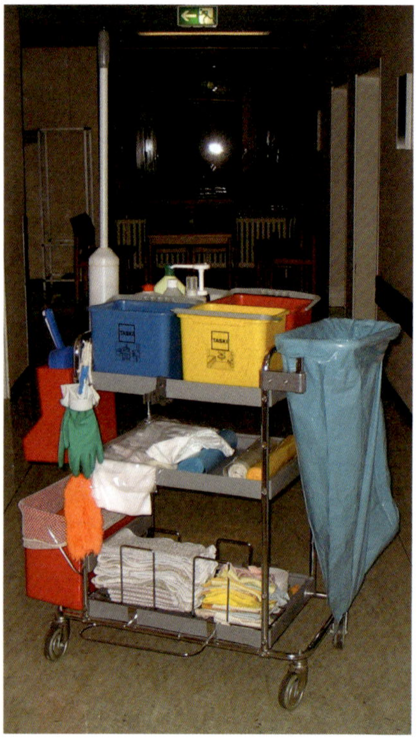

**Abb. 5.7 ⇢ Reinigungswagen.** Wischeimer mit unterschiedlicher Farbe je nach Putzbereich (Toilette, Waschbecken, Boden).

6. Bei Rutschgefahr nach der Bodenreinigung muss unbedingt ein entsprechendes Warnschild aufgestellt werden!
7. Der Einsatz von Handfegern und Besen sollte sich wegen der damit verbundenen Staubaufwirbelung auf ein Minimum, z.B. zum Aufnehmen von verschütteter Blumenerde oder Glasscherben, beschränken.
8. Hat man es mit Allergikern oder schwer abwehrgeschwächten Menschen zu tun, sollte man auf den Einsatz von Staubsaugern entweder völlig verzichten oder nur solche mit bakteriendichten Mikrofiltern verwenden.

## Desinfektion

D *Desinfektion bedeutet, einen Zustand herzustellen, in dem keine Infektion mehr stattfinden kann. Man befreit einen Gegenstand, eine Fläche oder die Haut von unerwünschten Mikroorganismen, um deren Übertragung sicher zu verhindern. Dies geschieht mit Hilfe von Desinfektionsverfahren oder -lösungen, welche die Mikroorganismen durch Eingriffe in deren Stoffwechsel oder deren Struktur zerstören.*

Im Gegensatz zur Reinigung, wo die Keimreduktion eher als willkommener Nebeneffekt zu verzeichnen ist, handelt es sich bei der Desinfektion um ein gezieltes Vorgehen. Das Ziel ist, nach der Desinfektion bestimmte (krank machende) Erreger nicht mehr anzutreffen.

Bei einer Desinfektion werden aber niemals alle Keime abgetötet. Ein desinfizierter Gegenstand ist lediglich keimarm. Ein kleiner Prozentsatz gefährlicher Keime kann die Desinfektion überstehen. Somit kann es vorkommen, dass trotz ordnungsgemäßer Desinfektion Erreger überleben und zu einer Infektion führen.

Besonders bei folgenden Situationen oder Tätigkeiten in der Altenpflege reicht eine einfache Reinigung nicht mehr aus, und es sind angemessene Desinfektionsmaßnahmen zu ergreifen:

- Bewohner mit lokalen Infektionen, multiresistenten Keimen, ansteckenden Krankheiten,
- Bewohner mit geschwächter Abwehr durch akute oder chronische Erkrankungen und Medikamente, wie Zytostatika und Kortikoide,
- Bewohner mit Keimeintrittspforten, wie Katheter, Sonden, Infusionen oder offenen Wunden,
- Bewohner, die ihre Ausscheidungen in der Umgebung verteilen,
- Verlassen der Toilette und Umgang mit Ausscheidungen,
- Handhabung offener Lebensmittel,
- Zubereiten von Medikamenten,
- Kontakt mit Schleimhäuten,
- Umgang mit Sterilgut.

Es gibt verschiedene Desinfektionsverfahren. Wichtig ist, für jede Situation das passende Verfahren einzusetzen. Im Zimmer eines Infektionskranken sind die Anforderungen an die Desinfektion anders als in der Küche, im Pflegebad oder im Dienstzimmer. Und selbstverständlich erfährt die Haut eine andere Behandlung als der Fußboden, die Waschschüssel, ein gebrauchtes chirurgisches Instrument oder ein verschmutztes Wäschestück.

Diese Unterscheidungen und ihre professionelle praktische Umsetzung stellen den Schwerpunkt der praktizierten Keimreduktion dar. Angewandt werden physikalische und chemische Desinfektionsverfahren.

### Physikalische Desinfektion

D *Die physikalische Desinfektion ist eine Desinfektion mit Hilfe von Wärme.*

**Auskochen.** Dieses Desinfektionsverfahren wurde früher weit häufiger eingesetzt (z.B. beim Auskochen von Spritzen), heute gibt es nur noch wenige Bereiche, wo es eine Rolle spielt. Klassisches, aber im Alltag kaum noch praktiziertes Verfahren ist die Kochwäsche. Selbst in der gewerblichen Wäscherei findet heute eine Kombination mit desinfizierenden Waschzusätzen statt (chemothermisches Verfahren). Ein weiterer häufiger Einsatz von beinahe kochend heißem Wasser für hygienische Zwecke ist die Geschirrspülmaschine auf Station. Da die Aufbereitung von Bewohnergeschirr und Medikamentenbechern strengeren Ansprüchen genügen muss, sollte die Maschine 80 °C über eine Haltezeit von mindestens drei Minuten erreichen können. Die Aufbereitung von infektiösem Geschirr im Zusammenhang mit meldepflichtigen Erkrankungen ist auf diese Weise nicht möglich. Hier sind die Weisungen des Gesundheitsamtes zu beachten!

**Strömender Dampf.** Diesem Desinfektionsverfahren begegnet man im Pflegealltag fast nur noch bei den Steckbeckenspülgeräten **(Abb. 5.8)**. Das gereinigte Desinfektionsgut wird heißem Wasserdampf von mindestens 80 °C über eine Minute Einwirkzeit ausgesetzt. Die verschiedenen Programme solcher Geräte unterscheiden sich nicht in diesem Desinfektionsschritt, sondern lediglich in der Intensität der Vorreinigung. Da diese jedoch auf den Desinfektionserfolg sehr großen Einfluss hat, ist die Programmwahl gewissenhaft vorzunehmen.

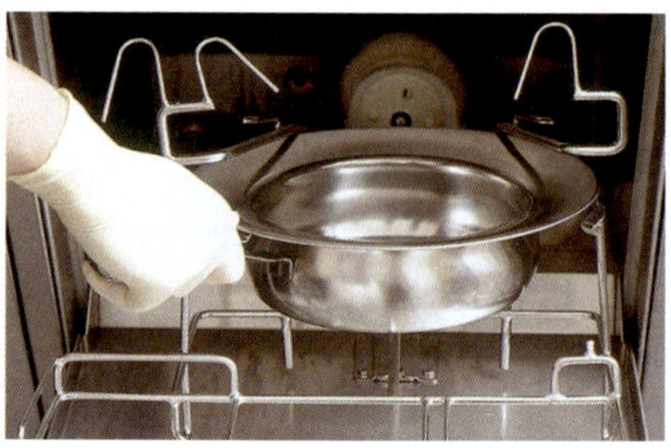

**Abb. 5.8 ⇢ Steckbeckenspülgerät.** Durch strömenden Wasserdampf mit einer Temperatur von 80 °C wird das Steckbecken desinfiziert.

**P** *Auch für normale Steckbeckenspülgeräte gilt, dass ihre Desinfektionswirkung im Zusammenhang mit meldepflichtigen Infektionen unter Umständen nicht ausreicht (notwendige Temperatur in diesem Falle 100 °C) und unbedingt die Weisungen des Gesundheitsamtes zu beachten sind.*

Häufiger, aber in der Altenpflege kaum anzutreffender Einsatzbereich für strömenden Dampf ist noch die Aufbereitung von Matratzen und Bettzeug in großen Bettenzentralen.

### Chemische Desinfektion

**D** *Das in der Pflege häufigste Desinfektionsverfahren erfolgt mit Lösungen verschiedener Desinfektionswirkstoffe. Mittel zur Verwendung auf der Haut und zur alkoholischen Sprühdesinfektion von Flächen sind normalerweise Fertigpräparate. Desinfektionslösungen für Oberflächen, Instrumente, Wäsche, Ausscheidungen usw. sind üblicherweise vor Gebrauch aus Konzentrat und Wasser zu mischen.*

Die Auswahl der Mittel ist Aufgabe der Verantwortlichen im Hause und erfolgt unter Abwägung sehr komplexer Zusammenhänge.

**DGHM-Liste.** Üblich ist die Verwendung von Mitteln, die nach Richtlinien der Deutschen Gesellschaft für Hygiene und Mikrobiologie (DGHM) von Speziallabors auf ihre Tauglichkeit getestet und daraufhin mit Angabe der Anwendungskonzentrationen und Einwirkzeiten in der so genannten „DGHM-Liste" veröffentlicht wurden.

**RKI-Liste.** Zur Desinfektion im Zusammenhang mit meldepflichtigen Infektionskrankheiten ist auf Mittel der „RKI-Liste" (Robert Koch Institut) zurückzugreifen. Anwendungskonzentration und Einwirkzeit werden vom Hersteller angegeben.

**Hygieneplan.** Die richtige Handhabung ist in einem Hygieneplan festzulegen und von den Mitarbeitern genau einzuhalten. Eine andere Verwendung solcher Substanzen, als im Hygieneplan geregelt, hat wegen vielfältiger Fehlermöglichkeiten und Gefahren unbedingt zu unterbleiben.

**M** *Viele Reinigungs- und Desinfektionsmittel unterliegen der Gefahrstoffverordnung und bedürfen einer spezifischen und jederzeit zugänglichen Gefahrstoffbetriebsanweisung. Darin ist festgelegt, welche Sofortmaßnahmen (z.B. Notruf, Erste Hilfe, Löschmaßnahmen, Neutralisation) bei Zwischenfällen zu ergreifen sind.*

#### Regeln für das Ansetzen und Nutzen von Desinfektionslösungen

Folgende Regeln müssen beachtet werden:

1. Desinfektionsmittel nur mit kaltem Wasser ansetzen.
2. Zuerst Wasser, dann Konzentrat in das Gefäß geben (Vermeiden von Schaum und gefährlichen Konzentratspritzern).
3. Desinfektionsmittel nicht untereinander oder mit anderen Reinigungsmitteln mischen, dies kann zur Inaktivierung des Desinfektionsmittels führen.
4. Nicht nach der Schussmethode dosieren, sondern Konzentrat- und Wassermenge genau berechnen und abmessen. Für diesen Zweck stehen Dosiertabellen sowie vielfältige Dosierhilfen zur Verfügung (z.B. Messbecher, Dosierpumpen, Kippdosierer, Portionsbeutel).
5. Dosierautomaten, welche auf Knopfdruck fertige Desinfektionslösungen herstellen, regelmäßige inspizieren. Viele einfache Zumischvorrichtungen (z.B. an vielen Pflegebadewannen, ohne Einstellmöglichkeit und Konzentratmangelwarnung) dosieren sehr ungenau und sind entweder häufig zu kontrollieren oder erst gar nicht zu verwenden.
6. Die vom Hersteller angegebenen Standzeiten der angesetzten Desinfektionslösungen nicht überschreiten. Bei Tauchdesinfektionslösungen kann diese Zeit bis zu zwei Wochen betragen. In diesem Falle Lösungsbehälter mit Ansetz- und Verfalldatum beschriften. Alle anderen Lösungen sind im Regelfall höchstens einen Tag lang verwendbar und auch bei Nichtbenützung nach spätestens 24 Stunden wegzuschütten. Das Mischen von Desinfektionslösungen „auf Vorrat" oder gar Abfüllen in Sprühflaschen, die dann bis zu mehreren Wochen in Gebrauch sind, hat strikt zu unterbleiben. Sichtbar verschmutzte Desinfektionslösungen sofort ausleeren.
7. Stark verschmutzte Haut, Gegenstände oder Oberflächen (z.B. massive Verunreinigung durch Blut, Eiter oder Ausscheidungen) vor der Desinfektion mit einem desinfektionsmittelgetränkten Einwegtuch oder Tupfer vorreinigen.
8. Bei Hände-, Haut-, Schleimhaut- und Tauchdesinfektion Einwirkzeiten genau einhalten. Bei der Wischdesinfektion ist es grundsätzlich erlaubt, die behandelten Flächen wieder zu benützen oder zu begehen, wenn sie (von selbst, nicht mit einem Trockentuch!) getrocknet sind. Die Einwirkzeit muss hier nicht abgewartet werden. Dies gilt nicht, wenn die Desinfektion im Zusammenhang mit einem Problemkeim steht (z.B. meldepflichtige Infektion, MRSA), von dem eine konkrete Gefährdung ausgehen kann. Solchermaßen kontaminierte Gegenstände (z.B. Badewannen, Badelifter, Pflegeutensilien) dürfen erst nach Ablauf der gesamten Einwirkzeit wieder verwendet werden.

**W** *Die auf einem Desinfektionsmittel angegebene Einwirkzeit besagt, nach welcher Zeitspanne die maximale Keimreduktion erreicht ist. Die Desinfektion beginnt aber schon mit dem Auftragen des Desinfektionsmittels.*

#### Schutzmaßnahmen beim Umgang mit Desinfektionslösungen

Folgende Schutzmaßnahmen müssen beachtet werden:

- Beim Umgang mit Lösungen und Konzentraten immer flüssigkeitsdichte Handschuhe mit langen Armstulpen tragen! (Vor dem letzten Ausziehen bei Dienstende satt mit Händedesinfektionsmittel einreiben, luftig aufhängen).
- Hautkontakt mit der fertigen Lösung und mit dem Konzentrat strikt vermeiden!
- Haut, die mit Konzentrat oder Lösung in Berührung gekommen ist, sofort mit Wasser abspülen!
- Beim Umgang mit Konzentraten Schutzbrille aufsetzen!
- Inhalieren von Sprühnebel vermeiden.
- Hinweise der Hersteller zu weiteren Gefahren (z.B. Brandgefahr, Materialunverträglichkeiten) unbedingt beachten!
- Bei Gefahrstoffzwischenfällen (z.B. Verschlucken, Augenkontakt, durchtränkte Kleidung, Verschütten größerer Mengen, Feuer) Gefahrstoffbetriebsanweisungen beachten!

#### Händedesinfektion

Eine gute Handhygiene besteht aus drei Schritten:
- Handwäsche,
- Händedesinfektion,
- Handpflege.

**M** *Keimverbreitung geschieht in den meisten Fällen über die Hände! Die Händedesinfektion ist somit die Basis der Infektionsvermeidung!*

##### Handwäsche

Mit einer Handwäsche kann man neben grobem Schmutz auch Keime entfernen. Es gelingt eine Keimreduktion von 90–99 %. Angesichts der Menge von Keimen in z.B. einem Gramm Stuhl (100 Milliarden Keime) ist diese Reduktion nicht ausreichend. Die Wäsche allein genügt also nicht. Allerdings erhöht die Händewäsche die Wirksamkeit einer anschließenden Händedesinfektion. Denn durch die Entfernung von Hautschuppen, überflüssigem Fett und Schmutz kann das Desinfektionsmittel optimal wirken.

##### Händedesinfektion

Ziel der Händedesinfektion ist es, eine größtmögliche Keimreduktion an den Händen zu erreichen, um Keimverbreitung über Handkontakt zu verhindern **(Abb. 5.9)**. Bei folgenden Tätigkeiten ist eine Händedesinfektion durchzuführen:
- nach dem Toilettengang (zuvor Handwäsche),
- vor und nach Versorgung von Kathetern, Sonden o. Ä.,
- vor der Wundbehandlung,
- bei der Vorbereitung von Spritzen und Infusionen,
- nach dem Kontakt mit Körperflüssigkeiten, Hilfestellung beim Toilettengang,

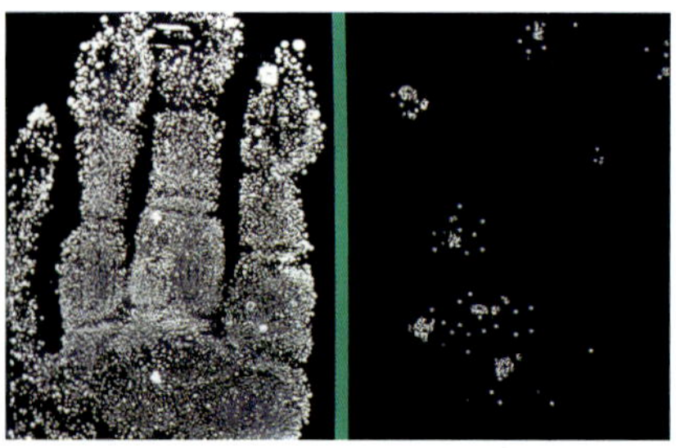

**Abb. 5.9 ··➝ Wirksamkeit der Händedesinfektion.** Die Wirksamkeit ist hier deutlich zu sehen: links die Bakterienflora vor und rechts nach der Händedesinfektion.

- Umgang mit keimbesiedelten Gegenständen (z.B. Steckbecken, Urinflaschen),
- nach Kontakt mit Bewohnern, von denen Infektionen ausgehen können (z.B. MRSA),
- generell nach Tätigkeiten mit intensivem Hautkontakt wie Körperpflege, Fußpflege, körperlichen Untersuchungen usw.

Wenn mit einer Verunreinigung der Hände zu rechnen ist, sind zusätzlich Schutzhandschuhe zu tragen. Nach Ablegen der Handschuhe erfolgt trotzdem eine Händedesinfektion!

**Systematik der Händedesinfektion.** Wenn während der Händedesinfektion nur normale Waschbewegungen durchgeführt werden, bleiben viele kritische Hautstellen an den Händen unbehandelt. Insbesondere die Fingerzwischenräume, Nagelfalze, Fingerkuppen und Daumen bedürfen größter Aufmerksamkeit. Man sollte sich das folgende Schema daher verinnerlichen. Das Händedesinfektionsmittel muss zur optimalen Wirkung 30 Sekunden einwirken. Diese Zeitspanne reicht für eine ordnungsgemäße Händedesinfektion aus. Die Durchführung der Händedesinfektion zeigt **Abb. 5.10**.

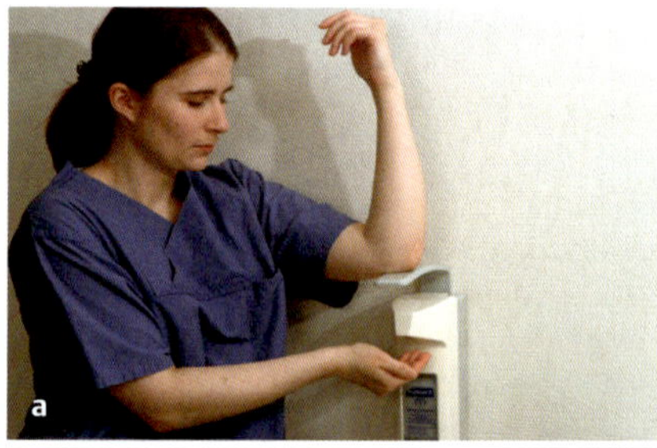

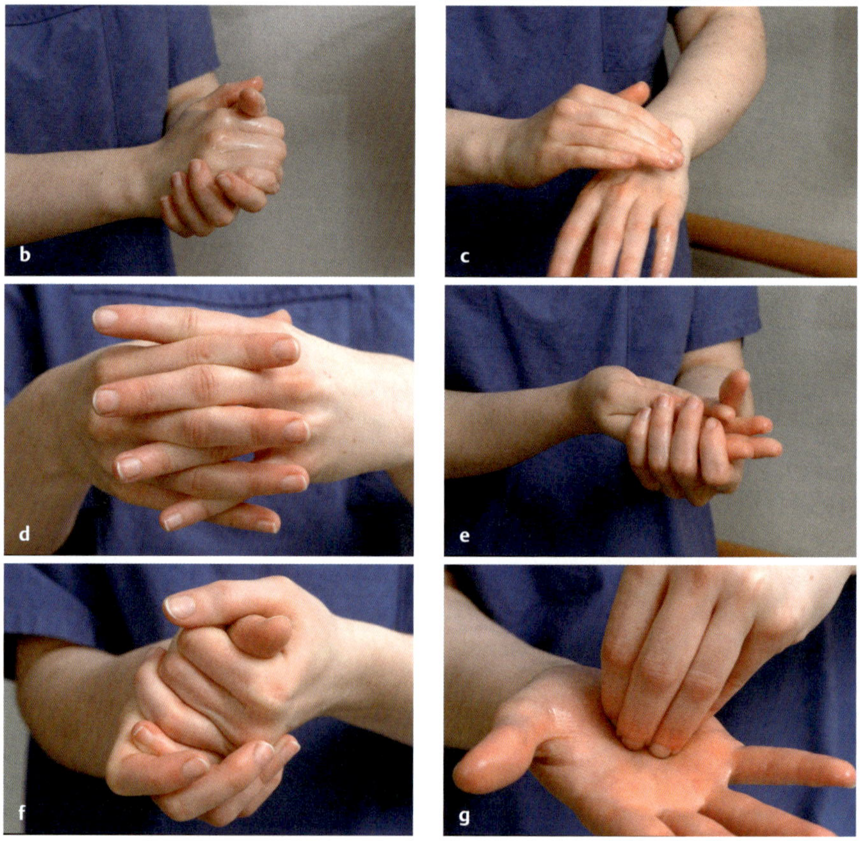

**Abb. 5.10 ··➝ Händedesinfektion. a 1. Schritt:** Mit Hilfe des Ellenbogens werden ca. 3–5 ml (Spenderhebel zweimal ganz durchdrücken) in die Hohlhand gegeben. Der Wandhebel sollte zur Vermeidung einer Keimstreuung nicht mit den Händen betätigt werden. **b 2. Schritt:** Das Desinfektionsmittel wird zwischen den Handflächen verrieben. **c 3. Schritt:** Rechte Handfläche über linkem Handrücken und linke Handfläche über rechtem Handrücken reiben. **d 4. Schritt:** Handfläche auf Handfläche mit verschränkten, gespreizten Fingern reiben. **e 5. Schritt:** Außenseite der Finger auf gegenüberliegende Handflächen mit verschränkten Fingern reiben. **f 6. Schritt:** Kreisendes Reiben des rechten Daumens in der geschlossenen linken Handfläche und umgekehrt. **g 7. Schritt:** Kreisendes Reiben hin und her mit geschlossenen Fingerkuppen der rechten Hand in der linken Handfläche und umgekehrt (dient zur Desinfektion der Fingerkuppen).

### Handpflege

Strapazierte Haut ist ein häufiges Problem in der Pflege. Nur eine intakte Haut sichert einen guten Infektionsschutz. Denn raue Haut dient vielen Mikroorganismen als Unterschlupf und erhöht so das Übertragungsrisiko. Alkoholische Desinfektionsmittel sind mit so genannten „Rückfettern" ausgestattet. Diese ergänzen den Fettgehalt der Haut. Bei häufiger Desinfektion reicht dies aber meist nicht aus. Deshalb ist auf eine gute Handpflege zu achten. Je wirkungsvoller das Hautpflegemittel ist, desto langsamer zieht es ein. Im Arbeitsalltag sind schnell einziehende Mittel vorzuziehen, die langsamer einziehenden Mittel sollte man nur nach Feierabend verwenden.

### Haut- und Schleimhautdesinfektion

Besonders bei Injektionen wird die Haut verletzt. Um ein Eindringen eventuell schädlicher Keime auf der Hautoberfläche in die Haut oder das Körperinnere zu vermeiden, muss vor jeder Injektion eine sorgfältige Hautdesinfektion stattfinden. Die Schleimhautdesinfektion ist besonders bei der Blasenkatheterisierung und der Katheterpflege nötig.

**Systematik der Hautdesinfektion.** Die Hautdesinfektion wird wie folgt durchgeführt **(Abb. 5.11)**:

1. Händedesinfektion,
2. Einsprühen der Haut mit Hautdesinfektionslösung,
3. Abwischen mit Tupfer, Wischrichtung von rein zu unrein!
4. Erneut mit Hautdesinfektionslösung einsprühen,
5. Einwirkzeit abwarten (einige Sekunden),
6. Punktion der Haut erst nach völligem Eintrocknen der Lösung.

b

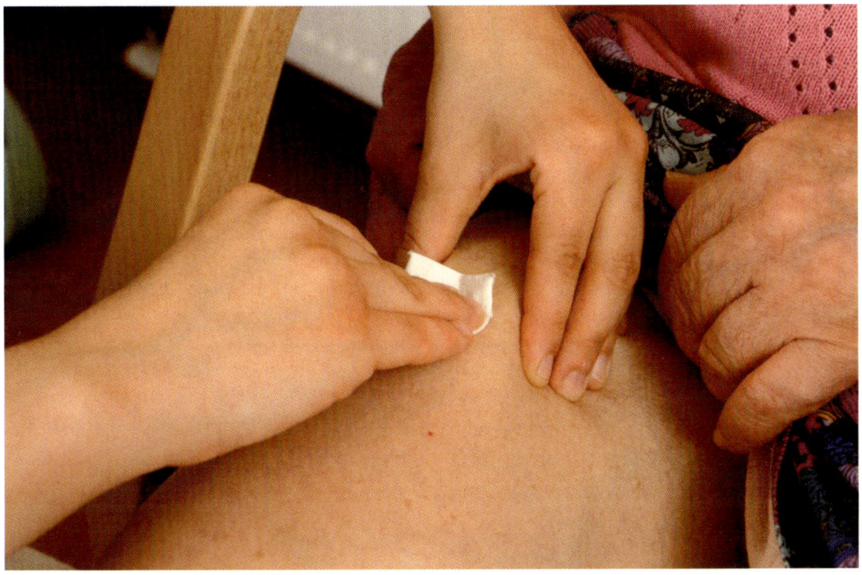

**Abb. 5.11 ⇢ Hautdesinfektion.** Vor der Injektion wird die Haut mit Hautdesinfektionsmittel eingesprüht und mit einem Tupfer abgewischt.

**Systematik der Schleimhautdesinfektion.** Die Schleimhautdesinfektion wird wie folgt durchgeführt:

1. Händedesinfektion,
2. Sterile Tupfer mit Schleimhautdesinfektionsmittel (meist jodhaltige Lösungen wie Betaisadonna oder Braunol) tränken,
3. Schleimhaut mindestens zweimal mit jeweils neuen Tupfern abwischen,
4. Einwirkzeit von 1-2 Minuten abwarten.

### Flächendesinfektion

Mit dieser sehr wirksamen Desinfektionsmethode lassen sich alle gut erreichbaren Flächen von schädlichen Keimen befreien. Zur Bekämpfung von Parasiten (Flöhe, Milben, Läuse) ist diese Methode allerdings nicht geeignet.

Eine Flächendesinfektion wird zur Reinigung folgender Gegenstände und in folgenden Bereichen angewandt:

- ⇢ Pflegebetten, Arbeitsflächen, Waschbecken, Badewannen, Duschen, Badelifter, Toiletten, Toilettenstühle, Mobiliar,
- ⇢ Waschschüsseln, Nierenschalen, Steckbecken, Urinflaschen (sofern nicht maschinell aufbereitet), Blutdruckgeräte,
- ⇢ Fußböden, Wände, Türen (sofern Desinfektion erforderlich).

Auf Listen ist angegeben, in welcher Konzentration die Desinfektionslösung angesetzt werden soll und wie lange die Einwirkzeiten je nach Konzentration der Lösung sind. Vor dem Ende der Einwirkzeit darf die desinfizierte Fläche nicht abgespült oder trockengerieben werden. Allerdings darf bei einer normalen Routinedesinfektion das Zimmer vor Ablauf der Einwirkzeit betreten werden.

**Schlussdesinfektion.** Bei einer Schlussdesinfektion eines Zimmers, also nach Verlegung oder Tod eines Bewohners, dagegen darf das Zimmer erst nach Ablauf der Einwirkzeit betreten werden. Ziel der Schlussdesinfektion ist es, dem nächsten Bewohner eine möglichst keimarme Umgebung zu bieten. Deshalb wird das gesamte Zimmer samt Inventar desinfiziert.

### Instrumentendesinfektion

Die Instrumenten- oder Tauchdesinfektion dient zur Desinfektion von Gegenständen (z.B. chirurgische Instrumente, Thermometer, Schläuche, Mundstücke), welche vollständig in eine Desinfektionslösung getaucht werden können ohne dabei Schaden zu nehmen.

Die Desinfektionslösung muss die Gegenstände vollständig bedecken. Die je nach Konzentration der Lösung angegebene Einwirkzeit muss unbedingt eingehalten werden. Während der Desinfektion muss das Gefäß mit einem geschlossenen Deckel versehen werden. Chirurgische Instrumente werden nach der Desinfektion sterilisiert.

## Sterilisation

**D** *Sterilisation ist definiert als das „Freimachen von vermehrungsfähigen Mikroorganismen". Das bedeutet, dass mit diesem Verfahren alle Mikroorganismen einschließlich der sehr widerstandsfähigen Bakteriensporen abgetötet werden. Die Keimreduktion muss 99,9999 % betragen, der sterilisierte Gegenstand gilt als keimfrei.*

**M** *Die Sterilisation funktioniert nur dann, wenn zuvor eine Reinigung und Desinfektion stattgefunden hat. Keime, die z.B. in noch vorhandenen Blutresten „versteckt" sind, können sonst nicht erreicht werden.*

Bei der Verwendung von sterilisiertem Einwegmaterial (z.B. Verbände, Tupfer) kann auf Sterilisation natürlich verzichtet werden.

Die im Pflegebereich am häufigsten eingesetzten Sterilisationsverfahren basieren auf der Keimabtötung durch Hitze.

**Dampfsterilisation.** Meist werden die Instrumente mittels der Dampfsterilisation aufbereitet. Man nennt die Aufbereitungsanlage einen Autoklaven. Sie wirkt ähnlich wie ein Dampfdruckkochtopf: Wasserdampf tötet unter erhöhtem Druck mit 121 °C oder 134 °C innerhalb weniger Minuten sicher alle Mikroorganismen ab. Über jeden Sterilisationsvorgang kann bei diesem Verfahren eine Art Protokoll geführt werden, so dass der Erfolg der Sterilisation nachgeprüft werden kann.

**Heißluftsterilisation.** Die Heißluftsterilisation dagegen kann schlecht kontrolliert werden. Das Sterilisiergut wird dabei über mindestens dreißig Minuten umgewälzter Heißluft von 180 °C und mehr ausgesetzt, ähnlich wie in einem Umluftbackofen.

## 5.5 MRSA – Der Problemkeim

**D** *MRSA bedeutet „Methizillin-resistenter-Staphylococcus-aureus“. Methizillin war ein in den 60er Jahren häufig verwendetes Antibiotikum. Der Keim MRSA ist gegen dieses Antibiotikum resistent, daher der Name. Infolge dieser Resistenz ist er schwer zu bekämpfen.*

**B** *Frau Zimmermann, eine 86-jährige Altenheimbewohnerin, wird mit Pneumonie (Lungenentzündung) ins Krankenhaus eingewiesen. In der Blutkultur wurde MRSA als auslösender Keim nachgewiesen. Ein nach dem Antibiogramm ausgesuchtes Antibiotikum führte zum Abheilen der Pneumonie. Bei einem Abstrich fanden sich in der Leiste sowie im Nasen-Rachen-Raum MRSA-Keime.*

**L** *Kann Frau Zimmermann trotz der MRSA-Besiedlung ins Altenheim zurückverlegt werden? Welche Sanierungsmaßnahmen sind nötig? Wie muss sich das Pflegepersonal im Umgang mit der Bewohnerin verhalten?*

Staphyloccocus aureus ist ein Bakterium, das bei vielen Menschen die Haut und Schleimhäute besiedelt, ohne dass dies zu Schäden führt. Erst wenn der Keim in die Haut eindringt, führt er zu Entzündungen. Er ist der klassische „Eitererreger“, denn er verursacht typischerweise Hautinfektionen wie Furunkel, Abszesse o.Ä.

Staphylokokken sind eine häufige Ursache von nosokomialen Infekten und deshalb in medizinischen Einrichtungen sehr gefürchtet. Denn bei Immunschwäche können sie zu schweren Infekten wie Pneumonien (Lungenentzündungen) und Harnwegsinfektionen bis zur Sepsis führen!

**M** *Etwa 30 bis 40 % aller Menschen sind ständig oder vorübergehend mit Staphylococcus aureus besiedelt, vorwiegend im Nasen- und Rachenraum. Der Anteil besiedelter Menschen in medizinischen Einrichtungen wird auf ca. 70 % geschätzt. Diese Besiedlung hat keinen Krankheitswert. Medizinisches Personal erkrankt trotz der höheren Besiedlungsrate nicht häufiger an Infektionen mit Staphylococcus aureus als andere Menschen.*

### 5.5.1 Risikofaktoren für eine Besiedlung mit MRSA

Da MRSA ein besonders in den Kliniken gefürchteter Keim ist, wird bei Patienten vermehrt nach diesem Keim gesucht, um rasch entsprechende Vorsichtsmaßnahmen einleiten zu können. MRSA ist jedoch nicht krankheitserregender, also gefährlicher als der normale Staphylococcus aureus!

Um die Besiedlung mit MRSA festzustellen, werden Hautabstriche an häufig besiedelten Hautstellen genommen:
- Haaransatz/Stirn,
- Nasenvorhöfe,
- Rachen,
- Leistenregion,
- Analgegend,
- offene Wundflächen,
- Katheter- oder Sondeneintrittsstellen und Urin bei Harnblasendrainage.

In Alten- und Pflegeeinrichtungen hat man bei bis zu 3 % der Bewohner MRSA nachgewiesen. Risikofaktoren, bei denen eine Besiedlung häufiger ist, sind:
- Wundflächen (z.B. Verbrennungen),
- chronische Hautverletzungen (z.B. Ulcus cruris),
- Tracheostoma,
- Dialyse,
- Diabetes.

### 5.5.2 Übertragung

Die Keimübertragung erfolgt durch Hautkontakte, besonders der Hände, oder durch Schmierinfektion. Möglich ist auch eine Übertragung durch verunreinigte medizinische Instrumente oder mit keimhaltigen Hautabschilferungen verseuchte Gegenstände (Kämme, Bettwäsche usw.).

Eine Tröpfcheninfektion beim Husten oder Niesen ist sehr selten! Da Gesunde durch diesen Keim nicht gefährdet sind, können die Betroffenen uneingeschränkt Besuch empfangen. Allerdings besteht bei Menschen mit offenen Wunden oder chronischen Hautekzemen ein leicht erhöhtes Infektionsrisiko.

Besucher sollten sich nach dem Besuch die Hände desinfizieren, um eine mögliche Übertragung des Keimes zu verhindern.

**M** *Die Besiedlung Pflegender mit MRSA ist eine Seltenheit!*
*Gesunde Menschen sind durch MRSA nicht gefährdet!*
*Die Besiedlung mit MRSA ist keine Kontraindikation gegen die Aufnahme in einem Alten-, Pflegeheim oder der häuslichen Krankenpflege!*
*Eine Hautbesiedlung mit MRSA ist nicht meldepflichtig! Beim Gesundheitsamt gemeldet werden müssen nur behandlungsbedürftige Infektionen, bei denen man einen Zusammenhang mit der Besiedlung vermutet.*

### 5.5.3 Sanierungsmaßnahmen

**D** *Sanierungsmaßnahmen sind Maßnahmen, die angewandt werden, um einen Menschen von einem Problemkeim zu befreien.*

**M** *Eine noch so kleine Schwachstelle im Sanierungskonzept kann die ganze Sanierung vereiteln. Deshalb ist nicht nur der Mensch, sondern jeder Zentimeter seiner persönlichen Umgebung zu sanieren, um auch den letzten MRSA-Keim zu vernichten!*

**Körper.** Die Sanierungsmaßnahmen müssen am ganzen Körper gleichzeitig durchgeführt werden, um eine erneute Infektion durch noch nicht sanierte Stellen zu verhindern **(Tab. 5.8)**.
Um den Keim auch von Gegenständen zu entfernen, ist die Desinfektion oder Auswechslung von Gebrauchsgegenständen und Wäsche nötig.

**Gebrauchsgegenstände.** Zur Verhinderung einer erneuten Besiedlung durch keimbelastete Gegenstände müssen Zahnbürste, Deoroller und sonstige Hygieneartikel, welche mit der Haut in Kontakt kommen, täglich ausgetauscht oder desinfiziert werden. Kämme, Bürsten, Brillen, Hörgerät und Zahnprothese müssen (soweit möglich) desinfiziert werden. Auf nicht dringend notwendige Dinge wie Schmuck oder Uhr sollte während der Sanierung verzichtet werden, sie könnten unter der Desinfektion leiden.

**Wäsche.** Nach der täglichen antiseptischen Waschung muss frische Kleidung angezogen und das Bett neu bezogen werden. Natürlich ist auch eine tägliche Auswechslung der Handtücher nötig. Persönliche Kleidung sollte bei mindestens 60° Grad gewaschen werden.
Nach erfolgreicher Sanierung sind diese Maßnahmen nicht mehr nötig.

Eine Therapie mit Antibiotika ist nur bei einer therapiepflichtigen Infektion nötig. Wegen der hohen Nebenwirkungsrate sollte sie bei einer Körperbesiedlung nicht vorgenommen werden.

**M** *Die Sanierungsmaßnahmen sollen über 5 Tage durchgeführt werden. Dann wird drei Tage mit den Maßnahmen pausiert, um anschließend Kontrollabstriche vorzunehmen. Die Sanierung gilt als erfolgreich, wenn drei Kontrolluntersuchungen an drei aufeinander folgenden Tagen MRSA-negativ ausfallen. Weitere Kontrollen sind nach einem Monat und nach drei Monaten erforderlich.*

**W** *Bettlägerige, schwer mobilisierbare Personen, Katheterträger sowie Bewohner mit Dekubitus, Ulcera cruris, chronischen Ekzemen usw. sind generell schwer sanierbar. Sie können kaum am ganzen Körper behandelt werden und die Keime streuen unaufhaltsam aus den befallenen Körperstellen.*

### 5.5.4 Weitere Desinfektions- und Entsorgungsmaßnahmen

Zu den weiteren Desinfektions- und Entsorgungsmaßnahmen gehören:

1. Flächendesinfektion: Die Bewohnerumgebung (Bett, Nachttisch, Schrank, Essplatz usw.) muss einmal täglich mittels Wischdesinfektion desinfiziert werden.
2. Nötige Pflegeutensilien wie Verbandsmaterial, Fieberthermometer o.Ä. müssen im Zimmer verbleiben. Werden sie aus dem Zimmer entfernt, müssen sie desinfiziert werden.
3. Das Geschirr darf keinesfalls von Hand gespült werden! Es muss desinfiziert werden!
4. Abfall muss in keimdichten Abfallsäcken entsorgt werden.
5. Bewohner mit MRSA im Urin müssen eine separate Toilette benutzen, welche nach jedem Toilettengang desinfiziert wird. Ist die Toilette im Zimmer und wird nur von dem MRSA-Träger benutzt, reicht eine einmal täglich durchgeführte Desinfektion.
6. Zimmerreinigung: Das Zimmer muss am Ende eines Reinigungsdurchganges mit frisch angesetzter Desinfektionslösung desinfiziert werden. Der Reinigungswagen bleibt währenddessen im Flur. Während der Desinfektion ist kein Schutzkittel, aber es sind Einmalhandschuhe nötig. Nach Abschluss der Zimmerreinigung müssen die Hände desinfiziert werden!
7. Nach erfolgreicher Sanierung oder Verlegung des Bewohners findet eine Schlussdesinfektion (s.o.) des Zimmers statt.

**Tab. 5.8** ··› Sanierungsmaßnahmen Körper

| *Sanierungsort* | *Sanierungsmaßnahme* |
|---|---|
| Nase | 3x täglich antiseptische oder antibiotische Nasensalbe in beide Nasenlöcher (z.B. Turixin-Nasensalbe) |
| Rachen | 1x täglich gurgeln mit antiseptischer Lösung (z.B. Chlorhexidin 0,1 %) |
| Haut | 1x täglich Ganzkörperwaschung einschließlich Haaren mit antiseptischen Mitteln |

### 5.5.5 Schutzmaßnahmen bei MRSA

Ziel ist es, die Übertragung von MRSA auf andere Bewohner zu verhindern.

**Generelle Schutzmaßnahmen.** Diese sind bei jedem Kontakt anzuwenden:

- Der Hauptübertragungsweg sind die Hände, deshalb müssen sie nach jedem Kontakt desinfiziert werden. Das Tragen von Handschuhen ersetzt nicht die Desinfektion!
- Hand- und Armschmuck, einschließlich Ehering und Armbanduhr, dürfen während der Pflege von MRSA-Trägern nicht getragen werden.
- Bei der Körperpflege, Wundversorgung, Katheter-, Sonden- oder Tracheostomaversorgung sowie dem Kontakt mit keimbelastetem Material müssen Schutzkittel und Einmalhandschuhe getragen werden. Die Schutzkittel verbleiben im Zimmer und müssen einmal täglich erneuert werden.
- Die Zahl der pflegenden Kontaktpersonen sollte auf ein Minimum beschränkt werden.
- Personen mit Hautläsionen an Händen oder Unterarmen (z.B. Wunden, Ekzeme, Psoriasis) sollten keine MRSA-Träger pflegen. Denn Staphylokokken (und somit auch MRSA) können veränderte Hautflächen leicht und über längere Zeit besiedeln.

**M** *Die wichtigste Schutzmaßnahme ist und bleibt die Händedesinfektion!*

**Spezielle Schutzmaßnahme – Mundschutz.** Ein Mundschutz muss nicht generell getragen werden. Er ist nur nötig bei der Versorgung stark hustender Bewohner mit Nasen-Rachen-Befall, Wundversorgung, Trachealabsaugung und Versorgung eines Tracheostomas, s. **Abb. 5.12**.

**Unterbringung.** Ein mit MRSA besiedelter Bewohner muss nicht zwangsläufig isoliert werden! Eine Einzelunterbringung ist nur nötig, wenn offene Wunden, MRSA im PEG-Bereich oder

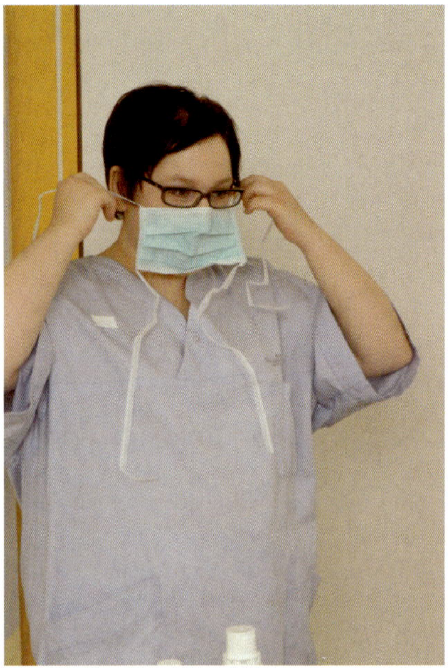

**Abb. 5.12 ⇢ Mundschutz bei MRSA.** Bei der Versorgung stark hustender Bewohner mit Nasen-Rachen-Befall, Wundversorgung, Trachealabsaugung und Tracheostomaversorgung sollte ein Mundschutz angelegt werden.

Urin, Husten, ein Infekt der Atemwege, ein Tracheostoma oder andere Umstände vorliegen, bei denen eine erhöhte Gefahr der Keimverbreitung besteht. Mehrere MRSA-Träger in einem Zimmer unterzubringen ist möglich.

**Gemeinschaftsleben.** Der Betroffene darf das Zimmer verlassen und am Gemeinschaftsleben teilnehmen, wenn folgende Schutzmaßnahmen ergriffen werden: Wunden müssen keimdicht verbunden sein, bei einer Besiedlung des Nasen-Rachen-Raums muss bei Husten ein Mundschutz getragen werden. Die Keimträger müssen sich vor dem Verlassen des Zimmers die Hände desinfizieren. Betroffene, die aufgrund ihres Verhaltens (z.B. mangelnde Disziplin beim Einhalten von Hygienemaßnahmen, Nesteln im befallenen Bereich) ein Risiko für die Mitbewohner darstellen, sollten im Zimmer bleiben. Sie dürfen jedoch aus hygienischer Sicht uneingeschränkt das Haus für Spaziergänge oder Ähnliches verlassen.

**B** *Frau Zimmermann wurde noch vor Beendigung der Sanierungsmaßnahmen ins Heim zurückverlegt. Aufgrund des MRSA-Nachweises konnte sie nicht in ihr Zweibettzimmer zurück, sondern musste mit einer anderen MRSA-Trägerin zusammengelegt werden. Nach Rücksprache mit dem Hausarzt hätte sie das Zimmer verlassen dürfen. Allerdings nur mit Mundschutz und nach Händedesinfektion. Das empfand Frau Zimmermann als Zumutung und lehnte es ab.*
*Das Pflegepersonal wurde angewiesen, bei Pflegemaßnahmen Schutzkleidung zu tragen. Kam es beim Kontakt mit Frau Zimmermann nicht zu Hautkontakt (z.B. beim Essen austeilen), konnte auf diese Maßnahme verzichtet werden. Die Bewohnerin wurde über 5 Tage täglich am ganzen Körper inklusive der Haare gewaschen, das Zimmer täglich vollständig desinfiziert und die Bett- und Leibwäsche gewechselt.*
*Die drei Tage nach Beendigung der Sanierungsmaßnahmen durchgeführten Kontrollabstriche zeigten keinen MRSA-Befall. Somit konnte Frau Zimmermann wieder in ihr eigenes Zimmer zurückverlegt werden und konnte wieder ohne Schutzmaßnahmen an allen gemeinsamen Aktivitäten teilnehmen.*

### 5.5.6 Schutzmaßnahmen bei häuslicher Pflege

**M** *Bei der häuslichen Pflege durch Angehörige sind grundsätzlich keine Schutzmaßnahmen notwendig!*

Gesunde sind durch MRSA nicht gefährdet. Allerdings besteht bei offenen Wunden, entzündlichen Hauterkrankungen, Katheterträgern oder immungeschwächten Personen ein leicht erhöhtes Besiedlungsrisiko. Bei Pflege durch den Pflegedienst sollten die MRSA-Träger möglichst als Letzte besucht werden.

**Pflege.** Bei der Pflege sind Schutzkittel (werden zwei- bis dreimal wöchentlich gewechselt) und Handschuhe zu tragen. Mundschutz ist nur in Einzelfällen (s.o.) nötig. Nach der Versorgung müssen die Hände desinfiziert werden, ebenso Pflegehilfsmittel wie Blutzuckermessgerät, Blutdruckmanschette, Stethoskop. Wenn diese Hilfsmittel beim Betreuten verbleiben, entfällt die Desinfektion.

**Transport.** Bei Transport im Taxi sind keine speziellen Schutzmaßnahmen erforderlich, eine Desinfektion ist im Anschluss an den Transport nicht nötig. Auch beim Krankentransport mit dem Rettungsdienst müssen anschließend nur Gegenstände mit direktem Kontakt zum MRSA-Träger (z.B. Transportliege) desinfiziert werden. Eine entsprechende Information über die Keimbesiedlung sollte dem Rettungsdienst vorab mitgeteilt werden!

### 5.5.7 Mitarbeiteruntersuchung

Damit der MRSA-Keim nicht durch Pflegende auf andere Bewohner übertragen werden kann, ist eine Untersuchung der Pflegenden von MRSA-Trägern empfehlenswert. Nach Entlassung oder erfolgreicher Sanierung eines Bewohners werden alle pflegerischen und therapeutisch tätigen Mitarbeiter, die in engen Kontakt mit dem Keimträger getreten sind, durch einen Abstrich von Rachen und Nasenvorhöfen kontrolliert. Eine routinemäßige Untersuchung von medizinischem Personal ist nicht notwendig!

Bei positivem Befund erfolgen dieselben Sanierungsmaßnahmen wie beim Bewohner. Bis zum Nachweis der erfolgreichen Sanierung dürfen die Mitarbeiter keine Tätigkeiten mit erhöhtem Infektionsrisiko (z.B. Pflege immungeschwächter Bewohner, Verbandwechsel, Katheterpflege) verrichten. Sie sollten sehr streng auf persönliche Hygiene und regelmäßige Händedesinfektion achten.

*Um die Inhalte zu vertiefen, können Sie sich das Video „Hygienische Händedesinfektion“ ansehen.*

# 6 Allgemeine Arzneimittellehre

Susanne Andreae, Jutta Weniger

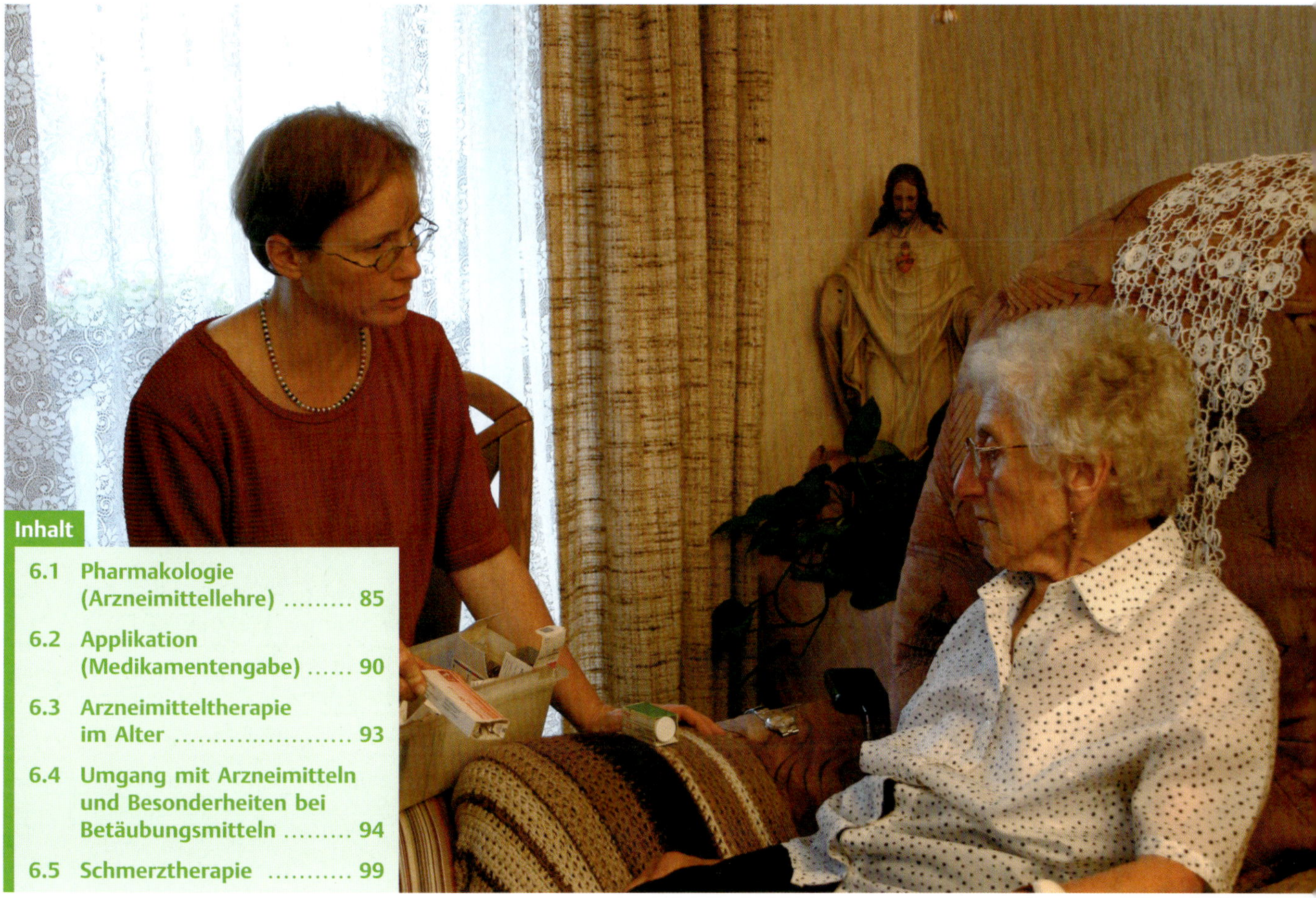

Inhalt



## 6.1 Pharmakologie (Arzneimittellehre)

**D** *Arzneimittel sind Stoffe, die zur Erkennung, Verhütung, Linderung und Behandlung von Krankheiten und deren Beschwerden dienen.*

Schon immer versuchten die Menschen, Erkrankungen mit Arzneimitteln zu bekämpfen. Die beobachtete Wirkung bestimmter Pflanzen oder Mineralien wurde schon im Altertum in Kräuterbüchern festgehalten.

Heute ist die Pharmakologie ein eigener Zweig der Medizin und Arzneimittel werden nicht mehr nur aus pflanzlichen, sondern auch aus tierischen und menschlichen Stoffen oder synthetisch hergestellt **(Tab. 6.1)**. Im Gegensatz zur Allopathie (Schulmedizin) werden in der Homöopathie (Therapie mit hochverdünnten Arzneistoffen) nur Substanzen aus dem Pflanzen-, Mineral- oder Tierreich verwendet.

**W** *Die Ausgaben der gesetzlichen Krankenkassen für Arzneimittel betrugen 2004 etwa 21 Mrd. Euro. 50 % des gesamten Arzneimittelverbrauchs entfallen auf die über 65-Jährigen.*

### 6.1.1 Begriffserläuterungen

Im Zusammenhang mit Arzneimitteln stößt man auf eine Vielzahl von Begriffen. Die wichtigsten werden im Folgenden kurz erläutert.

#### Fertigarzneimittel

**D** *Fertigarzneimittel werden im Voraus hergestellt und in einer vom Hersteller gestalteten Verpackung ausgegeben.*

Im Gegensatz zu Fertigarzneimitteln werden **Arzneirezepturen** individuell in der Apotheke hergestellt und verpackt (meist handelt es sich dabei um Salben).

Tab. 6.1 ⇢ Inhaltsstoffe von Arzneimitteln

| *Inhaltsstoffe* | *Beispiele* |
|---|---|
| pflanzliche Bestandteile | ⇢ Baldrian (pflanzliches Beruhigungsmittel)<br>⇢ Kamillen-, Pfefferminztee<br>⇢ Rosskastanienextrakt (pflanzliches Mittel bei Krampfadern – Wirkung umstritten)<br>⇢ Digoxine (enthält Extrakt des Fingerhuts, Mittel bei Herzerkrankungen)<br>⇢ Gingko-Extrakt (Extrakt aus Gingkobaumblättern, Mittel bei Hirnleistungsstörungen) |
| tierische Bestandteile | ⇢ Insulin (z. B. Schweineinsulin – wird heute nur noch selten verwendet)<br>⇢ Heparin (gewonnen aus Lunge und Darm von Schlachttieren, hemmt die Blutgerinnung) |
| menschliche Bestandteile | ⇢ Humanalbumin (gewonnen aus Plasma von Blutspendern)<br>⇢ Faktor VIII oder IX (Gerinnungsfaktoren, bei Bluterkrankheit) |
| synthetische (künstliche) Bestandteile | ⇢ Füllstoffe wie Stärke oder Milchzucker, um auch kleinste Mengen eines Wirkstoffes in Tablettenform pressen zu können<br>⇢ Zusatzstoffe, um eine Tablette wasserlöslich zu machen, oder vor dem Magensaft zu schützen<br>⇢ um die Haltbarkeit zu verlängern, sind den Medikamentenlösungen oft Konservierungsstoffe zugesetzt |

**W** *Bis ein neues Medikament auf den Markt kommt, vergehen 8–10 Jahre. Die Entwicklungskosten liegen bei ca. 250 Mio. Euro, denn die Wirkung eines Medikaments muss in Tierversuchen, an gesunden Versuchspersonen und zuletzt an ausgesuchten Patienten erprobt werden. In diesen Versuchen werden die optimale Dosis und die häufigsten Nebenwirkungen ermittelt. Nachdem Nutzen und Risiko eingeschätzt wurden, wird das Arzneimittel durch das Bundesinstitut für Arzneimittel und Medizinprodukte in Bonn bzw. bei Blutprodukten durch das Paul-Ehrlich-Institut in Frankfurt zugelassen.*

## Phytotherapeutika

**D** *Phytotherapeutika sind Arzneimittel, die ganz oder überwiegend aus Pflanzen oder Pflanzenteilen bestehen (z. B. Kamillenextrakt).*

## Placebos

**D** *Placebos sind Arzneimittel ohne jeden Inhaltsstoff, also „Scheinmedikamente".*

Besonders bei Beschwerden, denen mehr eine seelische als eine körperliche Ursache zugrunde liegt, kann ein solches Medikament zusammen mit der menschlichen Wärme, Kompetenz und Zuversicht, die Arzt und Pflegepersonal ausstrahlen, Linderung bewirken.

## Generika

**D** *Generika sind Nachahmeprodukte des Originalpräparates.*

Der Patentschutz auf ein Arzneimittel dauert 20 Jahre. Nach Ende des Patentschutzes kann jede pharmazeutische Firma dieses Medikament unter einem anderen Handelsnamen herstellen und verkaufen **(Tab. 6.2)**.

Es werden zunehmend Generika verschrieben, weil sie aufgrund der fehlenden Entwicklungskosten meist erheblich billiger sind als das Original. Man erkennt diese Nachahmeprodukte oft schon am Namen, denn sie werden meist nach dem Wirkstoff benannt. Einige Firmen haben sich auf die Herstellung von Generika spezialisiert (z. B. die Firma „ratiopharm").

## Betäubungsmittel

**D** *Betäubungsmittel sind Arzneimittel zur Schmerzbekämpfung, deren Inhaltsstoffe unter anderem Einfluss auf Stimmung und Bewusstsein haben können. Bei unsachgemäßem Gebrauch besteht die Gefahr einer Abhängigkeit.*

Meist werden sie bei starken Schmerzen eingesetzt. Wegen ihres Suchtpotenzials unterliegen die Betäubungsmittel und ihre Zubereitung strengen gesetzlichen Regelungen, welche im Betäubungsmittelgesetz und in der Betäubungsmittelverschreibungsverordnung festgeschrieben sind. Die Verwendung und Vertreibung von Betäubungsmitteln ist somit gesetzlich geregelt. Der unrechtmäßige Umgang mit ihnen wird bestraft (s. Pflegeschwerpunkt, S. 109).

## Packungsbeilagen

**D** *„Beipackzettel" sind jedem Fertigarzneimittel beigelegt. Packungsbeilagen ähneln einer „Gebrauchsanweisung". Hier sind alle medizinischen Fakten über das Medikament festgehalten.*

Man findet unter anderem Informationen über die Zusammensetzung des Medikaments, seiner Anwendungsgebiete, Einnahmevorschriften, aber auch Hinweise auf die möglichen Nebenwirkungen.

**P** *Nebenwirkungen. Viele Patienten sind verunsichert, wenn sie den Beipackzettel studieren, weil oft viele, teils gefährliche unerwünschte Wirkungen aufgezählt sind. Vom Gesetzgeber ist vorgeschrieben, dass sogar seltenste Nebenwirkungen aufgelistet werden müssen. Der Patient soll auf die häufigsten Nebenwirkungen aufmerksam gemacht werden, wichtig ist aber auch der Hinweis, dass diese keinesfalls immer auftreten!*

Tab. 6.2 ⇢ Beispiele bekannter Originalpräparate und deren Generika

| *Originalpräparat* | *Generika* |
|---|---|
| Voltaren | Diclofenac-ratiopharm, Diclo-Wolff |
| Aspirin | ASS-ratiopharm, ASS Stada |
| Benuron | Paracetamol-ratiopharm, Paracetamol 500 von ct |
| Novodigal | Acetyldigoxin-ratiopharm |
| Lasix | Furosemid-ratiopharm, furo 20 von ct |
| Euglucon | Glibenclamid-ratiopharm, gliben 3,5 von ct |

## Rezeptpflicht und Apothekenpflicht

**D** *Die meisten Medikamente sind nur auf Rezept erhältlich (z. B. Antibiotika), man nennt sie deshalb „rezeptpflichtig". Andere kann man auch ohne Rezept in der Apotheke kaufen (apothekenpflichtig, z. B. Nasentropfen).*

Apothekenpflichtige Medikamente können nur in einer Apotheke gekauft werden, müssen aber selbst bezahlt werden (meist liegen die Kosten unter der

Rezeptgebühr), nur in Ausnahmefällen (z. B. Aspirin bei Herzinfarktpatienten) werden die Kosten von den Krankenkassen übernommen.

Wieder andere Arzneimittel, wie z. B. Tees sind „frei verkäuflich", d. h. man kann sie ohne jede Kontrolle kaufen. Sie sind deshalb auch in Drogerien oder Kaufhäusern erhältlich.

### Arzneimittelfestbetrag

Für viele rezeptpflichtige Arzneimittel zahlen die gesetzlichen Krankenkassen bestimmte Höchstbeträge – die so genannten Festbeträge. Damit soll eine willkürliche Preisgestaltung der Pharmaunternehmen verhindert werden. Verschreibt der Arzt ein Medikament, das teuerer als der Festbetrag ist, muss der Patient die Differenz zwischen dem Festbetrag und dem Herstellerpreis selbst bezahlen.

**Beispiel.** Der Verkaufspreis für Voltaren Retard 20 Tabletten beträgt: 17,76 €, die Krankenkasse zahlt den Festbetrag von 11,72 €. Der Patient muss die Differenz von 6,04 € und die Rezeptgebühr von 5€ bezahlen. Insgesamt muss er also 11,04 € zuzahlen.

Die Festbetragsregelung gilt nicht für Medikamente, die unter Patentschutz stehen und eine nachgewiesene Verbesserung gegenüber bereits vorhandenen Arzneimitteln darstellen.

### Aut-idem-Regelung

Seit der Gesundheitsreform finden sich auf einem Rezept am linken Rand Kästchen, in denen „aut idem" steht (lateinisch „oder das Gleiche"). Kreuzt der Arzt dieses Kästchen an, so muss der Apotheker genau das Medikament an den Kunden weitergeben, welches aufgeschrieben wurde. Ist kein Kreuz in dem Kästchen, so kann der Apotheker ein anderes Medikament mit derselben Zusammensetzung und Wirkung herausgeben. Das Alternativmedikament muss aber preislich im unteren Drittel liegen.

### Rezeptgebühr

Für Medikamente müssen Zuzahlungen geleistet werden. Sie betragen zurzeit 10 % des Arzneimittelabgabepreises. Mindestens sind 5 €, höchstens aber 10 € pro Medikament zu zahlen.

**W** *Von der Rezeptgebühr, der Praxisgebühr und allen anderen Zuzahlungen wird man befreit, wenn man nachweisen kann, dass man chronisch krank ist und bereits 1 % seiner Bruttojahreseinkünfte für Gesundheitsleistungen bezahlt hat. Bei Gesunden müssen 2 % bezahlt werden. Zum Nachweis dienen die Quittungen über sämtliche Kosten für Arztbesuche, Arzneimittel oder Hilfsmittel.*

## 6.1.2 Arzneimittelnamen

**Namen.** Arzneimittel haben normalerweise 3 Namen:

- **chemischer Name:** ist die Bezeichnung der enthaltenen chemischen Substanz. Er ist meist kompliziert (z. B. Dexamethason-21-dihydrogenphosphat) und nur für Chemiker und Apotheker von Bedeutung.
- **Freiname:** entspricht meist der Kurzbezeichnung der chemischen Substanz, des eigentlichen Wirkstoffs. In unserem Beispiel ist er Dexamethason.
- **Handelsname:** unter diesem kommt ein Medikament letztlich auf den Markt, in unserem Fall z. B. als Fortecortin, ein Kortisonpräparat. Die Handelsnamen sind geschützt und mit dem Zeichen ® (steht für „eingetragenes Warenzeichen") versehen.

**Namenszusätze.** Zum Namen kommen oft Namenszusätze hinzu, die auf Besonderheiten eines Medikaments hinweisen:

- **Zahlen**, die auf den Medikamentennamen folgen, geben die **Wirkstoffmenge** an. So ist Aspirin (enthält 500 mg Acetylsalicylsäure) auch als Aspirin 300 (300 mg) oder Aspirin 100 (100 mg) erhältlich.
- **Minor/mite** und **forte** weisen auf einen niedrigen, bzw. höheren **Wirkstoffgehalt** hin (z. B. Digimerck und Digimerck minor, Bronchoretard mite und forte).
- **Depot-** oder **Retardpräparate** sind Medikamente mit einer **Langzeitwirkung**, weil der Wirkstoff nur langsam resorbiert wird (z. B. Effortil depot, Saroten retard). So gibt es z. B. Morphinpräparate in Pflasterform, deren Wirkung über 72 Stunden anhält (z. B. Durogesic Pflaster).
- Präparate mit dem Zusatz **Mono** enthalten nur **einen Wirkstoff** (z. B. Codipront mono), während der Namenszusatz **comp** (z. B. Amoxicillin comp) oder **plus** (z. B. Blopress plus) auf ein **Kombinationspräparat** hinweist.
- Der Zusatz **N1, N2, N3** gibt die Normgrößen für die **Packungsgröße** an. N1 steht für die kleinste (z. B. 10 Tabletten), N2 für die mittlere (z. B. 50 Tabletten) und N3 für die größte Packungsgröße (meist 100 Tabletten).

## 6.1.3 Pharmakokinetik

**D** *Als Pharmakokinetik bezeichnet man das Verhalten der Arzneimittel im Körper.*

### Bioverfügbarkeit

**D** *Bioverfügbarkeit bezeichnet die Substanzmenge eines Medikaments, die im Körper aufgenommen wird und dort wirken kann.*

Je nach Applikation (Verabreichungsart) eines Medikamentes gelangt es sofort in die Blutbahn (z. B. bei parenteraler Gabe) oder muss über den Magen-Darm-Trakt resorbiert werden. Wie viel resorbiert wird, hängt von der Teilchengröße des Wirkstoffs (je kleiner die Teilchen, desto besser die Resorption), von zugesetzten Hilfsstoffen, von der Dosierung und der jeweiligen Organdurchblutung ab.

Über den Blutweg wird der Wirkstoff, meist gebunden an körpereigene Eiweißmoleküle, im Organismus verteilt. Doch nicht jedes Medikament gelangt überall hin, so kann z. B. die Blut-Hirn-Schranke (Trennung zwischen Blutgefäßen und Hirngewebe) nur von fettlöslichen Stoffen passiert werden. Es gibt auch Medikamente, die im Magen-Darm-Trakt bleiben und überhaupt nicht resorbiert werden (z. B. Leinsamen, ein Abführmittel).

Nach Resorption im Darm gelangt das Medikament über die Pfortader in die Leber. Dort beginnt bereits der Abbau der Wirksubstanz. Im Körper wirken kann nur die Menge des Medikamentes, welche nach dem Weg durch die Leber noch vorhanden ist **(Abb. 6.1)**. Daher sind bei oraler Gabe eines Medikaments oft höhere Dosen nötig als bei der parenteralen Applikation, bei welcher die wirksame Substanz ohne vorherige Leberpassage in den Blutkreislauf gelangt.

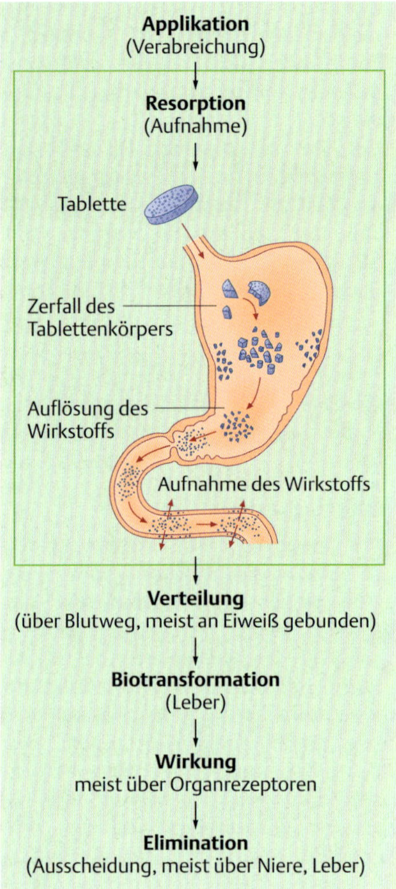


**Abb. 6.1 ⇢ Bioverfügbarkeit.** Bei oraler Applikation ist zu beachten, dass ein Teil der Wirkstoffmenge bereits auf dem Weg durch den Magen-Darm-Trakt verloren geht.

## Therapeutische Breite

**D** *Als therapeutische Breite bezeichnet man den Wirkstoffspiegel im Blut, mit dem ein Medikament seine volle Wirkung entfalten kann* **(Abb. 6.2)**.

Niedrigere Spiegel zeigen keine oder nur eine geringe Wirkung, höhere Wirkstoffmengen dagegen führen zu eventuell erheblichen Nebenwirkungen. Ein Medikament mit sehr geringer therapeutischer Breite ist z. B. Digitalis, ein Herzmedikament, das schon bei geringer Überdosierung zu Nebenwirkungen wie Übelkeit oder Herzrhythmusstörungen (S. 246) führen kann. Acetylsalicylsäure dagegen hat eine hohe therapeutische Breite, d. h. auch bei einer hohen Dosis ist die Gefahr von Nebenwirkungen gering.

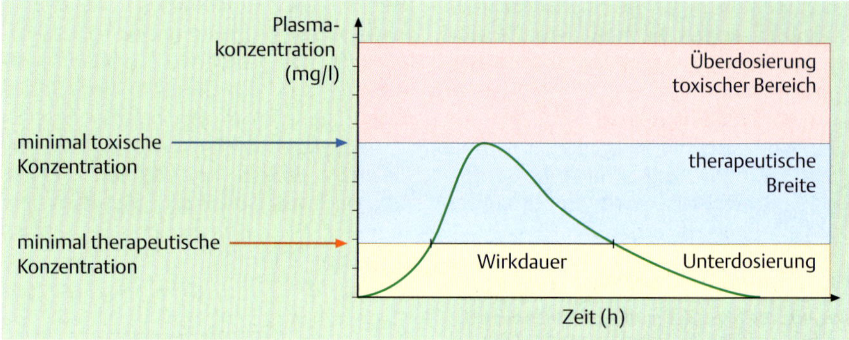


**Abb. 6.2 ⇢ Therapeutische Breite.** Der Dosierungsbereich eines Medikaments, bei dem es seine therapeutische Wirkung entfaltet.

## Halbwertszeit

**D** *Unter der Halbwertszeit versteht man die Zeit, die es dauert, bis die Hälfte eines Medikaments wieder ausgeschieden oder abgebaut ist.*

Die Halbwertszeit kann einige Minuten (z. B. Narkosemittel), aber auch einige Tage (z. B. Digimerck: 6–8 Tage) betragen. Sie ist ein Maß für die Wirkdauer eines Medikaments. Sie kann bei alten Menschen durch die verlängerten Stoffwechselzeiten in Niere und Leber verlängert sein.

## Wirkstoffspiegel

**D** *Als Wirkstoffspiegel bezeichnet man die Menge eines Medikaments im Blut. Er schwankt je nach Applikationsart (Verabreichungsart).*

Während er bei einer intravenösen Medikamentengabe sofort sehr hoch ist und dann rasch abfällt, weil die gespritzten Substanzen schnell ins Gewebe aufgenommen werden, steigt bei der oralen oder intramuskulären Verabreichung der Substanzspiegel langsamer an **(Abb. 6.3)**.

Zur ausreichenden Wirksamkeit eines Medikaments ist im Blut ein möglichst gleichmäßig hoher Wirkstoffspiegel nötig. Gibt man daher Medikamente in zu großen Abständen, sinkt der Wirkstoffspiegel immer wieder unter den therapeutischen Bereich und hat dann keine Wirkung mehr. Deshalb müssen viele Medikamente in regelmäßigen Abständen gegeben werden, um eine gleichmäßige Wirkung zu erreichen (z. B. 4-stündlich Morphin bei starken Schmerzen).

**Kumulation.** Gibt man die Arzneimittel allerdings in zu kurzen Abständen, reichert sich der Wirkstoff im Körper an, er kumuliert und kann toxisch (giftig) werden. Bei alten Menschen ist die Gefahr einer Anreicherung erhöht, weil Medikamente über Niere oder Leber langsamer ausgeschieden werden als bei Jüngeren.

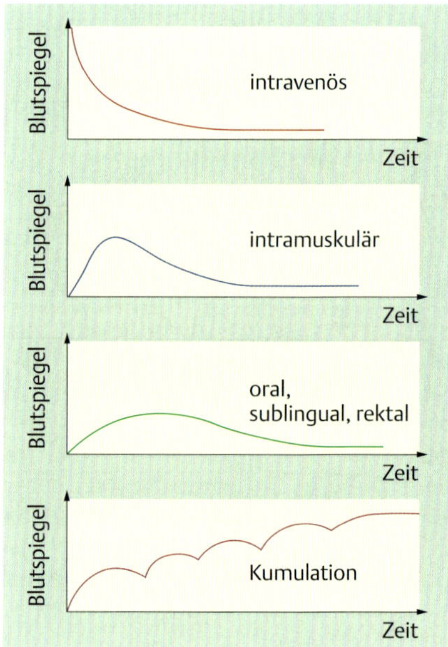


**Abb. 6.3 ⇢ Wirkstoffspiegel.** In Abhängigkeit von der Applikationsart ist der Wirkstoffspiegel unterschiedlich (nach Kretz u. Reichenberger, 1999).

### Ausscheidungsweg

Abgebaute Arzneimittel werden auf verschiedenen Wegen ausgeschieden. Die wichtigsten sind:

- **Niere:** renal werden besonders kleine, wasserlösliche Wirkstoffe ausgeschieden (z. B. Digimerck);
- **Leber:** wird ein Medikament in der Leber verstoffwechselt, erfolgt die Ausscheidung mit der Gallenflüssigkeit in den Darm (z. B. Tetracycline, eine Antibiotikagruppe);
- **Lunge:** Narkosegase werden z. B. über die Lunge abgeatmet.

**M** *Besonders bei alten Menschen muss bei der Wahl eines Medikaments der Ausscheidungsweg mit berücksichtigt werden. Vor allem bei Medikamenten, welche über die Nieren ausgeschieden werden, sollte man vorsichtig sein. Die Nierenfunktion lässt im Alter nach und es besteht die Gefahr der Kumulation und damit einer erhöhten Nebenwirkungsrate. Die Leberfunktion ist im Alter seltener beeinträchtigt, deshalb müssen Medikamente, die über die Leber ausgeschieden werden, meist nicht reduziert werden.*

## 6.1.4 Neben- und Wechselwirkungen

### Nebenwirkungen

**D** *Unter Nebenwirkungen versteht man alle unerwünschten Wirkungen im Zusammenhang mit einer Medikamenteneinnahme.*

Generell kann jedes Medikament zu Nebenwirkungen führen, insgesamt sind diese aber meist vorübergehend und nicht schwerwiegend. Die häufigsten Medikamentennebenwirkungen sind:

- **gastrointestinale Beschwerden:** Übelkeit, Erbrechen, Magenbeschwerden;
- **allergische Reaktionen:** Hautausschlag, evtl. mit Juckreiz, schlimmstenfalls anaphylaktischer (allergischer) Schock. Allergische Reaktionen sind dosisunabhängig, sie können schon bei kleinsten Mengen eines Arzneimittels auftreten. Besonders häufig beobachtet man sie nach Antibiotikagabe (S. 75);
- **Blutbildveränderungen:** Abnahme der Blutzellen mit entsprechenden Komplikationen;
- **zentralnervöse Störungen:** Schwindel, akute Verwirrtheit, Tremor (Zittern).

An eine Medikamentenunverträglichkeit sollte man immer denken, wenn es im Zusammenhang mit einer neuen Therapie zu Symptomen kommt, die nicht auf die Grundkrankheit zurückgeführt werden können.

**P** ***Sorgfältiges Abwägen.*** *Medikamentennebenwirkungen können im Alter erhebliche Folgen haben! So können sedierende (beruhigende) Medikamente das Risiko zu stürzen erhöhen. Kreislaufstörungen, Schwindel und Benommenheit als unerwünschte Nebenwirkungen verursachen häufig schwere Stürze. In derartigen Fällen müssen Vor- und Nachteile der Medikamenteneinnahme gut abgewogen werden.*

**M** *Bei Verdacht auf Unverträglichkeit sofort den Arzt informieren! Medikamentenallergien müssen gut sichtbar vermerkt werden!*

### Wechselwirkungen.

**D** *Als Wechselwirkungen bezeichnet man die gegenseitige Beeinflussung gleichzeitig verabreichter Medikamente.*

Werden mehrere Arzneimittel gleichzeitig eingenommen, so besteht die Möglichkeit, dass sie sich in ihrer Wirkung gegenseitig beeinflussen. Es kann zur Verstärkung oder Abschwächung der Wirkung kommen, sodass die Dosierung evtl. geändert werden muss. Auch können verstärkt Nebenwirkungen auftreten.

## 6.1.5 Anwendungsgebiete

Medikamente werden keinesfalls nur zur Linderung von Beschwerden eingenommen, die Einsatzmöglichkeiten sind recht vielfältig **(Tab. 6.3)**.

## 6.1.6 Wirkungsweise von Medikamenten

Einer Medikamentenwirkung liegen chemische oder physikalische Vorgänge zugrunde. In nicht wenigen Fällen ist der genaue Wirkmechanismus eines Medikamentes unbekannt. Folgende Wirkungsmechanismen sind bekannt:

- Einwirkung auf Zellfunktionen (z. B. Schmerzmittel),
- Zerstörung von Krankheitserregern oder entarteten Zellen (z. B. Antibiotika, Zytostatika),
- Ersatz oder Ergänzung fehlender Substanzen (z. B. Insulin, Vitamine).

Meist werden diese Wirkungen über Rezeptoren vermittelt (Bindungsstellen an der Zellmembran). Es passt jeweils nur ein chemischer Stoff zu diesem Rezep-

**Tab. 6.3** ⇢ Anwendungsgebiete von Medikamenten

| *Anwendung* | *Beschreibung* | *Beispiel* |
|---|---|---|
| prophylaktisch (vorbeugend) | Verhindern von Erkrankungen oder Komplikationen | ⇢ Hochdrucktherapie zur Verhinderung von Herz- und Gefäßschäden<br>⇢ Antikoagulanzien (z. B. Marcumar) zur Verhinderung einer Thrombose |
| kurativ (heilend) | Beseitigen einer Erkrankung | ⇢ Antibiotika bei bakteriellen Infektionen |
| palliativ (lindernd) | Unterdrücken oder Lindern von Begleiterscheinungen einer Erkrankung, wirken nicht heilend | ⇢ Analgetika (Schmerzmittel) zur Schmerzlinderung<br>⇢ Antipyretika (Fieber senkende Mittel)<br>⇢ Hypnotika (Beruhigungs- oder Schlafmittel) bei Schlafstörungen<br>⇢ Antidepressiva bei Depressionen |
| substituierend (ersetzend) | Zufuhr von fehlenden natürlichen Substanzen | ⇢ Insulin bei Diabetes mellitus<br>⇢ Pankreasenzyme bei chronischer Pankreatitis (Pankreasentzündung) |
| diagnostisch (erkennend) | Hilfsmittel zur Erkennung von Krankheiten | ⇢ Kontrastmittel zur röntgenologischen Organdarstellung<br>⇢ Testsubstanzen bei Allergietestung |

tor, ähnlich wie ein Schlüssel nur zu einem bestimmten Schloss passt. Medikamente setzen sich auf diese Rezeptoren und können so die Wirkung des passenden körpereigenen Stoffes verstärken (Agonismus) oder blockieren (Antagonismus). Ein Beispiel sind die ß-Blocker (z. B. Beloc, Concor). Diese Medikamente blockieren die Rezeptoren der Blutgefäße und wirken blutdrucksenkend, weil die körpereigenen Substanzen Adrenalin oder Noradrenalin nicht mehr am Rezeptor ansetzen und somit keine Wirkung entfalten können.

## 6.2 Applikation (Medikamentengabe)

### 6.2.1 Arzneimittelformen

Medikamente bestehen immer aus dem Wirkstoff, welcher meist mit so genannten Hilfsstoffen versehen ist, die selber keine Eigenwirkung haben. Sie dienen als Wirkstoffträger, verbessern den Geschmack, verschönern das Aussehen (Tabletten gibt es in fast jeder Farbrichtung) oder tragen zur Haltbarkeit des Arzneimittels bei. Man unterscheidet verschiedene Arzneimittelformen:

- **feste Arzneimittel:** Tablette, Kapsel, Pulver, Puder, Zäpfchen, Pflaster;
- **halbfeste Arzneimittel:** Salbe, Creme, Paste, Gel;
- **flüssige Arzneimittel:** Tropfen, Saft, Suspension, Injektions-, Infusionslösung;
- **gasförmige Arzneimittel:** Gas, Aerosol, Spray.

Beschreibung, Anwendungsbeispiele und Besonderheiten beim Umgang mit den einzelnen Arzneimittelformen sind in **Tab. 6.4** beschrieben.

### 6.2.2 Applikation

**D** *Applikation ist die Art der Verabreichung eines Medikamentes. Je nach Verabreichungsart wirken Medikamente* ***systemisch****, d. h. im ganzen Körper, oder* ***lokal****, also nur in bestimmten Körperbereichen. Bei der systemischen Applikation unterscheidet man zwischen der* ***parenteralen*** *Applikation, bei welcher das Medikament unter Umgehung des Magen-Darm-Traktes in den Körper gelangt, und der* ***oralen*** *Medikamentengabe. Die Bezeichnung der lokalen Applikation richtet sich nach dem Applikationsort.*

**Tab. 6.4** Arzneimittelformen

| *Arzneimittelform* | *Beschreibung* | *Anwendungsbeispiel* | *zu beachten* |
|---|---|---|---|
| **feste Arzneimittel** | | | |
| Pulver, Puder | zermahlene Arzneistoffe; je kleiner die Teilchengröße, desto schneller die Resorption | Trockensubstanz zum Auflösen mit Flüssigkeit (z. B. bestimmte Antibiotika); Leukase-Puder | trocken aufbewahren<br>Dosierung oft ungenau, besonders Pulver werden daher nur noch selten angewandt |
| Tabletten | in Form gepresste Arzneistoffe, man unterscheidet:<br>nicht überzogene Tabletten | Aspirin (Schmerzmittel) | nicht überzogene Tabletten meist gut teilbar, aber schlecht zu schlucken, können zermörsert werden |
| | Dragees: mit Zuckerschicht, Lacken oder Wachsen überzogene Tabletten | Dulcolax-Dragees (Abführmittel) | Dragees nicht teilbar, lassen sich aber oft besser schlucken (glatte Oberfläche, besserer Geschmack)<br>Dragees dürfen nicht zermörsert werden |
| | Filmtabletten: mit sehr dünnem Überzug; Magensaft-resistente Tabletten (Überzug löst sich erst im Dünndarm auf) | Voltaren (Schmerzmittel) | |
| | Kautabletten | Lefax (gegen Blähungen) | |
| | Brausetabletten | Calcium Sandoz (bei Kalziummangel) | Brausetabletten trocken lagern |
| | Lutschtabletten | Ampho-Moronal (gegen Soor) | |
| Kapseln | enthalten flüssigen oder festen Arzneistoff in verdaulicher Hülle | Nitrolingual-Kapsel zum Zerbeißen (bei Angina pectoris) | nicht teilen<br>nicht öffnen<br>trocken lagern, werden sonst klebrig<br>Zerbeißkapseln werden nicht geschluckt, sondern nur zerbissen, Inhaltsstoffe werden über Mundschleimhaut resorbiert (z. B. Adalat-Kapsel, Nitrolingual-Kapsel) |
| Tee | zerkleinerte und getrocknete Pflanzenteile | Kamillentee (bei Magenschmerzen) | mit kochend heißem Wasser aufgießen, nicht zu heiß verabreichen! |

**P** ***Medikamentenapplikation.*** *Die Verordnung des Arztes enthält Angaben darüber, wo, wie und wann ein Medikament anzuwenden ist. Die verordnete Applikationsart muss strikt eingehalten werden. Insulin muss z. B. subkutan (in das Unterhautfettgewebe) verabreicht werden, wenn es so angeordnet ist. Wegen einer sehr viel schnelleren Aufnahme ins Blut und eines eventuell sehr raschen Blutzuckerabfalls darf es nicht etwa intramuskulär (in einen Muskel ) gespritzt werden.*

Die Art der Applikation richtet sich nach:

- **Eigenschaften des Arzneistoffes:** Insulin wirkt z. B. in Tablettenform nicht, weil es im Magen zerstört wird;
- **Wirkdauer und -eintritt**: die schnellste Wirkung erreicht man durch die parenterale Applikation, denn hierbei gelangt der Wirkstoff schnell ins Blut;
- **Wirkort:** besonders wenn man nur eine lokale Wirkung erzielen will, wie z. B. bei Augentropfen;
- **Gesundheitszustand des Patienten:** darf dieser z. B. aufgrund seiner Er-

**Tab. 6.4** ···› Fortsetzung

| *Arzneimittelform* | *Beschreibung* | *Anwendungsbeispiel* | *zu beachten* |
|---|---|---|---|
| **halbfeste Arzneimittel** | | | |
| Salben | bestehen aus einer Fettgrundlage, in die der Wirkstoff eingearbeitet ist | Bepanthen-Salbe (bei Wunden) | ···› fette Salben (z. B. Linola-Fett) bei trockener Haut<br>···› fettarme bei fettiger Haut |
| Cremes | ähnliche Zusammensetzung wie Salben, enthalten mehr Wasser | Clotrimazol-Creme (bei Pilzinfektionen) | ···› fette Creme bei trockener Haut<br>···› fettarme bei fettiger Haut |
| Pasten | wie Salben oder Cremes, aber abdeckende, aufsaugende und abtrocknende Eigenschaften | Zinkpaste bei Ekzemen (Hauterkrankungen) | |
| Gel | ähnliche Zusammensetzung | Voltaren-Emulgel (bei rheumatischen Beschwerden) | ···› wirkt kühlend |
| **flüssige Arzneimittel** | | | |
| Lösung in Tropfen- oder Saftform | eine oder mehrere Substanzen vollständig in Wasser oder Lösungsmittel (z. B. Alkohol) gelöst | Novalgin-Tropfen (bei starken Schmerzen) | ···› viele Lösungen enthalten Alkohol – Vorsicht bei Alkoholikern!<br>···› Dosierung:<br>– Säfte: 1 Esslöffel = 15 ml<br>– 1 Teelöffel = 5 ml Lösung<br>– ca. 20 Tropfen = 1 ml<br>– Tropfen nach Gebrauch fest verschließen – Verdunstungsgefahr!<br>···› besonders bei Augentropfen auf Sterilität achten |
| Suspension | unlösliche Feststoffteile in einer Lösung | Moronal-Suspension (bei Mundsoor) | ···› vor Gebrauch schütteln zur Vermischung der Bestandteile |
| Injektionslösung | Arzneimittel gelöst in steriler, meist klarer Lösung; man unterscheidet:<br>···› Säge- oder Brechampullen aus Glas<br>···› Steckampullen mit Gummistopfen, ermöglicht eine bedarfsgerechte Mengenentnahme | Insulinampullen zum Aufziehen | ···› manche Ampullen (z. B. Verzögerungsinsulin) müssen vor Gebrauch durch Hin- und Herkippen vermischt werden<br>···› Ampullen müssen oft kühl und dunkel gelagert werden |
| Infusionslösung | größere Mengen steriler Lösung in Glas-, Plastikflaschen oder Plastikbeutel | Infusionstherapie bei Exsikkose (Austrocknung) | ···› teilweise lichtempfindlich – nicht dem Sonnenlicht aussetzen<br>···› Zufügung anderer Arzneimittel nur nach schriftlicher ärztlicher Anordnung<br>···› Tropfgeschwindigkeit regelmäßig kontrollieren |
| **gasförmige Arzneimittel** | | | |
| Sauerstoff | | Sauerstoff ist ein wichtiges Notfallmedikament! | ···› Drehverschluss der Sauerstoffflasche nicht mit fettigen Händen anfassen (lässt sich sonst im Notfall nur schlecht öffnen) |
| Aerosol | feste oder flüssige Wirkstoffteilchen in einem Treibgas verteilt | Dosieraerosole (z. B. Pulmicort DA, bei chronisch obstruktiven Lungenerkrankungen)<br>Nasenspray (z. B. Olynth, bei Schnupfen) | ···› Dosieraerosole sind nicht einfach zu handhaben – Handhabung regelmäßig überprüfen (S. 217) |

krankung keine orale Medikation erhalten, muss alles parenteral verabreicht werden.

## Lokale Applikation

Meist wird das Medikament auf Haut oder Schleimhäute aufgebracht. Man erreicht dadurch einen hohen Wirkstoffspiegel am Wirkort, ohne dass der Wirkstoff in den gesamten Körper gelangt und zu Nebenwirkungen führt. So hat ein Kortison-Spray zur inhalativen Anwendung deutlich weniger Nebenwirkungen als Kortisontabletten. Man unterscheidet folgende lokale Applikationsformen:

- **kutan:** Auftragung auf die Haut, z. B. Creme oder Salbe;
- **oral:** auf die Mundschleimhaut, z. B. Moronal bei Mundsoor;
- **nasal:** in die Nase, z. B. Nasentropfen;
- **konjunktival:** auf die Augenbindehaut, z. B. Augentropfen;
- **inhalativ:** in die Lunge, z. B. Sauerstoff;
- **vaginal:** in die Scheide, z. B. Vaginalzäpfchen;
- **rektal:** in den After, z. B. Abführzäpfchen.

P ***Auftragen von Salben.*** *Bei der Applikation von Salben oder Cremes immer Handschuhe tragen, sonst nehmen Sie selbst den Wirkstoff über Ihre Haut auf. Zäpfchen mit Handschuh oder Fingerling bis hinter den Schließmuskel einführen.*

## Orale Applikation

Drei Viertel aller Arzneistoffe werden oral verabreicht. Es ist die „natürlichste" Art, Wirkstoffe in den Körper zu bringen, denn sie werden ähnlich wie unsere Nahrung resorbiert. Die wichtigsten oralen Verabreichungsformen sind:

- **oral:** Schlucken der Arznei;
- **lingual:** auf der Zunge;
- **sublingual:** unter der Zunge;
- **bukkal:** in der Backentasche.

Bis zum Abschluss der Resorptionsvorgänge vergeht einige Zeit, deshalb setzt die Wirkung eines geschluckten Arzneimittels erst nach ca. einer halben Stunde ein. Bei den anderen Verabreichungsformen wird der Wirkstoff über die Mundschleimhaut aufgenommen und wirkt deutlich schneller.

**Beeinflussende Faktoren.** Verschiedene Faktoren können die Resorption eines Arzneistoffes beeinflussen:

- **Löslichkeit eines Medikaments:** Tabletten, die im Magen rasch zerfallen, oder Medikamente in gelöster Form (Tropfen, Brausetabletten) werden schneller aufgenommen;
- **Magenfüllung:** nimmt man Arzneimittel auf nüchternen Magen, wirken sie schneller. Allerdings kann es zu Reizungen der Magenschleimhaut kommen. Bei „empfindlichem Magen" ist die Einnahme während oder nach dem Essen vorzuziehen;
- **Magen- und Darmtätigkeit:** bei Durchfall ist die Darmpassage beschleunigt und es wird weniger resorbiert;
- **andere Arzneimittel:** die Resorption eines Arzneistoffes kann durch andere Medikamente beeinträchtigt werden.

M *Generell gilt: Zeitpunkt der Medikamentengabe mit dem Arzt absprechen oder nach Anleitung der Packungsbeilage durchführen. Fehler bei der Verabreichung von Medikamenten sind sofort zu melden, um mögliche Folgen (z. B. Unterzuckerung bei zu hoher Insulindosis) zu verhindern!*

### Tipps zur oralen Medikamentengabe

Folgendes sollte beachtet werden:

1. Der angegebene oder angeordnete Zeitpunkt der Medikamentengabe sollte eingehalten werden. So gibt es Medikamente (z. B. Eisenpräparate), welche nüchtern eingenommen werden sollten. Andere (z. B. Cortisonpräparate) werden i.d.R. nur morgens gegeben. Und Schmerzmittel werden nicht selten in regelmäßigen Abständen, z. B. vierstündlich, verabreicht.
2. Tabletten müssen mit möglichst viel Flüssigkeit eingenommen werden. Außer Alkohol, Milch und Grapefruitsaft, welche die Resorption vermindern, sind alle Flüssigkeiten zugelassen.
3. Können die Tabletten nicht geschluckt werden, kann man sie zermörsern und mit Joghurt oder Ähnlichem verabreichen. Bei Bewohnern mit PEG-Sonde können sie problemlos über diese gegeben werden (auch hier mit viel Flüssigkeit).
4. Viele Wirkstoffe sind sowohl in Tabletten- als auch in Tropfenform erhältlich. Bei Schluckstörungen sollte man mit dem Arzt die Möglichkeit der Umsetzung auf die Tropfenform sprechen.
5. Tropfen sollten erst kurz vor der Verabreichung gerichtet werden, es besteht sonst Verdunstungsgefahr.
6. Aufgelöste Brausetabletten, welche Mineralien (z. B. Kalzium, Magnesium, Kalium) enthalten, sollten über den Tag verteilt, statt sofort ganz getrunken werden. Die Wirkstoffe werden sonst größtenteils wieder ausgeschieden und können nicht wirken. Brausetabletten mit anderen Inhaltsstoffen (z. B. Paracetamol) dagegen müssen sofort ganz ausgetrunken werden.

## Parenterale Applikation

Der Wirkstoff wird unter Umgehung des Magen-Darm-Traktes verabreicht. Der Vorteil besteht in einem rascheren Wirkungseintritt. Die wichtigsten parenteralen Applikationsarten sind **(Abb. 6.4)**:

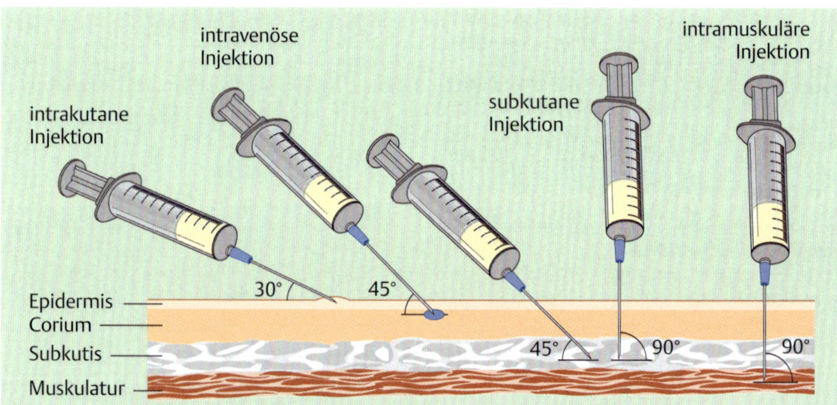


**Abb. 6.4 Parenterale Applikation.** Injektionswinkel und -tiefen bei der intrakutanen, intravenösen, subkutanen und intramuskulären Injektion (Kellnhauser u.a., 2000).

- **intrakutan:** Injektion in die oberen Hautschichten, z. B. Quaddeln zur lokalen Schmerztherapie, Allergietestung;
- **subkutan (s.c.):** Injektion unter die Haut, z. B. Insulinspritze;
- **intramuskulär (i.m.):** Injektion in den Muskel, z. B. Schmerzmittelgabe, Impfung;
- **intravenös (i.v.):** Injektion in die Vene, z. B. Antibiotika, Infusionen.

Die wichtigsten Injektionsstellen für subkutane und intramuskuläre Injektionen sind in **Abb. 6.5** dargestellt.

**M** *Bei Marcumarpatienten keine i.m.-Spritzen (Gefahr von Muskelblutungen)! Keine Spritzen in gelähmten Arm oder gelähmtes Bein! Vor jeder Injektion sorgfältige Hautdesinfektion!*

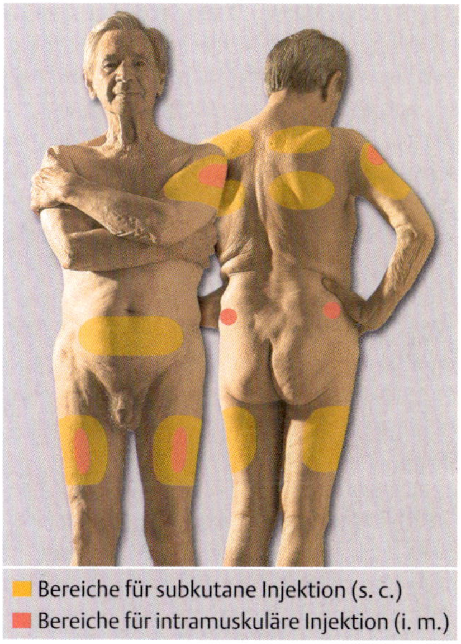


**Abb. 6.5** ··· **Injektionsbereiche.** Injektionsstellen für subkutane und intramuskuläre Injektionen (Kellnhauser u.a., 2000).

## 6.3 Arzneimitteltherapie im Alter

Im Alter sind bei der Arzneimitteltherapie verschiedene Dinge zu beachten:

- **Multimorbidität:** Alte Menschen leiden meist an verschiedenen Erkrankungen (Multimorbidität) und nehmen deswegen meist mehrere Medikamente ein (durchschnittlich 3–4 Medikamente täglich). Dementsprechend kann es zu Wechselwirkungen zwischen den einzelnen Wirkstoffen kommen.
- **Körperliche Veränderungen:** Sie verändern die Pharmakokinetik (Verhalten eines Medikamentes im Körper).
- **Verminderte Compliance:** Oft ist die Mitarbeit des Patienten bezüglich der medikamentösen Therapie bei älteren Patienten ein Problem.

### 6.3.1 Multimorbidität

**D** *Von Multimorbidität spricht man, wenn jemand an mehreren Krankheiten gleichzeitig leidet (z. B. ein Diabetiker, der zu dick ist und einen erhöhten Blutdruck hat).*

Da es hier mehrere Erkrankungen zu therapieren gilt, ist die Einnahme von bis zu 10 Medikamenten täglich bei alten Patienten keine Seltenheit. So wird jeder Mensch über 60 Jahre mit durchschnittlich 3 Arzneimitteln behandelt! Dadurch steigt die Gefahr der Nebenwirkungen und der gegenseitigen Medikamentenbeeinflussung. Außerdem hat die Einnahme zu vieler Medikamente oft einen ungünstigen Einfluss auf Appetit, Verdauung und Allgemeinzustand des Patienten.

**Schwerpunkttherapie.** Im Alter ist daher eine Schwerpunkttherapie der wichtigsten Erkrankungen entscheidend. Das bedeutet im Grunde, dass man sich auf die Behandlung der schwerwiegendsten Erkrankungen beschränkt, um die Anzahl der Medikamente gering zu halten und Nebenwirkungen möglichst zu vermeiden.

**P** ***Anamnese.*** *Es ist wichtig, alle Arzneimittel (auch die rezeptfreien!) eines Patienten genau zu erfassen. Die Liste sollte immer wieder aktualisiert und mit dem Arzt besprochen werden.*

### 6.3.2 Körperliche Veränderungen im Alter

Resorption, Verteilung, Verstoffwechselung und Ausscheidung eines Arzneimittels sind im Alter aufgrund altersbedingter Organveränderungen teilweise erheblich verändert:

1. Die Verteilung eines Wirkstoffes im Körper ist infolge der nachlassenden Herzleistung verlangsamt.
2. Der Fettanteil des Körpers nimmt gegenüber der Muskelmasse zu. Wirkstoffe werden deshalb im Fettgewebe gespeichert und verzögert freigesetzt.
3. Der Medikamentenabbau in der Leber ist vermindert und die Ausscheidungsfunktion der Nieren lässt nach.

Deshalb sollten im Alter Medikamente einschleichend dosiert werden. Das heißt, man beginnt mit einer kleinen Dosis und steigert sie langsam. Nicht selten ist die halbe Dosis eines Medikamentes aufgrund der veränderten Verstoffwechselung ausreichend.

Wegen der genannten körperlichen Veränderungen besteht eine erhöhte Gefahr von Nebenwirkungen aufgrund einer Wirkstoffanreicherung im Körper (Kumulierung). Typische Nebenwirkungen bei alten Patienten sind in **Tab. 6.5** beschrieben.

**Tab. 6.5** ··· Häufige „Altersmedikamente" und ihre Nebenwirkungen

| *Medikament* | *Typische Nebenwirkungen* |
|---|---|
| Herzglykoside (z. B. Digimerck, Novodigal) | ··· gastrointestinale Beschwerden: Übelkeit, Erbrechen<br>··· ZNS-Störungen: Verwirrtheit, Sehstörungen<br>··· Herzrhythmusstörungen |
| Diuretika (z. B. Lasix, Dytide H) | ··· Exsikkose (Austrocknung)<br>··· Kaliummangel<br>··· Hypotonie (Blutdruckabfall) |
| Betablocker (z. B. Concor, Beloc) | ··· Bradykardie (langsamer Puls)<br>··· Hypotonie (erniedrigter Blutdruck) |
| Benzodiazepine (z. B. Valium) | ··· erhöhte Schläfrigkeit mit Unsicherheit und Sturzgefahr<br>··· Schwindel<br>··· paradoxe Reaktion (Erregung) |
| Antidepressiva (z. B. Saroten) | ··· Müdigkeit, Verwirrtheit<br>··· gastrointestinale Beschwerden |

Die veränderte Resorption kann auch eine verminderte Wirkung zur Folge haben. Im Alter ebenfalls nicht selten sind so genannte paradoxe Medikamentenwirkungen, d. h. ein Medikament hat eine teils völlig entgegengesetzte Wirkung. Schlafmittel z. B. können erregend, Koffein dagegen einschläfernd wirken.

**W** *Nebenwirkungen von Arzneimitteln (z. B. Exsikkose nach Diuretikaeinnahme oder Sturz infolge Schwindel bei Hypotonie) sind ein häufiger Einweisungsgrund alter Menschen in die Klinik!*

**P** ***Patientenbeobachtung.*** *Klinische Studien mit Medikamenten werden nahezu immer mit vorwiegend männlichen Teilnehmern in jüngerem Alter durchgeführt. So liegen kaum systematisch gewonnene Erkenntnisse zu Nebenwirkungen speziell bei betagten und hochbetagten Menschen vor. Sie können unter Umständen erheblich von den Angaben abweichen. Eine genaue Patientenbeobachtung hinsichtlich der Medikamentenverträglichkeit ist im Alter deshalb doppelt wichtig!*

### 6.3.3 Compliance

**D** *Als Compliance (engl.: Einverständnis) bezeichnet man die allgemeine Mitarbeit des Patienten bei pflegerischen oder ärztlichen Maßnahmen.*

Patienten aller Altersgruppen neigen dazu, verordnete Medikamente versehentlich oder absichtlich nicht einzunehmen, doch besonders bei älteren Patienten ist die Compliance oft ein großes Problem. Gründe hierfür können sein:

- **nachlassende Gedächtnisleistung:** Oft müssen mehrere Präparate eingenommen werden. Sich diese zu merken, fällt mit nachlassender Gedächtnisleistung schwer;
- **Schwierigkeiten bei der Einnahme:** Diese bestehen manchmal, wenn das Schlucken der teils großen Tabletten erschwert ist oder das Aufbrechen der Packungen ein Problem darstellt;
- **körperliches Unwohlsein:** Dieses oder generelle Schwäche gefährden die regelmäßige Medikamenteneinnahme.

**P** ***Förderung der Compliance.*** *Um die Compliance zu fördern, ist die Beratung des Patienten über Art, Notwendigkeit und Einnahme der Medikamente wichtig. Es sollte gemeinsam ein Medikamentenplan erstellt und besprochen werden. Gegebenenfalls kann in Rücksprache mit dem Arzt die Arzneimittelform geändert werden (z. B. Tropfen statt Tabletten). Ist der Patient nicht in der Lage, seine Medikamenteneinnahme eigenständig zu kontrollieren, sollten sie vorgerichtet und die Einnahme überwacht werden.*

**B** *Frau Will, eine nette 80-jährige Dame, leidet seit Jahren an einem Diabetes mellitus und einer Hypertonie. Vor einigen Jahren musste ihr nach einem Herzinfarkt ein Bypass gelegt werden. Wenn die Hausärztin vorbeischaut, freut sich Frau Will immer sehr, denn sie bekommt selten Besuch. Die Ärztin stellt zu hohe Blutzucker- und Blutdruckwerte fest. Auf Nachfrage erfährt sie, dass Frau Will ihre Tabletten nicht wie im Medikamentenplan festgehalten (und schon mehrfach besprochen), sondern über den Tag verteilt nimmt, weil es ihr sonst zu viele auf einmal sind. Nach der Umstellung auf Medikamente, welche nur einmal am Tag genommen werden müssen, hat sich die Compliance ein wenig gebessert. Außerdem wurde die Nichte der Patientin gebeten, Frau Will die Tabletten herzurichten und die Einnahme zu überwachen.*

### 6.3.4 Geriatrika

**D** *Geriatrika sind Mittel, die das Altern verzögern und seine Beschwerden erleichtern sollen.*

Es ist eine Vielzahl verschiedener Präparate erhältlich. Die Bandbreite reicht von Knoblauch, Hormonen über Vitamine bis zu Spurenelementen (Kap. 2, S. 20).

In vielen Praxen werden zunehmend unter dem Oberbegriff **„Anti-Aging“** (engl.: gegen das Altern) verschiedene, teils sehr teure Therapien zur Verlangsamung der Alterungsprozesse angeboten. Die Wirksamkeit all dieser Stoffe und Therapien ist nicht erwiesen und es können problematische Nebenwirkungen auftreten.

**Nichtmedikamentöse Maßnahmen** wie Ernährung (ballaststoffreich, ausgewogen) und regelmäßiges körperliches und geistiges Training („Gehirn-Jogging“) dagegen haben nachgewiesenermaßen eine verzögernde Wirkung auf die so genannten „Alterungsprozesse“.

## 6.4 Umgang mit Arzneimitteln und Besonderheiten bei Betäubungsmitteln

Jutta Weniger

Zu den zentralen Aufgaben der Pflegefachperson im Rahmen ihres Umgangs mit Arzneimitteln zählen insbesondere:

- Arzneimittel sachgerecht beschaffen,
- Arzneimittel aufbewahren und lagern,
- Arzneimittel richten,
- Informationen über das Arzneimittel einholen und weitergeben,
- Arzneimittel verabreichen,
- Wirkung und Nebenwirkung von Arzneimitteln beobachten,
- dokumentieren und Bericht erstatten.

### 6.4.1 Arzneimittel sachgerecht beschaffen

Zur Beschaffung der Medikamente für die Bewohner eines Heims (auch apothekenpflichtiger Medizinprodukte) ist ein Vertrag zwischen Heimträger und Apotheke notwendig. Dieser regelt:

- Art und Umfang der Arzneimittellieferungen,
- Zutrittsrechte der Mitarbeiter der Apotheke zum Heim,
- Pflicht zur Prüfung der ordnungsgemäßen Lagerung der Medikamente,
- Dokumentation der Arzneimittelversorgung,
- Informations- und Beratungspflicht des Apothekers gegenüber der Bewohner und der verantwortlichen Pflegefachkraft.

Jeder Bewohner darf selbstverständlich die für ihn verordneten Medikamente selbst in einer Apotheke holen und sie auch selbst aufbewahren, wenn er dazu in der Lage ist. Für die meisten Menschen, die in einem Altenheim leben, wird diese Aufgabe jedoch die zuständige Pflegefachkraft übernehmen. Sie achtet auch auf eine rechtzeitige Nachbestellung der Medikamente insbesondere vor Feiertagen.

### 6.4.2 Arzneimittel aufbewahren und lagern

Zur korrekten Lagerung der Medikamente in stationären Einrichtungen muss ein verschließbarer Arzneischrank mit separat verschließbarem Fach für Betäubungsmittel zur Verfügung stehen. Für Arzneimittel, die kühl gelagert werden müssen, benötigt man einen verschließbaren Kühlschrank. Medikamente sind getrennt von Lebensmitteln aufzubewahren.

**M** *Alle Aufbewahrungsorte stets abschließen, den Schlüssel immer abziehen. Medikamente immer in ihrer Originalverpackung mit Gebrauchsinformation (Beipackzettel) aufbewahren. Medikamente nie unbeschriftet oder lose herumliegen lassen!*

Die Arzneimittel sind bewohnerbezogen zu lagern, d. h. alle vom Arzt für den einzelnen Bewohner verordneten Medikamente müssen für ihn in Körbchen oder anderen passenden Behältnissen bereitgehalten werden. Die Behältnisse werden mit dem Namen der Bewohner beschriftet und alphabetisch im Schrank geordnet **(Abb. 6.6)**. Außerdem wird jedes neue Medikament mit Namen und Datum versehen. So ist gewährleistet , dass jeder Bewohner aus seinem eigenen Medikamentenbestand versorgt wird, für den er auch bezahlt hat. Neue Packungen werden beim Einordnen hinter die angebrochenen gestellt.

Nicht mehr benötigte Medikamente, etwa weil der Arzt sie abgesetzt hat oder weil der Bewohner verstorben ist, werden nach Trennen der Wertstoffe im Hausmüll entsorgt. Dies gilt auch für Medikamente, die wegen Ablauf des Verfallsdatums oder sichtbarer Mängel nicht mehr verwendet werden können.

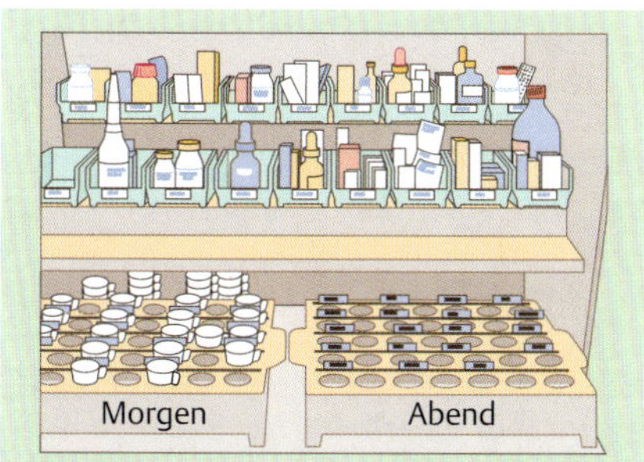


**Abb. 6.6 ⇢ Medikamentenschrank.** Anordnung der Medikamente, für jeden Bewohner alphabetisch geordnet.

**Ambulante Pflege.** Die Medikamente sollten für den alten Menschen gut erreichbar und übersichtlich geordnet, jedoch für Kinder unzugänglich aufbewahrt werden. Neben den Medikamenten sollte ein Verordnungsplan liegen. Ist der Pflegebedürftige sehr verwirrt oder depressiv muss die Verantwortung für die Aufbewahrung der Medikamente auf einen zuverlässigen Angehörigen übertragen werden. Ist dies nicht möglich, sind die Medikamente in einem abschließbaren Schrank aufzubewahren.

### 6.4.3 Arzneimittel richten

#### Medikamentensysteme

Es stehen unterschiedliche Systeme zur Verfügung, in die Arzneimittel gerichtet werden können. Für die sofortige Verabreichung gibt es z. B. einzelne Becherchen, die Medikamente für eine Einnahme enthalten und auf ein Tablett gerichtet werden (sinnvoll für verwirrte und schwerstpflegebedürftige Menschen).

Außerdem gibt es Behälter, in denen die Medikamente für einen Tag oder auch eine Woche gerichtet werden können. Werden die Medikamente eine ganze Woche im Voraus gerichtet, ist besonders auf hygienisches Arbeiten zu achten. Auch müssen die Arzneien bei Änderungen der Verordnungen gegebenenfalls nochmals neu gerichtet werden.

Für Altenheime sind Systeme günstig, die stapelbar sind, abgedeckt werden können und leicht zu reinigen sind **(Abb. 6.7)**.

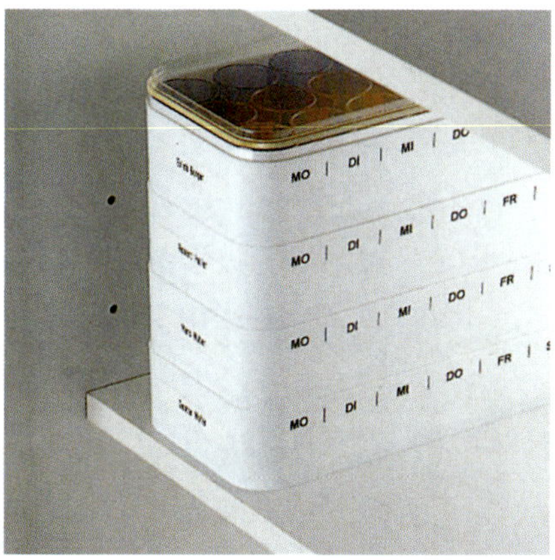


**Abb. 6.7 ⇢ Medikamentensystem für den Wochenbedarf.** Günstig für stationäre Einrichtungen ist auch eine farbliche Kennzeichnung der Becherchen für morgens, mittags und nachts (Köther, 2005).

#### Ärztliche Anordnung

Die Medikamente werden nach Anordnung des Arztes gerichtet. Sie muss Folgendes enthalten:

- Name des Patienten,
- Name des Medikaments,
- Dosierung und Arzneistoffgehalt (falls verschiedene Stärken im Handel sind, z. B. Isoket Tbl. 5, 10, 20 oder 40),
- Darreichungsform,
- Zeitpunkt der Verabreichung,
- Unterschrift des Arztes.

**P** ***Übertragungsfehler***. *Verordnung immer direkt aus dem Dokumentationssystem (Medikamentenblatt) entnehmen. Bei Übertragung auf andere Listen schleichen sich gerne Fehler ein.*

**M** *Sie benötigen immer eine schriftliche ärztliche Anordnung. Mündliche oder gar telefonische Anordnungen reichen im Falle eines Rechtsstreites nicht aus.*

#### Allgemeine Regeln

Für das Richten von Medikamenten gelten folgende allgemeine Regeln:

1. Hygienisch arbeiten, wenn möglich Tabletten, Kapseln usw. direkt aus Blister (Aluverpackung) oder Dose in das Behältnis geben.
2. Feste Medikamente können für den ganzen Tag gerichtet werden bzw. bei verschlossenem Behältnis für mehrere Tage. Tabletten mit Bruchrillen mit einem Tablettenteiler teilen.
3. Beim Tropfenzählen nicht ablenken lassen, erst kurz vor der Einnahme richten (ca. eine halbe Stunde); nicht verschiedene Tropfen in einen Becher richten; wenn vorgeschrieben, das Schütteln nicht vergessen. Werden Sie beim Richten gestört, Medikamente und Behältnisse in den Schrank stellen und einschließen, bis Sie weiterarbeiten können.
4. Medikamente beim Richten immer auf unzulässige Trübung, Ausflockungen, Verfärbungen und eventuell abgelaufenes Verfallsdatum kontrollieren. Sie dürfen dann nicht mehr verwendet werden.
5. 3-mal vergewissern, ob das richtige Arzneimittel gerichtet wurde: beim Herausnehmen aus dem Schrank, bei der Entnahme aus der Packung und beim Zurückstellen **(Abb. 6.8)**.

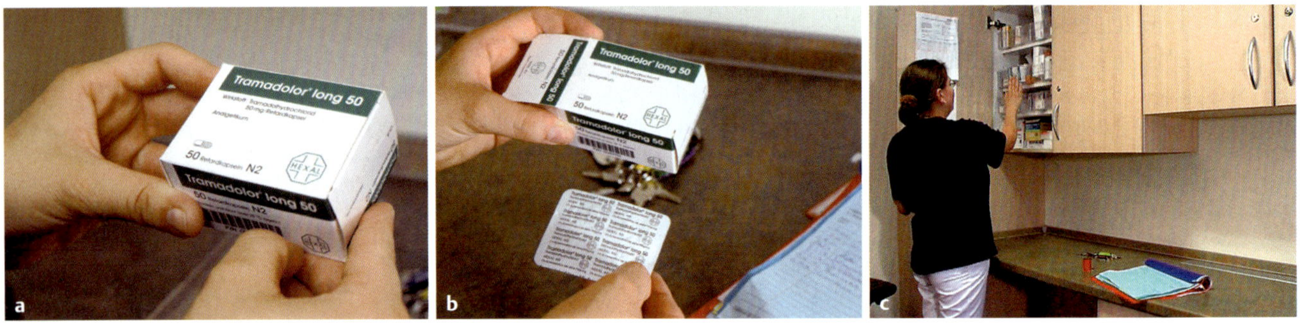


**Abb. 6.8** ··› **Dreimalige Kontrolle des Medikaments. a** Beim Griff nach dem Medikament, **b** bei der Entnahme des Medikaments, **c** beim Zurückstellen des Medikaments.

### 6.4.4 Information über Arzneimittel einholen und weitergeben

Die Pflegeperson muss über Wirkung und Nebenwirkung eines Arzneimittels Bescheid wissen und den betroffenen alten Menschen bei Bedarf über Sinn und Zweck der Arzneimitteleinnahme informieren können.

Informationen erhält man aus der Beschriftung der Faltschachtel **(Abb. 6.9)**, der Gebrauchsinformation (der Beipackzettel enthält die detailliertesten Angaben) und der Roten Liste (Verzeichnis von Fertigarzneimitteln des Bundesverbandes der pharmazeutischen Industrie, wird jährlich herausgegeben, Angaben sind knapper als in der Gebrauchsinformation, bietet dafür eher eine Übersicht, was es alles gibt).

### 6.4.5 Arzneimittel verabreichen

**M** ***5-R-Regel.*** *Verabreichen Sie immer nur das **r**ichtige Medikament dem **r**ichtigen Patienten in der **r**ichtigen Dosierung zur **r**ichtigen Zeit auf die **r**ichtige Art und Weise. Fragen Sie in Zweifelsfällen nach.*

- ··› **Richtiges Medikament:** Achtung bei ähnlich klingenden Arzneimittelnamen oder ungewohnten lateinischen Bezeichnungen. Namenszusätze (S. 87) nicht übersehen.
- ··› **Richtiger Patient:** Der Name des Patienten muss mit dem Namen auf dem Medikamentenblatt übereinstimmen. Im Heim auf den vollen Namen und die Zimmernummer achten.
- ··› **Richtige Dosierung:** Die Wirkung einer Substanz ist immer von der Menge abhängig. Ein Stoff kann in kleiner Menge Heilmittel, in großer Menge Gift sein.
- ··› **Richtige Zeit:** Medikamente müssen zum vom Arzt angeordneten Zeitpunkt verabreicht werden. Auch in der Gebrauchsinformation (Beipackzettel) finden sich verbindliche Hinweise. Am schnellsten wirken Medikamente, wenn der Verdauungstrakt leer ist. Bestehen keine anderen Anordnungen, gilt der besseren Verträglichkeit wegen die Regel: Einnahme zu oder nach der Mahlzeit.
- ··› **Richtige Art und Weise:** Arzneimittel müssen in der vom Arzt angeordneten Verabreichungsart (z. B. oral, rektal, subkutan) und in der angeordneten Arzneimittelform (z. B. Tabletten, Suppositorien) dargereicht werden.

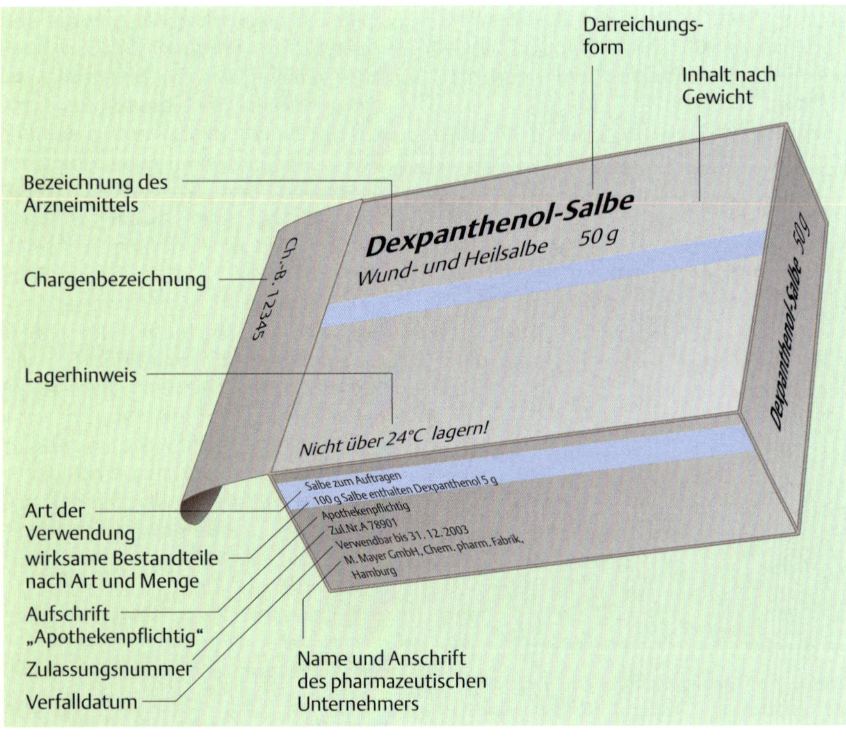


**Abb. 6.9** ··› **Faltschachtel.** Alle Angaben auf der Faltschachtel eines Medikaments sind genau vorgeschrieben (nach Hummel, 1994).

**Richtige Zeit.** Bestimmte Medikamente müssen über 24 Stunden verteilt in zeitlich gleichem Abstand verabreicht werden, z. B. alle 12 Stunden oder alle 8 Stunden (also auch nachts), um einen gleichmäßigen Medikamentenspiegel im Blut zu erhalten (z. B. einige Antikoagulanzien, Antiarrhythmika und Antibiotika). Nüchtern verabreicht werden müssen z. B. salinische Abführmittel wie Karlsbader Salz und appetitanregende

Medikamente z. B. Pepsinwein. 20–30 Minuten vor der Mahlzeit werden einige Insulinarten verabreicht.

Arzneimittel, die die Magenschleimhaut reizen, und Medikamente, deren Wirkung vom Magensaft beeinträchtigt wird, sollen nach der Mahlzeit appliziert werden, z. B. Antirheumatika. Vor dem Schlafen (abends ca. 30–60 Minuten vor dem Einschlafen) werden Schlaf-, Beruhigungs- und langsam wirkende Abführmittel (z. B. Dulcolax Drg.) verabreicht.

**Körperhaltung.** Eine aufrechte Körperhaltung erleichtert das Schlucken. Bettlägerige Bewohner hoch setzen und den Kopf etwas zurücklegen. So können feste Arzneimittel am besten geschluckt werden.

**Flüssigkeit.** Feste Medikamente mit ausreichend Flüssigkeit verabreichen. Mund und Rachen sind im Alter häufig etwas trocken. Die Medikamente könnten an der Ösophaguswand kleben bleiben und Reizungen verursachen. Den Patienten genügend nachtrinken lassen. Dies unterstützt die spätere Ausscheidung der Wirkstoffe über die Niere. Eventuell muss geprüft werden, ob das Medikament nicht im Mund geblieben ist.

### Beobachten, dokumentieren und Bericht erstatten

Beobachtet wird Folgendes:

- Wird das Medikament vom Bewohner verordnungsgemäß eingenommen?
- Tritt die erwünschte Wirkung ein (z. B. Ausschwemmen von Ödemen)?
- Treten Nebenwirkungen auf?

Bericht erstattet wird an das Pflegeteam und an den Arzt. Wichtige Beobachtungen müssen schriftlich dokumentiert werden.

## 6.4.6 Umgang mit Betäubungsmitteln

**D** *Betäubungsmittel (BtM) sind bewusstseins- und stimmungsverändernde Stoffe und Zubereitungen aus Stoffen, die zu Abhängigkeit führen können.*

Die meisten Betäubungsmittel sind dem Betäubungsmittelgesetz unterstellt. Das Betäubungsmittelgesetz regelt den Umgang mit Substanzen, die bei unsachgemäßem Gebrauch Abhängigkeit und Sucht erzeugen können. Nach dem Betäubungsmittelgesetz dürfen sie ausschließlich für medizinische und wissenschaftliche Zwecke verwendet werden. Einige gebräuchliche Betäubungsmittel sind:

- Temgesic,
- Morphin (MST),
- Dolantin,
- Dipidolor,
- Fortral.

### Betäubungsmittel sachgerecht beschaffen

Die Verordnung von Betäubungsmitteln ist nur auf besonderen, amtlichen Formularen möglich. Diese so genannten BtM-Sonderrezepte werden vom Arzt beim Bundesinstitut für Arzneimittel und Medizinprodukte angefordert **(Abb. 6.10)**. Sie sind fortlaufend nummeriert und bestehen aus 3 Teilen zum Durchschreiben. Das erste Blatt ist für die Apotheke, das zweite Blatt reicht die Apotheke zur Abrechnung bei der Krankenkasse ein, das dritte Blatt bleibt beim Arzt. Die Formulare müssen 3 Jahre aufbewahrt werden. Die verordnenden Ärzte und ihre Rezepte werden vom Bundesinstitut genau registriert.

### Betäubungsmittel aufbewahren

Alle Medikamente, die unter das Betäubungsmittelgesetz fallen, müssen im Pflegeheim getrennt von den anderen Medikamenten und unter ständigem Verschluss aufbewahrt werden. Meist geschieht dies in einem separaten, stets abgeschlossenen Fach innerhalb des Arzneischrankes. Den Schlüssel hat nur eine Person: die Wohnbereichsleitung oder ihre Stellvertretung.

**Ambulante Pflege.** Die verordneten Betäubungsmittel werden i.d.R. beim Pflegebedürftigen gelagert. Sollte dies nicht möglich sein, z. B. bei Suizidgefahr oder Abhängigkeit, wird das Medikament in der Pflegestation unter ständigem Verschluss gelagert. Es sollte dann unter dem Namen des zu Pflegenden geführt werden. Pro Einsatz wird die benötigte Dosis aus der Packung genommen. Es darf nur examiniertes Personal Zugang zu den Betäubungsmitteln haben.

### Dokumentieren

Der Bestand an Betäubungsmitteln muss genauestens dokumentiert werden. Das heißt nach Auslieferung durch die Apotheke muss es in genauer Mengenangabe als Zugang vermerkt werden. Jede einzelne verwendete Tablette oder Ampulle muss ebenso wieder als Abgang zusammen mit dem Namen des Schmerzpatienten dokumentiert werden. Dafür gibt es spezielle Vordrucke: Betäubungsmittelkarteikarten **(Abb. 6.11)**. Für jedes Betäubungsmittel wird eine Karte angelegt. Es können auch Betäubungsmittelbücher verwendet werden, in die alle BtM-pflichtigen Medikamente eingetragen werden (Besteladressen, s. Adressverzeichnis).

Auch zu Bruch gegangene Ampullen werden dokumentiert. Wenn möglich mit Angabe von Zeugen, um falschen

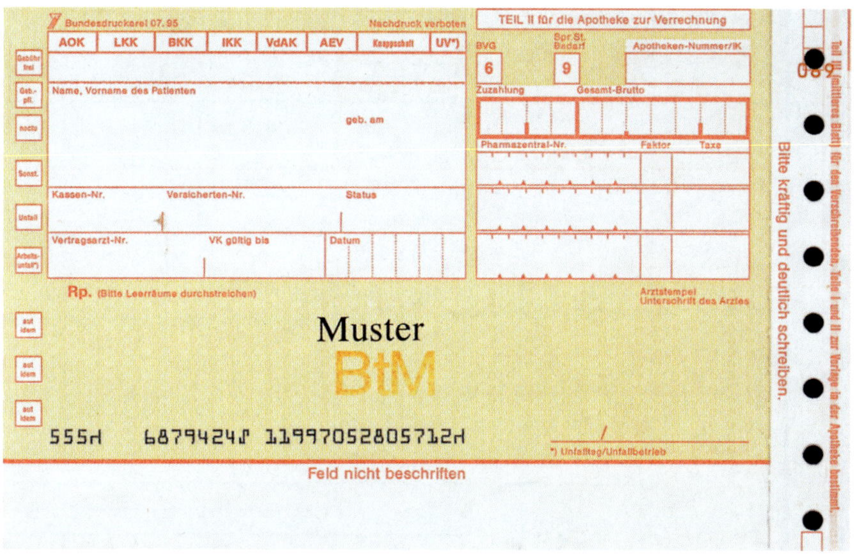
Bundesdruckerei 07.95
Nachdruck verboten
TEIL II für die Apotheke zur Verrechnung
AOK | LKK | BKK | IKK | VdAK | AEV | Knappschaft | UV*)
BVG 6
Spr.St. Bedarf 9
Apotheken-Nummer/IK
Gebühr frei
Geb.-pfl.
noctu
Sonst.
Unfall
Arbeitsunfall*)
Name, Vorname des Patienten
geb. am
Zuzahlung
Gesamt-Brutto
Pharmazentral-Nr.
Faktor
Taxe
Kassen-Nr.
Versicherten-Nr.
Status
Vertragsarzt-Nr.
VK gültig bis
Datum
Rp. (Bitte Leerräume durchstreichen)
Arztstempel Unterschrift des Arztes
aut idem
aut idem
aut idem
Muster
BtM
555H 6879424Ꭵ 119970528057 12H
*) Unfalltag/Unfallbetrieb
Feld nicht beschriften
Bitte kräftig und deutlich schreiben.
Teil III (mittleres Blatt) für den Verschreibenden, Teile I und II zur Vorlage in der Apotheke bestimmt.
089

Abb. 6.10 ··› **BtM-Sonderrezept.** Es wird vom Arzt beim Bundesinstitut für Arzneimittel und Medizinprodukte angefordert.

| Bezeichnung 1) des Betäubungsmittels | Nachweispflichtige Teilnehmer (Name oder Firma und Anschrift der Apotheke bzw. tierärztlichen Hausapotheke, Name und Anschrift – des Arztes, Zahnarztes bzw. Tierarztes, – des Krankenhauses bzw. der Tierklinik und Bezeichnung der Teileinheit) | Lfd. Nr. der Karte (für das bezeichnete Betäubungsmittel) |
|---|---|---|
| Temgesic, Subling. – Tabl. zu 0,216 mg | Dr. med. Ana Backe, Hauptstraße 3, 12345 Musterstadt | 10 |

| Datum des Zugangs bzw. Abgangs | Bei Zugang: Name oder Firma und Anschrift des Lieferers oder sonstige Herkunft. Bei Abgang: Name oder Firma und Anschrift des Empfängers oder sonstiger Verbleib | Zugang (in g, mg, ml oder Stück) | Abgang (in g, mg, ml oder Stück) | Bestand (in g, mg, ml oder Stück) | Name und Anschrift des Arztes, Zahnarztes bzw. Tierarztes 2) | Nummer des Betäubungsmittelrezeptes oder -anforderungsscheines 3) | Datum der Prüfung und Namenszeichen des i.S. der BtMVV verantwortlichen Arztes, Zahnarztes, Tierarztes bzw. Apothekers |
|---|---|---|---|---|---|---|---|
| | Übertrag | | | 23 | | | |
| 281097 | Bahnhofsapotheke, Goethestraße 8, 12345 Musterstadt | 200 | | 223 | Dr. med. S.Pritze, Alte Gasse 33, 12345 Musterstadt | 987654321 | |
| 290198 | B.Kopfweh, Marktplatz 3, 12345 Musterstadt | | 1 | 222 | | | |
| 300198 | Z.Bauchweh, Marktplatz 3, 12345 Musterstadt | | 2 | 220 | | | |
| | | | | | | | |
| | | | | | | | |
| | | | | | | | |
| | | | | | | | |
| | | | | | | | |
| | | | | | | | |
| | | | | | | | |
| | | | | | | | |
| | | | | | | | |
| | Übertrag | | | | | | |

1) Bei Fertigarzneimitteln Arzneimittelbezeichnung, Darreichungsform, Bezeichnung und Gewichtsmenge – bei homöopathischen Arzneimitteln stattdessen Verdünnungsgrad – des enthaltenen Betäubungsmittels je Packungseinheit bzw. je abgeteilte Form.

2) Nicht erforderlich, wenn mit der Angabe unter „Nachweispflichtiger Teilnehmer" identisch.

3) In Apotheken im Falle der Abgabe auf Verschreibung, in Krankenhäusern und Tierkliniken im Falle des Erwerbs auf Verschreibung.

◀ **Abb. 6.11 ⇢ BTM-Karteikarte.** Für jedes Betäubungsmittel muss eine Betäubungsmittelkarteikarte angelegt werden, auf der jeder Zugang und Abgang dokumentiert wird (Köther, 2005).

Verdächtigungen vorzubeugen. Bei Schreibfehlern wird das falsch geschriebene Wort einmal durchgestrichen. Auf keinen Fall dürfen Korrekturen durchgeführt vorgenommen werden, die das Geschriebene völlig unkenntlich machen z. B. mit Tipp-Ex.

**Ambulante Pflege.** Für die professionelle ambulante Pflege gilt diese Regelung ebenso, wenn das BtM-pflichtige Medikament in der Pflegestation aufbewahrt wird. Ist es beim Pflegebedürftigen zu Hause, wird jede Einzelentnahme und Verabreichung von der Pflegefachkraft dokumentiert. Dies geschieht z. B. mit Datum, Handzeichen und ausgerechnetem Restbestand auf der Packung selbst. Oder besser auf einer mit dem Namen des zu Pflegenden und dem Namen des Präparates beschrifteten Betäubungsmittelkarteikarte, die an das Medikament geheftet wird.

## 6.5 Schmerztherapie

Susanne Andreae

### 6.5.1 Schmerzen

**D** *Schmerzen signalisieren dem Körper, dass etwas nicht stimmt. Meist haben Schmerzen körperliche Ursachen, doch sie können auch psychisch ausgelöst sein (z. B. Spannungskopfschmerzen) oder sich als chronische Schmerzen verselbstständigen.*

Ca. 80 % aller Bundesbürger leiden unter Schmerzen, nach Angaben der Deutschen Schmerzliga leiden 8 Mio. Menschen sogar unter chronischen Dauerschmerzen. Im Alter nehmen Schmerzen oft zu, doch sie müssen nicht als „Übel des Alters“ hingenommen werden.

Der **akute Schmerz** ist ein Warnsignal. Er signalisiert uns eine Verletzung oder Erkrankung des Körpers. Werden seine Ursachen behandelt, verschwindet er wieder.

#### Chronische Schmerzen

Chronische Schmerzen haben ihre Warnfunktion verloren. Sie entstehen, wenn akute Schmerzen nicht geheilt werden können oder nicht ausreichend behandelt werden. Denn andauernde Schmerzen hinterlassen eine Art **Schmerzgedächtnis**. Deshalb kann es sein, dass die auslösende Schmerzursache verschwindet, die Schmerzen aber bleiben.

**W** *Chronische Schmerzen entstehen durch eine Verselbstständigung der Nervenimpulse. Sendet eine Nervenzelle zu lange und dauerhaft, z. B. nach einer Verletzung, Schmerzsignale an das Gehirn, verändert sich der Stoffwechsel der Nervenzelle. Die Zelle kann nicht mehr abschalten und sendet Schmerzsignale, obwohl der auslösende Reiz nicht mehr vorhanden ist.*

Typische Beispiele für chronische Schmerzen sind:
- Rückenschmerzen (z. B. Osteoporose oder Osteochondrose),
- Kopfschmerzen,
- Rheumatische Schmerzen (z. B. rheumatoide Arthritis),
- Degenerative Schmerzen (z. B. Arthrose),
- Tumorschmerzen (bei fortgeschrittener Krebserkrankung),
- Phantomschmerzen (z. B. nach Amputation).

Besonders durch eine frühzeitige Behandlung akuter Schmerzen kann man eine Chronifizierung der Beschwerden verhindern. Die Behandlung umfasst nicht nur Medikamente, sondern auch lokale Maßnahmen (z. B. lokale Kälte oder Wärme), Gymnastik, regelmäßige Bewegung, Entspannungsübungen und Ähnliches.

### 6.5.2 Medikamentöse Schmerztherapie

Schmerzen entstehen durch die Bildung Schmerz auslösender Stoffe (Prostaglandine) an peripheren (in den jeweiligen Organen gelegenen) Rezeptor. Am Rezeptor wird ein Nervenimpuls ausgelöst, der über die Nervenbahnen an das Gehirn weitergeleitet und dort verarbeitet wird.

Die moderne Schmerztherapie basiert deshalb auf zwei Pfeilern:
- **peripher wirkende Analgetika** (Schmerzmittel): Sie verhindern die Prostaglandinbildung und werden bei leichten Schmerzen eingesetzt.
- **zentral wirkende Analgetika:** Sie beeinflussen die Schmerzzentren im Gehirn und werden bei starken Schmerzen, besonders bei Tumorschmerzen, eingesetzt.

**Begleitmedikation.** Besonders bei starken Tumorschmerzen ist häufig eine Begleitmedikation nötig. Kortison ist z. B. ein häufig verabreichtes Begleitmedikament. In niedrigen Dosen wirkt es appetitanregend und aufbauend, wodurch das Allgemeinbefinden verbessert wird. In höherer Dosierung hat Kortison eine gute schmerzlindernde Wirkung. Depression und Angstzustände, ein häufiges Problem bei Patienten mit chronischen Schmerzen, bessern sich unter Antidepressiva.

**M** *Grundregeln der Schmerztherapie: So viel wie nötig, so wenig wie möglich! Während bei akuten Schmerzen die Medikamente nach Bedarf verabreicht werden, ist bei chronischen Schmerzen eine regelmäßige Gabe nach festem Zeitschema notwendig, um Schmerzfreiheit zu erreichen.*

**Nichtmedikamentöse Schmerztherapie.** Besonders bei chronischen Schmerzen kommen neben der medikamentösen Therapie auch andere Therapieansätze zum Einsatz. So können gute krankengymnastische Übungen, Massagen oder gezielte Muskelentspannung schmerzlindernd wirken. Lokale Kälte- oder Wärmeanwendungen können besonders bei Gelenkbeschwerden helfen. Akupunktur wird zunehmend zur Schmerzlinderung eingesetzt (s. Pflegeschwerpunkt). Aber auch Gesprächs- und Verhaltenstherapie können helfen, ähnlich wie die Teilnahme an einer Selbsthilfegruppe mit Gleichgesinnten als sehr hilfreich empfunden wird.

#### Peripher wirkende Analgetika

Diese Analgetika sind alle sowohl schmerzlindernd als auch entzündungshemmend und fiebersenkend wirksam **(Tab. 6.6)**. In der richtigen Dosierung

**Tab. 6.6** ···› Peripher wirkende Analgetika

| *Wirkstoff* | *Präparatbeispiel* | *Anwendung* | *Nebenwirkungen* | *Zu beachten* |
|---|---|---|---|---|
| Acetylsalicylsäure | Aspirin | ···› Gelenk-, Knochen-, Muskel-, Zahn- und Kopfschmerzen<br>···› Blutverdünnung (z. B. als Dauertherapie nach Herzinfarkt) | ···› Beschwerden im Magen-Darm-Trakt | ···› nicht anwenden bei bekanntem Magenleiden oder bei Asthma bronchiale (kann Asthmaanfall auslösen)<br>···› es gibt besser magenverträgliche Darreichungsformen, z. B. Aspirin protect |
| Paracetamol | Benuron | ···› Fieber<br>···› Tumorschmerzen<br>···› Kopf- und Zahnschmerzen | ···› besser verträglich als Aspirin<br>···› bei längerfristiger hochdosierter Einnahme (> 8 g/Tag) Gefahr von Leber- und Nierenschäden | ···› Vorsicht bei Leber- und Nierenschäden<br>···› Mittel der ersten Wahl bei Fieber oder grippalen Beschwerden! |
| Ibuprofen | Dolgit, Dolormin | ···› Fieber<br>···› Kopf-, Zahn- und Gelenkschmerzen | ···› Beschwerden im Magen-Darmtrakt | ···› Magenbeschwerden, aber meist geringer als bei Acetylsalicylsäure |
| Metamizol | Novalgin | ···› mittelstarke Schmerzen nach Verletzungen und Operationen<br>···› Tumorschmerzen<br>···› Koliken<br>···› hohes Fieber, wenn andere Maßnahmen nicht wirken | ···› kaum Nebenwirkungen im Magen-Darm-Trakt<br>···› selten Blutbildveränderungen, Hypotonie oder allergischer Schock | ···› bei längerer Anwendung sind regelmäßige Blutbildkontrollen notwendig |
| Diclofenac | Voltaren | ···› besonders bei rheumatischen Beschwerden und Gelenkschmerzen | ···› Beschwerden im Magen-Darm-Trakt | ···› nicht anwenden bei bekanntem Magenleiden |
| Coxibe | Arcoxia | ···› wie Diclofenac, aber weniger magenschädlich | ···› Herz-Kreislauf-Beschwerden | ···› sehr zurückhaltend verwenden!<br>···› einige Präparate dieser Wirkstoffgruppe (z. B. Vioxx) wurden vom Markt genommen! |

sind sie bei mäßigen bis mittelstarken Schmerzen ausreichend. Bei starken Schmerzen werden sie häufig mit zentral wirkenden Analgetika kombiniert, um deren Wirksamkeit zu erhöhen.

**Nebenwirkungen.** Sie betreffen vor allem den Magen-Darm-Trakt. Besonders unter Aspirin kommt es häufig zur Gastritis (Magenschleimhautentzündung) oder zum Magenulkus (Magengeschwür). Im Alter nicht selten sind auch Blutbildveränderungen.

**W** *Eines der ältesten Schmerzmittel ist Aspirin. Es kam schon 1899 erstmals auf den Markt.*

**W** *Man spricht bei den in **Tab. 6.6** genannten Arzneimitteln auch von den „nicht steroidalen Antirheumatika" (oft als NSAR abgekürzt), denn sie helfen bei rheumatischen Beschwerden, enthalten aber kein Kortison, ein Steroid.*

## Zentral wirkende Analgetika

Eines der wirksamsten Schmerzmittel ist **Morphin**. Die übrigen zentral wirkenden Analgetika sind abgewandelte Formen des Morphins, man nennt sie auch **Opioide**. Eingesetzt werden sie nur bei stärksten Schmerzen, zumeist im Rahmen einer Krebserkrankung. Einige dieser Substanzen unterliegen dem Betäubungsmittelgesetz (s.o.).

**W** *Morphin ist ein Naturprodukt. Bereits 1805 gelang es einem deutschen Chemiker aus dem im Schlafmohn enthaltenen Opium Morphin zu gewinnen. Unser Körper ist selbst in der Lage, Eiweiße mit morphinähnlicher Wirkung zu bilden, man nennt sie Endorphine. Auch sie wirken schmerzlindernd, indem sie im Gehirn regulieren, in welchem Umfang und Ausmaß Schmerzen registriert werden.*

Viele Patienten haben Angst, sie könnten abhängig werden, und lehnen deshalb eine Therapie mit Opioiden ab. Werden die Medikamente aber nach einem festen Zeitschema eingenommen, entwickeln sich keine Entzugssymptome, da der Wirkstoffspiegel im Blut konstant bleibt. Ein Entzug tritt nur auf, wenn die Therapie abrupt abgesetzt wird. Soll eine Langzeittherapie mit Opioiden beendet werden, muss deshalb die Dosis langsam reduziert werden.

Beispiele für Opioide sind:

- ···› **schwach wirksame Opioide:** Tramadol (z. B. Tramal) und Tilidin (z. B. Valoron),
- ···› **stark wirksame Opioide:** Morphin (z. B. MST-Tabletten) und Fentanyl (z. B. Durogesic-Pflaster, ein Wirkstoff, der 70-mal stärker wirksam ist als Morphin!).

**M** *Bei richtiger Medikamenteneinnahme (festes Zeitschema), entwickelt sich auch bei Langzeittherapie mit Morphin oder ähnlichen Substanzen keine Entzugssymptomatik!*

**Schmerzpflaster.** Opioide können als Tabletten gegeben werden, doch zunehmend werden „Schmerzpflaster" verordnet, denn besonders für alte Men-

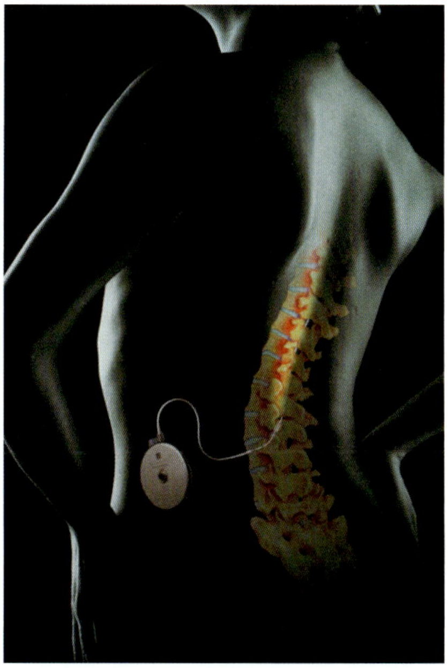

**Abb. 6.12** ⇢ **Schmerzmittelpumpe.** Schematische Darstellung einer implantierten Pumpe.

schen ist es oft schwierig, ein genaues Zeitschema zur Tabletteneinnahme einzuhalten. Diese Pflaster verbleiben für 2–3 Tage auf der Haut. Der Wirkstoff wird über diesen Zeitraum regelmäßig ins Gewebe abgegeben.

**M** *Beim Wechsel des Pflasters sollte das neue Pflaster auf eine andere Hautstelle und nicht auf Hornhaut oder Narben geklebt werden.*

**Schmerzkatheter.** Reicht auch diese Therapieform nicht mehr aus, muss man die Schmerzmittel über einen Katheter kontinuierlich als subkutane Infusion in die Haut laufen lassen. Besonders bei sehr starken Tumorschmerzen wird nicht selten ein Katheter in den Rückenmarksbereich gelegt, meist in Form eines Periduralkatheters (liegt im Epiduralraum des Rückenmarks, S. 380). Diese Katheter sind mit Medikamentenpumpen versehen, welche in regelmäßigen Abständen eine gewisse Menge Schmerzmittel abgeben. Die Opioide hemmen die Schmerzrezeptoren im Hinterhornbereich des Rückenmarks. **(Abb. 6.12)**.

**Nebenwirkungen.** Unter einer Therapie mit Opioiden kann es zu teils sehr unangenehmen Nebenwirkungen kommen. Meist bessern sich diese im Therapieverlauf. Ein echtes Problem stellt allerdings die in fast 100 % der Fälle auftretende Obstipation (Verstopfung) dar. Die wichtigsten Nebenwirkungen, ihr Verlauf und Therapiemöglichkeiten sind in **Tab. 6.7** dargestellt.
Je nach Schmerzstärke beginnt man eine Schmerztherapie mit peripher wirkenden Analgetika und kombiniert diese bei Zunahme der Schmerzen erst mit schwächeren und dann mit stärkeren Opioiden. Man orientiert sich an dem von der WHO (Weltgesundheitsorganisation) festgelegten Stufenplan zur Schmerztherapie **(Abb. 6.13)**.

**Tab. 6.7** ⇢ Nebenwirkungen zentral wirkender Analgetika

| *Nebenwirkung* | *Ursache* | *Verlauf* | *Therapie* |
|---|---|---|---|
| Obstipation | erhöhter Muskeltonus im Magen-Darm-Trakt | kann im Therapieverlauf zunehmen | Obstipationsprophylaxe dringend nötig (Diät, Mobilisierung, Flüssigkeit, abführende Medikamente) |
| Harnverhalt | Krampf des Harnblasenschließmuskels | | evtl. krampflösende Medikamente |
| Übelkeit, Erbrechen | Reizung des Brechzentrums im Gehirn | meist nur zu Therapiebeginn | kurzfristig lindernde Medikamente |
| Sedierung, Müdigkeit | | Besserung nach den ersten Therapiewochen, dann eher entspannende und stimmungsaufhellende Wirkung | |
| Atemdepression (Patient atmet nicht ausreichend, ohne dass er dabei Atemnot verspürt) | Hemmung des Atemzentrums | diese Komplikation ist nur ein Problem bei intravenöser Opioidgabe, unter oraler Therapie wird sie extrem selten beobachtet | genaue Überwachung, evtl. Dosisreduzierung |

| Schmerzstärke | Schmerzmittel | Wirkstoffbeispiel |
|---|---|---|
| Stufe I<br>(mäßige Schmerzen) | peripher wirkende Analgetika | Paracetamol (z.B. Benuron),<br>Acetylsalicylsäure (z.B. Aspirin)<br>Diclofenac (z.B. Voltaren) |
| Stufe II<br>(starke Schmerzen) | schwaches zentral wirkendes Schmerzmittel (Opioid)<br>+ peripher wirkende Analgetika | Tramadol (z.B. Tramal),<br>Tilidin (z.B. Valoron®)<br>+ Medikamente der Stufe I |
| Stufe III<br>(stärkste Schmerzen) | starkes Opioid<br>+ peripher wirkende Analgetika | Morphin (z.B. MST),<br>Fentanyl (z.B. Durogesic)<br>+ Medikamente der Stufe I |

**Abb. 6.13** ⇢ **Dreistufenplan.** Der WHO-Stufenplan zur Schmerztherapie.

# Pflegeschwerpunkt Schmerzmanagement/Pflege bei chronischen Schmerzen

Jutta Weniger

**B** *Herr Schmidt klagt in letzter Zeit häufig über zunehmend starke Schmerzen in der Lendenwirbelsäule. Eine Altenpflegerin im Altenzentrum St. Michael, in dem Herr Schmidt lebt, macht einen Termin mit dem Hausarzt aus.*
*Er therapiert zunächst mit normalen Schmerzmitteln, doch diese zeigen keine Wirkung. Eine daraufhin angeordnete Röntgenaufnahme der Lendenwirbelsäule zeigt eine veränderte Knochenstruktur. Der Hausarzt denkt an Knochenmetastasen. Sein Verdacht wird durch eine Kernspintomographie bestätigt.*
*Herr Schmidt wird daraufhin zur Identifizierung des Ausgangstumors (Primärtumor) in die Klinik eingewiesen. Trotz eingehender Untersuchungen lässt sich kein Primärtumor finden. Die Ärzte empfehlen ihm eine Bestrahlung der Lendenwirbel zur Linderung der Schmerzen und zur Stabilisierung der Knochen, die sie ambulant vom Heim aus durchführen kann.*
*So kommt Herr Schmidt zurück ins Altenzentrum. Nach der ersten Bestrahlungsserie nehmen die Schmerzen wieder zu und es werden weitere Metastasen in Becken und Oberschenkelknochen festgestellt.*

Herrn Schmidts Schmerzzustände sind sehr ernst zu nehmen und werden sich in naher Zukunft voraussichtlich verschlimmern. Es ist nun klar, dass einiges unternommen werde muss, um Herrn Schmidt diese starken Schmerzen zu ersparen oder sie zumindest auf ein erträgliches Maß zu reduzieren.

**L** *Welche Möglichkeiten sehen Sie, Herrn Schmidts Schmerzen zu begegnen? Was müsste die Altenpflegerin tun, damit Ihre Vorschläge umgesetzt werden können?*

## Rolle der Altenpflegerin bei der Schmerztherapie

Der Altenpflegerin kommt aufgrund ihrer Nähe zur Schmerzpatientin eine besondere, koordinierende Rolle zu.

**Medikamentöse Therapie.** Sie hat häufig Kontakt zum Bewohner und deshalb gute Möglichkeiten, das Schmerzempfinden genau zu beobachten und den Verlauf zu dokumentieren. Auch verabreicht sie die vom Arzt verordnete Schmerzmedikation und beobachtet das Eintreten der erhofften Wirkung. Insbesondere bei Opiaten ist die Beobachtung des Auftretens unangenehmer Nebenwirkungen wichtig. Es sind geeignete Maßnahmen zur Vorbeugung oder zur Behandlung der Nebenwirkungen einzuleiten (S. 101). Bei Schmerzpatienten ist eine genaue Berichterstattung an den behandelnden Arzt besonders wichtig, damit eine wirksame Schmerztherapie und eine Abstimmung der Dosierung auf die Bedürfnisse des Bewohners möglich ist.

**Nichtmedikamentöse Therapien.** Neben der medikamentösen Schmerztherapie gibt es verschiedene andere Therapien und Techniken, die zur Schmerzlinderung eingesetzt werden können. Sie werden als Ergänzung zur pharmakologischen Therapie angewandt, dürfen diese jedoch niemals ersetzen. Die Altenpflegerin kennt einige dieser nichtmedikamentösen Therapien, kann sie selbst anwenden oder sie dem Bewohner empfehlen und ihn darin anleiten. Oft wird es notwendig sein, einen Physiotherapeuten (physikalische Therapien), die Ergotherapie oder auch einen Psychologen hinzuzuziehen. Wichtig ist auch, den Bewohner selbst und eventuelle Angehörige miteinzubeziehen. Mit Hilfe kognitiver und verhaltensorientierter Techniken kann der Bewohner eventuell einen verbesserten Umgang mit dem Schmerz erlernen. Die Altenpflegerin wird ihm dabei beratend zur Seite stehen und eventuell notwendige Schulungen vermitteln.

**Interdisziplinäre Zusammenarbeit.** Chronische Tumorschmerzen oder auch starke akute Schmerzzustände sind ein sehr häufiges und sehr komplexes Pflegeproblem. Die Mitglieder des so genannten therapeutischen Teams (Altenpfleger, Mediziner, Psychologen, Physiotherapeuten, Ergotherapeuten) haben unterschiedliche Therapiemöglichkeiten zur Bekämpfung des Schmerzes. Es bedarf einer guten Organisation und interdspziplinärer Zusammenarbeit, um insgesamt eine wirksame Schmerzbekämpfung zu erreichen. Dies ist für die Altenpflegerin und die Leitung des Altenheims, in dem sie arbeitet, eine Herausforderung.

**D** *Schmerzmanagement beinhaltet das Durchführen und Aufeinanderabstimmen geeigneter Therapien und Einzelmaßnahmen zur Bekämpfung schwerer Schmerzzustände auf der Grundlage einer systematischen Beobachtung und Dokumentation des Schmerzes.*

## Expertenstandard „Schmerzmanagement in der Pflege"

Ein frühzeitiges und effektives Schmerzmanagement ist von zentraler Bedeutung für die Betroffenen. Das sieht auch die Fachöffentlichkeit so. Deshalb wurde bereits zum Januar 2004 ein Expertenstandard „Schmerzmanagement in der Pflege" fertig gestellt. Mehr zum Umgang mit und der Entstehung von Expertenstandards S. 61 „Pflegeschwerpunkt Entlassungsmanagement".

Um aussagekräftig zu bleiben und nicht zu allgemein zu werden, beziehen sich die Aussagen des Expertenstandards ausdrücklich auf akute und tumorbedingte chronische Schmerzen.

Im Altenheim und in der häuslichen Pflege werden Sie jedoch häufig mit chronischen Schmerzen unterschiedlicher Art konfrontiert sein. So gaben in einer Studie des Landes Nordrhein-Westfalen zur „Situation und Zukunft der Pflege..."* 80 % der Bewohnerinnen und Bewohner Dauerschmerzen über einen längeren Zeitraum hinweg an.

**D** *Von chronischen Schmerzen spricht man, wenn die Schmerzen über einen Zeitraum von mindestens sechs Monaten (fast) ständig vorhanden sind oder ständig wiederkehren.*

* Forschungsbericht im Auftrag der Enquete-Kommission „Situation und Zukunft der Pflege in Nordrhein-Westfalen" des Landtages Nordrhein-Westfalen November 2004.

## Präambel

Schmerzen beeinflussen das physische, psychische und soziale Befinden und somit die Lebensqualität der Betroffenen und ihrer Angehörigen. Darüber hinaus entstehen dem Gesundheitswesen durch schmerzbedingte Komplikationen und einer daraus oft erforderlichen Verweildauerverlängerung im Krankenhaus sowie durch die Chronifizierung von Schmerzen beträchtliche Kosten, die durch ein frühzeitiges Schmerzmanagement in den meisten Fällen erheblich verringert werden könnten. Der vorliegende Expertenstandard beschreibt den pflegerischen Beitrag zum Schmerzmanagement und hat zum Ziel, die Schmerzwahrnehmung der Pflegefachkräfte zu verbessern und so die Zeit zwischen dem Auftreten von Schmerzen und deren Linderung deutlich zu verkürzen. Er berücksichtigt alle Patienten mit akuten oder tumorbedingten chronischen Schmerzen, schmerzbedingten Problemen oder zu erwartenden Schmerzen in allen Bereichen der pflegerischen Versorgung. Patienten/Betroffene mit nichttumorbedingtem chronischen Schmerz werden hier explizit nicht als Zielgruppe angesprochen, da aufgrund der Unterschiede im Schmerzmanagement die Standardaussagen zu allgemein würden und keine konkrete Orientierung für die pflegerische Praxis bieten könnten. Die Expertenarbeitsgruppe war sich darüber im Klaren, dass Patienten/Betroffene, die sich nicht, noch nicht oder nicht mehr äußern können, z.B. Säuglinge, beatmete Patienten, Patienten im Wachkoma oder demente Patienten, über die Reichweite des Standards hinaus besonderer Aufmerksamkeit bedürfen. Aus diesem Grund findet sich in der Literaturanalyse ein Kapitel zur Schmerzeinschätzung bei Kindern, älteren Menschen und Menschen mit kognitiven und schweren kognitiven Einschränkungen, in dem Besonderheiten der Schmerzeinschätzung bei diesen Patientengruppen beschrieben werden. Dieses Kapitel soll die eigenständige Anpassung des Expertenstandards an die jeweiligen Anforderungen dieser Patientengruppen in den verschiedenen Einrichtungen unterstützen.

Angehörige von Schmerzpatienten – gemeint sind damit die primären Bezugspersonen, also auch solche, die nicht im gesetzlichen Sinne Verwandte sind – sind häufig „Mitbetroffene" und sollten daher sowohl im Rahmen der Schmerzeinschätzung als auch bei der Schulung/Beratung mit einbezogen werden. Voraussetzung dafür ist selbstverständlich die Einwilligung des Patienten/Betroffenen. Besonders bei Kindern, aber auch bei übrigen vulnerablen Patientengruppen, ist die Einbeziehung der Bezugsgruppen als Experten für den Umgang mit Schmerz auf allen Ebenen des Schmerzmanagements unabdingbar.

Dem Expertenstandard liegt eine umfassende Recherche der nationalen und internationalen Literatur zugrunde, die aufgrund der Weiterentwicklung in den letzten zwei Dekaden auf dem Gebiet der Schmerztherapie evidenzbasiert ist. Neben der umfangreichen Literaturanalyse wurden die klinischen und außerklinischen Erfahrungen der Mitglieder der Expertenarbeitsgruppe genutzt, um den aktuellen Stand der Therapie wie auch eine Vielzahl verschiedener moderner Versorgungsmuster und damit verbundene Bedingungen zu erfassen. Die Ergebnisse der Literaturrecherche und des Expertenkonsenses zeugen von einer vielschichtigen schmerztherapiebezogenen Wissensbasis. Jedoch sprechen die Erfahrungen aus den Krankenhäusern, Hospizen und Altenhilfeeinrichtungen sowie aus dem häuslichen Pflegebereich dafür, dass diese Erkenntnisse noch unzureichend umgesetzt werden. Folge ist ein deutliches Versorgungsdefizit bei Patienten/Betroffenen mit Schmerzproblemen. Therapien, die nicht dem aktuellen Stand der Wissenschaft entsprechen, wie die Gabe von zu gering dosierten Schmerzmedikamenten oder die Verabreichung von Placebos, sollten innerhalb der Berufsgruppe kritisch betrachtet werden.

Den Pflegefachkräften kommt im interdisziplinären Team aufgrund ihres häufigen und engen Kontaktes zu den Patienten und Bewohnern eine Schlüsselrolle im Rahmen des Schmerzmanagements zu. Grundvoraussetzung für ein gelungenes pflegerisches Schmerzmanagement ist eine personelle Kontinuität in der pflegerischen Betreuung sowie eine gute Kooperation mit den behandelnden Ärzten. Zentrales Anliegen des Expertenstandards ist, Patienten/Betroffenen mit Schmerzen unnötiges Leid zu ersparen sowie einer Chronifizierung vorzubeugen. Aufgabe der Pflege im Rahmen des Schmerzmanagement ist es, Frühzeichen des erfahrenen Schmerzes zu erkennen und adäquate Therapien zu koordinieren und durchzuführen. Unabdingbare Voraussetzung dafür ist eine aktuelle wie auch systematische Schmerzeinschätzung und Verlaufskontrolle mit Hilfe von Einschätzungsinstrumenten oder bei tumorbedingten chronischen Schmerzen mittels komplexer Dokumentationsverfahren wie Schmerztagebüchern. Zur Stärkung der Selbstkompetenzen der Patienten/Betroffenen und ihrer Angehörigen gehört das Angebot von Schulungen und Beratungen zu einem möglichst frühen Zeitpunkt. Nur so können bestehende Vorurteile gegenüber Schmerzmedikamenten abgebaut und eine aktive Einbindung von Patienten/Betroffenen in das Schmerzmanagement mit dem Ziel eines weitestgehenden Selbstmanagements erreicht werden. Ziel einer gelenkten Schmerztherapie bei akuten Schmerzen ist die Schmerzfreiheit. Bei chronischen Schmerzpatienten steht eine umfassende Schmerzlinderung im Vordergrund.

Für die Umsetzung des Expertenstandards ist es wesentlich, dass die Wissensbasis von professionell Pflegenden in Aus-, Fort- und Weiterbildungen vertieft und verbreitert wird. Darüber hinaus bedarf es interner und externer Verfahrensregelungen zwischen den Berufsgruppen und den verschiedenen Einrichtungen, die die interdisziplinäre Kooperation, insbesondere die Vorgehensweisen und Zuständigkeiten im Rahmen des Schmerzmanagements beschreiben.

Die Einführung und Umsetzung des Expertenstandards muss als gemeinsame Aufgabe der Betriebsleitung, des Pflegemanagements und der beteiligten Pflegefachkräfte sowie weiterer beteiligter Berufsgruppen in den Versorgungsbereichen der Kliniken, der ambulanten Pflegedienste, der Altenheime wie auch der Hospize erkannt und umgesetzt werden. Nur durch die konsequente Bearbeitung auf der Management- wie auch auf Stationsebene oder im ambulanten Bereich werden Wissensdefizite reduziert, adäquate Maßnahmen geplant und konsequent versorgungsstrukturübergreifend umgesetzt. Das Ergebnis der Umsetzung eines auf dem Stand der Pflegewissenschaft wie auch ihrer Bezugswissenschaften basierenden Schmerzmanagements wird sein, dass die gesundheitsökonomischen und gesellschaftlichen Erfordernisse und nicht zuletzt die Lebensqualität der Betroffenen umfassend interprofessionell Berücksichtigung finden.

**Abb. 6.14 ⇢ Expertenstandard Schmerzmanagement in der Pflege**. Hrsg.: Deutsches Netzwerk für Qualitätssicherung in der Pflege (DNQP), 2005. Expertenteam: Kristine Böhm, Jutta Busch, George C.M. Everst, Hedwig François-Kettner, Hubert R. Jocham, Barbara Jung, Gabriele Müller-Mundt, Nadja Nestler, Jürgen Osterbrink, Christa Schulte, Barbara Strohbücker, Monika Thomm.

## Expertenstandard Schmerzmanagement in der Pflege

**Standardaussage: Jeder Patient/Betroffene mit akuten und tumorbedingten chronischen Schmerzen sowie zu erwartenden Schmerzen erhält ein angemessenes Schmerzmanagement, das dem Entstehen von Schmerzen vorbeugt, sie auf ein erträgliches Maß reduziert oder beseitigt.**

**Begründung:** Eine unzureichende Schmerzbehandlung kann für Patienten/Betroffene gravierende Folgen haben, z.B. physische und psychische Beeinträchtigungen, Verzögerungen des Genesungsverlaufs oder Chronifizierung der Schmerzen. Durch eine rechtzeitig eingeleitete, systematische Schmerzeinschätzung, Schmerzbehandlung sowie Schulung und Beratung von Patienten/Betroffenen und ihren Angehörigen tragen Pflegefachkräfte maßgeblich dazu bei, Schmerzen und deren Auswirkungen zu kontrollieren bzw. zu verhindern.

| Struktur | Prozess | Ergebnis |
|---|---|---|
| **Die Pflegefachkraft** | **Die Pflegefachkraft** | |
| **S1a** – verfügt über das notwendige Wissen zur systematischen Schmerzeinschätzung.<br><br>**S1b** Die Einrichtung stellt zielgruppenspezifische Einschätzungs- und Dokumentationsinstrumente zur Verfügung. | **P1** – erhebt zu Beginn des pflegerischen Auftrags, ob der Patient/Betroffene Schmerzen oder schmerzbedingte Probleme hat. Ist dies nicht der Fall, wird die Einschätzung in individuell festzulegenden Zeitabständen wiederholt.<br><br>– führt bei festgestellten Schmerzen oder schmerzbedingten Problemen eine systematische Schmerz-Ersteinschätzung mittels geeigneter Instrumente durch.<br><br>– wiederholt die Einschätzung der Schmerzintensität sowie der schmerzbedingten Probleme in Ruhe und Belastung/Bewegung in individuell festzulegenden Zeitabständen. | **E1** Eine aktuelle, systematische Schmerzeinschätzung und Verlaufskontrolle liegen vor. |
| **S2a** – verfügt über das erforderliche Wissen zur medikamentösen Schmerzbehandlung.<br><br>**S2b** Die Einrichtung verfügt über eine interprofessionell geltende Verfahrensregelung zur medikamentösen Schmerzbehandlung. | **P2** – setzt spätestens bei einer Schmerzintensität von mehr als 3/10 analog der Numerischen Rangskala (NRS) die geltende Verfahrensregelung um oder holt eine ärztliche Anordnung zur Einleitung oder Anpassung der Schmerzbehandlung ein und setzt diese nach Plan um.<br><br>– überprüft bei Neueinstellung bzw. Anpassung der Medikation den Behandlungserfolg in den Zeitabständen, die dem eingesetzten Analgesieverfahren entsprechen.<br><br>– sorgt dafür, dass bei zu erwartenden Schmerzen präventiv ein adäquates Analgesieverfahren erfolgt. | **E2** Der Patient/Betroffene ist schmerzfrei bzw. hat Schmerzen von nicht mehr als 3/10 analog der Numerischen Rangskala (NRS). |
| **S3** – kennt schmerzmittelbedingte Nebenwirkungen, deren Prophylaxe und Behandlungsmöglichkeiten. | **P3** – führt in Absprache mit dem zuständigen Arzt Maßnahmen zur Prophylaxe und Behandlung von schmerzmittelbedingten Nebenwirkungen durch. | **E3** Schmerzmittelbedingte Nebenwirkungen wurden verhindert bzw. erfolgreich behandelt. |
| **S4** – kennt nichtmedikamentöse Maßnahmen zur Schmerzlinderung sowie deren mögliche Kontraindikationen. | **P4** – bietet in Absprache mit den beteiligten Berufsgruppen dem Patienten/Betroffenen und seinen Angehörigen als Ergänzung zur medikamentösen Schmerztherapie nichtmedikamentöse Maßnahmen an und überprüft ihre Wirkung. | **E4** Die angewandten Maßnahmen haben sich positiv auf die Schmerzsituation und/oder die Eigenaktivität des Patienten/Betroffenen ausgewirkt. |
| **S5a** – verfügt über die notwendigen Beratungs- und Schulungskompetenzen in Bezug auf Schmerz und schmerzbedingte Probleme.<br><br>**S5b** Die Einrichtung stellt die erforderlichen Beratungs- und Schulungsunterlagen zur Verfügung. | **P5** – gewährleistet eine gezielte Schulung und Beratung für den Patienten/Betroffenen und seine Angehörigen. | **E5** Dem Patienten/Betroffenen sind gezielte Schulung und Beratung angeboten worden, um ihn zu befähigen, Schmerzen einzuschätzen, mitzuteilen und zu beeinflussen. |

## Schmerzen systematisch einschätzen

Schmerz ist einem Außenstehenden nicht direkt zugänglich und nicht messbar wie Fieber oder der Blutdruck. Die Pflegefachkraft ist auf die Angaben des Betroffenen angewiesen.

### Schmerzanamnese

Der erste Schritt ist die Schmerzanamnese. Erfragt wird:

- Lokalisation des Schmerzes:
  - genaue Ortsangabe z. B. an einer Narbe, an einer Wunde,
  - diffus z. B. im Bauchraum, Gliederschmerzen,
  - ausstrahlend z. B. zum Ohr bei Zahnschmerzen.
- Art des Schmerzes:
  - stechend, z. B. bei Pleurareizung,
  - brennend z. B. bei Durchblutungsstörungen in den Füßen,
  - ziehend z. B. bei Rückenschmerzen,
  - klopfend z. B. bei Kopfschmerzen,
  - bohrend z. B. bei einem Tumor,
  - krampfartig z. B. bei Koliken.
- Zeitpunkt und Auslöser des Schmerzes:
  - witterungsabhängig z. B. bei Rheuma,
  - nach dem Essen z. B. bei einem Magengeschwür,
  - nach Anstrengung z. B. bei Herzerkrankungen.
- Dauer des Schmerzes:
  - konstant z. B. bei einem Tumor,
  - mit Unterbrechungen z. B. bei Koliken.

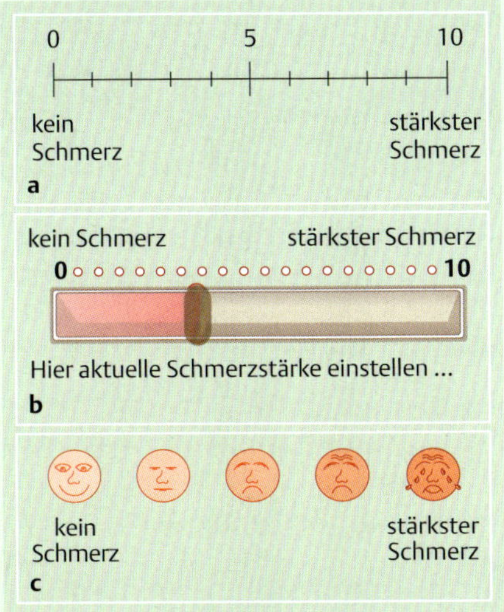


**Abb. 6.15** ⇢ **Schmerzskalen. a** Numerische Analogskala (NAS), **b** Visuelle Analogskala (VAS), **c** Smiley-Skala (nach Wong/Baker).

- Stärke des Schmerzes:
  - **numerische Analogskala (NAS):** der Zahlenwert 0 steht für „keine Schmerzen", der höchste Wert 10 bedeutet „stärkste vorstellbare Schmerzen".
  - **visuelle Analogskala (VAS):** für Schmerzkranke geeignet, die nicht gerne in Zahlen denken. Benutzt dieselbe Einteilung wie die NAS, die Schmerzintensität ist jedoch optisch dargestellt.
  - **Smiley-Skala:** noch anschaulicher ist die so genannte „Smiley-Skala" (nach Wong/Baker), die mit Gesichtern in entsprechender Mimik arbeitet.
  - **Beobachtung:** In einigen Fällen kann jede Form der Schmerzintensitätsmessung mit Hilfe von Skalen unmöglich sein. Hier ist eine sorgfältige Beobachtung des alten Menschen von besonderer Bedeutung.
- Begleitsymptome:
  - Übelkeit,
  - Schwellung.
- Bisherige Therapie:
  - Erfolg
  - Nebenwirkungen
  - Akzeptanz durch den Betroffenen
- Psychosoziale Anamnese:
  - aktuelle Belastungen z. B. Neueinzug ins Heim, Tod des Partners,
  - Einstellung zu Krankheit und den Schmerzen (S. 99),
  - Verhalten und Reaktionen der Angehörigen.

## Schmerzkranken beobachten

Während des Anamnesegesprächs oder auch während anderer pflegerischer Tätigkeiten können Schmerzen gut beobachtet werden. Nicht der Schmerz selbst, jedoch einige mit dem Schmerz verbundene Erscheinungen sind der Beobachtung zugänglich:

- Mimik, z. B. schmerzverzerrtes Gesicht,
- Gestik, z. B. fahrig,
- Haltung, z. B. gekrümmt,
- sichtbare vegetative Reaktionen auf Schmerz, z. B. Schweiß, Blässe, beschleunigter Puls, beschleunigte Atmung.

**M** *Oft zeigen Menschen mit chronischen Schmerzen nicht die bei der angegebenen Schmerzintensität zu erwartenden Symptome, was beim ungeübten Beobachter leicht zu der Annahme führen kann, dass die Angaben überzogen sind.*

**Chronische Schmerzen.** Sie gehen einher mit Schlafstörungen, Depressivität, Erschöpfung und Gereiztheit. Zu beobachten ist:

- vermehrte Müdigkeit,
- verminderte Lebhaftigkeit,
- aggressives Verhalten,
- traurige Stimme,
- verminderte Gesprächsbereitschaft, viele Schmerzpatienten ziehen sich zurück.

## Assessmentbogen

Es gibt verschiedene Bögen, auf denen die Art und Intensität der Schmerzen differenziert dokumentiert werden. Sie sind in angemessenen Abständen abhängig von der Stärke der Schmerzen und deren Veränderung zu überprüfen, sodass immer ein aktueller Schmerzeinschätzungsbogen vorliegt.

## Schmerztagebuch

In einem Schmerztagebuch schätzt der Betroffene mehrmals täglich seine Schmerzen anhand einer Schmerzskala, die meist von 0-10 oder von 0-100 reicht, ein. Es wird gleichzeitig dokumentiert, was der Schmerzpatient gerade tut (z. B. habe Besuch, gehe spazieren, habe gerade eine Massage bekommen). So kann ein Zusammenhang zwischen Alltagssituationen und Schmerz hergestellt werden. Gleichzeitig dient es der Selbstbeobachtung und einer bewussteren Wahrnehmung. Der Patient merkt, was ihm gut tut, bzw. in welchen Situationen die Schmerzen nachlassen und was schmerzverstärkend wirkt. Ebenso wird die Wirksamkeit der medikamentösen Therapie überprüft.

**Vor-/Nachname:** ______________________

Monate: von ________ bis ________ Jahr ____ Nr. ____

Schmerzdiagnose ○ ja, s. Patientenkurve ○ nein

Schmerzprotokoll im Einsatz ○ ja ○ nein

**Schmerzlokalisation**

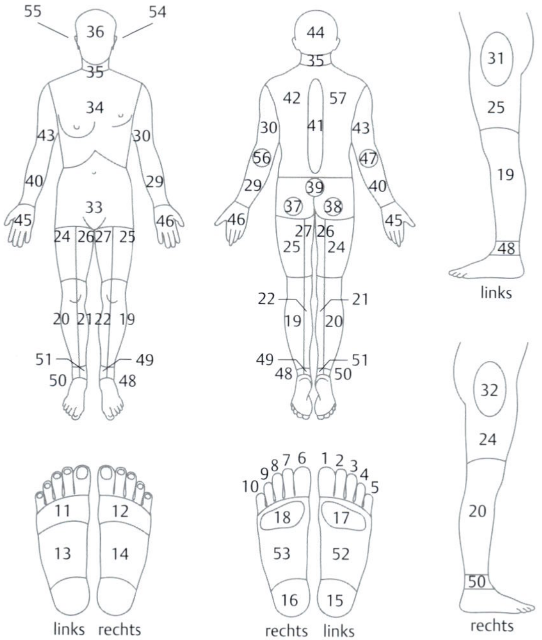


**Schmerzintensität**

| 0 | 2 | 4 - 6 | 8 | 10 |
|---|---|---|---|---|
| kein Schmerz | leichter Schmerz | mäßig bis starke Schmerzen | sehr starke Schmerzen | unerträgliche Schmerzen |

(Die Körperstellen bitte in entsprechender Farbe markieren)

**Beginn, Dauer, Verlauf und Rhythmus der Schmerzen?**

○ morgens ○ vormittags ○ mittags ○ nachmittags ○ nachts ○ ______________________

**Wobei treten die Schmerzen verstärkt auf?**

○ Bewegung ○ Essen und Trinken ○ Ausscheidung ○ im Sitzen ○ im Liegen ______________

○ ______________________

**Was lindert die Schmerzen?**

**Schmerzmedikation** ○ ja ______________ ○ nein ______________

○ Medikamente ○ Kälte ○ Wärme ○ Bewegung ○ ______________________

**Wie äußern sich die Schmerzen, wie kann ich diese erkennen?**

**Gab es Schmerztherapien in der Vergangenheit?**

○ nicht bekannt ○ nein ○ ja ______________________

**Welche Beeinträchtigung besteht durch Schmerzen?**

**Bisheriger Umgang mit Schmerzen?**

○ Maßnahmen s. Pflegeplanung

◀ **Abb. 6.16 ⇝ Schmerzerfassung.** Auf einem Schmerzeinschätzungsbogen kann die Art und Intensität des Schmerzes differenziert dokumentiert werden (DAN Produkte Pflegedokumentation GmbH, Siegen).

## Ausgewählte Beispiele nichtmedikamentöser Therapien und Techniken zur Schmerzlinderung

### Physikalische Therapien

Zu den physikalischen Therapien gehören u.a.:

- Kältetherapie,
- Wärmetherapie,
- Massage.

#### Kältetherapie

Der Haupteffekt der Kältetherapie besteht darin, dass der Schmerz während des intensiven Kältereizes „übertönt" und in seiner Intensität verringert wird. Bei einer 20-minütigen Anwendung hält dieser Effekt für ca. 1 Stunde an. Eine langsame Steigerung der Kälte ist für den Schmerzpatienten angenehmer. Man kann z. B. mit der Anwendung einer mentholgetränkten Leinenauflage beginnen. Nach mehreren Anwendungen werden dann in Eiswasser getränkte Auflagen eingesetzt. Werden diese toleriert, können so genannte Coldpads verwendet werden, welche ein Gel enthalten und im Kühlschrank gekühlt werden.

#### Wärmetherapie

Wärmeanwendungen mit einer Temperatur von ungefähr 40-45 °C wirken auf Haut, Muskulatur und tiefere Gewebe. Sie führen zu einer verbesserten Durchblutung und zur Entspannung und haben somit einen positiven Einfluss auf das Schmerzempfinden.

Wärme kann angewandt werden in Form von:

- Wärmflaschen (in ein Tuch geschlagen, um Verbrennungen zu vermeiden),
- heiße, feuchte Kompressen,
- Wickel,
- Kirschkern- oder Dinkelkissen (auf 120 °C aufgeheizt).

Auch warme Voll- oder Teilbäder bringen häufig Erleichterung.

**Kontraindikationen.** Wärme darf nicht angewandt werden bei akuten Verletzungen, Blutung, Schwellung und bösartigen Tumoren nahe der Hautoberfläche.

#### Massage

Massage erfolgt durch Reibung oder Zug- und Druckreize auf einen Körperbereich. Sie fördert die Durchblutung von Haut und Muskulatur, bei bestimmten Techniken auch der inneren Organe. Vibrationen können ebenfalls eingesetzt werden. Ödeme und Verspannungen werden verringert, was zu einer Erleichterung der Schmerzen führt.

### Kognitive, verhaltensorientierte Techniken

#### Autogenes Training

Autogenes Training ist eine anerkannte Methode zur Selbstentspannung. Es wird versucht, durch bewusstes Erleben sowie übendes, aktives „Entlasten" des Nervensystems Körper und Psyche in ein neues Gleichgewicht zu bringen.

Autogenes Training (auto = selbst) kann heute zunächst mit Hilfe eines Trainers erlernt und dann komplett selbstständig durchgeführt werden. Der Patient wiederholt die Übungen 2- bis 3-mal täglich über 3–20 Minuten. Zumindest für den Anfang sind ein ruhiger, angenehm temperierter Raum und bequeme Kleidung günstig.

Autogenes Training kann zur Schmerzlinderung, zum Abbau von Stress und bei Schlafstörungen eingesetzt werden. Es bedarf einer inneren Bereitschaft, sich auf die Übungen einzulassen. Ist diese nicht vorhanden, etwa bei sehr körperbetonten Menschen oder motorisch unruhigen Schmerzkranken, ist autogenes Training ungeeignet.

#### Progressive Muskelentspannung nach Jacobsen

Die progressive Muskelentspannung wird auch Tiefenmuskelentspannung (TME) genannt. Dem Patienten wird der Gegensatz zwischen muskulärer Anspannung und Entspannung bewusst gemacht durch Übungen mit großen Muskelgruppen. Anschließend breitet sich das Gefühl einer tiefen muskulären Entspannung auf den ganzen Körper aus und führt so auch zu einer psychischen Entspannung.

Der Patient lernt, jeweils verschiedene Muskelgruppen im Wechsel maximal anzuspannen und möglichst vollständig zu entspannen. Der Therapeut unterstützt und führt den Patienten, indem er in wiederkehrenden, gleichbleibenden Formeln Anweisungen gibt. Progressive Muskelentspannung wirkt sich wie autogenes Training günstig auf Schmerzen und Stress aus. Das progressive Muskelrelaxationstraining kann schneller und einfacher erlernt werden als das autogene Training. Es kann anschließend sehr gut selbst angewandt werden.

#### Imagination

Die Imagination (= gelenkte Vorstellung) erfolgt durch den Einsatz der Vorstellungskraft. Die Imagination kann durch Bilder, Erzählen und gedankliche Phantasie eingeleitet und durchgeführt werden. Die gedanklichen Bilder können eine direkte Auswirkung auf den Körper und den Schmerz haben. Die Methode der Imagination kann auch rein psychisch wirken. Durch häufige Anwendung kann sich beim Patienten die Art der Schmerzwahrnehmung verändern. Die Schmerzen bleiben, werden aber erträglicher. Brennende unerträgliche Schmerzen, verbunden mit dem Gefühl es nicht mehr auszuhalten z. B. bei Durchblutungsstörungen in den Füßen, können sich in angenehmere gleichmäßige Schmerzen verwandeln, die keine Angst mehr machen (selbstverständlich unterstützt durch eine entsprechende medikamentöse Therapie).

Imagination kann mit Hilfe eines Therapeuten einzeln oder in einer Gruppe erlernt werden und anschließend selbst durchgeführt werden.

## Mit Menschen umgehen, die chronische Schmerzen haben

Folgendes sollte beim Umgang beachtet werden:

- Nur der Schmerzkranke nimmt den Schmerz wahr,
- Schmerzen sind bedrohlich,
- Schmerz hat etwas mit kultureller Zugehörigkeit und individueller Persönlichkeit zu tun.

### Nur der Schmerzkranke nimmt den Schmerz wahr

Neben physiologischen Erklärungen und Definitionen des Schmerzes wird häufig die Multidimensionalität des Schmerzes betont. Dabei wird deutlich, welch starken Einfluss Schmerz auf den ganzen Menschen, seine Psyche und sein soziales Umfeld hat **(Abb. 6.17)**.

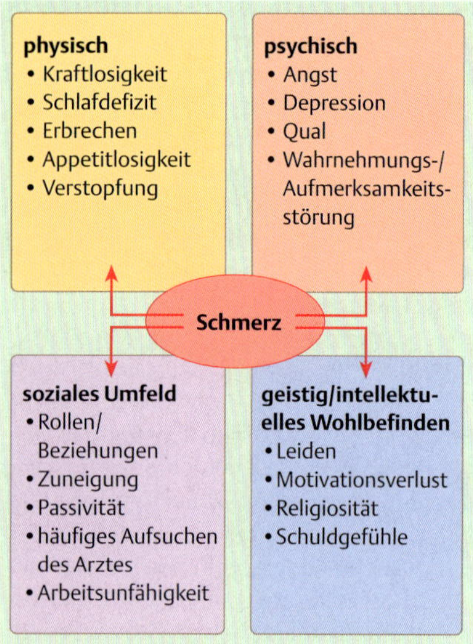


**Abb. 6.17 ⇢ Multidimensionalität des Schmerzes.** Einfluss des Schmerzes auf den Patienten (Kellnhauser u.a., 2004).

Im direkten pflegerischen Umgang mit Schmerzpatienten muss das Schmerzempfinden sehr individuell betrachtet werden. Schmerz ist immer etwas Subjektives. Nur der Schmerzkranke weiß, wann, wo und in welcher Weise er Schmerzen hat.

**M** *„Schmerz ist das, was der Patient als Schmerz angibt, was er als Schmerz definiert“* (McCaffery, *Pflegewissenschaftlerin aus den USA, 1996). Deshalb muss die Pflegende alle seine Schmerzangaben ernst nehmen, auch wenn sie (zunächst) nicht nachvollziehbar sind.*

## Schmerzen sind bedrohlich

Sie bedrohen den Menschen als ganze Person. Menschen, die über einen längeren Zeitraum unter starken Schmerzen leiden, werden häufig depressiv. Auch äußern Schmerzpatienten häufig unterschiedliche Ängste, denen die Pflegende auf unterschiedliche Art begegnen kann **(Tab. 6.8)**.

## Schmerz hat etwas mit kultureller Zugehörigkeit und individueller Persönlichkeit zu tun

Schmerz wird von Menschen aus unterschiedlichen gesellschaftlichen Gruppen verschieden erlebt und mitgeteilt. Dies wird besonders deutlich bei der Pflege von Menschen mit Schmerzen aus anderen Kulturkreisen.

In unserer Gesellschaft ist z. B. ein weit verbreitetes Konzept, dass Jungen weniger schmerzempfindlich sind und sein dürfen als Mädchen. Schmerz offen zuzugeben gilt häufig als Zeichen von Schwäche. Man spricht in diesem Zusammenhang von kulturellen Schmerzkonzepten.

Der einzelne Mensch hat immer auch ein individuelles Schmerzkonzept, das natürlich stark von den vorherrschenden Ansichten der gesellschaftlichen Kreise oder der Kultur, in der er lebt oder früher gelebt hat, beeinflusst wird. Diese Einstellung des Einzelnen zu Schmerzen wirkt sich z. B. auf die Schmerzwahrnehmung und den Umgang mit Schmerzen aus:

**Schmerz als Schulderlebnis.** Menschen, die sich selbst die Schuld an den Schmerzen geben, nehmen sie häufig sehr intensiv wahr.

**Unverstandener Schmerz.** Wenn der Schmerz dem Kranken völlig unerklärlich ist oder schicksalhaft über ihn hereinbricht, wird er für ihn zu einer echten „Katastrophe“. Er hat häufig große Angst und entwickelt kaum Bewältigungsstrategien, da das Verständnis für das Leiden fehlt.

**Persönlichkeitsmerkmale und Schmerz.** Ängstlichkeit, Neigung zu Panik, der Wunsch und die Fähigkeit, Unangeneh-

**Tab. 6.8** ⇢ Ängste bei Schmerzen und Maßnahmen dagegen

| *Angst* | *Maßnahme* |
|---|---|
| Angst vor Schmerzen | ⇢ Schmerztagebuch anlegen<br>⇢ schmerzauslösende und schmerzlindernde Faktoren erkennen, herausfinden<br>⇢ Betroffenen über geeignete nichtmedikamentöse Therapien/Techniken (z. B. Entspannungstechniken) informieren, anleiten, schulen<br>⇢ Medikamente frühzeitig verabreichen |
| Angst vor Abhängigkeit | ⇢ sorgfältige und gut verständliche Aufklärungsgespräche über die Wirkungsweise der Arzneimittel |
| Angst, von medizinischer Versorgung abhängig zu sein | ⇢ über Anwendungen/Techniken informieren, die der Schmerzkranke selbstständig einsetzen kann (z. B. Wärme- und Kältetherapie)<br>⇢ Unabhängigkeit fördern z. B. durch selbst bestimmte Einnahme der Medikamente |
| Angst, nicht mehr als Individuum betrachtet zu werden | ⇢ pflegerische Tätigkeiten nicht auf die Schmerzen reduzieren, d. h. den alten Menschen auf Interessen, Verwandte o. Ä. ansprechen |
| Angst, mit dem Schmerz allein gelassen zu werden | ⇢ gesprächsbereit sein und sich Zeit für den Schmerzkranken und seine Bedürfnisse nehmen<br>⇢ Pflegemaßnahmen in Ruhe ausführen<br>⇢ wenn möglich gemeinsam mit dem alten Menschen nach Beschäftigungsmöglichkeiten suchen, die ihn etwas vom Schmerz und der Angst davor ablenken |
| Angst vor der Zukunft | ⇢ Angehörige mit einbeziehen<br>⇢ Gespräche führen über die Bedeutung des Schmerzes und seine Auswirkung auf die Person und die Aktivitäten des Betroffenen<br>⇢ über die Möglichkeit rehabilitativer Maßnahmen oder die Versorgung mit Hilfsmitteln informieren, welche gewohnte Fähigkeiten erhalten oder wiederherstellen<br>⇢ Zuversicht geben, dass die Schmerzen auch bei einer Verschlechterung des Zustandes beherrschbar sein werden<br>⇢ informieren über die Möglichkeiten von fächerübergreifenden Schmerzambulanzen in Kliniken oder so genannten Schmerzzentren |

mes zu verdrängen u. Ä. nehmen Einfluss auf den Umgang mit Schmerzen. Menschen, die z. B. eine schwere Erkrankung nicht wahrhaben wollen, halten oft erhebliche Schmerzen aus. So können selbst größere Tumore, die „normalerweise" erhebliche Schmerzen auslösen würden, nicht bemerkt werden.

**Alter und Schmerz.** Schmerzen werden von älteren Menschen genau so intensiv wahrgenommen wie von jüngeren. Lediglich die Fähigkeit, den Schmerzcharakter zu erkennen, ist (vermutlich) vermindert. In der Praxis ist aber wohl wichtiger, dass viele alte Menschen Schmerzen als „logische" Folge des Alterns ansehen und sich besonders bei langsamer Zunahme der Schmerzintensität an die Einschränkung ihrer Lebensqualität gewöhnen. Häufig fällt es ihnen schwer, über ihre Befindlichkeit zu reden, oder sie nehmen an, Pflegende und Ärzte wüssten über ihre Schmerzen auch ohne Klagen Bescheid.
Wichtig ist:
- mit schmerzleidenden Menschen vorurteilslos umzugehen, die Schmerzäußerungen ernst zu nehmen und die Art, wie sie auf die Schmerzen reagieren, zu respektieren,
- ältere Menschen regelmäßig gezielt nach Schmerzen zu fragen,
- zu erfragen, welche Bedeutung die Schmerzen für den Betroffenen haben und ob und welche Erklärungen er für die Schmerzen hat,
- zu erfragen, wie in seiner Familie oder seinem Freundeskreis mit Schmerzen umgegangen wird,
- zu erfragen, welche Erfahrungen er schon mit Schmerzen gemacht hat,
- zu erfragen, was ihm geholfen hat.

## Fallbeispiel Herr Schmidt

### Systematische Schmerzeinschätzung vgl. Prozessebene (P1) Expertenstandard Abb. 6.14

Eine Schmerzanamnese wurde bereits vor Wochen erhoben, als Herr Schmidt begann über Schmerzen in der Lendenwirbelsäule zu klagen. Die Pflegenden beobachteten Herrn Schmidt auf Erscheinungen, die auf Schmerzen hinweisen und füllten jeden 2. Tag gemäß ihren Beobachtungen und Herrn Schmidts Angaben einen Bogen zur Schmerzeinschätzung aus. So konnte der Verlauf der Schmerzen sichtbar werden.

Herr Schmidt ist ein gebildeter, recht selbstständiger Mann, der eher viel Informationen wünscht und gerne selbst aktiv wird. Die nun starken Schmerzen beeinträchtigen ihn sehr. Seine Schmerzen ändern sich im Tagesverlauf, nehmen z. B. beim Besuch des Sohnes zu und lassen nach, wenn Herr Schmidt im Bett liegt und seine Lieblingsmusik hört.

Frau Müller, die Leiterin des Wohnbereichs, schlägt ihm vor, zur genaueren Schmerzeinschätzung ein Schmerztagebuch zu führen. Herr Schmidt kann sich gut selbst beobachten und führt es gewissenhaft.

### Medikamentöse Schmerzbehandlung (P2)

Herr Schmidt hatte bereits vor seinem Klinikaufenthalt vom Hausarzt Morphinpflaster verordnet bekommen. Trotz der Anwendung der Pflaster notiert er zeitweise Schmerzen von bis zu 6/10 auf der Numerischen Analogskala (NAS). Frau Müller informiert den Hausarzt. Dieser veranlasst den Besuch eines spezialisierten Arztes aus einer „Schmerzpraxis". Er rät zum Einsatz einer Morphinpumpe, Herr Schmidt willigt ein.

Über eine subkutane Infusion bekommt er nun Morphin verabreicht **(Abb. 6.18)**. Er kann die Pumpe selbst bedienen. Wenn die Schmerzen zunehmen, kann er sich über eine Taste eine zusätzliche Dosis Morphin spritzen. Um Überdosierungen zu vermeiden, lässt das Gerät nur alle 4 Stunden eine Zusatzdosis zu. Frau Müller beobachtet die Wirkung und kontrolliert regelmäßig die Vitalzeichen.

Herr Schmidt lernt den Umgang mit dem Gerät schnell und ist froh über die deutliche Verringerung der Schmerzen. Er verliert die Angst vor unbeherrschbaren Schmerzen und hat das Gefühl, etwas Macht über seine Schmerzen zu haben. Er trägt es in sein Schmerztagebuch ein, wenn er eine Morphininjektion auslöst.

### Behandlung und Prophylaxe von schmerzmittelbedingten Nebenwirkungen (P3)

Frau Müller informiert Herrn Schmidt über zu erwartende Nebenwirkungen. Sie beginnt mit Maßnahmen zur Obstipationsprophylaxe und sagt Herrn Schmidt, er solle sich sofort melden, wenn er trotzdem Stuhlgangprobleme hätte. Er könne dann Abführmittel erhalten.

Sie informiert Herrn Schmidt auch, dass es durch die Umstellung von Morphinpflaster auf die subkutane Verabreichung von Morphin zu Übelkeit und Erbrechen kommen könne. Falls diese Nebenwirkungen auftreten, solle er sich an sie wenden, er könne Medikamente gegen Übelkeit erhalten.

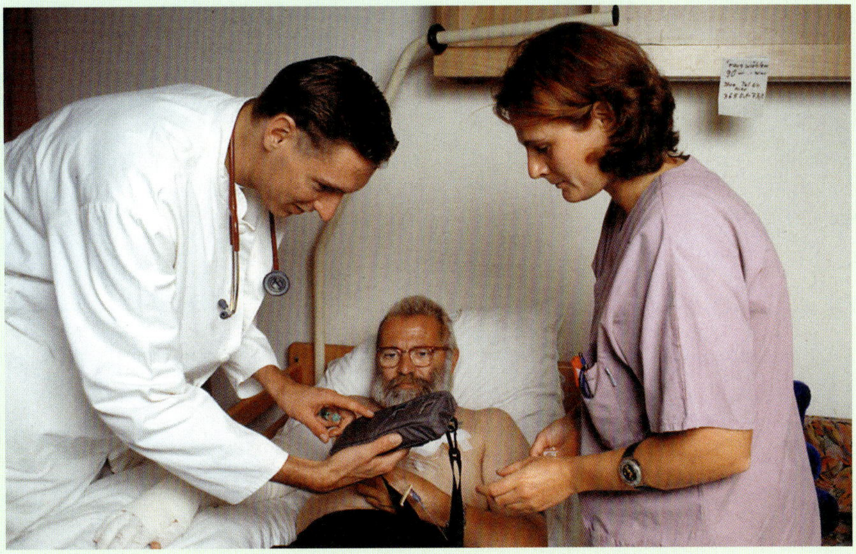

**Abb. 6.18 ··› Morphinpumpe.** Die tragbare Pumpe gibt dem Patienten die Möglichkeit, selbst auf seine Schmerztherapie einzuwirken.

### Nichtmedikamentöse Therapien und Techniken (P4)

Frau Müller fragt Herrn Schmidt, der gerne Instrumentalmusik hört, ob sie ihm eine „Entspannungs-CD" ausleihen solle. Herr Schmidt nimmt das Angebot gerne an. Die CD beginnt mit Entspannungsmusik, dann wird der Zuhörer von einer ruhigen angenehmen Stimme mit auf eine Phantasiereise genommen. Herr Schmidt mag die CD gerne.

### Beratung oder Schulung (P5)

Da Herr Schmidt sich gut auf die Anleitungen des Sprechers einlassen kann, fragt Frau Müller ihn, ob er gerne lernen würde, mit Hilfe der Methode „Imagination" seine Schmerzen abzuschwächen. Eventuell könne ihn ein Psychotherapeut aus der Schmerzpraxis besuchen, der ihn darin unterstützt.

Herr Schmidt sagt, er komme nun eigentlich ganz gut zurecht und bräuchte es nicht. Er hätte bis heute durch die Anleitung und kompetente Beratung von Frau Müller und durch das Führen des Schmerztagebuchs ganz gut gelernt seine Schmerzen einzuschätzen. Auch habe er herausgefunden, was ihm gut tut, was seine Schmerzen positiv beeinflusst und was er lieber unterlassen sollte.

*Um die Inhalte zu vertiefen, können Sie sich das Video „Anwenden von Medikamenten" ansehen.*

# 7 Prävention, Rehabilitation und Palliation

Jutta Weniger

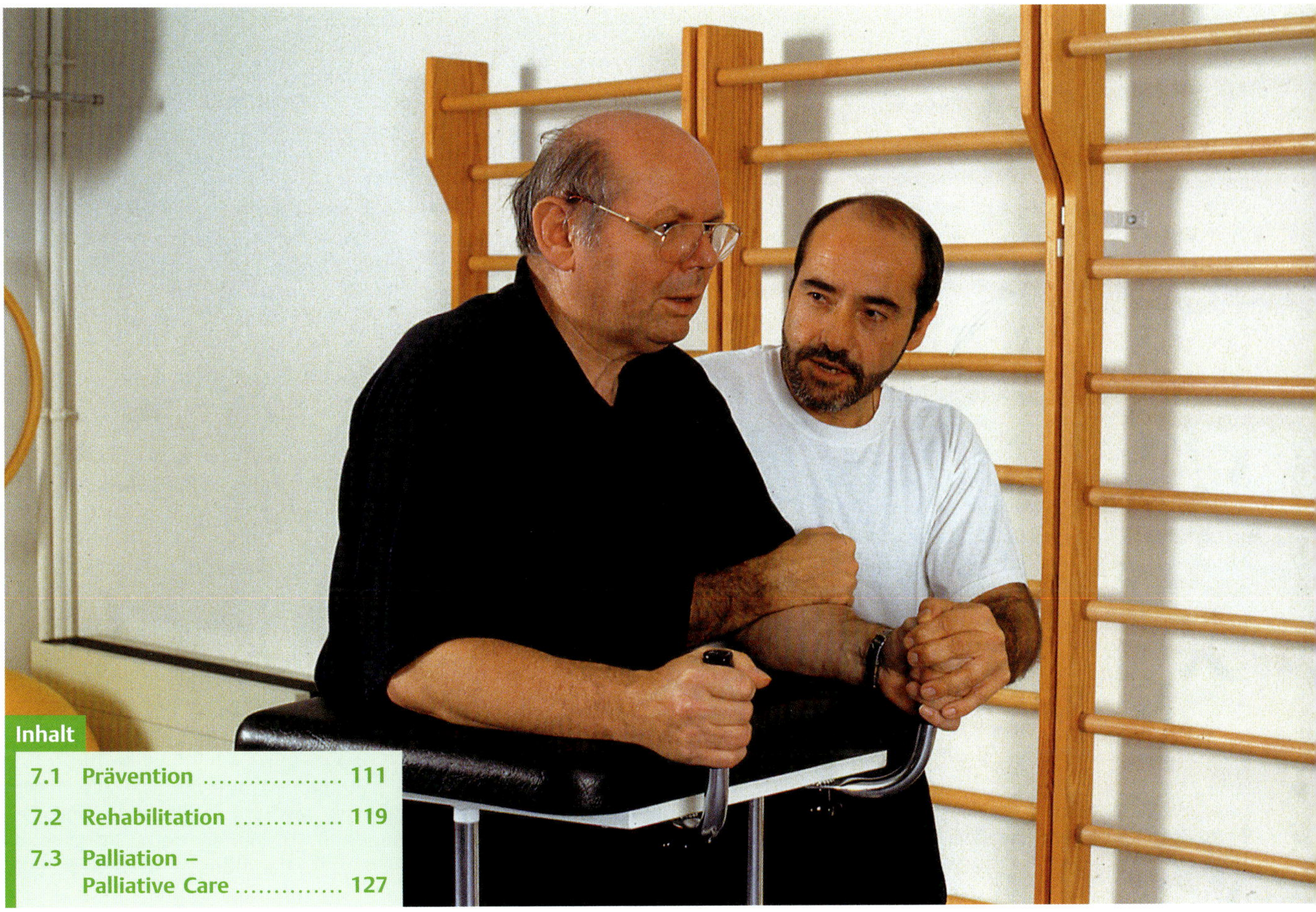

Inhalt



## 7.1 Prävention

**B** *Frau Wohlig ist Altenpflegerin und arbeitet auf der Sozialstation. Sie besucht das Ehepaar Blume. Herr Blume ist 75 Jahre alt, leidet an Arteriosklerose und hatte vor 2 Jahren einen Hirninfarkt. Er ist halbseitengelähmt und ständig auf Hilfe angewiesen. Zudem ist er adipös und in einem schlechten Allgemeinzustand, sodass er nur zum Essen an den Tisch gesetzt wird und die meiste Zeit im Bett verbringt. Seine Frau ist 69 Jahre alt, rüstig und eine gute, geschickte Hausfrau. Frau Wohlig unterstützt Herrn Blume bei der Körperpflege. Sie stellt sein Pflegebett auf Arbeitshöhe und nimmt eine stabile Ausgangsposition ein. Sie arbeitet von Herrn Blumes mehr betroffener Körperseite aus, reicht ihm den Waschlappen und ermutigt ihn, Gesicht und Oberkörper selbst zu waschen. Sie führt pneumonie- und dekubitusprophylaktische Maßnahmen durch bzw. fordert Herrn Blume dazu auf und leitet ihn an. Gemeinsam mit Frau Blume setzt sie ihn in den Rollstuhl. Er beginnt zu frühstücken. Frau Wohlig kommt noch etwas mit Frau Blume ins Gespräch, die ihr erzählt, sie hätte jetzt bei ihrer Krankenkasse einen Kurs „Die gesunde Mittelmeerküche" gemacht. Frau Wohlig freut sich, denn sie bemüht sich schon seit Wochen, Frau Blume zu einer etwas gesünderen Ernährung für ihren Mann zu bewegen. Er sollte etwas abnehmen, weil er übergewichtig ist und einen erhöhten Blutdruck hat. Auch wäre es gut, wenn er sich weniger fettreich ernähren würde, da er an einer Fettstoffwechselstörung leidet, die einen weiteren Risikofaktor für seine Arteriosklerose darstellt. Bevorzugt sollte er ungesättigte Fettsäuren zu sich nehmen. Besonders empfehlenswert ist Olivenöl, weshalb sich die Mittelmeerküche besonders eignet. Frau Wohlig hatte Frau Blume schon erklärt, dass auch der Hirninfarkt als eine Folge der Arteriosklerose ihres Mannes zu sehen ist. Um nicht einen weiteren Hirn- oder auch einen Herzinfarkt zu bekommen, müssen die bei Herrn Blume bestehenden Risikofaktoren verringert werden. Eine der Möglichkeiten ist die Ernährung. Frau Blume sagt, Gerichte, die mit Olivenöl und*

*viel frischem Gemüse zubereitet sind, würden auch ihr sehr gut schmecken und erinnerten sie an frühere Urlaube in Südfrankreich. Frau Wohlig bestärkt sie darin und sagt, diese Gerichte seien auch für sie gesund, sie solle ruhig öfters so etwas kochen.*
*Als Herr Blume mit dem Frühstück fertig ist, misst sie den Blutdruck (er ist im Normbereich) und reicht ihm seine Medikamente. Er nimmt folgende Medikamente ein: einen Lipidsenker, einen Betarezeptorenblocker zur Blutdrucksenkung und einen Thrombozytenaggregationshemmer (ASS 100 mg) zur Vorbeugung einer erneuten Bildung eines Blutgerinnsels, das wieder einen Infarkt auslösen könnte.*
*Frau Blume erzählt, dass morgen der Hausarzt zu einem Routinetermin vorbeikommen würde. Frau Wohlig schlägt ihr vor, sich und ihren Mann gegen Grippe impfen zu lassen. Es sei in ihrem Alter empfehlenswert und wenn sie den Arzt informieren würde, könnte er die Impfung vielleicht morgen schon durchführen. Außerdem sei es für ihren Mann wieder an der Zeit, die Vorsorgeuntersuchung zur Früherkennung eines kolorektalen Karzinoms und eines Prostatakarzinoms durchzuführen. Sie könne den Arzt ja einmal darauf ansprechen, wenn er von sich aus nichts unternehmen würde.*

**L** *Was tut die Altenpflegerin hier? Gehören diese Tätigkeiten zu ihren beruflichen Aufgaben? Ordnen Sie die Tätigkeiten den im Folgenden erklärten Begrifflichkeiten zu.*

## 7.1.1 Zu den Begriffen Gesundheitsförderung und Prävention

Die Begriffe Gesundheitsförderung und Prävention werden häufig in einem Atemzug genannt. Im täglichen altenpflegerischen Handeln überschneiden sie sich. Die Altenpflegerin berät z. B. einen älteren Herrn über eine ausgewogene Ernährung und gibt Tipps, wie er sie umsetzen kann. Dies ist zunächst eine gesundheitsfördernde Maßnahme im allgemeinen Sinn. Wenn mit dieser Beratung jedoch einer bestimmten Erkrankung vorgebeugt werden soll, handelt es sich um Prävention.

**D** *Unter Prävention versteht man alle Maßnahmen, die dazu dienen, Krankheiten zu vermeiden, sie frühzeitig zu erkennen oder ihre Folgen zu minimieren. Prävention orientiert sich an Krankheiten und Risikofaktoren mit dem Ziel, diese zu vermeiden.*

### Präventionsstufen

Präventive Maßnahmen werden danach unterschieden, zu welchem Zeitpunkt sie einsetzen:

- **Primärprävention:** Sind sie auf den gesunden Menschen gerichtet? Dienen sie der Verhütung von Erkrankungen?
- **Sekundärprävention:** Sollen bestimmte Erkrankungen in einem sehr frühen Stadium erkannt und therapiert werden?
- **Tertiärprävention:** Soll der Verlauf bereits ausgebrochener Krankheiten günstig beeinflusst werden? Sollen Folgeerkrankungen vermieden werden?

### Präventionsansätze

Weiterhin werden je nach Art der Maßnahmen 2 Präventionsansätze unterschieden:

- **Verhaltensprävention**, auch *individueller Ansatz* genannt, da sie auf eine Verhaltensänderung der betreffenden Person selbst ausgerichtet ist. Sie soll gesundheitsgefährdende Verhaltensweisen ablegen und diese durch die Gesundheit erhaltende Maßnahmen ersetzen.
- **Verhältnisprävention,** auch *Setting-Ansatz* genannt. Die Maßnahmen sind auf die Umgebung, auf das direkte Umfeld einer oder mehrerer Personen bezogen. Sie haben das Ziel, gesunde Bedingungen in der Umwelt zu erhalten oder zu schaffen.

Ein Beispiel für Verhältnisprävention ist ein Projekt zur Sturzprävention der AOK Baden-Württemberg in Zusammenarbeit mit Pflegeheimen. Es wird im „Setting", das heißt in der Umgebung, in der sturzgefährdete Menschen leben, im Altenheim umgesetzt. Diese Umgebung soll so gestaltet werden, dass das Sturzrisiko minimiert wird (z. B. durch bessere Beleuchtung, rutschsichere Böden). Neben der Schulung des Pflegepersonals, das sturzprophylaktische Maßnahmen (S. 178) vor Ort umsetzt, werden Trainingsgruppen zur Förderung der körperlichen Fitness der Bewohner in den Altenheimen eingerichtet. Da dies alles im Lebensraum der Zielgruppe, der die Sturzprävention zugute kommen soll, stattfindet, werden sozusagen die Verhältnisse geändert, in der die Menschen leben. Daher die Bezeichnung „Verhältnisprävention".

**D** *Gesundheitsförderung orientiert sich im Gegensatz zur Prävention an der Gesundheit. Ihr Ziel ist „ein umfassendes Wohlbefinden", das es zu fördern gilt (s. hierzu auch die Definition der WHO im Rahmen der Ottawa-Charta, S. 113).*

Kochkurse beispielsweise, in denen eine gesunde Nahrungsmittelzubereitung und Auswahl erlernt wird, zählen zur Gesundheitsförderung. Ebenso die „betriebliche Gesundheitsförderung", in deren Rahmen z. B. Kurse über rückenschonendes Arbeiten oder „Sport im Betrieb" zur Gesundheitsförderung der Mitarbeiter eingerichtet werden. Ebenso gibt es große Projekte, wie z. B. „das gesunde Krankenhaus" oder „die gesunde Schule", die viele Einzelmaßnahmen zur Schaffung einer gesunden Umgebung und zu gesundheitsförderndem Verhalten des Einzelnen einschließen.

Altenpflege bewegt sich mit ihrem Angebot zwischen Krankheit und Gesundheit. Altenpflegerische Interventionen bzw. Handlungen richten sich an gesunde und an kranke Anteile des alten Menschen. Deshalb gehören je nach Sichtweise sowohl die Gesundheitsförderung (mit Blick auf die gesunden Anteile) wie auch die Prävention (mit Blick auf Erkrankungen, denen vorgebeugt werden soll) zur Altenpflege. In der Praxis fließen gesundheitsfördernde und präventive Maßnahmen zusammen und ergänzen sich.

**B** *Fortsetzung Fallbeispiel: Alles was Frau Wohlig tut, sind altenpflegerische Tätigkeiten, die zum Berufsbild gehören. Unter der Perspektive der Gesundheitsförderung/Prävention können sie den in* ***Tab. 7.1*** *aufgeführten Begrifflichkeiten zugeordnet werden.*

**Tab. 7.1** ⇢ Prävention und Gesundheitsförderung

| *Tätigkeit* | *Zuordnung zu einem der Begriffe* |
|---|---|
| Pflegebett auf Arbeitshöhe stellen und stabile Ausgangsposition einnehmen | *Primärprävention:* rückenschonendes Arbeiten zur Erhaltung der Gesundheit der Altenpflegerin |
| von der mehr betroffenen Seite aus arbeiten, Herrn Blume ermutigen, sich selbst zu waschen | *Tertiärprävention:* Fördern der Wahrnehmung der gelähmten Seite, Förderung erhaltener Fähigkeiten, das Krankheitsbild soll sich nicht verschlechtern |
| Pneumonieprophylaxe, Dekubitusprophylaxe | *Primärprävention:* einer Pneumonie (Lungenentzündung) oder einem Druckgeschwür wird gezielt vorgebeugt |
| gesündere Ernährung für Herrn Blume | *Tertiärprävention:* die Risikofaktoren der Arteriosklerose (Übergewicht, hoher Blutdruck und Fettstoffwechselstörung) sollen über eine „Mittelmeerkost" günstig beeinflusst werden; weiteren Infarkten als Folge der Arteriosklerose soll vorgebeugt werden |
| gesündere Ernährung für Frau Blume | *Gesundheitsförderung:* ihre Gesundheit und ihr Wohlbefinden soll gefördert werden, einer Vielzahl von Erkrankungen soll vorgebeugt werden |
| Frau Blume kocht jetzt anders | *Verhaltensprävention:* durch den Kochkurs änderte sie ihr Verhalten |
| RR-Kontrolle und Einnahme der Medikamente | *Tertiärprävention:* Verringerung der Risikofaktoren der Arteriosklerose |
| Grippeschutzimpfung | *Primärprävention:* einer Virusgrippe wird gezielt vorgebeugt |
| Vorsorgeuntersuchungen | *Sekundärprävention:* ein evtl. vorhandenes Karzinom soll in einem sehr frühen Stadium erkannt werden |

## 7.1.2 Gesundheitsförderung

Gesundheit ist für viele Menschen nach eigener Aussage sehr wichtig. Es wird versucht, gesund zu leben und die notwendigen Bedingungen dafür zu schaffen. Ganz allgemein wird Verschiedenes getan, um die Gesundheit oder auch gesunde Anteile, zu fördern. Wo kommt unser Verständnis von Gesundheitsförderung her? Und wo finden wir Grundlagen für eine gesundheitsfördernde Haltung und entsprechendes Handeln in der Altenpflege?

### Gesundheitsförderung im Sinne der Ottawa-Charta der WHO

Gesundheitsförderung, wie wir sie heute begreifen, geht auf die „Ottawa-Charta", die aus den 80er Jahren stammt, zurück. Diese wurde von der WHO (World Health Organisation) 1986 auf ihrer 1. Internationalen Konferenz zur Gesundheitsförderung in Ottawa verabschiedet.

Ziel der Ottawa-Charta ist: „Gesundheit für alle bis zum Jahr 2000 und darüber hinaus." Die Ottawa-Charta ist Grundlage und umfassende Zielformulierung der Gesundheitsförderung. Sie dient uns und anderen Ländern heute noch als Leitlinie für Aktivitäten der Gesundheitsförderung. Gesundheitsförderung wurde in Ottawa von der WHO folgendermaßen definiert.

**D** *„Gesundheitsförderung zielt auf einen Prozess, allen Menschen ein höheres Maß an Selbstbestimmung über ihre Gesundheit zu ermöglichen und sie damit zur Stärkung ihrer Gesundheit zu befähigen. Um ein umfassendes körperliches, seelisches und soziales Wohlbefinden zu erlangen, ist es notwendig, dass sowohl einzelne als auch Gruppen ihre Bedürfnisse befriedigen und ihre Wünsche und Hoffnungen wahrnehmen und verwirklichen sowie ihre Umwelt meistern bzw. sie verändern können. In diesem Sinne ist die Gesundheitsförderung als ein wesentlicher Bestandteil des alltäglichen Lebens zu verstehen und nicht als vorrangiges Lebensziel. Gesundheit steht für ein positives Konzept, das die Bedeutung sozialer und individueller Ressourcen für die Gesundheit ebenso betont wie die körperlichen Fähigkeiten. Die Verantwortung für die Gesundheitsförderung liegt deshalb nicht nur beim Gesundheitssektor, sondern bei allen Politikbereichen und zielt über die Entwicklung gesünderer Lebensweisen hinaus auf die Förderung von umfassendem Wohlbefinden."*

Besonders betont werden in der Ottawa-Charta die Selbstbestimmung über die eigene Gesundheit und die Befähigung des Einzelnen zur Gesundheitsförderung.

Gesundheitsförderung, wie sie in Ottawa von der WHO beschrieben wurde, geht jedoch weit über eine persönliche „Verhaltensstrategie" hinaus. Sie ist sozusagen auch ein politisches Programm. Verhältnisse und Bedingungen für Gesundheit sollen positiv beeinflusst werden. Deshalb wird in obiger Definition betont, dass Gesundheitsförderung nicht allein Aufgabe von Einrichtungen des Gesundheitswesens sein kann. Sie muss koordiniert werden zwischen Regierung, Bildung, Wirtschaft, Industrie, Medien und Gesundheitswesen.

Das klingt alles sehr abstrakt – und es ist es auch. Wie Leitlinien in der Medizin, Expertenstandards in der Pflege oder auch Leitbilder in Institutionen der Altenhilfe kann die Ottawa-Charta nur eine grobe Orientierung für Projekte in der Gesundheitsförderung geben. Sie enthält Absichtserklärungen und Visionen und gibt, ähnlich wie Leitbilder, eine bestimmte Richtung vor. Mehr leistet sie nicht.

Organisationen, z. B. Schulen, Betriebe, oder auch Krankenhäuser und Altenheime, die gesundheitsfördernde Maßnahmen einführen möchten, müssen die Konkretisierung selbst vornehmen. Sie können sich an diesem Leitbild der WHO orientieren, müssen es jedoch selbst mit konkreten „gesundheitsfördernden" Inhalten füllen.

### Antonovskys Modell der Salutogenese

Ein weiterer Meilenstein in der Entwicklung unseres heutigen Verständnisses von Gesundheit und Gesundheitsförderung ist das Modell der Salutogenese von Antonovsky. Der israelische Medizinsoziologe Aaron Antonovsky stellt in seinem Modell die Gesundheit (*Saluto-* ist abgeleitet von lat. *salus:* die Gesundheit, das Wohlergehen) in den Mittelpunkt. Er fragt nach der Entstehung (*-genese*) und den Bedingungen für Gesundheit. Damit unterscheidet er sich grundsätzlich von herkömmlichen, klassischen Herangehensweisen in der Medizin oder auch der Psychologie, welche Erklärungen für einzelne Erkrankungen oder Symptome liefern, jedoch keine Erklärungen für die Gesundheit.

### Kontinuum von Gesundheit und Krankheit

Für Antonovsky ist Gesundheit ein sich ständig fortsetzender und sich in Bewegung befindlicher Prozess. Eine Vielzahl von einerseits belastenden und risikoreichen Einflussfaktoren wie andererseits entlastenden und schützenden Faktoren stehen in diesem Prozess ständig in Wechselwirkung miteinander. Je nachdem, ob Gesundheits- oder Risikofaktoren schwerer wiegen, befindet sich ein Mensch irgendwo auf dem fließenden Übergang zwischen Gesundheit und Krankheit **(Abb. 7.1)**.

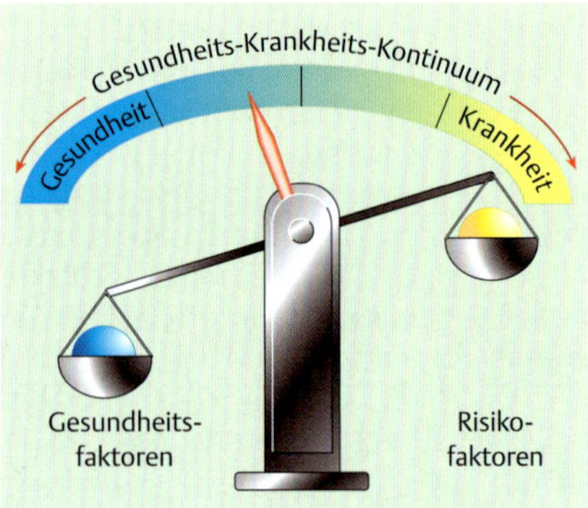


**Abb. 7.1 ⇢ Gesundheits-Krankheits-Waage.** Gesundheits- und Risikofaktoren sind die Gewichte, welche die Waage in Richtung Gesundheit oder Krankheit ausschlagen lassen (aus Thiemes Pflege, 2004).

### Perspektive der Salutogenese

Antonovsky richtet seinen Blick bei diesem Prozess auf die Gesundheit. Während Medizin und Psychologie z. B. „Stress" als eine der Ursachen bei bestimmten Erkrankungen ausgemacht haben, hält Antonovsky dagegen, dass es auch Menschen gibt, die viel „Stress" haben und trotzdem gesund bleiben. Nach Antonovsky gilt es zu schauen, welche schützenden Faktoren es gibt, die stressbedingten Spannungen so entgegenwirken, dass der Mensch gesund bleibt bzw. sich in Richtung Gesundheit bewegt.

### Widerstandsressourcen

Antonovsky nennt diese schützenden, gesunderhaltenden Faktoren Widerstandsressourcen. Derjenige, der über sie verfügt, kann mit den belastenden Faktoren, die auf ihn einwirken, leichter umgehen und ist ihnen nicht hilflos ausgesetzt. Er erlebt sie nicht als unvermeidbar zerstörerisch und sieht in der Auseinandersetzung mit ihnen einen Sinn.

Man kann die Widerstandsressourcen ebenso wie die belastenden Faktoren in verschiedene Bereiche und Aspekte einteilen:

- physikalischer und biochemischer Bereich (z. B. das Immunsystem),
- materielle Situation (Einkommen, Vorhandensein oder Nicht-Vorhandensein von ausreichend finanziellen Mitteln),
- kognitiver Bereich (Wissen, Intelligenz),
- Selbstbild und Selbsteinschätzung (Zutrauen und Optimismus),
- sozialer Bereich (Unterstützungssysteme und Eingebundensein in ein Netzwerk),
- kulturelle und weltanschauliche Aspekte (Eingebundensein und Orientierung in einem Kulturkreis, religiöse Verankerung).

### Kohärenzgefühl

Kann ein Mensch über einen längeren Zeitraum hinweg einen Sinn in dem, was er gegen die belastenden Faktoren unternimmt, sehen, entwickelt sich nach Antonovsky ein sog. Kohärenzgefühl (von lat. *cohaerentia: Zusammenhang*). Nach Antonovsky hängt der Einsatz der vorhandenen Ressourcen oder auch die Suche nach Bewältigungsstrategien davon ab, ob die Auseinandersetzung mit den belastenden Faktoren sich für den betroffenen Menschen lohnt, ob sie für ihn bedeutsam sind und für ihn einen Sinn ergeben.

Da Antonovskys Modell der Salutogenese sich an Gesundheit orientiert und Bedingungen für Gesundheit beschreibt, hat es als theoretische Grundlage für gesundheitsfördernde Maßnahmen oder Projekte eine besondere Bedeutung. Es stellt eine Alternative zum krankheitsorientierten Denken dar und gilt heute als das wichtigste interdisziplinäre Modell von Gesundheit und Krankheit (die getrennten Sichtweisen unterschiedlicher Disziplinen, wie Medizin, Pflege, Gesundheitswissenschaften, Psychologie, Soziologie usw. überwindend).

## Ganzheitlich fördernde Prozesspflege nach Monika Krohwinkel

Ein weiteres Modell, das als theoretische Grundlage für gesundheitsförderndes Handeln Bedeutung hat, ist in der Altenpflege weithin bekannt: Krohwinkels Modell der „ganzheitlich-rehabilitierenden Prozesspflege".

Die deutsche Pflegewissenschaftlerin Monika Krohwinkel entwickelte 1993 ein Pflegemodell als Bezugsrahmen für ihre Studie mit Apoplexiekranken („Der Pflegeprozess am Beispiel von Apoplexiekranken – eine Studie zur Erfassung und Entwicklung ganzheitlich-rehabilitierender Prozesspflege").

### Gesundheit und Krankheit

Krohwinkel begreift Gesundheit und Krankheit als sich verändernde Prozesse und nicht als gleichbleibende Zustände. Sie betont, dass nicht ausschließlich die Defizite eines Menschen, sondern immer auch seine Fähigkeiten in den Blick zu nehmen sind. Dieses Gesundheitsverständnis geht also über einen rein medizinischen Befund hinaus. Es schließt die vom jeweiligen Menschen erfahrene Unabhängigkeit und sein Wohlbefinden mit ein.

### Pflege

Ausgangspunkt des „pflegerischen Handlungsprozesses", wie Krohwinkel schreibt, sind die Bedürfnisse bzw. Probleme und Fähigkeiten des Menschen mit Pflegebedarf. Von Interesse für die Pflegenden sind dabei immer die Auswirkungen dieser Probleme und Fähigkeiten auf die Unabhängigkeit und das Wohlbefinden des plegebedürftigen Menschen.

In ihrem „Rahmenmodell ganzheitlich-fördernder Prozesspflege" nennt Krohwinkel als „primär pflegerische Zielsetzung": Erhaltung, Förderung bzw. Wiedererlangung von Unabhängigkeit und Wohlbefinden der pflegebedürftigen Person in ihren Lebensaktivitäten wie auch die Verbesserung der Lebensqualität.

Um diese Pflegeziele zu erreichen, stehen nach Krohwinkel als „primär pflegerische Hilfeleistung" Pflegenden 5 prinzipielle Methoden zur Verfügung:

- für den pflegebedürftigen Menschen handeln,
- ihn führen und leiten,
- für eine Umgebung sorgen, die einer positiven Entwicklung förderlich ist,
- ihn unterstützen,
- den pflegebedürftigen Menschen und/oder seine persönlichen Bezugspersonen anleiten, beraten, unterrichten und fördern.

### AEDL-Strukturmodell

Krohwinkel baut auf den Erkenntnissen von Roper et al. (1997) auf, die den Begriff der Lebensaktivitäten geprägt haben. In ihrem „Modell des Lebens" beschreiben die Autorinnen unterschiedliche Lebensaktivitäten. Ein Mensch bewegt sich im Laufe seines Lebens in seinen Lebensaktivitäten zwischen vollkommener Abhängigkeit und vollkommener Unabhängigkeit; dies wird Kontinuum genannt.

Auch Krohwinkel betrachtet pflegerische Bedürfnisse in Zusammenhang mit den Lebensaktivitäten eines Menschen. Die Fähigkeit zur Gestaltung dieser ganz alltäglichen Lebensaktivitäten beeinflusst das Leben und die Gesundheit einer Person. Krohwinkel unterscheidet 13 solcher Lebensaktivitäten und nennt sie Aktivitäten und existenzielle Erfahrungen des Lebens (AEDL, **Abb. 7.2**). Sie versteht darunter Bereiche, in denen pflegerische Bedürfnisse eines Menschen auftreten können, und weist darauf hin, dass Bedürfnisse in unterschiedlichen AEDL nicht streng voneinander abgegrenzt werden können. Bedürfnisse und Fähigkeiten wirken sich immer auf den gesamten Menschen aus. Sie sind nach Krohwinkel ganzheitlich zu verstehen. Eine Unterscheidung in diese „Bedürfnispakete" dient lediglich dem Zweck der Analyse. Alle 13 Bereiche stehen untereinander in Beziehung und beeinflussen sich.

Krohwinkel konnte in ihrer Apoplexie-Studie nachweisen, dass ganzheitlich-fördernde Prozesspflege eine therapeutische Wirkung hat. Die Apoplexiekranken verbesserten ihre Fähigkeiten in vielen AEDLs deutlich und nachweisbar durch die pflegerischen Interventionen. So ist ihr Rahmenmodell nicht „reine Theorie". Der Beweis, dass nach diesem Modell in der Pflege gesundheitsfördernd gearbeitet werden kann, wurde bereits 1993 durch ihre Studie mit Apoplexiekranken erbracht.

Wie in der Ottawa-Charta geht es Krohwinkel um das Wohlbefinden der zu pflegenden Person. Und wie Antonovsky sieht Krohwinkel Gesundheit und Krankheit nicht als einen statischen Zustand, sondern als dynamischen Prozess. Antonovskys Vorstellung eines Kontinuums zwischen Gesundheit und Krankheit ähnelt dem Kontinuum zwischen Unabhängigkeit und Abhängigkeit in den AEDL bei Monika Krohwinkel bzw. Roper et al. Auch richtet Krohwinkel ihren Blick auf die Fähigkeiten und Ressourcen, über welche die zu pflegende Person verfügt, und bezieht die Einflüsse der Umwelt in ihre Betrachtungen mit ein. Ähnliches meint wohl Antonovsky mit seinen „generalisierten Widerstandsressourcen".

| | |
|---|---|
| 1. kommunizieren können | **13. mit existenziellen Erfahrungen des Lebens umgehen können** |
| 2. sich bewegen können | **existenzfördernde Erfahrungen**<br>– Wiedergewinnen von Unabhängigkeit<br>– Zuversicht/Freude<br>– Vertrauen<br>– Integration<br>– Sicherheit<br>– Hoffnung<br>– Wohlbefinden<br>– Sinn finden |
| 3. vitale Funktionen aufrechterhalten können | |
| 4. essen und trinken können | |
| 5. ausscheiden können | |
| 6. sich pflegen können | |
| 7. sich kleiden können | **existenzgefährdende Erfahrungen**<br>– Verlust von Unabhängigkeit<br>– Sorge, Angst<br>– Misstrauen<br>– Trennung<br>– Isolation<br>– Ungewissheit<br>– Hoffnungslosigkeit<br>– Schmerzen/Sterben<br>– Langeweile |
| 8. ruhen, schlafen und sich entspannen können | |
| 9. sich beschäftigen, lernen und sich entwickeln können | |
| 10. sich als Mann oder Frau fühlen und verhalten können | |
| 11. für eine sichere und fördernde Umgebung sorgen können | |
| 12. soziale Beziehungen und Bereiche sichern und gestalten können | **Erfahrungen, die existenzfördernd oder existenzgefährdend sein können**<br>– kulturgebundene Erfahrungen wie Weltanschauung, Glauben, Religionsausübung<br>– lebensgeschichtliche Erfahrungen |

**Abb. 7.2** ⇢ **AEDL.** Die Aktivitäten und existenziellen Erfahrungen des Lebens (AEDL) nach Krohwinkel (1998, aus Köther, 2005).

## 7.1.3 Gesundheitsförderung in der Altenpflege

In der Altenpflege arbeiten Sie mit Menschen, die in einigen Lebensbereichen unabhängig oder gesund sind, in anderen dagegen mehr oder weniger abhängig oder krank sind. Deshalb ist in der Altenpflege weniger eine Gesundheitsförderung, die sich an völlig gesunde Menschen richtet (wie z. B. eine Unterrichtseinheit über gesunde Ernährung in der Grundschule), gefragt.

**M** *Wichtig ist in der Altenpflege eine gesundheitsfördernde Haltung, die gesunde Anteile und vorhandene Ressourcen fördert.*

### Merkmale einer gesundheitsfördernden Haltung

Eine gesundheitsfördernde Haltung erkennt man an den Merkmalen:

- Orientierung an Gesundheit und an Bedingungen für das Entstehen von Gesundheit (Salutogenese),
- Orientierung an gesunden Anteilen, Fähigkeiten, Ressourcen,
- interdisziplinäre Sichtweise der Gesundheit (bio-physisch, psychisch und sozial),
- Orientierung an Lebensqualität und Wohlbefinden,
- Kompetenz und Eigenverantwortung der betroffenen Person.

### Umsetzung der Gesundheitsförderung in der Altenpflege

Konkret könnten sich folgende Handlungen aus einer gesundheitsfördernden Haltung in der Altenpflege ergeben:

- dem alten Mensch genügend Information zur Verfügung stellen, sodass er in die Lage versetzt wird, selbst zu entscheiden,
- Wahlmöglichkeiten anbieten,
- Selbstständigkeit und Eigenverantwortlichkeit des alten Menschen fördern, z. B. durch das Erklären von medizinischen Befunden und gleichzeitiger Berücksichtigung des subjektiven Wohlbefindens bzw. der Bedeutung für den alten Menschen in seiner aktuellen Situation,

- Ressourcen erkennen und in die Pflege integrieren,
- Fähigkeiten bewusst einsetzen und fördern,
- Ressourcen der Umgebung und der Angehörigen integrieren und fördern,
- allgemein gesundheitsfördernde Faktoren und Verhaltensweisen aufzeigen (etwa die Ernährung, das Bewegungsverhalten und die Fähigkeit zur Entspannung betreffend),
- in Beratungen betonen, was bei einer Verhaltensänderung gewonnen werden kann; zu etwas raten, das evtl. auch Spaß machen kann,
- Möglichkeiten des therapeutischen Teams nutzen, Zusammenarbeit mit anderen Disziplinen (z. B. Ärzten, Physiotherapeuten, Ergotherapeuten, Psychotherapeuten).

## 7.1.4 Prävention in der Altenpflege

Im Gegensatz zur Gesundheitsförderung, die ihren Blick auf die Gesundheit richtet, möchte die Prävention Krankheiten vorbeugen. Prävention hat im Gegensatz zur Gesundheitsförderung aus der Perspektive der Altenpflege den Vorteil, dass sie in konkretere Handlungen mündet. Die folgenden Maßnahmen kommen in den 3 Präventionsstufen Primär-, Sekundär- und Tertiärprävention in der Altenpflege zum Einsatz.

### Primärpräventive Maßnahmen

**D** *Primärprävention ist auf den gesunden Menschen gerichtet. Ziel ist, durch die Beseitigung krankheitsverursachender Faktoren der Entstehung von Erkrankungen vorzubeugen. Gesunde Menschen sollen gesund bleiben.*

#### Infektionsprävention und Hygiene

Infektionsprävention bedeutet die Verhütung von durch Krankheitserregern hervorgerufenen Erkrankungen. Sie ist sowohl in Einrichtungen der stationären Altenhilfe wie im ambulanten Bereich eine wichtige Maßnahme der Primärprävention. Standardhygienemaßnahmen, wie z. B. die Reinigung von Nachttöpfen oder steriles Arbeiten bei der Wundversorgung, zählen zur Infektionsprävention (s. auch Kap. 5 Infektionslehre und Hygiene). Weitere bekannte Maßnahmen sind Impfungen des alten Menschen gegen Infektionskrankheiten, wie z. B. Tetanus oder Grippe.

#### Prophylaxen in der Pflege

Die wichtigsten und am häufigsten durchgeführten Maßnahmen, die der Primärprävention zugeordnet werden können, sind die Prophylaxen.

**D** *Eine pflegerische Prophylaxe beugt bestimmten Erkrankungen, Komplikationen oder Folgeerkrankungen vor. Sie kann ebenso bestimmten Zuständen (Verwirrtheit) oder Ereignissen (Stürzen) vorbeugen.*

Die Altenpflegerin plant beispielsweise Maßnahmen zur *Thromboseprophylaxe* (S. 237), nachdem sie ein entsprechendes Risiko beim alten Menschen festgestellt hat. Oder sie erklärt einer Bewohnerin, die schon mehrfach Blasenentzündungen hatte, auf was sie selbst achten kann, um das Risiko an einer erneuten Zystitis zu verringern (*Zystitisprophylaxe*, S. 339).

Es wird z. B. bei einem alten Menschen, der sich eine Rippe gebrochen hat, gezielt einer Lungenentzündung vorgebeugt, da diese eine sehr häufige Komplikation einer Rippenfraktur ist (*Pneumonieprophylaxe*, S. 210).

Bei einem alten Menschen, dessen Beine gelähmt sind, wird die Pflegekraft besonders auf das regelmäßige Bewegen der Gelenke und auf eine korrekte Lagerung achten. Sie beugt somit Kontrakturen als Folgeerkrankungen der Lähmung vor (*Kontrakturenprophylaxe*, S. 188).

Wird bei einem Bewohner ein erhöhtes Risiko, einen Verwirrtheitszustand zu erleiden, festgestellt, kann diesem individuell und an den jeweiligen Ursachen orientiert vorgebeugt werden (*Verwirrtheitsprophylaxe*, S. 412).

Neben der *Dekubitusprophylaxe* (Vorbeugen gegen Wundliegen, S. 146) hat die *Sturzprophylaxe* (S. 178) eine besonders hohe Bedeutung in der Altenpflege. Ein Druckgeschwür wie auch die möglichen Folgen eines Sturzes (z. B. Oberschenkelhalsbruch) sind sehr schwere Verletzungen, die es mit allen zur Verfügung stehenden Mitteln zu verhindern gilt. Für beide Prophylaxen liegen sog. nationale Expertenstandards vor (S. 147 u. S. 179).

Es zählen auch die *Soor- und Parotitisprophylaxe* (Erkrankungen der Mundhöhle, S. 298), die *Intertrigo-* (Wundsein der Haut, S. 156) und die *Obstipationsprophylaxe* (Verstopfung, S. 317) zur Primärprävention in der Pflege. Da sich das Wissen in der Pflege rasch vermehrt und so auch präventiv mehr Möglichkeiten bestehen, werden weitere Prophylaxen entwickelt.

#### Professionelle Beratung in der Pflege

Beratung kann eine primärpräventive Maßnahme darstellen. Durch die Beratung soll die Eigenverantwortlichkeit, Unabhängigkeit und Selbstständigkeit des betroffenen Menschen gefördert bzw. wiederhergestellt werden. Der Rat suchende Mensch erhält Unterstützung in seinen Bemühungen, die anstehende Aufgabe bzw. das vorliegende Problem selbst bearbeiten oder lösen zu können. Es wird sozusagen „Hilfe zur Selbsthilfe“ gegeben. Ein wichtiges Kennzeichen der professionellen Beratung ist: sie ist ergebnisoffen. Das heißt, es wird keine Lösung vorgegeben, der Rat suchende Mensch findet eigene Lösungen.

Professionelle Beratung ist „Expertenberatung“ und „Prozessberatung“ zugleich. Das heißt, die Pflegefachperson zeigt im Rahmen der „Expertenberatung“ fachlich begründete Handlungsalternativen zu einem bestimmten Problem auf. Sie schlägt z. B. einer Bewohnerin mit einem hohen Sturzrisiko das Tragen von Hüftschutzhosen vor. Dazu benötigt sie vor allem ein fundiertes Fachwissen.

Die „Prozessberatung“ hingegen unterstützt den Rat Suchenden bei der selbstständigen Problemlösung. Es kann z. B. der Rat sein, einmal mit dem Sohn über die Anschaffung eines Hüftprotektors zu reden.

Beratung durch eine Pflegefachperson kann selbstverständlich in allen 3 Präventionsstufen – Primär- Sekundär- sowie Tertiärprävention – wie auch in der Rehabilitation stattfinden **(Abb. 7.3)**.

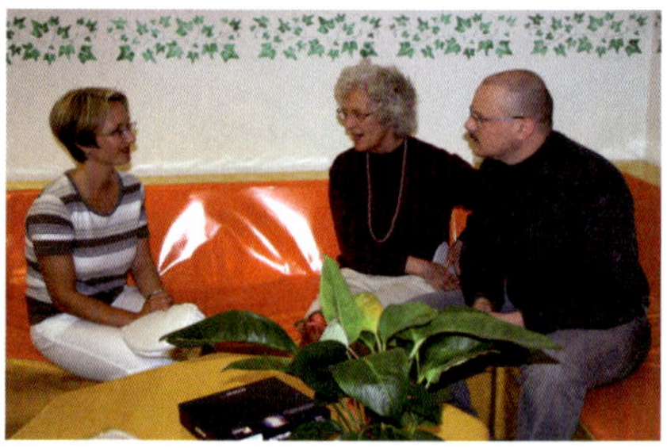

**Abb. 7.3 Beratungsgespräch.** Ein Beratungsgespräch über mögliche Maßnahmen zur Sturzprophylaxe.

#### Maßnahmen zur Erhaltung und Förderung Ihrer eigenen Gesundheit

Die Pflege von alten Menschen enthält stark belastende Anteile. Deshalb sind primärpräventive Maßnahmen zur Gesunderhaltung für die Pflegenden selbst von großer Bedeutung. Sie beziehen sich sowohl auf körperliche wie auch auf psychische Aspekte, wie die beiden folgenden Beispiele zeigen.

##### Rückenschonendes Arbeiten

Pflegende leiden im Vergleich zur Durchschnittsbevölkerung überdurchschnittlich häufig an Erkrankungen der Wirbelsäule und klagen öfter über Rückenbeschwerden. Sie stellen eine Risikogruppe dar, die wegen oftmals unvermeidbarer Unterstützungen der Pflegebedürftigen durch Heben, Stützen und Bewegen stark belastet ist. Tipps zu rückenschonendem Arbeiten s. S. 201.

**P** ***Rückenschulung.*** *Krankenkassen bieten Kurse zu rückengerechtem Arbeiten und zur Stärkung der Rückenmuskulatur z. T. selbst an oder finanzieren die Teilnahme bei anderen Anbietern. Auch der Arbeitgeber kann Rückenschulen und Rückentraining im Rahmen der „betrieblichen Gesundheitsförderung" kostenfrei für die Mitarbeiter anbieten.*

##### Psychohygiene

Psychische Belastungen in der beruflichen Pflege durch die ständige Konfrontation mit Krankheit, Schmerzen, Leid und Tod anderer Menschen gehen oft mit körperlichen Beschwerden einher oder können zum seelischen Ausbrennen, dem „Burn-out-Syndrom" führen. Psychohygiene ist ein Ansatz, hier präventiv etwas zu tun und Pflegepersonen gesund zu erhalten. Dies kann ein bewusster Ausgleich in der Freizeit sein, wie Zusammensein mit Freunden, Familie oder die Pflege von Hobbys. Psychohygiene kann auch der Abbau von Stress durch Sport oder Entspannungstechniken (z. B. autogenes Training) bedeuten. Während der Arbeit können ebenfalls psychohygienische Maßnahmen umgesetzt werden, wie z. B. ein respektvoller Umgang miteinander oder die Teilnahme an einer Supervision (z. B. bei Problemen im Team oder bei der besonders belastenden Arbeit mit bestimmten Bewohnern bzw. Klienten).

### Sekundärpräventive Maßnahmen

**D** *Sekundärprävention zielt darauf ab, Erkrankungen in einem sehr frühen Stadium zu erkennen. Wo die Früherkennung der Erkrankung selbst nicht möglich ist, richtet sich Sekundärprävention auf die Erfassung individueller Risikofaktoren für die Entstehung bestimmter Erkrankungen.*

#### Krebsfrüherkennung

Besonders wichtig ist eine frühzeitige Diagnosestellung bei bösartigen Tumoren. Die sog. Krebsvorsorgeuntersuchungen sind klassische sekundärpräventive Maßnahmen. Frauen, die mindestens 20 Jahre alt sind und Männer ab einem Alter von 45 Jahren können einmal jährlich eine Untersuchung zur Früherkennung von Krebserkrankungen durchführen lassen. Bei Mitgliedern der gesetzlichen Krankenkassen werden die Kosten übernommen.

#### Gesundheitsuntersuchungen (Gesundheits-Check)

Ebenso wichtig ist eine frühzeitige Erkennung der meist chronisch verlaufenden Krankheiten, wie Herz-Kreislauf-Erkrankungen, Nierenerkrankungen und Diabetes mellitus. Treten klinische Symptome auf, sind diese Erkrankungen meist schon in einem fortgeschrittenen Stadium. Gesetzlich Krankenversicherte haben einen Anspruch auf einen kostenfreien „Gesundheits-Check" in einem Abstand von 2 Jahren, beginnend ab dem 35. Lebensjahr.

Gesetzliche Grundlage der Vorsorgeuntersuchungen und des Gesundheits-Checks ist SGB V § 25.

### Tertiärprävention – Verringerung der Risikofaktoren am Beispiel Koronare Herzkrankheit

**D** *Zur Tertiärprävention zählen Maßnahmen, die den Verlauf von Erkrankungen, welche bereits deutliche Symptome zeigen, sich also im klinischen Stadium befinden, günstig beeinflussen. Ein weiteres Fortschreiten der Erkrankung, Folgeerkrankungen oder auch Rückfälle nach erfolgreicher Therapie sollen vermieden werden.*

Den Verlauf einer Erkrankung positiv beeinflussen zu können, setzt voraus, dass krank machende Einflüsse ausreichend erforscht sind. Ein wichtiger Begriff in diesem Zusammenhang ist „Risikofaktor".

**D** *Als Risikofaktor bezeichnet man die Einflussgröße, die möglicherweise auf ein erhöhtes Risiko für den Ausbruch einer bestimmten Erkrankung hinweist.*

Risikofaktoren können sowohl potenzielle Krankheitsursachen wie auch Lebensumstände sein, die bestimmte Gesundheitsrisiken mit sich bringen. Häufig kann kein kausaler Zusammenhang zwischen dem Vorhandensein eines Risikofaktors und dem Ausbruch einer Krankheit nachgewiesen werden. Auch beeinflussen und verstärken sich mehrere Risikofaktoren häufig wechselseitig und erhöhen so das Erkrankungsrisiko.

Es gibt Risikofaktoren, die beeinflussbar sind und Risikofaktoren, die unveränderbar sind (s. unten, Beispiel koronare Herzkrankheit).

**M** *Ziel der Tertiärprävention ist die Minimierung der beeinflussbaren Risikofaktoren.*

Wichtigster Ansatzpunkt der Tertiärprävention ist die Verringerung der beeinflussbaren Risikofaktoren, was hier am Beispiel der koronaren Herzkrankheit (KHK) deutlich gemacht werden soll. Auch in der Primär- und Sekundärprävention sowie in der Rehabilitation (S. 119) ist die Beeinflussung von Risikofaktoren von Bedeutung.

**D** *Eine KHK oder auch Koronarsklerose ist eine Verengung der Herzkranzgefäße, in deren Folge eine Unterversorgung des Herzmuskels mit Sauerstoff entsteht.*

Der Verengung der Herzkranzgefäße liegen Prozesse zugrunde, die unter dem Stichwort Arteriosklerose (Arterienverkalkung) zusammengefasst werden. Für diese wiederum sind Risikofaktkoren bekannt. Die wichtigsten beeinflussbaren Risikofaktoren der KHK sind:
- Fettstoffwechselstörungen,
- Bluthochdruck,
- Rauchen,
- Diabetes mellitus.

Hinzu kommen nicht beeinflussbare Risikofaktoren:
- Alter,
- Geschlecht,
- erbliche Veranlagung.

Bei bestehender KHK sind folgende Maßnahmen der Tertiärprävention von Bedeutung:

- allgemeine Maßnahmen:
  - nicht rauchen,
  - gesunde Ernährung,
  - ausreichend Bewegung,
  - ausreichend Entspannung.
- medikamentöse Therapie (S. 232).

Werden die Risikofaktoren frühzeitig erkannt, medikamentös behandelt und durch eine Änderung des Lebensstils positiv beeinflusst, kann häufig einem weiteren Fortschreiten der KHK erfolgreich entgegengewirkt werden.

## Pflegeschwerpunkt Disease-Management-Programme (DMP) als wirksame Tertiärprävention

**B** *Fortsetzung des Fallbeispiels, 2 Jahre später. Frau Wohlig, die als Altenpflegerin bei der örtlichen Sozialstation arbeitet, betritt die Wohnung des Ehepaars Blume, wo sie Herrn Blume nach wie vor jeden Morgen bei der Körperpflege unterstützt. Frau Blume, die ihren Mann seit Jahren pflegt, hat mittlerweile einen zu hohen Blutdruck (Hypertonie) und klagt über Brustenge (Angina pectoris). Diese tritt auf, wenn sie unter großer körperlicher Anstrengung ihrem Mann aus dem Bett hilft, der noch immer etwas übergewichtig ist. Als sie ihrem Hausarzt ihre Beschwerden schilderte, führte er ein Belastungs-EKG durch. Im EKG war zu sehen, dass Teile des Herzens minderdurchblutet sind. Der Arzt teilte ihr mit, sie würde an einer koronaren Herzkrankheit leiden, verschrieb ihr blutdrucksenkende Medikamente und nahm Blut ab. Er erklärte ihr, dass sie bestimmte lieb gewonnene Gewohnheiten überdenken solle und ihr Leben etwas umstellen müsse, damit die KHK nicht weiter fortschreiten würde. Er empfahl ihr die Teilnahme an einem sog. Disease-Management-Programm für KHK, in dessen Rahmen sie bei ihrer Lebensumstellung unterstützt würde und auch Schulungen erhalten könne. Er gab ihr einige Formulare und eine Broschüre mit. Sie solle sich überlegen, ob das etwas für sie sei. Frau Blume spricht nun Frau Wohlig darauf an und fragt sie, ob sie schon einmal etwas davon gehört habe und ob sie es ihr ebenfalls empfehlen würde.*

**L** *Was ist DMP? Hat es etwas mit Altenpflege zu tun? Würden Sie Frau Blume zu einer Teilnahme raten?*

**D** *DMP sind Programme für chronisch Kranke (engl. disease: Erkrankung, Volkskrankheit), deren Ziel ist:*

- *die Eigenverantwortung der Kranken durch Information und Schulung zu stärken,*
- *dem Patienten bestimmte Leistungen im Sinne von Qualitätssicherung zu garantieren,*
- *dem chronisch Kranken einen Weg zwischen den vielen unterschiedlichen Anbietern in unserem Gesundheitswesen aufzuzeigen.*

Disease-Management-Programme sollen die Qualität der Versorgung von chronisch kranken Menschen verbessern und dadurch gleichzeitig Kosten im Gesundheitswesen senken. Die Bundesregierung beschloss bereits 2001, dass für bestimmte besonders häufig auftretende chronische Erkrankungen derartige Programme entwickelt und eingeführt werden sollen. Gesetzliche Grundlage ist SGB V, § 137f.

Das Gesetz wurde unter anderem vor dem Hintergrund eines Gutachtens von Prof. Karl Lauterbach verabschiedet. Nach Lauterbach waren in Deutschland damals die Kosten im Gesundheitswesen im Vergleich zu anderen Ländern Europas sehr hoch und die Versorgung chronisch Kranker zeigte Mängel. Manche Menschen mit chronischen Krankheiten erhielten zu viel medizinische Therapie, manche zu wenig und ein nicht unerheblicher Teil der Patienten wurde sogar falsch behandelt, wie Lauterbach herausfand.

Deshalb sollte ein Programm eingeführt werden, das dieser Unter-, Über- und Fehlversorgung entgegenwirkt, eine an den Bedarf angepasste Versorgung gewährleistet und so das Auftreten von teuren Akutphasen und Folgeerkrankungen verringert. Disease-Management-Programme (DMP) sind keine Erfindung der Bundesregierung. In England, Australien und den USA gibt es sie – in etwas anderer Form – bereits seit einigen Jahren. Die Erkenntnis, die zur Entwicklung der DMP führte, ist folgende: Für die wirksame Behandlung moderner Volkskrankheiten reicht es nicht aus, wenn der Patient in der akut bedrohlichen Situation zum Arzt geht. Gerade chronisch Kranke benötigen eine umfassende fortlaufende und vorausschauende Betreuung, die für eine stabile körperliche Verfassung sorgt.

Der Begriff „Management" drückt aus, dass es in den Chronikerprogrammen um die langfristige Planung und Strukturierung der Patientenbetreuung geht. So sind regelmäßige Arztbesuche und eine bessere Koordination aller an der Behandlung beteiligten Partner, etwa Hausarzt, Facharzt, Psychotherapeuten und Kliniken, vorgesehen. Die Ärzte können in der Wahl ihrer Therapie auf medizinische Leitlinien zurückgreifen. Sie entsprechen dem aktuellen wissenschaftlichen Stand und dienen der Qualitätssicherung. Das heißt, ein Patient, der an einem Disease-Management-Programm teilnimmt, kann sich darauf verlassen, dass er die notwendigen und durch Studien in ihrer Wirksamkeit belegten medizinischen Therapien erhält.

Der chronisch kranke Mensch steht im Mittelpunkt des Programms. Nicht zuletzt er selbst ist gefordert. Er kann durch einen verantwortlichen Umgang mit seiner Erkrankung und durch die Anpassung seines Lebensstils einen wichtigen Beitrag zu seiner gesundheitlichen Stabilität leisten. So sind Information und Schulungen der Patienten ein wichtiger Bestandteil der Disease-Management-Programme.

### DMP und Tertiärprävention

Alle chronischen Erkrankungen können durch eine gesunde Lebensführung in ihrem Verlauf positiv beeinflusst werden. Meist bestehen Risikofaktoren, wie Übergewicht, Bewegungsmangel, zu viel Stress, übermäßiger Alkohol- und Nikotingenuss, an denen im Sinne der Tertiärprävention gearbeitet werden kann, um ein weiteres Fortschreiten der Erkrankung zu vermeiden. Dies wird in den DMP systematisch angegangen. Im Arzt-Patienten-Gespräch werden gemeinsame Behandlungsziele festgelegt,

z. B. eine Senkung des Blutdrucks, die Aufgabe des Tabakkonsums oder eine Gewichtsreduktion. Dem Patienten werden hierzu Schulungen angeboten, damit er die Ziele erreichen kann. Er kann im DMP KHK z. B. an Hypertonieschulungen teilnehmen, wo er unter anderem lernt, seinen Blutdruck regelmäßig selbst zu messen. Ebenso kann er z. B. bei seiner Krankenkasse einen Termin zur individuellen Ernährungsberatung ausmachen oder einen Kurs zur Gewichtsreduktion besuchen.

Ebenso systematisch wird die medikamentöse Therapie der vorliegenden Risikofaktoren angegangen. Alle Maßnahmen werden im Rahmen regelmäßiger Arztbesuche – je nach Schwere der Erkrankung halb- oder vierteljährlich – dokumentiert.

### DMP und Pflege

In Deutschland nehmen die Hausärzte eine zentrale Rolle bei den DMP ein. Ebenso sind Psychotherapeuten beteiligt. In den USA übernehmen auch Pflegende Aufgaben im Rahmen der DMP. Der Deutsche Pflegerat forderte 2005, dass auch bei uns die Pflegeberufe an DMP beteiligt werden sollten.

#### Für welche Erkrankungen gibt es DMP?

Es gibt derzeit Programme für Diabetes mellitus Typ 1 und Typ 2, koronare Herzkrankheit, Brustkrebs und Asthma/COPD. DMP für weitere chronische Erkrankungen werden folgen.

#### Wie kann man daran teilnehmen?

Chronisch kranke Menschen werden meist von ihrem Hausarzt auf eine eventuelle Teilnahme an einem oder auch mehreren DMP angesprochen. Die Krankenkassen informieren ihrerseits über die DMP, die sie für ihre Versicherten anbieten. Die Teilnahme an den DMP ist freiwillig. Sowohl Hausarzt wie Patient unterschreiben ein Formular, in dem sie erklären, dass sie an einem DMP teilnehmen möchten. Der Patient kann selbstverständlich jederzeit ohne negative Folgen wieder aus einem DMP austreten.

#### Vorteile für den Patienten

Der Patient hat folgende Vorteile:

- eine umfassende medizinische Betreuung (regelmäßige Arztbesuche), die an Leitlinien orientiert ist und bestimmte Qualitätsstandards garantiert,
- Gewährleistung eines kontinuierlichen Behandlungsverlaufs über einen längeren Zeitraum und wenn erforderlich über verschiedene Ärzte und Institutionen (Krankenhaus, Rehaklinik) hinweg,
- mehr Information über die Erkrankung, Aufklärung und Schulungen,
- meist finanzielle Vorteile, etwa die Befreiung von der Praxisgebühr oder eine verringerte Zuzahlung zu Medikamenten,
- die Chance auf eine höhere Lebensqualität mit der chronischen Erkrankung durch Vorbeugen akuter Krisen und schwerer Folgeerkrankungen.

**B** *Fortsetzung Fallbeispiel. Frau Wohlig äußert sich über DMP positiv. Neben den finanziellen Vorteilen könne Frau Blume wirklich gesundheitlich davon profitieren. Und dies sei sehr wichtig für sie. Insbesondere die Risikofaktoren sollten minimiert werden, damit die KHK nicht weiter fortschreitet. Frau Wohlig sagt nachdenklich, hätte man bei Herrn Blume, der vor Jahren einen Hirninfarkt in Folge seiner Arteriosklerose erlitten hatte und heute halbseitengelähmt ist, früher und systematischer behandelt, könne er heute vielleicht noch selbst gehen. Frau Wohlig gibt Frau Blume den Rat, gut auf sich aufzupassen und an ihre Gesundheit zu denken, und verabschiedet sich.*

*Um die Inhalte zu vertiefen, können Sie sich das Video „Beratungsgespräch Hüftprotektor" ansehen.*

## 7.2 Rehabilitation

**D** *Unter Rehabilitation (lat. rehabilitare: wieder tauglich machen) versteht man medizinische, berufliche und soziale Maßnahmen, die einen Menschen mit angeborener oder erworbener Behinderung fördern. Seine Fähigkeiten sollen wiederhergestellt oder bei drohendem Verlust erhalten werden.*

Rehabilitation hat mit Behinderungen zu tun. In diesem Abschnitt wird es um Inhalte und Aufgaben in der Rehabilitation gehen. Doch zunächst sollen die Begriffe Behinderung und Therapie beleuchtet werden, die in engem Zusammenhang mit der Rehabilitation stehen.

### 7.2.1 Behinderung – Therapie – Rehabilitation

**D** *Menschen gelten als behindert, wenn:*

- *ihre körperliche Funktion, geistige Fähigkeit oder seelische Gesundheit mit hoher Wahrscheinlichkeit länger als 6 Monate von dem für das Lebensalter typischen Stand abweicht und*
- *sie dadurch an der Teilhabe an der Gesellschaft beeinträchtigt sind (entsprechend der Definition im SGB IX § 2).*

Behinderung steht demnach für eine Beeinträchtigung des betroffenen Menschen, am Leben in der Gesellschaft teilzuhaben, nicht allein für ein gesundheitliches Problem.

Die WHO (World Health Organization) hat bereits 1976 den Begriff Behinderung durch 3 darin enthaltene Komponenten beschrieben:

1. *Schädigung (Impairment):* gesundheitliche Schädigungen psychischer oder körperlicher Art,
2. *Fähigkeitsstörung (Disability):* durch die Erkrankung bedingte Funktionsausfälle,
3. *Beeinträchtigung (Handicap):* schränkt die Rolle ein, die der Betroffene ohne diese Schädigung eingenommen hat; es handelt sich also um die Folgen der Schädigung und der Fähigkeitsstörung. Sie können im persönlichen, familiären oder beruflichen Bereich liegen.

**B** *Herr Bühler ist 78 Jahre alt und hatte vor 2 Wochen einen Hirninfarkt, durch den Teile seines Gehirns bleibend geschädigt wurden. Er ist halbseitengelähmt. Bei Herrn Bühler betrifft die Schädigung (Impairment) Bezirke des Gehirns aufgrund seines Hirninfarktes. Die Fähigkeitsstörung (Disability) wäre bei Herrn Bühler seine Halbseitenlähmung. Weitere Punkte betreffen seine Beeinträchtigung (Handicap): Herr Bühler kann seit seinem Hirninfarkt seine Rolle als Opa, Vater und Ehemann, der sich um alle handwerklichen und praktischen Dinge, die gerade anfallen, kümmert, nicht mehr ausfüllen. Ebenso kann er seinen Hobbys Wandern und Singen im Kirchenchor nicht mehr nachgehen.*

### Rehabilitation und Therapie

Bei der Definition von Behinderung durch die WHO wird zwischen der Ursache und den Folgen unterschieden. Aufgabe der Therapie ist es, die Schädigung zu heilen, teilweise zu heilen oder erträglich zu machen. Aufgabe der Rehabilitation dagegen ist es, die Folgen des verbleibenden Schadens, also die Fähigkeitsstörung und die Beeinträchtigung zu behandeln. Man kann auch sagen: therapiert wird der (organische oder psychische) „Schaden", rehabilitiert wird der ganze Mensch.

**M** *Ziel der Rehabilitation ist, die körperlichen, psychischen und sozialen Folgen einer Behinderung so gut wie möglich auszugleichen.*

## 7.2.2 Gesetzliche Grundlagen und Leistungen der Rehabilitation

Gesetzliche Grundlage ist das 9. Buch des Sozialgesetzbuches (SGB IX) zur „Rehabilitation und Teilhabe behinderter Menschen". Der Grundgedanke des SGB IX ist es, Behinderten und auch von Behinderung bedrohten Menschen zu ermöglichen, ihre Belange möglichst selbstständig und eigenverantwortlich zu gestalten. Ebenso soll eine Teilnahme am gesellschaftlichen Leben ermöglicht werden. Um dies zu erreichen, werden unterschiedliche Leistungen gewährt **(Tab. 7.2)**. Die Zuständigkeiten unter den Kostenträgern sind ebenfalls im SGB IX geregelt.

### Grundsätze und Handlungsprinzipien in der Rehabilitation

Rehabilitation bezieht sich auf den ganzen Menschen. Sie soll den Betroffenen individuell zu einer möglichst großen Selbstständigkeit und einem möglichst guten Umgang mit seiner Behinderung oder auch seiner chronischen Erkrankung befähigen, sodass er in „sein Leben" zurückkehren kann.

#### Grundsätze

##### Rehabilitation vor Rente

Berufliche Einschränkungen sollen verhindert, abgeschwächt oder kompensiert werden. Der Erhalt der Berufstätigkeit ist aus wirtschaftlichen und psychosozialen Gründen erstrebenswert. Die Arbeit nimmt häufig einen wichtigen Platz im Leben ein. Sie ist verknüpft mit dem Erhalt von Sozialkontakten und persönlicher Bestätigung. Deshalb hat die Wiederherstellung der Leistungsfähigkeit Vorrang vor der Berentung.

##### Rehabilitation vor Immobilität und Invalidität

Durch die Rehabilitation sollen körperliche Schädigungen geheilt, gelindert oder kompensiert werden. Eine evtl. drohende Immobilität oder Invalidität soll durch die Rehabilitation vermieden werden.

**Tab. 7.2** ⇢ Leistungen nach SGB

| *Kostenträger* | *Gesetzliche Grundlage* | *Leistungen/Maßnahmen* | *Ziele* |
|---|---|---|---|
| Gesetzliche Krankenkasse/ Pflegekasse | SGB V<br>SGB XI | geriatrische Rehabilitation;<br>bei nicht berufstätigen Menschen finanziert dies im Regelfall die Krankenkasse; die Pflegekasse stellt den Bedarf fest und springt ein, wenn die Maßnahme sofort notwendig ist (§ 32, SGB XI) | größtmögliche Selbstständigkeit erhalten oder wiedererlangen |
| Gesetzliche Rentenversicherung | SGB VI | bei Menschen, die berufstätig sind, wird finanziert:<br>⇢ medizinische Rehabilitation,<br>⇢ Maßnahmen zur Teilhabe am Arbeitsleben (z. B. ein Stehpult nach einem Bandscheibenvorfall),<br>⇢ unterhaltssichernde und ergänzende Leistungen (z. B. Geld) | Wiederaufnahme der Berufstätigkeit |
| Gesetzliche Unfallversicherung (Berufsgenossenschaften) | SGB VII | bei Berufskrankheiten und Arbeitsunfällen werden Leistungen wie oben gewährt, zusätzlich Leistungen zur Teilhabe am Leben in der Gemeinschaft (z. B. Hilfsmittel) | Wiederaufnahme der Berufstätigkeit |
| Sozialamt | Bundessozialhilfegesetz (BSHG)<br>SGB XII | bei Menschen, die „Sozialhilfe" erhalten:<br>⇢ medizinische Rehabilitation,<br>⇢ Maßnahmen zur Teilhabe am Arbeitsleben,<br>⇢ Leistungen zur Teilhabe am Leben in der Gemeinschaft | Aufnahme einer Berufstätigkeit, größtmögliche Selbstständigkeit |
| Versorgungsamt | Schwerbehindertengesetz (SchwbG) | Schwerbehindertenausweis, Steuerermäßigungen | Ausgleich von behinderungsbedingten Nachteilen oder Mehraufwendungen |

### Rehabilitation vor Pflege

Dieser Leitsatz stammt aus der Pflegeversicherung (SGB XI). Durch eine Rehamaßnahme kann eine Pflegebedürftigkeit, insbesondere bei Menschen in fortgeschrittenem Lebensalter, verhindert werden. Bestehen schon viele Einschränkungen, kann evtl. eine Vergrößerung des Pflegebedarfs vermieden werden. Deshalb ist gerade bei älteren Menschen eine geriatrische Rehabilitation (s. u.) häufig sinnvoll.

**Handlungsprinzipien**

Die Handlungsprinzipien in der Rehabilitation orientieren sich an den Grundsätzen aus dem SGB IX. Alle Maßnahmen einer Rehabilitation sind darauf ausgerichtet, Beeinträchtigungen zu verringern oder eine Stabilisierung des gegenwärtigen Zustandes zu erreichen und das Leben des Betroffenen zu erleichtern.

### Normalisierungsprinzip

Es geht nicht um die Anpassung an das, was viele Menschen als „normal" empfinden. Mit diesem Prinzip wird der Leitgedanke der Rehabilitation ausgedrückt: es geht um die Rückkehr des behinderten Menschen in seine gewohnte Umgebung. Er soll während der Rehamaßnahme dazu befähigt werden, seinen Platz im Leben möglichst aus eigener Kraft oder auch mit weiteren Hilfen wieder einzunehmen und am sozialen Leben teilzuhaben.

### Prinzip „ambulant vor stationär"

Ambulante oder teilstationäre, möglichst wohnortnahe Rehabilitationsmaßnahmen sind einer stationären Reha in einer weit entfernten Klinik in der Regel vorzuziehen. Nicht vorrangig aus Gründen der Wirtschaftlichkeit der Gesamtgesellschaft gegenüber, sondern um das Handlungsprinzip „Normalisierung" besser erreichen zu können.

### Prinzip „Hilfe zur Selbsthilfe"

Der Betroffene soll dazu befähigt werden, sich selbst zu helfen. Nur er selbst kann seinen Platz im Leben wieder einnehmen. Gegebenenfalls gelingt es, ihn zu aktivieren oder zu motivieren. Dann aber ist es die Aufgabe des Behinderten/chronisch Kranken, die Angebote in der Rehabilitation aktiv für sich zu nutzen.

## 7.2.3 Geriatrische Rehabilitation

Der „geriatrische" Patient hat ein anderes „Profil" als ein jüngerer Patient, bei dem häufig berufliche Rehabilitationsziele im Vordergrund stehen. Für ältere Menschen besteht die Möglichkeit einer geriatrischen Rehabilitation.

**D** *Die Geriatrie ist das Fachgebiet der Medizin, das sich mit Erkrankungen älterer Menschen beschäftigt.*

**Was ist ein „geriatrischer Patient"?**

Der geriatrische Patient ist ein biologisch älterer Mensch. Das heißt, Kriterium ist nicht ein bestimmtes Alter in Jahren, sondern ein feststellbarer fortgeschrittener biologischer Alterungsprozess. Es ist ein älterer Mensch,

- der durch altersbedingte Funktionseinschränkungen bei Erkrankungen akut gefährdet ist,
- der zur Multimorbidität (Zusammentreffen vieler Erkrankungen) neigt,
- bei dem eine Rehabilitation sowohl aus körperlichen, psychischen wie auch sozialen Gründen erforderlich ist.

**Wann ist eine geriatrische Reha sinnvoll?**

Eine geriatrische Reha ist sinnvoll:

- nach einer akuten Erkrankung oder einem Unfall, wenn der alte Mensch danach nicht mehr in der Lage ist, seinen Alltag selbstständig zu bewältigen,
- um einer drohenden Verschlechterung des Gesundheitszustandes und einer Pflegebedürftigkeit vorzubeugen.

**Welche Voraussetzungen muss der Patient für eine geriatrische Rehabilitation mitbringen?**

Folgende Voraussetzungen sind notwendig:

- *Rehafähigkeit:* eine, zumindest teilweise, Rückbildungsfähigkeit der erworbenen Ausfälle. Der Patient muss in der Lage sein, bei den Therapien mitzuarbeiten. Das heißt, er muss verstehen können, was man von ihm möchte und dies auch ausführen können.
- *Rehamotivation:* Patienten, die für eine geriatrische Reha in Frage kommen, müssen motiviert sein, an der Verbesserung ihres Gesundheitszustandes aktiv mitzuarbeiten.

**P** ***Rehaerfolg.*** *Häufig erwarten Patienten „gesund gepflegt" zu werden. Durch eine Pflege, die dem Patienten alles abnimmt und nichts von ihm fordert, kann jedoch kein Rehaerfolg erzielt werden.*

**Was sind die Ziele einer geriatrischen Reha?**

Die Ziele einer geriatrischen Reha sind:

- die Fähigkeiten, die im Alltag benötigt werden, wiederzuerlangen,
- eine größtmögliche Selbstständigkeit des alten Menschen zu erreichen,
- in die bisherigen Lebensumstände zurückkehren zu können.

**P** ***Antrag.*** *Schließt sich die Rehamaßnahme an den Krankenhausaufenthalt an, wird sie mit Unterstützung einer Pflegefachperson oder einer Mitarbeiterin des Sozialen Dienstes im Krankenhaus beantragt. Eine Rehabilitation kann bei zu Hause oder im Altenheim lebenden Menschen notwendig werden, weil sich z. B. ein bestehender Diabetes mellitus verschlechtert und der alte Mensch nicht mehr zurechtkommt, oder bei einer beginnenden demenziellen Erkrankung die Alltagskompetenzen nachlassen. Wenn nötig, kann der alte Mensch mit Hilfe der Angehörigen oder einer Pflegefachperson des betreuenden ambulanten Pflegedienstes über den Hausarzt einen Antrag stellen.*

**Wo findet geriatrische Rehabilitation statt?**

**M** *Rehamaßnahmen für alte Menschen sollten so wohnortnah wie möglich sein. So kann der Kontakt zum sozialen Umfeld aufrechterhalten werden. Dies erleichtert das Wiedereinfinden in den gewohnten Alltag nach der Rehabilitation.*

### Vollstationäre Rehabilitation

Vollstationäre Rehabilitation findet statt:

- in Krankenhäusern mit geriatrischer Fachabteilung,
- in geriatrischen Rehabilitationskliniken.

Beide wurden in den letzten Jahren aufgrund des hohen Bedarfs und des guten Erfolges von geriatrischen Rehabilitationen verstärkt ausgebaut.

### Teilstationäre Rehabilitation

Teilstationäre Rehabilitation findet statt:

- in Tageskliniken, die meist größeren geriatrischen Zentren angeschlossen sind,

- in Tageskliniken, die einer geriatrischen Abteilung im Krankenhaus oder einer geriatrischen Rehabiltationsklinik angeschlossen sind.

Die teilstationäre Rehabilitation hat den Vorteil, dass der Patient, der abends in sein gewohntes Umfeld zurückkehrt, dort eingebunden bleibt. Er kann unter „Echtbedingungen" umsetzen, was er tagsüber gelernt hat. Die Reha kann durch Anpassung der Ziele und des Rehaplans an die zu Hause gemachten Erfahrungen realitätsnäher werden.

#### Ambulante Rehabilitation

Ambulante Rehabilitation findet statt:

- durch niedergelassene Therapeuten in Zusammenarbeit mit dem Hausarzt und evtl. einem ambulanten Pflegedienst,
- durch ein mobiles Rehabilitationsteam; das ist ein Zusammenschluss von mehreren Therapeuten, evtl. auch Medizinern, Pflegenden und Sozialarbeitern, die zum alten Menschen nach Hause kommen und ihn vor Ort unter den gegebenen Bedingungen rehabilitieren.

Letzteres hat Vorteile: durch die aufsuchenden Therapeuten können die Rehamaßnahmen gezielt auf die Bedingungen vor Ort ausgerichtet werden. Ebenso kann ein stationärer Rehabilitationserfolg über einen längeren Zeitraum gesichert werden. Es gibt bereits einige Modellprojekte. Doch noch nicht überall gibt es ein wohnortnahes rehabilitatives Versorgungsnetz für ältere Menschen.

### Was wird in einer geriatrischen Rehabilitation gemacht?

#### Erhebung eines geriatrischen Assessments

Zu Beginn wird ein geriatrisches Assessment erhoben (Sammeln und Ordnen von Informationen über die Fähigkeiten bzw. Einschränkungen des Patienten, s. u.). Damit kann die Ausgangslage zuverlässig eingeschätzt werden. Auf dieser Grundlage wird der Umfang der notwendigen rehabilitativen Maßnahmen eingeschätzt.

#### Erarbeiten eines Rehabilitationsziels

Anschließend wird ein individuelles Rehabilitationsziel festgelegt. Zur Zielfindung und -bestimmung werden in einer gemeinsamen Besprechung neben dem therapeutischen Team (S. 125) der geriatrische Patient und seine Angehörigen – wenn vorhanden – miteinbezogen. Es ist wichtig, ein Ziel oder auch mehrere Ziele zu finden, die für das Leben des Rehabilitanden von Bedeutung sind und für das er bereit ist, die Anstrengungen der Rehabilitation auf sich zu nehmen. Das Ziel soll realistisch sein, das heißt es muss sich am individuellen Leistungsvermögen des geriatrischen Patienten orientieren.

**P** ***Erfolg.*** *In der geriatrischen Reha sind auch kleine Fortschritte schon sehr wertvoll. Es sollte Schritt für Schritt geschaut werden, was möglich ist.*

#### Erstellen eines Rehabilitationsplans

In einem nächsten Schritt werden Teilziele abgeleitet und es wird eine Maßnahmenplanung erstellt und dokumentiert. Dies ist der Rehaplan. Er wird ebenfalls im therapeutischen Team und mit Patient und Angehörigen abgestimmt.

#### Umsetzen und Evaluieren (Auswerten) des Rehaplans

Das therapeutische Team setzt die Planung um und prüft in bestimmten Zeitabständen, ob und inwieweit die Teilziele erreicht sind. Hierzu werden in regelmäßigen Teamsitzungen alle Beobachtungen und Befunde zusammengetragen und hinsichtlich ihrer Bedeutung in Bezug auf das Erreichen des Reabilitationsziels ausgewertet. Wenn es notwendig ist, werden neue Teilziele erstellt oder der Rehaplan wird an die evtl. veränderte Ausgangslage angepasst.

**M** *Die individuellen Bedürfnisse des alten Menschen stehen bei einer geriatrischen Rehabilitation stets im Vordergrund.*

## Geriatrisches Assessment

**D** *Assessment (engl.) bedeutet Zusammentragen von Informationen, um das Ausmaß vorhandener bzw. eingeschränkter Fähigkeiten einschätzen zu können. Medizinische Untersuchungen, Gespräche und eine genaue Krankenbeobachtung liefern Details. Zusätzlich können standardisierte Tests, sog. Assessmentinstrumente durchgeführt werden. Die so gewonnenen Informationen werden geprüft, geordnet, bewertet und dokumentiert.*

Zum geriatrischen Assessment, das zu Beginn der Rehamaßnahme erhoben wird, gehören u. a. das genaue Feststellen der Organfunktionen und der Alltagsfähigkeiten durch:

- ärztliche Anamnese und körperliche Untersuchung,
- die Durchführung von geeigneten standardisierten Tests je nach Krankheitsbild, z. B.:
  - Barthel-Index: prüft grundlegende Alltagsfunktionen, z. B. Essen, Toilettengang **(Abb. 7.4)**,
  - Mobilitätstest nach Tinetti: prüft das Gleichgewicht und das Gangbild, kann zur Sturzrisikoerkennung hinzugezogen werden **(Abb. 7.5)**,
  - Mini-Mental Status-Test (MMST): Fragen zur Orientierung, Aufgaben zum Rechnen und Schreiben usw., die der Einschätzung der kognitiven (geistigen) Funktionen dienen (S. 409),
  - Geriatric-Depression-Scale (GDS): Fragebogen zur groben Unterscheidung von Symptomen, die auf eine Depression schließen lassen, von denen, die auf eine Demenz hindeuten (S. 409),
  - Uhrzeichen-Test nach Watson: der Patient wird aufgefordert, ein Zifferblatt in einen Kreis zu zeichnen (S. 414).

#### Pflegerisches Assessment

Pflegeprobleme und vorhandene Fähigkeiten/Ressourcen werden erfragt und systematisch erfasst. Ebenso werden persönliche Wertvorstellungen und die weitere Lebensplanung erfragt. Dies ist wichtig, um mit dem Patienten ein übergeordnetes Rehabilitationsziel erarbeiten zu können.

### Barthel-Index

Dieses Assessmentinstrument wurde 1965 von Mahoney und Barthel, einer Ärztin und einer Physiotherapeutin entwickelt. Der Barthel-Index hat sich zur Feststellung von Einschränkungen in den Alltagsfähigkeiten bei älteren Menschen als sehr aussagekräftig bewährt. Zahlreiche Studien belegen seine hohe Validität (Güte eines Verfahrens, um einen bestimmten Sachverhalt darzustellen oder zu messen), Sensitivität (Fähigkeit, die vorgegebenen Kriterien zu erkennen) und Reliabilität (Zuverlässigkeit, erkennbar am Erhalt derselben Ergebnisse bei einer Wiederholung).

Der Grad der Selbstständigkeit, gemessen in 10 Aktivitäten des täglichen Lebens (ADL), wird von der Pflegefachperson beobachtet **(Abb. 7.4)**. Wenn

| Konrad, Gertrud 12.12.1922 (Name, Vorname, Geb.-Datum) | Punkte | Datum 15.03.2006 | Datum 19.04.2006 |
|---|---|---|---|
| **Essen** | | | |
| unabhängig, isst selbstständig, benutzt Geschirr und Besteck | **10** | 10 | 10 |
| braucht etwas Hilfe, z. B. Fleisch und Brot schneiden | **5** | | |
| nicht selbstständig, auch wenn o. g. Hilfe gewährt wird | **0** | | |
| **Bett/(Roll-) Stuhltransfer** | | | |
| unabhängig in allen Phasen der Tätigkeit | **15** | | |
| geringe Hilfen oder Beaufsichtigung erforderlich | **10** | 10 | 10 |
| erhebliche Hilfen beim Transfer, Lagewechsel, Liegen/Sitzen selbstständig | **5** | | |
| nicht selbstständig, auch wenn o.g. Hilfe gewährt wird | **0** | | |
| **Waschen** | | | |
| unabhängig beim Waschen von Gesicht, Händen, Kämmen, Zähne putzen | **5** | 5 | 5 |
| nicht selbstständig bei o.g. Tätigkeit | **0** | | |
| **Toilettenbenutzung** | | | |
| unabhängig in allen Phasen der Tätigkeit (inkl. Reinigung) | **10** | 10 | |
| benötigt Hilfe, z. B. wegen unzureichenden Gleichgewichts oder Kleidung/Reinigung | **5** | | 5 |
| nicht selbstständig, auch wenn o. g. Hilfe gewährt wird | **0** | | |
| **Baden** | | | |
| unabhängig bei Voll- und Duschbad in allen Phasen der Tätigkeit | **5** | | |
| nicht selbstständig bei o. g. Tätigkeit | **0** | 0 | 0 |
| **Gehen bzw. Rollstuhlfahren auf der Flurebene** | | | |
| unabhängig beim Gehen über 50 m, Hilfsmittel erlaubt, nicht aber Gehwagen | **15** | | |
| geringe Hilfe oder Überwachung erforderlich, kann mit Hilfsmittel 50 m gehen | **10** | | |
| nicht selbstständig beim Gehen, kann aber Rollstuhl selbstständig bedienen, auch um Ecken herum und an einen Tisch heranfahren, Strecke mind. 50 m | **5** | 5 | 5 |
| nicht selbstständig beim Gehen oder Rollstuhlfahren | **0** | | |
| **Treppen steigen** | | | |
| unabhängig in der Bewältigung einer Treppe (mehrere Stufen) | **10** | | |
| benötigt Hilfe oder Überwachung beim Treppensteigen | **5** | 5 | 5 |
| nicht selbstständig, kann auch mit Hilfe keine Treppen steigen | **0** | | |
| **An- und Auskleiden** | | | |
| unabhängig beim An- und Auskleiden (ggf. auch Korsett oder Bruchband) | **10** | | |
| benötigt Hilfe, kann aber 50 % der Tätigkeit selbst durchführen | **5** | 5 | 5 |
| nicht selbstständig, auch wenn o. g. Hilfe gewährt wird | **0** | | |
| **Stuhlkontrolle** | | | |
| ständig kontinent | **10** | | |
| gelegentlich inkontinent, max. 1-mal pro Woche | **5** | 5 | 5 |
| häufiger/ständig inkontinent | **0** | | |
| **Urinkontrolle** | | | |
| ständig kontinent, ggf. unabhängig bei Versorgung mit DK/Cystofix | **10** | | |
| gelegentlich inkontinent, max. 1-mal pro Woche, Hilfe bei externer Harnableitung | **5** | 5 | 5 |
| häufiger/ständig inkontinent | **0** | | |
| | **Summe** | 60 | 50 |
| der Barthel-Index wird im Team ermittelt<br>die verantwortliche Pflegekraft zeichnet ab | **Handzeichen** | ES | ES |

**Abb. 7.4** ⇢ **Barthel-Index.** Beim Barthel-Index können maximal 100 Punkte erreicht werden (aus Köther, 2005).

**Abb. 7.5** ⇢ **Mobilitätstest nach Tinetti.**
**a** Balancetest.

| Konrad, Gertrud 12.12.1922 (Name, Vorname, Geb.-Datum) | Punkte | Datum 15.03.2006 | Datum 19.04.2006 |
|---|---|---|---|
| **Hilfsmittel:** | | | |
| **Gleichgewicht im Sitzen** | | | |
| unsicher | **0** | | |
| sicher, stabil | **1** | 1 | 1 |
| **Aufstehen von Stuhl in Sekunden** ........................... | | | |
| nicht möglich | **0** | | |
| nur mit Hilfe | **1** | | 1 |
| diverse Versuche, rutscht nach vorne | **2** | 2 | |
| braucht Armlehne oder Halt (nur 1 Versuch) | **3** | | |
| in einer fließenden Bewegung | **4** | | |
| **Balance in den ersten 5 Sekunden** | | | |
| unsicher | **0** | 0 | 0 |
| sicher, mit Halt | **1** | | |
| sicher, ohne Halt | **2** | | |
| **Stehsicherheit** | | | |
| unsicher | **0** | | 0 |
| sicher, aber die Füße sind nicht geschlossen | **1** | 1 | |
| sicher, mit geschlossenen Füßen | **2** | | |
| **Balance mit geschlossenen Augen** | | | |
| unsicher | **0** | 0 | 0 |
| sicher, ohne Halt | **1** | | |
| **Drehung um 360° mit offenen Augen** | | | |
| unsicher, braucht Halt | **0** | | 0 |
| vor dem nächsten Schritt sind beide Füße am Boden | **1** | 1 | |
| sichere, kontinuierliche Bewegung | **2** | | |
| **Stoß gegen die Brust (3 x leicht)** | | | |
| würde ohne Hilfe oder Halt fallen | **0** | 0 | 0 |
| bewegt Füße, behält Gleichgewicht | **1** | | |
| gibt sicheren Widerstand/hält das Gleichgewicht | **2** | | |
| **Hinsetzen in Sekunden** ........................... | | | |
| lässt sich fallen/plumpsen, ist unkonzentriert | **0** | 0 | 0 |
| flüssige Bewegung | **1** | | |
| Punktzahl aus Balancetest von zu erreichenden 15 Punkten | **Punktzahl** | 5 | 2 |
| | **Handzeichen** | ES | ES |

dies nicht möglich ist, wird sie erfragt und die entsprechende Punktzahl in die Spalte eingetragen. Die maximale Punktzahl beträgt 100. Wird sie erreicht, ist der Patient in den Aktivitäten des täglichen Lebens weitgehend selbstständig. Hauswirtschaftliche Hilfen können trotzdem erforderlich sein. Der erreichte Punktwert kann für Verlaufsbeurteilungen herangezogen werden. Verändert sich der Barthel-Index z. B. von 40 Punkten zu Beginn der Reha zu 70 Punkten nach Abschluss der Rehabilitationsmaßnahmen, kann dies als Erfolg gewertet werden.

**W** *Im Barthel-Index wird die Selbstständigkeit im Alltag anhand der ADL (engl. activities of daily living) gemessen. Sie sind nicht mit den ATL von Liliane Juchli (einer Pflegetheoretikerin aus der Schweiz), was ausgeschrieben ebenfalls Aktivitäten des täglichen Lebens bedeutet, zu verwechseln. Zu nennen sind auch die AEDL (Aktivitäten und existenzielle Erfahrungen des Lebens) von Monika Krohwinkel, einer deutschen Pflegetheoretikerin, die ihre Theorie jedoch während eines längeren Aufenthaltes in England entwickelte, deshalb das „D“ von „daily“ (S. 115).*

### Mobilitätstest nach Tinetti

Im Mobilitätstest nach Tinetti werden einzelne Funktionen der Mobilität, wie Balance, Stand und Gangbild, mit Hilfe eines vorgegebenen Punktescores analysiert. Er besteht aus 2 Teilen: dem Balancetest **(Abb. 7.5a)** und der Gehprobe **(Abb. 7.5b)**.

Die Testperson wird zum Aufstehen, Stehen, Stehen mit geschlossenen Augen und Drehen auf der Stelle und zum Setzen aufgefordert. Sie darf dabei Hilfsmittel verwenden, die dann in der

| Konrad, Gertrud 12.12.1922 (Name, Vorname, Geb.-Datum) | Punkte | Datum 15.03.2006 | Datum 19.04.2006 |
|---|---|---|---|
| **Hilfsmittel:** | | | |
| **Schrittauslösung (nach Aufforderung)** | | | |
| gehen ohne fremde Hilfe nicht möglich | **0** | | |
| zögert, mehrere Versuche, zu Beginn stockend | **1** | 1 | 1 |
| fließende Bewegungen/Beginn ohne Zögern | **2** | | |
| **Schritthöhe (Blickrichtung von der Seite)** | | | |
| kein selbstständiges Gehen möglich | **0** | | |
| schlurfen, übertriebenes Hochziehen der Füße | **1** | 1 | 1 |
| Füße völlig vom Boden gelöst, max. 2 – 4 cm über dem Boden | **2** | | |
| **Schrittlänge** | | | |
| weniger als eine Fußlänge | **1** | 1 | 1 |
| mindestens eine Fußlänge | **2** | | |
| **Schrittsymmetrie** | | | |
| Schrittlänge variiert, Hinken | **0** | 0 | 0 |
| Schrittlänge beidseitig gleich | **1** | | |
| **Gangkontinuität bei geschlossenen Augen** | | | |
| kein selbstständiges Gehen möglich | **0** | | |
| Beine sind phasenweise am Boden/diskontinuierlich | **1** | 1 | 1 |
| beim Absetzen des einen wird der andere Fuß gehoben/ keine Pausen | **2** | | |
| **Wegabweichung** | | | |
| kein selbstständiges Gehen möglich | **0** | | |
| Schwanken, einseitige Abweichung | **1** | 1 | 1 |
| Füße werden an einer imaginären Linie entlang gesetzt | **2** | | |
| **Rumpfstabilität** | | | |
| Abweichung, Schwanken, Unsicherheit | **0** | | 0 |
| Rücken und Knie gestreckt | **1** | 1 | |
| Arme werden nicht zur Stabilisierung benutzt | **2** | | |
| **Schrittbreite** | | | |
| breitbeinig oder über Kreuz | **0** | | 0 |
| Füße berühren sich fast | **1** | 1 | |
| **Punktzahl aus Gehtest von zu erreichenden 13 Punkten** | **Punktzahl** | 7 | 5 |
| **Gesamtpunktzahl aus Balancetest und Gehtest von zu erreichenden 28 Punkten** | **Gesamtpunktzahl** | 12 | 7 |
| | **Handzeichen** | ES | ES |

**Abb. 7.5** ⇢ **Mobilitätstest nach Tinetti.**
**b** Gehprobe (aus Köther, 2005).

ersten Zeile notiert werden. Die Standfestigkeit wird durch 3 leichte Stöße gegen die Brust getestet. Die Pflegeperson sollte selbstverständlich in der Lage sein, den alten Menschen zu stützen, wenn er das Gleichgewicht dabei verlieren sollte. Bei der Gehprobe wird der alte Mensch aufgefordert, ein Stück zu gehen, und die Pflegefachperson beobachtet das Gangbild anhand der aufgelisteten Kriterien.

## Therapeutisches Team

Eine gelungene Rehabilitation ist das Ergebnis einer erfolgreichen Zusammenarbeit aller Beteiligten. Die Zusammensetzung des therapeutischen Teams ist unterschiedlich, je nachdem, ob es ambulant oder stationär arbeitet. Es könnte z. B. aus einem geriatrisch weitergebildeten Hausarzt, einem Neurologen oder Psychiater, den Mitarbeitern eines ambulanten Pflegedienstes, einem niedergelassenen Physiotherapeuten (Krankengymnasten) und einem selbstständigen Ergotherapeuten (Beschäftigungstherapeuten) bestehen. In der stationären geriatrischen Rehabilitation können je nach Erfordernis noch ein Logopäde (Sprachtherapeut), ein Psychologe, ein Sozialarbeiter und ein Seelsorger hinzukommen.

### Therapeutische Angebote in der geriatrischen Reha

In der geriatrischen Reha sind folgende therapeutischen Angebote denkbar:

⇢ *Physiotherapie:* Einüben gesunder Bewegungsabläufe und Förderung der Mobilität durch individuelle Krankengymnastik, Gruppenangebote,

Gehschule, Versorgung mit geeigneten Hilfsmitteln und Einweisung in deren Gebrauch usw. Anwendungen der physikalischen Therapie können den Therapieerfolg unterstützen, z. B. Bäder, Massagen, Wärme- oder Kältetherapie.

- *Ergotherapie:* Training der Fertigkeiten und Fähigkeiten, die im Alltag benötigt werden, z. B. Anziehtraining, Kochtraining.
- *Logopädie:* Therapie von Sprach-, Sprech- und Schluckstörungen.
- *Neuropsychologie:* kognitive Aktivierungsprogramme, d. h. Übungen zur Verbesserung der Hirnleistung.
- *Musik- und Kunsttherapie:* Verbesserung bzw. Erhalten sozialer und kommunikativer Fähigkeiten durch künstlerische Betätigung und Musik in Einzel- oder Gruppenarbeit.

Die beiden letztgenannten Therapieangebote sind in der gerontopsychiatrischen Reha (S. 127) besonders wichtig.

**P** ***Angehörigenarbeit.*** *Auch Angehörige können dem therapeutischen Team zugeordnet werden* ***(Abb. 7.6)****. Sie können den Patienten motivieren und unterstützen. Begonnene Therapien können sie bei ihren Besuchen in der Rehaklinik fortführen (z. B. Unterstützung beim selbstständigen Essen und Trinken bzw. Schlucktraining). Während einer teilstationären oder ambulanten Reha können sie auf die Umsetzung des Gelernten zu Hause achten. Auf diese Weise können Angehörige einen wichtigen Teil zum Erfolg der Reha beitragen. Deshalb sollten sie von Beginn an in Entscheidungen miteinbezogen werden und ausreichend Informationen und Anleitung erhalten.*

## Rehabilitation und Pflege

Den Pflegekräften kommt als Teil des therapeutischen Teams eine wichtige Aufgabe bei der Erreichung des Rehabilitationsziels zu. Pflegende begleiten und unterstützen den geriatrischen Patienten rund um die Uhr. Sie verbringen meist mehr Zeit mit ihm als Arzt und Therapeuten. Zum einen ergibt sich der Beitrag der Pflege zum Rehabilitationserfolg durch diese besondere Nähe zum Patienten. Zum anderen zeigen sich durch die Körper- und Alltagsorientierung pflegerischer Handlungen besonders gute Möglichkeiten, rehabilitativ zu arbeiten.

**M** *Der Beitrag der Pflege zur Reha besteht in der Aktivierung des Patienten mit besonderer Orientierung auf alltagspraktische Tätigkeiten.*

Die Pflegefachperson kann den Patienten z. B. auffordern, sich selbst anzuziehen. So kann er das im Rahmen eines Anziehtrainings in der Ergotherapie Erlernte umsetzen. Die Pflegefachperson kann ihn dabei unterstützen und anleiten. Sie kann ihn beim Gehen dazu auffordern, seinen neuen Rollator zu benutzen, und den Patienten beobachten, wie er damit zurechtkommt. Ihre Beobachtungen wird sie an das therapeutische Team weitergeben. Die Pflegefachperson kann dem Patienten helfen, das in der Therapie Erlernte in alltäglichen Aktivitäten durchgängig umzusetzen und zu üben. Weil in der geriatrischen Rehabilitation gerade die Verbesserung der Alltagsfähigkeiten im Vordergrund steht, ist dies besonders wichtig.

**M** *Eine „ganzheitlich-fördernde" und aktivierende Pflege hat in der Rehabilitation eine therapeutische Wirkung.*

Dies konnte Monika Krohwinkel bereits 1993 in ihrer Studie mit Apoplexiekranken „Der Pflegeprozess am Beispiel von Apoplexiekranken – eine Studie zur Erfassung und Entwicklung ganzheitlich-rehabilitierender Prozesspflege" aufzeigen.

**M** *Ein kosequentes Arbeiten nach dem Pflegemodell von Krohwinkel (S. 114) ist in der Rehabilitation besonders wichtig.*

Dies bedeutet für die Pflege in der Rehabilitation:

- Orientierung an gesunden Anteilen, Fähigkeiten, Ressourcen,
- Ressourcen erkennen und in die Pflege integrieren,
- Fähigkeiten bewusst einsetzen und fördern,
- dadurch evtl. bleibende Funktionsausfälle ausgleichen,
- Orientierung der pflegerischen Maßnahmen am gemeinsam festgelegten Rehaziel,
- Kompetenz und Eigenverantwortung der betroffenen Person fördern,
- Ressourcen der Umgebung und der Angehörigen integrieren und fördern,
- Zusammenarbeit mit anderen Disziplinen, Möglichkeiten des therapeutischen Teams nutzen,
- eingeleitete Therapien in alltagsnahen Tätigkeiten fortführen und in Teambesprechungen Rückmeldung über die Fortschritte des Patienten geben.

**P** ***Beratung zur Wohnraumanpassung.*** *Dies ist in der ambulanten, aufsuchenden geriatrischen Reha oder auch im Rahmen einer Tätigkeit als Altenpflegerin bei einem ambulanten Pflegedienst ein weiterer Beitrag der Pflege zur Rehabilitation. Es kann dahingehend beraten werden, was in der Wohnung verbessert werden kann, um Mobilität und Selbstständigkeit zu erhalten. Auch können Tipps gegeben werden, was getan werden kann, um Stürzen vorzubeugen (S. 183).*

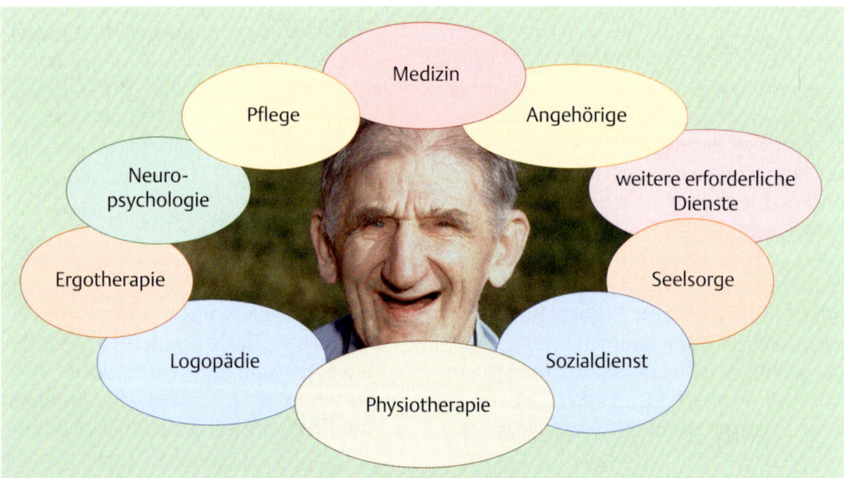


**Abb. 7.6 Therapeutisches Team.** Alle Mitglieder des therapeutischen Teams arbeiten eng zusammen, um den alten Menschen bestmöglich zu fördern.

### 7.2.4 Gerontopsychiatrische Rehabilitation

**D** *Gerontopsychiatrie ist ein Fachgebiet der Medizin und eine Fachrichtung innerhalb der Psychiatrie, die sich mit im Alter häufig auftretenden psychischen Erkrankungen beschäftigt.*

Steht eine kognitive (geistige) Einschränkung im Vordergrund, kann eine gerontopsychiatrische Rehabilitation sinnvoll sein. Ein gerontopsychiatrischer Patient zeichnet sich wie der geriatrische Patient durch sein höheres Alter aus. Im Gegensatz zum geriatrischen Patienten schränken ihn weniger Auswirkungen von Multimorbidität, sondern die Folgen von Hirnleistungsstörungen im Alltag ein. In den allermeisten Fällen verursachen demenzielle Erkrankungen (organisch bedingter fortschreitender Verlust von höheren Gehirnfunktionen, S. 413) bei älteren Menschen diese Hirnleistungsstörungen.

Gerontopsychiatrische Reha ist sozusagen ein spezielles Angebot innerhalb der „geriatrischen Reha". Sie findet an anderen Orten statt und die Therapien sind etwas anders ausgerichtet.

#### Wo findet gerontopsychiatrische Reha statt?

##### Stationäre gerontopsychiatrische Reha

Stationäre gerontopsychiatrische Reha findet statt:

- in gerontopsychiatrischen Abteilungen, innerhalb psychiatrischer Kliniken,
- teilstationär,
- in gerontopsychiatrischen Tageskliniken, die meist ebenfalls an psychiatrische Krankenhäuser angegliedert sind,
- in einer gerontopsychiatrischen Tagespflege, die einem Altenheim angegliedert ist und über die notwendigen Therapiemöglichkeiten verfügt.

##### Ambulante gerontopsychiatrische Reha

Ambulante gerontopsychiatrische Reha findet statt über gerontopsychiatrische Ambulanzen in psychiatrischen Kliniken.

Ein weiterer Ausbau der ambulanten, wohnortnahen gerontopsychiatrischen Reha wäre vorstellbar und wünschenswert. Gerade Menschen mit einer demenziellen Erkrankung möchten überwiegend in ihrem gewohnten Umfeld verbleiben. Dies könnte über Verbundsysteme von Medizinern, Therapeuten und Pflegenden geleistet werden. Gleichzeitig müssten erweiterte Betreuungsangebote durch Laien, z. B. durch ehrenamtliche Helfer und Betreuungsgruppen, bereitgestellt werden, um Angehörige nicht zu überfordern.

#### Pflegeleistungs-Ergänzungsgesetz

Auch das Pflegeleistungsergänzungsgesetz (SBG XI § 45) vom 14.12.2001 hat das Ziel, die ambulante Versorgung von Personen mit Demenz (ebenso bei anderen psychischen Erkrankungen und geistigen Behinderungen) zu verbessern. Es sieht für Personen mit erheblichem allgemeinem Betreuungsbedarf die Finanzierung von zusätzlichen Betreuungsleistungen in Höhe von bis zu 460,- € im Jahr vor. Es möchte durch diesen kleinen finanziellen Beitrag einen längeren Verbleib in der eigenen Häuslichkeit fördern.

#### Was ist das Ziel gerontopsychiatrischer Rehabilitation?

Durch eine gerontopsychiatrische Reha soll die Aufrechterhaltung, Steigerung oder Wiederherstellung folgender Punkte erreicht werden:

- soziale Kompetenzen,
- kognitive Leistungsfähigkeit,
- alltagspraktische Fähigkeiten,
- Selbstständigkeit.

#### Besondere therapeutische Angebote in der gerontopsychiatrischen Reha

In der gerontopsychiatrischen Reha gibt es die folgenden besonderen therapeutischen Angebote:

- medikamentöse Therapie bei ursächlich behandelbaren Formen von Demenz,
- Psychotherapie: zur allgemeinen Stützung des Patienten und um brachliegende Interessen und Fähigkeiten zu aktivieren.

Mit höherer Gewichtung als bei der geriatrischen Reha:

- Neuropsychologie: kognitive Aktivierungsprogramme, d. h. Übungen zur Verbesserung der Hirnleistung,
- Musik- und Kunsttherapie: Verbessern bzw. Erhalten sozialer und kommunikativer Fähigkeiten durch künstlerische Betätigung und Musik in Einzel- oder Gruppenarbeit.

#### Gerontopsychiatrische Reha und Pflege

Wie in der geriatrischen Reha besteht der pflegerische Beitrag im Wesentlichen in der Aktivierung des Patienten, bei der das Wiedererlangen oder die Verbesserung alltagspraktischer Fähigkeiten und Kompetenzen im Vordergrund stehen. Dabei ist jedoch besonders die Beziehungsgestaltung zum gerontopsychiatrischen Patienten von Bedeutung. Hier wird nach gerontopsychiatrischen Pflegekonzepten gearbeitet, die sich u. a. an der Biographiearbeit und an der Validation orientieren (S. 417). Darüber hinaus ist eine überschaubare und sichere Umgebung in der Gerontopsychiatrie wichtig. Hierfür eignet sich das Arbeiten nach Ansätzen der Milieutherapie (bewusste Gestaltung der Umgebung, S. 418).

## 7.3 Palliation – Palliative Care

In der Medizin wird der Begriff Palliation häufig in einem Atemzug mit dem Begriff Kuration genannt. Während Kuration für eine heilende Therapie steht, versteht man im Gegensatz dazu unter Palliation die Linderung von Leid und Beschwerden, wo eine ursächliche Therapie nicht mehr möglich ist.

Palliative Care ist ein interdisziplinäres (berufsgruppenübergreifendes) Konzept. Es macht Aussagen zur Behandlung und Begleitung Schwerstkranker und Sterbender. Was dies alles beinhaltet, hier wiederum auf die Medizin bezogen, beschreibt folgendes Zitat: „Es ist die vornehmste Pflicht des Arztes, die Kardinalsymptome des Leidens: Schmerz, Angst, Unruhe und Durst prompt und dauerhaft zu lindern und den Sterbenden Trost, Erleichterung und Erhebung des Gemütes zu verleihen." Christoph Hufeland (1762–1836).

Der Arzt Hufeland stellte bereits Anfang des 19. Jahrhunderts die Bedürfnisse Sterbender sehr treffend dar. Die wichtigsten Bedürfnisse sind, damals wie heute:

- Linderung körperlicher Beschwerden,
- Nähe und Unterstützung durch Freunde und Angehörige,
- religiöse bzw. spirituelle Handlungen.

**W** *Die Weltgesundheitsorganisation (WHO) definierte Palliative Care 2002 folgendermaßen: „Palliative Care ist die Verbesserung der Lebensqualität von Patienten und ihren Familien, die mit Problemen konfrontiert sind, die mit einer lebensbedrohlichen Erkrankung einhergehen, und zwar durch Vorbeugen und Lindern von Leiden, durch frühzeitiges Erkennen, untadelige Einschätzung und Behandlung von Schmerzen sowie anderen belastenden Beschwerden körperlicher, psychosozialer und spiritueller Art."*

**D** *Palliative Care (von lat. palliare: lindern, einen Mantel umlegen; engl. care: Pflege, die Fürsorge) ist die medizinische, pflegerische, psychosoziale und seelsorgerische Betreuung von Schwerstkranken und Sterbenden.*

Dies wird notwendig, wenn keine ursächliche Behandlung der zugrunde liegenden schweren Erkrankung oder Verletzung mehr möglich ist. Doch „wenn nichts mehr zu machen ist, kann man noch sehr viel tun!" so Cicely Saunders, englische Krankenschwester, Sozialarbeiterin und Ärztin. Sie setzte ihre Erkentnisse darüber, was Sterbende wirklich benötigen, im Londoner St. Christopher's Hospice um, das sie 1967 eröffnete. Daraus entwickelte sich das Konzept der Palliative Care.

Was kann man bei der Betreuung von Schwerstkranken und Sterbenden tun? Man kann:

- den unterschiedlichen Facetten von Leiden in einem berufsübergreifenden Team begegnen,
- den Kranken und seine Angehörigen begleiten und unterstützen,
- das Lebendige sehen, nach dem Motto „was geht noch?",
- Fragen zu Tod und Sterben zulassen und ein Umfeld schaffen, in dem jeder eine passende Antwort finden kann.

**M** *Ziel ist eine bestmögliche Lebensqualität in der letzten Lebensphase. Ausgangspunkt dafür ist der einzelne Mensch in seiner Einmaligkeit, seinen Bedürfnissen und Wünschen.*

## 7.3.1 Die Rechte Sterbender

**D** *Ein Sterbender ist ein Mensch, dessen Tod in absehbare Nähe gerückt ist. Dies kann als Folge eines Unfalls, einer nicht behandelbaren Erkrankung oder infolge hohen Alters sein. Die unmittelbare Todesursache ist abzusehen und der Tod wird nach ärztlicher Einschätzung in der nächsten Zeit eintreten.*

Sterbende haben das Recht auf eine umfassende medizinische, pflegerische, psychische und seelsorgerische Betreuung im Sinne von Palliative Care. Sie haben das Recht, selbst über Fortsetzung oder Abbruch der Behandlung und über das Durchführen oder Unterlassen lebensverlängernder Maßnahmen (S. 129) zu bestimmen. Ebenso bestimmen sie darüber, was mit ihrem Körper nach dem Tod geschieht. Wie wird er bestattet? Dürfen Organe entnommen werden? Darf er obduziert werden?

**M** *Der Wille des Sterbenden ist für Arzt und Pflegefachperson bindend. Es darf weder eine Behandlung gegen seinen Willen durchgeführt werden, z. B. die Verabreichung von Medikamenten, noch dürfen lebenserhaltende Maßnahmen, z. B. die Ernährung über einer PEG, gegen seinen Willen beendet werden.*

**P** *In der Praxis tauchen Probleme auf, wenn der Sterbende sich zu diesen Fragen nicht mehr selbst äußern kann, was recht häufig vorkommt. Hier helfen eine sog. Patientenverfügung (S. 129) und die Aussagen von Angehörigen bzw. nahestehenden Personen weiter.*

Neben diesen juristisch durchsetzbaren Rechten, bestehen gewisse gesellschaftliche Vorstellungen, welche Rechte wir Sterbenden einräumen bzw. welche Vorstellungen wir vom Umgang mit Sterbenden haben.

**L** *Nehmen Sie sich Zeit. Erinnern Sie sich an einen Bewohner, einen Klienten oder an jemanden aus Ihrem privaten Umfeld, der gestorben ist. Stellen Sie sich vor, Sie würden im Sterben liegen. Wie würden Sie behandelt werden wollen? Was würden Sie von Ihrem Umfeld erwarten?*

### Umgang mit Sterbenden

David Kessler hat Rechte und Vorstellungen vom Umgang mit Sterbenden als „Die 12 Rechte des Sterbenden" zusammengefasst (Kessler, 1997):

- das Recht, als lebender Mensch behandelt zu werden und sich ein Gefühl der Hoffnung zu bewahren, egal wie subjektiv diese Hoffnung auch sein mag,
- das Recht, Gedanken und Gefühle zum Thema Tod auf seine Weise zum Ausdruck zu bringen,
- das Recht, an allen die eigene Pflege betreffenden Entscheidungen teilzuhaben,
- das Recht, von mitfühlenden, sensiblen und kompetenten Menschen gepflegt zu werden, die sich bemühen, die Bedürfnisse des Kranken zu verstehen,
- das Recht, den Prozess des Todes zu verstehen und auf alle Fragen ehrliche und vollständige Antworten zu bekommen,
- das Recht, Trost in geistigen Dingen zu suchen,
- das Recht, körperlich schmerzfrei zu sein,
- das Recht der Kinder, am Tod teilzuhaben,
- das Recht, zu sterben,
- das Recht, friedlich und in Würde zu sterben,
- das Recht, nicht einsam zu sterben,
- das Recht, zu erwarten, dass die Unantastbarkeit des Körpers nach dem Tod respektiert wird.

**P** ***Gefahr der Selbstüberforderung.*** *Stellen Sie keine zu hohen Forderungen an sich selbst, wenn Sie Sterbende pflegen:*

- *Sie sind nicht allein verantwortlich, es gibt Kolleginnen, Angehörige, Freunde.*
- *Beziehen Sie Seelsorger, Besuchsdienste, Hospizvereine usw. in die Betreuung Sterbender mit ein.*

### Was ist Sterbehilfe?

**B** *Herr Bart ist 84 Jahre alt und wird zu Hause von seiner Frau mit Unterstützung eines ambulanten Pflegedienstes betreut. Er ist seit langem schwer herzkrank und ist in einem schlechten Allgemeinzustand. Er hat mehrere Bypassoperationen hinter sich und erhielt bereits vor 10 Jahren eine Gefäßprothese wegen eines Aortenaneurysmas (lebensbedrohliche Ausbuchtung der Aorta). Er äußert wiederholt, dass er nun, egal, was mit ihm passiere, nicht mehr ins Krankenhaus wolle. „Ich möchte dann zu Hause bleiben und in Frieden sterben", sagt er zu seiner Frau und zu seinem Hausarzt. Er bittet den Arzt um eine ausreichende Schmerzmedikation, wenn es so weit sein solle. Dieser sichert es ihm zu. Als der Hausarzt in der darauf folgenden Woche wegen akuter Herzbeschwerden gerufen wird, ist es für ihn trotz Absprache fraglich, ob eine Krankenhauseinweisung nicht besser für Herrn Bart wäre. Frau*

*Bart wird auch unsicher, erinnert den Arzt aber an sein Versprechen, ihren Mann zu Hause zu lassen. Der Arzt spritzt ihm mehrmals Morphium s.c. gegen die sehr starken Schmerzen und verabreicht Sauerstoff über eine Sauerstoffbrille. Nach 2 Tagen verstirbt Herr Bart.*

**L** *Hat der Arzt Sterbehilfe geleistet?*

Im Beispiel leistet der Arzt durch die wiederholte Injektion des Morphiums, dessen Dosierung so hoch war, dass eine Beschleunigung des Todeseintritts möglich war, indirekte Sterbehilfe. Diese ist jedoch straffrei, weil die Medikation aus medizinischer Sicht notwendig war (stärkste Schmerzen) und weil Herr Bart ihn ausdrücklich um eine ausreichende Schmerzmittelgabe gebeten hatte **(Abb. 7.7)**.

**M** *Direkte, aktive Sterbehilfe, z. B. die absichtliche Tötung eines Kranken auf dessen Wunsch hin mittels einer Injektion, ist in Deutschland verboten. Tötung auf Verlangen ist eine Straftat und wird nach § 216 StGB mit einer Freiheitsstrafe von bis zu 5 Jahren geahndet.*

Wie das Beispiel zeigt, kommt es während des Sterbeprozesses häufig zu großen Unsicherheiten darüber, was getan und was besser unterlassen werden sollte. Obwohl alles abgesprochen war und Herr Bart seinen Willen erst eine Woche zuvor klar geäußert hat, stellen seine Frau und sein Hausarzt folgende Überlegungen an, während sie handeln:

- Frau Bart hält sich in der Nähe ihres Mannes auf, reicht ihm etwas zu trinken und versucht, den geäußerten Wünschen nachzukommen. Sie fragt sich, ob im Krankenhaus mehr hätte getan werden können und ob ihr Mann es dort besser gehabt hätte.
- Der Arzt befindet sich im Zwiespalt: eine ausreichende Schmerzmedikation, die er Herrn Bart versprochen hat, kann eine Einschränkung der Atmung verursachen. Es macht ihm zu schaffen, dass Herr Bart durch diese notwendige Medikation evtl. früher stirbt.

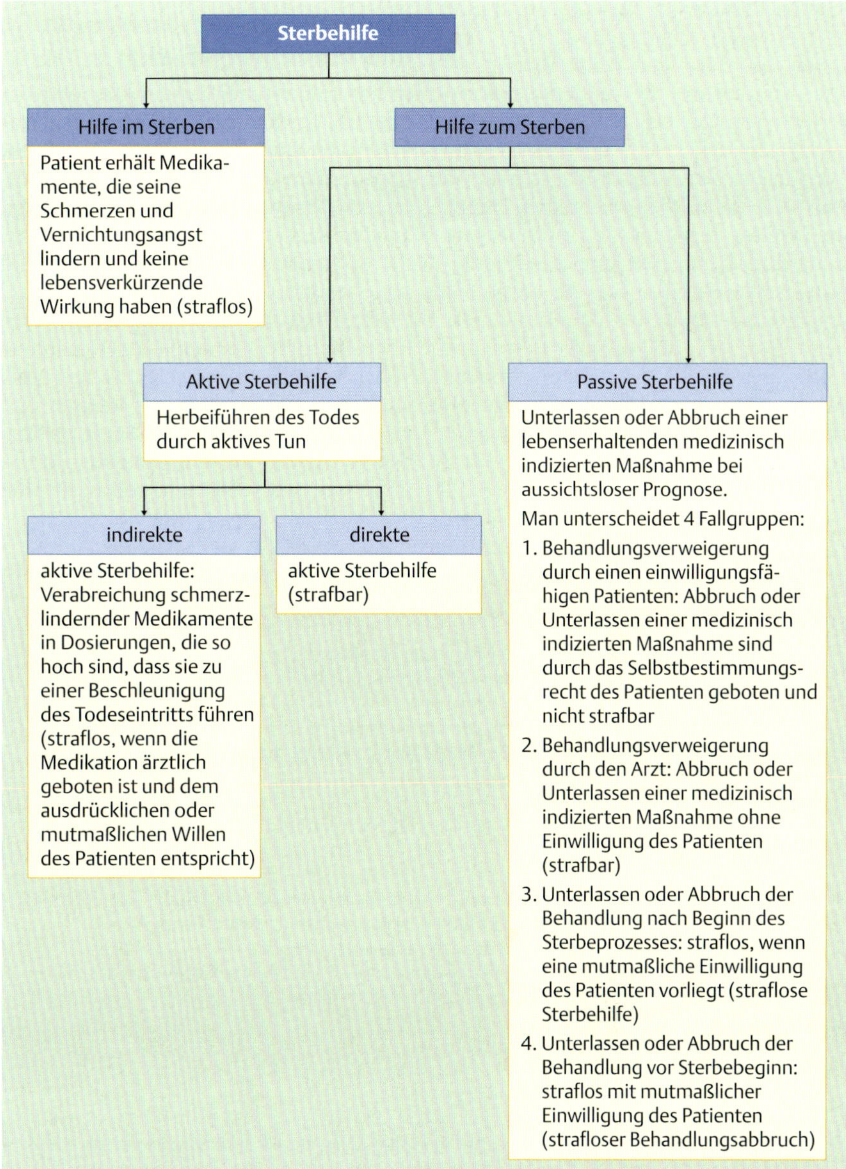


**Abb. 7.7** ⇢ **Sterbehilfe.** Der Begriff „Sterbehilfe" wird unterschiedlich verwendet und inhaltlich gefüllt, je nachdem von welchen Berufs- oder Interessensgruppen er gebraucht wird. Unter rechtlichen Aspekten (strafbar oder straffrei) kann in der Altenpflege „Sterbehilfe" in 4 Unterbegriffe unterteilt werden. Rechtslage Stand 12/2005 (Quelle: Martina Weber, Sterbehilfe, in: Pflege aktuell, 12/2004).

## Patientenverfügung

Für die konkrete Entscheidung am Krankenbett, ob medizinische Behandlung und/oder lebensverlängernde Maßnahmen fortgesetzt oder abgebrochen werden sollen, ist eine sog. Patientenverfügung von Vorteil. Lebensverlängernde Maßnahmen sind Beatmung, die Zufuhr von Sauerstoff und eine künstliche Ernährung, sei es über eine Magensonde oder mittels Infusionen. Vor allem dann, wenn der Patient seinen Willen nicht mehr äußern kann oder durch eine Schädigung des Gehirns nicht mehr urteilsfähig ist, wird eine Patientenverfügung wichtig. Denn in diesen Fällen versuchen Pflegeteam und Hausarzt nach dem „mutmaßlichen Willen" des Patienten zu handeln. Um diesen herauszufinden, werden ihm nahestehende Menschen befragt und wenn vorhanden die Patientenverfügung berücksichtigt.

**D** *Eine Patientenverfügung ist eine schriftliche Anordnung für den Fall einer unheilbaren schweren Erkrankung mit sicherer Todesprognose. Der Verfasser legt für den Fall, dass er seinen Willen dann nicht mehr äußern kann, fest, inwieweit lebensverlängernde Maßnahmen angewandt oder unterlassen werden sollen.*

Für die Form einer Patientenverfügung gibt es keine rechtsverbindlichen Vorgaben. Es muss kein Notar hinzugezogen werden wie bei anderen wichtigen Regelungen. Sie kann komplett handgeschrieben sein oder es können Vordrucke verwandt werden, wie in **Abb. 7.8**. Damit die Patientenverfügung im Zweifel auch vor Gericht Anerkennung findet, ist es wichtig, dass sie zumindest zum Teil von Hand ausgefüllt wurde und dass sie aktuell ist. Das heißt, eine bereits verfasste Verfügung sollte jedes Jahr neu unterschrieben werden, um ggf. von einem Richter als aktueller Wille des Patienten gewertet zu werden.

### Medizinischer Patientenanwalt und Vorsorgevollmacht

In der konkreten Situation können trotz Patientenverfügung Unsicherheiten auftreten. Es kann fraglich sein, ob die Situation dem in der Verfügung beschriebenen Gesundheitszustand entspricht. Es können sich Konstellationen ergeben, die so nicht vorhersehbar waren und neue, andere Entscheidungen erfordern. Deshalb ist es empfehlenswert, eine oder mehrere Personen zu benennen, welche die medizinisch-ethischen Vorstellungen des Betroffenen kennen und Entscheidungen in dessen Sinne treffen. Damit diese Entscheidungen durchgesetzt werden können, sollte an eine dieser Personen schriftlich eine Vorsorgevollmacht erteilt werden.

**Patientenverfügung**

Für den Fall, dass ich nicht mehr in der Lage bin, meine Angelegenheiten selbst zu regeln, verfüge ich:

- An mir sollen keine lebensverlängernden Maßnahmen vorgenommen werden, wenn medizinisch festgestellt ist,
  - dass ich mich im unmittelbaren Sterbeprozess befinde, bei dem jede lebensverlängernde Maßnahme das Sterben oder Leiden ohne Aussicht auf erfolgreiche Behandlung verlängern würde,

  oder
  - dass es zu einem nicht behebbaren Ausfall lebenswichtiger Funktionen meines Körpers kommt, der zum Tode führt.
- Ärztliche Begleitung und Behandlung sowie sorgsame Pflege sollen in diesen Fällen auf die Linderung von Schmerzen, Unruhe und Angst gerichtet sein, selbst wenn durch die notwendige Schmerzbehandlung eine Lebensverkürzung nicht auszuschließen ist.
  Ich möchte in Würde und Frieden sterben können, nach Möglichkeit in Nähe und Kontakt mit meinen Angehörigen und nahestehenden Personen und in meiner vertrauten Umgebung.
- Ich bitte um seelsorgerischen Beistand.
- Maßnahmen aktiver Sterbehilfe lehne ich ab.

Ich unterschreibe diese Verfügung nach sorgfältiger Überlegung und als Ausdruck meines Selbstbestimmungsrechtes. Ich wünsche nicht, dass mir in der aktuellen Situation eine Änderung meines hiermit bekundeten Willens unterstellt wird. Sollte ich meine Meinung ändern, werde ich dafür sorgen, dass mein geänderter Wille erkennbar zum Ausdruck kommt.

Name: ..........
geb. am: ..........
Anschrift: ..........

Ort, Datum: .......... Unterschrift: ..........

Diese Patientenverfügung wird von mir erneut bestätigt.

Ort, Datum: .......... Unterschrift: ..........

Ort, Datum: .......... Unterschrift: ..........

Ort, Datum: .......... Unterschrift: ..........



**Abb. 7.8** ⇢ **Patientenverfügung.** Handreichung und Formular der Deutschen Bischofskonferenz und des Rates der Evangelischen Kirche in Deutschland in Verbindung mit den übrigen Mitglieds- und Gastkirchen der Arbeitsgemeinschaft Christlicher Kirchen in Deutschland 1998.

## 7.3.2 Palliative Care im Altenheim und in der ambulanten Pflege

Bei der Pflege Schwerstkranker und Sterbender geht es darum, die körperlichen Beschwerden so gut wie möglich zu lindern und auf psychosoziale und seelische Bedürfnisse einzugehen. Hierfür ist interdisziplinäres Arbeiten notwendig.

### Körperliche Beschwerden lindern

Insbesondere körperliche Beschwerden machen Menschen in der letzten Lebensphase zu schaffen. Diese so gut wie möglich zu lindern, hat höchste Priorität. Dabei ist darauf zu achten, dass die Behandlungen den Sterbenden nicht stärker belasten als die Beschwerden selbst. Die häufigsten Beschwerden Sterbender sind:

- ⇢ Schmerzen (S. 102),
- ⇢ Schwäche und Immobilität,
- ⇢ Appetitlosigkeit,
- ⇢ Mundtrockenheit,
- ⇢ Übelkeit, Erbrechen, Obstipation,
- ⇢ erschwerte Atmung, Atemnot,
- ⇢ Schlafstörungen.

#### Schwäche und Immobilität

Es dem Sterbenden bequem zu machen, zählt zu den wichtigsten und schwierigsten pflegerischen Tätigkeiten. Unbewegliches Liegen bereitet Schmerzen und birgt die Gefahr der Entstehung eines Dekubitus, einer Pneumonie und der Entwicklung von Kontrakturen. Diese verursachen ihrerseits weitere Schmerzen. Wenn der Sterbende es toleriert, sollten deshalb die notwendigen Prophylaxen vorsichtig im Rahmen einer bedürfnisorientierten Körperpflege durchgeführt werden. Er sollte so gelagert werden, wie er es wünscht und in Abständen, die er bestimmt. Wenn er es nicht kann, entscheidet die Pflegefachperson, was sinnvoll und zumutbar ist. Bei der Lagerung wird oft eine Erhöhung des Oberkörpers als angenehm empfunden, da es das Atmen und Abhusten erleichtert.

**P** ***Kalte Füße wärmen.*** *Sterbende benötigen oft besonders viel Wärme. Kalte Extremitäten aufgrund der schlechten Kreislaufsituation werden oft als sehr unangenehm empfunden. Eine Wärmflasche oder warme Socken helfen.*

### Appetitlosigkeit

Bestehen die Beschwerden Übelkeit oder Obstipation, werden diese behandelt. Steht die Appetitlosigkeit im Vordergrund, kann der Arzt Glukokortikoide (z. B. Decortin H) zur Verbesserung des Befindens und zur Steigerung des Appetits verordnen. Sterbende, die essen möchten, sollten Wunschkost erhalten. Wenn Sterbende nicht mehr essen möchten, sollte dies akzeptiert werden.

### Mundtrockenheit

Durch das Atmen mit offenem Mund und eine geringe Flüssigkeitszufuhr ist die Mundschleimhaut häufig sehr trocken. Eine spezielle Mundpflege (S. 298) ist hier besonders wichtig und muss mehrmals täglich nach Bedarf durchgeführt werden. Eine borkige, rissige Zunge, Parotitis und eine evtl. hinzukommende Soorinfektion schmerzen zusätzlich und erschweren eine angemessene Flüssigkeits- und Nahrungsaufnahme. Wichtig ist es, dem Sterbenden so oft wie möglich etwas zu Trinken anzubieten. Dies kann auch löffelweise oder mit Hilfe eines Saugers auf einem Fläschchen geschehen. Säuerliche Getränke (Wasser mit einem Spritzer Zitrone, Sekt, Früchtetee) regen die Speichelsekretion an. Ebenso kleine Fruchtstückchen, die in Gaze verpackt, im Beisein einer Pflegeperson in den Mund gelegt werden können. Auch das Ausspülen oder Auswischen der Mundhöhle oder das Beträufeln der Zunge mit ganz wenig Flüssigkeit wirkt der Mundtrockenheit entgegen.

### Übelkeit, Erbrechen, Obstipation

Übelkeit und Erbrechen können in der Regel gut symptomatisch mit Medikamenten behandelt werden. Eine Obstipation kann durch Bewegungs- und Flüssigkeitsmangel, jedoch auch durch die Gabe von Opiaten verursacht werden. Bei allen Kranken, die nicht unmittelbar im Sterben liegen, werden Abführmittel nach ärztlicher Verordnung verabreicht, um weiteren Beschwerden vorzubeugen.

### Erschwerte Atmung, Atemnot

Der Kranke wird mit erhöhtem Oberkörper gelagert. Die Pflegefachperson wirkt beruhigend auf den Kranken ein und sorgt für ausreichend frische Luft. Auf Arztanordnung kann bei Bedarf Sauerstoff verabreicht werden. Ein Ultraschallvernebler neben dem Bett kann der Luftbefeuchtung und damit der Erleichterung der Atmung dienen. Hat sich viel Schleim in Mund- und Rachenraum angesammelt, sollte er, wenn der Kranke es toleriert, zur Erleichterung abgesaugt werden.

**M** *Pflegefachpersonen dürfen in Mund- und Rachenraum absaugen. Das Absaugen in Trachea (Luftröhre) und Bronchien ist dem Arzt vorbehalten.*

### Schlafstörungen

Schmerzen und körperliche Symptome können den Schlaf stören. Können diese behandelt werden ist es dem Kranken evtl. möglich, zu schlafen. Schlafstörungen haben häufig auch psychische Ursachen. Die Kranken beschäftigen sich mit dem nahenden Tod, oft ist noch einiges zu regeln oder zu klären. Manche Menschen haben Angst vor dem Einschlafen, weil sie befürchten im Schlaf zu sterben. Die Pflegefachperson kann versuchen, den Kranken darauf anzusprechen. Wenn Gespräche nicht helfen und der Kranke es möchte, kann der Arzt medikamentös weiterhelfen.

### Überweisung auf eine Palliativstation

In einigen Krankenhäusern gibt es Stationen, die sich auf palliative Medizin und Pflege spezialisiert haben. Sie nehmen Schwerstkranke auf, z. B. Krebspatienten, bei denen Symptomkontrolle und Schmerztherapie im Vordergrund stehen. Ist der Zustand des alten Menschen kritisch und ist im häuslichen Umfeld oder im Altenheim keine ausreichende Versorgung gewährleistet, sollte auf eine Palliativstation überwiesen werden. Häufig kann der Patient nach kurzer Zeit stabilisiert werden und die Behandlung kann im Altenheim oder zu Hause fortgeführt werden. Ist keine Palliativstation vorhanden, können spezialisierte niedergelassene Ärzte hinzugezogen werden.

## Psychosoziale und seelische Bedürfnisse

Oft werden Bedürfnisse und Wünsche z. B. nach Gesprächen mit Angehörigen erst dann geäußert, wenn die allzu belastenden körperlichen Beschwerden etwa durch eine angemessene Schmerztherapie gelindert wurden. Wünsche Sterbender, die an die Angehörigen gerichtet sind, oder Bedürfnisse im weltanschaulichen oder religiösen Bereich bekommen im Angesicht des Todes eine besonders große Bedeutung. Sie können und dürfen nicht aufgeschoben werden, da evtl. keine Zeit mehr bleibt.

### Zuwendung und Nähe

Viele Schwerstkranke haben ein großes Bedürfnis nach Nähe und Zuwendung. Angehörige, Freunde und Pflegefachpersonen sollten deshalb aufmerksam wahrnehmen, wen der Sterbende gerne bei sich haben möchte und sich entsprechend abwechseln. Ist der alte Mensch sehr geschwächt und evtl. in seiner Wahrnehmung eingeschränkt, kann er Nähe über Berührung noch gut spüren. Die Hand halten, über Stirn und Wange streicheln und jede Art von Hautkontakt zeigt dem Kranken, dass jemand bei ihm ist **(Abb. 7.9)**.

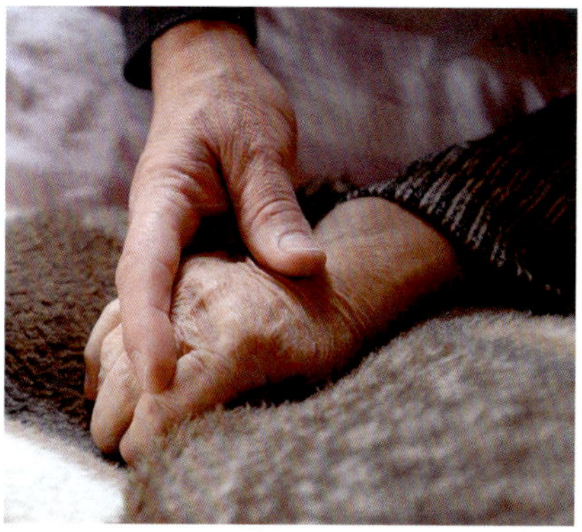

**Abb. 7.9** ⇢ **Nähe.** „Halte meine Hand, so kann ich spüren, dass Du da bist!"

### Gespräche und Realitätsarbeit

Von einem bestimmten Zeitpunkt an spüren Sterbende, wie es um sie steht. Sie wissen, dass sie sterben müssen, auch wenn nicht offen darüber geredet wird. Viele Menschen möchten dann mit Nahestehenden darüber reden. Dies ist oft sehr schwierig, da Angehörige es nicht wahrhaben möchten oder selbst Angst haben, über den bevorstehenden Tod zu sprechen. Für den Sterbenden ist es jedoch wichtig. Er kann dann bewusst Abschied nehmen und loslassen. Auch möchte er vielleicht bestimmte Dinge in Ordnung bringen, etwa sich mit jemandem versöhnen oder noch jemandem etwas Wichtiges mitteilen, bevor er stirbt. Pflegende können aufmerksam sein und evtl. dazu beitragen, dass diese Wünsche erfüllt werden.

### Religiosität und Rituale

Ein Glaube ist für viele Menschen eine wichtige Quelle der Kraft und der Hoffnung. Die Durchführung bestimmter Rituale gibt Sicherheit und Halt. Für Pflegende ist es wichtig, religiöse Einstellungen zu kennen und entsprechende Äußerungen und Wünsche wahrzunehmen. Dabei ist es wichtig zu beachten, dass nicht der Glaube oder die weltanschauliche Überzeugung des Helfers gefragt sind, sondern die des Sterbenden. Er soll darin unterstützt werden, sein Leben gemäß seinen Vorstellungen zu Ende zu bringen.

### In vertrauter Umgebung sterben dürfen

Altenheime und Krankenhäuser sind die Orte, wo die meisten Menschen sterben (ca. 80 %). Dies steht vollkommen im Gegensatz zum Wunsch der meisten Menschen (ebenfalls 80 %), in gewohnter Umgebung im Beisein vertrauter Menschen zu sterben. Medizinische wie pflegerische Unterstützung durch in Palliative Care fortgebildetes Personal ist im häuslichen Bereich nicht in ausreichendem Maße vorhanden. Es gibt einige vorbildhafte Initiativen, in denen Palliativmediziner, fortgebildete Pflegefachpersonen und Hospizvereine eine umfassende Unterstützung Sterbender leisten. Ist dies gegeben, können die Menschen auch bei sich zuspitzenden Problematiken am Ende des Lebens ihren Vorstellungen gemäß zu Hause bleiben.

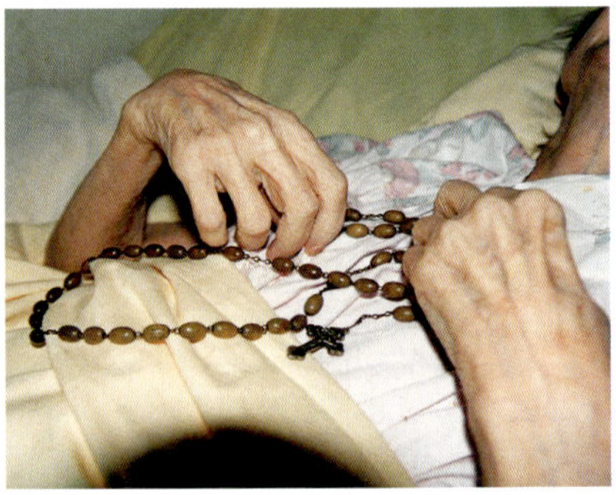

**Abb. 7.10 ⇢ Gebet.** Vertraute Gebete können den Menschen stützen.

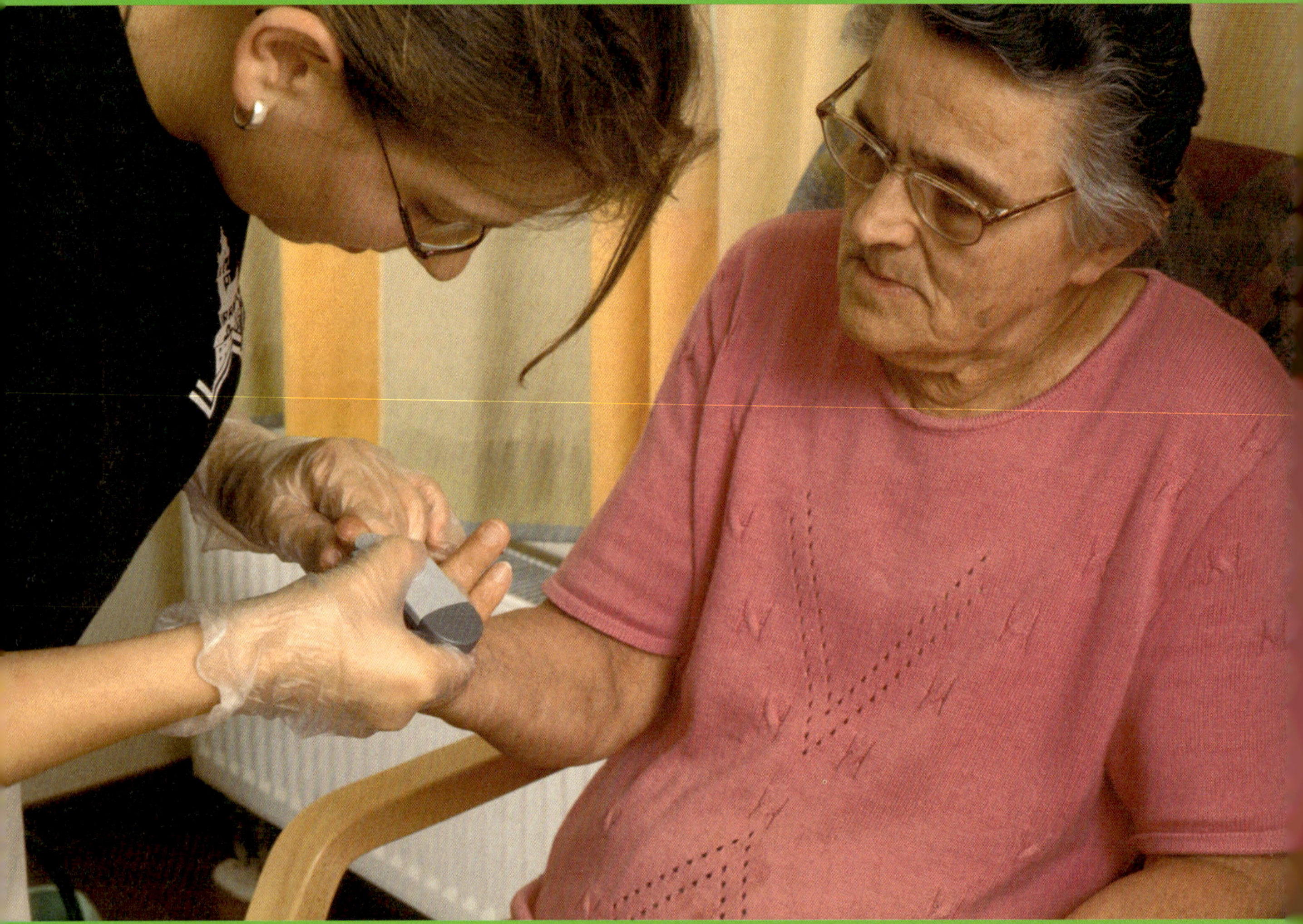

1

## Lernfeld 1.3

## Alte Menschen personen- und situationsbezogen pflegen

## Lernfeld 1.5

## Bei der medizinischen Diagnostik und Therapie mitwirken

# 8 Erkrankungen der Haut

Dominik von Hayek, Susanne Andreae, Jutta Weniger

Inhalt



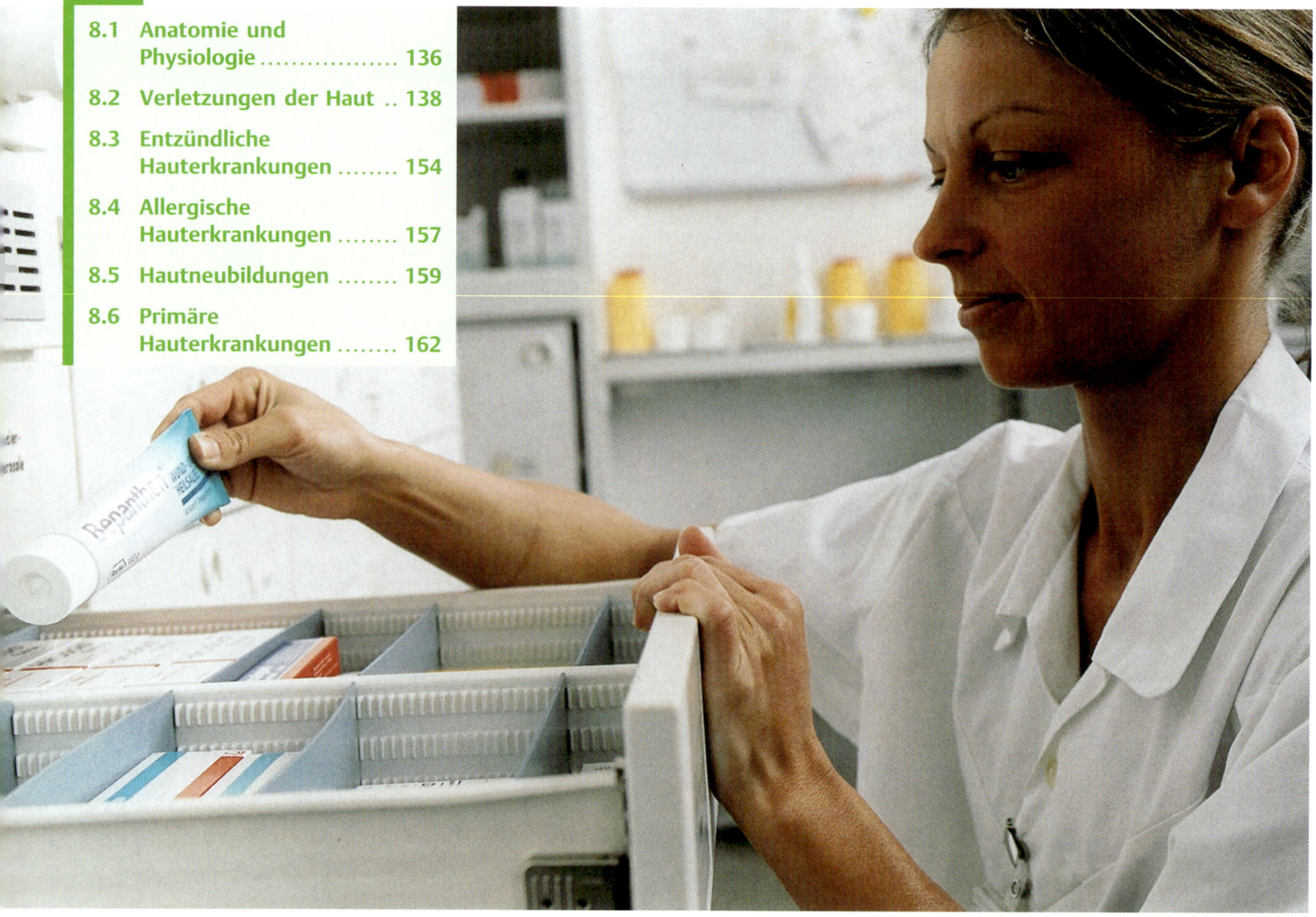


## 8.1 Anatomie und Physiologie

Dominik von Hayek

Wenn man die gesamte Haut als Organ auffasst, dann stellt sie das zweitgrößte Organ des menschlichen Körpers nach der Skelettmuskulatur dar – mit einem Gewicht von 3–8 kg und einer Fläche von 1,5–2 m$^2$. Die Haut an Handflächen und Fußsohlen wird Leistenhaut genannt, am übrigen Körper dagegen als Felderhaut (mit Talgdrüsen und Haaren) bezeichnet.

### 8.1.1 Aufgaben der Haut

Die Haut erfüllt folgende Funktionen:

- Schutz des Körpers (z. B. Fettgewebe),
- Regulation der Körpertemperatur und des Energiehaushalts (Schwitzen),
- Sinnesorgan (Temperatur, Berührung und Schmerzwahrnehmung),
- Kommunikationsorgan (Erblassen, Erröten, Gesichtsausdruck).

Damit sie dazu in der Lage ist, weist sie einige besondere Eigenschaften auf. So ist sie nicht als statischer Panzer gebaut, sondern besitzt ein reges Zellwachstum zur Regeneration sowie zur Wundheilung und ist für viele Stoffe durchlässig.

### 8.1.2 Aufbau der Haut

Die Haut zeigt überall denselben Schichtaufbau (von außen nach innen):

- Epidermis (Oberhaut),
- Korium oder Dermis (Lederhaut),
- Subkutis (Unterhaut).

#### Oberhaut

Die Oberhaut besteht aus einem mehrschichtigen, unverhornten Plattenepithel, das hauptsächlich von den Horn produzierenden Zellen (*Keratinozyten*) gebildet wird. Diese bilden den wasserabweisenden Hornstoff Keratin, der der Haut Festigkeit verleiht. Ihre Dicke variiert je nach Beanspruchung zwischen

0,1 mm (Felderhaut) und 1,5 mm (Leistenhaut der Fußsohle, **Abb. 8.1**).

Schichtaufbau der Oberhaut (von außen nach innen, **Abb. 8.2**):

- *Hornschicht:* mit vielen Reihen vollständig verhornter, abgestorbener Zellen, letzte Barriere zwischen Körper und Außenwelt,
- *Körnerschicht:* einige Reihen flacher, Horn bildender Zellen, außerdem Bildung von Ölsubstanzen für eine geschmeidige Haut,
- *Stachelzellschicht:* pigmenthaltige Zellen mit stacheligen Zapfen, die das Grundgerüst der Epidermis darstellen,
- *Basalzellschicht:* einige Reihen Epithelzellen mit häufiger Zellteilung; die neugebildeten Zellen werden Richtung Hautoberfläche geschoben; hier findet man die Nervenendigungen für den Tastsinn.

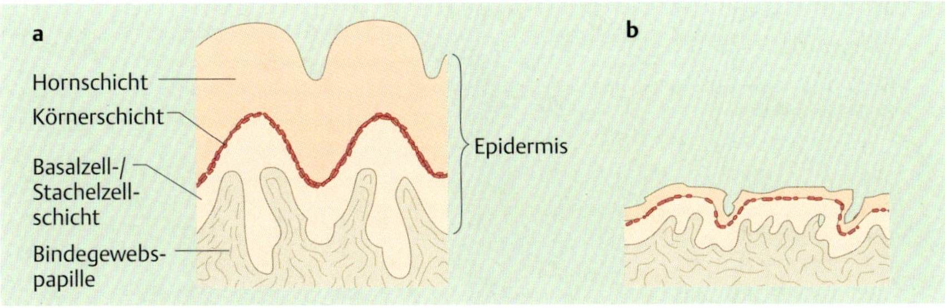


**Abb. 8.1 ··› Oberhaut (Epidermis).** Oberhaut der **a** Leistenhaut und der **b** Felderhaut (aus Faller u. Schünke, 2004).

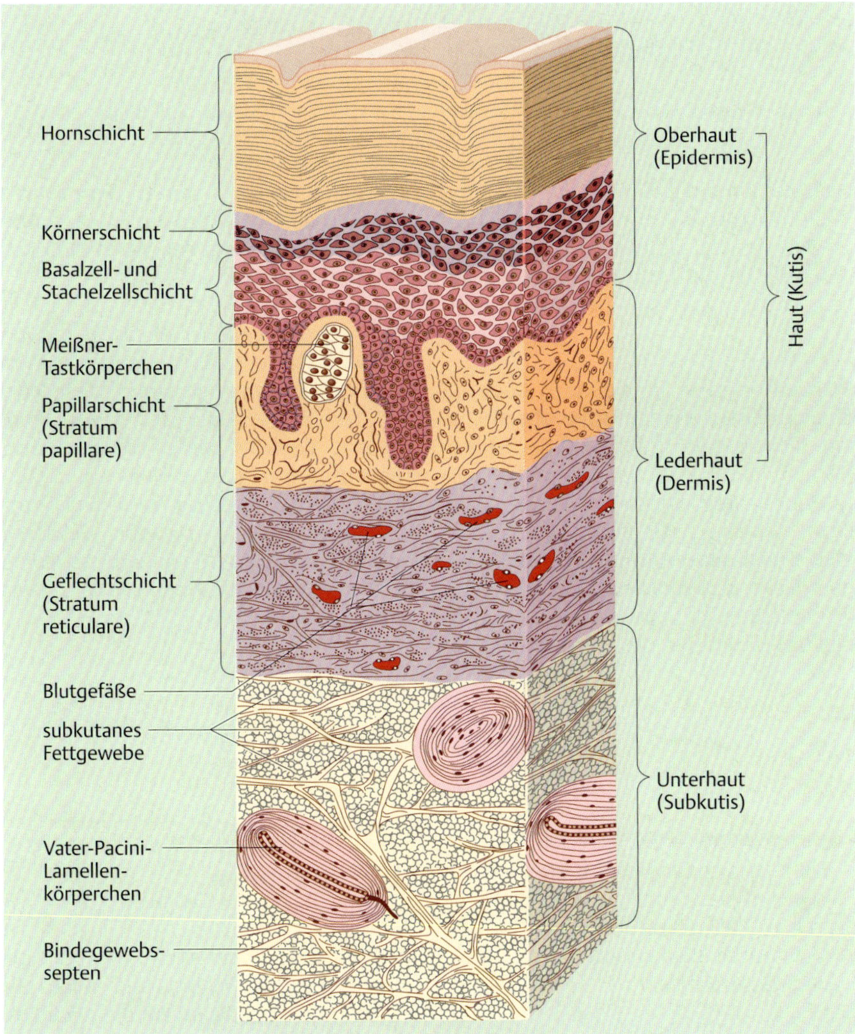


**Abb. 8.2 ··› Hautschichten.** Schichtaufbau der menschlichen Haut am Beispiel der Leistenhaut (aus Faller u. Schünke, 2004).

## Lederhaut

Die Lederhaut liegt unterhalb der Oberhaut; sie ist von sehr unterschiedlicher Dicke (0,2–2,5 mm) und trägt durch ihren bindegewebigen Anteil zur Festigkeit der Haut bei. An der unregelmäßigen, zapfenförmigen Übergangsfläche zur Oberhaut (*Papillarschicht*) befinden sich die feinen Blutgefäße zur Versorgung der Haut sowie einige Berührungsrezeptoren (*Meissner-Tastkörper*) für den Tastsinn. Die darunter liegende Geflechtschicht besteht aus festerem Bindegewebe, Fettgewebe, Haarwurzeln, Nerven, Talgdrüsen- und Schweißdrüsengängen.

## Unterhaut

Die Unterhaut stellt die Verschiebeschicht der Haut zu den darunter liegenden Strukturen (Muskeln, Knochen) dar und besteht deshalb aus lockerem Bindegewebe sowie dem *subkutanen Fettgewebe*, das als mechanischer Schutz, Polsterung, Kälteschutz und Energiespeicher dient. Der Durchmesser ist je nach Körperstelle sehr unterschiedlich. In ihr befinden sich die Schweißdrüsen, Anteile der Haarbälge sowie Druck- und Vibrationsrezeptoren des peripheren Nervensystems (*Vater-Pacini-Körper*).

Die Hautfarbe wird bestimmt durch:

- *Melanin*, einen Farbstoff (Pigment), der in den tieferen Schichten der Epidermis von den Melanozyten gebildet wird; es schützt zusätzlich vor Schädigungen durch das Sonnen-(UV-)Licht,
- *Karotin*, einen Farbstoff der Leder- und Unterhaut,
- *Blutkapillaren* in der Lederhaut.

Die jeweilige Mischung dieser Bestandteile ist für die Hautfarbe der verschiedenen menschlichen Rassen verantwortlich.

### 8.1.3 Hautanhangsgebilde

Hierzu gehören Haare, Hautdrüsen und Nägel.

#### Haare

Die Haare findet man überall auf der Felderhaut, allerdings in unterschiedlicher Dichte. Sie werden unterteilt in *Haarschaft* und *Haarwurzel*, welche bis in die Subkutis reichen kann **(Abb. 8.3)**. Aufgaben:

- Abhalten von Fremdkörpern (Augenbrauen und Wimpern),
- Filterung der Atemluft in der Nase,
- Schutz des Schädels vor Sonneneinstrahlung (Kopfhaare),
- Ergänzung der Berührungsempfindlichkeit (auf der gesamten Haut).

Im Bereich der Haarwurzeln enden Nervenfasern, die auch minimale Haarbewegungen registrieren (z. B. Luftzug). An der Haarwurzel sind feine Muskelfasern befestigt, die das Haar bewegen können („Gänsehaut").

Der Verlust von Haaren ist auch für den gesunden und erwachsenen Menschen ein normaler Vorgang; die obere Grenze liegt bei ca. 100 Haaren pro Tag, die Wachstumsgeschwindigkeit der Haare variiert zwischen 0,1 und 0,4 mm pro Tag. Bei chronischen Erkrankungen, Hormonumstellungen, einigen Medikamenten, Bestrahlung und psychischem Stress kann es zu vermehrtem Haarausfall und vermindertem Haarwuchs kommen, im Extremfall zur Glatzenbildung (Alopezie).

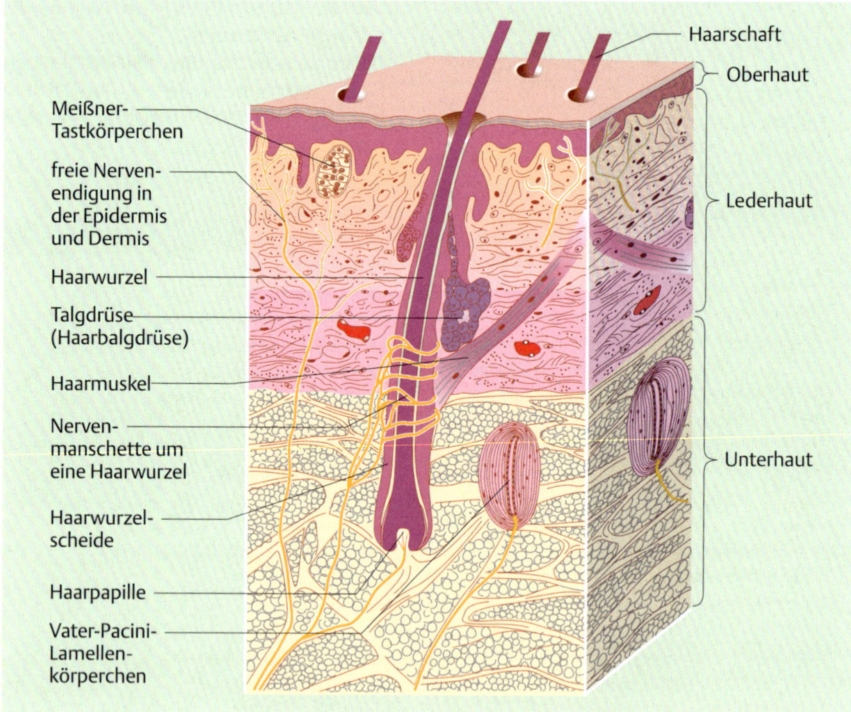


**Abb. 8.3** ··› **Haare.** Haar und Nervenendigungen in der Kopfhaut (aus Faller u. Schünke, 2004).

#### Hautdrüsen

**Talgdrüsen.** Das von den Talgdrüsen gebildete Sekret enthält unterschiedliche Fetteiweiße sowie Salze und wird entlang des Haarschaftes zur Hautoberfläche transportiert. Der Talg schützt die Haare vor Austrocknung und hält die Haut geschmeidig. Bei älteren Patienten ist die Talgproduktion vermindert, weswegen sie oft an trockener Haut leiden. Wie die Duftdrüsen kommen Talgdrüsen nur auf der behaarten Haut vor.

**Schweißdrüsen.** Sie befinden sich auf einem großen Teil der Körperoberfläche, am dichtesten im Bereich der Handflächen und Fußsohlen. Über die Ausführungsgänge werden Wasser, Salze sowie Stoffwechselendprodukte (Harnstoff, Harnsäure, Ammoniak) zur Hautoberfläche transportiert. Mit Hilfe der Verdunstungskälte der ausgeschiedenen Flüssigkeit erfolgt die Regulierung der Körpertemperatur. Durch den sauren pH-Wert (pH 4,5) wird ein Säureschutzmantel gebildet, der das Wachstum von Mikroorganismen eindämmt.

**M** *Der Zustand der Haut lässt Rückschlüsse auf den Wasserhaushalt im gesamten Körper (Hautturgor = Festigkeit) zu: Trockene, faltige und spröde Haut bleibt an typischen Stellen (Wange, Handrücken) nach dem Zusammenschieben für einige Sekunden stehen, weil der Körper dem subkutanen Fettgewebe Flüssigkeit entzogen hat. Dies ist ein wichtiges Alarmzeichen für Flüssigkeitsmangel bei älteren Patienten!*

## 8.2 Verletzungen der Haut

Susanne Andreae

Je nach der Entstehungsursache kann man Wunden in 4 Gruppen einteilen:

- die meisten Wunden sind *mechanisch* bedingt,
- *thermische* Wunden entstehen durch Kälte- oder Wärmeeinwirkung,
- *chemische* Verletzungen durch Säure- oder Laugeneinwirkung sind selten, aber teilweise sehr gefährlich,
- in der Altenpflege besonders häufig sind durch *Druck* verursachte Wunden (Dekubitus).

### 8.2.1 Mechanisch verursachte Wunden

#### Erstversorgung

Während bei blutenden Wunden die Blutstillung im Vordergrund steht, gilt es bei *kleineren Wunden* die verletzte Stelle rasch zu säubern und steril ab-

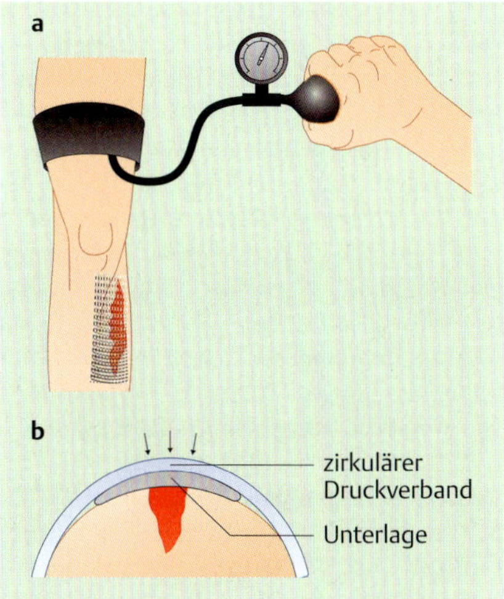


**Abb. 8.4** ⇢ **Provisorische Blutstillung.** Mit Hilfe der Blutdruckmanschette muss der Kompressionsdruck etwas oberhalb des systolischen Blutdrucks eingestellt werden (auf ca. 180 mmHg). **b** Steht keine Blutdruckmanschette zur Verfügung, darf im Notfall ein nicht zu fester zirkulärer Druckverband mit einem Handtuch, Hemd o. Ä. angelegt werden. Zur Druckausübung auf die Wunde muss eine Unterlage (z. B. ein Stapel Papiertaschentücher) unter den Druckverband gelegt werden (aus Paetz u. Benzinger-König, 2004).

zudecken. Wenn keine Desinfektionslösung zur Hand ist, reicht es aus, die Wunde mit Wasser kräftig auszuspülen. Ist kein steriles Abdeckmaterial vorhanden, erfüllt ein sauberes Tuch denselben Zweck. Bei vielen Verletzungen reicht ein Pflasterverband zur Wundabdeckung aus, doch besonders große, tiefe und stark verschmutzte Wunden sollten von einem Arzt behandelt werden.

Bei *stark blutenden Wunden* muss zur Blutstillung ein Druckverband angelegt werden. Alternativ oder zusätzlich kann mit einer oberhalb der Wunde angelegten Blutdruckmanschette die Blutzufuhr eingeschränkt werden **(Abb. 8.4)**. Beim Transport in die Klinik ist darauf zu achten, dass die verletzte Stelle hochgelagert wird.

**M** *Maßnahmen zur Erstversorgung:*
- ⇢ *Wunde säubern,*
- ⇢ *Wunde steril abdecken,*
- ⇢ *bei stark blutenden Wunden Druckverband.*

In **Tab. 8.1** sind die wichtigsten mechanischen Wunden, ihre Behandlung und mögliche Komplikationen zusammengestellt.

**Tab. 8.1** ⇢ Die wichtigsten mechanischen Wunden

| *Wunde* | *Definition* | *Komplikationen* | *Behandlung* |
|---|---|---|---|
| **Schürfwunde** 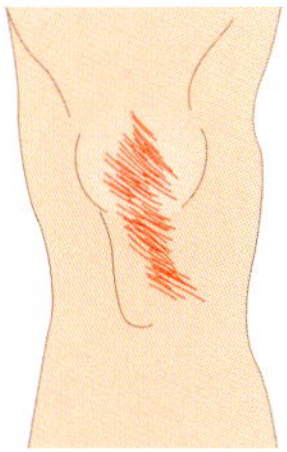 **Abb. 8.5** ⇢ (aus Paetz u. Benzinger-König, 2004) | Abschürfung der obersten Hautschichten | in der Regel keine | evtl. Pflasterverband |
| **Schnittwunde** 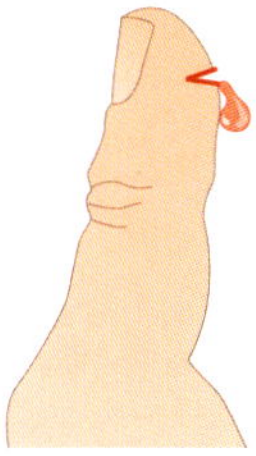 **Abb. 8.6** ⇢ (aus Paetz u. Benzinger-König, 2004) | Wunde mit glatten Wundrändern durch Hautschnitt | je nach Tiefe der Wunde Gefahr der Verletzung tiefer gelegener Strukturen (Gefäße, Sehnen, Nerven) | sorgfältige Wundkontrolle (tiefe, mit verletzten Strukturen), wenn möglich (s. unten) Nahtversorgung |
| **Quetsch-/ Platzwunde** 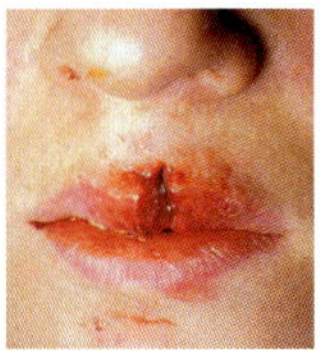 **Abb. 8.7** ⇢ (aus Paetz u. Benzinger-König, 2004) | durch starke Prellung des Gewebes ist die Haut aufgeplatzt (die Platzwunde ist eine der häufigsten Wunden!) | häufig zerfetzte Wundränder, oft stark blutend (z. B. Kopfplatzwunde) | außer bei starker Verschmutzung Nahtversorgung, zuvor müssen evtl. die Wundränder ausgeschnitten werden |
| **Ablederung** 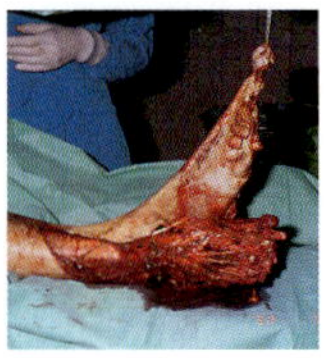 **Abb. 8.8** ⇢ (aus Paetz u. Benzinger-König, 2004) | größere Hautanteile werden von den tiefer gelegenen Strukturen abgetrennt | es besteht eine große Wundfläche, die stark bluten kann | Nahtversorgung |
| **Bisswunde** 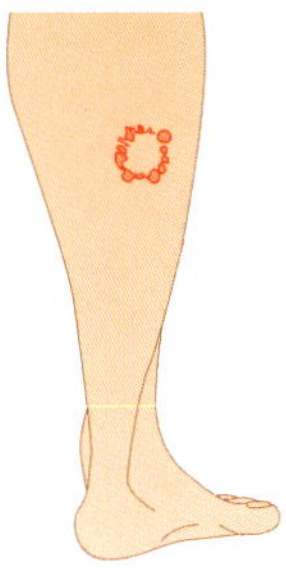 **Abb. 8.9** ⇢ (aus Paetz u. Benzinger-König, 2004) | Wunde durch Tier- oder Menschenbiss | immer bakteriell verunreinigt – hohe Infektionsgefahr! | Wunde wird gereinigt und offen gelassen, um Wundinfektion zu vermeiden (Sekundärheilung). Ausnahme: große, klaffende Wunde und Wunde im Gesicht, vor allem bei Kindern und jungen Frauen (kosmetische Gründe) |

## Wundheilung

Je nach Heilungsverlauf unterscheidet man zwischen primärer und sekundärer Wundheilung.

**Primäre Wundheilung.** Voraussetzung für eine primäre Wundheilung ist das direkte Aneinanderliegen der Wundränder. Dies wird erreicht durch Naht, Klammern, Klammerpflaster oder auch spontan. Der Hautdefekt heilt unter Bildung einer winzigen Narbe rasch ab **(Abb. 8.10)**. Um die Gefahr einer Wundinfektion möglichst gering zu halten, können nur wenig verschmutzte Wunden, die nicht älter als 6 Stunden sind und möglichst glatte, nicht klaffende Wundränder aufweisen, genäht werden. Fremdkörper müssen zuvor aus der Wunde entfernt werden, evtl. ist es nötig, die Wundränder auszuschneiden. Die besten Bedingungen für eine primäre Wundheilung finden sich bei *aseptischen* Wunden. Darunter versteht man keimfreie Wunden, z. B. Operationswunden.

**Sekundäre Wundheilung.** Stark verschmutzte, alte (älter als 6 Stunden) oder Bisswunden werden nicht genäht, sondern sollten von innen heraus heilen (sekundäre Wundheilung), denn hier besteht eine große Gefahr der Wundinfektion. Man spricht von *septischen* (infizierten) Wunden **(Abb. 8.11)**.

**Wundheilungsphasen.** Die Wundheilung verläuft in verschiedenen Phasen. Diese sind für die primäre und sekundäre Wundheilung gleich verlaufend, dauern bei der sekundären Wundheilung allerdings länger:

- *Exsudationsphase* (1.–4. Tag): Im Wundbereich sind kleine Blut- und Lymphgefäße eröffnet, weswegen austretendes Blut und Gewebswasser die Wunde ausfüllen. Fibrin (Gerinnungsstoff) bewirkt eine Verklebung der Wundränder.
- *Proliferationsphase* (5.–10. Tag): Kleine Blutgefäße wachsen aus den Wundrändern in das Wundbett hinein. Die Bindegewebszellen produzieren Vorstufen des Kollagens, die dazu führen, dass die Wunde kleiner und fester wird.
- *Regenerationsphase* (Wochen–Monate): Die Kollagenfasern vernetzen sich weiter und werden stabiler. Nach ca. 10–14 Tagen ist die Narbe ausreichend reißfest. Eventuell verwendete Fäden können jetzt entfernt werden.

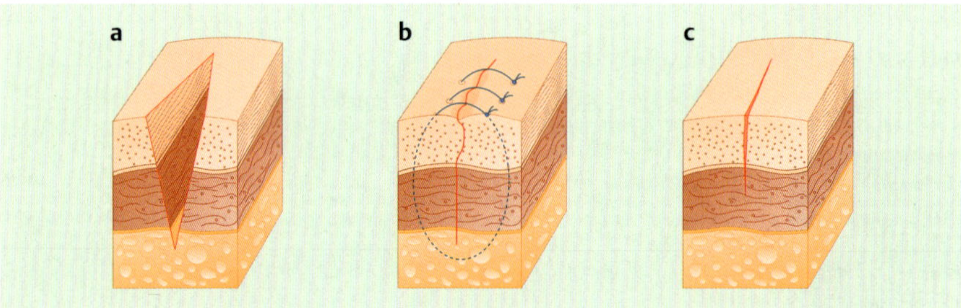


**Abb. 8.10** ⇢ **Primäre Wundheilung. a** Saubere, frische Wunde, **b** primärer Wundverschluss, **c** Primärheilung mit schmaler Narbe (aus Paetz u. Benzinger-König, 2004).

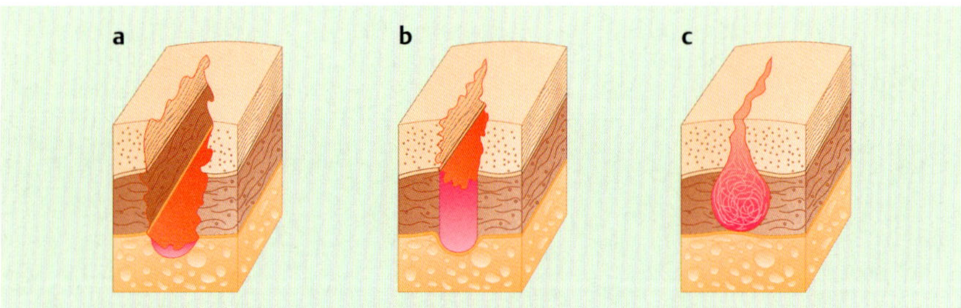


**Abb. 8.11** ⇢ **Sekundäre Wundheilung. a** Verschmutzte und infektionsgefährdete Wunde, **b** Sekundärheilung durch Granulationsgewebe, **c** Sekundärheilung mit breiter Narbe (aus Paetz u. Benzinger-König, 2004).

**P** ***Gelegenheits- und Operationswunden.*** *Im Gegensatz zu schlecht heilenden Wunden werden kleinere Gelegenheitswunden, wie z. B. eine Schürfwunde, von der Pflegeperson lediglich desinfiziert und, wenn nötig, steril abgedeckt. Oft bildet sich ein Schorf, der die Wunde schützt; in diesem Fall ist kein Verband notwendig. Unter dem Schorf verläuft die Wundheilung wie oben beschrieben. Operationswunden müssen steril abgedeckt werden, etwa mittels eines sterilen Pflasters oder mit Hilfe von sterilen Kompressen und z. B. Fixomull.*

**Wundheilungsstörungen.** Wie in **Tab. 8.2** dargestellt, haben viele Faktoren Einfluss auf die Wundheilung. Besonders bei älteren Menschen kann es zu verzögerter Wundheilung kommen.

## Wundinfektion/Tetanus

Ist es zu einer Wundinfektion gekommen, erkennt man dies am Auftreten der klassischen Entzündungszeichen im Wundbereich (S. 72). Meist handelt es sich um einen bakteriellen Infekt (s. unten).

Besonders bei verschmutzten und zerfetzten Wunden besteht immer die Gefahr einer Besiedlung mit *Tetanus-Erregern* (Clostridium tetani). Dabei handelt es sich um sehr widerstandsfähige Bakterien, die überall vorkommen. Wenn sie in eine Wunde eindringen, können sie Gifte (Toxine) in den Körper abgeben und zu einer generalisierten Erkrankung mit krampfartigen Lähmungen der Muskulatur und in vielen Fällen zu einem qualvollen Tod führen. Tetanusfälle sind dank wirksamer Impfstoffe bei uns sehr selten geworden. Es gibt eine aktive (Tetanol) und eine passive Impfung (Tetagam). Werden beide Impfstoffe gleichzeitig gespritzt, spricht man von einer *Simultanimpfung*. Die Impfung sollte alle 10 Jahre aufgefrischt werden.

**P** ***Impfschutz.*** *Bei jeder noch so kleinen Wunde muss überprüft werden, ob der Impfschutz gegen Tetanus ausreicht! Auch bei chronischen Wunden, wie Dekubitus oder Ulzera, sollte der Impfschutz überprüft werden.*

Tab. 8.2 ⇢ Beeinflussung der Wundheilung (nach Paetz u. Benzinger-König, 2004)

| | *Heilungsfördernde Faktoren* | *Heilungshemmende Faktoren* |
|---|---|---|
| **Lokale Faktoren** | | |
| Keimbesiedlung | keimfreie Wunde | infizierte Wunde |
| Verschmutzung | schmutzfreie Wunde | ⇢ Fremdkörper<br>⇢ Nekrosen (abgestorbenes Gewebe)<br>⇢ Wundtaschen (Hohlräume) |
| Durchblutung | gute Durchblutung | schlechte Durchblutung, z. B. durch Spannung der Wundränder, Hämatom (Bluterguss), oder AVK, Diabetes mellitus |
| Ruhigstellung | Ruhigstellung der Wunde (z. B. durch Gips oder Verband) | Bewegung im Wundgebiet, frühe Belastung |
| **Allgemeine Faktoren** | | |
| Alter | jugendliches Alter | höheres Alter |
| Allgemeinzustand | guter Allgemein- und Ernährungszustand | schwere Allgemeinerkrankung (z. B. Krebs, AIDS) und Stoffwechselstörungen (z. B. Diabetes mellitus, Blutarmut) |
| Vitamine | Vitamin C | Vitaminmangel (z. B. bei Unterernährung) |
| **Medikamente** | (kein Medikament mit heilungsfördernder Wirkung bekannt) | Kortison, Zytostatika (Chemotherapie) |

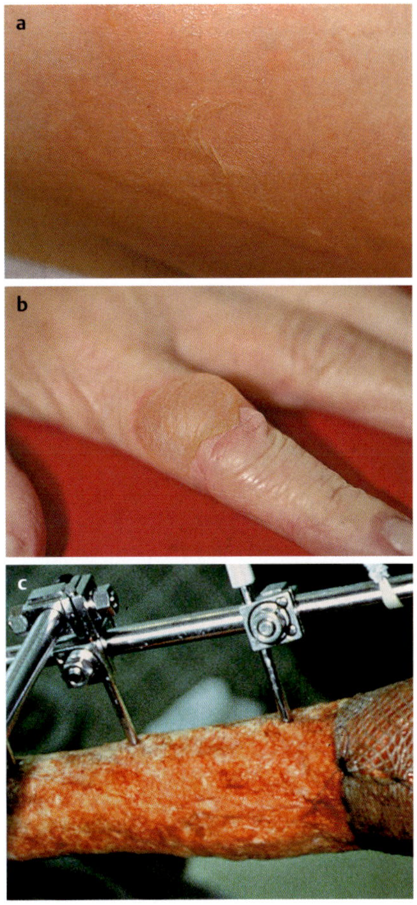


**Abb. 8.12 ⇢ Verbrennungsgrade.**
Verbrennungen **a** I., **b** II. und **c** III. Grades.

## 8.2.2 Thermisch verursachte Wunden

**D** *Durch lokale Hitzeeinwirkung verursachte Wunden.*

Aufgrund von Vergesslichkeit, Seh- oder Gefühlsstörungen und eingeschränkter Beweglichkeit sind Wunden, verursacht durch Kälte oder Hitze, also *Erfrierungen* oder *Verbrennungen*, bei alten Menschen relativ häufig. Bei Verletzungen infolge heißer Flüssigkeiten spricht man von *Verbrühung*.

### Verbrennungen

#### Tiefenausdehnung

Je nach Tiefenausdehnung werden Verbrennungen in *3 Schweregrade* eingeteilt. Dabei erfolgt die Einteilung nach dem makroskopischen (mit bloßem Auge erkennbaren) Bild **(Abb. 8.12)**. Je tiefer die Verbrennung in das Gewebe eingedrungen ist, desto schwerwiegender sind die Folgen für den Patienten. Bei Beschädigung der Sehnen, Muskeln oder gar der Knochen spricht man von einer Verbrennung 4. Grades.

In **Tab. 8.3** sind die Charakteristika sowie die Therapie der verschiedenen Verbrennungsgrade zusammengefasst.

#### Flächenausdehnung

Neben der Tiefe ist die Größe der Verbrennungswunde von entscheidender Bedeutung. Da über die verletzte Haut viel Flüssigkeit verloren wird und eine hohe Infektionsgefahr besteht, sind besonders alte Menschen bei einer ausgedehnten Verbrennung stark gefährdet. Es kann durch den großen Flüssigkeitsverlust über die Wunde zum Schock kommen. Deshalb sollten ältere Menschen mit einer größeren Verbrennung immer einem Arzt vorgestellt werden – oft ist zur Verhinderung von Komplikationen eine stationäre Behandlung notwendig!

Um die Fläche der verbrannten Hautoberfläche abschätzen zu können, verwendet man die sog. *Neunerregel*. Hierbei wird die Körperoberfläche in Regionen von je 9 % eingeteilt (Kopf, rechter und linker Arm je 1 × 9 %, Rumpf vorne, Rumpf hinten, rechtes und linkes Bein je 2 × 9 %, Genitale 1 %). Zur groben Abschätzung der verbrannten Körperfläche orientiert man sich an der Handinnenfläche des Betroffenen, sie entspricht ca. 1 % der Körperoberfläche.

#### Erstversorgung

Alle Verbrennungen und Verbrühungen werden möglichst rasch mit *kaltem Wasser* gespült. Ist kein Wasser in der Nähe, kann man auch jede andere kalte Flüssigkeit (z. B. kaltes Bier) verwenden. Die Spülung sollte möglichst bis zur Schmerzfreiheit (ca. 15 Minuten) durchgeführt werden.

Anschließend sollte die Wunde mit einem *sterilen Verband* versorgt werden, gegebenenfalls reicht auch die Abdeckung mit einem sauberen Tuch.

Bei Verbrennungen 2. Grades müssen die *Brandblasen eröffnet*, aber nicht abgetragen werden, da sie einen Schutz für die darunter liegende Haut darstellen. Die Haut speichert die Hitze, deshalb kommt es oft zum sog. „Nachbrand“ mit verspäteter Blasenbildung.

Tiefergradige Verbrennungen müssen stationär behandelt werden; häufig ist eine Nekrosenabtragung nötig.

**Tab. 8.3** ···› Charakteristika und Therapie der Verbrennungswunden

| ***Aussehen*** | ***1. Grad: Rötung*** | ***2. Grad: Blasen*** | ***3./4. Grad: Nekrose*** |
|---|---|---|---|
| Ursache der sichtbaren Veränderungen | vermehrte Durchblutung der oberen Hautschicht | Austritt eiweißreicher Flüssigkeit zwischen die Hautschichten | komplette Zerstörung der Haut |
| Hautanhangsgebilde (Haare, Schweißdrüsen etc.) | erhalten | teilweise erhalten | zerstört |
| Schmerzen | sehr schmerzhaft | schmerzhaft | keine Schmerzen (Analgesie), da schmerzleitende Nervenfasern zerstört |
| Therapie | 1. kalt abspülen<br>2. steriler Verband | 1. kalt abspülen<br>2. Blasen eröffnen<br>3. steriler Verband | 1. kalt abspülen<br>2. je nach Ausdehnung: steriler Verband, evtl. operative Nekrosenabtragung |
| Narbenbildung | keine | gering | ausgedehnt (oft mit Schrumpfungstendenz) |

**M** *Erstmaßnahmen bei Verbrennung oder Verbrühung:*

- *Löschen der Kleider mit Wasser, durch Wälzen oder durch Decken etc.,*
- *„sofort unter den Wasserhahn": noch in Kleidern sofort Kaltwasserspülung!*
- *Wunde steril oder sauber abdecken,*
- *bei Verbrühung durchtränkte Kleidung sofort vorsichtig entfernen,*
- *Schmuck immer abnehmen, da verbrannte oder verbrühte Haut unter dem Schmuck rasch anschwillt (zusätzlicher Wärmereiz durch heißes Metall),*
- *im Zweifel immer zum Arzt!*

**P** ***Behandlung von Brandwunden.*** *Niemals Puder, Öle oder ungeeignete Salben auf Brandwunden!*

### Komplikationen

Dritt- und viertgradige Verbrennungen führen zu ausgeprägten *Narben.* Da Narbengewebe oft schrumpft und wenig elastisch ist, kann es besonders bei ausgedehnten Wunden in Gelenknähe zu Bewegungseinschränkungen bis hin zu Gelenkkontrakturen kommen. Ausgedehnte Narbenbezirke machen häufige Operationen mit Hauttransplantation nötig, um das kosmetische Ergebnis zu verbessern.

Bei einer großflächigen Brandwunde kann es zur *Verbrennungskrankheit* kommen. Der große Flüssigkeitsverlust über die Wundfläche und giftige Stoffe (Toxine), die freigesetzt werden, führen zum Volumenmangelschock und häufig zu Wundinfektionen. Die Verbrennungskrankheit ist lebensbedrohlich und muss intensivmedizinisch betreut werden!

## Erfrierungen

**D** *Gewebeschäden infolge lokaler Kälteeinwirkung.*

Bei Kälte kommt es zur Vasokonstriktion (Verengung der Gefäße), weil der Körper versucht, sich durch Verminderung der Wärmeabgabe an die Umgebung zu schützen. Erfrierungen sind somit Folgen lokaler Durchblutungsstörungen. Besonders gefährdet sind vorstehende Körperteile, also Finger, Zehen, Nase, Ohren, oder Körperteile, die durch Bekleidung zu stark eingeengt werden, z. B. die Füße.

**M** *Erstmaßnahmen bei Erfrierung:*

- *eng anliegende Kleidung und Schuhe öffnen,*
- *langsame Erwärmung des betroffenen Körperteils, z. B. im Wasserbad: Beginn mit lauwarmem Wasser, langsam wärmeres Wasser zuführen,*
- *Wunden steril abdecken,*
- *Arzt verständigen.*

### Prognose

Geringgradige Erfrierungen heilen folgenlos aus. Gelegentlich kommt es aber zu *Gefühlsstörungen* im betroffenen Gebiet oder zur Bildung von *Frostbeulen* (teigige Schwellungen unter der Haut, die bei Erwärmung jucken und brennen).

## Unterkühlung

**D** *Von Unterkühlung spricht man, wenn der gesamte Körper von der Kälteeinwirkung betroffen ist und die Körperkerntemperatur abgesunken ist.*

Eine zusätzliche Gefahr der Unterkühlung entsteht durch:

- nasse Kleidung (in der Luft wird die Auskühlung durch feuchte Kleidung und Wind beschleunigt),
- Alkoholeinfluss (evtl. verminderte Bewegungsfähigkeit, Wärmeverlust durch Weitstellung der Gefäße),
- schlechter körperlicher Allgemeinzustand,
- eingeschränkte Beweglichkeit.

**W** *Wasser hat eine deutlich höhere Kälteleitfähigkeit als Luft. Der Körper kühlt im Wasser also deutlich schneller aus.*

### Symptome

Zu Beginn versucht der Körper, durch ***Muskelzittern*** und die dadurch erhöhte Wärmeproduktion die Körpertemperatur aufrechtzuerhalten. Sinkt die Körperkerntemperatur aber weiter ab, kommt es zur zunehmenden Bewusstseinstrübung. Ab einer Körperkerntemperatur unter 27 °C sind alle sichtbaren Lebenszeichen erloschen, der Betroffene ist „scheintot". Bei weiterem Absinken der Temperatur stirbt der Unterkühlte an schweren Herzrhythmusstörungen.

### Erstversorgung

**M** *Generell gilt: Die Körpertemperatur muss langsam angehoben werden! Deshalb sollte bei massiver Unterkühlung die Erwärmung des Körpers von zentral (Körperstamm) nach peripher (Arme und Beine) erfolgen.*

Bei vorhandenem Bewusstsein:

- wenn nötig, nasse Kleidung entfernen, den Patienten in völlige Ruhelagerung bringen und *in Decken hüllen,*

- ⇢ *keine Schocklagerung,*
- ⇢ Arme und Beine *nicht massieren,*
- ⇢ *warme Getränke* verabreichen,
- ⇢ *keinen Alkohol* (führt durch Weitstellung der Gefäße zum Wärmeverlust!),
- ⇢ evtl. Arzt verständigen.

Bei Bewusstlosigkeit:

- ⇢ *Überprüfung der Vitalfunktionen* (Puls, Atmung, evtl. Blutdruck),
- ⇢ evtl. Beginn mit *Reanimationsmaßnahmen,*
- ⇢ *sofort Arzt verständigen!*

## 8.2.3 Chemisch verursachte Wunden/Verätzung

**D** *Verätzungen sind Gewebezerstörungen, die durch Einwirkung von Laugen und Säuren hervorgerufen werden.*

Der Grad der Schädigung ist abhängig von der Konzentration, Menge und Einwirkzeit der ätzenden Stoffe **(Tab. 8.4)**.

**M** *Verätzungen an Augen: Spülen, Spülen, Spülen, Verätzungen im Magen-Darm-Trakt: Trinken, Trinken, Trinken; niemals Erbrechen provozieren!*

## 8.2.4 Durch Druck verursachte Wunden

### Dekubitus

**D** *„Ein Dekubitus (lat. Druckgeschwür, auch genannt Dekubitalulkus, Wundliegen) ist eine durch länger anhaltenden Druck (Druck mal Zeit) entstandene Schädigung der Haut und/oder des darunter liegenden Gewebes." (DNQP, 2002)*

#### Dekubitusentstehung

Bei der Dekubitusentstehung spielen 3 Faktoren eine entscheidende Rolle **(Abb. 8.13)**:

- ⇢ Druck (= Auflagedruck und Scherkräfte),
- ⇢ Dauer (= Druckverweildauer),
- ⇢ Disposition (= Risikofaktoren).

#### Druck

Der physiologische Druck in den Kapillaren (kleinsten Blutgefäßen) ist mit 25–35 mmHg sehr nieder. Er wird daher im Liegen oder Sitzen leicht vom Auflagedruck übertroffen. Das bedeutet, dass die Kapillaren durch die Druckeinwirkung vollständig zusammengedrückt werden, was zu einer Minderdurchblutung der betroffenen Areale führt. Die Folge ist eine Unterbrechung der

**Tab. 8.4** ⇢ Verätzungen

| ***Lokalisation*** | ***Magen-Darm-Trakt*** | ***Augen*** |
|---|---|---|
| Mögliche Ursache | z. B. Trinken von Toilettenreiniger | z. B. Kalkspritzer (Markierungen an Sportplätzen) |
| Symptome | heftige Schmerzen im Mund und Bauch, evtl. Beläge, Verquellung oder Blutung der Schleimhäute | starke Schmerzen, krampfartiges Zukneifen der Augenlider |
| Erstmaßnahmen | ⇢ reichlich Flüssigkeit trinken lassen (Verdünnungseffekt)<br>⇢ nicht zum Erbrechen bringen (dadurch nochmalige Verätzung der Speiseröhre)<br>⇢ Arzt verständigen<br>⇢ ätzende Flüssigkeit ins Krankenhaus mitgeben | ⇢ ausgiebig (ca. 20 Min.) spülen mit Wasser oder anderer Flüssigkeit<br>⇢ Arzt verständigen! |
| Komplikationen | Magenperforation (Magendurchbruch) mit Gefahr der Peritonitis (Bauchfellentzündung) | Erblinden durch Hornhautschädigung |

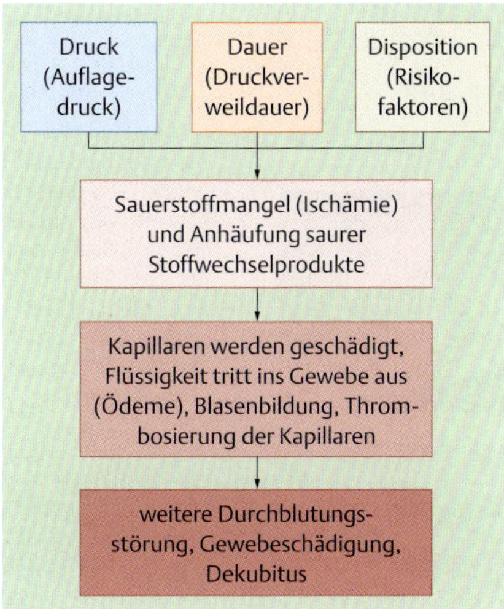


**Abb. 8.13** ⇢ **Dekubitusentstehung.** Druck, Zeit und Disposition als die 3 Faktoren der Dekubitusentstehung (aus Köther, 2004).

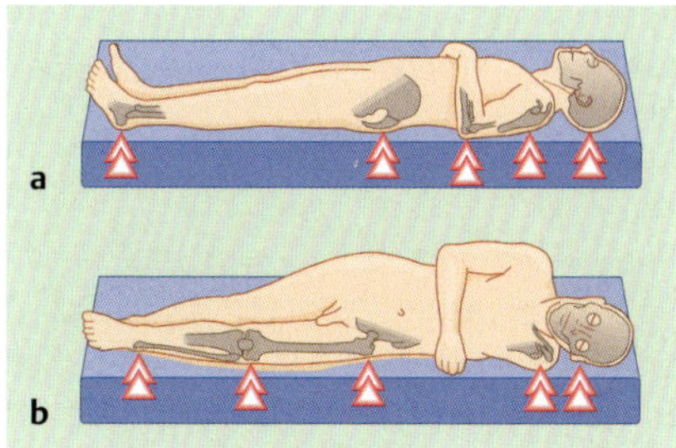


**Abb. 8.14** ⇢ **Druckstellen.** Gefährdet sind Körperstellen mit geringer Muskel- oder Fettpolsterung. Prinzipiell können sich Dekubitusgeschwüre aber an jeder Körperstelle bilden. Die typischen Druckstellen sind abhängig von der Lagerung (aus Kellnhauser u. a., 2004).

Versorgung des Gewebes mit Sauerstoff und Nährstoffen. Ebenso werden Kohlendioxid- und Stoffwechselendprodukte nicht mehr aus dem Gewebe abtransportiert. Durch die entstehende Übersäuerung bilden sich Ödeme und kleine Blutgerinnsel (Thromben), welche die Minderdurchblutung verschlimmern. Hält die Druckwirkung an, wird das Gewebe dauerhaft geschädigt: es bildet sich ein Dekubitus.

Druck auf die Haut wird von außen und innen ausgeübt:

- ⇢ Von außen: Auflagedruck beim Sitzen oder Liegen, der noch punktuell gefährlich erhöht wird durch: Falten im Bettlaken, ungepolsterte Lagerungsschienen, Krümel im Bett, aber auch Katheter und Sonden, wenn sie unter dem Pflegebedürftigen liegen.
- ⇢ Von innen: z. B. durch Knochen, die ohne Muskel- und Fettpolster direkt unter der Haut liegen.

Typische Druckstellen bei Rückenlage **(Abb. 8.14a)**:

- ⇢ Hinterkopf,
- ⇢ Schulterbereich,
- ⇢ Ellenbogen,
- ⇢ Steißbein,
- ⇢ Hüfte,
- ⇢ Ferse.

Typische Druckstellen bei Seitenlage **(Abb. 8.14b)**:

- ⇢ Ohrmuscheln,
- ⇢ Schulter,
- ⇢ Ellbogen,
- ⇢ großer Rollhügel des Oberschenkelknochens (Trochanter major),
- ⇢ Knie seitlich,
- ⇢ Sprunggelenk.

### Scherkräfte

Scherkräfte entstehen, wenn der Bewohner im Bett oder Stuhl hinunterrutscht und wenn er wieder hochgezogen wird. Unter Scherung versteht man gegenläufige Verschiebungen in Haut und Unterhautfettgewebe. Dadurch werden die Blutgefäße abgedrückt und die oben beschriebenen Vorgänge bis zur Entstehung eines Dekubitus setzen ein.

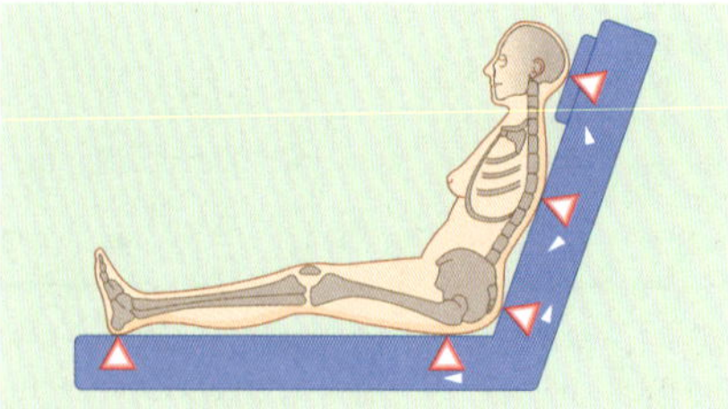

**Abb. 8.15** ··› **Scherkräfte.** Dekubitusgefahr durch Scherkräfte.

### Dauer

Dem Gesunden signalisiert ein Kribbeln oder Schmerzen, dass der Druck auf einen bestimmten Hautbezirk zu groß ist. Er verändert daraufhin die Lage seines Körpers. Viele Kranke oder geschwächte Menschen können dies nicht. Zum einen, weil sie keine oder erst spät Schmerzen wahrnehmen, zum anderen, weil sie ihre Position im Stuhl oder Bett ohne fremde Hilfe nicht verändern können.

Entscheidend für die Dekubitusentstehung ist die Dauer der Druckeinwirkung. Je nachdem ob und wie viele Risikofaktoren hinzukommen, kann ein Dekubitus innerhalb von 1–2 Stunden entstehen.

**Tab. 8.5** ··› Stadien und Therapie des Dekubitus

| ***Stadium*** | ***Symptome*** | ***Therapie*** |
|---|---|---|
| Stadium I 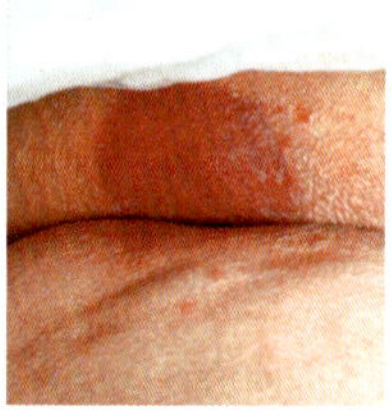 **Abb. 8.16** ··› (aus Köther, 2005) | Bei Druckentlastung zeigt sich eine leichte Rötung der Haut als Folge einer reaktiven Gefäßweitstellung. Die Haut ist intakt, das darunter liegende Gewebe gut durchblutet. Keine Schmerzen | absolute Druckentlastung bis zum Verschwinden der Rötung |
| Stadium II 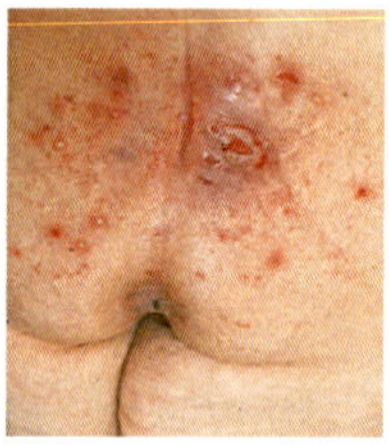 **Abb. 8.17** | Im Bereich der Hautrötung bilden sich infolge einer vermehrten Wassereinlagerung Blasen; es kommt zur oberflächlichen Ulkusbildung, das Unterhautfettgewebe ist nicht betroffen; sehr schmerzhaft. Achtung: Im Bereich starker Verhornung (z. B. Ferse) kann es zur Blasenbildung unter der Hornschicht gekommen sein (schlecht sichtbar) | absolute Druckentlastung; Blasen nur bei Infektion steril abtragen, sonst steriler Verband; bei offenem Defekt Wundverband, evtl. mit Gazeauflagen (verhindern die Wundaustrocknung) |
| Stadium III 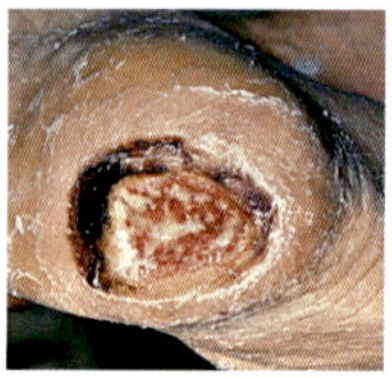 **Abb. 8.18** | Die Haut und das darunter liegende Gewebe sterben ab; es kommt zum offenen Defekt aller Hautschichten, evtl. liegen Bänder, Sehnen und Muskeln frei; der Defekt ist entweder käseschmierartig (durch Eiweißzerfall) oder nekrotisch belegt; sehr schmerzhaft | absolute Druckentlastung; Säuberung der Wunde durch Spülen, z. B. mit Ringer-Lösung oder durch Betaisadonnasalbe; nekrotische Bezirke abtragen; evtl. Antibiose mit Tabletten; eine lokale Antibiotikatherapie ist wirkungslos (Medikament kann nicht tief genug ins Gewebe eindringen) |
| Stadium IV 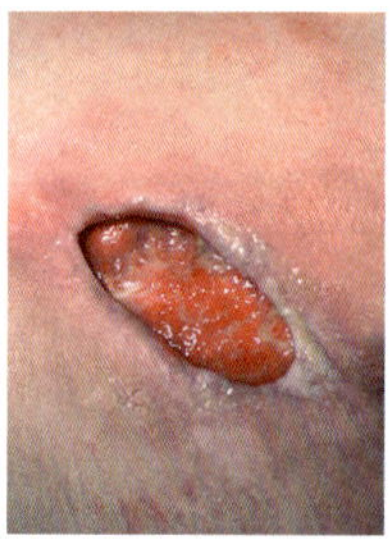 **Abb. 8.19** | Gewebedefekt bis auf den Knochen reichend! Evtl. Zeichen einer Osteomyelitis (Knochenmarksentzündung); sehr schmerzhaft | absolute Druckentlastung; Therapie wie bei Stadium III, bei großen Defekten und sauberer Wunde evtl. Hauttransplantation |

### Disposition, Risikofaktoren

Eine erhöhte Gefährdung des alten Menschen, einen Dekubitus zu bekommen, besteht insbesondere bei folgenden Krankheiten und Umständen:

- ··› bei *Bettlägerigkeit* wegen mangelnder Eigenbewegung und dadurch fehlender Druckentlastung,
- ··› bei *Lähmungen* (z. B. Querschnittlähmung); es kommt im gelähmten Körperbereich zu verlangsamtem Blutfluss; dies begünstigt die Entstehung eines Dekubitus,
- ··› bei *vermindertem Bewusstsein* (z. B. Koma, Apoplex, Psychopharmaka, Schmerzmittel),
- ··› geschwächte, *kachektische* (ausgezehrte) und *alte Menschen* sind durch die trockene, dünne und empfindliche Haut sowie durch das nicht vorhandene Unterhautfettgewebe gefährdet,
- ··› auch bei *Adipositas* (Fettsucht) besteht eine erhöhte Gefahr, da das auf der Haut lastende Gewicht größer ist,
- ··› bei *Inkontinenz* ist die Haut durch den Urin oder Stuhl angegriffen oder zerstört und deshalb empfindlicher,
- ··› bei Personen mit *Durchblutungsstörungen* und *Herzerkrankungen* besteht durch die verminderte Hautdurchblutung eine erhöhte Dekubitusgefahr,
- ··› bei *Diabetikern* kommt es infolge der Gefäßschädigung zu verminderter

Hautdurchblutung, zusätzlich ist der Zellstoffwechsel gestört und es besteht eine generelle Wundheilungsstörung,
- bei *Fieber* trocknet die Haut infolge des Flüssigkeitsverlustes (vermehrtes Schwitzen) aus; das kann, verbunden mit Bettlägerigkeit, zu einer erhöhten Dekubitusgefahr führen,
- natürlich können auch Bettgestelle oder Verbände durch längeren Druck auf die immer gleiche Körperstelle Druckgeschwüre verursachen.

### Krankheitsverlauf

Charakteristisch ist der stadienartige Verlauf eines Dekubitus. Wird nicht eingegriffen, geht ein Stadium in das andere über **(Tab. 8.5)**.

### Therapie

Therapieziel ist, den Dekubitus zum Abheilen zu bringen und, wenn möglich, die Ursachen der verzögerten Wundheilung zu beseitigen. Im Speziellen richten sich die angewandten Therapiemaßnahmen nach dem Schweregrad des Dekubitus. Generell umfasst die Therapie folgende Maßnahmen:
- möglichst vollständige *Druckentlastung* des Gewebes zur Besserung der Gewebsdurchblutung,
- *Wundreinigung* durch Bekämpfung lokaler Infekte und Entfernung nekrotischen (abgestorbenen) Gewebes,
- *Anregung der Wundheilung*,
- Beseitigung oder zumindest *Besserung der Risikofaktoren*.

**M** *Die Abheilung eines Dekubitus kann Wochen bis Monate dauern!*

#### Druckentlastung

Die Druckentlastung ist die wichtigste Therapiemaßnahme in allen Stadien eines Dekubitus. Durch *regelmäßiges Umlagern* des Patienten verhindert man die längerfristige Belastung bestimmter Körperstellen (**Abb. 8.20** u. S. 150). Auch der Einsatz von *druckentlastenden Lagerungshilfen* (Wechseldruckmatratze, spezielle Lagerungskissen, Luftkissenbetten etc.) ist hilfreich.

**M** *Oberstes Prinzip der Dekubitustherapie: Druckentlastung durch entsprechende Lagerung und regelmäßiges Umlagern in für den Kranken individuell festgelegten Zeiträumen!*

#### Wundreinigung

Nur eine saubere Wunde kann gut heilen. Eine recht gute Wundreinigung erreicht man durch regelmäßiges Spülen, z. B. mit Ringer-Lösung. Durch enzymatisch wirkende Stoffe (z. B. Hydrokolloid, Alginate) werden schmierige Beläge aus abgestorbenen Zellen entfernt. In hartnäckigen Fällen muss die Wunde chirurgisch gereinigt werden.

**Bekämpfung lokaler Infekte.** Ist es zu einer bakteriellen Infektion des Dekubitus gekommen, finden sich lokal die klassischen Entzündungszeichen Rötung, Schwellung, Schmerz, Überwärmung. Wichtig ist eine gute Desinfektion des Wundgebietes, z. B. mit einer antiseptischen Lösung. Bei in tiefere Hautschichten oder gar bis auf den Knochen reichenden Infekten muss antibiotisch behandelt werden. Eine lokale Antibiotikatherapie ist wirkungslos, denn der Wirkstoff kann nicht tief genug in das geschädigte Gewebe eindringen. Deshalb ist eine sog. systemische Therapie mit Tabletten oder Spritzen nötig, teilweise auch über einen längeren Zeitraum.

**Entfernung nekrotischen Gewebes.** Nekrosen begünstigen die bakterielle Besiedlung einer Wunde und verhindern die Bildung von Granulationsgewebe. Nekrotisches Gewebe muss deshalb vollständig entfernt werden, bei ausgedehnten Druckgeschwüren sollte dies im Krankenhaus erfolgen.

**Natürliche Behandlungsmöglichkeiten.** Man kann speziell gezüchtete Maden in nekrotische Wunden einbringen, diese „fressen“ die Nekrosen auf, ohne das gesunde Gewebe zu schädigen.

**M** *Mindestens 30 Min. vor Nekrosenabtragung Schmerzmittelgabe!*

**Anregung der Wundheilung.** Für die Heilung, d. h. die Bildung von Granulationsgewebe **(Abb. 8.21)**, wird ein bestimmtes Wundmilieu benötigt. In Ringer-Lösung getränkte feuchte Kompressen oder Hydrokolloidverbände schaffen ein optimales Wundmilieu. Die Verbände müssen in größeren Abständen gewechselt werden, damit die mechanische Beanspruchung und die Reizung der Wunde durch häufiges Manipulieren recht gering ist.

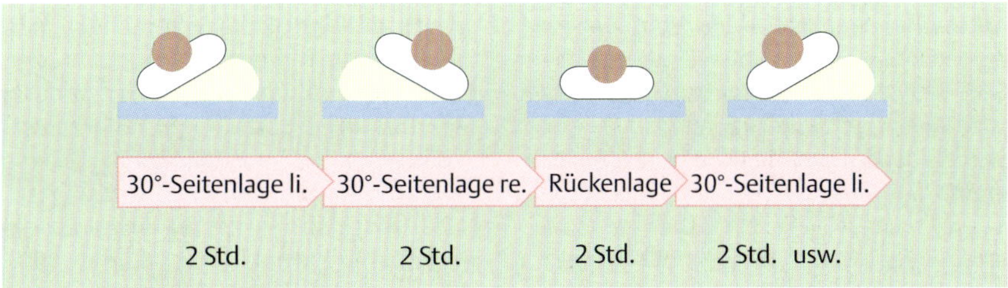


**Abb. 8.20** ⇢ **Dekubitusprophylaxe.** Lagerungen bei Dekubitusgefahr (aus Köther u. Gnamm, 2000).

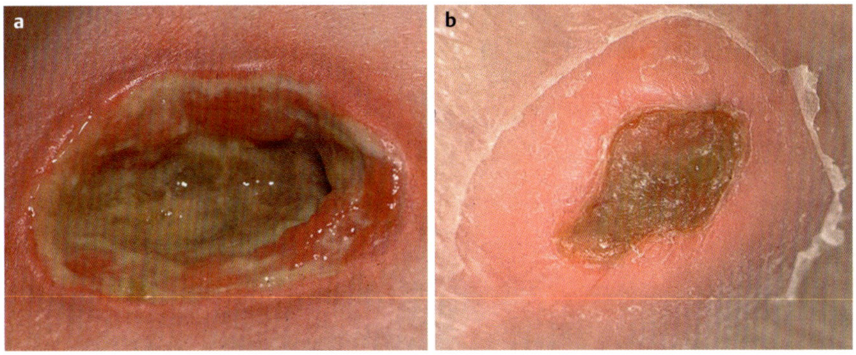


**Abb. 8.21** ⇢ **Therapieverlauf.** Dekubitus **a** vor und **b** nach Therapie mit Hydrokolloidverbänden.

**W** *Bei einer Vakuumversiegelung wird die Wunde mit einem Schaumstoffverband aufgefüllt und die Wunde mit einer Folie abgeklebt. Durch ein kleines Loch in der Folie wird eine Saugquelle angeschlossen. Durch den dadurch herrschenden Unterdruck in der Wunde kann das Wundsekret kontinuierlich abgesaugt werden. Große Wundflächen werden zusammengezogen und können so besser heilen. Da im Verband ein feuchtes Wundmilieu herrscht, werden bei dieser Methode schnellere Heilungsverläufe beobachtet. Der Verband wird alle 2–3 Tage gewechselt.*

**P** ***Wundspülung.*** *Bei tieferen Dekubiti im Stadium III und IV unterstützen Spülungen (z. B. mit Ringer-Lösung) wirkungsvoll die Wundreinigung. Bilden sich unter intakter Haut tiefe Wundtaschen, sind Wundspülungen oft die einzige Möglichkeit, diese zu reinigen. Auch können über Wundspülungen Antiseptika auf die Wunde aufgebracht werden, z. B. Betaisadona-Lösung. Wundspülungen sind unter streng aseptischen Bedingungen durchzuführen.*

#### Beseitigung der Risikofaktoren

Um die Gefahr einer Dekubitusentwicklung zu vermindern, sollten – wenn möglich – die oben genannten Risikofaktoren gebessert oder minimiert werden.

Besonders wichtig ist die *rasche Mobilisation* des Patienten, z. B. nach einem Infekt, um die Dauer der Bettlägerigkeit zu verkürzen. Durch eine Änderung der *Ernährung* (eiweiß- und vitaminreiche Kost bessert die Wundheilung) und besonders eine Erhöhung der Trinkmenge können der Zustand der Haut und der Allgemeinzustand gebessert werden.

## Pflegeschwerpunkt Dekubitusprophylaxe

Jutta Weniger

**B** *Frau Straub ist 62 Jahre alt und lebt im Altenheim St. Antonius. Vor 10 Jahren hatte sie einen schweren Reitunfall und ist seitdem querschnittgelähmt. Sie ist eine kleine, untergewichtige, sehr lebhafte Person. Morgens helfen ihr die Pflegekräfte aus dem Bett und sie macht sich am Waschbecken zurecht. Ihre Mahlzeiten nimmt sie immer im Speisesaal ein. Das ist ihr wichtig, weil sie beim Essen gerne Gesellschaft hat und es im Haus noch einige andere eher jüngere Bewohnerinnen gibt. Sie ist urininkontinent und hat einen suprapubischen Blasenkatheter.*
*Seit 2 Tagen leidet sie an einem grippalen Infekt, hat hohes Fieber und möchte im Bett bleiben. Sie erhält fiebersenkende Medikamente, worauf sie so stark schwitzt, dass die Bettwäsche 2-mal am Tag gewechselt werden muss. Im Moment hat sie keinen Appetit. Sie nimmt nur wenig Suppe und Getränke zu sich. Sie sagt, es tue ihr alles weh und sie möchte am liebsten in Ruhe gelassen werden. Während sie sonst beim Lagern immer mitgeholfen hat, bewegt sie sich nun kaum im Bett.*

**L** *Sie erkennen sicherlich, dass Frau Straub dekubitusgefährdet ist. Welche Risikofaktoren liegen bei ihr jetzt vor? Welche Maßnahmen zur Dekubitusprophylaxe würden Sie daraus ableiten? Erstellen Sie bitte einen Bewegungsplan für Frau Straub.*

Ein Dekubitus ist eine ernsthafte Erkrankung und für die betroffene Person mit großen Beeinträchtigungen und starken Schmerzen verbunden. In den allermeisten Fällen kann die Entstehung eines Dekubitus durch das rechtzeitige Erkennen eines bestehenden Risikos und das Einleiten geeigneter prophylaktischer Maßnahmen verhindert werden. Zur Dekubitusprophylaxe ist heute ausreichend gesichertes Wissen vorhanden. Seit 2002 liegt ein Expertenstandard vor **(Abb. 8.22)**.

### Einschätzung des Dekubitusrisikos

Der erste wichtige Schritt einer systematischen Dekubitusprophylaxe ist ein gesichertes und aktuelles Wissen über das Ausmaß des vorhandenen Dekubitusrisikos bei einem alten Menschen. Die Experten fordern, das individuelle Dekubitusrisiko mittels eines standardisierten Einschätzungsinstruments (Assessmentinstrument) zu ermitteln. Beispiele dafür sind die Braden-Skala, welche am häufigsten getestet ist, die Norton-Skala und die Waterlow-Skala, die ebenfalls breit erprobt wurden.

Die Braden-Skala **(Abb. 8.23)** erfasst im Vergleich zur Norton-Skala zusätzlich die Punkte Ernährung und Reibung/Scherkräfte und ist deshalb sehr empfehlenswert.

## Präambel

Da druckgefährdete Personen in allen Einrichtungen des Gesundheitswesens anzutreffen sind, richtet sich der vorliegende Expertenstandard an Altenpfleger/innen, Gesundheits- und Krankenpflegerinnen und -pfleger sowie an Gesundheits- und Kinderkrankenpflegerinnen und -pfleger. Im Standard werden die Mitglieder der verschiedenen Pflegeberufe berufsgruppenübergreifend als „Pflegefachkraft" angesprochen. Für druckgefährdete Personen wurde das Begriffspaar „Patient/Betroffener" gewählt, um den unterschiedlichen Zielgruppen soweit wie möglich gerecht zu werden. Der Expertenstandard basiert auf einer umfassenden Literaturanalyse der nationalen und internationalen Fachliteratur – vorrangig wurden randomisierte kontrollierte Studien recherchiert – sowie der Praxisexpertise der Mitglieder der Expertenarbeitsgruppe. In der Standardaussage und in Ergebniskriterium 7 wird die Verhinderung eines Dekubitus als zentrales Ziel formuliert, da der Entstehung eines Dekubitus in der Regel entgegengewirkt werden kann. Dennoch ist zu konstatieren, dass dieses Ziel nicht bei allen Personengruppen erreichbar ist. Einschränkungen bestehen für Personengruppen, bei denen die gesundheitliche Situation gegen eine konsequente Anwendung der erforderlichen prophylaktischen Maßnahmen spricht (z. B. bei lebensbedrohlichen Zuständen), eine andere Prioritätensetzung erfordert (Menschen in der Terminalphase ihres Lebens) oder eine Wirkung der prophylaktischen Maßnahmen verhindert (z. B. gravierende Störungen der Durchblutung, auch unter Einnahme zentralisierender Medikamente).

Die inhaltliche und formale Gestaltung des vorliegenden Standards (kurze eindeutige Standardaussage, inhaltliche Begründung, messbare Struktur-, Prozess- und Ergebniskriterien) orientiert sich an der international bewährten Struktur, die auch im europäischen Netzwerk angewandt wird. Die Auswahl der Schwerpunkte ist auf zentrale Aspekte ausgerichtet, um den Standard vor einer Überfrachtung mit allgemeinen Aussagen, wie „regelmäßige Fortbildungen veranstalten", „Pflegemaßnahme dokumentieren", „Pflegeprozess anwenden", zu bewahren.

Die impliziten allgemeinen Qualitätsziele und -kriterien, über die dieser Expertenstandard verfügt, sollen im Folgenden skizziert werden, denn ihnen kommt eine richtungweisende Funktion im Rahmen der Implementierung des Standards in die Pflegepraxis zu. Aus den allgemeinen Zielen und Kriterien lassen sich wertvolle Anhaltspunkte für den Aufbau einer geeigneten Infrastruktur für kontinuierliche Qualitätsentwicklung in der Pflege ableiten.

Die allgemeine Zielsetzung besteht in einer individuellen Pflege, die sich bei Bedarf auch an Angehörige von Patienten/Betroffenen richtet. Grundlage einer an individuellen Patienten-/Betroffenen-Bedürfnissen orientierten Pflege sind vor allem die

- theoriegeleitete Anwendung der Pflegeprozessmethode einschließlich der Bewertung des Pflegeerfolges;
- Orientierung an körperlichen, psychischen, sozialen, seelischen und spirituellen Bedürfnissen der Patienten/Betroffenen;
- aussagekräftige Dokumentation des Pflegeprozesses als wichtige Datenquelle für die Qualitätsmessung;
- Zusammenarbeit mit den anderen Gesundheitsfachberufen.

Der vorliegende Expertenstandard beschreibt den Beitrag der Pflege zur Dekubitusprophylaxe. Die Versorgung der Patienten/Betroffenen findet jedoch in der Regel berufsgruppen- und häufig auch sektorenübergreifend unter Beteiligung von Angehörigen und Hilfskräften statt. Maßnahmen zur Vermeidung eines Dekubitus können daher nur in Zusammenarbeit aller beteiligten Akteure einschließlich des Patienten/Betroffenen selbst erfolgen. Die Delegation von Tätigkeiten der Pflegefachkraft an Pflegehilfskräfte erfolgt im Rahmen ihrer Verantwortlichkeit. Der Einsatz von Technik und Hilfsmitteln bietet eine sinnvolle Unterstützung, ersetzt aber nicht die notwendige Förderung, Anleitung und Unterstützung bei der körpereigenen Bewegung des Patienten/Betroffenen.

Zur Implementierung des Standards bedarf es der gemeinsamen Anstrengung der Gesundheitseinrichtungen (leitende Managementebene: Pflegemanagement und Betriebsleitung) und der Pflegefachkräfte. Die Managementebene trägt Verantwortung für die Bereitstellung von Wissen sowie für die Bereitstellung von Hilfsmitteln und Materialien. Pflegefachkräfte tragen Verantwortung für den Erwerb von Wissen und die Umsetzung des Standards im klinischen Alltag. Die Reduktion der Dekubitusinzidenz ist mit der gemeinsamen Beteiligung aller Akteure erfolgreich zu erreichen.

Der im Folgenden dargestellte Expertenstandard zur Dekubitusprophylaxe ist die endgültige Version, die von der Expertenarbeitsgruppe in Abstimmung mit dem Lenkungsausschuss des DNQP nach der Konsensus-Konferenz erarbeitet wurde. Die vorgenommenen Änderungen beschränkten sich auf Ergänzungen und Konkretisierungen, sie waren nicht substanzieller Natur.

**Abb. 8.22 ⇢ Expertenstandard Dekubitusprophylaxe in der Pflege.** Hrsg: Deutsches Netzwerk für Qualitätssicherung in der Pflege (DNQP), 2002. ▶
Expertenteam: Christel Bienstein, Sybille Ebert, Christa Gottwald, Karla Kämmer, Bruno Kaltwasser, Esther Klein-Tarolli, Sabine Metzing, Eva-Maria Panfil, Gerhard Schröder, Karl-Hans Schröter, Eva Steinmetz, Franz Wagner, Angelika Zegelin-Abt.

## Der Expertenstandard Dekubitusprophylaxe in der Pflege

**Standardaussage: Jeder dekubitusgefährdete Patient/Betroffene erhält eine Prophylaxe, die die Entstehung eines Dekubitus verhindert.**

**Begründung:** Ein Dekubitus gehört zu den gravierenden Gesundheitsrisiken hilfe- und pflegebedürftiger Patienten/Betroffener. Angesichts des vorhandenen Wissens über die weitgehenden Möglichkeiten der Verhinderung eines Dekubitus ist die Reduzierung auf ein Minimum anzustreben. Von herausragender Bedeutung ist, dass das Pflegefachpersonal systematische Risikoeinschätzung, Schulung von Patienten/Betroffenen, Bewegungsförderung, Druckreduzierung und die Kontinuität prophylaktischer Maßnahmen gewährleistet.

| Struktur | Prozess | Ergebnis |
|---|---|---|
| **Die Pflegefachkraft** | **Die Pflegefachkraft** | |
| **S1** -verfügt über aktuelles Wissen zur Dekubitusentstehung sowie Einschätzungskompetenz des Dekubitusrisikos. | **P1** -beurteilt das Dekubitusrisiko aller Patienten/Betroffenen, bei denen die Gefährdung nicht ausgeschlossen werden kann, unmittelbar zu Beginn des pflegerischen Auftrages und danach in individuell festzulegenden Abständen sowie unverzüglich bei Veränderungen der Mobilität, der Aktivität und des Druckes u. a. mit Hilfe einer standardisierten Einschätzungsskala, z. B. nach Braden, Waterlow oder Norton. | **E1** Eine aktuelle, systematische Einschätzung der Dekubitusgefährdung liegt vor. |
| **S2** -beherrscht haut- und gewebeschonende Bewegungs-, Lagerungs- und Transfertechniken. | **P2** -gewährleistet auf der Basis eines individuellen Bewegungsplanes sofortige Druckentlastung durch die regelmäßige Bewegung des Patienten/Betroffenen, z. B. 30°-Lagerung, Mikrobewegung, reibungs- und scherkräftearmer Transfer und fördert so weit als möglich die Eigenbewegung des Patienten/Betroffenen. | **E2** Ein individueller Bewegungsplan liegt vor. |
| **S3a** -verfügt über die Kompetenz, geeignete druckreduzierende Hilfsmittel auszuwählen.<br>**S3b** Druckreduzierende Hilfsmittel (z. B. Weichlagerungskissen und -matratzen) sind sofort zugänglich, Spezialbetten (z. B. Luftkissenbetten) innerhalb von 12 h. | **P3** -wendet die geeigneten druckreduzierenden Hilfsmittel an, wenn der Zustand des Patienten/Betroffenen eine ausreichende Bewegungsförderung bzw. Druckentlastung nicht zulässt. | **E3** Der Patient/Betroffene befindet sich unverzüglich auf einer für ihn geeigneten druckreduzierenden Unterlage, druckreduzierende Hilfsmittel werden unverzüglich angewendet. |
| **S4** -kennt neben Bewegungsförderung und Druckreduktion weitere geeignete Interventionen zur Dekubitusprophylaxe, die sich aus der Risikoeinschätzung ergeben. | **P4** -leitet auf der Grundlage der Risikoeinschätzung für alle identifizierten Risikofaktoren weitere Interventionen ein, die beispielsweise die Erhaltung und Förderung der Gewebetoleranz betreffen. | **E4** Die durchgeführten Interventionen zu den Risikofaktoren sind dokumentiert. |
| **S5** -verfügt über Fähigkeiten, Informations- und Schulungsmaterial zur Anleitung und Beratung des Patienten/Betroffenen und seiner Angehörigen zur Förderung der Eigenbewegung des Patienten/Betroffenen und zur Druckreduktion. | **P5** -erläutert die Dekubitusgefährdung und die Notwendigkeit von prophylaktischen Maßnahmen, plant diese individuell mit dem Patienten/Betroffenen und seinen Angehörigen. | **E5** Der Patient/Betroffene und seine Angehörigen kennen die Ursachen der Dekubitusgefährdung sowie die geplanten Maßnahmen und wirken auf der Basis ihrer Möglichkeiten an deren Umsetzung mit. |
| **S6** Die Einrichtung stellt sicher, dass alle an der Versorgung des Patienten/Betroffenen Beteiligten den Zusammenhang von Kontinuität der Intervention und Erfolg der Dekubitusprophylaxe kennen und gewährleistet die Informationsweitergabe über die Dekubitusgefährdung an externe Beteiligte. | **P6** -informiert die an der Versorgung des dekubitusgefährdeten Patienten/Betroffenen Beteiligten über die Notwendigkeit der kontinuierlichen Fortführung der Interventionen (z. B. Personal in Arztpraxen, OP- und Röntgenabteilungen oder Transportdiensten). | **E6** Die Dekubitusgefährdung und die notwendigen Maßnahmen sind allen an der Versorgung des Patienten/Betroffenen Beteiligten bekannt. |
| **S7** -verfügt über die Kompetenz, die Effektivität der prophylaktischen Maßnahmen zu beurteilen. | **P7** -begutachtet den Hautzustand des gefährdeten Patienten/Betroffenen in individuell zu bestimmenden Zeitabständen. | **E7** Der Patient/Betroffene hat keinen Dekubitus. |

| | 1 Punkt | 2 Punkte | 3 Punkte | 4 Punkte |
|---|---|---|---|---|
| **Sensorisches Empfindungsvermögen**<br>Fähigkeit, adäquat auf druckbedingte Beschwerden zu reagieren | ☐ **fehlt**<br>• keine Reaktion auf schmerzhafte Stimuli, mögliche Gründe: Bewusstlosigkeit, Sedierung<br>oder<br>• Störung der Schmerzempfindung durch Lähmungen, die den größten Teil des Körpers betreffen (z. B. hoher Querschnitt) | ☒ **stark eingeschränkt**<br>• eine Reaktion erfolgt nur auf starke Schmerzreize<br>• Beschwerden können kaum geäußert werden (z. B. nur durch Stöhnen oder Unruhe)<br>oder<br>• Störung der Schmerzempfindung durch Lähmungen, wovon die Hälfte des Körpers betroffen ist | ☐ **leicht eingeschränkt**<br>• eine Reaktion auf Ansprache oder Kommandos<br>• Beschwerden können aber nicht immer ausgedrückt werden (z. B. dass die Position geändert werden soll)<br>oder<br>• Störung der Schmerzempfindung durch Lähmung, wovon eine oder zwei Extremitäten betroffen sind | ☐ **vorhanden**<br>• Reaktion auf Ansprache, Beschwerden können geäußert werden<br>oder<br>• keine Störung der Schmerzempfindung |
| **Feuchtigkeit**<br>Ausmaß, in dem die Haut Feuchtigkeit ausgesetzt ist | ☐ **ständig feucht**<br>• die Haut ist ständig feucht durch Urin, Schweiß oder Kot<br>• immer wenn der Patient gedreht wird, liegt er im Nassen | ☒ **oft feucht**<br>• die Haut ist oft feucht, aber nicht immer<br>• Bettzeug oder Wäsche muss mindestens einmal pro Schicht gewechselt werden | ☐ **manchmal feucht**<br>• die Haut ist manchmal feucht, und etwa einmal pro Tag wird neue Wäsche benötigt | ☐ **selten feucht**<br>• die Haut ist meist trocken<br>• neue Wäsche wird selten benötigt |
| **Aktivität**<br>Ausmaß der physischen Aktivität | ☒ **bettlägrig**<br>• ans Bett gebunden | ☐ **sitzt auf**<br>• kann mit Hilfe etwas laufen<br>• kann das eigene Gewicht nicht allein tragen<br>• braucht Hilfe, um aufzusitzen (Bett, Stuhl, Rollstuhl) | ☐ **geht wenig**<br>• geht am Tag allein, aber selten und nur kurze Distanzen<br>• braucht für längere Strecken Hilfe<br>• verbringt die meiste Zeit im Bett oder im Stuhl | ☐ **geht regelmäßig**<br>• geht regelmäßig 2- bis 3-mal pro Schicht<br>• bewegt sich regelmäßig |
| **Mobilität**<br>Fähigkeit, die Position zu wechseln und zu halten | ☐ **komplett immobil**<br>• kann auch keinen geringfügigen Positionswechsel ohne Hilfe ausführen | ☒ **Mobilität stark eingeschränkt**<br>• bewegt sich manchmal geringfügig (Körper, Extremitäten)<br>• kann sich aber nicht regelmäßig allein ausreichend umlagern | ☐ **Mobilität gering eingeschränkt**<br>• macht regelmäßig kleine Positionswechsel des Körpers und der Extremitäten | ☐ **mobil**<br>• kann allein seine Position umfassend verändern |
| **Ernährung**<br>Ernährungsgewohnheiten | ☒ **sehr schlechte Ernährung**<br>• isst kleine Portionen nie auf, sondern nur etwa 1/3<br>• isst nur 2 oder weniger Eiweißportionen (Milchprodukte, Fisch, Fleisch)<br>• trinkt zu wenig<br>• nimmt keine Ergänzungskost zu sich<br>oder<br>• darf oral keine Kost zu sich nehmen<br>oder<br>• nur klare Flüssigkeiten<br>oder<br>• erhält Ernährungs-Infusionen länger als 5 Tage | ☐ **mäßige Ernährung**<br>• isst selten eine normale Essensportion auf, isst im Allgemeinen etwa die Hälfte der angebotenen Nahrung<br>• isst etwa 3 Eiweißportionen<br>• nimmt unregelmäßig Ergänzungskost zu sich<br>oder<br>• erhält zu wenig Nährstoffe über Sondenkost oder Infusionen | ☐ **adäquate Ernährung**<br>• isst mehr als die Hälfte der normalen Essensportionen<br>• nimmt etwa 4 Eiweißportionen täglich zu sich<br>• verweigert gelegentlich eine Mahlzeit, nimmt aber Ergänzungskost zu sich<br>oder<br>• kann über Sonde oder Infusionen die meisten Nährstoffe zu sich nehmen | ☐ **gute Ernährung**<br>• isst immer die angebotenen Mahlzeiten auf<br>• nimmt 4 oder mehr Eiweißportionen zu sich<br>• isst auch manchmal zwischen den Mahlzeiten<br>• braucht keine Ergänzungskost |
| **Reibung und Scherkräfte** | ☐ **Problem**<br>• braucht viel bis massive Unterstützung bei Lagewechsel<br>• Anheben ist ohne Schleifen über die Laken nicht möglich<br>• rutscht im Bett oder im (Roll-)Stuhl ständig herunter, muss immer wieder hochgezogen werden<br>• hat spastische Kontrakturen<br>oder<br>• ist sehr unruhig (scheuert auf dem Laken) | ☒ **potenzielles Problem**<br>• bewegt sich etwas allein oder braucht wenig Hilfe<br>• beim Hochziehen schleift die Haut nur wenig über die Laken (kann sich etwas anheben)<br>• kann sich über längere Zeit in einer Lage halten (Stuhl, Rollstuhl)<br>• rutscht nur selten herunter | ☐ **kein Problem zur Zeit**<br>• bewegt sich in Bett und Stuhl allein<br>• hat genügend Kraft, sich anzuheben<br>• kann eine Position über lange Zeit halten, ohne herunterzurutschen | **geringes Risiko** 16 – 15 Punkte<br>**mittleres Risiko** 14 – 12 Punkte<br>**hohes Risiko** 11 – 9 Punkte<br>**sehr hohes Risiko** < 9 Punkte<br><br>Patient: Else Straub<br>Datum: 19.10.2006<br>Handzeichen: Wk |

**Abb. 8.23** ⇢ **Braden-Skala.** Die Einstufung sollte bei Veränderungen der Mobilität, sonst einmal pro Woche überprüft werden.

## Maßnahmen zur Dekubitusprophylaxe

### Mobilisation

M *Mobilisation ist das wirkungsvollste Mittel gegen die Entstehung eines Dekubitus und hat somit oberste Priorität.*

Der Dekubitusgefährdete wird so früh und so viel wie möglich mobilisiert. Ein zu hoher und zu lange verweilender Druck an den gefährdeten Körperstellen wird so vermieden. Unter Mobilisation wird nicht nur das Aufstehen aus dem Bett, sondern auch Bewegungsübungen im oder außerhalb des Bettes, Gehtraining oder Heraussetzen in einen Stuhl verstanden. Mobilisation wird – wenn nötig – ergänzt durch bestimmte Lagerungen. Beides wird individuell geplant und dokumentiert (s. Bewegungsplan, **Abb. 8.29**).

### Lagerungen zur Druckentlastung

#### Hohllagerung in Rückenlage

Mit Hilfe von rechteckigen Lagerungskissen können Schulterblätter, Kreuzbeinregion und Fersen frei gelagert werden **(Abb. 8.24)**. Dadurch wird eine vollkommene Druckentlastung der gefährdeten Regionen erreicht. Häufig ist die Freilagerung einzelner Körperteile sinnvoll. Die Fersen sollten zur Dekubitusprophylaxe immer frei gelagert werden.

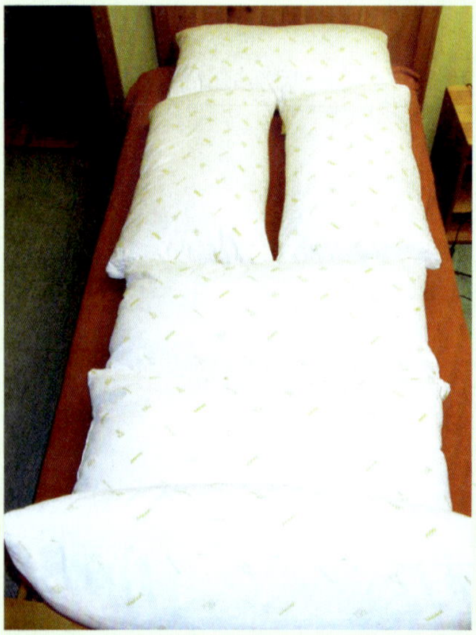

**Abb. 8.24 ⇢ Kissenbett.** Bei der Lagerung im „5/6 Kissenbett" werden dekubitusgefährdete Körperregionen vollständig frei gelagert (aus Köther, 2005).

**30°-Seitenlage.** Um Entlastung zu erreichen, werden 2 rechteckige Lagerungskissen an Rücken, Gesäß und Bein des alten Menschen gelegt. Es ist darauf zu achten, dass die Fersen frei sind, die Beine nicht aufeinander liegen und der Patient nicht auf dem Schultergelenk liegt.

**135°-Lagerung.** Zur Druckbefreiung im Rücken-, Kreuzbein- und Fersenbereich liegt der alte Mensch auf dem Bauch; ein rechteckiges Lagerungskissen wird an einer Körperhälfte unter Bauch und Oberschenkel gelegt. Das unterlegte Bein wird angewinkelt und auf das Kissen gelegt.

#### Mikrolagerung

Durch das zusätzliche Unterlegen von zusammengefalteten weichen Tüchern (z. B. Frotteehandtücher), Kissen oder Sitzkeilen können kleine Lageveränderungen erzielt werden. Es ist eine gute Ergänzung zum Umlagern, da eine geringe, jedoch effektive Druckentlastung erreicht wird. Die Zeitabstände zwischen den Lagerungen können dann entsprechend verlängert werden.

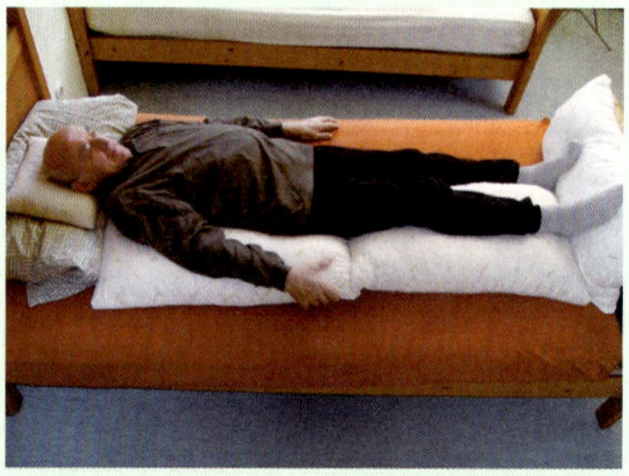

**Abb. 8.25 ⇢ 30°-Lagerung.** Diese Lagerung entlastet den Trochanter major und den Sakralbereich (aus Köther, 2005).

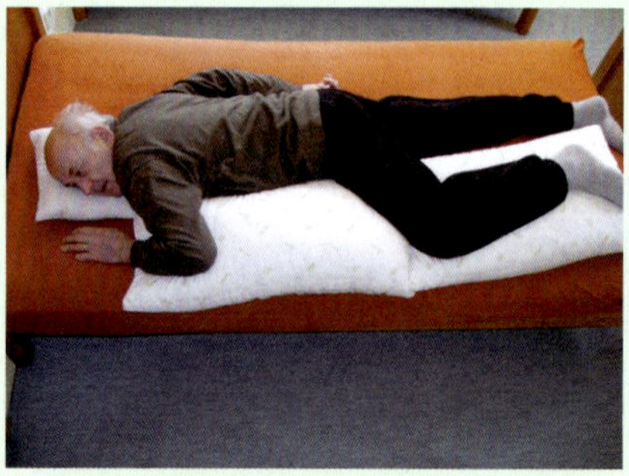

**Abb. 8.26 ⇢ 135°-Lagerung.** Diese Lagerungstechnik entlastet den gesamten Sakralbereich und entspricht dabei oftmals der natürlichen Schlafposition (aus Köther, 2005).

P ***Ambulante Pflege.*** *Mikrolagerungen sind sehr empfehlenswert in der häuslichen Pflege. Sie können gut von pflegenden Angehörigen übernommen werden. Durch größere Abstände der Umlagerungen werden die Ressourcen der Pflegebedürftigen wie auch der pflegenden Angehörigen und der professionellen Pflegedienste geschont.*

#### Weichlagerung

Durch das „Einsinken" z. B. in weiche Lagerungshilfsmittel wird die Auflagefläche vergrößert und dadurch der Druck auf die betreffenden Körperregionen reduziert **(Abb. 8.27)**.

#### Superweichlagerung

Mit Hilfe spezieller Schaumstoffmatratzen kann eine Superweichlagerung des Betroffenen erzielt werden. Werden sie korrekt eingesetzt, ist eine uneingeschränkte Sauerstoffversorgung aller Hautbereiche gewährleistet.

M *Eine Superweichlagerung führt zu einer Verschlechterung bis hin zum Verlust der Körperwahrnehmung. Auch verringert sich durch das tiefe Einsinken eine noch vorhandene Bewegungsfähigkeit, was nicht wünschenswert ist. Deshalb ist eine Superweichlagerung nur für völlig bewegungsunfähige Menschen geeignet.*

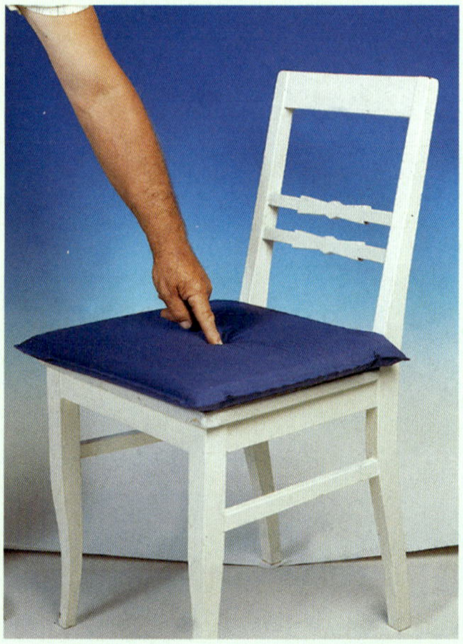

**Abb. 8.27 ⇢ Gelkissen.** Durch das Einsinken des Gesäßes in ein Gelkissen wird der Druck auf die Steißbeinregion verringert (aus Kellnhauser u. a., 2004).

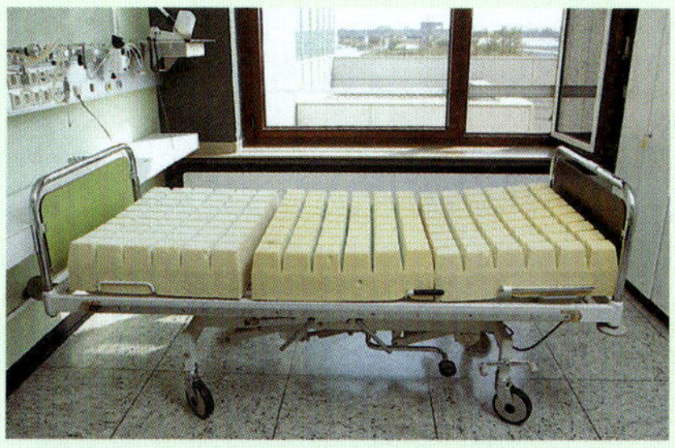

**Abb. 8.28 ⇢ Schaumstoffmatratze.** Die Bezeichnung „superweich" darf vergeben werden, wenn ein Gewicht von 250 g mindestens 3–3,5 cm in den Schaumstoff einsinkt (aus Kellnhauser u. a., 2004).

## Grundsätze bei Mobilisation und Lagerung

- ⇢ Erste Wahl ist die Mobilisation.
- ⇢ Jegliche Eigenbewegung (auch im Bett) des Dekubitusgefährdeten ist zu fördern.
- ⇢ Zweite Wahl ist der Lagewechsel.
- ⇢ Nur wenn das Umlagern nicht möglich ist, evtl. zusätzlich weich- oder hohllagern.
- ⇢ Beim Umlagern Reibung und das Auftreten von Scherkräften so weit als möglich vermeiden.
- ⇢ Große Gelenke korrekt lagern (s. Kontrakturenprophylaxe, S. 188).
- ⇢ Die gewählten Lagerungen sollten sich nicht negativ auf eventuelle weitere Probleme des alten Menschen auswirken (z. B. Kontrakturengefahr, Atemnot) oder medizinisch kontraindiziert sein.
- ⇢ Lagerungen sollten an den Bedürfnissen des alten Menschen orientiert sein. Das heißt, sie sollten für den Kranken gut tolerierbar sein (z. B. keine Lagerung auf den Bauch, wenn er es nicht mag).
- ⇢ Die Zeitspanne der Umlagerungen ist individuell festzulegen. Ob eine wirkungsvolle Druckentlastung erreicht wurde, ist regelmäßig mittels des Fingertests (s. unten) zu überprüfen und auf dem Bewegungsplan zu dokumentieren.

Name: Else Straub Geburtsdatum: 25. 1. 1944 Bereich: 3a Datum: 19.10.2006

Bewegungsintervall/Tag alle: 1 Std. Bewegungsintervall/Nacht alle: 2 Std. Hilfsmittel: 3 Lagerungskissen

Dekubitus gefährdet: ja ☒ nein ☐ Braden-Skala ☒ / Norton-Skala ☐ Punktzahl: 10

| Datum | | Frühdienst von 6.00 – 14.00 | | | | | | | |
|---|---|---|---|---|---|---|---|---|---|
| 19.10.06 | Uhrzeit | 6.30 | 7.30 | 7.50 | 9.10 | 10.10 | 11.00 | 12.10 | 13.50 |
| | Position | 30li | T | S | 30re | T | S/B | S/M | T |
| | Fingertest | ⊖ | | | ⊖ | | | ⊖ | |
| | Handzeichen | BH | BH | BH | BH | BH | BH | BH | BH |
| 20.10.06 | Uhrzeit | 6.30 | 7.30 | 8.30 | 9.30 | | | | |
| | Position | R | L | 30re | Rü | | | | |
| | Fingertest | | ⊖ | | ⊖ | | | | |
| | Handzeichen | BH | BH | BH | BH | | | | |

| Datum | | Spätdienst von 14.00 – 21.00 | | | | | | | |
|---|---|---|---|---|---|---|---|---|---|
| 19.10.06 | Uhrzeit | 14.30 | 15.00 | 15.30 | 16.30 | 17.30 | 18.30 | 19.30 | 20.30 |
| | Position | 30re | T | Rü | 30li | L | R | 30re | Rü |
| | Fingertest | ⊖ | ⊖ | ⊖ | ⊖ | | | ⊖ | |
| | Handzeichen | HU | HU | HU | HU | HU | HU | HU | |
| 20.10.06 | Uhrzeit | | | | | | | | |
| | Position | | | | | | | | |
| | Fingertest | | | | | | | | |
| | Handzeichen | | | | | | | | |

| Datum | | Nachtdienst von 21.30 – 6.00 | | | | |
|---|---|---|---|---|---|---|
| 19.10.06 | Uhrzeit | 21.30 | 23.30 | 1.30 | 3.30 | 5.30 |
| | Position | 30li | 30re | Rü | 30li | 30re |
| | Fingertest | ⊖ | ⊖ | ⊖ | ⊖ | ⊖ |
| | Handzeichen | PK | PK | PK | PK | PK |
| 20.10.06 | Uhrzeit | | | | | |
| | Position | | | | | |
| | Fingertest | | | | | |
| | Handzeichen | | | | | |

**Position:**
rechte Seite = re
linke Seite = li
Rücken = Rü
Langsitz im Bett = L
Stuhl/Sessel = S
Rollstuhl = R
30°Lagerung = 30
135°Lagerung = 135
Mikrolagerung/Mikrobewegung = M
Freilagerung = F
Gehtraining = G
Bewegungsübungen = B
Toilettengang = T
**Fingertest**
Fingertest positiv = ⊕
Fingertest negativ = ⊖

**Abb. 8.29 ⇢ Bewegungsplan** (nach Köther, 2005).

**M** ***Lagerungsintervall.*** *„2-stündliches Umlagern" ist ein grober, überlieferter Richtwert. Wie häufig umgelagert werden muss, hängt von der individuellen Empfindlichkeit des Gewebes gegenüber dem auftretenden Druck ab. Diese wiederum hängt von bestimmten Faktoren (Risikofaktoren,* *S. 144, S. 146**) ab. Deshalb muss das Lagerungsintervall individuell festgelegt werden. So kann ein 3-stündlicher Lagewechsel bei einem alten Menschen in gutem Allgemeinzustand und vorübergehenden Einschränkungen in der Mobilität durchaus genügen. Bei einem sehr hohen Dekubitusrisiko durch Zusammentreffen mehrerer Risikofaktoren muss jedoch in wesentlich kürzeren Zeitabständen umgelagert werden.*

### Fingertest

Er wird zur Bestimmung des erforderlichen Umlagerungsintervalls im Rahmen der Beobachtung der Haut eingesetzt, um festzustellen, ob es sich bei einer Rötung bereits um einen Dekubitus im Stadium I handelt. Man drückt mit dem Finger kurz auf den geröteten Hautbezirk. Wird die Haut an dieser Stelle daraufhin weiß, war es eine vorübergehende Rötung, die wieder ausgeglichen werden kann. Bleibt der gedrückte Hautbezirk gerötet, handelt es sich bereits um einen Dekubitus im Stadium I. Besonders in diesem Stadium sind weitere Kontrollen in kurzen Zeitabständen notwendig.

### Weitere Maßnahmen zur Dekubitusprophylaxe

- Genaue Hautbeobachtung (S. 144), insbesondere ist auf die Hautfarbe (Tönung, Blässe, Blaufärbung) und den Hautzustand (z. B. Bläschen, Hautverletzungen, die zuvor noch nicht vorhanden waren), Trockenheit oder Feuchtheit der Haut zu achten,
- sorgfältige Hautpflege mit pH-neutralen Syndets und Wasser-in-Öl-Pflegepräparaten; ganz besonders wichtig ist dies bei Inkontinenz,
- ausgewogene Ernährung, ausreichend Eiweiß,
- Verringerung bestehender Risikofaktoren (z. B. Fieber senken, Gewichtszunahme).

## Fallbeispiel Frau Straub

Beachten Sie hierzu den Punkt Prozessqualität im Expertenstandard Dekubitusprophylaxe **(Abb. 8.22)**.

### Systematische Einschätzung des Dekubitusrisikos vgl. Expertenstandard Prozessebene (P1) Abb. 8.22

Frau Straub hatte bereits vor ihrem grippalen Infekt ein mittleres Risiko, einen Dekubitus zu bekommen. Die Pflegefachkräfte ermitteln das individuelle Risiko in regelmäßigen Abständen anhand der Braden-Skala. Frau Maus, die Leiterin der Pflegegruppe, kommt zum Spätdienst. Nach der Übergabe geht sie sofort zu Frau Straub. Sie ist beunruhigt, weil zu den bei Frau Straub seit langem bestehenden Risikofaktoren Bettlägerigkeit, Lähmung und Kachexie (hochgradiges Untergewicht) nun noch hohes Fieber hinzukommt. Sie schätzt Frau Straubs Dekubitusrisiko intuitiv als hoch ein, weil sie die Bewohnerin in einem schlechten Allgemeinzustand antrifft. Sie nimmt dennoch die Braden-Skala als standardisiertes Instrument zur Einschätzung von Frau Straubs aktuellem Dekubitusrisiko zu Hilfe. Frau Straub hat sich in einigen Punkten verschlechtert. Sie nimmt noch weniger Nahrung zu sich, insbesondere kein Eiweiß. Fleisch, Fisch und Milch lehnt sie aufgrund ihres Fiebers zur Zeit ab. Auch in ihrer Mobilität ist sie noch weiter eingeschränkt als bisher. Sie bleibt im Bett und bewegt sich kaum selbst. Durch das starke Schwitzen ist ihre Haut oft feucht.

Frau Maus kommt insgesamt auf 10 Punkte. Die Bewertung unter Hinzuziehen der Braden-Skala: Frau Straub hat nun ein sehr hohes Dekubitusrisiko. Frau Maus' spontane persönliche Einschätzung wurde bestätigt.

### Sofortige Druckentlastung und Erstellen eines Bewegungsplans (P2)

Frau Maus beschließt, Frau Straub sofort auf die Seite zu lagern. Eine Schülerin hilft ihr dabei, die Bewohnerin in 30°-Seitenlage rechts zu bringen. Nach einer halben Stunde kontrolliert Frau Maus die Haut an der rechten Gesäßhälfte und an der rechten Schulter. Sie ist unauffällig, deshalb darf Frau Straub noch etwas auf der rechten Seite liegen bleiben. Nach weiteren 30 Minuten kontrolliert Frau Maus die Haut erneut. Beide Stellen sind gerötet. Sie zeigt der Schülerin den Fingertest. Beim Loslassen ist die Haut weiß. Frau Maus ist froh, dass es noch kein Dekubitus 1. Grades ist. Sie beschließt, Frau Straub heute stündlich umzulagern und schreibt den Bewegungsplan **(Abb. 8.29)**. Sie plant auch, Frau Straub am Abend in den Rollstuhl zu setzten und ans Waschbecken zu fahren.

### Einsatz druckreduzierender Hilfsmittel (P3)

Frau Maus erklärt der Schülerin, dass sie jetzt bei jedem Umlagern den Fingertest machen würden, um genau zu beobachten, ob mit den stündlichen Umlagerungen eine ausreichende Druckentlastung erreicht wird. Vor allem wenn sich Frau Straubs Allgemeinzustand weiter verschlechtern würde, erläutert sie, wäre es notwendig, die Bewohnerin in ein spezielles Antidekubitusbett zu legen. Dieses besteht aus vielen einzelnen Luftkammern, die sich abwechselnd automatisch mit Luft füllen und wieder etwas Luft ablassen, damit an keiner Stelle ein zu langer und zu hoher Druck entsteht.

### Weitere Maßnahmen zur Dekubitusprophylaxe (P4)

Frau Maus möchte Frau Straub Trinkjoghurt und erfrischende Quarkspeisen anbieten, damit sie genügend Eiweiß zu sich nimmt. Sie wird der Bewohnerin häufig Getränke anbieten und eine Flüssigkeitsbilanzierung anlegen, da Frau Straub stark schwitzt und eine erhöhte Körpertemperatur hat. Auch wird sie Frau Straub eine trinkbare Fertignahrung empfehlen, da im Moment wegen des hohen Fiebers eine ausreichende Kalorienzufuhr nicht möglich ist und Frau Straub nicht weiter abmagern darf.

Bei den Lagerungen werden die Altenpflegerinnen auch immer schauen, ob die Wäsche gewechselt werden muss. Wenn Frau Straub stark geschwitzt hat, werden Schultern, Rücken und Gesäß kurz mit Wasser abgewaschen, was sie als sehr angenehm empfindet. Morgens nach dem Waschen wird sie mit einem Wasser-in-Öl-Präparat eingecremt.

### Einbeziehen des Bewohners/Angehöriger (P5)

Frau Maus erklärt der Bewohnerin, dass bei ihr die Gefahr des Wundliegens sehr groß ist. Sie teilt ihr mit, dass von nun an zu jeder vollen Stunde eine Pflegekraft kommen wird, um sie umzulagern. Sie fordert Frau Straub auf, sich sofort zu melden, wenn ihre Schulter vom Liegen schmerzt. Und sie erklärt ihr, dass es gut ist, wenn sie von Zeit zu Zeit die Lage ihres Oberkörpers leicht verändert. Sie gibt der Bewohnerin ein kleines Kissen, das sie in den Rücken oder unter die Schulter legen darf, wie es ihr gerade bequem ist. Frau Maus erklärt auch, dass es für Frau Straub wichtig ist, genügend zu trinken, Eiweiß und ausreichend Kalorien zu sich zu nehmen, weil sie sowieso schon sehr wenig auf die Waage bringt. Frau Straub versichert, sie wolle es versuchen. Alles Flüssige und Kalte sei ihr im Moment angenehm.

### Informationsweitergabe (P6)

Am Abend schreibt Frau Maus den Bewegungsplan für die Nacht vor, informiert die Nachtwache über die Flüssigkeitsbilanzierung und berichtet über die begonnenen Maßnahmen, damit ihre Kollegin sie fortführen kann.

### Beurteilung der Wirksamkeit der Maßnahmen (P7)

Am nächsten Morgen beobachtet die für Frau Straub zuständige Altenpflegerin während der Körperpflege die Haut. Sie ist an allen dekubitusgefährdeten Stellen intakt und unauffällig. Die Altenpflegerin überschlägt die Einträge auf dem Flüssigkeitsbilanzierungsbogen und schaut, wie viel Trinkjoghurt und Fertignahrung Frau Straub zu sich genommen hat. Sie stellt fest, dass Frau Straub ausreichend getrunken und genügend Kalorien und Einweiß zu sich genommen hat. Die Bewohnerin hat immer noch hohes Fieber und fühlt sich schlecht. Trotzdem ist sie damit einverstanden, kurz aufzustehen. Da die ergriffenen Maßnahmen wirken und Frau Straubs Haut intakt ist, beschließt das Pflegeteam, alle prophylaktischen Maßnahmen unverändert fortzuführen.

## Pflegeschwerpunkt Behandlung eines Dekubitus

Jutta Weniger

### Fallbeispiel Frau Möller

Frau Möller ist 81 Jahre alt, 1,60 m groß und wiegt 85 kg. Sie lebt seit 7 Jahren im Seniorenstift am Schlossberg.

Vor 3 Wochen hatte sie eine schwere, lebensbedrohliche Pneumonie. Davor konnte sie noch ohne Hilfe aufstehen und umhergehen. Zunächst schlug bei Frau Möller kein Antibiotikum an und sie entwickelte eine Rippenfellentzündung. Ihr Allgemeinzustand verschlechterte sich rapide, sodass die Pflegekräfte Angst um ihr Leben hatten. Sie hatte sehr hohes Fieber, schwitzte stark, aß und trank sehr wenig und war so geschwächt, dass sie, selbst mit Hilfe, nicht mehr aufstehen konnte. Während sie vor ihrer Pneumonie leicht urininkontinent war, es jedoch meist noch auf die Toilette schaffte, war sie während der Lungenentzündung 2 Wochen lang vollkommen urininkontinent. Die Rippenfellentzündung bereitete ihr starke Schmerzen beim Atmen. Wegen der Einschränkung der Atmung musste sie immer in Oberkörperhochlagerung verbleiben. Eine andere Position tolerierte sie nicht. Zeitweise saß sie aufrecht im Bett und rang nach Luft.

Obwohl das Pflegeteam eine sorgfältige Dekubitusprophylaxe durchführte, entstand in dieser Zeit ein tiefer Gewebsdefekt am linken Sitzbeinhöcker. Die Wunde hat nun einen Durchmesser von ca. 2 cm, das Unterhautfettgewebe ist sichtbar und ein Teil des Wundgrundes ist mit einer schmierigen, schwarzen Schicht belegt. Der Wundrand ist links geschwollen und stark gerötet. Frau Möllers Hausarzt ordnete tägliche Wundspülungen mit Ringer-Lösung an und 2-mal täglich einen Verband mit in Ringer-Lösung getränkten Kompressen, darüber trockene Kompressen und Fixomull. Schon seit 5 Tagen wird der Dekubitus so behandelt, die Wunde bleibt jedoch unverändert, obwohl Frau Möller sich gut von der Pneumonie erholt hat, aufstehen kann und auch wieder guten Appetit hat.

**L** *Warum heilt die Wunde nicht? Muss evtl. noch an Risikofaktoren gearbeitet werden oder ist die Therapie falsch?*

Im Spätdienst geht die zuständige Pflegeperson, Frau Maier, das Kardex durch, um die Dokumentation zu überprüfen. Bei Frau Möller hält sie inne und ärgert sich, dass deren Dekubitus nicht abheilt. Sie denkt zurück und fängt an, sich zusammen mit ihrer Kollegin, Frau Gärtner, Gedanken zu machen.

### Risikofaktoren

*Frau Maier:* „Warum musste Frau Möller überhaupt einen Dekubitus bekommen? In unserem Haus hatten wir doch schon seit Jahren niemanden mehr mit einem Dekubitus!"
*Frau Gärtner:* „Als sie bettlägerig war, haben wir alles, was uns möglich war, zur *Dekubitusprophylaxe* unternommen. Wir haben zunächst stündlich dann 1,5-stündlich nach Bewegungsplan umgelagert – 30°-Seitenlage links, Rückenlage, 30°-Seitenlage rechts usw."
*Frau Maier:* „Es muss eben trotzdem zu einem zu hohen Druck auf den Sitzbeinhöcker gekommen sein. Sie war ja oft ganz aufrecht im Bett gesessen."
*Frau Gärtner:* „Ja, bestimmt. Sie hat eben auch so stark geschwitzt, und zusätzlich war sie noch inkontinent, was ihre Haut sicher anfällig gemacht hat."
*Frau Maier:* „Ihre Haut haben wir genau beobachtet, bei jedem Wechsel der Inkontinenzhosen vorsichtig gewaschen, gut getrocknet und eingecremt. Mehr kann man nicht tun, denke ich."
*Frau Gärtner:* „Sie nahm auch zu wenig Flüssigkeit auf, das haben wir in unserer Flüssigkeitsbilanz gesehen. Aber als es ihr so sehr schlecht ging, lehnten sie und ihre Angehörigen Infusionen oder eine Magensonde strikt ab."
*Frau Maier:* „Bei Frau Möller kamen viele *Risikofaktoren* zusammen: Alter, Adipositas, Bettlägerigkeit, Fieber, Schwitzen, Urininkontinenz, Flüssigkeitsmangel und eine unzureichende Versorgung mit Vitaminen und Eiweißen. Vor allem mussten wir sie immer mit erhöhtem Oberkörper lagern, wodurch, denke ich, doch ein zu hoher Druck auf den Sitzbeinhöcker kam, trotz eines Gelkissens das wir unterlegten."
*Frau Gärtner:* „Außerdem lag sie schon fast im Sterben. Da sie sehr klagte, wollten wir sie in dieser Zeit nicht so sehr plagen und führten keine vollständige 30°-Lagerung durch."
*Frau Maier:* „In dieser Zeit entstand der Dekubitus. Ich denke, wir müssen uns keine Vorwürfe machen. Wir hätten den Dekubitus nicht verhindern können."
*Frau Gärtner:* „Das sehe ich auch so. Ein Dekubitus kann nicht in jedem Fall verhindert werden. Wir könnten uns ein-

mal anschauen, ob heute noch Risikofaktoren bestehen, die sich negativ auf die Wundheilung auswirken."

*Frau Gärtner:* „Sie ist jetzt mobil, hat kein Fieber mehr, schwitzt nicht mehr übermäßig, geht wieder selbstständig zur Toilette und isst und trinkt wieder normal."

*Frau Maier:* „Lediglich die Risikofaktoren Alter und Adipositas bleiben bestehen. Wir könnten sie fragen, ob sie etwas an Gewicht abnehmen möchte. Dabei müssten wir jedoch auf eine eiweiß- und vitaminreiche Nahrung achten."

### Überprüfen der Therapie

*Frau Maier:* „An den Risikofaktoren kann es also nicht liegen. Mich ärgert sehr, dass die Wunde jetzt, wo Frau Möllers Allgemeinzustand sich doch wieder stabilisiert hat, immer noch nicht heilt!"

*Frau Gärtner:* „In welchem ***Stadium*** ist Frau Möllers Dekubitus jetzt?"

*Frau Maier:* „In Stadium III: Haut und Unterhautfettgewebe – die Subkutis – sind defekt."

*Frau Gärtner:* „Und was meinst du, in welcher ***Wundheilungsphase*** befindet sich der Dekubitus?"

*Frau Maier:* „Wahrscheinlich in der Exsudationsphase."

*Frau Gärtner:* „Ich dachte, die Exsudationsphase geht nur vom 1.–4. Tag!"

*Frau Maier:* „Das gilt für junge, gesunde Menschen, die sich eine Gelegenheitswunde zugezogen haben. Wunden können sich auch mehrere Wochen in der Exsudationsphase befinden; man spricht dann von chronischen Wunden. Solange die Wundreinigung nicht abgeschlossen ist – und dies ist bei Frau Möller der Fall –, kann sich kein neues Gewebe bilden und die Wunde kann nicht heilen."

*Frau Gärtner:* „Woran sieht man das?"

*Frau Maier:* „An den schwarzen, schmierigen Belägen. Das ist eine dünne, oberflächliche Schicht von abgestorbenem Gewebe – eine Nekrose."

*Frau Gärtner:* „Liegt es vielleicht an der ***Dekubitustherapie***, dass keine Heilungsfortschritte zu sehen sind?"

*Frau Maier:* „Druckentlastung ist gewährleistet. Frau Möller steht auf, geht umher, hat einen Sitzring und liegt nachts von selbst nicht auf die schmerzende Wunde, sodass der Sitzbeinhöcker vollkommen druckentlastet ist. Zur Wundreinigung wurden ja die Spülungen mit Ringer-Lösung angeordnet. Wobei die nekrotischen Beläge auf diese Art nicht beseitigt werden können!"

*Frau Gärtner:* „Und deshalb kann die Wunde nicht heilen?"

*Frau Maier:* „Ja. Wir sollten den Arzt informieren und fragen, ob er ein enzymatisches Präparat verschreiben würde, das die ***nekrotischen Beläge*** auflöst. Auch dass der Wundrand an der linken Seite ödematös und gerötet ist, gefällt mir nicht. Dies könnte auf eine zusätzliche Wundinfektion hinweisen, die ebenfalls eine Heilung unmöglich machen würde. Ich glaube, ich rufe gleich den Arzt an, er soll sich den Dekubitus noch einmal anschauen."

*Frau Gärtner:* „Falls wirklich eine Infektion vorliegt, muss ja ein Wundabstrich zur Erregerbestimmung gemacht werden, um gezielt Antibiotika einsetzen zu können. Schon allein deswegen ist es sinnvoll, wenn der Arzt vorbeikommt, oder?"

*Frau Maier:* „Ja, das stimmt! Das Anregen der Wundheilung durch Schaffung eines feuchten Wundmilieus kann weiterhin mit in Ringer-Lösung getränkten Tupfern geschehen. Vielleicht verschreibt der Arzt auch einen Hydrokolloidverband. Damit habe ich bei schlecht heilenden Wunden sehr gute Erfahrungen gemacht. Sie eignen sich für alle Wundheilungsphasen und müssen nicht täglich gewechselt werden. Für uns wäre dies eine Zeitersparnis gegenüber der jetzigen Anordnung. Ich denke jedoch, ihr Dekubitus wird gut verheilen, wenn die Wundreinigung erst abgeschlossen ist."

*Um die Inhalte zu vertiefen, können Sie sich die Videos „Verbandwechsel Dekubitus" und „135°-Lagerung" ansehen.*

## 8.3 Entzündliche Hauterkrankungen

Susanne Andreae

Die gut durchblutete, unverletzte Haut stellt ein wirkungsvolles mechanisches Hindernis für Mikroorganismen dar. Im Alter aber wird die Haut trocken, faltig und leicht verletzbar. Hinzu kommt eine durch arteriosklerotische Gefäßveränderungen bedingte Minderdurchblutung. Deshalb kommt es leicht zu Hautverletzungen, durch die Mikroorganismen eindringen können. Hautinfektionen sind daher im Alter recht häufig.

Verschiedene Erreger können Infektionen im Bereich der Haut auslösen:

- die meisten Infektionen sind bakteriell bedingt,
- durch Viren bedingt ist im Alter besonders der Herpes zoster (Gürtelrose, S. 405), allerdings kann es auch bei AIDS zu typischen Hauterkrankungen kommen (S. 269),
- Pilzinfektionen im Bereich der Haut können sehr hartnäckig sein,
- bei schlechten hygienischen Verhältnissen können Parasiten (Kleinlebewesen) in die Haut eindringen.

### 8.3.1 Durch Bakterien verursachte Hauterkrankungen

Zumeist handelt es sich um Entzündungen, ausgelöst durch Staphylokokken oder Streptokokken. Als Symptome finden sich lokal die klassischen Entzündungszeichen **(Tab. 8.6)**.

P ***Natürliche Behandlungsmöglichkeiten.*** *Bei lokalen, oberflächlichen Entzündungen kann ein Quarkwickel entzündungshemmend wirken: Quark entweder auf ein dünnes Tuch oder direkt auf die Entzündung auftragen; wenn der Quark trocken ist, abwaschen und wiederholen.*

**Tab. 8.6** ···> Die wichtigsten bakteriellen Hautentzündungen

| ***Entzündung*** | ***Definition*** | ***Symptome*** | ***Therapie*** | ***Zu beachten*** |
|---|---|---|---|---|
| Furunkel, Karbunkel 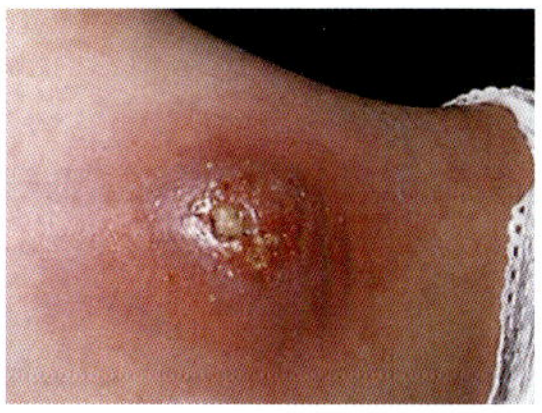 **Abb. 8.30** | Haarbalgentzündung unterschiedlichen Ausmaßes; beim Furunkel ist nur ein Haarbalg entzündet, von Karbunkel spricht man bei der Entzündung mehrerer Haarbälge; wiederkehrende Furunkel an verschiedenen Körperstellen sieht man bei der Furunkulose | gerötete, druckschmerzhafte Schwellung, evtl. mit zentralem Eiterpfropf | Quark- oder Rivanolwickel, wenn keine Besserung, chirurgische Therapie | Vorsicht bei Furunkeln im Gesicht! Es kann durch Keimverschleppung über das Blut zur Meningitis (Hirnhautentzündung) oder Enzephalitis (Gehirnentzündung) kommen! |
| Panaritium 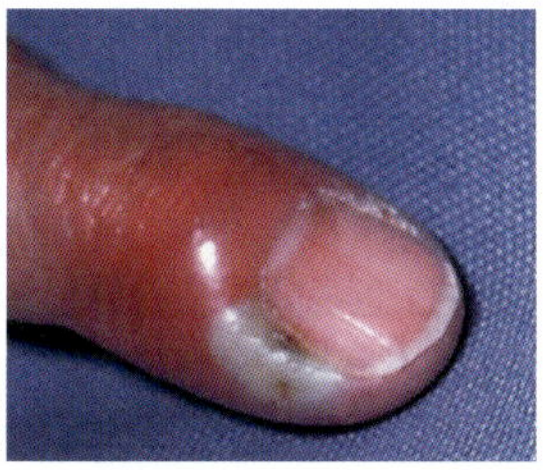 **Abb. 8.31** | eitrige Entzündung der Finger oder Zehen, meist im Nagelbett lokalisiert | lokale Schwellung, Rötung und pochender Schmerz | lokal entzündungshemmende Maßnahmen, evtl. chirurgische Therapie | |
| Erysipel (Wundrose) 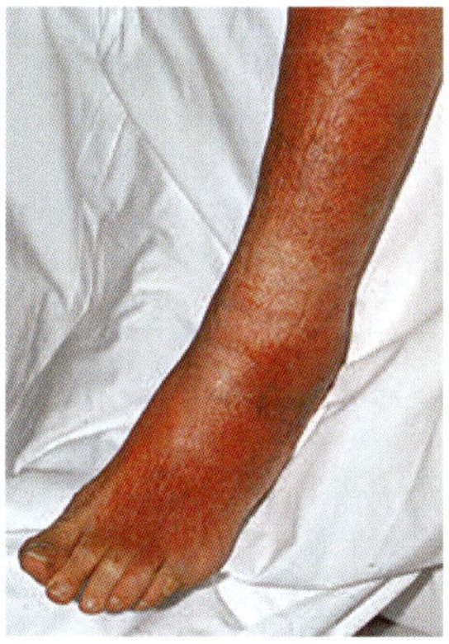 **Abb. 8.32** | flächenhafte, oberflächliche Hautentzündung | schlagartiges Auftreten von Fieber, Schüttelfrost und Mattigkeit; meist im Bereich des Unterschenkels bildet sich innerhalb von Stunden eine gegen die Umgebung deutlich abgegrenzte hochrote (daher der Name „Rose") und schmerzhafte Schwellung | Kombination aus lokalen Umschlägen und Antibiotika. Bettruhe erforderlich! | wichtig ist die Behandlung der Eintrittspforte (z. B. Fußpilz, lokale Wunde, Ulcus cruris) |
| Lymphangitis, Lymphadenitis 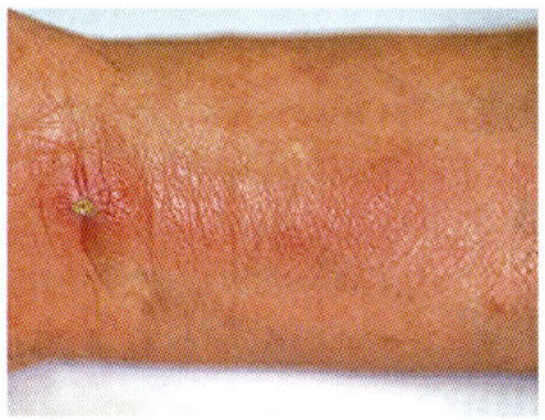 **Abb. 8.33** | bakterielle Entzündung, die sich in den Lymphbahnen ausbreiten kann; sind zusätzlich die lokalen Lymphknoten geschwollen, spricht man von Lymphadenitis | rote, schmerzhafte Streifen unter der Haut, oft hohes Fieber | Lokalbehandlung, Antibiose, evtl. Gips zur Ruhigstellung; Sanierung der Eintrittspforte | da die Lymphbahnen in den Blutkreislauf münden, kann es zur Ausbreitung der Entzündung in den ganzen Körper und zur Sepsis (Blutvergiftung) kommen |

## 8.3.2 Durch Pilze verursachte Hauterkrankungen

Pilzerkrankungen finden sich besonders an Haut (Dermatomykose), Schleimhäuten (bes. Hefepilze) und den Nägeln (Onychomykose). Verursacht werden sie meist von Fadenpilzen oder Hefen. Feuchte Hautstellen, chronische Erkrankungen (z. B. Diabetes mellitus) oder eine allgemeine Schwächung des Immunsystems fördern die Entstehung von Hautpilz. Alte Menschen sind daher häufiger betroffen.

Hautpilzerkrankungen sind auf die Haut und die Hautanhangsgebilde (Nägel, Haare) beschränkt. Die Erreger leben nämlich von Keratin, das man in abgestorbenen oder verhornten Hautschichten sowie in Nägeln und Haaren findet. Nur selten befallen Pilze auch darunter liegende Hautschichten. Eine Ausbreitung der Pilze im Körper (Pilzsepsis) erfolgt nur bei einer ausgeprägten Abwehrschwäche!

Behandelt werden Pilzerkrankungen der Haut und der Nägel mit Salben, Lacken oder Cremes. Die Therapie ist oft langwierig!

### Dermatomykose

**D** *Durch Dermatophyten verursachte Hautpilzerkrankung.*

#### Symptome

Es treten *kreisförmige, gerötete Hautveränderungen* auf. Lästig ist besonders der starke *Juckreiz*. Wenn es im Bereich des Hautpilzes zu kleinen Hauteinrissen kommt, besteht die Gefahr einer bakteriellen Superinfektion (Erysipel, Lymphangitis).

Eine sehr häufige Lokalisation ist der Fußpilz, eine Infektion der Haut in den Zwischenzehenräumen, denn dort herrscht immer ein feuchtwarmes Milieu.

**M** *Hautpilze können durch direkten Kontakt, aber auch über kontaminierte Gegenstände, wie Kämme und Handtücher, oder Fußböden (z. B. Sauna) übertragen werden!*

### Nagelpilz

**D** *Pilzerkrankung von Finger- und Zehennägeln.*

#### Symptome

Der befallene Nagel ist getrübt, verformt und verdickt **(Abb. 8.34)**.

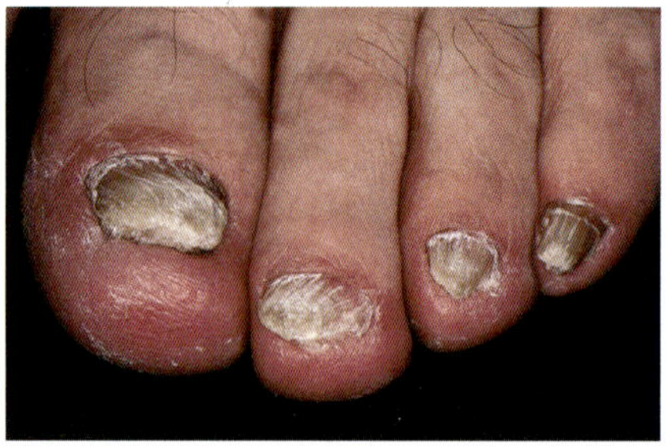

**Abb. 8.34** ⇢ **Nagelpilz** (aus Jung u. Moll, 2003).

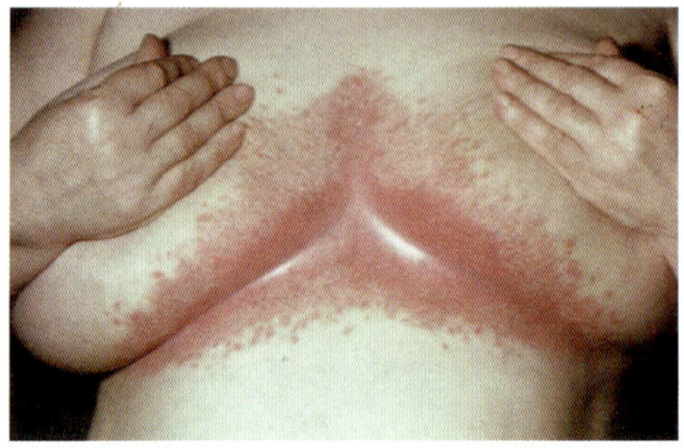

**Abb. 8.35** ⇢ **Candidose.** Infektion der Haut mit Candida (aus Hof, 2003).

### Hefepilzerkrankung

**D** *Der „klassische" Hefepilz ist Candida albicans, ein Pilz, der Haut und Schleimhäute befallen kann.*

**B** *Frau Zolk ist eine massiv übergewichtige, alkoholabhängige Frau. Sie wird von ihrem Mann gepflegt, da sie sich alleine nicht ausreichend versorgen kann. Aufgrund einer Urin- und Stuhlinkontinenz wurde eine Versorgung mit „Inkontinenzhosen" nötig. Da der Ehemann diese nicht regelmäßig wechselte, entwickelte sich eine massive Candidainfektion mit Rötung des gesamten Gesäßes.*

**L** *Welche Therapie ist zur Besserung der Infektion nötig? Welche Hilfestellungen und Ratschläge geben Sie dem Ehemann für die zukünftige Pflege?*

#### Symptome

Pilze breiten sich gerne an feuchten, aufgeweichten Hautstellen aus. Gefährdet sind deshalb Stellen, an denen *„Haut an Haut"* liegt, besonders unter den Brüsten, in der Leistengegend und bei Adipositas am Bauch. Geachtet werden muss aber auch auf den Intimbereich, besonders bei Inkontinenz **(Abb. 8.35)**.

Bei einem Pilzbefall der Schleimhäute spricht man von einem „Soor" (S. 298).

**P** ***Prophylaxe von durch Pilze verursachten Hauterkrankungen:***

- *Abwehr stärken durch ausreichend Schlaf, frische Luft, Wohlbefinden und ausgewogene, vitaminreiche Ernährung,*
- *pilzbegünstigende Grunderkrankung, wie z. B. Diabetes mellitus, behandeln,*
- *sorgfältige Hautreinigung mit milden, seifenfreien synthetischen Waschmitteln (Syndets),*
- *gefährdete Stellen sorgfältig trocken tupfen,*
- *das Aneinanderliegen von Haut auf Haut vermeiden, z. B. durch Tragen eines Büstenhalters oder durch Einlegen von Kompressen in die Leiste, die Gesäßfalte oder in die Zehenzwischenräume,*
- *regelmäßiges Wechseln der Windeln und Einlagen.*

***Aspekte der Pflege:***

- *Keimverschleppung vermeiden: sorgfältige Desinfektion der Hände und der gebrauchten Materialien; infizierte Hautbezirke mit Schutzhandschuhen und Einmalwaschlappen reinigen; diese Bereiche zuletzt waschen;*
- *Reinfektion vermeiden: Handtücher, Leibwäsche täglich wechseln, bei 60 °C waschen, evtl. Strümpfe und Schuhe mit antimykotischem Puder behandeln.*

**B** *Fortsetzung Fallbeispiel. Eine Mitbetreuung durch den Sozialdienst wurde von Frau Zolks Familie abgelehnt. Der Ehemann wurde über die richtige Intimpflege und die Häufigkeit des Wechselns der „Inkontinenzhosen" aufgeklärt. Nach einer eingehenden Beratung über die richtige Intimhygiene und einer Salbentherapie klangen die Veränderungen langsam ab.*

## 8.3.3 Durch Parasiten verursachte Hauterkrankungen

Unter schlechten hygienischen Verhältnissen und engen Wohnbedingungen (viele Personen auf engem Raum) kann es zur raschen Ausbreitung von parasitär bedingten Hauterkrankungen kommen.

### Skabies (Krätze)

**D** *Stark juckende Hautinfektion, ausgelöst durch Krätzmilben.*

#### Pathophysiologie

Nur weibliche Milben leben in der Haut. Sie graben Gänge in der obersten Hautschicht, in die sie ihre Eier ablegen. Danach stirbt die Milbe, und aus den Eiern entwickeln sich neue Männchen und

Weibchen. Die Übertragung der Milben erfolgt durch *engen körperlichen Kontakt*, besonders beim Geschlechtsverkehr. Eher selten ist die Übertragung durch benutzte Bettwäsche oder Kleidung.

### Symptome

Typisch ist der *quälende Juckreiz*, verstärkt durch Bettwärme. An typischen Stellen, z. B. zwischen den Fingern, am Handgelenk oder im Genitalbereich, sieht man unter der Haut die *Milbengänge* (kleine, bräunliche Linien). Manchmal ist die Milbe als kleiner Punkt am Ende des Ganges erkennbar **(Abb. 8.36)**. Nach Tagen bis Wochen kann es zu generalisiertem Juckreiz und Hautveränderungen (Ekzem) kommen.

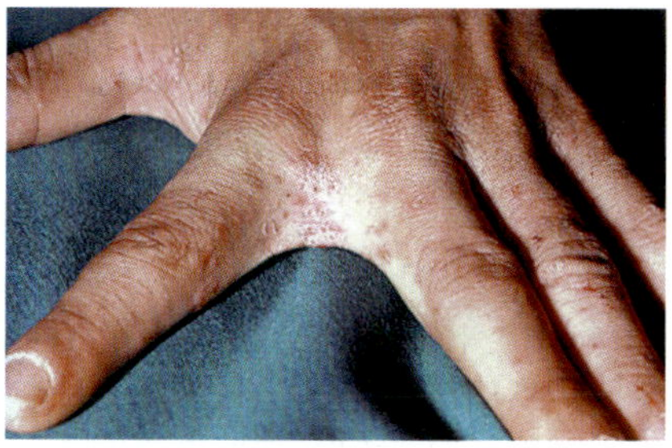

**Abb. 8.36 ⇢ Krätze (Skabies).** Skabies-Papeln in den Zwischenfingerfalten (aus Köther u. Gnamm, 2000).

### Therapie

An 3 aufeinander folgenden Abenden muss der gesamte Körper mit antiparasitären Substanzen (meist Jacutin) eingerieben und am folgenden Morgen abgewaschen werden. Die Therapie wirkt stark austrocknend, deshalb sollte im Anschluss die Haut mit rückfettenden Salben und Bädern behandelt werden.

**P** ***Hygiene.*** *Hygienemaßnahmen bei Hautinfektionen durch Krätzmilben:*
- *sämtliche Wäsche bei mindestens 60 °C waschen und regelmäßig wechseln,*
- *Milben können außerhalb der Haut nur 2–3 Tage überleben, deshalb reicht das Auslüften der Kleider über mindestens 4 Tage,*
- *Pflegende sollten einen Schutzkittel und Handschuhe tragen; im Anschluss ist eine gründliche Handreinigung mit Seife und Bürste nötig – die Händedesinfektion ist nicht ausreichend!*

## Pedikulose (Läuse)

**D** *Stark juckende Erkrankung, verursacht durch Kopf-, Filz- oder Kleiderläuse.*

### Pathophysiologie

Läuse sind flügellose Insekten, die sich vom Blut des Trägers ernähren. Die befruchteten Weibchen kleben Nissen, in denen sich die Eier befinden, je nach Lausart ins Kopfhaar (Kopflaus), Schamhaar (Filzlaus) oder in Kleidernähte (Kleiderlaus). Läuse werden unter schlechten hygienischen Bedingungen bei *engem körperlichem Kontakt*, aber auch durch *Kleidung* und *gemeinsam benutzte Gegenstände* (z. B. Kamm) übertragen.

### Symptome

Es kommt im Bereich der Körperbehaarung oder am ganzen Körper zu *Juckreiz*. Beim Befall mit Kopf- oder Filzlaus kann man in den Haaren die klebrigen, weißen *Nissen* oder krabbelnde Läuse sehen. *Lausbisse* sind als kleine rote, juckende Stellen sichtbar, die man beim Kleiderlausbefall am ganzen Körper findet.

### Therapie

Ähnlich wie bei Krätze werden die Haare mit speziellen Substanzen (z. B. Jacutin) eingerieben und nach 3 Tagen ausgewaschen. Bei Kleiderlausbefall muss die Kleidung bei mindestens 60 °C gewaschen werden. Wichtig ist auch hier die Untersuchung und Mitbehandlung der Kontaktpersonen.

# 8.4 Allergische Hauterkrankungen

Susanne Andreae

## 8.4.1 Allergie

**D** *Eine Allergie ist eine Überempfindlichkeit des Organismus auf körperfremde Stoffe.*

Unser Immunsystem kann normalerweise zwischen harmlosen Stoffen, wie z. B. Nahrungsmitteln, und gefährlichen Stoffen, wie z. B. Fremdkörpern oder Erregern, unterscheiden. Bei manchen Menschen aber liegt eine Überempfindlichkeitsreaktion vor. Das heißt, auch ungefährliche Stoffe, wie z. B. Blütenpollen, werden für Fremdkörper gehalten und lösen eine Immunreaktion aus.

Die Allergie auslösenden Stoffe nennt man *Allergene*. Bei einem ersten Kontakt mit diesen Allergenen kommt es zu keiner allergischen Reaktion, doch der Körper bildet Antikörper (Abwehrstoffe) und Gedächtniszellen gegen das Allergen. Bei einem erneuten Kontakt kommt es deshalb zu einer allergischen Reaktion.

Ca. 80 % aller allergischen Reaktionen spielen sich an der Haut oder den Schleimhäuten ab. Denn hier findet der Hauptkontakt mit den Allergie auslösenden Stoffen statt. Je nach Reaktionsdauer und der Art der Immunreaktion werden verschiedene Allergieformen unterscheiden **(Tab. 8.7)**. Die wichtigsten sind die Reaktion vom Soforttyp und die Reaktion vom Spättyp.

**W** *In den Industrienationen ist eine Zunahme der Allergien zu beobachten. Man macht dafür den steigenden Medikamentenkonsum, eine zunehmende „Chemisierung" unserer Umgebung und Schleimhautschäden durch Luftverschmutzung u. Ä. verantwortlich.*

### Symptome

Die Allergie beginnt mit juckenden Hautausschlägen. Es können sich Hautschwellungen, Heuschnupfen oder Asthmabeschwerden entwickeln.

**M** *Bei besonders empfindlichen Menschen oder einer hohen Allergenkonzentration (z. B. 100 Bienenstiche bei einem Imker), kann es zum anaphylaktischen Schock kommen. Es handelt sich um eine lebensgefährliche Kreislaufstörung (S. 248)!*

### Diagnostik

Um festzustellen, welche Stoffe die allergische Reaktion ausgelöst haben, werden Provokationstests durchgeführt. Allergieverdächtige Stoffe werden in die Haut eingeritzt oder eingespritzt. Die allergische Reaktion zeigt sich meist innerhalb von wenigen Minuten durch lokale Hautschwellung und Juckreiz.

Tab. 8.7 ··> Einteilung der Allergieformen

| *Allergieform* | *Ursache* | *Typische Symptome* | *Beispiele* |
|---|---|---|---|
| Typ-I-Reaktion (Reaktion vom Soforttyp) | Die Allergene werden von Antikörpern (IgE), die auf Mastzellen sitzen, abgefangen. Diese Mastzellen setzen daraufhin Histamin frei | Innerhalb von Sekunden bis Minuten treten allergische Symptome auf | Heuschnupfen, allergisches Asthma, Nahrungsmittelallergie |
| Typ-IV-Reaktion (Reaktion vom Spättyp) | Sensibilisierte T-Zellen regen nach dem Allergenkontakt Fresszellen an, die über das Allergen „herfallen“ | Erst nach 2–3 Tagen kommt es zur allergischen Reaktion. | Tuberkulintest bei Tuberkuloseverdacht (S. 213) |

## 8.4.2 Urtikaria (Nesselsucht)

**D** *Allergische Hautreaktion mit Bildung von juckenden Hautquaddeln.*

Nesselsucht ist eine sehr häufige Hauterkrankung, man schätzt, dass sie bei 20 % der Bevölkerung mindestens einmal auftritt. Die Ursache ist meist unklar, sehr häufige Auslöser sind Nahrungsmittelzusatzstoffe, wie Konservierungsmittel, Farbstoffe oder Geschmacksverstärker. Aber auch ganz andere Dinge, wie lokale Kälte, Druck auf die Haut oder Sonne, können eine Urtikaria auslösen.

### Symptome

Innerhalb von wenigen Minuten bilden sich unterschiedlich große, meist rötliche Hautquaddeln (ähnlich denen nach Brennnesselkontakt), die stark jucken. Die Quaddeln bilden sich von selbst innerhalb von Stunden oder Tagen vollständig zurück.

Eine gefährliche Sonderform der Urtikaria ist das Quincke-Ödem **(Abb. 8.37)**.

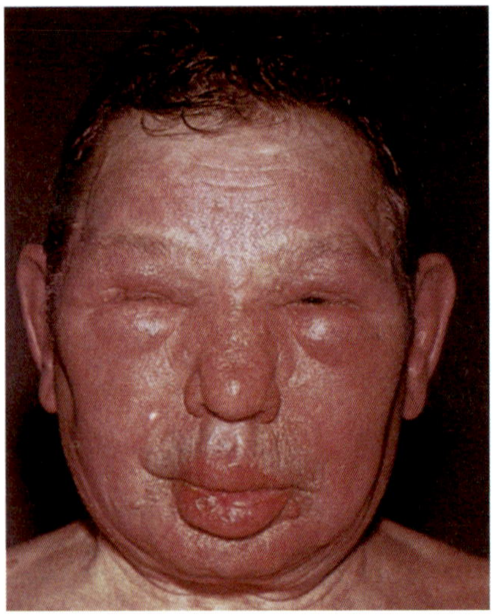

**Abb. 8.37 ··> Quincke-Ödem.** Massive Gesichtsschwellung im Rahmen einer allergischen Reaktion (aus Jung u. Moll, 2003).

Infolge der allergischen Reaktion (meist ausgelöst durch einen Wespen- oder Bienenstich) kommt es zur massiven Schwellung des Gesichts. Bei einem Anschwellen von Rachen- und Kehlkopf besteht Erstickungsgefahr!

### Therapie

Die Nesselsucht wird symptomatisch mit juckreizstillenden Salben behandelt. Nur beim Quincke-Ödem muss Kortison gegeben werden. Bei bekannter Überreaktion sollte man natürlich die auslösenden Stoffe und Einflüsse meiden.

**H** ***Natürliches Heilmittel.*** *Der Juckreiz lässt sich durch kalte Umschläge mit Wasser oder Essigwasser (1 Esslöffel Essig auf 1 Liter Wasser) lindern.*

## 8.4.3 Arzneimittelexanthem

**D** *Allergische Hautreaktion nach Medikamenteneinnahme.*

Im Grunde können alle Medikamente allergische Reaktionen auslösen, am häufigsten treten sie nach Antibiotikagabe (besonders nach Ampicillin) auf.

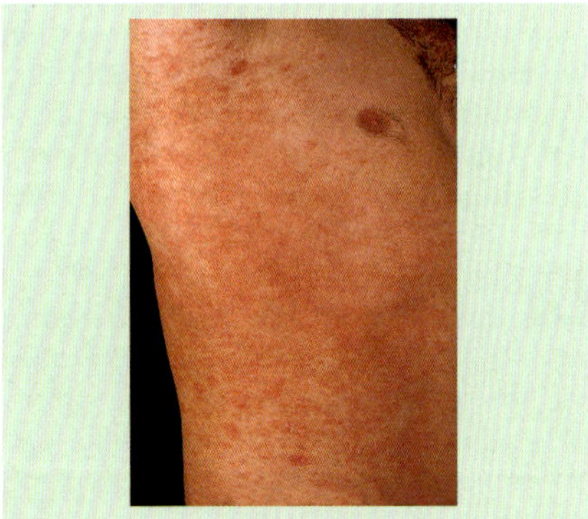

**Abb. 8.38 ··> Exanthem.** Arzneimittelexanthem nach Einnahme von Ampicillin (aus Oestreicher u. a., 2003).

### Symptome

Meist bildet sich erst Tage nach dem Beginn der Medikamenteneinnahme ein juckender Hautausschlag **(Abb. 8.38)**. Dieser kann lokal begrenzt sein (bes. bei Salben) oder den ganzen Körper betreffen (bes. bei Antibiotikaallergie).

**P** *Vor der ersten Medikamentengabe immer nach bekannten Allergien oder einem Allergiepass fragen!*

### Therapie

Das betreffende Medikament muss natürlich sofort abgesetzt werden. Meist reicht eine lokale Therapie mit Juckreiz stillenden Salben aus. Nur in schweren Fällen muss Kortison verabreicht werden. Das Exanthem heilt folgenlos aus.

### Prophylaxe

Zur Vorbeugung wird ein Allergiepass ausgestellt, in dem die verursachenden Medikamente aufgeführt sind.

## 8.4.4 Allergisches Kontaktekzem

**D** *Allergische Hautreaktion nach Kontakt mit Allergie auslösenden Stoffen.*

Nach dem wiederholten Hautkontakt mit den auslösenden Stoffen (z. B. Kosmetika, Putzmittel, häufig Nickel etc.) kommt es zu einer lokalen Hautrötung, die mehr oder weniger stark juckt. Im Laufe der Zeit verdickt und vergröbert sich die betroffene Hautregion. Typisch sind auch kleine Hauteinrisse oder eine vermehrte Schuppung **(Abb. 8.39)**.

**P** ***Patientenberatung bei allergischem Kontaktekzem.*** *In einem ausführlichen Gespräch mit dem Betroffenen können vielleicht Zusammenhänge zwischen dem Auftreten des Ekzems und dem Kontakt mit bestimmten Stoffen hergestellt werden. Zu fragen ist etwa nach den verwendeten Kosmetika, Parfüm, Schmuck, Brille, Uhr,*

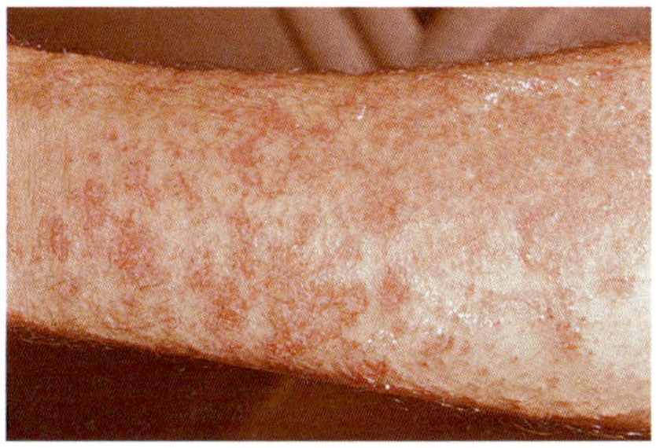

**Abb. 8.39 ··› Ekzem.** Allergisches Kontaktekzem eines Zementbodenlegers.

*Textilien, Gummistrümpfen, Waschmittel und Bettzeug. Ist die allergene Substanz bestimmt, kann der Betroffene darin beraten werden, wie er am besten den Kontakt damit vermeiden kann.*
*Auch eine Beratung über geeignete Hautpflegemittel ist sinnvoll. So sollten zur Reinigung der Haut nur seifenfreie synthetische Waschmittel verwendet werden. Bei trockener Haut eignen sich Ölbäder; Cremes mit pflanzlichen Ölen oder Fettsalben legen einen schützenden Film über die Epidermis. Auf Parfümzusätze und Konservierungsmittel in den Pflegeartikeln sollte generell verzichtet werden. Da bei allergischen Reaktionen die Abwehrlage und das psychische Wohlbefinden eine Rolle spielen, sollte in der Beratung auch darauf eingegangen werden.*

Eine Sonderform des Ekzems bei alten Menschen ist das *Austrocknungsekzem*. Im Alter trocknet die Haut bedingt durch die verminderte Talgproduktion aus. Bei übermäßiger Anwendung von Seifen und anderen Reinigungsmitteln wird die Haut zusätzlich gereizt. Auf Dauer kann dies zu Hautveränderungen und Juckreiz führen.

**P** ***Schutz vor Austrocknung der Haut.*** *Waschen, Duschen und Baden sollten auf das notwendige Mindestmaß reduziert werden. Die Wassertemperatur darf nicht zu hoch sein, da heißes Wasser mehr Fett aus der Haut löst. Statt Seife oder Duschgel sollten ausschließlich Syndets mit der Haut angepasstem pH-Wert verwendet werden, da diese den Säureschutzmantel der Haut nicht schädigen. Auch diese Syndets sollten so selten und sparsam wie möglich eingesetzt werden, evtl. nur für den Intimbereich und die Achseln. Nach jeder Reinigung sollte die Haut mit Wasser-in-Öl-Emulsionen (Cremes mit einem hohen Fettanteil, wie z. B. die meisten der sog. Nachtcremes) rückgefettet werden. Bei sehr trockener Haut können Ölbäder, maximal alle 2–3 Tage, hilfreich sein. Sie sollten jedoch keine weiteren Zusätze enthalten. Es dürfen keine alkoholhaltigen Präparate (z. B. Franzbranntwein) verwendet werden, da diese die Haut stark austrocknen. Bei Aufenthalt in Sonne und Wind ist ein Hautschutz aufzubringen (z. B. Linola-Fett-Salbe). Massagen mit Massageöl fördern die Hautdurchblutung. Wichtig sind auch eine ausreichende Flüssigkeitszufuhr und eine ausgewogene Ernährung.*

## 8.5 Hautneubildungen

Susanne Andreae

### 8.5.1 Altersspezifische Hautneubildungen

Im Laufe des Lebens kommt es zu vielfältigen Hautveränderungen. Besonders eindrucksvoll sind die auftretenden Pigmentstörungen: Es tauchen plötzlich an verschiedenen Körperstellen „Flecken" und Warzen auf. Diese sind zumeist harmlos, doch selten kann sich auch ein Hautkrebs dahinter verbergen **(Tab. 8.8)**.

### 8.5.2 Gutartige Hautveränderungen

**Tab. 8.9** listet die verschiedenen Formen gutartiger Hautveränderungen auf.

**Tab. 8.8** ··› Altersspezifische Hautneubildungen

| *Bezeichnung* | *Beschreibung* | *Ursache* | *Lokalisation* | *Therapie* |
|---|---|---|---|---|
| **Lentigo senilis (Altersfleck)** 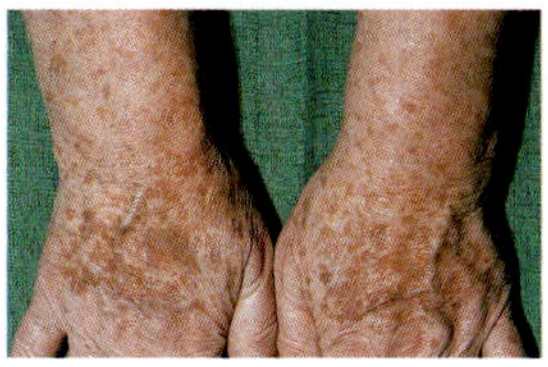 **Abb. 8.40** | scharf begrenzte, braunschwarze Leberflecken unterschiedlicher Form | Pigmentansammlungen (Hautfarbstoff) | Gesicht und Hände (sind besonders der Sonne ausgesetzt) | keine |
| **Alterswarze (seborrhoische Warze)** 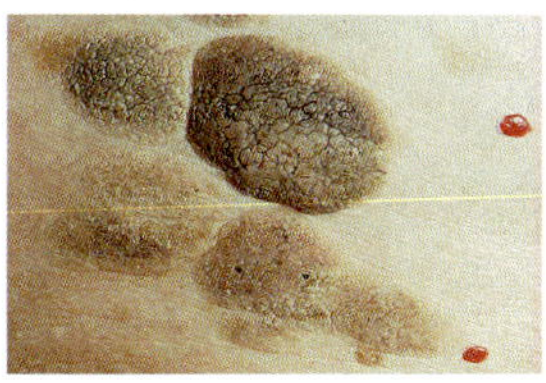 **Abb. 8.41** | unterschiedlich stark pigmentierte Hautwucherungen, Oberfläche oft zerklüftet (himbeerartig), fühlt sich fettig an | unklar, Auftreten besonders ab 40.–60. Lebensjahr | Oberkörper, Gesicht, Handrücken und Unterarme | wenn kosmetisch störend, Entfernung mit „scharfem Löffel" |

**Tab. 8.9** ⇢ Gutartige Hautveränderungen

| *Bezeichnung* | *Beschreibung* | *Ursache* | *Lokalisation* | *Therapie* |
|---|---|---|---|---|
| **Leberfleck (Muttermal)** 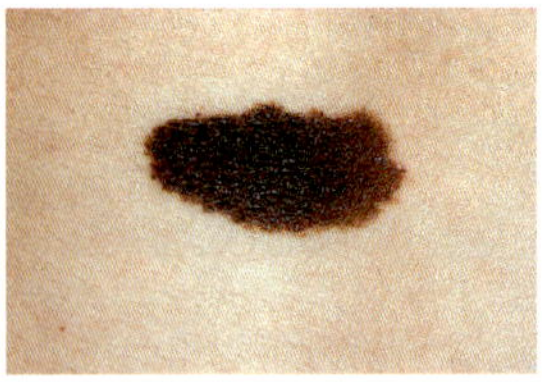 **Abb. 8.42** | oft von Geburt an bestehende, unterschiedlich geformte, bräunlich-schwarze Pigmentflecken; Oberfläche meist glatt, kann aber auch behaart oder warzenähnlich sein | Anhäufung von Pigmentzellen unter der Haut | gesamte Körperoberfläche | Entfernung bei Änderung der Farbe, Größe, Begrenzung, leichter Verletzlichkeit oder Entzündung wegen Gefahr der Entartung |
| **Seniles Hämangiom (Blutschwamm)** 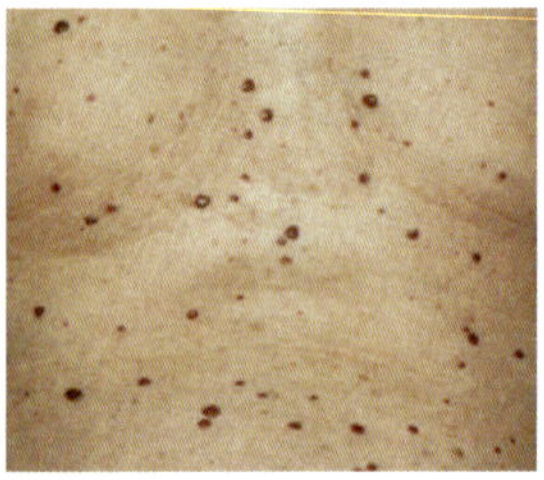 **Abb. 8.43** | im Gegensatz zum angeborenen Hämangiom erst im Laufe des Lebens auftretende, kleine, meist hellrote Tumoren | gutartige Gefäßerweiterung | Thoraxwand (Brustkorb) | keine, da kein Entartungsrisiko |
| **Fibrom** 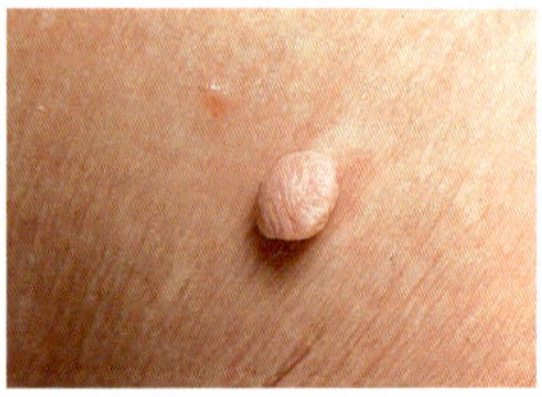 **Abb. 8.44** | weiche, im Hautniveau gelegene oder gestielte, hautfarbene Hautanhängsel | gutartiger Tumor des Bindegewebes | besonders an Augenlidern, Achselhöhle und Hals | Entfernung, wenn kosmetisch störend, keine Entartung |
| **Lipom (Fettgeschwulst)** 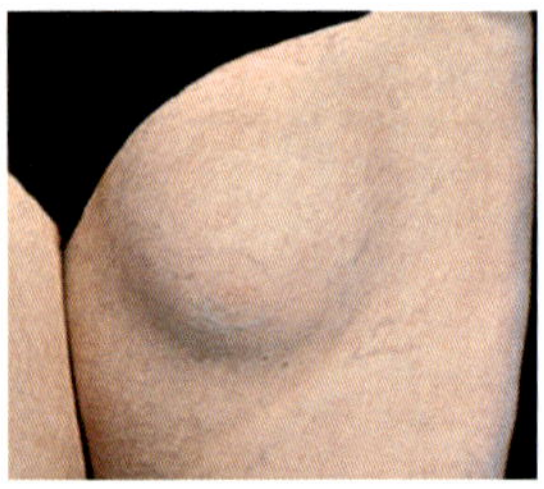 **Abb. 8.45** | weiche, hautfarbene Tumoren in der Haut, gut verschieblich, schmerzfrei | gutartiger Tumor des Unterhautfettgewebes | besonders an Rücken, Armen, Beinen | Entfernung bei Wachstum oder aus kosmetischen Gründen, Entartung äußerst selten |
| **Atherom (Grützbeutel)** 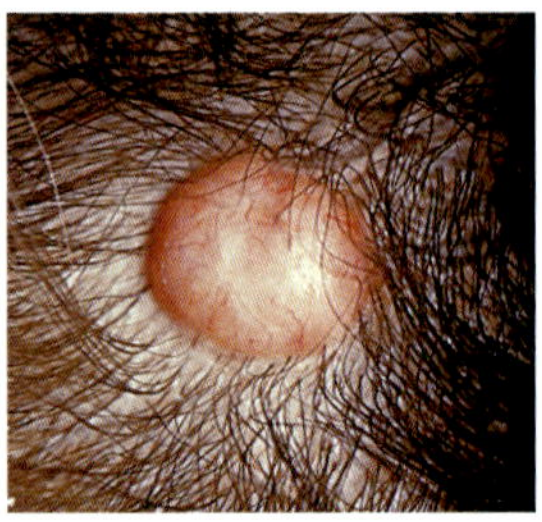 **Abb. 8.46** | kugelige, nuss- bis faustgroße Zyste, prallelastisch und vorgewölbt | abgekapselte Talgdrüse; produzierter Talg kann nicht abfließen | meist an der Kopfhaut | Eröffnung des Atheroms (es entleert sich eine übel riechende Talgmasse); Entfernung der gesamten Atheromwand, um Rezidive zu verhindern |

### 8.5.3 Bösartige Hautveränderungen (Hautkrebs)

Die Häufigkeit von Hautkrebs hat in den letzten Jahren enorm zugenommen. Verantwortlich macht man u. a. die übermäßige Sonnenbestrahlung. Menschen mit lichtempfindlicher Haut und häufiger Sonnenexposition sind besonders gefährdet.

**W** *Pathophysiologie: Sonnenlicht enthält unterschiedliche Spektren von UV-Licht. Es wird für die Haut zunehmend gefährlich, weil die besonders energiereiche und deshalb gefährliche UV-C-Strahlung durch die Abnahme der Ozonschicht weniger herausgefiltert wird. UV-Strahlen können Schäden am Erbgut der Zellen verursachen, die normalerweise durch Enzymsysteme „ausgebessert" werden. Sind die Systeme durch übermäßige Sonnenbestrahlung überlastet, kommt es mit den Jahren zur Entwicklung von Hautkrebs.*

Wird Hautkrebs rechtzeitig entdeckt, sind die Heilungschancen recht gut. Deshalb ist eine regelmäßige Hautbeobachtung (besonders die der sonnenausgesetzten Körperstellen) unerlässlich!

**M** *Da man die übermäßige Sonnenbestrahlung als Hauptrisikofaktor erkannt hat, ist der Sonnenschutz die beste Prophylaxe.*

Zur Verhinderung von Hautkrebs ist Folgendes zu beachten:
- kein ungeschützter Aufenthalt in der prallen Sonne,
- Kleidung und Schatten sind die einfachsten Prophylaxen,
- besonders hellhäutige Menschen sollten sich durch Cremes mit hohem Lichtschutzfaktor schützen – dies verlängert aber nur den möglichen Aufenthalt in der Sonne; mehrmaliges Auftragen erhöht den Lichtschutzfaktor nicht!
- Sonnenbrand vermeiden – die Haut vergisst nicht!
- besonders gefährdet sind Personen mit einer großen Anzahl von Leberflecken (mehr als 40–50) – diese sollten mindestens einmal jährlich ihre Haut untersuchen lassen,
- Hautveränderungen, die wochenlang nicht abheilen, sollten ärztlich beurteilt werden.

#### Basaliom (Basalzellkarzinom)

**D** *Semimaligner Tumor, der lokal zerstörend wächst, aber keine Metastasen (Absiedlungen) bildet.*

Das Basaliom ist der häufigste Hauttumor. Die Häufigkeit liegt in Nord- und Mitteleuropa bei 20–50/100 000 Einwohner, in Australien erkranken aufgrund der höheren Sonnenbestrahlung ca. 250/100 000 Einwohner an einem Basaliom.

**Symptome**

Meist im Gesicht lokalisierter Hauttumor mit ringförmig angeordneten Hornperlen; oft findet sich in der Mitte ein Krater **(Abb. 8.47)**, der langsam das Gewebe „zerfrisst" und zu schlimmen Entstellungen führen kann.

**Therapie**

Vollständige Entfernung oder Strahlentherapie; bei ausgedehnten Gewebszerstörungen sind zur Defektdeckung Hautplastiken oder Ähnliches nötig. Die Prognose ist in 95 % der Fälle gut.

#### Spinaliom (Plattenepithelkarzinom, Stachelzellkarzinom)

**D** *Bösartiger, oft verhornter Tumor, der von den Zellen der Stachelzellschicht ausgeht.*

**Symptome**

Zunächst finden sich stark verhornte Krusten, die zu einem Tumor heranwachsen **(Abb. 8.48)**. Die Tumoren wachsen lokal zerstörend und können über Blut- und Lymphwege in innere Organe metastasieren. Sie bilden sich häufig an stark sonnenexponierten Stellen (Glatze, Ohrspitzen, Nacken, Gesicht und Handrücken), auf Narbengewebe oder chronisch entzündeten Hautstellen.

**W** *Spinaliome entwickeln sich besonders im höheren Lebensalter (meist 70.–80. Lebensjahr), Männer sind häufiger betroffen.*

**Therapie**

Wenn möglich, muss der Tumor chirurgisch entfernt werden. Ist es bereits zur Metastasierung gekommen, wird zusätzlich eine Chemo- oder Strahlentherapie nötig.

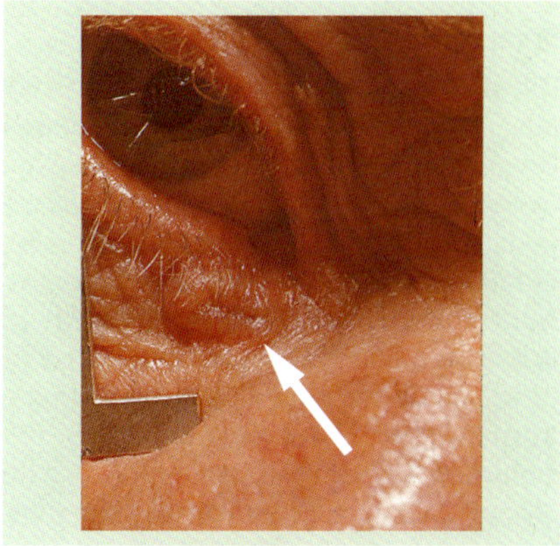

**Abb. 8.47** ··› **Basalzellkarzinom.** Basaliom.

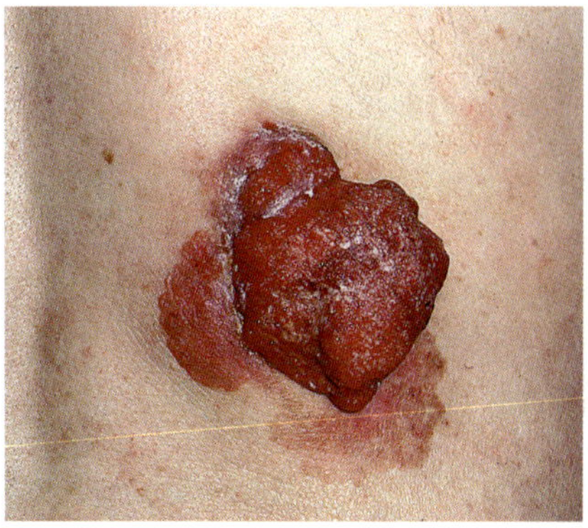

**Abb. 8.48** ··› **Spinaliom** (aus Jung u. Moll, 2003).

**Prognose**

Gut, die 5-Jahres-Überlebensrate liegt bei 80 %.

#### Malignes Melanom (schwarzer Hautkrebs)

**D** *Sehr bösartiger Tumor, der von den Pigmentzellen der Haut abstammt.*

**W** *Die Häufigkeit des Malignen Melanoms hat in den letzten Jahren stark zugenommen. In Deutschland gibt es derzeit 10 000 Neuerkrankungen pro Jahr! Geografisch ist ein Nord-Süd-Gefälle erkennbar: Je mehr man sich dem Äquator nähert, desto häufiger finden sich Erkrankungsfälle in der hellhäutigen Bevölkerung. Besonders hoch sind die Erkrankungszahlen in Australien.*

### Symptome

Die meisten Melanome entwickeln sich aus einem seit Jahren bestehenden Leberfleck. Menschen mit sehr vielen Leberflecken sind deshalb besonders gefährdet. Es kann aber auch zur Melanomentwicklung auf unveränderter Haut kommen! Meist finden sich Melanome an Rücken, Brust, Armen oder Beinen, sie können aber an jeder beliebigen Körperstelle entstehen **(Abb. 8.49)**. Besondere Aufmerksamkeit gilt deshalb jedem Muttermal an ungewöhnlicher Stelle (z. B. im Genitalbereich).

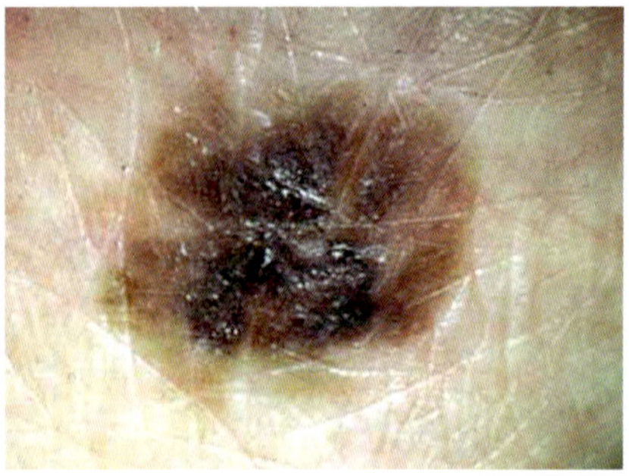

**Abb. 8.49** ···› **Melanom.** Malignes Melanom.

**W** *Die Beurteilung von Leberflecken nach der ABCD-Regel dient zur Früherkennung eines Malignen Melanoms:*
- *A wie Asymmetrie (Leberfleck mit unregelmäßiger Form),*
- *B wie Begrenzung (an den Rändern scheint das Pigmentmal auszulaufen),*
- *C wie Colorit (unterschiedliche Pigmentierung mit helleren und dunkleren Anteilen),*
- *D wie Durchmesser (ein Leberfleck größer als 5 mm sollte sicherheitshalber einem Arzt gezeigt werden).*

Weitere Merkmale sind:
- juckende oder leicht blutende Leberflecke,
- plötzliche Größenzunahme oder Erhabenheit.

### Therapie

Der Hautkrebs wird mit großem Sicherheitsabstand chirurgisch entfernt. Leider kommt es früh zur Metastasierung in Leber, Lunge, Gehirn oder Knochen. In diesen fortgeschrittenen Fällen versucht man, durch eine Chemo- oder Strahlentherapie das Krebswachstum zu hemmen.

### Prognose

Sie ist unter anderem von der Eindringtiefe des Melanoms in die Hautschichten abhängig. Ist der Tumor < 1 mm in die Haut eingedrungen, liegt die 5-Jahres-Überlebensrate bei über 90 %. Liegt die Eindringtiefe bei > 2 mm, so sinkt die 5-Jahres-Überlebensrate auf weniger als 70 %! Hat der Tumor bereits in innere Organe metastasiert, ist meist keine Heilung mehr möglich!

**B** *Die Pflegefachkraft der Sozialstation bemerkt bei Frau Fuchs, einer 90-jährigen Dame, beim Waschen einen sehr dunklen, leicht erhabenen Leberfleck. Sie teilt diese Entdeckung dem Hausarzt mit. Dieser entfernt den Leberfleck, die histologische (feingewebliche) Untersuchung ergibt die Diagnose eines Malignen Melanoms. Kurz darauf bildet sich neben der Narbe ein erneutes Melanom. Auch dieses wird entfernt. Die lokalen Metastasen häufen sich zunehmend, es können nicht alle entfernt werden. Die Angehörigen lehnen eine weitergehende Therapie ab und Frau Fuchs verstirbt ca. 6 Monate nach Entdeckung des Melanoms.*

## 8.6 Primäre Hauterkrankungen

Susanne Andreae

### 8.6.1 Psoriasis (Schuppenflechte)

**D** *Häufige, erblich bedingte Hauterkrankung unklarer Ursache. Typisch sind chronisch entzündete Hautareale mit Schuppung.*

#### Häufigkeit

2–3 % der Bevölkerung leiden an Psoriasis, in Deutschland ca. 1,6 Mio. Menschen. Die Schuppenflechte ist somit eine der häufigsten Hauterkrankungen. Sie kann in jedem Alter erstmals auftreten, meist zwischen dem 10. und 31. Lebensjahr.

#### Symptome

Ausgelöst durch verschiedene Umstände (s. unten), tauchen plötzlich verschieden geformte und unterschiedlich große *gerötete Hautgebiete* auf, die durch die *Schuppung* silbrig glänzen **(Abb. 8.50)**. Typischerweise finden sich die Veränderungen an den Streckseiten von Armen und Beinen (z. B. Ellenbogen, Knie), am Kreuzbein und am behaarten Kopf. In schweren Fällen kann aber auch fast die gesamte Haut befallen sein. Die Veränderungen treten *symmetrisch* (an beiden Armen oder Beinen) auf. Der Patient hat keine Beschwerden, denn die Schuppenflechte juckt oder schmerzt meist nicht.

Auch an anderen Körperstellen kann es zu typischen Veränderungen kommen. Am häufigsten sind die *Nagelveränderungen:* beispielsweise finden sich auf der Nageloberfläche punktförmige Einziehungen (Tüpfelnägel).

5–10 % der Psoriatiker leiden an einer *Arthritis* (Gelenkentzündung), die ähnlich wie eine rheumatoide Arthritis verläuft (S. 194).

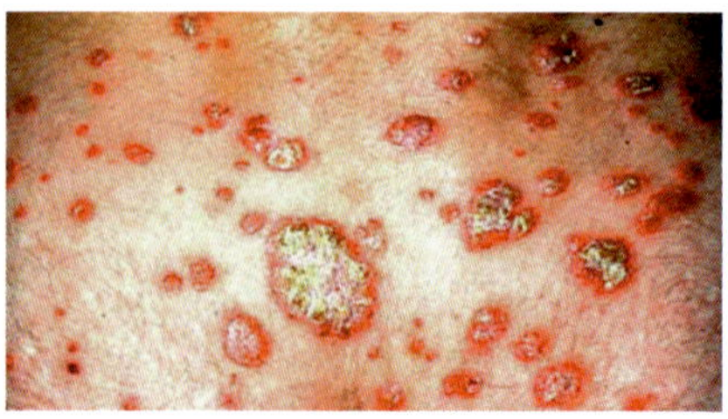

**Abb. 8.50** ···› **Schuppenflechte.** Typische Hautveränderungen bei Psoriasis.

#### Krankheitsverlauf

Die Psoriasis ist eine meist schubförmig verlaufende Erkrankung. Infekte, Hautverletzungen, Sonnenbrand, Verbrühungen, psychische Belastungen, übermäßiger Alkoholgenuss, Kälte (Verschlimmerung im Herbst und Winter) und Medikamente (z. B. manche Blutdruckmittel) führen zu einer *Verschlechterung* der Schuppenflechte, während Meerwasser, vollwertige Ernährung ohne Alkohol, Sonne (Sommer, Reisen in warme Länder) und therapeutische Maßnahmen eine *Besserung* bewirken.

#### Therapie

Damit die eigentlichen Medikamente eindringen können, müssen zuvor die Schuppen entfernt werden. Dies gelingt am besten mit Salizylsäure, enthalten in Lösungen, Salben, Shampoos oder Badezusätzen.

Möglichkeiten zur Hemmung der überschießenden Zellteilung und der Entzündung:
- Das „klassische" Mittel ist *Dithranol*, ein Medikament, das die Zellteilung hemmt. Zu beachten ist, dass Dithra-

nol auf gesunder Haut reizend wirkt und hartnäckige Flecken in der Wäsche macht. Üblich ist das Abwaschen des Wirkstoffes nach 30-minütiger Einwirkung.

- *Vitamin $D_3$* normalisiert das Wachstum und die Reifung der Zellen und erzielt dabei eine ähnliche Wirkung wie Kortison. Um eine Änderung des Kalziumstoffwechsels zu verhindern, sollte es allerdings nicht großflächig oder längerfristig verwendet werden.
- *Kortison* sollte nur kurzfristig angewandt werden, um mögliche Nebenwirkungen (Hautatrophie) zu vermeiden.
- Aufgrund der Beobachtung, dass Sonnenbestrahlung lindernd wirkt, behandelt man die Haut häufig mit *UV-Bestrahlung*.
- Nur in schweren Fällen wird die Schuppenflechte systemisch mit *Zytostatika* (z. B. Methotrexat) behandelt.

P ***Natürliche Behandlungsmöglichkeiten.*** *Durch einen längeren Aufenthalt in sonnigen Gebieten und Baden im Meerwasser, der sog. Klimatherapie, sind teilweise lang anhaltende Besserungen erreichbar.*

### Prognose

Die Psoriasis ist eine gutartige, nicht ansteckende Erkrankung. Durch den chronisch-rezidivierenden Verlauf ist sie für die Betroffenen und ihre Umgebung allerdings oft lästig. Nicht selten kommt es zu großen psychischen Problemen mit sozialer Isolation, Verlust des Arbeitplatzes oder Alkoholabhängigkeit. Durch Änderung der Lebensumstände (Ernährung, Reisen in warme Gebiete etc.) und dank guter Therapiemöglichkeiten sind lange Intervalle völliger Symptomfreiheit zu erreichen. Psoriasis ist aber nicht heilbar.

*Um die Inhalte zu vertiefen, können Sie sich die Videos „Verbandwechsel Leiste“ und „Verbandwechsel Zeh“ansehen.*

# 9 Erkrankungen des Bewegungsapparates

Dominik von Hayek, Susanne Andreae, Jutta Weniger

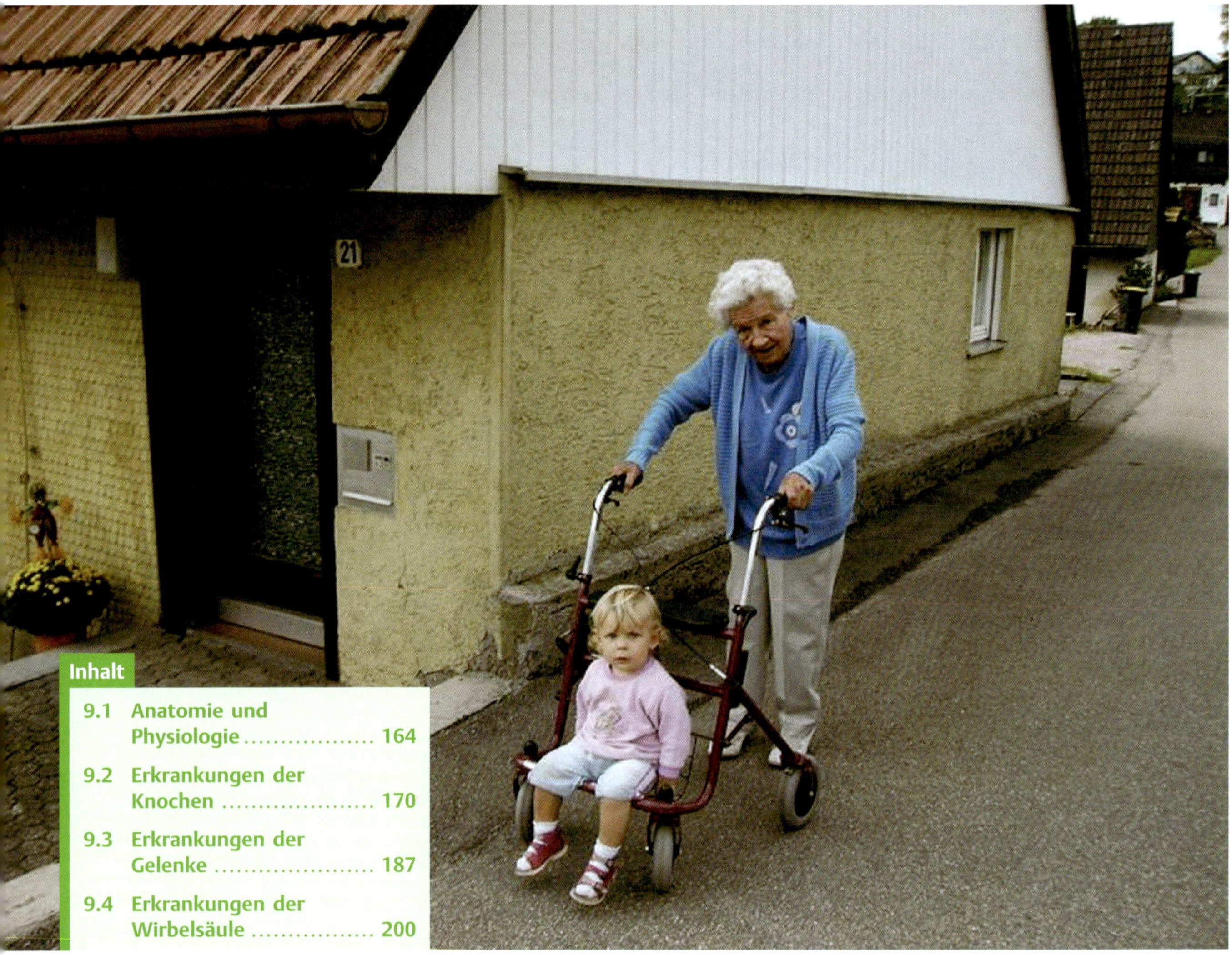


Inhalt



## 9.1 Anatomie und Physiologie

Dominik von Hayek

**D** *Das Skelettsystem besteht aus den einzelnen Knochen und dem Knorpelgewebe; es bildet ein stabiles Gerüst für den Körper und wird mit der Muskulatur zusammen als Bewegungsapparat bezeichnet. Eine weitere Aufgabe des Skelettsystems ist der Schutz der inneren Organe; außerdem dient es als Mineralspeicher (Kalzium und Phosphat) und ist der Ort der Blutbildung.*

### 9.1.1 Knochen und Gelenke

#### Knochen

Die einzelnen Knochen müssen entsprechend ihrer Funktion eine spezielle Form besitzen, welche von der Größe abgesehen bei allen Menschen weitgehend gleichförmig ist. Man unterscheidet folgende *Knochentypen:*

- Röhrenknochen (z. B. Oberarmknochen) mit einem langen, röhrenförmigen Schaft und zwei verdickten abgerundeten Enden,
- kurze Knochen, meist würfelförmig (z. B. Handwurzelknochen),
- platte Knochen mit einer flachen Außenform (z. B. Schädelknochen, Schulterblätter),
- Sesambeine (in Muskelsehnen eingebettete Knochen; z. B. Kniescheibe = *Patella*).

### Knochenaufbau

Anhand der Röhrenknochen soll der typische Knochenaufbau veranschaulicht werden **(Abb. 9.1)**: Um Gewicht zu sparen, bestehen die Bereiche im Knocheninneren, die wenig zur Steifigkeit des Knochens beitragen, nur aus einem aufgelockerten schwammförmigen Knochengewebe mit zarten Bälkchen (*Spongiosa*) oder sogar ganz aus einem Hohlraum. Die Bälkchen findet man an den Enden der Röhrenknochen (Epiphysen) und in platten und würfelförmigen Knochen; sie sind entlang der Druck- und Zuglinien wie bei einem Gerüst ausgerichtet. Die Festigkeit des Knochens stammt von der Außenschicht (*Kortikalis*), die aus dichtem, hartem Knochengewebe aufgebaut ist. Beim Röhrenknochen wird sie wegen ihrer Dicke *Kompakta* genannt.

Da Knochen kein totes Gewebe ist, muss er wie jedes andere Gewebe mit Blut und Nährstoffen versorgt werden. Deshalb finden sich kleinere Gefäße in der Knochenhaut (*Periost*), größere Arterien im Inneren der Knochenmarkräume. Aus diesem Grund kann es bei *Frakturen* (Knochenbrüchen) zu starken Blutverlusten kommen.

### Knochenbildung

Viele Funktionen des Knochens (z. B. Mineralspeicher), aber auch Krankheitszustände (*Osteoporose*) lassen sich nur mit der Kenntnis des Knochengewebes erklären: Die Zellen, die die Knochengrundsubstanz bilden, werden *Osteoblasten* genannt. Sie scheiden Kalziumphosphate in den Zwischenzellraum aus, die sich entlang der bindegewebigen Knochengrundsubstanz anlagern und die Osteoblasten einmauern. Diese werden dann *Osteozyten* genannt. Daneben findet man *Osteoklasten*, Zellen mit einer entgegengesetzten Aufgabe: sie können die auskristallisierten Mineralsalze aus der Knochengrundsubstanz wieder lösen. Diese beiden Zelltypen sollten sich in einem Gleichgewicht befinden. Je nach Bedarf kann der Körper so Mineralien bereitstellen, auf mechanische Belastungen mit Knochenumbau reagieren oder nach Knochenbrüchen (*Frakturen*) das Gewebe wiederherstellen. Die Steuerung erfolgt über die Hormone *Kalzitonin, Parathormon* und *Vitamin D*.

### Knochenentwicklung

Nur ein kleiner Teil des Skeletts ist bei der Geburt schon als verkalkte Knochensubstanz vorhanden (Schädel- und Gesichtsknochen, Schlüsselbein). Im Gegensatz zu dieser direkten Form der Knochenbildung (*desmale Ossifikation*) entwickeln sich die übrigen Knochen über den Umweg der Knorpelbildung (*chondrale Ossifikation*): Bis ins Kindesalter liegen die meisten der späteren Knochen als Knorpelgewebe vor, welches schichtweise aufgelöst und in Knochengewebe umgewandelt wird. Nach Abschluss des Knochenwachstums in der Pubertät findet man diese Form von Knochenwachstum allerdings auch beim Zusammenwachsen von Knochenbrüchen (*sekundäre Frakturheilung*): An den Bruchenden entsteht ein knorpeliges Gewebe (*Kallus*), das bei Ruhigstellung (*Immobilisation*) z. B. durch eine Gipsschiene innerhalb von einigen Wochen in Knochengewebe umgewandelt wird. Dieser Prozess ist allerdings im Alter verzögert, man muss mit längeren Heilungszeiträumen rechnen. Ein direktes Zusammenwachsen der Knochenfragmente ist nur unter starkem Druck (z. B. mit Knochenschrauben oder Platten) möglich (*primäre Frakturheilung*).

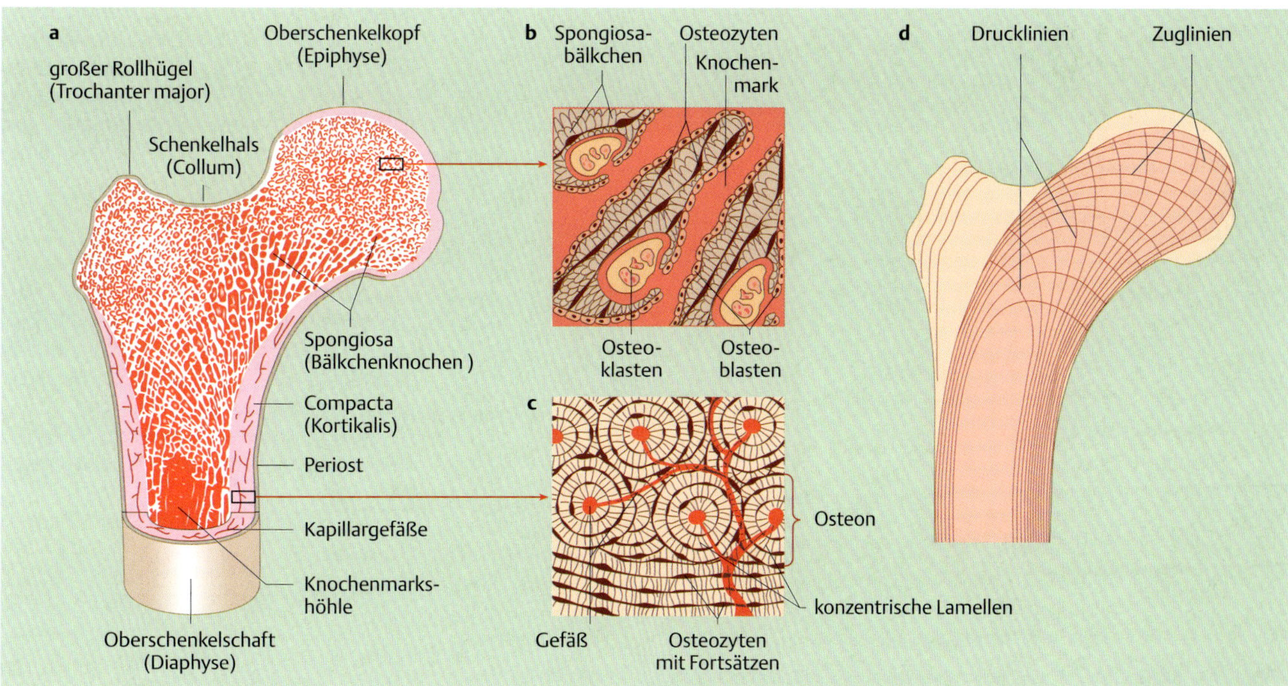


**Abb. 9.1** ⇢ **Knochengewebe.** Aufbau von Knochengewebe beim Oberschenkelknochen. **a** Makroskopischer Längsschnitt, **b** mikroskopischer Schnitt durch die Spongiosa und **c** die Kompakta, **d** schematische Darstellung der Zug- und Drucklinien der Spongiosa (nach Faller u. Schünke, 2004).

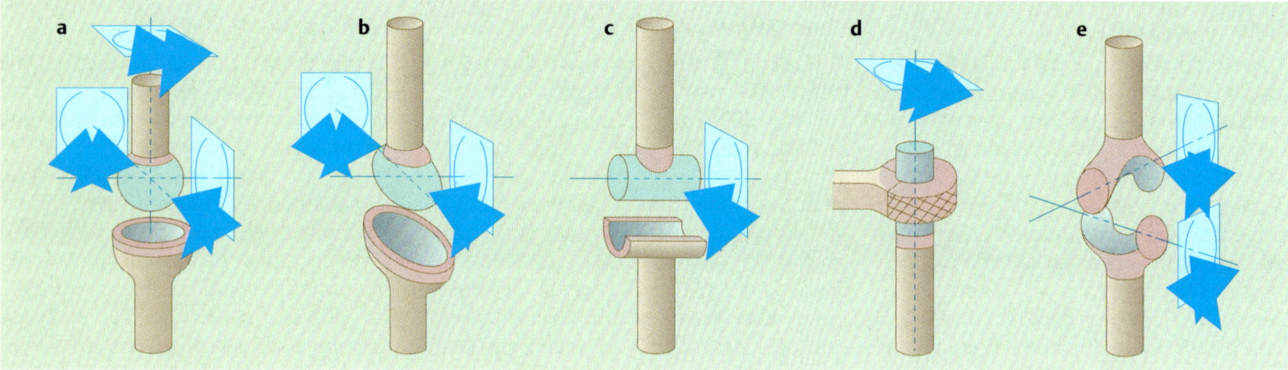


**Abb. 9.2** ··> **Gelenkformen.** **a** Kugelgelenk (z. B. Hüftgelenk), **b** Eigelenk, **c** Scharniergelenk (z. B. an allen Finger- und Zehengelenken), **d** Zapfengelenk, **e** Sattelgelenk. Die Pfeile zeigen die möglichen Bewegungsrichtungen der gezeigten Gelenkformen um die jeweilige Achse (nach Faller u. Schünke, 2004).

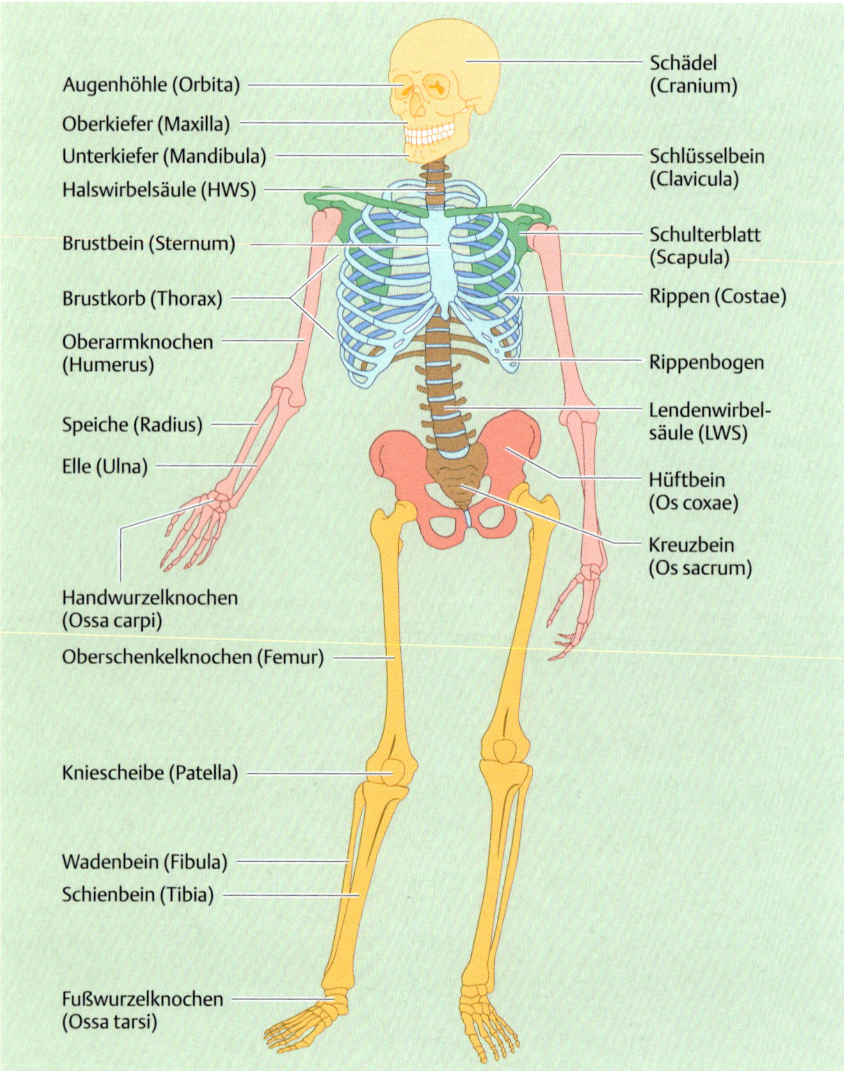


**Abb. 9.3** ··> **Skelett.** Der menschliche Körper und das knöcherne Skelett.

## Gelenke

Körperbewegungen sind nur mit Hilfe von Verbindungsstellen zwischen den Knochen, den Gelenken, möglich **(Abb. 9.2)**. Bewegungen von zwei Knochenenden gegeneinander wären sehr schmerzhaft. Deshalb sind die Gelenkflächen von einer Knorpelschicht überzogen und der Gelenkspalt mit einer Flüssigkeit (*Synovia*) ausgefüllt. Die Knorpelstrukturen sind kaum durchblutet – ihre Ernährung erfolgt durch die *Synovia*, weshalb sich dieses „träge" Gewebe bei Verletzungen oder Verschleißerscheinungen nur langsam regenerieren kann. Damit das Gelenk nicht auseinander gezogen wird, ist es mit einer bindegewebigen Gelenkkapsel überzogen, die z. T. aus derben Sehnensträngen besteht. Neben den Gelenkbändern und dem Kapselapparat gibt die Gelenkform die Beweglichkeit eines Gelenks vor.

## 9.1.2 Knöchernes Skelett

Das Skelett **(Abb. 9.3)** besteht beim erwachsenen Menschen aus über 200 einzelnen Knochen und wird aufgeteilt in Schädel (s. Kap. 19, S. 382), Wirbelsäule, knöchernen Brustkorb (Thorax), Schultergürtel, obere Extremität (Arme), Beckengürtel und untere Extremität (Beine).

## Wirbelsäule

Die Wirbelsäule bildet die Hauptachse des menschlichen Körpers; sie ist ein Stützstab aus 33–34 scheibenförmigen Einzelknochen, den *Wirbeln*. Außer beim Kreuz- und Steißbein sind diese durch Gelenke, Sehnen und Bänder miteinander verbunden und deshalb gegeneinander beweglich. Zwischen den Wirbelkörpern liegen die *Bandscheiben*, die zur Beweglichkeit der Wirbelsäule beitragen und wie ein Stoßdämpfer Stauchungen abfedern können. Im Zentrum der Wirbel befindet sich jeweils ein Loch, der *Wirbelkanal*, durch den das Rückenmark vom Gehirn nach unten zieht. Zwischen den einzelnen Wirbeln befinden sich kleine Öffnungen, die Zwischenwirbellöcher, durch die die Nerven aus dem Rückenmark in den Körper ziehen **(Abb. 9.4)**.

Aufteilung der Wirbelsäule:
- Halswirbelsäule (HWS) mit 7 Halswirbeln (C1–C7) mit nach hinten geöffneter Krümmung (*Halslordose*),
- Brustwirbelsäule (BWS) mit 12 Brustwirbeln (Th1–Th12), mit nach vorne geöffneter Krümmung (*Brustkyphose*), auf jeder Seite mit je einer Rippe gelenkig verbunden,
- Lendenwirbelsäule (LWS) mit 5 Lendenwirbeln (L1–L5),
- Kreuzbein: Die ursprünglich 5 Kreuzbeinwirbel sind zu einem Knochen verschmolzen,
- Steißbein: Aus ursprünglich 4 einzelnen Steißwirbeln zu einem Knochen verschmolzen.

**Krümmung der Wirbelsäule.** Die gesunde Wirbelsäule weist 4 hintereinander liegende Krümmungen auf, wie 2 aneinander gekettete „S“. So können Belastungen entlang der Längsachse des Körpers besser abgefedert werden.

**M** *Hals und Lende haben eine Lordose!*

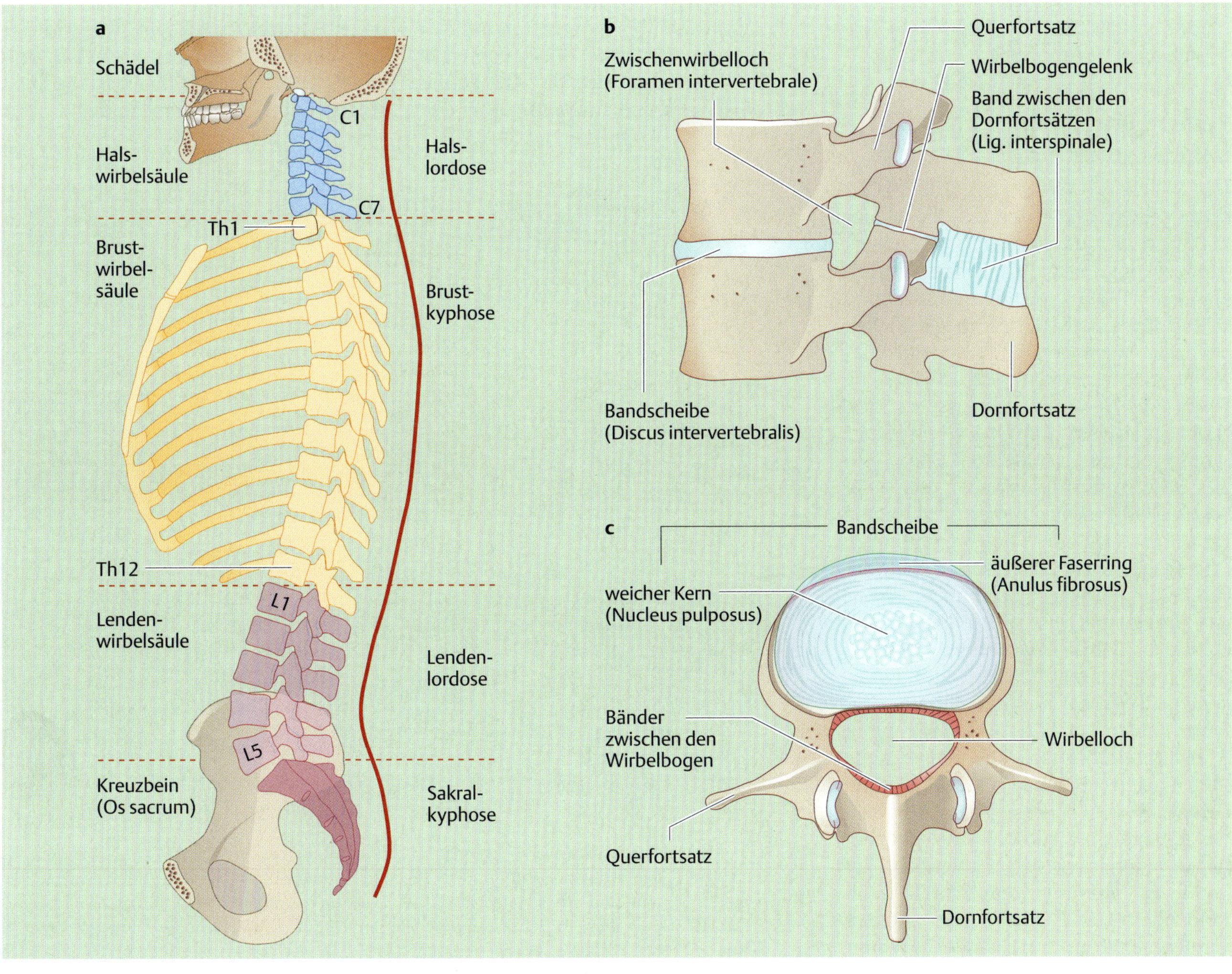


**Abb. 9.4** ⇢ **Wirbelsäule. a** Die Wirbelsäule im Längsschnitt, **b** ein Lendenwirbel von der Seite und **c** von oben gesehen.

## Schultergürtel und obere Extremität

Der Oberarmknochen (*Humerus*) ist über das Schultergelenk (ein Kugelgelenk) mit dem Schulterblatt und damit mit dem Körperstamm verbunden. Als klassischer Röhrenknochen hat er einen schmalen Schaft und verbreitert sich zum Ellenbogen (*Olekranon*) hin wieder, um je ein Scharniergelenk mit Elle (*Ulna*) und Speiche (*Radius*) zu bilden. Damit die Hand ein- und auswärts gedreht werden kann (*Pronation* und *Supination*), bilden Elle und Speiche noch ein Zapfengelenk, mit dem sie sich gegeneinander verdrehen können. Das *proximale* (rumpfnahe) Handgelenk verbindet Elle und Speiche mit den 8 Handwurzelknochen, die untereinander durch zahlreiche Sehnen und Bänder verbunden sind. An diese schließen sich die Mittelhand- und Fingerknochen an **(Abb. 9.3)**.

## Beckengürtel und untere Extremität

Das knöcherne Becken (Hüftbein = *Os coxae*) bildet den Abschluss der Bauchhöhle nach unten; am Hüftgelenk (Kugelgelenk) setzt der Oberschenkelknochen (*Femur*) an, der längste und schwerste Knochen des menschlichen Körpers. Sein oberes Ende hat eine charakteristische, einem Galgen ähnliche Form: Aus der Längsachse dieses Röhrenknochens ragt der Oberschenkelhals schräg heraus, an dessen Ende sich der Hüftgelenkkopf befindet. Bei einer *Schenkelhalsfraktur* ist dies der typische Frakturort. Nach dem langen, schlanken Oberschenkelschaft verbreitert sich der Femur, um mit dem Schienbein (*Tibia*) das Kniegelenk zu bilden **(Abb. 9.3)**. Da die beiden Gelenkflächen aufgrund ihrer „nicht zusammenpassenden Form" keinen direkten Kontakt miteinander haben, befinden sich am Gelenkrand je 2 halbmondförmige, knorpelige Keile (*Innen- und Außenmeniskus*), die dem Gelenk Stabilität verleihen. Unterhalb des Kniegelenks setzt das Wadenbein (*Fibula*) am äußeren Schienbeinkopf (*Condylus lateralis*) an. Schien- und Wadenbein sind über eine robuste Sehnenmembran miteinander verbunden und bilden weiter unten das obere Sprunggelenk zum Fuß hin. Hier schließen sich die 7 Fußwurzel-, danach die 5 Mittelfuß- und die 5 Zehenknochen an.

## Skelettmuskulatur

**D** *Die Skelettmuskulatur wird aus quergestreifter Muskulatur (S. 13) gebildet **(Abb. 9.6)**. Sie ermöglicht aktive Bewegungen des Körpers, dient der Körperhaltung und trägt zur Wärmeproduktion bei.*

**Isotonische Kontraktion.** Die aktive Bewegung eines Körperteils an einem Gelenk kommt dadurch zustande, dass sich ein Muskel kontrahiert (verkürzt), der an beiden Knochen des Gelenkes ansetzt **(Abb. 9.5)**. Dies wird *isotonische Kontraktion* genannt. Den Muskel für diese Bewegung nennt man dann den *Agonisten* („Spieler"). Damit die Bewegung wieder rückgängig gemacht werden kann, gibt es einen Muskel, der genau die entgegengerichtete Bewegung an diesem Gelenk bewirken kann, man nennt ihn den *Antagonisten* („Gegenspieler"). Für eine Muskelkontraktion des Agonisten muss der Antagonist währenddessen entspannt sein oder zumindest dosiert nachgeben, sonst ist keine gezielte Bewegung möglich. Für die meisten Bewegungen gibt es außerdem *Synergisten* („Mitspieler"), die die Agonisten in ihrer Arbeit unterstützen.

**Isometrische Kontraktion und Körperhaltung.** Neben einer aktiven Bewegung sind die Muskeln für die stabile Haltung eines Körperteils, z. B. der aufrechten Körperhaltung, nötig. Auch dafür werden die Muskelfasern angespannt, nur soll das entsprechende Gelenk nicht bewegt, sondern fixiert werden (isometrische Kontraktion). Im einfachsten Fall ziehen Agonist und Antagonist gleich stark gegeneinander, meist müssen dafür zahlreiche Muskeln zusammenspielen und permanent aufeinander abgestimmt werden. Das Stehen in aufrechter Körperhaltung z. B. verlangt von vielen Muskeln eine fein abgestimmte Anspannung; überwiegt ein Muskel mit seiner Kraft, so kommt es zu Fehlhaltungen und Gelenksverschleiß.

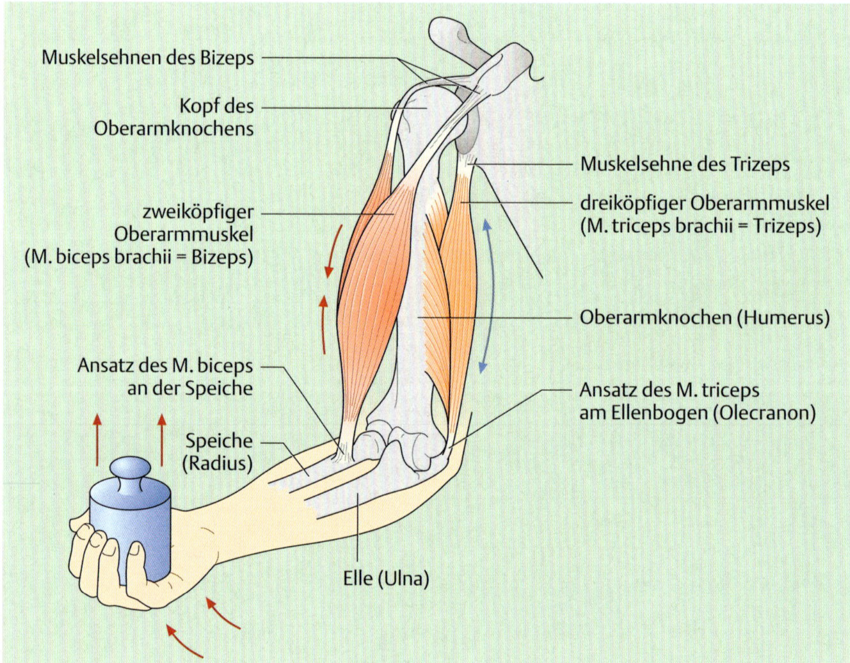


**Abb. 9.5 ⇢ Muskelkontraktion.** Die isotonische Muskelkontraktion im Ellenbogengelenk am Beispiel des Beugers: Der zweiköpfige Oberarmmuskel („Bizeps" oder M. biceps brachii), der mit seinen Sehnen an der Speiche und am Schulterblatt ansetzt, verkürzt sich und beugt so das Ellenbogengelenk (rot). Sein Antagonist ist der dreiköpfige Oberarmmuskel („Trizeps" oder M. triceps brachii), ein Strecker des Ellenbogengelenks. Für die Beugung muss er nachgeben (blau), damit eine dosierte Armbewegung möglich ist (nach Faller u. Schünke, 2004).

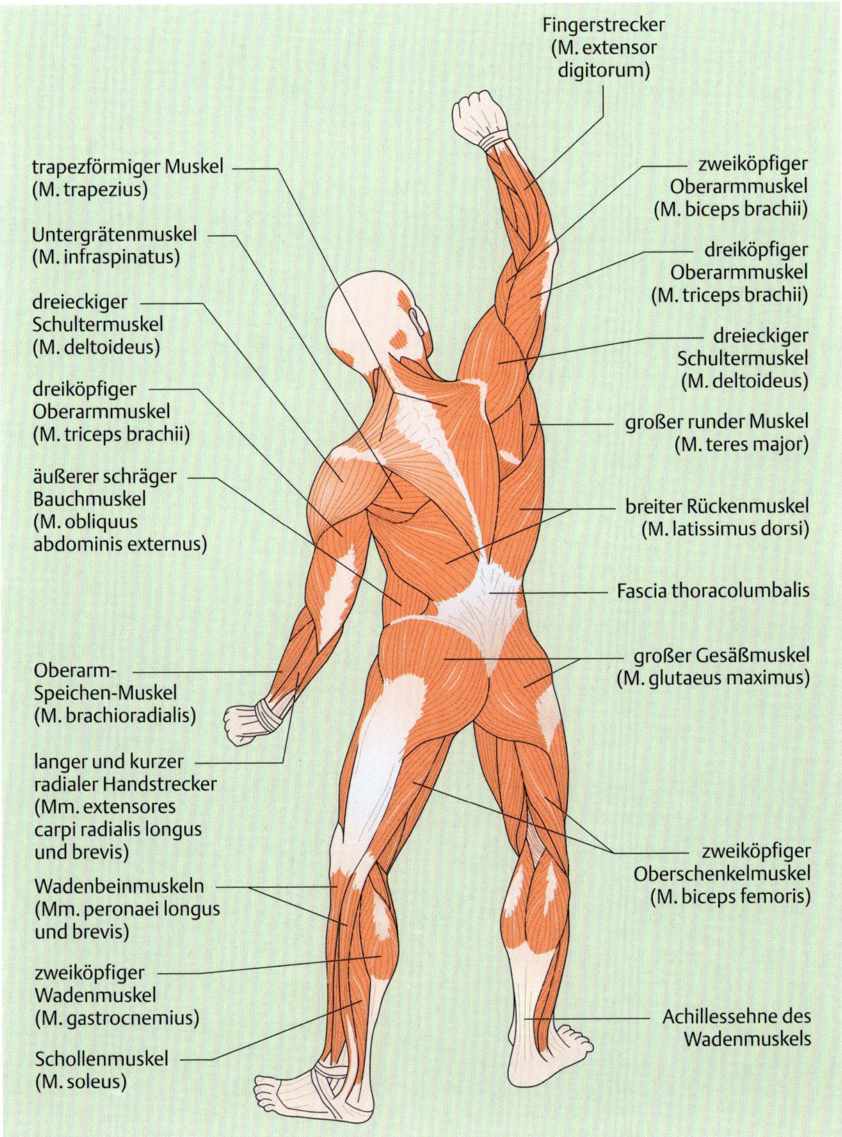


**Abb. 9.6** ··➛ **Oberflächenmuskeln.** Die Oberflächenmuskulatur **a** von hinten (nach Faller u. Schünke, 2004).

**Muskelsehnen.** Die Sehnen übertragen die Kraft der Kontraktion vom Muskel auf das Skelett und bestehen aus zugfestem kollagenem Bindegewebe (S. 12). Sie befinden sich an den Muskelenden und sind an den Knochen befestigt. Teilweise haben sie eine erhebliche Länge und können so die Kraft flexibel übertragen. Die Beugesehnen der Finger z. B. bringen die im Unterarm erzeugte Kraft in die Finger! Verlaufen mehrere Sehnen parallel nebeneinander, so sind sie häufig von einer Sehnenscheide umgeben.

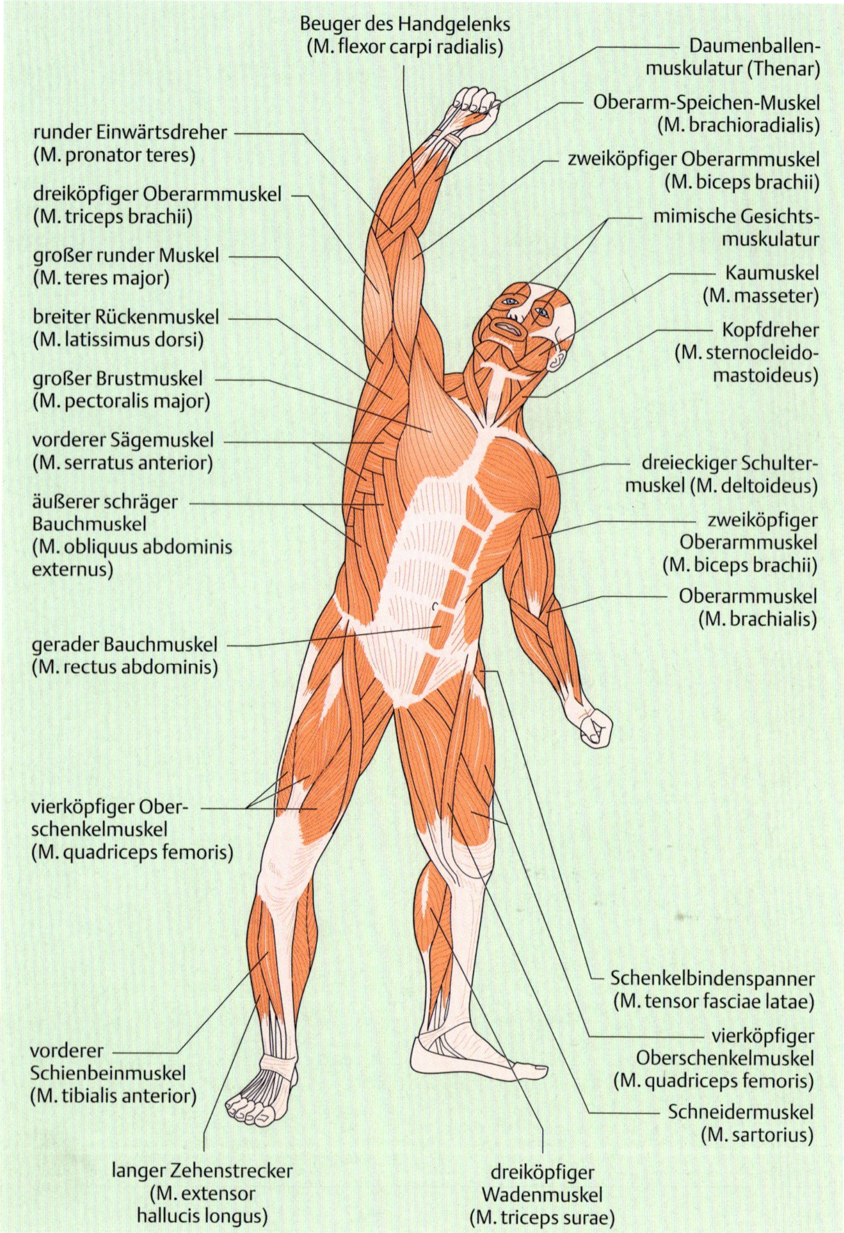


**Abb. 9.6 ⇢ Oberflächenmuskeln.** Die Oberflächenmuskulatur **b** von vorne (nach Faller u. Schünke, 2004).

## 9.2 Erkrankungen der Knochen

Susanne Andreae

### 9.2.1 Erkrankungen mit veränderter Knochendichte

Bei manchen Knochenerkrankungen kommt es zu einer Veränderung der Knochendichte. Durch den Verlust an harter Knochensubstanz wird der Knochen instabiler und es kann gehäuft zu Frakturen (Knochenbrüchen) kommen. Bei *Osteoporose* und einer *Osteomalazie* findet sich eine verminderte Knochendichte in allen Skelettanteilen. Bei *Knochenmetastasen* sind die Veränderungen dagegen auf einzelne Knochen beschränkt.

#### Osteoporose (Knochenschwund)

**D** *Generalisierte (alle Knochen betreffende) Skeletterkrankung mit Verlust an Knochensubstanz und erhöhter Frakturgefahr (Knochenbruchgefahr).*

### Epidemiologie

Aufgrund des ständig wachsenden Anteils der älteren Bevölkerung ist Osteoporose heute **die** Knochenkrankheit der westlichen Welt. Betroffen sind ca. 7 Mio. Menschen in Deutschland, also mehr als jede 3. Frau über 60! Osteoporotisch bedingte Frakturen bei Frauen sind häufiger als alle Fälle von Schlaganfall und Herzinfarkt zusammengenommen!

**W** *Osteoporose stellt ein großes volkswirtschaftliches Problem dar. Man schätzt, dass die dadurch verursachten Kosten für Therapie, Rehabilitation, Schmerzmittel etc. bis zu 5 Milliarden Euro pro Jahr betragen!*

### Ursachen

Auch wenn es nicht den Anschein hat, ist Knochen ein „lebendes“ Gewebe, in dem ständig Auf- und Abbauprozesse ablaufen. Zwei Zellarten sind hierfür verantwortlich: die Osteoklasten bauen den Knochen ab, während die Osteoblasten für den Wiederaufbau der Knochensubstanz sorgen.

Die Aktivität dieser Zellen wird durch verschiedene Hormone reguliert. Das Parathormon der Nebenschilddrüse aktiviert die Knochen abbauenden Osteoklasten, während Östrogene die aufbauenden Osteoblasten anregen. Normalerweise besteht hier ein Gleichgewicht, sodass abgebauter Knochen sofort wieder aufgebaut wird und somit die Knochensubstanz konstant bleibt.

Ab dem 40. Lebensjahr kommt es zum natürlichen, altersabhängigen Knochenabbau (ca. 1–1,5 %/Jahr). Vermehrter Knochenabbau bei vermindertem Knochenaufbau führt besonders zum Verlust an Spongiosa (Knochenbälkchen, **Abb. 9.7**). Dadurch wird der Knochen porös, und es besteht erhöhte Frakturgefahr.

Außer dem Alter sind verschiedene andere Ursachen dieser Knochenkrankheit bekannt. In ca. 95 % der Fälle handelt es sich um eine *primäre Osteoporose*, deren Ursache noch nicht vollständig geklärt ist. Man unterscheidet 2 Formen der primären Osteoporose.

#### Postmenopausale Osteoporose

Bei Mangel an Östrogen (weibliches Geschlechtshormon) kommt es zu einer verminderten Kalziumaufnahme aus dem Darm und zu einer vermehrten Freisetzung dieses Minerals aus dem Knochen,

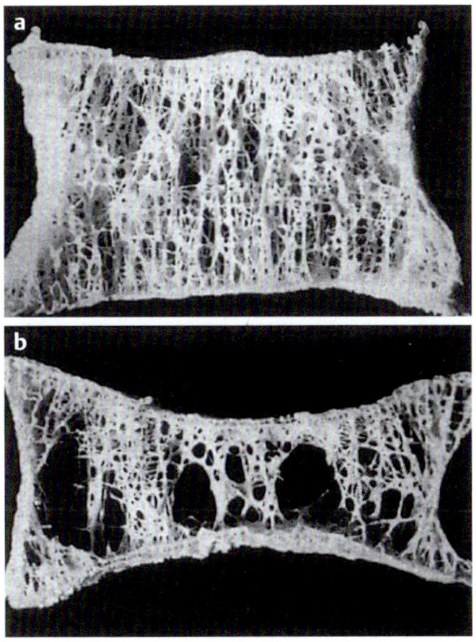


**Abb. 9.7 ··› Osteoporotischer Wirbel.**
**a** Normaler und **b** osteoporotisch veränderter Wirbelkörper (aus Biesalski, 1999).

sodass langfristig die Knochenmasse abnimmt und sich eine Osteoporose entwickelt. Betroffen sind daher vor allem Frauen ab den Wechseljahren (Postmenopause), also ca. ab dem 45. Lebensjahr.

#### Senile Osteoporose

Diese Form tritt erst ab dem 70. Lebensjahr auf und ist bedingt durch den normalen, schleichenden Knochenabbau im Alter. Zusätzlich wirken sich im Alter Bewegungsmangel und zu geringe Kalzium- und Vitamin-D-Spiegel negativ aus. Typischerweise treten besonders im Bereich des Oberschenkelhalses Veränderungen auf, weshalb der Oberschenkelhalsbruch (S. 177) eine häufige Komplikation im Alter ist.

#### Sekundäre Osteoporose

Von *sekundärer Osteoporose* spricht man, wenn die zugrunde liegende Ursache bekannt ist. Mögliche Ursachen sind:

- langfristige hochdosierte Kortisontherapie, denn Kortison ist ein Gegenspieler der Östrogene,
- Hyperthyreose (Schilddrüsenüberfunktion); hier ist der Stoffwechsel beschleunigt und somit der Knochenabbau verstärkt,
- längere Bettlägerigkeit, Gipsbehandlung oder Lähmungen (führt zur „Inaktivitätsosteoporose“),
- langjährige Nierenerkrankungen, bei denen übermäßig Kalzium ausgeschieden wird; um die lebenswichtige Kalziumkonzentration im Blut aufrechtzuerhalten, wird vermehrt Kalzium aus dem Knochen freigesetzt,
- langjährige Erkrankungen des Pankreas (Bauchspeicheldrüse) oder des Darmes (z. B. Morbus Crohn oder Colitis ulcerosa) verhindern die Aufnahme von Kalzium aus dem Darm.

**M** *Die Inhalationstherapie mit Kortison bei chronischen Lungenerkrankungen verursacht keine Knochenschäden!*

### Risikofaktoren

Bei bestimmten Konstellationen ist das Osteoporoserisiko erhöht:

- *Geschlecht:* Osteoporose ist besonders eine Erkrankung der älteren Frau, doch auch Männer sind betroffen,
- *Vererbung:* bei Fällen von Osteoporose in der Familie besteht ein erhöhtes Risiko,
- *ethnische Zugehörigkeit:* Osteoporose tritt bei weißen Frauen häufiger auf,
- *Körperbau:* bei schlanken und grazilen Menschen kommt es häufiger zur Osteoporose als bei Menschen mit adipösem und stämmigem Körperbau,
- *kalziumarme Kost oder eine Milchunverträglichkeit,*
- *Bewegungsmangel*, z. B. rein sitzende Tätigkeit,
- *Genussmittel:* Rauchen und chronischer Alkoholgenuss haben einen negativen Einfluss auf den Knochenaufbau; der jährliche Knochenverlust ist bei Rauchern etwa doppelt so hoch wie bei Nichtrauchern!

### Symptome

Osteoporose ist eine schleichend verlaufende Krankheit, die lange Zeit keinerlei Beschwerden verursacht. Erst nach Jahren können akute und vor allem *chronische Rückenschmerzen* auftreten, denn betroffen ist hauptsächlich die Wirbelsäule. Durch den Knochenschwund wird der Knochen instabil und kann leicht in sich zusammenbrechen; die Folge ist eine Verformung der Wirbelsäule, die zu Fehlhaltung, Muskelverspannungen und deshalb zu chronischen Schmerzen führt. Anfangs treten die Beschwerden nur bei besonderer Belastung auf, später gehen sie in Dauerschmerzen über. Führen die Schmerzen zu einer zunehmenden Be-

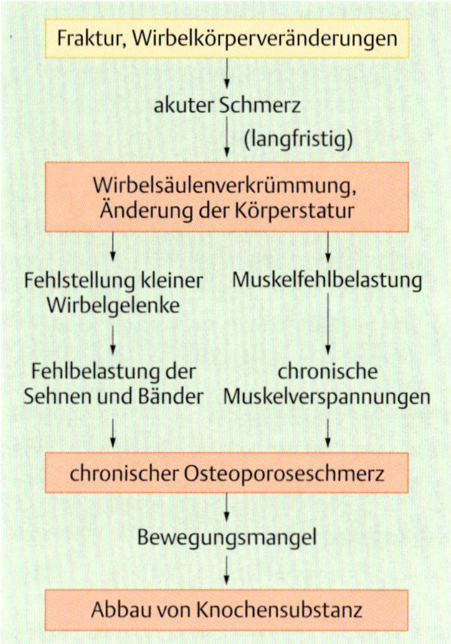


**Abb. 9.8** ⇢ **Osteoporoseschmerz.** Pathophysiologie des Osteoporoseschmerzes.

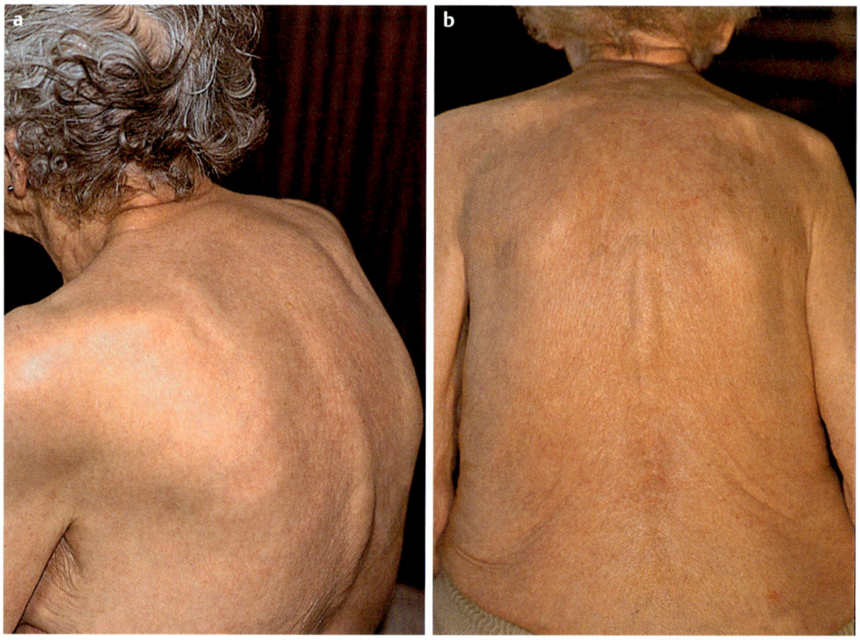


**Abb. 9.9** ⇢ **Osteoporosesymptome.** Veränderungen der Körperstatur infolge von Osteoporose. **a** Typische Haltungsänderung („Witwenbuckel"), **b** Verschiebung der Hautfalten („Tannenbaumphänomen").

wegungseinschränkung, so kommt es durch den Bewegungsmangel zum verstärkten Knochenabbau **(Abb. 9.8)**.

Die Veränderungen im Bereich der Wirbelsäule bewirken typische Änderungen der Körperstatur: zunehmende Kyphosierung (Krümmung) der Brustwirbelsäule führt zum *„Buckel"*, früher „Witwenbuckel" genannt **(Abb. 9.9a)**. Die Verformung der Wirbelsäule kann so ausgeprägt sein, dass die unteren Rippen am Beckenkamm scheuern! Durch die Verformung der Wirbelkörper *nimmt die Körpergröße kontinuierlich ab* (um bis zu 20 cm). Es kommt zu einer *Verschiebung der Hautfalten:* Die Patientinnen berichten vom Verlust der Taille („kein Rock passt mehr"), weil der Bauch extrem vorgewölbt ist. Im Rückenbereich erkennt man das „Tannenbaumphänomen": Die überflüssig gewordene Haut zieht sich in Falten entlang der Wirbelsäule nach unten **(Abb. 9.9b)**. Durch die Abnahme der Körpergröße erscheinen die Arme als zu lang.

**M** *Eine Abnahme der Körpergröße um mehr als 4 cm innerhalb eines Jahres kann Anzeichen einer Osteoporose sein!*

### Komplikationen

Man nennt die Osteoporose auch „Frakturkrankheit", weil oft schon bei kleinen Unfällen oder auch spontan (ohne Anlass) Knochenbrüche auftreten können. Deshalb müssen Stürze unbedingt verhindert werden. Die neben den Wirbelkörpern typischen Frakturen sind im Abschnitt „Frakturen im Alter" (S. 175) beschrieben.

### Diagnostik

Bei schon bestehender Osteoporose lassen sich *röntgenologisch* typische Veränderungen nachweisen **(Abb. 9.10)**: die Brustwirbelsäule ist verstärkt gekrümmt und einzelne Wirbel sind eingebrochen und in ihrer Form verändert (Fisch- und Keilwirbel).

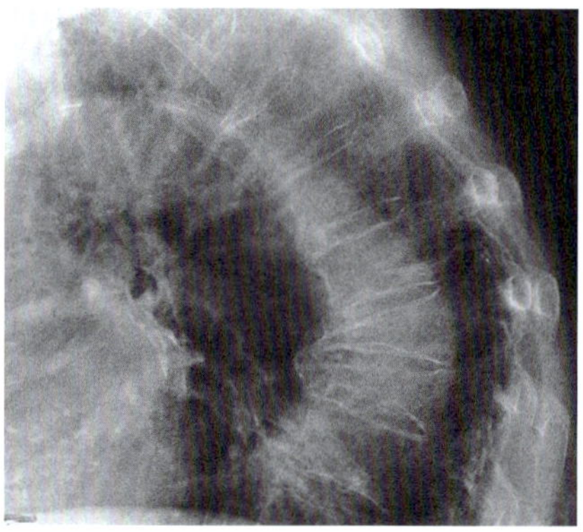

**Abb. 9.10** ⇢ **„Witwenbuckel".** Seitliche Röntgenaufnahme der Brustwirbelsäule bei hochgradiger Altersosteoporose. Gut sichtbar sind die Wirbelkörpereinbrüche und die Kyphosierung der Wirbelsäule.

Erst beim Verlust von 30 % der Knochenmasse sind im Röntgenbild osteoporotische Veränderungen sichtbar, deshalb ist die beste Methode bei Verdacht auf Osteoporose oder zur Überprüfung der Therapie die *Osteodensitometrie*, die Knochendichtemessung.

**W** *Prinzip der Osteodensitometrie: Aus einer radioaktiven Quelle werden Photonenstrahlen auf einen Knochen abgegeben. Beim Durchtritt durch den Knochen werden die Strahlen abgeschwächt, was Rückschlüsse auf die Knochendichte zulässt.*

In Erprobung ist die Bestimmung der Knochendichte mit Hilfe spezieller *Ultraschallgeräte*.

### Therapie

Zur Behandlung einer Osteoporose stehen verschiedene Medikamente zur Verfügung. Sie lassen sich in die folgenden 3 Kategorien einteilen.

#### Basismedikamente zur Verhinderung einer Osteoporose

**Kalzium.** Unsere Knochen bestehen hauptsächlich aus Kalzium. Eine ausreichende Kalziumzufuhr (1000–1500 mg/Tag) fördert sowohl die Knochenmasse als auch die Knochenfestigkeit; die Häufigkeit der gefürchteten Knochenbrüche kann gesenkt werden. Gelingt eine ausreichende Zufuhr über die Nahrung (s. unten) nicht, kann Kalzium in Tablettenform (z. B. Calcium Sandoz) eingenommen werden.

**M** *Aufgelöste Kalziumbrausetablette langsam über den Tag verteilt trinken, sonst ist die Resorption (Aufnahme) vermindert!*

**Vitamin D.** Vitamin D fördert die Aufnahme von Kalzium aus dem Darm und spielt deshalb eine wichtige Rolle im Knochenstoffwechsel. Es kann einerseits durch die Nahrung (Fisch, Lebertran) aufgenommen werden, andererseits kann es der Körper mit Hilfe von Sonnenlicht selbst bilden, im Alter lässt diese Fähigkeit allerdings nach. Deshalb empfiehlt man besonders im Winter und bei immobilen Patienten, Vitamin D in Tablettenform (z. B. Vigantoletten) einzunehmen. Beliebt sind Kombinationspräparate aus Kalzium und Vitamin D.

**Östrogene.** Eine häufig eingesetzte Therapie zur Verhinderung der postmenopausalen Osteoporose ist eine Östrogentherapie mit Beginn der Wechseljahre. Östrogene sollten allerdings nur bei Frauen mit intakter Gebärmutterschleimhaut in Kombination mit Gestagenen eingesetzt werden um das Risiko eines Gebärmutterkrebses zu verringern. Das Risiko, unter Östrogentherapie an einem Mammakarzinom (Brustkrebs) zu erkranken, ist umstritten. Eine Risikozunahme ist erst nach über 5 Jahren Therapiedauer nachgewiesen. Bei Frauen über 75 Jahren lässt sich kein positiver Effekt der Östrogene auf die Knochendichte mehr nachweisen.

### Medikamente, die in den Knochenstoffwechsel eingreifen

**Bisphosphonate.** Diese Substanzen (z. B. Actonel, Fosamax) sind in der Behandlung der Osteoporose sehr wirksam, da sie den Knochenabbau hemmen, die Knochenneubildung anregen und somit die Knochendichte erhöhen. Um die optimale Wirkung zu erreichen sollten sie zusammen mit Kalzium und Vitamin D gegeben werden. Die Medikamente müssen allerdings über einige Jahre eingenommen werden, bis eine bessere Knochendichte messbar ist.

**M** *Bisphosphonate sind stark schleimhautreizend. Zur Verhinderung einer Reizung der Speiseröhrenschleimhaut sollten sie deshalb nüchtern mit viel Flüssigkeit genommen werden und im Anschluss für 30 Minuten eine möglichst aufrechte Körperhaltung eingenommen werden! Eine gleichzeitige Einnahme mit Kalziumtabletten vermindert die Aufnahme der Bisphosphonate erheblich, deshalb immer getrennt und ohne kalziumhaltige Nahrungsmittel (Milch) einnehmen.*

**Kalzitonin.** Kalzitonin ist ein in der Schilddrüse produziertes Hormon, das den Knochenverlust aufhalten kann, jedoch nicht zur Knochenneubildung führt. Es wird besonders bei frischen osteoporotisch bedingten Knochenbrüchen eingesetzt, da es auch schmerzstillend wirkt. Erhältlich ist es in Spritzenform (z. B. Karil) oder als Nasenspray.

**Fluoride.** Fluoride steigern die Knochenneubildung, allerdings erhöht sich damit nicht die Stabilität des Knochens. Sie wirken nur in Kombination mit Kalzium. Zu beachten ist auch, dass es bei einer zu hohen Fluorideinlagerung in den Knochen zu Gelenkschmerzen kommen kann. Auch sollte eine Fluoridtherapie auf 3–4 Jahre beschränkt bleiben.

**Raloxifen (z. B. Evista).** Es handelt es sich um ein Medikament, das den Knochenabbau in den Wechseljahren hemmt. Damit wirkt es ähnlich (aber schwächer) wie Östrogene. Es muss langfristig (2–3 Jahre) eingenommen werden.

**Teriparatid (z. B. Forsteo).** Dieses seit 2003 zugelassene Medikament ist ein gentechnisch hergestellter Teil des Hormons Parathormon aus der Nebenschilddrüse. Normalerweise wird unter Parathormon Knochen abgebaut, dieses Medikament hat aber die entgegengesetzte Wirkung. Es fördert den Knochenaufbau. Es wird einmal täglich subkutan gespritzt. Wird zusätzlich Kalzium eingenommen, ist die Wirkung verstärkt.

### Unterstützende Medikamente und Maßnahmen

Bei ausgeprägter Osteoporose steht die Schmerzlinderung mit *Analgetika* (s. „degenerative Gelenkserkrankungen", S. 191) im Vordergrund. Um einer zunehmenden Bewegungseinschränkung und Muskelverspannungen vorzubeugen, ist regelmäßige *Krankengymnastik* wichtig. Zur Muskelentspannung dienen lokale Wärmebehandlung, Massagen oder Elektrotherapie.

**Prophylaxe**

Wichtig sind eine kalziumreiche Ernährung und regelmäßige Bewegung, möglichst an der frischen Luft.

### Ernährung bei Osteoporose

Zur Verhinderung einer Osteoporose im Alter ist die „von klein auf" richtige Ernährung wichtig. Denn je größer das in der Jugend erworbene „Knochen-Startkapital" ist, desto weniger bedrohlich ist der normale Knochenabbau im Alter. Da der Knochen größtenteils aus Kalzium besteht, muss die richtige Ernährung eine ausreichende Menge Kalzium enthalten.

**M** *Wichtig sind 1000–1500 mg Kalzium/Tag!*

Kalzium kommt besonders in Milchprodukten vor. Deshalb soll besonders Milch und Käse ein täglicher Nahrungsbestandteil sein. Am besten sind „saure Milchprodukte" (Sauer-, Buttermilch, Joghurt o. Ä.). Auch grünes Gemüse (Lauch, Brokkoli, Fenchel etc.) enthält Kalzium, allerdings in weit geringeren Mengen. Bevorzugen sollte man außerdem kalziumreiches und natriumarmes Mineralwasser, da Natrium die Kalziumausscheidung im Darm erhöht. Um eine ausreichende Zufuhr von Vitamin D sicherzustellen, empfiehlt es sich, einmal pro Woche Seefisch zu essen.

**M** *Faustregel: ½ Liter Milch (2½ Gläser) und 50 g Hartkäse (ca. 2 Scheiben) decken den täglichen Kalziumbedarf! Im Alter zusätzliche Kombination mit Vitamin D (in Tablettenform)!*

Nahrungsmittel mit einem hohen Phosphatgehalt dagegen verhindern die Kalziumaufnahme aus dem Darm. Phosphate sind z. B. in Wurst, Schokolade oder in Colagetränken enthalten. Diese sollten gemieden werden. Auch Bier und Wein sollten nur in geringen Mengen getrunken werden, sie sind ebenfalls „Kalziumräuber".

### Bewegung

Bewegung, d. h. Druck und Zug am Knochen, sind für den Aufbau und Erhalt des Skeletts unbedingt notwendig. Zu empfehlen ist ein gezieltes Training der Bauch- und Rückenmuskulatur. Schwimmen ist eine ideale Kombination aus Wirbelsäulenentlastung und

Muskeltraining, da im Wasser die Wirbelsäule durch den Auftrieb entlastet wird. Ganz generell wichtig aber ist die tägliche Bewegung an der frischen Luft, denn mit Hilfe des UV-Lichtes kann unser Körper Vitamin D bilden (gelingt auch bei Bewölkung)!

**P** ***Tipps für den Alltag.*** *Diese Maßnahmen zielen besonders auf eine Entlastung der Wirbelsäule:*
- *Fahrradfahren: der Lenker sollte so hoch gestellt sein, dass man aufrecht sitzen muss,*
- *Schuhe mit weicher Sohle,*
- *bei Übergewicht abnehmen,*
- *langes Stehen und Sitzen vermeiden, möglichst viel laufen,*
- *das Heben von schweren Lasten vermeiden, besser ist ein Transport auf fahrbaren Geräten.*

**P** ***Isometrische Spannungsübungen.*** *Wenn die Beweglichkeit des alten Menschen schon erheblich eingeschränkt oder wenn er bettlägerig ist, können zur Kräftigung der Muskulatur isometrische Spannungsübungen durchgeführt werden (S. 189).*

**B** *Frau Hehl, eine allein lebende 80-jährige Diabetikerin, stolpert über eine Teppichkante in ihrem schlecht beleuchteten Wohnzimmer. Sie kann vor Schmerzen im rechten Bein nicht aufstehen und wird Stunden später von ihrer Schwiegertochter auf dem Boden liegend gefunden. Im Krankenhaus stellt man eine osteoporotisch bedingte Schenkelhalsfraktur fest. Frau Hehl wird operiert und muss anschließend in eine Rehaklinik zur intensiven krankengymnastischen Betreuung. Zur Entlastung des durch die Osteoporose insgesamt bruchgefährdeten Skeletts benutzt Frau Hehl zur Fortbewegung jetzt einen Gehwagen.*

## Osteomalazie (Knochenerweichung)

**D** *Osteomalazie ist die „Rachitis des Erwachsenen"; es kommt aufgrund von Vitamin-D-Mangel zur Verringerung der Knochendichte. Der Knochen wird weich und verbiegbar.*

### Ursachen

Wie oben (s. Osteoporose) beschrieben, ist Vitamin D zur Resorption von Kalzium wichtig. Zum Vitamin-D-Mangel kann es durch fehlerhafte Ernährung (z.B. rein vegetarische Ernährung) und bei immobilen Patienten aufgrund der fehlenden Sonneneinstrahlung kommen. Seltenere Ursachen sind eine mangelhafte Resorption des Vitamins im Magen-Darm-Trakt oder eine fehlerhafte Umwandlung des Vitamins in seine aktive Form aufgrund schwerer Nieren- oder Leberfunktionsstörungen. Folge des Vitaminmangels ist ein verringerter Einbau von Kalzium in den Knochen und damit eine Verringerung der Knochendichte. Bei Kindern nennt man dieses Krankheitsbild Rachitis, bei Erwachsenen Osteomalazie.

### Symptome

Osteomalazie ist eine schleichende Krankheit, die Beschwerden entwickeln sich über Monate oder Jahre. Typisch sind *generalisierte Knochenschmerzen*, verbunden mit Muskelschwäche. Langfristig kommt es durch die Knochenerweichung zu Knochenfehlstellungen (z.B. O-Bein-Bildung, zunehmende Krümmung der Wirbelsäule) und Verschiebungen im Becken.

### Therapie

Je nach zugrunde liegender Ursache muss Vitamin D in Tabletten- oder Spritzenform zugeführt werden. Dies führt meist innerhalb weniger Wochen zur Beschwerdefreiheit.

## Knochenmetastasen

**D** *Absiedlungen (Metastasen) bösartiger Tumoren in den Knochen.*

### Ursachen

Wie im Kapitel „Allgemeine Krankheitslehre" (S. 45) beschrieben, können bösartige Tumoren direkt in ihre Umgebung einwachsen, oder es kommt zur Streuung maligner Zellen über Lymphbahnen oder Blutwege in den Körper. Diese setzen sich in anderen Organen fest und bilden Tochtergeschwülste des Tumors, die Metastasen.

Tumoren, die vom Knochen ausgehen, sind insgesamt selten und fast nur bei Jugendlichen anzutreffen. Viele fortgeschrittene Krebserkrankungen aber führen zu Knochenmetastasen, sodass dies eine im Alter nicht seltene Komplikation ist. Prinzipiell können alle malignen Tumoren in die Knochen metastasieren; besonders häufig findet man sie bei Lungen-, Nieren-, Brust-, Gebärmutter-, Prostata-, Schilddrüsen-, Magen- oder Hautkrebs **(Abb. 9.11)**.

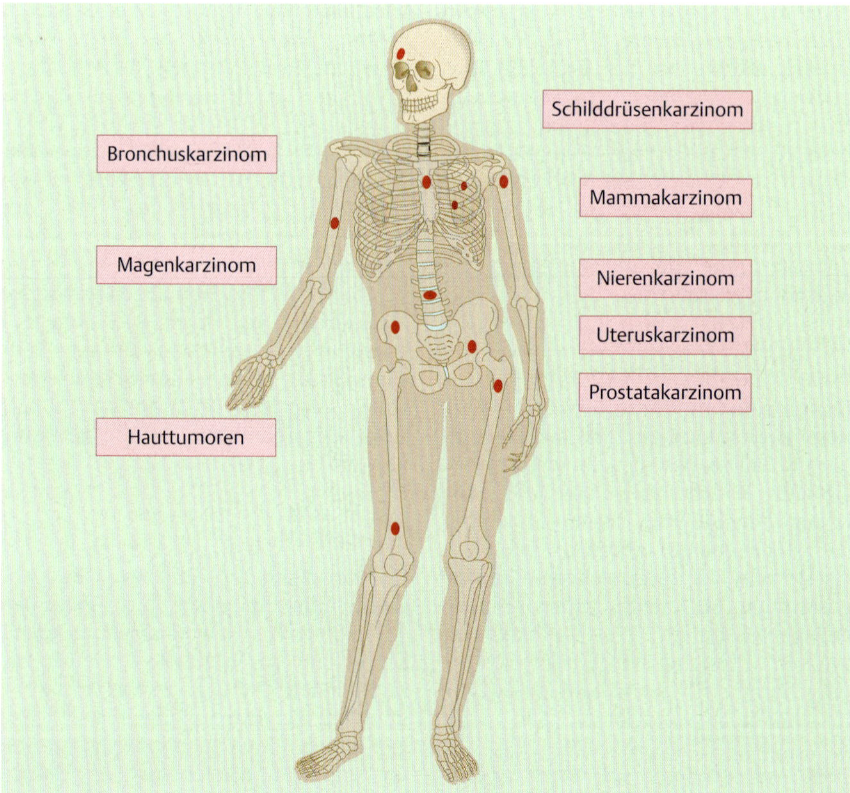


**Abb. 9.11** ⇢ **Knochenmetastasen.** Ursachen und Lokalisation von Knochenmetastasen.

### Symptome

Die häufigste Lokalisation von Knochenmetastasen ist die Wirbelsäule. Doch man kann sie auch an allen anderen Knochen finden, besonders in Knochen mit blutbildenden Anteilen (rotem Knochenmark): Oberschenkel, Becken, Rippen, Oberarm oder Schädel.

Knochenmetastasen bereiten meist nur ganz *uncharakteristische Schmerzen*, zumeist Rückenschmerzen, die häufig lange Zeit als „Ischiasbeschwerden" oder Ähnliches behandelt werden.

Gelegentlich wird eine Knochenmetastase erkannt, weil es zu einer *pathologischen Fraktur* gekommen ist. Da der Knochen an der Stelle der Metastase meist wie „ausgestanzt" ist, kann er hier leicht brechen. Manchmal genügt eine ungeschickte Bewegung oder ein kleiner, harmloser Sturz. Bricht der Knochen ohne jeden Anlass, spricht man von einer *Spontanfraktur*.

**P** *Jede Lagerung oder unterstützende Berührung kann bei einem Patienten mit Knochenmetastasen starke Schmerzen verursachen und zu Spontanfrakturen führen.*

### Diagnostik

Größere Metastasen sind im *Röntgenbild* gut zu erkennen **(Abb. 9.12)**. Eine gute Methode zum Ausschluss von Knochenmetastasen, z. B. im Rahmen der Krebsnachsorge, ist die *Knochenszintigrafie*. Es werden über die Blutbahn radioaktive Substanzen in den Körper eingebracht, die sich in Bereichen erhöhten Stoffwechsels (hier also im Bereich der Metastase) anreichern.

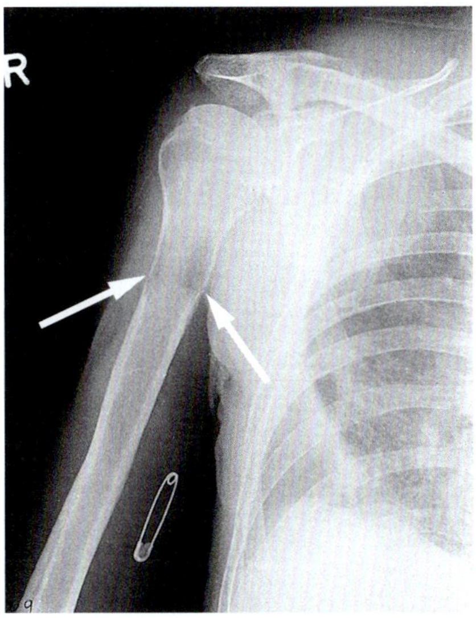


**Abb. 9.12** ··› **Knochenmetastase.** Metastase eines Nierenkarzinoms am Oberarmknochen.

### Therapie

Ziel ist neben einer ausreichenden *Schmerztherapie*, das Wachstum der Metastase zu verhindern und eine größtmögliche Stabilisierung des Knochens zu erreichen; eine Heilung ist in diesen Krebsstadien meist nicht mehr möglich.

Häufig angewandt wird die *Strahlentherapie:* Man erhofft sich eine Rückbildung der Metastase und eine Erhöhung der Knochendichte zur Stabilisierung. Ähnliches versucht man durch eine Therapie mit Bisphosphonaten und Kalzitonin (s. oben) zu erreichen. Einzelne Knochenmetastasen lassen sich manchmal operativ entfernen.

**P** ***Schmerztherapie.*** *Tumorpatienten in fortgeschrittenem Stadium sollten keine unnötigen Schmerzen ertragen müssen. Keinesfalls darf deshalb an Schmerzmitteln gespart werden (s. auch S. 99).*

## 9.2.2 Frakturen im Alter

Bei älteren Menschen besteht aus verschiedenen Gründen eine erhöhte Sturzneigung. Die Folge ist nicht immer eine Fraktur (Knochenbruch), doch die im Alter verminderten reflektorischen Schutzmechanismen und die erhöhte Brüchigkeit des Knochens aufgrund der Osteoporose (s. oben) erhöhen das Frakturrisiko. Generell kann natürlich jeder Knochen brechen, deshalb sind hier nur die im Alter häufigsten Frakturen dargestellt. Meist handelt es sich um *geschlossene Frakturen*, bei denen zwar der Knochen gebrochen, der umgebende Weichteilmantel aus Haut und Muskeln aber unverletzt ist. Zeigt sich über der Fraktur eine Wunde (im schlimmsten Fall ist der gebrochene Knochen von außen sichtbar), spricht man von einer *offenen Fraktur*.

### Frakturbehandlung

Die Frakturbehandlung gliedert sich in 3 Schritte:
- Reposition,
- Retention,
- Rehabilitation.

### Reposition (Einrichten)

Um Schäden an den umliegenden Weichteilen zu verhindern, sollten gebrochene Knochen möglichst rasch in die anatomisch korrekte Stellung gebracht werden. Dies ist oft von außen durch Zug und Druck (natürlich unter ausreichender Schmerztherapie) möglich. Gelingt eine geschlossene Reposition nicht, müssen die Knochen operativ eingerichtet werden.

### Retention (Ruhigstellung)

Bis zur Knochenheilung muss die Fraktur fixiert werden. Die häufigste Methode ist der *Gipsverband.* Die beste Ruhigstellung sowie eine absolut korrekte Stellung kann man durch eine *Osteosynthese* erreichen **(Abb. 9.13)**. Hier wird die Fraktur mit Hilfe von operativ eingebrachten Drähten, Schrauben, Nägeln oder Platten fixiert. Besonders bei Schenkelhalsfrakturen, welche nicht sofort operiert werden können, wird die Fraktur durch eine *Extensionsbehandlung* (s. unten) vorübergehend ruhig gestellt.

**P** ***Gipsverband.*** *Viele Frakturen werden mit einem Gipsverband versorgt. Zur Vermeidung einer starken Schwellung im Frakturbereich ist Folgendes zu beachten:*
- *betroffene Region immer hochlagern (z. B. Kissen unterlegen – auch nachts!),*
- *es ist sinnvoll, die Region zu kühlen (z. B. Eiswürfel in Beutel immer wieder auf die schmerzhafte Stelle legen),*
- *beklagt der Patient neu aufgetretene Schmerzen trotz Gips, muss der Arzt verständigt werden! Es gilt: „Ein klagender Patient mit Gips hat immer Recht!"*

**P** ***Kontrakturenprophylaxe:*** *Um einer Gelenkversteifung (S. 187) vorzubeugen, sind isometrische Spannungsübungen (S. 189) an der betroffenen Extremität sinnvoll. Es sollten dabei aber keine Schmerzen entstehen.*

### Rehabilitation (Wiederherstellung)

Bei vielen Frakturen müssen sich an die Abheilung eine intensive Krankengymnastik und spezielle Rehabilitationsverfahren anschließen, um die volle Funktion des Knochens wiederherzustellen.

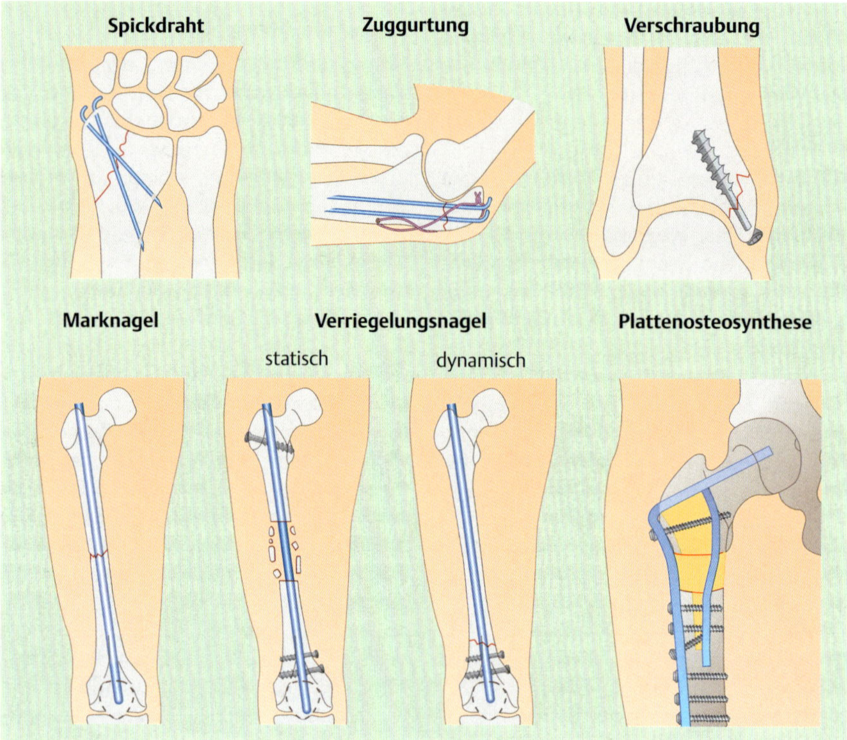


**Abb. 9.13 ⇢ Osteosyntheseverfahren.** Diese Techniken werden häufig eingesetzt bei offenen Frakturen, gelenknahen Knochenbrüchen, begleitenden Nerven- oder Gefäßverletzungen, Frakturen bei Mehrfachverletzungen zur Pflegeerleichterung und Oberschenkelfrakturen im Erwachsenenalter.

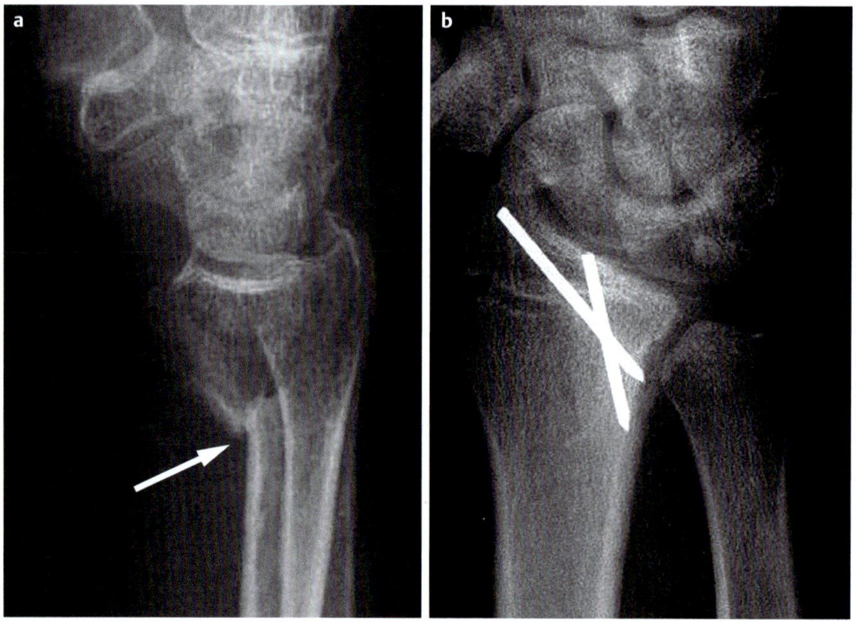


**Abb. 9.14 ⇢ Handgelenkbruch.** Distale Radiusfraktur **a** vor und **b** nach Spickdrahtosteosynthese.

## Distale Radiusfraktur (Handgelenkbruch)

**D** *Knochenbruch im Bereich des Radius (Speiche), häufig ist die Ulna (Elle) mitbeteiligt.*

**M** *Die distale Radiusfraktur ist der häufigste Knochenbruch!*

### Ursachen und Symptome

Ursache ist ein Sturz auf den Handballen der ausgestreckten Hand. Das Handgelenk ist schmerzhaft geschwollen und zeigt eine Fehlstellung.

**W** *Seltener ist der Sturz auf das gebeugte Handgelenk, Folge ist die sog. Smith-Fraktur. Sie muss immer operativ versorgt werden.*

### Therapie

Meist gelingt es, die Knochen durch Zug und Druck unter Röntgenkontrolle wieder einzurichten. Eventuell ist aber eine operative Versorgung z. B. mit Hilfe von sog. Kirschnerdrähten nötig (Spickdrahtosteosynthese), die den Knochen stabilisieren **(Abb. 9.14)**. Meist wird für mindestens 4–5 Wochen ein Gips angelegt.

### Komplikationen

Nach einem Handgelenkbruch können mehrere Komplikationen auftreten. Wichtig ist auch nach der Frakturversorgung eine engmaschige *Röntgenkontrolle*, da es manchmal zu einer erneuten Verschiebung der Knochen kommen kann. Nicht selten *verheilt die Fraktur in Fehlstellung*, und das Handgelenk ist für immer formverändert. Wenn mehrfache „Einrenkmanöver" nötig waren, um die Fraktur zu stabilisieren, besteht die Gefahr eines *Morbus Sudeck*. Es handelt sich um ein nicht vollständig geklärtes Krankheitsbild mit einer lokalen Entzündung, die starke Schmerzen verursacht und langfristig zur Atrophie (Rückbildung) von Muskeln und Knochen führt. Im Handgelenkbereich verläuft der Nervus medianus, ein wichtiger Nerv zur Versorgung einzelner Finger. Wird dieser durch die Fraktur in Mitleidenschaft gezogen, kann sich langfristig ein *Karpaltunnelsyndrom* entwickeln.

## Subkapitale Humerusfraktur (Oberarmkopfbruch)

**D** *Eine der häufigsten Frakturen im Alter: der Oberarmknochen bricht unterhalb des Oberarmkopfes (subkapital).*

### Ursachen und Symptome

Ursache ist meist ein Sturz auf den ausgestreckten Arm oder Ellenbogen. Die Patienten beklagen starke Schulter- oder Oberarmschmerzen, lokal tastet man häufig eine deutliche Schwellung, verursacht durch den Bluterguss, der sich nach jeder Fraktur lokal bildet. Dieses Hämatom verteilt sich im Laufe der Zeit, häufig ist einige Tage nach der Fraktur der gesamte Arm blau-rötlich verfärbt.

### Therapie

In den meisten Fällen ist eine Ruhigstellung des Bruches durch einen Gilchrist- oder Desaultverband ausreichend **(Abb. 9.15)**. Um eine Schultersteife zu verhindern, wird meist schon nach wenigen Tagen mit krankengymnastischen Übungen begonnen. Bei erheblicher Fehlstellung ist eine operative Versorgung erforderlich.

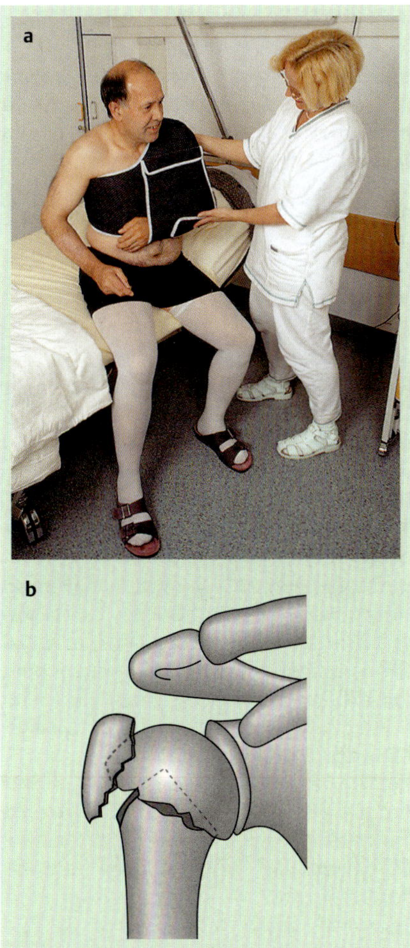


**Abb. 9.15** ⇢ **Oberarmkopfbruch. a** Ruhigstellung der Schulter mittels Desaultverband. **b** Subkapitale Humerusfraktur.

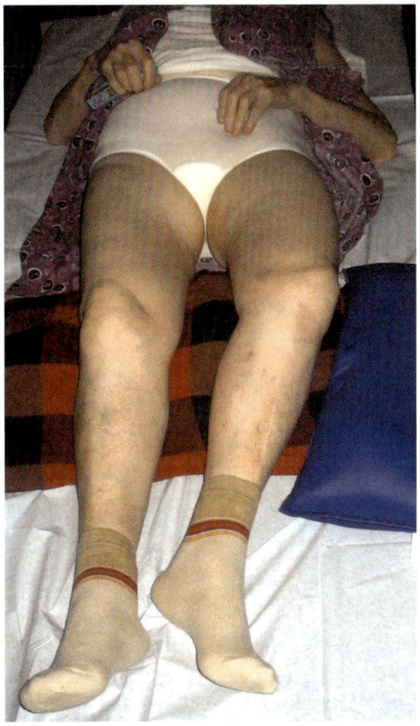

**Abb. 9.16** ⇢ **Schenkelhalsfraktur.** Typische Beinfehlstellung bei Schenkelhalsfraktur: das betroffene Bein ist verkürzt und außenrotiert (nach außen gedreht).

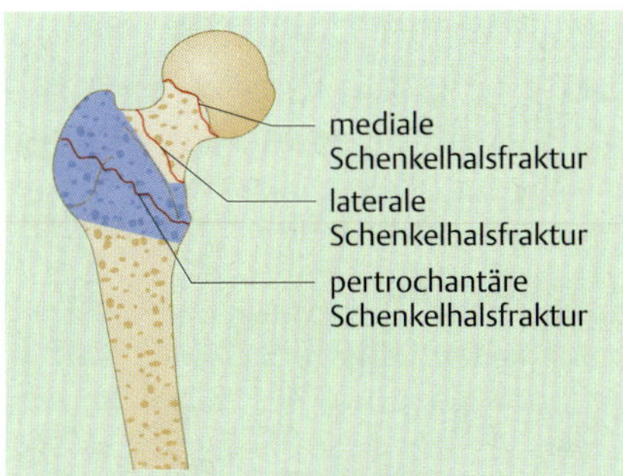


**Abb. 9.17** ⇢ **Frakturen des Oberschenkels.** Häufige Lokalisationen von Schenkelhalsfrakturen (nach Paetz u. Benzinger-König, 2004).

## Schenkelhalsfraktur (Oberschenkelhalsbruch)

**D** *Fraktur im Bereich des Oberschenkelhalses. Frauen sind generell häufiger betroffen, weil es sich um eine typische Verletzung bei osteoporotisch veränderten Knochen handelt.*

### Ursachen

Diese Fraktur ist meist durch einen Sturz auf die Hüfte verursacht. Beklagt werden starke Schmerzen im Hüftgelenk, das nicht belastet werden kann. Das betroffene Bein steht in einer typischen Fehlstellung **(Abb. 9.16)**.

Man unterscheidet, je nachdem, wo der Knochen gebrochen ist, verschiedene Formen der Schenkelhalsfraktur **(Abb. 9.17)**. Pertrochantäre Frakturen werden auch zu den Femurfrakturen (Oberschenkelbrüchen) gezählt.

### Therapie

Um die Belastbarkeit des Hüftgelenkes rasch wiederherzustellen und die Folgen einer Immobilisation (Pneumonie, Dekubitus, Thrombose etc.) zu verhindern, muss eine Schenkelhalsfraktur in den meisten Fällen operiert werden. Bis zur Operation werden diese Frakturen durch eine *Extension* ruhig gestellt **(Abb. 9.18)**. Dadurch werden eine Verschiebung der Fraktur durch die anset-

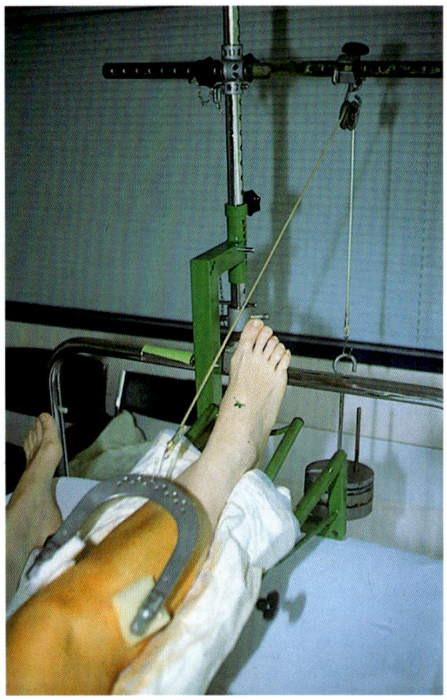

**Abb. 9.18** ⇢ **Extensionsbehandlung.** Tibiakopfextension (aus Paetz u. Benzinger-König, 2004).

zenden Muskeln verhindert und die Schmerzen des Patienten deutlich gemildert. Manchmal gelingt es, die Fraktur durch eine Schraube zu fixieren, oft ist es aber nötig, das gesamte Hüftgelenk durch eine Totalendoprothese, ein „künstliches Hüftgelenk", zu ersetzen. Handelt es sich aber um eine „eingestauchte Fraktur", bei der die Bruchanteile so fest ineinander verhakt sind, dass sie auch bei Belastung nicht verrutschen, ist außer einer ausreichenden Schmerzmedikation keine Therapie nötig.

**W** *Prinzip Tibiakopfdrahtextension: Durch den Schienbeinkopf wird ein Draht gebohrt. An einen daran befestigten Rollenzug wird ein jeweils dem Körpergewicht des Patienten angepasstes Gewicht (5–15 % des Körpergewichtes) gehängt.*

Je nach Operationsmethode darf das Bein nach der Operation ganz oder teilweise belastet werden.

Um die volle Beweglichkeit des Hüftgelenks wiederherzustellen, ist im Anschluss an die Operation eine intensive krankengymnastische Betreuung nötig. Deshalb werden viele Patienten nach dem Krankenhausaufenthalt zur sog. „Anschlussheilbehandlung" in spezialisierte Einrichtungen geschickt.

**P** ***Verhaltensregeln für Menschen nach dem Einsatz einer Totalendoprothese.*** *Besonders in den ersten Wochen nach der Operation besteht die Gefahr, dass der künstliche Hüftkopf aus der Hüftpfanne tritt (Luxation). Die Muskulatur ist zu diesem Zeitpunkt nicht kräftig genug, um ausreichend Halt zu geben. Im ersten halben Jahr sollte Folgendes beachtet werden:*

- *nicht in tiefen Sesseln oder Stühlen sitzen,*
- *keilförmige Sitzkissen, Stehstützhilfen und eine Toilettensitzerhöhung benutzen,*
- *die Beine beim Sitzen nicht übereinander schlagen,*
- *nicht zu lange sitzen,*
- *im Stehen Beine nicht extrem ein- oder auswärts drehen,*
- *feste, Halt gebende Schuhe tragen,*
- *in der ersten Zeit Gehhilfen benutzen,*
- *sturzprophylaktische Maßnahmen ergreifen (S. 183),*
- *in der Anschlussheilbehandlung erlernte Bewegungsübungen zur Kräftigung der Muskulatur weiterführen,*
- *schweres Heben und Tragen ist verboten.*

## Pflegeschwerpunkt Sturzprophylaxe

Jutta Weniger

**B** *Frau Schulz ist 69 Jahre alt und lebt seit etwa einem halben Jahr in der Seniorenresidenz am Kaiserring. Sie hatte sich entschieden, dort ein Appartement anzumieten, nachdem sie schwer gestürzt war. Nach dem Umzug musste sie leider den größten Teil ihrer Möbel verkaufen. Ein paar Dinge, an denen sie besonders hängt, wie ihren Perserteppich, ein Buffet und eine schöne Stehlampe nahm sie mit ins Altenheim. Bei ihrem Sturz hatte sie sich eine Oberschenkelhalsfraktur auf der linken Seite zugezogen, die mit einer TEP (Totalendoprothese = künstliches Hüftgelenk) operativ versorgt worden war. Damit kommt sie nun sehr gut zurecht. Sie hat außerdem Osteoporose und ihr ist aufgrund einer Hypotonie häufig, vor allem beim Aufstehen, schwindelig. Hinzu kommt noch eine Hüft- und Kniegelenksarthrose rechts, was sie etwas in ihrer Beweglichkeit einschränkt. Ihr Gangbild ist leicht verändert und bei längerem Gehen schmerzhaft. Frau Schulz ist mobil und unternimmt häufig kleine Spaziergänge in die umgebende Grünanlage oder sie macht kleine Besorgungen in der nahe gelegenen Fußgängerzone.*

**L** *Hat Frau Schulz ein erhöhtes Risiko wieder zu stürzen? Begründen Sie Ihre Aussage. Was würden Sie unternehmen, um einem eventuellen erneuten Sturz vorzubeugen?*

Wir alle sind aufgrund der Instabilität unseres aufrechten Ganges in einem gewissen Sinne sturzgefährdet. Sicherlich kann nicht jeder Sturz vermieden werden. Doch können Menschen, deren Sturzrisiko über das normale Maß hinausgeht, durch Maßnahmen der Sturzprophylaxe vor Stürzen und deren Folgen geschützt werden. Dies ist besonders wichtig, weil Stürze bei älteren Menschen häufig schwere Folgen haben. In Altenheimen führen 10 % aller Stürze zu behandlungspflichtigen Verletzungen: vor allem Knochenbrüche, besonders häufig sind Hüftfrakturen.

**D** *Jedes Ereignis, in dessen Folge eine Person unbeabsichtigt auf dem Boden oder auf einer tieferen Ebene zu sitzen oder zu liegen kommt, bezeichnet man als Sturz.*

Aufgrund der Bedeutung und der Dramatik eines Sturzes für jeden Einzelnen, und aufgrund der hohen Kosten, die sturzbedingte Verletzungen verursachen, wurde ein Expertenstandard Sturzprophylaxe entwickelt, der seit Januar 2005 zur Verfügung steht **(Abb. 9.19)**. Mehr zur Entwicklung von und Umgang mit Expertenstandards s. S. 147.

### Sturzrisikofaktoren erfassen

Der erste Schritt zur Durchführung einer zeitgemäßen Sturzprophylaxe ist das Erfassen von Sturzrisikofaktoren. Für jeden Bewohner oder Klienten, für den ein Sturzrisiko nicht eindeutig ausgeschlossen werden kann, muss eine aktuelle systematische Erfassung vorliegen.

Risikofaktoren ergeben sich zum einen durch Erkrankungen und Einschränkungen der betroffenen Person (intrinsische Risikofaktoren). Zum anderen können von außen Umstände auf die gefährdete Person einwirken oder die direkte Umgebung kann Risikofaktoren aufweisen (extrinsische Risikofaktoren).

Die Expertenarbeitsgruppe Sturzprophylaxe hat 11 Sturzrisikofaktoren zusammengestellt **(Abb. 9.20)**. Sie sind durch aussagekräftige wissenschaftliche Studien bestätigt (evidenzbasiert).

## Präambel

Jeder Mensch hat ein Risiko zu stürzen, sei es durch Unachtsamkeit oder bei einer sportlichen Betätigung. Über dieses alltägliche Risiko hinaus gibt es aber Stürze, deren Ursache im Verlust der Fähigkeit zur Vermeidung eines Sturzes liegt und häufig Folge einer Verkettung und Häufung von Risikofaktoren ist. Den betroffenen Patienten oder Bewohnern, überwiegend ältere Menschen oder Menschen mit reduziertem Allgemeinzustand, gelingt es nicht mehr, den Körper in Balance zu halten oder ihn bei Verlust des Gleichgewichts wieder in Balance zu bringen bzw. Sturzfolgen durch intakte Schutzreaktionen zu minimieren. Physische Auswirkungen von Stürzen reichen von schmerzhaften Prellungen über Wunden, Verstauchungen und Frakturen bis hin zum Tod. Psychische Folgen können vom Verlust des Vertrauens in die eigene Mobilität über die Einschränkung des Bewegungsradius bis hin zur sozialen Isolation führen. Dem Expertenstandard liegt eine ausführliche Recherche der nationalen und internationalen Literatur der letzten 20 Jahre zugrunde. Die Sturzproblematik wurde in diesem Zeitraum intensiv beforscht. Es liegen Aussagen zur Epidemiologie des Sturzgeschehens, seiner Ursachen und Risikofaktoren sowie zu Auswirkungen und Interventionen vor, welche die Vielschichtigkeit der Thematik reflektieren. Trotz der Studienfülle zeigte sich, dass z. B. zur prospektiven Einschätzung des Sturzrisikos nur eingeschränkt brauchbare Resultate vorliegen. Auch die verschiedenen Interventionen zur Sturzprävention sind nicht in allen Bereichen gleichermaßen effektiv anwendbar bzw. liegen teilweise widersprüchliche Aussagen dazu vor. Ein wesentlicher Grund hierfür ist sicherlich das multifaktorielle Geschehen, das zu einem Sturz führt und entsprechend komplexer Interventionen bedarf. Im vorliegenden Expertenstandard wird von einem erhöhten Sturzrisiko gesprochen, wenn es sich um eine über das alltägliche Risiko hinausgehende Sturzgefährdung handelt. Dabei wird ein Sturz in Anlehnung an die Kellog International Work Group on the Prevention of Falls by the Elderly (1987) wie folgt definiert: „Ein Sturz ist jedes Ereignis, in dessen Folge eine Person unbeabsichtigt auf dem Boden oder auf einer tieferen Ebene zu liegen kommt." Die Expertengruppe hat sich in Anlehnung an weitere Autoren darauf geeinigt, mit diesem ersten Teil der international anerkannten Definition zu arbeiten und den zweiten Teil der Definition nicht zu nutzen. Im zweiten Teil wird eingeschränkt, dass Ereignisse, die aufgrund „(...) eines Stoßes, Verlust des Bewusstseins, plötzlich einsetzender Lähmungen oder eines epileptischen Anfalls" eintreten, nicht als Stürze angesehen werden. Die Entscheidung auf diese Einschränkung zu verzichten wurde getroffen, da viele Stürze unbeobachtet geschehen und die eigentliche Ursache des Sturzes häufig nicht nachzuvollziehen ist. Der Expertenstandard hat zum Ziel, Stürze und Sturzfolgen zu vermeiden, indem ursächliche Risiken und Gefahren erkannt und nach Möglichkeit minimiert werden. Die zu Grunde gelegte Literatur hat deutlich gemacht, dass dieses Ziel nicht durch eine Einschränkung der Bewegungsfreiheit zu erreichen ist, sondern vielmehr durch die Erhaltung bzw. Wiederherstellung einer größtmöglichen, sicheren Mobilität von Patienten und Bewohnern verbunden mit einer höheren Lebensqualität. Der Expertenstandard Sturzprophylaxe richtet sich an alle Pflegefachkräfte, die Patienten oder Bewohner entweder in der eigenen häuslichen Umgebung oder in einer Einrichtung der stationären Gesundheitsversorgung oder der Altenhilfe betreuen. Wenn im Expertenstandard von Einrichtung die Rede ist, so ist damit auch die häusliche Pflege gemeint, wohl wissend, dass dort nicht alle Interventionen, vergleichbar mit einem Krankenhaus oder einem Altenheim, durchgeführt werden können. Interventionen zur Sturzprophylaxe können maßgeblichen Einfluss auf die Lebensführung von Patienten und Bewohnern haben, z. B. durch eine Umgebungsanpassung, die Empfehlung für spezielle Schuhe oder Hilfsmittel, die Aufforderung, nur mit Hilfestellung auf die Toilette zu gehen oder das Besuchen von Kursen zur Förderung von Kraft und Balance. Aus diesem Grund ist es notwendige Voraussetzung für eine erfolgreiche Sturzprophylaxe, das Selbstbestimmungsrecht von Patienten und Bewohnern zu achten und zu unterstützen. Eine wichtige Grundlage dafür ist die umfassende Information und Beratung von Patienten und Bewohnern und ihren Angehörigen über das vorliegende Sturzrisiko und die möglichen Interventionen im Sinne einer gemeinsamen Entscheidungsfindung. Mit Einverständnis der Patienten und Bewohner sollten die Angehörigen grundsätzlich in die Information, Beratung und die Maßnahmenplanung eingebunden werden. Voraussetzung für die erfolgreiche Implementierung des Expertenstandards Sturzprophylaxe in den Einrichtungen ist die gemeinsame Verantwortung der leitenden Managementebene und der Pflegefachkräfte. Notwendige strukturelle Voraussetzungen, z. B. im Bereich Fortbildung, Angebot von hauseigenen Interventionen oder in Kooperation mit anderen Anbietern sowie für eine individuelle Umgebungsanpassung (Gestaltung des Bettplatzes, Hilfsmittel, Lichtverhältnisse) sind von der leitenden Managementebene (Betriebsleitung und Pflegemanagement) zu gewährleisten.

**Abb. 9.19** ···› **Expertenstandard Sturzprophylaxe in der Pflege.** Hrsg.: Deutsches Netzwerk für Qualitätssicherung in der Pflege (DNQP), 2005. Expertenteam: Astrid Elsbernd, Christine Sowinski, Heiko Fillibeck, Heiko Stehling, Cornelia Heinze, Siegfried Huhn, Gabriele Meyer, Gisela Rehfeld, Ulrich Rissmann, Gabriele Schlömer, Doris Schulten, René Schwendimann, Torsten Weber, Wolfgang Schuldzinski. ▶

## Der Expertenstandard Sturzprophylaxe

**Standardaussage: Jeder Patient/Bewohner mit einem erhöhten Sturzrisiko erhält eine Sturzprophylaxe, die Stürze verhindert oder Sturzfolgen minimiert.**

**Begründung:** Stürze stellen insbesondere für ältere und kranke Menschen ein hohes Risiko dar. Sie gehen häufig mit schwerwiegenden Einschnitten in die bisherige Lebensführung einher, die von Wunden und Frakturen über Einschränkung des Bewegungsradius infolge verlorenen Vertrauens in die eigene Mobilität bis hin zum Verlust einer selbstständigen Lebensführung reichen. Durch rechtzeitige Einschätzung der individuellen Risikofaktoren, eine systematische Sturzerfassung, Information und Beratung von Patienten/Bewohnern und Angehörigen sowie gemeinsame Maßnahmenplanung und Durchführung kann eine sichere Mobilität gefördert werden.

| Struktur | Prozess | Ergebnis |
|---|---|---|
| **Die Pflegefachkraft** | **Die Pflegefachkraft** | |
| **S1** - verfügt über aktuelles Wissen zur Identifikation von Sturzrisikofaktoren. | **P1** - identifiziert unmittelbar zu Beginn des pflegerischen Auftrags systematisch die personen- und umgebungsbezogenen Risikofaktoren aller Patienten/Bewohner, bei denen ein Sturzrisiko nicht ausgeschlossen werden kann.<br>- wiederholt die Erfassung der Sturzrisikofaktoren bei Veränderungen der Pflegesituation und nach jedem Sturz des Patienten/Bewohners. | **E1** Eine aktuelle, systematische Erfassung der Sturzrisikofaktoren liegt vor. |
| **S2** - verfügt über Beratungskompetenz in Bezug auf Sturzrisikofaktoren und entsprechende Interventionen. | **P2** - informiert den Patienten/Bewohner und seine Angehörigen über die festgestellten Sturzrisikofaktoren und bietet eine Beratung zu den Interventionen an. | **E2** Der Patient/Bewohner und seine Angehörigen kennen die individuellen Risikofaktoren sowie geeignete Maßnahmen zur Sturzprophylaxe. |
| **S3** - kennt wirksame Interventionen zur Vermeidung von Stürzen und zur Minimierung sturzbedingter Folgen. | **P3** - entwickelt gemeinsam mit dem Patienten/Bewohner und seinen Angehörigen sowie den beteiligten Berufsgruppen einen individuellen Maßnahmenplan. | **E3** Ein individueller Maßnahmenplan zur Sturzprophylaxe liegt vor. |
| **Die Einrichtung**<br>**S4a** - ermöglicht zielgruppenspezifische Interventionsangebote.<br>- gewährleistet geeignete räumliche und technische Voraussetzungen sowie Hilfsmittel für eine sichere Mobilität.<br>**Die Pflegefachkraft**<br>**S4b** - ist zur Koordination der Interventionen autorisiert. | **P4** - gewährleistet in Absprache mit den beteiligten Berufsgruppen und dem Patienten/Bewohner gezielte Interventionen auf der Grundlage des Maßnahmenplans.<br>- sorgt für eine individuelle Umgebungsanpassung sowie für den Einsatz geeigneter Hilfsmittel zur Sturzprophylaxe. | **E4** Interventionen, Hilfsmittel und Umgebung sind dem individuellen Sturzrisiko des Patienten/Bewohners angepasst und fördern eine sichere Mobilität. |
| **Die Einrichtung**<br>**S5** - stellt sicher, dass alle an der Versorgung des Patienten/Bewohners Beteiligten über das vorliegende Sturzrisiko informiert werden. | **P5** - informiert die an der Versorgung beteiligten Berufs- und Personengruppen über das Sturzrisiko des Patienten/Bewohners und gibt Hinweise zum situativ angemessenen Umgang mit diesem. | **E5** Den an der Versorgung beteiligten Berufs- und Personengruppen sind das individuelle Sturzrisiko und die jeweils notwendigen Maßnahmen zur Sturzprophylaxe bekannt. |
| **Die Pflegefachkraft**<br>**S6** ist zur systematischen Sturzerfassung und -analyse befähigt. | **P6** - dokumentiert systematisch jeden Sturz, analysiert diesen – gegebenenfalls mit anderen an der Versorgung beteiligten Berufsgruppen – und schätzt die Sturzrisikofaktoren | **E6** Jeder Sturz ist dokumentiert und analysiert. In der Einrichtung liegen Zahlen zu Häufigkeit, Umständen und Folgen von Stürzen vor. |

**Abb. 9.20** ⇢ **Sturzrisikofaktoren.** Dokubogen der Fa. DAN Produkte Pflegedokumentation, Siegen. ▶▶

**Intrinsische Faktoren** (personenbezogene Faktoren)

bitte mit „x" markieren

Vor-/Nachname: Franziska Schulz
Monate: von Dez bis ____ Jahr 06 Nr. 1

| 1) Funktionseinbußen und Funktionsbeeinträchtigungen | Datum | trifft zu | Maßnahmen (siehe Planung) | Hdz. | Datum | trifft zu | Maßnahmen (siehe Planung) | Hdz. | Datum | trifft zu | Maßnahmen (siehe Planung) | Hdz. |
|---|---|---|---|---|---|---|---|---|---|---|---|---|
| • Probleme mit der Körperbalance/dem Gleichgewicht | 2.12.06 | X | X ja ○ nein | | | ○ | ○ ja ○ nein | | | ○ | ○ ja ○ nein | |
| • Gangveränderungen/eingeschränkte Bewegungsfähigkeit | | X | X ja ○ nein | | | ○ | ○ ja ○ nein | | | ○ | ○ ja ○ nein | |
| • Erkrankungen, die mit veränderter Mobilität, Motorik und Sensibilität einhergehen | | | | | | | | | | | | |
| - Multiple Sklerose | | | ○ ja ○ nein | | | ○ | ○ ja ○ nein | | | ○ | ○ ja ○ nein | |
| - Parkinson´sche Erkrankung | | | ○ ja ○ nein | | | ○ | ○ ja ○ nein | | | ○ | ○ ja ○ nein | |
| - Apoplexie/apoplektischer Insult | | | ○ ja ○ nein | | | ○ | ○ ja ○ nein | | | ○ | ○ ja ○ nein | |
| - Polyneuropathie | | | ○ ja ○ nein | | | ○ | ○ ja ○ nein | | | ○ | ○ ja ○ nein | |
| - Osteoarthritis | | | ○ ja ○ nein | | | ○ | ○ ja ○ nein | | | ○ | ○ ja ○ nein | |
| - Krebserkrankungen | | | ○ ja ○ nein | | | ○ | ○ ja ○ nein | | | ○ | ○ ja ○ nein | |
| - andere chronische Erkrankungen/schlechter klinischer Allgemeinzustand | | | ○ ja ○ nein | | | ○ | ○ ja ○ nein | | | ○ | ○ ja ○ nein | |
| | | | ○ ja ○ nein | | | ○ | ○ ja ○ nein | | | ○ | ○ ja ○ nein | |
| **2) Sehbeeinträchtigungen** | | | | | | | | | | | | |
| • reduzierte Kontrastwahrnehmung | | | ○ ja ○ nein | | | ○ | ○ ja ○ nein | | | ○ | ○ ja ○ nein | |
| • reduzierte Sehschärfe | | | ○ ja ○ nein | | | ○ | ○ ja ○ nein | | | ○ | ○ ja ○ nein | |
| • ungeeignete Brillen | | | ○ ja ○ nein | | | ○ | ○ ja ○ nein | | | ○ | ○ ja ○ nein | |
| | | | ○ ja ○ nein | | | ○ | ○ ja ○ nein | | | ○ | ○ ja ○ nein | |
| **3) Beeinträchtigung der Kognition und Stimmung** | | | | | | | | | | | | |
| • Demenz | | | ○ ja ○ nein | | | ○ | ○ ja ○ nein | | | ○ | ○ ja ○ nein | |
| • Depression | | | ○ ja ○ nein | | | ○ | ○ ja ○ nein | | | ○ | ○ ja ○ nein | |
| • Delir (Bewusstseinstrübung mit traumatischer Verwirrung und Halluzinationen) | | | ○ ja ○ nein | | | ○ | ○ ja ○ nein | | | ○ | ○ ja ○ nein | |
| | | | ○ ja ○ nein | | | ○ | ○ ja ○ nein | | | ○ | ○ ja ○ nein | |
| **4) Erkrankungen, die zu kurzzeitiger Ohnmacht führen** | | | | | | | | | | | | |
| • Hypoglykämie | | | ○ ja ○ nein | | | ○ | ○ ja ○ nein | | | ○ | ○ ja ○ nein | |
| • Haltungsbedingte Hypotension | | X | X ja ○ nein | | | ○ | ○ ja ○ nein | | | ○ | ○ ja ○ nein | |
| • Herzrhythmusstörungen | | | ○ ja ○ nein | | | ○ | ○ ja ○ nein | | | ○ | ○ ja ○ nein | |
| • TIA (Transitorische ischämische Attacke) | | | ○ ja ○ nein | | | ○ | ○ ja ○ nein | | | ○ | ○ ja ○ nein | |
| • Epilepsie | | | | | | | | | | | | |
| **5) Ausscheidungsverhalten** | | | | | | | | | | | | |
| • Dranginkontinenz, Nykturie | | | ○ ja ○ nein | | | ○ | ○ ja ○ nein | | | ○ | ○ ja ○ nein | |
| • Probleme beim Toilettengang | | | ○ ja ○ nein | | | ○ | ○ ja ○ nein | | | ○ | ○ ja ○ nein | |
| | | | ○ ja ○ nein | | | ○ | ○ ja ○ nein | | | ○ | ○ ja ○ nein | |
| **6) Angst vor Stürzen** | | | ○ ja ○ nein | | | ○ | ○ ja ○ nein | | | ○ | ○ ja ○ nein | |
| **7) Sturzvorgeschichte** ○ siehe Informationssammlung ○ siehe Sturzprotokoll ○ siehe Rückseite ○ siehe Verlegungsbogen | | | | | | | | | | | | |

**Sturzprotokoll**
**Sturzrisikofaktoren 3118**

**Sturzvorgeschichte**

schwerer Sturz im April 2006
mit Oberschenkelhalsfraktur links,
die mit einer TEP (Künstliches Hüftgelenk)
operativ versorgt wurde.

Datum: 2.12.06 Hdz: Mk übermittelnde Personen:

| **Extrinsische Faktoren** (umgebungsbezogene Gefahrenquellen) | Datum | trifft zu | Maßnahmen (siehe Planung) | Hdz. | Datum | trifft zu | Maßnahmen (siehe Planung) | Hdz. | Datum | trifft zu | Maßnahmen (siehe Planung) | Hdz. |
|---|---|---|---|---|---|---|---|---|---|---|---|---|
| **8) Verwendung von Hilfsmitteln** | | | ○ ja ○ nein | | | ○ | ○ ja ○ nein | | | ○ | ○ ja ○ nein | |
| | | | ○ ja ○ nein | | | ○ | ○ ja ○ nein | | | ○ | ○ ja ○ nein | |
| **9) Schuhe (Kleidung)** | | | ○ ja ○ nein | | | ○ | ○ ja ○ nein | | | ○ | ○ ja ○ nein | |
| | | | ○ ja ○ nein | | | ○ | ○ ja ○ nein | | | ○ | ○ ja ○ nein | |
| **10) Medikamente** | | | | | | | | | | | | |
| • Psychopharmaka | | | ○ ja ○ nein | | | ○ | ○ ja ○ nein | | | ○ | ○ ja ○ nein | |
| • Sedativa/Hypnotika | | | ○ ja ○ nein | | | ○ | ○ ja ○ nein | | | ○ | ○ ja ○ nein | |
| • Antiarrhythmika | | | ○ ja ○ nein | | | ○ | ○ ja ○ nein | | | ○ | ○ ja ○ nein | |
| | | | ○ ja ○ nein | | | ○ | ○ ja ○ nein | | | ○ | ○ ja ○ nein | |
| **11) Gefahren in der Umgebung, innerhalb von Räumen und Gebäuden** | | | | | | | | | | | | |
| • Schlechte Beleuchtung | | X | X ja ○ nein | | | ○ | ○ ja ○ nein | | | ○ | ○ ja ○ nein | |
| • Steile Treppen | | | ○ ja ○ nein | | | ○ | ○ ja ○ nein | | | ○ | ○ ja ○ nein | |
| • Mangelnde Haltemöglichkeiten | | | ○ ja ○ nein | | | ○ | ○ ja ○ nein | | | ○ | ○ ja ○ nein | |
| • Glatte Böden | | | ○ ja ○ nein | | | ○ | ○ ja ○ nein | | | ○ | ○ ja ○ nein | |
| • Stolpergefahren (z.B. Teppichkanten, herumliegende Gegenstände, Haustiere) | | X | X ja ○ nein | | | ○ | ○ ja ○ nein | | | ○ | ○ ja ○ nein | |
| | | | ○ ja ○ nein | | | ○ | ○ ja ○ nein | | | ○ | ○ ja ○ nein | |
| **Außerhalb von Räumen und Gebäuden:** | | | | | | | | | | | | |
| • Unebene Gehwege und Straßen | | | ○ ja ○ nein | | | ○ | ○ ja ○ nein | | | ○ | ○ ja ○ nein | |
| • Mangelnde Sicherheitsausstattung (z.B. Haltemöglichkeiten, Beleuchtung) | | | ○ ja ○ nein | | | ○ | ○ ja ○ nein | | | ○ | ○ ja ○ nein | |
| • Wetterverhältnisse (Glatteis, Schnee...) | | | ○ ja ○ nein | | | ○ | ○ ja ○ nein | | | ○ | ○ ja ○ nein | |
| | | | ○ ja ○ nein | | | ○ | ○ ja ○ nein | | | ○ | ○ ja ○ nein | |

**Die Erfassung der Sturzrisikofaktoren sollte bei Veränderung der Pflegesituation und nach jedem Sturz des Bewohners wiederholt werden!**

## Mögliche sturzprophylaktische Maßnahmen planen und durchführen

Es kommt nicht so sehr darauf an, die passende Maßnahme gegen jeden einzelnen ermittelten Sturzrisikofaktor zu finden. Vielmehr gilt es, den Betroffenen und seine Angehörigen mit einzubeziehen und die Gesamtsituation zu entschärfen.

### Mobilitätsförderung

Um Stürzen vorzubeugen, ist die Steigerung der körperlichen Leistungsfähigkeit und eine Förderung der Mobilität das Mittel erster Wahl.

**M** *Die beste sturzprophylaktische Maßnahme ist, sturzgefährdeten Menschen zu ermöglichen, sich so oft und so sicher wie möglich zu bewegen!*

### Kraft- und Balancetraining

Im Rahmen des „Ulmer Modells“, einem Projekt zur Sturzprävention des Geriatrischen Zentrums Ulm/Alb-Donau, wurde ein spezielles Trainingsprogramm für sturzgefährdete Menschen entwickelt. Die Muskelgruppen, die bei einem Sturzgeschehen wichtig sind, werden durch Krafttraining unter Einsatz von Gewichten trainiert. Das Gleichgewicht, dem beim Sturz eine besondere Bedeutung zukommt, wird verbessert. Die Durchführung dieses Kraft- und Balancetrainings wird alten Menschen 2-mal wöchentlich für ca. 1 Stunde empfohlen. Im Ulmer Modellprojekt wurde das Angebot der Trainingsgruppen sehr gut angenommen. Die Menschen kamen gerne in die Gruppen und hatten Spaß. Vor allem aber verbesserten sie ihre körperliche Leistungsfähigkeit deutlich und stürzten weniger. Ein wichtiges Ergebnis des Modellprojekts ist, dass ein gezieltes Training der Muskelkraft und des Gleichgewichts in allen Altersgruppen, also auch bis ins höchste Alter möglich ist.

**P** ***Trainingsgruppen.*** *Sturzgefährdeten Bewohnern sollte die Teilnahme an Trainingsgruppen ermöglicht werden, lautet eine Empfehlung des Expertenstandards. Trainingsgruppen können in der eigenen Einrichtung oder in Zusammenarbeit mit anderen Institutionen aufgebaut werden* ***(Abb. 9.21)****.*

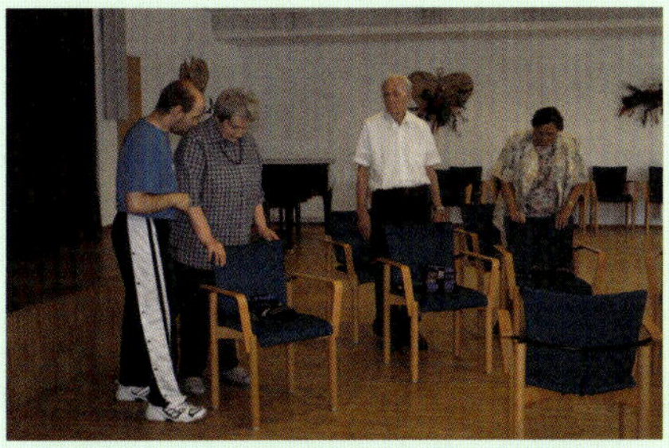

**Abb. 9.21 ⇢ Trainingsgruppe.** Alte Menschen können ihr Sturzrisiko durch ein spezielles Kraft- und Gleichgewichtstraining erheblich senken.

*Um die Inhalte zu vertiefen, können Sie sich das Video „Trainingsgruppe Sturzprophylaxe“ ansehen.*

**W** *Durch die Teilnahme an Trainingsgruppen, Schulung des Pflegepersonals, Dokumentation und Auswertung aller Stürze und durch den Einsatz von Hüftprotektoren konnten die Stürze in Ulmer Pflegeheimen bereits 2001 während des Modellprojekts um 40 % gesenkt werden. Dies zeigt, welchen Erfolg die konsequente Umsetzung sturzprophylaktischer Maßnahmen haben kann!*

### Bewegungseinschränkende Maßnahmen

Durch Fixierung, sei es durch Bettgitter oder auch körpernahe Fixierung mittels Gurten o. Ä., wird ein Teufelskreis ausgelöst: der Betroffene ist in seiner Bewegungsmöglichkeit massiv eingeschränkt. Dadurch bildet sich die Muskulatur zurück und seine Bewegungsfähigkeit nimmt ab. Die Verhaltensauffälligkeiten, derentwegen er fixiert wurde, werden dagegen zunehmen und zu einer weiteren Erhöhung der Sturzgefahr führen.

**P** ***Vorsicht bei Neuroleptika und Schlafmitteln.*** *Neuroleptika (z. B. Atosil, Haldol), bestimmte Antidepressiva (z. B. Aponal, Stangyl), und die häufig als Schlafmittel eingesetzten langwirksamen Benzodiazepine (z. B. Valium, Diazepam) erhöhen das Sturzrisiko. Ermöglichen Sie Demenzkranken ausreichend Bewegung in einem sicheren Umfeld (S. 184). Sprechen Sie den Arzt an, ob das ein oder andere Medikament reduziert oder abgesetzt werden kann.*

### Hüftprotektoren

Sie sind ein sehr gutes Hilfsmittel, das bei einem hohen Sturzrisiko Knochenbrüchen im Hüftbereich vorbeugen kann. In Studien konnten über 80 % der hüftgelenksnahen Frakturen nach Stürzen durch das Tragen eines Hüftprotektors vermieden werden.

**Polsterprotektoren.** Sie haben ein etwas dickeres größeres Polster, das die Energie des Aufpralls bei einem Sturz aufnimmt **(Abb. 9.22)**.

**Hartschalenprotektoren.** Sie funktionieren ähnlich wie ein Sturzhelm: die Aufprallenergie wird von der harten Schale aufgenommen und in die umliegenden Weichteile verteilt.

**P** ***Korrekter Sitz.*** *Bei Hartschalenprotektoren ist ein korrekter Sitz des Protektors über dem großen Rollhügel des Oberschenkelknochens (Trochanter major) wichtig, um die vor Frakturen schützende Wirkung zu erzielen.*

Hartschalenprotektoren sind bei kachektischen (stark unterernährten) Menschen kontraindiziert! Da kein Fettgewebe vorhanden ist, um die Energie aufzunehmen, kann es hier trotz Protektor zu Frakturen kommen. Polsterprotektoren sind geeignet.

**P** ***Beratung.*** *Menschen mit ausgeprägten Sturzrisikofaktoren sollen über die Möglichkeit des Einsatzes von Hüftprotektoren informiert und individuell beraten werden, so eine weitere Empfehlung des Expertenstandards.*

*Um die Inhalte zu vertiefen, können Sie sich das Video „Beratungsgespräch Hüftprotektor“ ansehen.*

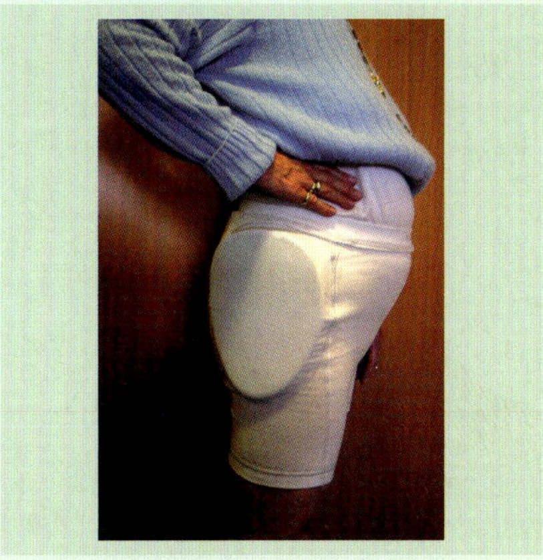

**Abb. 9.22 ⇢ Polsterprotektor.** Hüftprotektor mit Polster für die Frau.

### Einsatz und Anpassung von Hilfsmitteln

Die Pflegefachkraft rät zur Anschaffung geeigneter Hilfsmittel. Wichtig ist eine Anleitung des Bewohners oder Klienten im richtigen Umgang damit. Bei Nachtstühlen, Rollstühlen und Rollatoren sollten regelmäßig Funktions- und Sicherheitsprüfungen (Kontrolle der Bremsen durch das ausliefernde Orthopädiefachgeschäft) durchgeführt werden.

### Geeignete Schuhe, Stoppersocken

Viele Stürze werden durch das Tragen ungeeigneter Schuhe oder das Gehen mit Socken bzw. Strümpfen verursacht. Die Schuhe sollten keinen oder nur einen flachen Absatz haben, gut sitzen und Halt geben. Für Menschen, die ihre Füße beim Gehen genügend anheben, sind Stoppersocken empfehlenswert. Insbesondere wenn sie nachts getragen werden, können Stürze durch Ausrutschen mit den nackten Füßen oder in rutschigen Socken vermieden werden.

### Umgebungsanpassung

#### Beleuchtung

Es ist auf eine ausreichende Helligkeit zu achten. Im Zimmer und in der Toilette sturzgefährdeter Menschen sollte nachts ein Licht brennen. Ein kleines Nachtlicht reicht nicht aus, da alte Menschen damit nichts erkennen können. Indirektes Licht ist empfehlenswert, da es nicht blendet und nicht spiegelt. Spiegelungen können insbesondere von Demenzkranken als Hindernisse, denen ausgewichen werden muss, gedeutet werden.

#### Treppen

Treppen bedeuten immer ein Sturzrisiko. Besser sind barrierefreie Bereiche. An Treppen und auf Fluren sollten möglichst beidseits Handläufe angebracht werden.

#### Böden

Rutschhemmende Beläge verwenden. Böden in Altenheimen nicht bohnern, da es sie glatt macht und spiegelt. Teppiche auf rutschfeste Unterlagen legen. Keine losen Kabel auf dem Fußboden.

Für Privatwohnungen oder im Betreuten Wohnen gilt zusätzlich: ausreichend Platz zwischen den Möbeln schaffen, damit man sich auch mit einer Gehhilfe gut bewegen kann. Keine Gegenstände auf dem Boden herumliegen lassen. Telefon und auch Lichtschalter sollten gut erreichbar sein.

**P** ***Wohnraumberatung in der ambulanten Pflege.*** *Beginnen Sie mit der Empfehlung, etwas, das mehr Sicherheit bringt, hinzuzufügen, z. B. eine rutschfeste Teppichunterlage oder ein stärkeres Licht. Das wird eher umgesetzt als der Rat, bestimmte „Stolperfallen" zu entfernen.*

### Fallbeispiel Frau Schulz

Beachten Sie hierzu den Punkt Prozessqualität im Expertenstandard Sturzprophylaxe **(Abb. 9.19)**.

### Systematisches Erfassen der Sturzrisikofaktoren vgl. Expertenstandard Prozessebene (P1) Abb. 9.19

Frau Schulz macht auf den ersten Blick einen recht selbstständigen und mobilen Eindruck. Doch die Tatsache, dass sie erst vor etwa 8 Monaten schwer gestürzt war, ist für Frau Müller, Altenpflegerin in der Seniorenresidenz, ein wichtiger Hinweis auf ein erhöhtes Sturzrisiko. Deshalb nimmt sie sich das Blatt „Sturzrisikofaktoren" aus dem Dokumentationssystem und geht die 11 aufgelisteten Risikofaktoren durch, um zu sehen, welche bei Frau Schulz vorhanden sind. Sie setzt mehrere Kreuzchen **(Abb. 9.20)**.

### Information und Beratung über Sturzrisikofaktoren und mögliche sturzprophylaktische Maßnahmen (P2)

Frau Müller besucht Frau Schulz in deren Appartement.

*Frau Müller:* „Mir sind ein paar Umstände aufgefallen, die dazu führen könnten, dass Sie hier nochmals stürzen. Ich möchte Sie gerne darüber informieren und gemeinsam mit Ihnen überlegen, ob und was wir dagegen unternehmen können."

*Frau Schulz:* „Ja, wirklich? Ich fühle mich hier sehr sicher. Alles würde ich tun, um einen so schrecklichen Sturz nicht noch mal erleben zu müssen!"

*Frau Müller:* „Ich habe gesehen, Sie gehen etwas beschwerlich. Auch Ihr Schwindel beim Aufstehen könnte einmal zu einem Sturz führen."

*Frau Schulz:* „Ach nein, ich stehe immer langsam auf und bleibe noch etwas sitzen, bis der Schwindel vergeht."

*Frau Müller:* „Das ist gut. Ich werde einmal den Arzt auf Ihren niederen Blutdruck ansprechen, vielleicht kann er etwas machen. Wir haben eine Trainingsgruppe im Altenheim drüben, die ich Ihnen sehr empfehlen kann. Wenn Sie regelmäßig mitmachen, wird sich Ihre Beweglichkeit und Fitness spürbar verbessern. Sollten Sie einmal stolpern, haben Sie genügend Kraft um sich schnell wieder ins Gleichgewicht zu bringen.

*Frau Schulz:* „Doch, diese Gruppe schaue ich mir einmal an. Wenn es nette Leute sind, mache ich vielleicht mit!"

*Frau Müller:* „Die meisten Stürze passieren in den eigenen vier Wänden. Wir sollten uns Ihr Appartement einmal unter diesem Blickwinkel ansehen. Vielleicht möchten Sie das ein oder andere verbessern. Ich könnte Ihnen z. B. stärkere Birnen besorgen, damit Sie besser sehen, wo Sie gehen."

*Frau Schulz:* „Stimmt eigentlich, einverstanden!"

*Frau Müller:* „Wir können ja offen reden: das Kabel und der Teppich sind echte Stolperfallen."

*Frau Schulz:* „Gut, dass sie es ansprechen, das habe ich noch gar nicht so gesehen. Das Kabel lege ich gleich an die Wand, da stört es vorerst nicht weiter. Der Teppich soll bleiben wo er ist. Ich hänge sehr an ihm."

*Frau Müller:* „Wie er auch liegt, es ist so eng hier, dass er immer in Ihren „Gehweg" zwischen Küchenzeile und Sofa hineinragt. Ich könnte eine Kollegin fragen, ob sie mir hilft ihn so zu drehen, dass die Ecke, die nach oben steht unter dem Sofa ist. Die Ecke, die dann vorn liege, könnte man eventuell ankleben."

*Frau Schulz:* „Den Teppich zu drehen ist in Ordnung. Aber das mit dem Ankleben muss ich mir noch überlegen!"

*Frau Müller:* „Tun Sie das ruhig. Ich möchte noch etwas ganz anderes ansprechen: Hüftschutzhosen: damit kann Knochenbrüchen im Hüftbereich, wie Sie ja schon einen hatten, vorgebeugt werden. Ich habe ein paar verschiedene Modelle da, die ich Ihnen einmal zeigen könnte, wenn Sie Interesse haben."

*Frau Schulz:* „Ja, gerne!"

### Erstellen eines Maßnahmenplans (P3)

Frau Müller geht ins Dienstzimmer und kreuzt auf dem Blatt „Sturzrisikofaktoren" an, wo sie sich gemeinsam mit Frau Schulz auf eine Maßnahme geeinigt hat. Sie erstellt eine Pflegeplanung, aus der ersichtlich ist, welche Maßnahmen wann von wem und mit welchem Ziel durchgeführt werden.

### Gewährleistung einer sicheren Umgebung und Bereitstellung der Voraussetzungen für individuelle Maßnahmen durch die Einrichtung (P4)

Frau Schulz hat Glück, dass sie von der Trainingsgruppe, die im Altenheim aufgebaut wurde, profitieren kann. Ebenso, dass Hüftprotektoren vorhanden sind, die sie anschauen und ausprobieren kann. Flure und Aufzug entsprechen den Sicherheitsanforderungen für Menschen mit erhöhtem Sturzrisiko.

### Gewährleistung der Informationsweitergabe an alle beteiligten Personen durch die Einrichtung (P5)

In der Seniorenresidenz wurde den Pflegefachpersonen die Aufgabe zugeteilt, die Informationsweitergabe zu übernehmen. Frau Müller informiert ihre Kolleginnen, den Hausarzt und den Sport- und Gymnastiklehrer, der das Training leitet.

Die Einrichtung hat ein Dokumentationssystem ausgewählt, das ein Blatt zur Sturzrisikoerfassung enthält. Selbstverständlich sind darin auch die Formulare für Pflegeplanungen enthalten. Ebenso gibt es Bögen zur Sturzdokumentation.

### Dokumentation und Einrichtungsbezogene Auswertung der Sturzprotokolle (P6)

Jeder Sturz wird auf diesen Bögen dokumentiert. Es werden Datum, Uhrzeit, Sturzort und Sturzhergang aufgenommen. Es können noch Angaben zu getragenen Schuhen, verwendeten Hilfsmitteln oder Ähnlichem gemacht werden. Ebenso sind die Sturzfolgen, etwa Verletzungen, Frakturen und daraufhin eingeleitete Maßnahmen zu dokumentieren. Nach einem Sturz werden die Sturzrisikofaktoren neu bewertet.

Das Altenheim wertet alle Sturzdokubögen in regelmäßigen Abständen aus. Die Einrichtung weiß, zu welchen Uhrzeiten und an welchen Orten besonders viele Stürze passieren. Daraus werden weitere Maßnahmen entwickelt, um diesen Stürzen entgegenzuwirken, etwa der vermehrte Einsatz und die Gegenwart von Pflegepersonal zu Uhrzeiten, zu welchen sich besonders viele Stürze ereignen.

### Sprunggelenkfrakturen

**D** *Fraktur im Knöchelbereich des oberen Sprunggelenks.*

#### Ursachen und Symptome

Die Betroffenen berichten, sie seien mit dem Fuß „umgeknickt". Im Bereich des Sprunggelenkes ist der Fuß deutlich geschwollen, schmerzhaft und kann nicht belastet werden.

**W** *Sind sowohl Innen- als auch Außenknöchel gebrochen, spricht man von einer bimalleolären Fraktur. Ist zusätzlich an der Hinterkante des Schienbeins ein Stück ausgebrochen, handelt es sich um eine trimalleoläre Fraktur.*

#### Therapie

Da Innen- und Außenknöchel das obere Sprunggelenk bilden, ist eine exakte Wiederherstellung der Gelenkfläche nötig. Andernfalls kann es zur frühzeitigen Entwicklung einer Arthrose (Gelenkverschleiß) kommen. Deshalb müssen Sprunggelenkfrakturen häufig operiert werden **(Abb. 9.23)**.

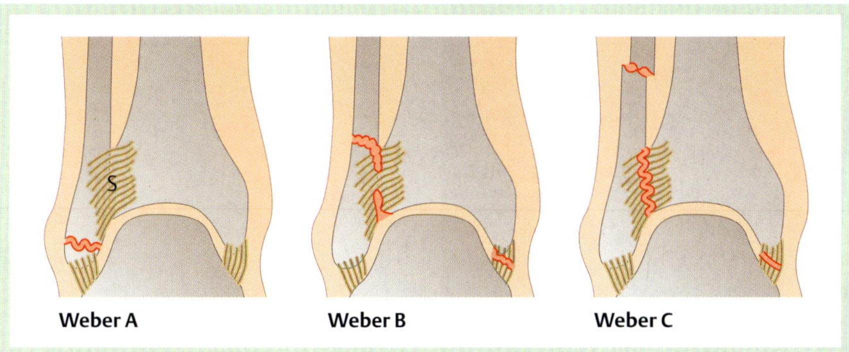


**Abb. 9.23** ⇢ **Sprunggelenkfrakturen.** Die Einteilung der Sprunggelenkfrakturen richtet sich nach der Bruchlokalisation am Außenknöchel. Während bei einer Weber A-Fraktur eine Gipsbehandlung ausreichend ist, müssen die beiden anderen Formen der Sprunggelenkfrakturen operiert werden (aus Paetz u. Benzinger-König, 2004).

**P** ***Kontrakturen müssen nicht sein!*** *Das individuelle Kontrakturenrisiko einen alten Menschen muss entsprechend seinen Grunderkrankungen und seiner vorhandenen Bewegungsfähigkeit erfasst werden. Daraufhin sind ihm geeignete prophylaktische Maßnahmen zu erklären bzw., wenn nötig, für ihn durchzuführen* *(S. 188)**.*

### 9.2.3 Schulterluxation

**D** *Ausgekugeltes Schultergelenk.*

Unsere Gelenke sind mit stabilen Bändern und Sehnen umgeben. Zusätzlichen Halt gibt im Hüftgelenk die knöcherne Gelenkführung in der Gelenkpfanne. Das Schultergelenk dagegen hat eine sehr flache Gelenkpfanne und wird nur durch die umgebende Muskulatur stabilisiert. Deshalb ist das Schultergelenk das am häufigsten luxierte Gelenk (50 % aller Gelenkluxationen).

#### Ursache

Die Schulterluxation ist meist Folge eines Sturzes auf den ausgestreckten Arm, den Ellenbogen oder direkt auf die Schulter.

### Symptome

Die Schulter schmerzt stark, der Arm kann nicht angehoben werden. Im Bereich des Oberarmkopfes ist eine „Delle" tastbar, weil die Gelenkpfanne leer ist.

### Diagnostik

Zum Ausschluss einer Begleitverletzung, z. B. eines Oberarmbruches, ist immer eine Röntgenaufnahme erforderlich **(Abb. 9.24)**.

### Therapie

Meist gelingt die Reposition unter Zug ohne Narkose. Wenn nicht, muss die Schulter in Kurznarkose reponiert werden. Im Anschluss wird das Gelenk im Gilchristverband ruhig gestellt. Zur Vermeidung einer Schulterkontraktur sollte besonders bei älteren Menschen nach spätestens einer Woche die Ruhigstellung aufgehoben und mit krankengymnastischen Übungen zur Muskelstärkung begonnen werden.

**W** *Hüftluxationen sind viel seltener. Zu erkennen ist meist eine Fehlstellung des Beines, das im Hüftgelenk nicht bewegt werden kann. Im Gegensatz zum Schultergelenk gelingt eine Reposition des Hüftgelenks nur in Narkose. Nicht selten muss sogar operiert werden.*

## 9.2.4 Knochentumoren

Während Skelettmetastasen im Alter relativ häufig vorkommen, sind Tumoren, die vom Knochen ausgehen, eher eine Erkrankung der Jugendlichen oder jüngeren Erwachsenen. Das Plasmozytom kann zu den Knochentumoren gerechnet werden, weil es dabei zu erheblichen Skelettveränderungen kommt. Ausgangsgewebe dieser Krebserkrankung sind aber bestimmte Immunzellen (Blutabwehrzellen).

### Plasmozytom (Multiples Myelom)

**D** *Maligne Entartung der Plasmazellen des Knochenmarks.*

### Ursachen

Die Plasmazellen bilden sich aus den B-Lymphozyten (s. Erkrankungen des Blutes, S. 262) und sind verantwortlich für die Antikörperproduktion (Immunglobuline) im Rahmen der Immunabwehr. Aus ungeklärter Ursache kommt es beim Plasmozytom zu einer Wucherung dieser Zellen im Knochenmark.

### Symptome

Das Plasmozytom ist mit 3 Fällen pro 100 000 Menschen eine eher seltene Erkrankung. Sie tritt vorwiegend im höheren Lebensalter (6.–7. Lebensjahrzehnt) auf. Männer sind häufiger betroffen. Die Erkrankung beginnt schleichend mit *Knochenschmerzen* und *genereller Leistungsminderung.*

Im weiteren Verlauf kommen verschiedene Beschwerden hinzu:

- *Gefahr von Spontanfrakturen:* Die veränderten Plasmazellen aktivieren Osteoklasten (knochenabbauende Zellen). Die Folge sind lokale Knochenzerstörungen. Besonders im Bereich der Wirbelkörper und von Becken und Schädel finden sich im Röntgenbild „schrotschussähnliche" Veränderungen **(Abb. 9.25)**.
- *Anämie (Blutarmut), Infektneigung:* Die im Knochenmark wuchernden Plasmazellen verdrängen die übrigen Blutzellen. Außerdem werden im Übermaß nicht funktionsfähige Immunglobuline gebildet, weswegen eine geregelte Immunabwehr in fortgeschrittenen Stadien nicht mehr möglich ist.

### Diagnostik

Neben den *röntgenologischen Veränderungen* lässt sich ein Plasmozytom durch die veränderte Eiweißbildung nachweisen. Bei der Untersuchung einer *Knochenmarkbiopsie* (Entnahme von Knochenmark) fallen die veränderten Plasmazellen auf. Die vermehrte Bildung von Immunglobulinen ist in der *Eiweißelektrophorese* **(Abb. 9.26)** und in einer erhöhten Eiweißausscheidung im Urin ersichtlich. Außerdem fällt bei

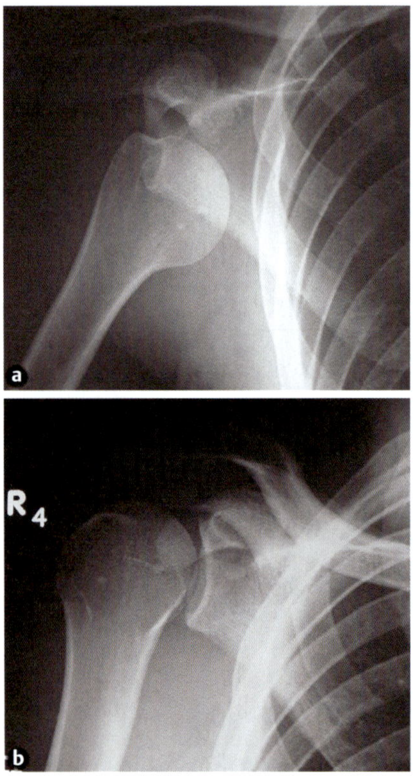


**Abb. 9.24 ··› Schulterluxation. a** Der Oberarmkopf steht unterhalb der Gelenkpfanne. **b** Kontrolle nach Reposition (aus Paetz u. Benzinger-König, 2004).

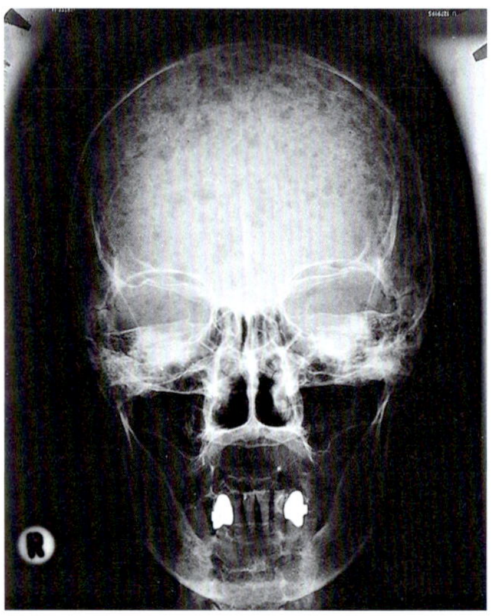

**Abb. 9.25 ··› „Schrotschussschädel".** Lokale Knochenzerstörungen am Schädel („Schrotschussschädel") als Folge eines Plasmozytoms.

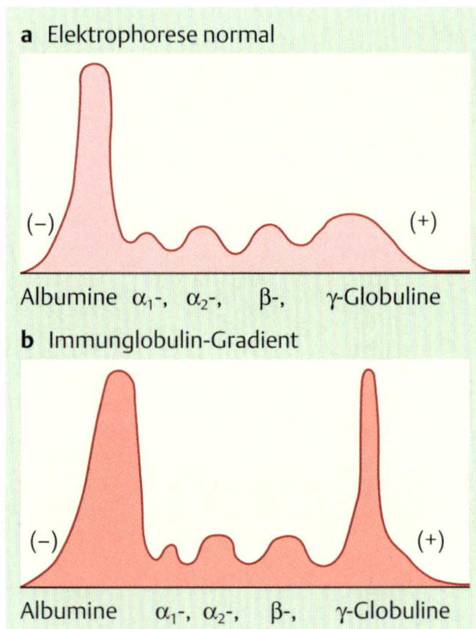


**Abb. 9.26 ··› Eiweißelektrophorese.** Nachweis einer vermehrten Bildung von Immunglobulinen durch Eiweißelektrophorese (aus Gerlach, Wagner u. Wirth, 2006).

den Patienten eine deutlich *erhöhte Blutsenkung* (BSG) mit Werten >100 mm auf.

### Therapie

Durch eine *Kombination aus Strahlen- und Chemotherapie* versucht man, die Plasmazellen zurückzudrängen. Zur Stabilisierung des Therapieerfolges wird im Anschluss Interferon verabreicht. Es handelt sich um einen körpereigenen Wirkstoff, der eine hemmende Wirkung auf die Plasmazellen hat. Interferon muss 3-mal wöchentlich subkutan gespritzt werden. Ist der Betroffene jünger als 70 Jahre und in einem guten Allgemeinzustand, besteht die Therapie in einer hochdosierten Chemotherapie mit anschließender Stammzellentransplantation.

Zusätzlich wird versucht, den Knochen medikamentös (z. B. durch Bisphosphonate, S. 173) zu stabilisieren. Bei drohenden Knochenbrüchen kann aber auch eine Operation nötig werden.

### Prognose

Die Erkrankung verläuft sehr unterschiedlich. Dank vielfältiger Therapiemethoden ist in manchen Fällen ein Jahre andauernder Stillstand der Erkrankung zu erreichen, sie ist aber nicht heilbar!

## 9.3 Erkrankungen der Gelenke

Susanne Andreae

### 9.3.1 Fehlstellungen

#### Hallux valgus

**D** *Fehlstellung im Großzehengrundgelenk. Die Großzehe ist nach innen, in Richtung der übrigen Zehen gerichtet.*

**Ursachen**

Im normalen Fußgewölbe findet sich ein Quer- und ein Längsgewölbe. Im Laufe der Jahre kann es durch Fehlbelastung (falsches Schuhwerk, Übergewicht etc.) zum Einbruch dieser Gewölbe und dadurch zu Veränderungen der Fußform kommen.

**Symptome**

Als Folge eines Spreizfußes (Absinken des Fußquergewölbes) kommt es zu einer Fehlstellung im Großzehengrundgelenk. Folgen sind *schmerzhafte Druckschäden* (Exostose) am vorstehenden Gelenkknochen **(Abb. 9.27)**. Durch die Fehlstellung der Großzehe bilden sich im Bereich der übrigen Zehen häufig sog. *Krallen- und Hammerzehen.* Frauen sind von dieser Erkrankung häufiger betroffen.

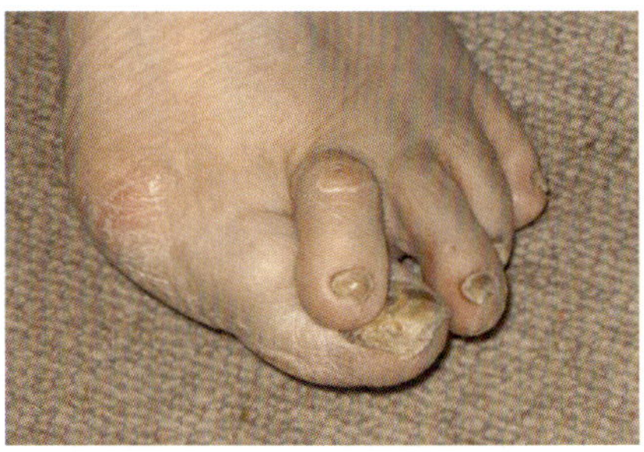

**Abb. 9.27 ⇢ Hallux valgus.** Der jahrelange Hallux valgus hat zur Fehlstellung auch der zweiten Zehe geführt.

**Therapie**

Neben orthopädischen Schuhen, Einlagen oder Nachtlagerungsschienen hilft langfristig nur die operative Korrektur.

#### Kontraktur (Gelenkversteifung)

**D** *Starke Bewegungseinschränkung eines Gelenks als Folge von Muskel- bzw. Sehnenverkürzungen und Schrumpfung der Gelenkkapsel.*

**Ursachen**

Kontrakturen können als Folge ganz unterschiedlicher Gelenkbeeinträchtigungen auftreten. Sie kommen im Alter häufig vor. Bei langfristiger *Immobilität* und *Inaktivität* kommt es zur Muskelverkürzung. *Nervenlähmungen* (z. B. nach Schlaganfall) führen durch eine Bewegungsunfähigkeit langfristig zu einer Kontraktur. Durch *falsche Lagerung* kann ein Gelenk zwanghaft fixiert werden und sich dadurch versteifen. Kontrakturen können auch durch *Unfälle*, z. B. hochgradige Verbrennungen oder Muskelschäden, bedingt sein.

**Symptome**

Bei den häufigeren Beugekontrakturen sind die Gelenke in Beugestellung **(Abb. 9.28)**, bei Streckkontrakturen dagegen in Streckstellung fixiert. Die Kontraktur ist nicht schmerzhaft, doch meist sind die Patienten in ihrer Bewegungsfähigkeit deutlich eingeschränkt.

**M** *Grundprinzip zur Verhinderung einer Kontraktur: Bewegung, Bewegung, Bewegung!*

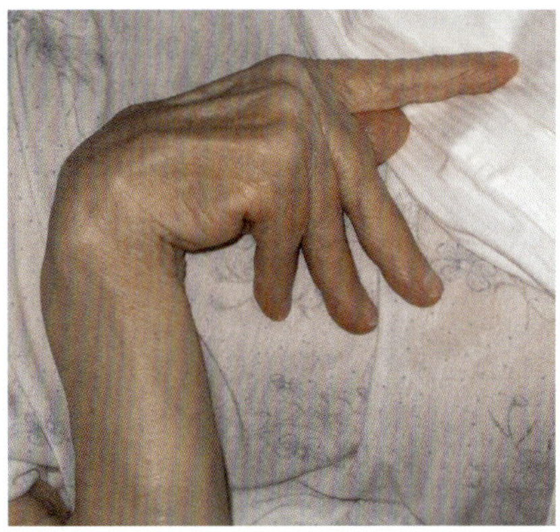

**Abb. 9.28 ⇢ Kontraktur.** Ausgeprägte Beugekontraktur der Hand nach langjähriger Bewegungseinschränkung aufgrund einer Parkinsonerkrankung.

# Pflegeschwerpunkt Kontrakturenprophylaxe

Jutta Weniger

Bewegungseinschränkungen aufgrund verschiedener Erkrankungen des Bewegungsapparates oder gar die vollkommene Ruhigstellung einzelner Gelenke, wie beispielsweise bei einer Gipsversorgung von Knochenbrüchen (Frakturen), erhöhen das Kontrakturrisiko erheblich. Kontrakturen können jedoch oft vermieden werden. Es geht darum, die Gefahr der Kontrakturenbildung, etwa durch Erkrankungen des Bewegungsapparates, Lähmungen oder Immobilität, rechtzeitig zu erkennen und konsequent geeignete vorbeugende Maßnahmen durchzuführen. Dies sind insbesondere: Lagerungen, Bewegungsübungen und Elemente aktivierender Pflege.

## Lagerungen

Werden Lagerungen als einzige Maßnahme eingesetzt, können sie das Entstehen von Kontrakturen nicht verhindern. Dennoch kommt ihnen insbesondere bei immobilen alten Menschen neben passiven Bewegungsübungen eine große Bedeutung zu. Es sollte ein regelmäßiger, ca. 2-stündlicher Wechsel zwischen Beuge- und Streckstellung der Gelenke erfolgen. So können sich weder die Streck- noch die Beugemuskeln verkürzen. Ist ein 2-stündlicher Lagewechsel nicht möglich (z. B. bei einem Gipsverband), sollten die gefährdeten Gelenke in Funktionsstellung gehalten werden.

### Lagerung in Streckstellung

Sie kann an allen Gelenken oder an bestimmten gefährdeten Gelenken durchgeführt werden **(Abb. 9.29a)**.

**P** ***Lagerungen individuell planen.*** *Meist liegen noch andere Erkrankungen vor, aufgrund derer bestimmte Lagerungen nicht möglich sind (z. B. Lagerung in Streckstellung bei Asthma bronchiale). Ebenso ist darauf zu achten, dass die gewählte Lagerung keine Schmerzen verursacht. Bei immobilen Menschen ist häufig auch eine Dekubitusprophylaxe nötig. Die Lagerung in Streckstellung kann in diesem Fall mit einer Lagerung in schiefer Ebene zur Druckentlastung kombiniert werden* *(S. 150)**.*

### Lagerung in Beugestellung

Diese Lagerung kann in flacher Rückenlage, mit leicht erhöhtem Oberkörper oder in schiefer Ebene durchgeführt werden **(Abb. 9.29b)**. Die Haltung der Hand kann durch das Einlegen eines weichen Balls oder einer Rolle in die Handfläche fixiert werden.

**M** *Bälle usw. sind kontraindiziert bei Menschen mit spastischer Lähmung, da dies die Spastik der Hand verstärken würde.*

### Lagerung in Funktionsstellung

Damit ist die Stellung gemeint, die bei einer eventuellen Versteifung des Gelenkes die kleinste Einschränkung darstellen würde **(Abb. 9.29c)**.

## Spitzfußprophylaxe

Der Spitzfuß, eine Kontraktur im Fußgelenk, die ein Beugen des Fußes unmöglich macht, ist meist eine Folge falscher Lagerung bei längerer Bettlägerigkeit. Besonders gefährdet sind Menschen mit Lähmungen z. B. bei einer Halbseitenlähmung nach einem Schlaganfall.

Die Füße sollten stets in einem Winkel von ca. 90° gelagert werden. Dazu können Halt gebende Kissen an den Fuß gestellt werden. Dies ist besonders wichtig, wenn die Fersen frei gelagert werden (zur Dekubitusprophylaxe), weil der Fuß dann noch mehr nach vorn fällt. Mit Hilfe eines Bettbogens kann der Druck der Bettdecke vom Fuß ferngehalten werden, der ihn ebenfalls nach vorn drücken würde.

Alternativ dazu können bequeme, Halt gebende knöchelhohe Schuhe angezogen werden, die den Fuß ebenfalls in 90°-Stellung halten.

**M** *Die Fußstütze darf nicht hart sein (z. B. ein Holzblock oder das Bettende). Dies würde die Spastizität fördern, was wiederum die Spitzfußbildung begünstigen würde.*

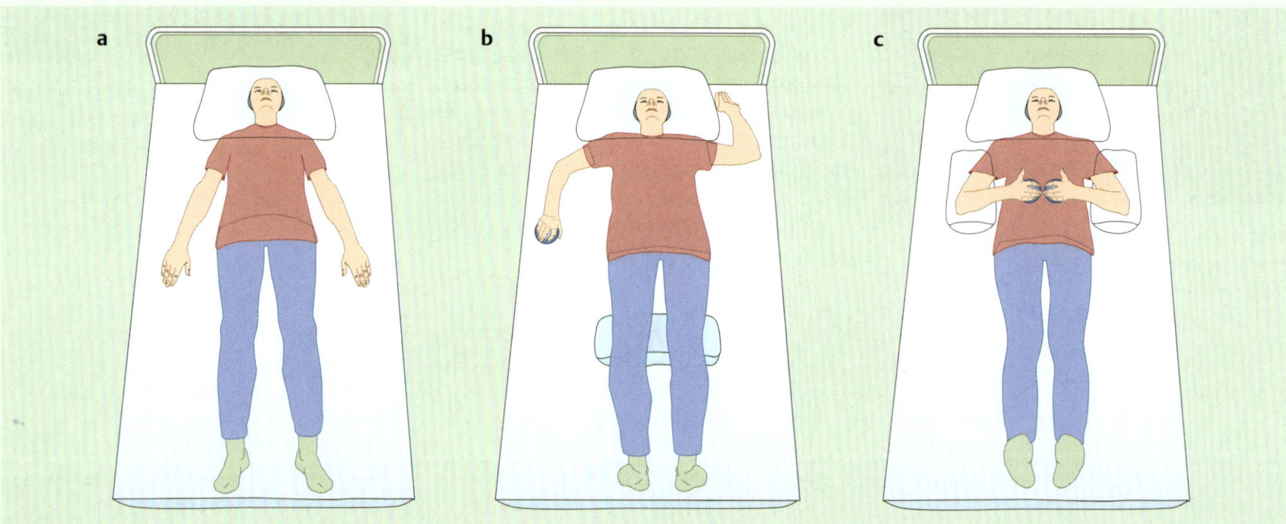


**Abb. 9.29** ⇢ **Kontrakturenprophylaktische Lagerungen. a** Streckstellung aller Gelenke, **b** Beugestellung aller Gelenke, **c** Funktionsstellung.

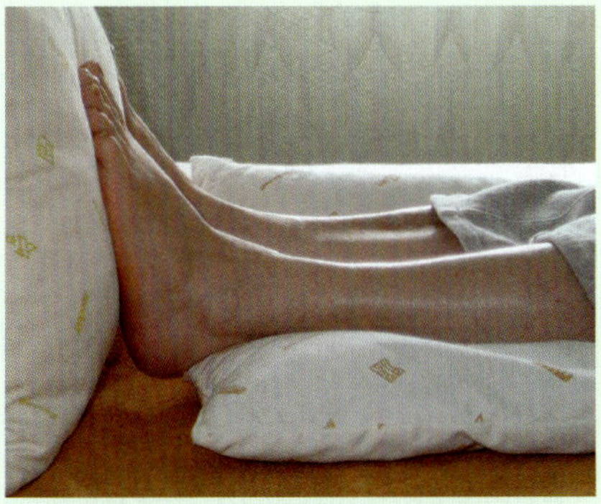

**Abb. 9.30 ⇢ Spitzfußprophylaxe.** Die Füße werden durch ein etwas festeres Kissen in 90°-Stellung gehalten bei gleichzeitiger Freilagerung der Fersen (aus Köther, 2005).

## Bewegungsübungen

Je nach Zustand des Kontrakturgefährdeten werden in den entsprechenden Gelenken passive, aktiv-assistive oder aktive Bewegungsübungen durchgeführt, um die Beweglichkeit der Gelenke zu erhalten.

### Passive Bewegungsübungen

**Indikation.** Vollkommen immobile Menschen.

**Durchführung.** Mindestens 2-mal täglich jedes Gelenk mehrmals langsam und vorsichtig durchbewegen. Begonnen wird bei den kleinen Gelenken, wobei hierfür die Extremität am körpernäheren, nächst größeren Gelenk fixiert wird.

### Aktive und aktiv-assistive Bewegungsübungen

**Indikation.** Menschen, die die Bewegungen selbst durchführen können (aktiv), und solche, die bei den Übungen mithelfen können (aktiv-assistiv).

**Durchführung.** Gelenke, die kontrakturgefährdet sind, werden entsprechend ihrer physiologischen Bewegungsfähigkeit wie zuvor angegeben selbstständig bewegt oder die Bewegungen werden von der Pflegeperson geführt.

**M** *Die Schmerzgrenze darf bei den Bewegungsübungen nicht überschritten werden!*

### Isometrische Spannungsübungen

**Indikation.** Wenn wegen einer Ruhigstellung einzelner Gelenke durch Gips oder Schienung oder bei Bewegungseinschränkungen anderer Art keine Bewegung möglich ist.

**Durchführung.** Muskelgruppen werden mit zunehmender Steigerung für 2–3 Sekunden angespannt und dann wieder für wenige Sekunden locker gelassen. Während der Anspannung soll normal weitergeatmet werden. Die Anspannungen werden ca. 15-mal wiederholt. Die einzelnen Übungen können mehrmals täglich durchgeführt werden.

## Aktivierende Pflege

Wird der alte Mensch zu möglichst viel Bewegung aufgefordert und ermuntert, dient dies der Kontrakturenprophylaxe. Dies ist gut möglich im Rahmen einer aktivierenden Körperpflege **(Abb. 9.31)**. Ebenso bei der Unterstützung beim An- und Auskleiden. Wann immer möglich, sollte der Kontrakturgefährdete an den Bettrand gesetzt werden. Bewegungsübungen im Sitzen sind effektiver als im Liegen.

**M** *Das beste Mittel zur Kontrakturenprophylaxe ist die Mobilisation/Bewegung. Am besten ist es, wenn der alte Mensch die kontrakturgefährdeten Gelenke selbst ausreichend bewegt. Dies kann im Rahmen einer aktivierenden Pflege ermöglicht und gefördert werden.*

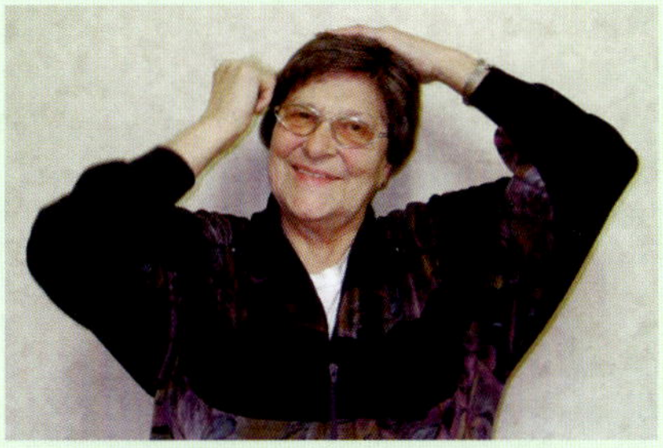

**Abb. 9.31 ⇢ Kontrakturenprophylaxe.** Beim Haare kämmen werden Schulter, Ellbogen, Hand und Fingergelenke bewegt, was gleichzeitig Kontrakturen vorbeugt.

## 9.3.2 Amputation

**D** *Vollständige Abtrennung eines Körperteils.*

Meist betreffen Amputationen Füße oder Beine. Die häufigsten Ursachen für Amputationen im Alter sind:

- Diabetes mellitus, besonders bei schlechter Zuckereinstellung kommt es zu lokalen Gefäßschäden (S. 280),
- Durchblutungsstörungen infolge einer peripheren Arteriosklerose (S. 250),
- Unfall, die Ursache einer „traumatischen“ Amputation,
- Rauchen, einer der Hauptursachen der peripheren Arteriosklerose („Raucherbein“).

Um eine eventuelle Prothesenversorgung zu ermöglichen, sind nach der Amputation einige Maßnahmen sehr wichtig:

- der Stumpf muss bis zum Abklingen des Wundödemes hochgelagert werden,
- er muss nach der Wundversorgung fest gewickelt werden,
- zur Vermeidung von Kontrakturen müssen die Betroffenen zu Bewegungen des Stumpfes angeleitet werden,
- um die Widerstandsfähigkeit der Stumpfhaut zu erhöhen, sind Abhärtungsmaßnahmen nötig: nach dem Waschen kräftig abfrottieren und weich bürsten, kaltwarme Wechselbäder wirken durchblutungsfördernd, durch Luft und Licht wird die Haut ebenfalls resistenter.

### Komplikationen nach Amputation

Neben den Akutkomplikationen, wie Wundheilungsstörungen oder Nachblutungen, sind die Spätkomplikationen ein großes Problem. Es handelt sich um Wochen bis Monate nach der Operation auftretende Schmerzen oder Gefühlsstörungen:

- Die Betroffenen berichten oft über ein *Phantomgefühl*, d. h. sie spüren das verlorene Körperteil bei bestimmten Bewegungen oder Positionen.
- Sehr schwerwiegend können *Phantomschmerzen* sein. Dem Gehirn werden Impulse von den Nervenzellen gesendet, die früher das amputierte Körperteil versorgten. Dies führt zu teils sehr starken Schmerzen in dem nicht mehr vorhandenen Körperteil. Neben einer Schmerztherapie können Akupunkturen und Entspannungsübungen lindernd wirken. In schweren Fällen kann operativ eingegriffen werden, z. B. indem man die Schmerzeintrittszonen im Rückenmark elektrisch zerstört.

### 9.3.3 Prothesenversorgung

**D** *Eine Prothese ist ein künstlicher Ersatz des amputierten Körperteils.*

Prothesen dienen neben dem optischen Ausgleich der Wiederherstellung der Steh-, Geh- oder Greifmöglichkeit. Sie werden je nach Amputationshöhe, Stumpfform sowie den Bedürfnissen und Fähigkeiten des Betroffenen individuell angepasst. Neben sog. „Schmuckprothesen" sind heute viele Prothesen mit Gelenk- oder Greifvorrichtungen ausgestattet, um einen möglichst hochwertigen Gliedmaßenersatz zu erreichen.

Nach der abgeschlossenen Wundheilung erfolgt die Versorgung mit einer Übergangsprothese. Erst sechs bis zwölf Monate nach der Amputation hat der Stumpf seine endgültige Form, jetzt kann eine individuell angefertigte Dauerprothese angepasst werden.

**M** *Ganz wichtig ist eine begleitende Schulung durch den Physio- oder Ergotherapeuten, um den richtigen Umgang mit der Prothese zu erlernen.*

### 9.3.4 Rheumatische Erkrankungen

Als rheumatische Erkrankungen werden allgemein Erkrankungen des Bewegungsapparates zusammengefasst, welche nicht durch Knochenbrüche verursacht sind. Es handelt sich also besonders um Erkrankungen an Gelenken, Sehnen und Muskeln, doch auch innere Organe können befallen sein. Je nach zugrunde liegender Ursache unterscheidet man:

- degenerativ-rheumatische Erkrankungen (z. B. Arthrose),
- entzündlich-rheumatische Erkrankungen (z. B. rheumatische Arthritis, Morbus Bechterew),
- Weichteilrheumatismus: Weichteilschädigung außerhalb der Gelenke mit Schmerzen an Sehnen, Bändern oder Muskeln (z. B. Polymyalgia rheumatica, Fibromyalgie).

**W** *Das Wort Rheuma kommt aus dem Griechischen und bedeutet „fließen" oder „strömen". Ursprünglich wurde es benutzt, um den fließenden und ziehenden Schmerz bei rheumatischen Erkrankungen zu beschreiben.*

#### Arthrose (Gelenkverschleiß)

**D** *Chronisch degenerative Gelenkserkrankung (durch Abnutzung entstanden), die mit Schmerzen und zunehmender Funktionseinschränkung des betroffenen Gelenkes einhergehen kann.*

**W** *Arthrosen sind sehr häufig, sie machen ca. ⅓ der Gesamterkrankungen in Deutschland aus. 42 % der Rehabilitationsmaßnahmen sind durch Arthrosen verursacht!*

**Ursachen**

Die Arthrose ist eine Erkrankung des Gelenkknorpels. Zugrunde liegt immer ein Ungleichgewicht zwischen Belastung und Belastungsfähigkeit eines Gelenkes. Die Folge ist eine Verschlechterung der Ernährung der Knorpelschicht. Dies führt langfristig zur Knorpelschädigung mit Einrissen, Höhenminderung des Gewebes und schließlich bis auf den Knochen reichenden Knorpeldefekten. Später sind auch Veränderungen am Knochen erkennbar: Es bilden sich z. B. an den Gelenkrändern typische „Randwülste", die durch lokalen Knochenanbau zustande kommen **(Abb. 9.32)**. Durch Reizung der Gelenkschleimhaut entstehen rezidivierende Gelenkergüsse (Flüssigkeitsansammlung im Gelenkspalt).

**B** *Frau Ehret, eine 84-jährige, noch sehr rüstige Dame, lebt seit dem Tod ihres Ehemannes, den sie jahrelang gepflegt hat, im „Betreuten Wohnen". Seit einiger Zeit bemerkt sie Schmerzen im rechten Kniegelenk. Wenn sie längere Zeit gesessen hat und dann aufsteht, sind die ersten Schritte besonders schmerzhaft, im Laufen werden die Schmerzen im Kniegelenk erträglicher. Vor kurzem konnte sie kaum mehr laufen, denn das Knie war dick, geschwollen und überwärmt. Sie hatte am Vortag „Großputz" gemacht.*

**L** *Sicher lautet auch Ihre Verdachtsdiagnose „Kniegelenksarthrose". Wie kann man den Verdacht bestätigen? Zu welchen Maßnahmen würden Sie Frau Ehret raten? Wieso war das Knie nach dem Putzen dick?*

**Einteilung**

Man unterscheidet zwischen primärer und sekundärer Arthrose. Der *primären Arthrose* liegt eine Minderwertigkeit des Knorpelgewebes zugrunde, deren Ursache nicht bekannt ist. Viel häufiger ist die *sekundäre Arthrose;* sie hat verschiedene Ursachen:

- *Alter:* Jeder Mensch entwickelt Arthrosen, er muss nur alt genug werden! Bereits ab 30 sind die ersten Abnutzungen an vielen Gelenken erkennbar, mit 65 gibt es praktisch keinen Menschen mehr ohne Gelenksveränderungen;
- *Überbelastung,* z. B. bei Adipositas (Übergewicht) oder erhöhte Gelenkbelastung (z. B. Leistungssport, Pressluftbohrer);
- *Fehlbelastung,* z. B. bei angeborenen Achsenfehlstellungen (z. B. O-Beine), oder im Rahmen neurologischer Muskelerkrankungen;
- *Stoffwechselerkrankungen,* z. B. kann es bei Gicht zu Ablagerungen von Harnsäurekristallen im Gelenk kommen;
- *Verletzungen,* z. B. nach in Fehlstellung verheilten Frakturen.

Am häufigsten betroffen sind stark belastete Gelenke, also besonders Hüft- und Kniegelenke. Doch auch an der Wirbelsäule und den Fingergelenken kommt es oft zu arthrotischen Veränderungen (s. unten).

**Symptome**

Eine Arthrose bereitet lange Zeit keine Symptome; erst wenn der Gelenkknorpel so stark zerstört ist, dass Knochen an Knochen reibt, kommt es zum

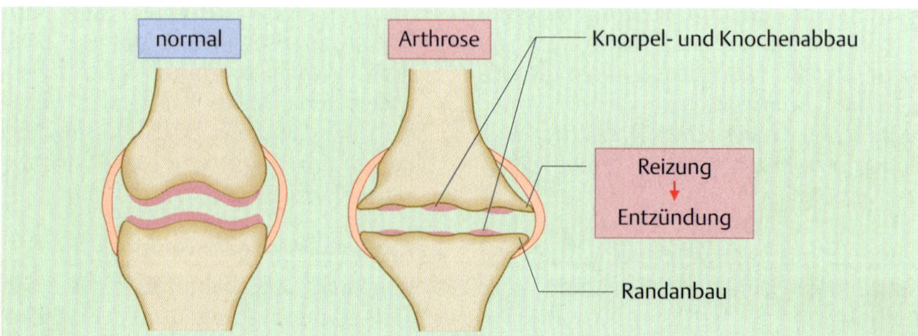


**Abb. 9.32** ⇢ **Arthrose.** Pathophysiologie der Arthrose (aus Gerlach, Wagner u. Wirth, 2006).

*Leitsymptom Schmerz.* Anfangs treten Schmerzen nur bei größeren Belastungen auf; häufig berichten die Patienten auch über eine gewisse „Wetterfühligkeit". Später kommt es schon bei geringen Belastungen und sogar in Ruhe zu Beschwerden. Typisch ist der „Anlaufschmerz": Die ersten Schritte nach einer Ruhephase sind schmerzhaft, nach kurzer Einlaufzeit bessern sich die Schmerzen. In fortgeschritteneren Stadien kommt es zur zunehmenden *Einschränkung der Gelenkbeweglichkeit* bis hin zur Gelenksteife. Durch Veränderungen sämtlicher am Gelenk beteiligter Strukturen (Bänder, Sehnen etc.) resultiert langfristig eine sichtbare *Gelenkverformung.* Durch die Knorpelabriebprodukte innerhalb des Gelenkes kann eine Reizung der Synovia (Gelenkschleimhaut) auftreten. Dies hat eine Ergussbildung zur Folge; äußerlich sind Zeichen einer Entzündung (Rötung, Schwellung, Schmerz, Überwärmung) erkennbar. Man spricht dann von einer *aktivierten Arthrose.*

### Diagnostik

Richtungweisend ist die *Röntgenuntersuchung,* die charakteristischen Veränderungen sind in **Abb. 9.33** erläutert. Das genaue Ausmaß eines Knorpelschadens lässt sich mit Hilfe einer *Arthroskopie* (Gelenkspiegelung) erkennen.

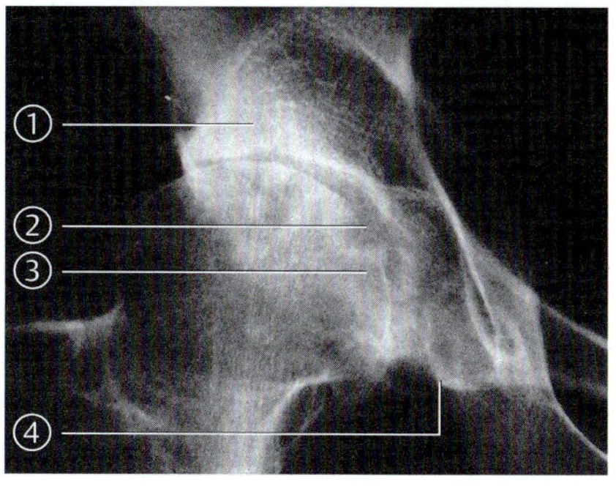


**Abb. 9.33 ⇢ Hüftgelenksarthrose.** Röntgenbefund bei Hüftgelenksarthrose. Gut zu erkennen sind die Knochenverdichtung unterhalb der Knorpelschicht durch vermehrte Belastung des Knochens (1; Sklerosierung) die Gelenkspaltverschmälerung durch Höhenminderung des Knorpelgewebes (2; Chondrose), die Geröllzysten durch Schädigung des Knochens im Bereich der Knorpelschäden (3) und die knöcherne Randwulstbildung am Gelenkrand (4; Spondylose) (aus Gerlach, Wagner u. Wirth, 2006).

### Therapie

Die Arthrose ist nicht heilbar. Deshalb konzentrieren sich die Therapiemaßnahmen auf die Schmerzlinderung und die Erhaltung der Gelenkfunktion.

#### Entlastung der Gelenke

Dies erreicht man z. B. durch eine Gewichtsreduktion oder geeignete Gehhilfen. Gelegentlich wird auch ein Korsett empfohlen.

**P** ***Gehhilfen.*** *Um eine maximale Entlastung des geschädigten Gelenkes zu erreichen, sollte die Gehhilfe immer auf der Gegenseite geführt werden (Beispiel: Arthrose rechts: Stock links).*

#### Regelmäßige Bewegung

Immobilität beeinflusst langfristig den Knorpelstoffwechsel negativ und führt zu einer Verschlimmerung der Arthrose. Empfehlenswert sind z. B. Schwimmen oder zumindest Bewegungsbäder, Radfahren auf ebener Strecke oder regelmäßige krankengymnastische Übungen.

#### Medikamentöse Behandlungsmöglichkeiten

- *Analgetika* (z. B. Paracetamol) werden zur Schmerzlinderung bei chronischer Arthrose ohne Entzündungszeichen eingesetzt (s. auch Schmerztherapie, S. 99).
- *Nichtsteroidale Antirheumatika (NSAR)* sind die Basismedikamente bei aktivierter Arthrose und rheumatischen Erkrankungen. Sie wirken stark entzündungshemmend, sind aber nicht von Kortison (= Steroid) abgeleitet, daher die Bezeichnung. Besonders häufig verwendet werden Diclofenac (z. B. Voltaren), Ibuprofen (z. B. Dolgit) oder Indometacin (z. B. Amuno). Die Medikamente sind in Tabletten- und Spritzenform, als Zäpfchen oder Salben erhältlich. Die Wirksamkeit einer Salbentherapie (z. B. Voltaren Emulgel) ist allerdings sehr umstritten. NSAR sind sehr wirkungsvolle Medikamente, die bei gelegentlicher Einnahme keine Beschwerden bereiten. Bei längerfristiger Einnahme treten jedoch recht häufig Nebenwirkungen auf. Sie betreffen meist den Magen-Darm-Trakt. Die Patienten beklagen dann Übelkeit, Erbrechen, Völlegefühl oder ähnliche Symptome. Doch es kann auch zur Bildung von Magenulzera (Magengeschwüren) mit der Gefahr der Blutung kommen.
- Möglich ist auch der Einsatz so genannter *Coxibe* (z. B. Arcoxia). Sie wirken ähnlich wie die nichtsteroidalen Antirheumatika, sind aber weniger magenschädlich. Sie sollten allerdings (besonders bei bekannter Herzerkrankung) mit Vorsicht eingesetzt werden, einige der Präparate mussten wegen schwerwiegender Nebenwirkungen vom Markt genommen werden!
- Bei therapieresistenter aktivierter Arthrose kann man durch *Kortisonspritzen* in das Gelenk Besserung erzielen.
- *Knorpelaufbauende Präparate* sind zwar auf dem Markt, doch ihre Wirksamkeit ist noch nicht ausreichend belegt.
- Auch für *pflanzliche Arzneimittel* (z. B. Teufelskralle, Brennnesselkrautextrakt) ist keine ausreichende Wirkung nachgewiesen. Allerdings berichten einige Betroffene eine Schmerzlinderung, wenn sie täglich 800–1200 Einheiten *Vitamin E* einnehmen.

**W** *NSAR gehören weltweit zu den am meisten verschriebenen Medikamenten. Die Nebenwirkungsrate ist sehr hoch, betroffen sind bei den über 65-Jährigen bis zu 40 %! Deshalb sollte bei einer Dauertherapie mit NSAR und bei älteren, oft vorgeschädigten Patienten zusätzlich ein Magenschutzpräparat (S. 300) verabreicht werden.*

**M** *Salbentherapie ist bei Arthrose nur begrenzt wirksam, weil der Wirkstoff schlecht aufgenommen wird.*

#### Operative Maßnahmen

Haben die beschriebenen Maßnahmen zu keiner entscheidenden Besserung geführt, müssen operative Maßnahmen durchgeführt werden. Zur Verfügung stehen:

- *Arthroskopie (Gelenkspiegelung):* Es kann versucht werden, durch Knorpelglättung und Gelenkspülung eine kurzfristige Besserung der Beschwerden zu erreichen;
- *Behandlung von Gelenkknorpeldefekten:* Mit Hilfe verschiedener operativer Verfahren (z. B. Anbohren des Knorpels oder Implantation [Einpflanzen] von gezüchteten Knorpelzellen) wird versucht, die Neubildung von Knorpelgewebe zu erreichen oder Knorpeldefekte zu decken.
- *Umstellungsosteotomie:* Beseitigung einer vorhandenen Gelenkfehlstellung;

- *Gelenkprothese:* Es wird ein „künstliches Gelenk" (Endoprothese) implantiert;
- eine *Gelenkversteifung (Arthrodese)* wird nur noch in seltenen Fällen durchgeführt.

H ***Natürliche Behandlungsmöglichkeiten.*** *Bei chronischer Arthrose hilft oft lokale Wärmebehandlung in Form von Rotlicht, Fango oder warmen Wickeln. Bei aktivierter Arthrose dagegen tut Kälte gut, z. B. Eisbeutel.*

### Prophylaxe

Um arthrotischen Gelenkveränderungen vorzubeugen, sind verschiedene Maßnahmen sinnvoll:
- Früherkennung und Besserung von Gelenkfehlstellungen,
- Normalgewicht anstreben,
- einseitige Gelenkbelastung vermeiden (z. B. Wechsel von stehender und sitzender Tätigkeit),
- regelmäßige körperliche Bewegung; am besten sind Sportarten, bei denen die Gelenke gleichmäßig belastet werden, z. B. Radfahren oder Schwimmen.

P ***Erhöhte Kontrakturengefahr.*** *Insbesondere bei alten Menschen mit stark arthrotisch veränderten Gelenken und bei immobilen Menschen ist eine sorgfältige Kontrakturenprophylaxe (S. 188) durchzuführen, um die Gelenke beweglich zu halten.*

B *Fortsetzung Fallbeispiel. Als die Knieschmerzen immer schlimmer werden, sucht Frau Ehret ihren Hausarzt auf. Dieser veranlasst eine Röntgenaufnahme. Die arthrotischen Veränderungen des Knies sind deutlich zu erkennen. Frau Ehret hat gehört, dass einer Bekannten eine Kniespiegelung bei ähnlichen Beschwerden sehr geholfen hätte. Die daraufhin angeordnete Arthroskopie zeigt eine deutliche Knorpelabnutzung des Kniegelenkes, eine Glättung der ausgefransten Knorpelteile bringt keine Beschwerdebesserung. Frau Ehret wird dringend zur Kniegelenkprothese geraten. Das lehnt sie energisch ab „nein, mein Knie nehme ich mit ins Grab".*
*Auch die regelmäßige Einnahme von Schmerzmitteln oder die Verwendung einer Gehhilfe wird zunächst abgelehnt. Doch nachdem die Schmerzen immer stärker werden, willigt sie schließlich in die Verordnung eines Gehwagens, einer Toilettensitzerhöhung und Haltegriffen in Bad und Dusche ein. „Das hätte ich schon längst machen sollen – die Schmerzen beim Gehen sind jetzt viel besser!"*
*Da sie vom Putzen nicht abzuhalten ist, wird ihr Knie immer wieder dick und heiß. Der Arzt erklärt ihr, dass es sich um eine Reizung des Knies infolge der Überbelastung handelt. Er rät zu lokalen kalten Umschlägen, wenn das Knie heiß ist. Außerdem solle sie größere Belastungen vermeiden.*

### Die häufigsten Arthroselokalisationen

#### Coxarthrose

D *Arthrose des Hüftgelenks.*

**Symptome.** Typisch sind schleichende Schmerzen, die in Leiste, Gesäß, Rücken und Oberschenkel ausstrahlen. Manchmal werden auch nur Knieschmerzen angegeben. Die Schmerzen gehen mit einer zunehmenden Bewegungseinschränkung des betroffenen Hüftgelenkes einher; häufig entwickeln die Betroffenen zur Schmerzentlastung einen hinkenden Gang.

P ***Sinnvolle Hilfsmittel.*** *Meist kann das Hüftgelenk nicht ausreichend gebeugt werden, und das Setzen und das Aufstehen aus tiefen Sesseln oder auch von der Toilette bereitet Schwierigkeiten. Sinnvoll ist es, eine Toilettensitzerhöhung und Haltegriffe anzubringen und Stühle in ausreichender Höhe auszuwählen bzw. die Sitzfläche mittels Kissen zu erhöhen. Zusätzlich kann eine spezielle Aufstehhilfe auf die Sitzfläche gelegt werden. Sie unterstützt den alten Menschen beim Hinsetzen und beim Aufstehen durch eine auf sein Körpergewicht einstellbare Gasdruckfeder.*

P ***Kontrakturengefahr.*** *Durch die Schädigung des Gelenks und durch die Bewegungseinschränkung kann eine Beugekontraktur entstehen. Zur Prophylaxe sind Bewegungsübungen durchzuführen (S. 189). Wichtig ist, auf eine ausreichend harte Matratze zu achten, sodass der alte Mensch nicht darin versinkt und das Hüftgelenk ständig gebeugt ist. In Rückenlage kann das betroffene Bein flach gelagert werden. Auch in Bauchlage ist das Hüftgelenk gestreckt. Dies wird jedoch von alten Menschen nur selten toleriert.*

**Therapie.** Erst wenn alle konservativen Maßnahmen (s. oben) erschöpft sind, kommt die operative Therapie in Betracht. Meist werden sowohl Hüftkopf als auch Hüftpfanne durch Implantate ersetzt, man spricht von einer „Totalendoprothese" oder TEP **(Abb. 9.34)**.

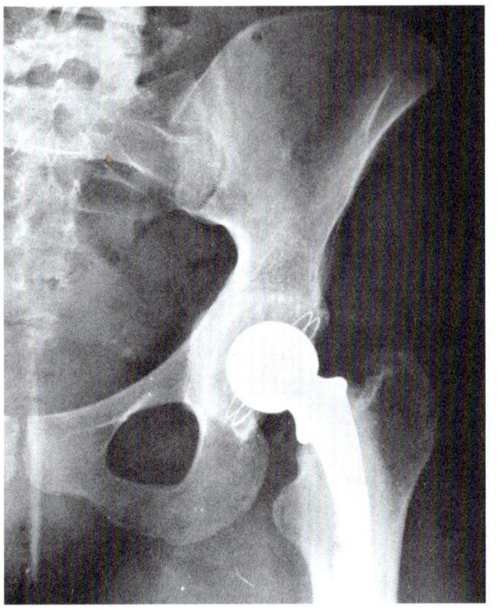

**Abb. 9.34 Hüftgelenkendoprothese.** TEP bei Koxarthrose (aus Gerlach, Wagner u. Wirth, 2006).

W *Man unterscheidet zwischen einer „zementierten" und einer „unzementierten" TEP. Bei der zementierten wird die TEP mittels einer Art Zement im Knochen fixiert; das Gelenk ist dadurch sofort nach der Operation belastbar. Deshalb wird dieses Verfahren meist bei älteren Patienten angewandt, um eine längere Immobilisation zu vermeiden. Allerdings kann aufgrund eines Zerfalls des Knochenzementes eine Auswechslung der Prothese nach 10–15 Jahren nötig werden. Bei jüngeren Patienten dagegen wird die TEP ohne Zement in den Knochen eingebracht. Diese „unzementierte TEP" hat den Vorteil, dass sie länger haltbar ist, doch die Patienten dürfen bis ca. 6 Wochen nach der Operation das Gelenk nicht belasten.*

#### Gonarthrose

D *Arthrose des Kniegelenks – die häufigste aller Arthrosen!*

Frauen sind 4-mal häufiger als Männer betroffen. Unter den oben erwähnten Ursachen der Arthrosenentwicklung sind beim Knie neben häufigen Verletzungen (Skifahren, Fußball) besonders Achsenfehlstellungen (O-, X-Beine) ursächlich von großer Bedeutung.

**Symptome.** Die Patienten beklagen Schmerzen, besonders während der ersten Schritte („Anlaufschmerz"), und eine zunehmende Bewegungseinschränkung.

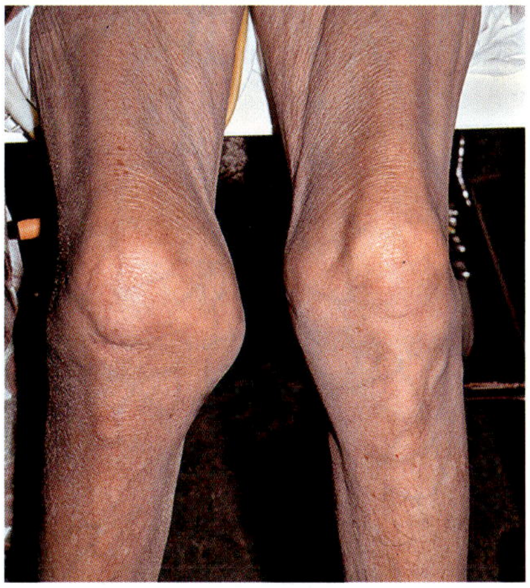

**Abb. 9.35** ··→ **Kniegelenkarthrose.** Beidseitige Gonarthrose.

Bei fortgeschrittener Gonarthrose ist die Deformität des Gelenks gut zu erkennen **(Abb. 9.35)**.

**Therapie.** Lässt sich durch konservative Maßnahmen keine entscheidende Besserung der Beschwerden erreichen, sollte operiert werden. Wird eine evtl. vorliegende Achsenfehlstellung rechtzeitig erkannt, kann eine operative Korrektur (Umstellungsosteotomie) sinnvoll sein. Andernfalls wird eine Endoprothese (künstliches Gelenk) implantiert **(Abb. 9.36)**.

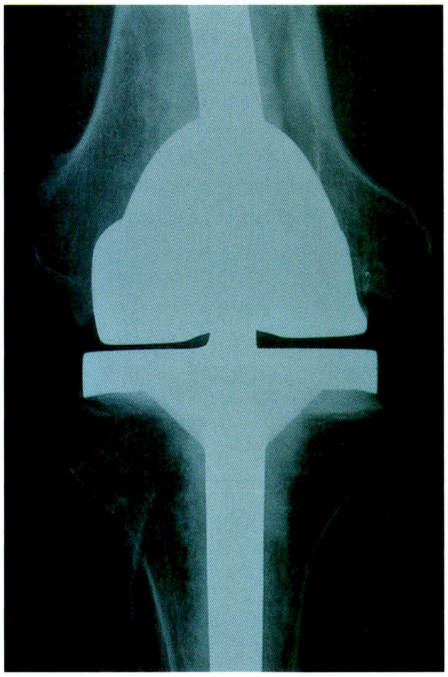

**Abb. 9.36** ··→ **Kniegelenkprothese.** Röntgenaufnahme einer Kniegelenkprothese.

**P** ***Gefahr einer Beugekontraktur.*** *Neben dem Durchführen von Bewegungsübungen ist darauf zu achten, dass die Knie im Liegen möglichst gestreckt sind. Knierollen werden von den Patienten häufig als entlastend empfunden. Sie sollten jedoch nicht verwendet werden, weil sie die Entstehung einer Beugekontraktur fördern.*

### Fingerpolyarthrose

**D** *Arthrose der Fingergelenke.*

Die Arthrose an den Fingergelenken tritt meist ab dem 50. Lebensjahr auf, Frauen sind 10-mal häufiger betroffen als Männer. Sie zählt zu den primären Arthrosen, da die eigentliche Ursache nicht bekannt ist; häufig liegt eine erbliche Belastung vor.

**Symptome.** Betroffen sind meist die Fingerendgelenke. Hier kommt es zu zunehmenden bewegungsabhängigen Schmerzen, die in Ruheschmerzen übergehen können. Mit fortschreitender Arthrose bilden sich Verdickungen im Bereich der Fingerendgelenke, die sog. *Heberden-Knötchen.* Langfristig können sich Beugekontrakturen der betroffenen Gelenke mit einer erheblichen Einschränkung der Fingerbeweglichkeit bilden **(Abb. 9.37)**.

**W** *Auch die übrigen Fingergelenke können betroffen sein, z. B. das Daumengrundgelenk; man spricht von einer Rizarthrose. Außer am Großzehengrundgelenk kommt es an anderen kleinen Gelenken nur sehr selten zum Gelenkverschleiß.*

**Therapie.** Konservative Maßnahmen stehen im Vordergrund; nur sehr selten wird operiert.

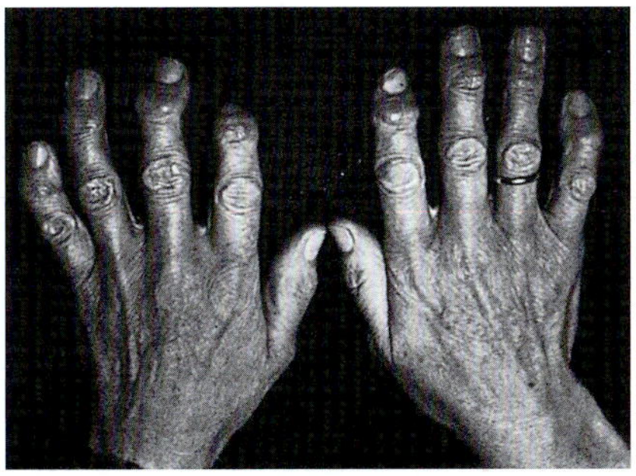

**Abb. 9.37** ··→ **Fingerpolyarthrose.** Arthrose der kleinen Gelenke mit Heberden-Knötchen (aus Gerlach, Wagner u. Wirth, 2006).

### Osteochondrose

**D** *Arthrotische Veränderungen der kleinen Wirbelgelenke.*

Bei jedem Menschen entwickeln sich mit zunehmendem Alter degenerative Veränderungen an der Wirbelsäule. Sie müssen nicht immer zu Beschwerden führen, doch Rückenschmerzen sind die am häufigsten beklagten Symptome überhaupt.

**Pathophysiologie.** Ausgangspunkt der degenerativen Veränderungen sind die Bandscheiben. Im Laufe des Lebens verändert sich hier zweierlei: Die Bandscheibe verliert an Wasser, wird schmäler, und dadurch verringert sich der Zwischenwirbelraum, was mit einer Gelenkspaltverschmälerung bei anderen Gelenken vergleichbar ist. Außerdem kommt es zu Einrissen im äußeren Faserring der Bandscheibe, was einen Bandscheibenvorfall zur Folge haben kann (s. unten). Diese Veränderungen verursachen eine gewisse Instabilität (erhöhte Beweglichkeit) der Zwischenwirbelgelenke. Als Abstützungsreaktion kommt es langfristig zu Knochenanbauten ähnlich wie eingangs beschrieben: Es bilden sich knöcherne Randwülste um die Wirbelkörper bis hin zur Spangenbildung zwischen zwei Wirbeln **(Abb. 9.38)**.

**Symptome.** Leitsymptom ist der *Rückenschmerz.* Dieser kann auf die betroffenen Wirbelsäulenregionen beschränkt sein, aber auch entlang evtl. gereizter Nerven ausstrahlen. Durch zusätzliche Muskelverspannungen sind Schonhaltung und ausstrahlende Schmerzen,

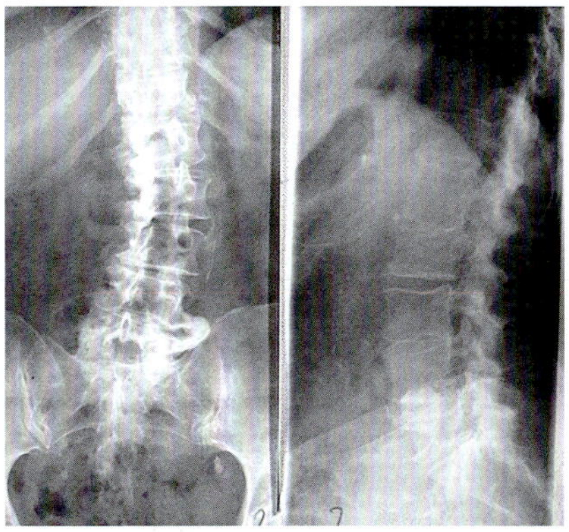

**Abb. 9.38** ··→ **Degenerative Wirbelsäulenveränderung.** Röntgenaufnahme einer degenerativen Wirbelsäulenveränderung.

besonders Kopfschmerzen bei Veränderungen der Halswirbelsäule, häufig. Typisch sind plötzlich auftretende schmerzhafte Bewegungseinschränkungen („Hexenschuss"). Je fortgeschrittener die knöchernen Veränderungen im Bereich der Wirbelsäule sind, desto eingeschränkter ist die Rückenbeweglichkeit. Mit zunehmender Einsteifung der Wirbelsäule lassen die Beschwerden häufig nach.

**Therapie.** Bei *akuten Beschwerden* stehen Bettruhe und die medikamentöse Therapie mit Analgetika, entzündungshemmenden Mitteln und Muskelentspannung im Vordergrund. Bei *chronischen Beschwerden* sollte mittels krankengymnastischer Übungen und regelmäßiger Gymnastik die die Wirbelsäule stabilisierende Bauch- und Rückenmuskulatur trainiert werden. Hilfreich sind auch lokale Wärme (Fango) und Bäderbehandlungen.

## Rheumatoide Arthritis (Gelenkrheumatismus)

**D** *Chronisch-entzündliche Erkrankung unklarer Ursache, die überwiegend die Gelenke, selten auch innere Organe befällt.*

Die rheumatoide Arthritis (chronische Polyarthritis) ist die häufigste der entzündlichen Gelenkerkrankungen; betroffen sind ca. 1–2 % der Bevölkerung. Frauen erkranken 3- bis 4-mal häufiger. Die Erkrankung kann in jedem Lebensalter (sogar bei Säuglingen) auftreten, beginnt aber meist zwischen dem 35. und 45. Lebensjahr.

### Ursachen

Die genaue Ursache ist unbekannt, doch man vermutet, dass es sich um eine Autoimmunerkrankung handelt. Bei Erkrankungen dieser Art bildet der Körper Antikörper (Abwehrstoffe), die sich gegen körpereigenes Gewebe richten. Die Folge ist eine *Entzündung der Gelenkinnenhaut (Synovia)*. Es kommt durch die Reizung zur vermehrten Bildung von Gelenkflüssigkeit, daher die im Frühstadium typische Gelenkschwellung und schmerzhafte Gelenkkapselspannung. Die Synovia beginnt zu wuchern und wächst in das Gelenk hinein, die gewucherten Zellen bilden knorpel- und knochenzerstörende Stoffe. Langfristig resultiert eine Instabilität des Gelenks bis hin zur völligen Fehlstellung durch Zerstörung aller Gelenkstrukturen.

### Symptome

Zu Beginn beklagen die Patienten oft unspezifische Allgemeinsymptome, wie generelle Abgeschlagenheit, Kraftlosigkeit, evtl. bemerken sie leichte (subfebrile) Temperaturerhöhungen, vermehrte Schweißneigung oder Ähnliches.

Die Gelenkveränderungen beginnen fast immer an der Hand: Als typisches Frühsymptom tritt eine *„Morgensteifigkeit" der Finger* auf, die nach Minuten bis Stunden nachlässt. Man beobachtet meist symmetrisch auftretende Gelenkschwellungen besonders der Finger- und Handgelenke beider Hände **(Abb. 9.39a)**. Das hat den *„schmerzhaften Händedruck"* zur Folge: Gibt man den Patienten die Hand, empfinden sie das als sehr unangenehm. Zu Beginn sind nur wenige Gelenke befallen, doch mit fortschreitender Erkrankung entwickelt sich eine Polyarthritis, d. h. es kommt schubweise zum symmetrischen Befall vieler großer und kleiner Gelenke.

Mit der Zeit fallen besonders an den Händen charakteristische Veränderungen auf **(Abb. 9.39b)**:

- *Ulnardeviation:* Abrutschen der Finger nach außen,
- *Schwanenhalsdeformität:* Abknicken des Fingerendgliedes nach unten,
- *Knopflochdeformität:* Nachobentreten des Fingerknöchels.

**W** *Nicht hinter jeder Gelenkschwellung verbirgt sich eine rheumatische Erkrankung. Akute Arthritiden (Gelenkentzündungen) können auch im Rahmen eines Infektes auftreten. Meist sind Knie- und Hüftgelenk betroffen. Die Entzündungen klingen in der Regel rasch und folgenlos ab.*

**P** ***Hilfsmittel für den Alltag.*** *Die Deformierung der Fingergelenke kann je nach Ausprägung im Alltag eine große Beeinträchtigung darstellen. Oft kann normales Essbesteck oder ein Kugelschreiber nicht mehr in der Hand gehalten werden. Hilfreich sind hier Spezialbesteck oder Schreibhilfen mit verdickten Griffen. „Wasserhahn-Öffner" können an Dreharmaturen von Wasserhähnen geschraubt werden, um das Öffnen zu erleichtern. Sie verringern durch ihre Hebelwirkung den notwendigen Kraftaufwand. Reißverschlusshilfen und Knopfschließer helfen beim An- und Ausziehen.*

Wenn auch selten, so können bei einer rheumatischen Arthritis neben den Gelenken auch innere Organe befallen sein:

- *Haut:* Besonders an der Streckseite der Gelenke finden sich die sog. „Rheumaknoten".
- *Lunge:* Es kann zur Lungenfibrose (Einschränkung der Lungenelastizität durch Bindegewebsvermehrung) kommen.
- *Herz:* Durch Entzündung des Herzbeutels entwickelt sich eine Perikarditis.
- *Augen:* Eine Augenbeteiligung erkennt man an einer Entzündung der verschiedenen Schichten der Augenwand (Skleritis, Episkleritis).
- *Speichel- und Tränendrüsen:* Nicht selten beklagen die Patienten die Trockenheit von Mund und Augen („Sicca-Syndrom") als Folge einer chronischen Entzündung der Drüsen.

### Diagnostik

Die Diagnose wird mit Hilfe von Anamnese, Gelenkuntersuchung, Röntgenaufnahmen und Laborbefunden gestellt. Die rheumatoide Arthritis ist eine chronisch-entzündliche Erkrankung, weshalb im Blut die typischen Entzün-

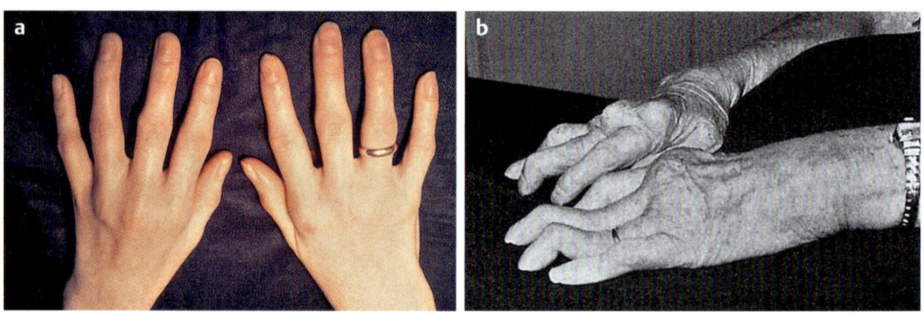

**Abb. 9.39 ⇢ Chronische Polyarthritis. a** Frühstadium und **b** fortgeschrittene Polyarthritis (aus Gerlach, Wagner u. Wirth, 2006).

dungszeichen (CRP, BSG) deutlich erhöht sind. Bei 80 % der Patienten findet man erhöhte Rheumafaktoren (Antikörper, die sich gegen körpereigenes Gewebe richten). Häufig ist eine Anämie (Blutarmut) nachzuweisen. Die Ursache ist kein Eisenmangel, sondern eine Eisenverteilungsstörung. Das bedeutet, dass die Eisenspeicher voll sind, das Eisen aber nicht ins Blut abgegeben wird.

### Therapie

Die rheumatoide Arthritis ist *nicht heilbar*. Um eine Eindämmung der Entzündungsreaktion zu erreichen und die Beweglichkeit der Gelenke zu erhalten, ist ein Zusammenspiel verschiedener Maßnahmen notwendig:

**Physikalische Therapie.** Ähnlich wie bei der Arthrose kann man im akuten Schub einer Arthritis den Betroffenen durch lokale Kälteanwendung Erleichterung verschaffen. Bei chronischen Gelenkbeschwerden dagegen ist lokale Wärme (Rotlicht, Fango) angenehmer.

**P** ***Handhabung von Kryo-Gelpackungen.*** *Zur lokalen Kältetherapie (Kryotherapie) werden im akuten Schub für die betroffenen Gelenke häufig Kryo-Gelpackungen verordnet. Sie werden vor der Verabreichung mindestens 4 Stunden tiefgekühlt und erreichen dann eine Temperatur von ca. -18 °C. Das Gelkissen sollte für ca. 15 Min. auf dem betroffenen Gelenk verbleiben. Damit es nicht zu Erfrierungen kommt, wird die Packung dabei in einen kleinen Stoffbezug oder in ein Geschirrtuch gelegt.*

**Bewegungstherapie.** Um die Gelenke beweglich zu halten, ist die regelmäßige krankengymnastische Betreuung enorm wichtig! Viele Betroffene besuchen hierzu die sog. „Rheumaliga“. Hier werden in der Gruppe gymnastische Übungen, teils im Wasser, gemacht. Neben der Gymnastik bietet die Rheumaliga den Austausch mit Gleichgesinnten, ähnlich wie in einer Selbsthilfegruppe.

In fortgeschritteneren Stadien hat die Ergotherapie eine große Bedeutung: Die Patienten müssen den Umgang mit Hilfsmitteln **(Abb. 9.40)** erlernen und brauchen Hilfe bei ganz alltäglichen Verrichtungen.

**Medikamentöse Therapie.** Zu Beginn der Erkrankung werden *nichtsteroidale Antirheumatika* eingesetzt (S. 191).

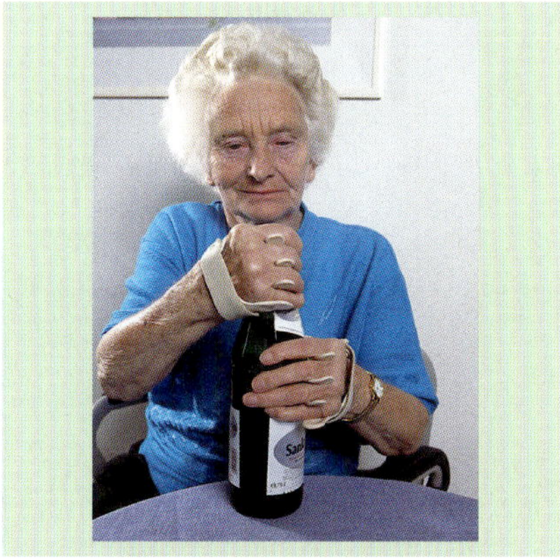

**Abb. 9.40 ⇢ Hilfsmittel.** Hilfsmittel wie die hier gezeigte Schienenversorgung helfen Patienten mit rheumatischen Erkrankungen bei der Bewältigung des Alltags (aus Kellnhauser u. a., 2000).

Langfristig ist zur Entzündungshemmung oft die Einnahme sog. *„Basistherapeutika“* notwendig; *Kortison* sollte nur im akuten Schub zusätzlich verwendet werden.

Basistherapeutika (langfristig wirksame Antirheumatika): Heute wird sehr frühzeitig mit dem Einsatz dieser Medikamente begonnen. Zum Einsatz kommen verschiedene Präparate, deren genauer Wirkmechanismus oft nicht bekannt ist. Die Wirkung besteht im Rückgang der Entzündung und der Schmerzen sowie einer Besserung der Gelenkbeweglichkeit. Bestenfalls lässt sich ein Stillstand der Erkrankung erreichen, eine Heilung ist nur in Einzelfällen beschrieben.

**W** *Das älteste Mittel gegen Rheuma ist Gold. Man hatte bemerkt, dass Menschen, die einen goldenen Ehering tragen, an den ringnahen Gelenken keine rheumatischen Veränderungen zeigten. Wegen zahlreicher Nebenwirkungen wird Gold heute aber nur noch selten eingesetzt.*

Die wichtigsten Basistherapeutika sind: Methotrexat (z. B. Lantarel), Sulfasalazin (z. B. Azulfidine) und Chloroquin (z. B. Chlorochin).

Besonderheiten der Basistherapie:

- Alle Basistherapeutika wirken erst nach einiger Zeit (Tage bis Monate).
- Typische Nebenwirkungen vieler Basistherapeutika sind:
  - Magen-Darm-Trakt: Übelkeit, Appetitlosigkeit, Durchfälle,
  - Haut: Juckreiz, Hautrötung,
  - Blutbildveränderungen: Abnahme einzelner oder aller Blutzellen (Agranulozytose, aplastische Anämie, S. 267),
  - Urin: Proteinurie (Eiweiß im Urin) bei Nierenschädigung.
- Nebenwirkungen sind häufig, deshalb ist eine genaue Überwachung (regelmäßige Blutbild- und Urinkontrollen) notwendig!

**Kortison (Glukokortikoide).** Kortison ist eines der Hormone der Nebennierenrinde. Es dient als sog. „Stresshormon“ und wird in Situationen freigesetzt, in denen der Körper alle Energiereserven mobilisieren muss. In der Medizin macht man sich die hohe entzündungshemmende Wirkung dieser Substanz zu Nutze. So werden Kortisonpräparate (z. B. Decortin H, Urbason, Fortecortin) bei allen chronisch-entzündlichen Erkrankungen mit gutem Erfolg eingesetzt. Um die recht hohe Nebenwirkungsrate **(Abb. 9.41)** zu vermeiden, sind allerdings ein paar Grundsätze zu befolgen.

**M** *Kortison wird im Körper besonders morgens produziert. Um diesen „Biorhythmus“ nicht zu stören, sollte, wenn möglich, die gesamte Tagesdosis morgens gegeben werden. Nach langfristig höher dosierter Kortisontherapie drosselt die Nebennierenrinde ihre Produktion. Damit sie Zeit hat, wieder einzusetzen, muss eine Kortisontherapie langsam in kleinen Schritten abgesetzt werden. Bei einer kurzfristigen Anwendung bleiben Glukokortikoide auch in höheren Dosen praktisch nebenwirkungsfrei! Auch bei einer über einen langen Zeitraum notwendigen Kortisongabe bleiben die Nebenwirkungen bei einer Tagesdosis von 5–7,5 mg (sog. „Cushing-Schwelle“) meist gering.*

**Operative Maßnahmen.** Bei Therapieresistenz der Beschwerden und ausgeprägten Gelenkfehlstellungen können operative Eingriffe notwendig werden. Neben der *Synovialektomie*, einer Entfernung der entzündeten Gelenkinnenhaut, stehen Eingriffe zur Verbesserung von Fehlstellungen (*Osteotomie*) der Gelenke zur Verfügung. Bei vollständiger Gelenkzerstörung kann ein *künstliches Gelenk* implantiert werden. Manchmal ist eine operative *Gelenkversteifung* (Arthrodese) notwendig, um die Schmerzen zu lindern.

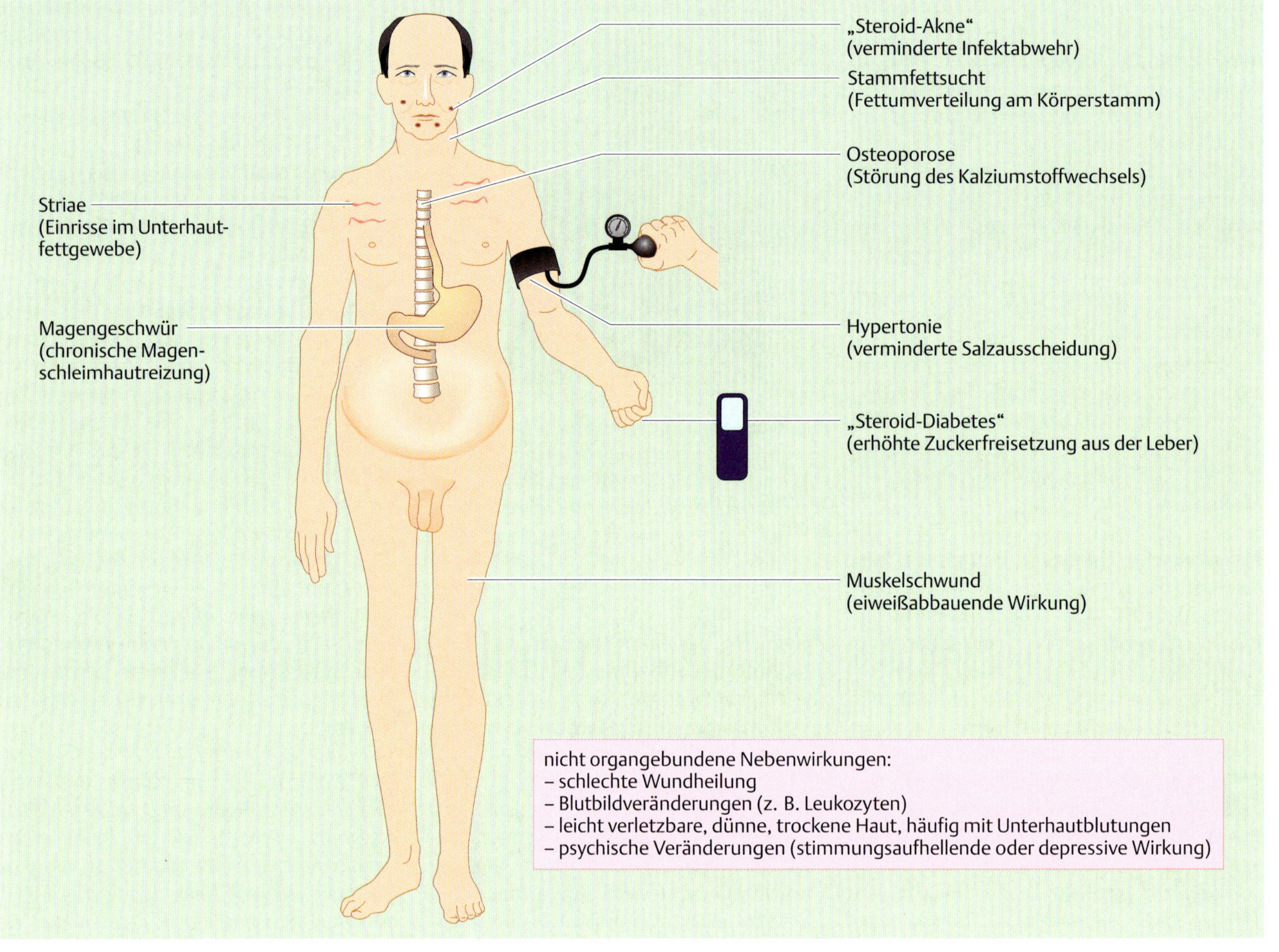


**Abb. 9.41** ⇢ **Kortison.** Nebenwirkungen der Kortisontherapie.

#### Ernährung bei chronischer Polyarthritis

Durch eine Ernährungsumstellung lässt sich in manchen Fällen eine Besserung der Gelenkentzündungen erreichen. So hat man festgestellt, dass Abbauprodukte der tierischen Nahrungsmittel (Wurst und Fleisch) an der Entzündung der Gelenke beteiligt sind. Eine Verwendung der richtigen Fette wirkt entzündungshemmend, ebenso wie die Einnahme einiger Vitamine und Spurenelemente.

Daraus ergeben sich folgende Ernährungsempfehlungen:

- ⇢ wenig Fleisch und Wurst, besser sind vegetarische Gerichte,
- ⇢ zwei Fischmahlzeiten pro Woche (oder die Einnahme von 4–6 Kapseln Fischöl pro Tag),
- ⇢ Verwendung von Pflanzenöl (z. B. Sojaöl),
- ⇢ täglich zusätzlich 400 mg Vitamin E, 200 mg Vitamin C und Selen (200 µg pro Tag) einnehmen,
- ⇢ Kalziumreiche Kost (s. oben),
- ⇢ wenig Alkohol,
- ⇢ beim Kochen sollten schonende Zubereitungsmethoden und Garen bevorzugt werden, um die Vitamine und Spurenelemente in den Nahrungsmitteln zu erhalten.

#### Krankheitsverlauf

Eine rheumatoide Arthritis kann ganz unterschiedlich verlaufen. In ca. 15 % der Fälle kommt es zu Spontanheilungen, u. U. schon in frühen Krankheitsstadien. 10–15 % der Patienten dagegen erleben eine rasch fortschreitende Gelenkzerstörung. In den allermeisten Fällen aber verläuft die Erkrankung *schubweise*. In unregelmäßigen Abständen kommt es zu einem „Aufflammen" der Symptome mit über die Jahre langsam fortschreitenden Gelenkveränderungen. Die Folge ist eine zunehmende Bewegungseinschränkung. Keineswegs aber führt die Krankheit immer zu einer schweren Behinderung oder gar einem Rollstuhldasein! Die Lebenserwartung kann jedoch durch Komplikationen aufgrund der zunehmenden Bewegungseinschränkung vermindert sein.

*Um die Inhalte zu vertiefen, können Sie sich das Video „Chronische Polyarthritis" ansehen.*

# Pflegeschwerpunkt rheumatoide Arthritis

Jutta Weniger

**B** *Frau Sophia Bauknecht ist 76 Jahre alt und lebt seit 2 Jahren im Altenheim. Sie liest gerne und interessiert sich für Musik und Kunst. Man kann sich gut mit ihr unterhalten und sie pflegte bis vor kurzem viele Kontakte in und außerhalb des Altenheims. Bereits vor 20 Jahren wurde bei ihr eine rheumatoide Arthritis festgestellt, die in immer wiederkehrenden Schüben auftrat und Schädigungen in den Fingergelenken und in den Knie- und Hüftgelenken hinterließ. Seit 2 Wochen hat Frau Bauknecht wieder ständig Schmerzen in diesen Gelenken. Diese sind z. T. so stark, dass sie am liebsten im Bett bleiben würde. Jede Bewegung schmerzt und sie sagt, sie möchte in Ruhe gelassen werden. Bei der täglichen Körperpflege benötigt Frau Bauknecht Hilfe. Beine und Rücken kann sie aufgrund ihrer eingeschränkten Beweglichkeit nicht mehr selbst erreichen. Auch beim Anziehen benötigt sie Hilfe. Ihre Fingergelenke sind stark deformiert. Deshalb kann sie kleine Gegenstände nicht fassen. Der Gang zur Toilette ist für sie sehr beschwerlich. In letzter Zeit nässt sie öfter ein. An einer chronischen Krankheit zu leiden, ist für Frau Bauknecht nicht einfach. Sie empfand diese Krankheit schon mit 56 Jahren als einen schweren Schicksalsschlag, dem sie damals aber mit viel Selbstdisziplin begegnete. Sie achtete auf eine gesunde Ernährung und auf ausreichend Bewegung. Heute macht ihr die fortschreitende Bewegungseinschränkung Angst und durch die ständigen Schmerzen ist sie in den letzten Wochen häufig depressiv gestimmt.*

**L** *In welchen Bereichen bestehen bei Frau Bauknecht Pflegeprobleme? Über welche Ressourcen verfügt sie? Welche Maßnahmen würden Sie ergreifen?*

Ziel der Pflege von Menschen mit rheumatologischen Krankheitsbildern ist es, deren größtmögliche Selbstständigkeit und Unabhängigkeit zu erhalten bzw. wiederherzustellen. Die Aktivität des Rheumapatienten soll angeregt und unterstützt werden. Eine rheumatische Erkrankung zeigt bei jedem Patient eine andere Ausprägung und einen anderen Verlauf, weshalb die Pflege immer den individuellen Gegebenheiten angepasst werden muss. Nicht nur der Krankheitsverlauf ist sehr unterschiedlich, ebenso die Wahrnehmung und der Umgang des Betroffenen mit dieser Krankheit. Jeder hat sozusagen „sein Rheuma", das ganz bestimmte Veränderungen in seinem Leben mit sich bringt.

Im Folgenden werden häufige Pflegeprobleme gegliedert nach den Aktivitäten und existenziellen Erfahrungen des Lebens (AEDL) und pflegerische Möglichkeiten zu deren Linderung vorgestellt.

## AEDL „Sich bewegen können"

Aufgrund der Schmerzen nimmt der Patient eine Schonhaltung ein. Dadurch besteht die Gefahr der Kontrakturenbildung. Je nach betroffenen Gelenken können unterschiedliche Einschränkungen der Bewegungsfähigkeit vorliegen.

**Maßnahmen:**

- Bewegungsübungen:
  - Bewegungsübungen zur Kontrakturenprophylaxe zeigen oder, wenn nötig, zusammen mit dem Patienten durchführen (S. 189),
  - dabei die Schmerzgrenze nicht überschreiten und die Gelenke nicht überlasten,
  - evtl. von der Physiotherapeutin angeordnete Bewegungsübungen durchführen.
- Gelenkschutz bei alltäglichen Bewegungen und Verrichtungen:
  - in Absprache mit dem behandelnden Arzt zur Anschaffung von Orthesen raten (orthopädische Hilfsmittel, z. B. Schienen, die an eine Extremität angeschnallt werden und nur bestimmte, nicht schädigende Bewegungen erlauben),
  - Schulung in weniger schädlichen Bewegungen durch die Physiotherapeutin.
- Lagerungen: individuell je nach Krankheitsbild, Bewegungsfähigkeit und Schmerzen, wenn möglich, ist eine Lagerung in Funktionsstellung zu bevorzugen (S. 188).

### Medikamentöse Therapie

Bei starken Schmerzen können bestimmte Medikamente vor vermehrter Bewegung oder auch vor alltäglichen Bewegungen, z. B. morgens vor dem Aufstehen, verabreicht werden. Häufig verursacht die gesamte medikamentöse Therapie unangenehme, ernst zu nehmende Nebenwirkungen.

**Maßnahmen:**

- Wirkung und Nebenwirkung der Medikation beobachten, dokumentieren und gegebenenfalls dem Arzt mitteilen.
- Um die Nebenwirkungen so gering wie möglich zu halten, den alten Menschen informieren, dass er die Medikamente zum verordneten Zeitpunkt einnehmen soll. Kortisonpräparate sollen in den frühen Morgenstunden, nichtsteroidale Antirheumatika nach den Mahlzeiten und mit viel Flüssigkeit eingenommen werden. Gegebenenfalls ist die Medikamenteneinnahme zu kontrollieren.

**B** *Frau Bauknecht hat Bewegungseinschränkungen in Händen, Hüften und Knien aufgrund von Schmerzen und Gelenkschädigungen. Diese Gelenke sind kontrakturgefährdet, da sie sich wenig bewegt. Eine Ressource ist, dass sie früher auf ausreichend Bewegung achtete und weiß, dass dies wichtig ist. Es können alle aufgeführten Maßnahmen zum Einsatz kommen.*

## AEDL „Vitale Funktionen aufrechterhalten können/ Körpertemperatur und Atmung"

Bei einigen Betroffenen mit rheumatoider Polyarthritis kann sich ein Krankheitsschub durch subfebrile Temperaturen ankündigen. Eine Ausbreitung der Entzündung kann mit fieberhaften Temperaturen einhergehen.

**Maßnahmen.** Körpertemperatur täglich kontrollieren. Bestehen starke Schmerzen im Schulter- und Brustbereich, kann es zu einer Schonatmung kommen. Dann besteht für den Rheumapatienten die Gefahr, zusätzlich an einer Pneumonie zu erkranken.

**Maßnahmen.** Maßnahmen zur Pneumonieprophylaxe sind zu planen und sorgfältig durchzuführen (S. 210).

**B** *Bei Frau Bauknecht handelt es sich wahrscheinlich um einen akuten Schub. Die Temperatur sollte kontrolliert werden.*

### AEDL „Essen und trinken können“

Bei Arthrose der Fingergelenke und des Handgelenks kann das Zerschneiden von Fleisch oder das Bestreichen von Broten Schwierigkeiten bereiten. Ebenso das Halten eines Trinkbechers.

**Maßnahmen.** Zur Anschaffung von Hilfsmitteln, insbesondere Spezialbesteck mit verdickten Griffen raten **(Abb. 9.42)**, viel Zeit für die Nahrungsaufnahme einplanen, Warmhalteteller bereitstellen.

**B** *Frau Bauknecht kann normale Messer und Gabeln aufgrund der Deformierung ihrer Fingergelenke und der Schmerzen nicht halten. Mit Hilfe von Spezialbesteck kann sie selbstständig essen. Sie benötigt viel Zeit dafür. Deshalb wird ihr Essen auf einem Warmhalteteller serviert.*

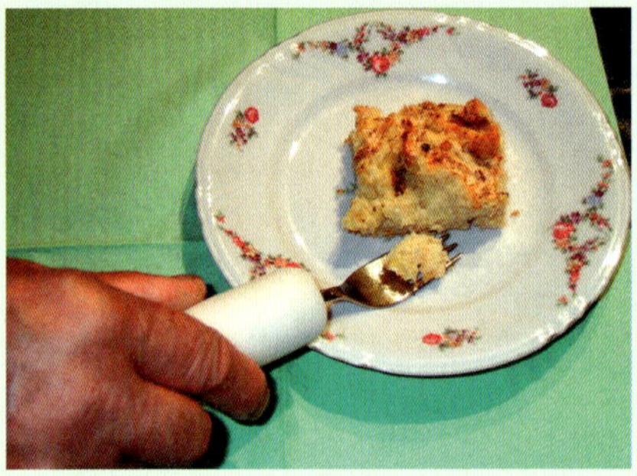

**Abb. 9.42** ··› **Hilfsmittel.** Spezialbesteck mit verdickten Griffen kann besser gehalten werden (aus Köther, 2005).

### AEDL „Ausscheiden können“

Viele Rheumakranke haben Probleme beim Toilettengang. Sind Knie- und/ oder Hüftgelenke geschädigt, sind normale Toiletten zu niedrig, um sich sicher darauf setzen zu können.

**Maßnahmen.** Toilettensitzerhöhung und seitlich befestigte Haltegriffe.

**B** *Dies ist auch bei Frau Bauknecht der Fall. Die Pflegekräfte begleiten sie zur Toilette, die mit einer Sitzerhöhung und Haltegriffen versehen wurde.*

### AEDL „Sich pflegen können“ und AEDL „Sich kleiden können“

Sind die Fingergelenke betroffen, kann beispielsweise das Öffnen und Schließen des Wasserhahns, das Benutzen der Zahnbürste oder das Verschließen von Knöpfen und Reißverschlüssen problematisch sein. Sind Ellenbogen und Schultergelenk beeinträchtigt, kann der Patient evtl. seinen Rücken nicht selbst waschen, die Arme nicht genügend hoch anheben, um sich zu frisieren, oder sich nicht selbstständig an- und auskleiden. Sind Wirbelsäule oder Hüftgelenk bewegungseingeschränkt, können etwa die Beine nicht mehr gewaschen werden und Strümpfe oder Hosen nicht mehr ohne Hilfe an- und ausgezogen werden.

**Maßnahmen:**
- ··› Kleidung und benötigte Hilfsmittel in erreichbare Umgebung bereitlegen,
- ··› zur Anschaffung geeigneter Hilfsmittel, wie Knopfverschließer, Wasserhahnöffner oder Anziehhilfen, raten,
- ··› Körperpflege in einem akuten Schub übernehmen,
- ··› ansonsten: nur wo unbedingt notwendig, Hilfestellung geben; die Förderung und Erhaltung der Selbstständigkeit stehen im Vordergrund.

**B** *Frau Bauknecht befindet sich in einem akuten Schub. Die notwendigen Hilfsmittel hat sie bereits. Die Altenpflegerinnen unterstützen sie etwas und ermutigen sie, so viel sie kann selbst zu übernehmen.*

### AEDL „Ruhen, schlafen und sich entspannen können“

Oft treten nachts oder frühmorgens Schmerzen auf, die den Patienten nicht schlafen lassen.

**Maßnahmen:**
- ··› Patienten korrekt lagern (s. unten),
- ··› Arzt informieren, um geeignete Schmerzmedikation zu finden.

### AEDL „Sich beschäftigen, lernen und sich entwickeln können“

Alltagsverrichtungen, wie das Aufräumen des Zimmers oder das Zusammenlegen der Wäsche, und die Ausübung früherer Hobbys, z. B. Stricken oder Spazierengehen, sind für Rheumapatienten häufig mit starken Schmerzen verbunden. Werden keine befriedigenden Beschäftigungen gefunden, nehmen die Schmerzen einen noch größeren Raum im Leben des betroffenen Menschen ein.

**Maßnahmen:**
- ··› Physiotherapeutin oder Ergotherapeutin einschalten, die dem Kranken zeigt, wie er bestimmte Tätigkeiten unter dem Einsatz von Orthesen und Hilfsmitteln ausführen kann,
- ··› mit dem Patienten zusammen nach anderen Freizeitbeschäftigungen suchen, die ihm Spaß machen und Ablenkung von den Schmerzen verschaffen.

**B** *Frau Bauknecht möchte in Ruhe gelassen werden, da sie starke Schmerzen hat. Sie hat Interessen, wie Musik und Kunst, denen sie auch in ihrem jetzigen Zustand nachgehen könnte. Die Pflegefachkraft legt eine CD ein, die Frau Bauknecht gerne hört. Sie fragt, ob sie ihr ein Buch bereitlegen soll, und rät ihr, sich durch Beschäftigung von den Schmerzen abzulenken.*

### AEDL „Sich als Mann oder Frau fühlen und verhalten können“

Manche Patienten halten sich wegen ihrer Gelenkdeformitäten nicht mehr für attraktiv.

**Maßnahmen.** Zur Anschaffung von Kleidung raten, die nicht nur praktisch (einfach anzuziehen, wenig Knöpfe, Reißverschlüsse), sondern auch schön ist.

### AEDL „Soziale Beziehungen und Bereiche sichern und gestalten können“

Durch Schmerzen und Bewegungseinschränkung kann es zum sozialen Rückzug kommen.

**Maßnahmen:**
- ··› Den alten Menschen auffordern, an Gruppenaktivitäten im Heim teilzunehmen, soweit dies möglich ist,
- ··› den Austausch mit anderen Rheumapatienten anregen, sei es im Altenheim oder wenn möglich durch den Besuch von Selbsthilfegruppen, z. B. der Rheuma-Liga.

**B** *Durch ihre Schmerzen und Bewegungseinschränkungen kann Frau Bauknecht weder ihre Kontakte innerhalb noch außerhalb des Altenheims aufrechterhalten. Die Altenpflegerin schlägt vor, ihren Bekannten mitzuteilen, dass sie gerade einen rheumatischen Schub habe. Die eine oder andere würde sie dann sicherlich einmal besuchen kommen.*

### AEDL „Mit existenziellen Erfahrungen des Lebens umgehen können"

Die Schmerzen beeinträchtigen den Patienten erheblich. Viele Rheumakranke fühlen sich nutzlos und leiden unter Depressionen. Oft bestehen Ängste bezüglich des Fortschreitens der Erkrankung oder der Nebenwirkungen der Medikation. Teilweise treten Schuldgefühle auf, wenn Patienten meinen, die Erkrankung durch eine ungünstige Lebensweise selbst herbeigeführt zu haben.

**Maßnahmen:**

- Patienten auf Ängste und Schuldgefühle ansprechen und Gesprächsbereitschaft signalisieren,
- sich ausreichend Zeit nehmen, um Stimmungsschwankungen wahrzunehmen und evtl. durch das eigene Verhalten positiv zu beeinflussen,
- wenn notwendig, einen Psychologen hinzuziehen.

**B** *Frau Bauknecht hat Angst vor einem weiteren Fortschreiten der Krankheit und ist leicht depressiv verstimmt. Sie hat bereits Erfahrung im Umgang mit ihrer chronischen Polyarthritis. Die Pflegefachperson regt ein Gespräch mit dem Facharzt an, in dem das Ausmaß des Fortschreitens und eventuelle Therapiemöglichkeiten geklärt werden sollen. Sie nimmt sich außerdem mehr Zeit für Frau Bauknecht und macht ihr die ihr verbliebenen Fähigkeiten, wie lesen, sich unterhalten, kurze Strecken gehen, mit Hilfsmitteln essen usw. bewusst.*

## Spondylitis ankylans (Morbus Bechterew)

**D** *Schmerzhafte, chronisch-entzündliche, rheumatische Erkrankung, die vor allem an der Wirbelsäule sichtbar wird.*

**W** *Das Krankheitsbild wurde erstmals 1893 von dem russischen Neurologen Wladimir von Bechterew beschrieben.*

Während die rheumatoide Arthritis gehäuft Frauen befällt, ist der Morbus Bechterew meist bei jungen Männern anzutreffen, denn das Haupterkrankungsalter liegt zwischen dem 16. und 40. Lebensjahr. Betroffen sind in Deutschland ca. 150 000 Menschen.

### Ursachen

Die Ursache der Spondylitis ankylans ist unbekannt, man vermutet aber genetische Faktoren, da ein gewisses Erbrisiko vorliegt und man bei vielen Erkrankten das Antigen HLA B27 auf der Zellmembran nachweisen kann. Die chronischen Entzündungen der kleinen Wirbelgelenke, der Gelenke zwischen Wirbeln und Rippen, führen zu einer knöchernen Versteifung der Gelenke. Die Folge ist eine zunehmende Versteifung der gesamten Wirbelsäule in Beugehaltung (Kyphose).

### Symptome

Im Anfangsstadium werden *nächtliche Schmerzen in der Lendenwirbelsäule* beschrieben, die evtl. in die Beine ausstrahlen. Die Schmerzen können so stark sein, dass die Betroffenen mitten in der Nacht aufstehen und herumlaufen, denn durch Bewegung werden die Beschwerden gelindert. Erschütterungen der Wirbelsäule (Husten oder Niesen) sind schmerzhaft. Die Beweglichkeit der Wirbelsäule wird mit der Zeit immer eingeschränkter. Sie wird zu einem knöchern durchwachsenen Stab (sog. *Bambusstabwirbelsäule*), der keine feineren Bewegung, wie Streckung, Beugung, Neigung oder Drehung, mehr zulässt. Manchmal bleibt nur eine geringe Beweglichkeit der Kopfgelenke bestehen. In weit fortgeschrittenen Stadien besteht eine *ausgeprägte Kyphose* (Rundrücken); der Patient ist immer in „Begrüßungshaltung" **(Abb. 9.43)**.

Durch die Abnahme der Thoraxbeweglichkeit ist die Atmung eingeschränkt. Bei einem Drittel der Patienten greift die Krankheit auch auf Hüft-, Schulter- oder Kniegelenk über, was am aufgrund der Einsteifung der Hüftgelenke trippelnden Gang sichtbar wird. Oft beklagen die Patienten Schmerzen im Bereich der Ferse, verursacht durch eine Reizung der Achillessehne. Ähnlich wie bei der rheumatoiden Arthritis können auch andere Organe entzündet sein. So kann es zu wiederkehrenden Entzündungen der Regenbogenhaut am Auge kommen (Iridozyklitis). Innere Organe sind dagegen nur selten befallen.

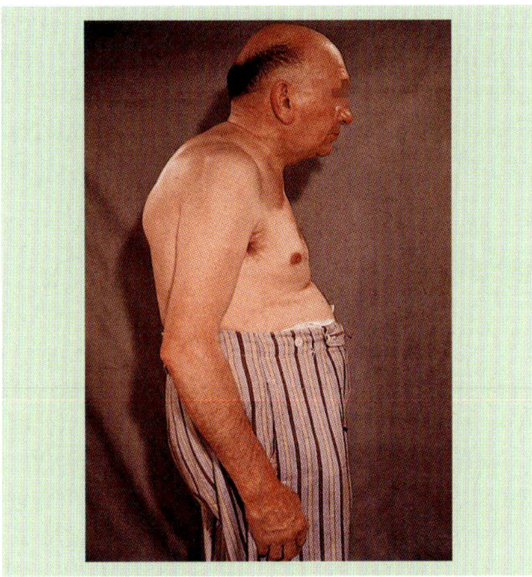

**Abb. 9.43 ··› „Begrüßungshaltung".** Patienten mit fortgeschrittenem Morbus Bechterew zeigen eine typische Körperhaltung.

### Diagnostik

Da die Symptome des Morbus Bechterew vor allem im Anfangsstadium der Erkrankung recht unspezifisch sind, dauert es oft lange, bis die Diagnose gestellt wird. Richtungweisend sind die Anamnese, die klinische Untersuchung und vor allem die Röntgenbefunde **(Abb. 9.44)**.

### Therapie

Die Erkrankung ist *nicht heilbar*. Um einer Versteifung der Wirbelsäule vorzubeugen, sind *tägliche krankengymnastische Übungen* von enormer Bedeutung! Dadurch lässt sich eine Einsteifung der Wirbelsäule zwar nicht komplett verhindern, doch Haltungsschäden aufgrund der Wirbelsäulenverkrümmung lassen sich deutlich bessern. Unterstützend wirkt die Entzündungshemmung durch nichtsteroidale Antiphlogistika (s. oben). Glukokortikoide sollten nur im akuten Schub eingesetzt werden. Gelegentlich kommen auch die sog. „Basistherapeutika" (s. oben) zum Einsatz. Besteht eine Einsteifung der Wirbelsäule in deutlicher Fehlstellung, kann

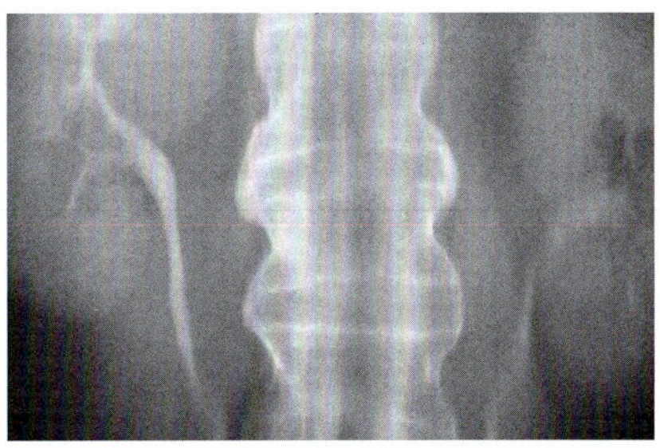

**Abb. 9.44 ··› Morbus Bechterew.** Typische Röntgenaufnahme eines Patienten mit Morbus Bechterew (aus Gerlach, Wagner u. Wirth, 2006).

eine Aufrichtungsosteotomie (operative Aufrichtung der Wirbelsäule) helfen.

### Krankheitsverlauf

Die Krankheit verläuft in Schüben, kann sich aber sehr variabel gestalten. In manchen Fällen kommt es zu einer raschen Versteifung der Wirbelsäule, während in anderen Fällen die Erkrankung nach wenigen Schüben zum Stillstand kommt.

## Polymyalgia rheumatica

**D** *Schmerzen im Schulter- und Beckengürtel (Weichteilrheumatismus), in 20 % mit einer Vaskulitis (Gefäßentzündung) einhergehend.*

Die Polymyalgia rheumatica ist eine klassische entzündlich-rheumatische Erkrankung des höheren Lebensalters, denn sie tritt meist ab dem 50. Lebensjahr auf. Frauen erkranken 2- bis 3-mal häufiger als Männer. Die Ursache ist nicht bekannt.

### Symptome

Innerhalb weniger Tage entwickeln sich *starke Schmerzen im Schulter- oder Beckenbereich*. Diese sind besonders in den frühen Morgenstunden ausgeprägt und führen zu einer schmerzhaft eingeschränkten Beweglichkeit. Die Symptome bessern sich dann im Tagesverlauf. Häufig bestehen *Fieber, Abgeschlagenheit* und nicht selten eine *depressive Verstimmung*, manchmal finden sich gleichzeitig Gelenkentzündungen mit deutlicher Schwellung.

Beklagen die Patienten des Weiteren Schläfenkopfschmerzen oder gar Sehstörungen, so muss an eine *Arteriitis temporalis*, eine Entzündung der Schläfenarterie (Riesenzellarteritis), gedacht werden, bei der die Arterie verdickt, geschwollen und druckschmerzhaft ist. In ca. 50 % der Fälle tritt diese Arteritis gemeinsam mit einer Polymyalgia rheumatica auf („Schwesterkrankheit").

### Diagnostik

Neben der Anamnese ist eine mit 80–100 mm/Stunde deutlich *erhöhte BSG* (Blutsenkungsgeschwindigkeit) sowie eine leichte Anämie typisch. Zur Sicherung einer Arteriitis temporalis kann eine *Biopsie* (Gewebeprobe) zur histologischen (feingeweblichen) Untersuchung entnommen werden.

### Therapie

Schon beim Verdacht auf eine Polymyalgie und/oder eine Arteriitis temporalis muss eine Therapie mit Kortison eingeleitet werden. Verblüffenderweise führt dies rasch zu einer erheblichen Besserung der Beschwerden. Die Kortisontherapie muss mit niedriger Dosierung über 1–2 Jahre fortgeführt werden, um Rezidive zu vermeiden.

**M** *Schon bei Verdacht auf Arteriitis temporalis den Arzt verständigen, denn beim Befall der Netzhautgefäße droht die Gefahr der Erblindung.*

## Fibromyalgie

**D** *Erkrankung unklarer Genese mit ständigen Schmerzen am ganzen Körper im Bereich der Muskulatur, des Bindegewebes und der Knochen (Weichteilrheumatismus).*

### Ursachen

Die Ursache der Fibromyalgie ist unbekannt, doch man vermutet einen *psychosomatischen Hintergrund*.

### Symptome

Betroffen sind meist Frauen zwischen 30 und 60 Jahren, die Erkrankung kann aber in jedem Lebensalter auftreten. Die Patienten beklagen seit Monaten bestehende *Schmerzen am ganzen Körper* („mir tut alles weh"). Meist begannen die Beschwerden lokal und haben sich langsam über den ganzen Körper ausgebreitet. Oft werden die Symptome durch Wettereinflüsse, psychischen Stress oder Bewegung verstärkt. Nicht selten werden zusätzlich vegetative Beschwerden, wie leichte Ermüdbarkeit, Schlafstörungen, Magen-Darm-Beschwerden, Kopfschmerzen, Schwitzen, Mundtrockenheit o. Ä. beschrieben.

### Diagnostik

Bei der körperlichen Untersuchung finden sich typische druckempfindliche Stellen an bestimmten Körperstellen. Die Laborbefunde sind allesamt unauffällig, insbesondere finden sich keine Entzündungszeichen, und auch Rheumafaktoren lassen sich nicht nachweisen.

### Therapie

Aufgrund der unterschiedlichen Symptomatik und den häufigen psychischen Einflüssen ist die Fibromyalgie schwierig zu behandeln. Zur *Schmerzlinderung* können muskelentspannende Medikamente (Muskelrelaxanzien) oder nichtsteroidale Antirheumatika eingesetzt werden. Zusätzlich werden manchmal Antidepressiva (z. B. Amitriptylin, Saroten) verabreicht. Hilfreich sind *physikalische Maßnahmen*, wie Krankengymnastik, Bewegungsbäder, Massagen, Kälte-/Wärmeanwendungen, oder gezielte Injektionen von Lokalanästhetika (lokal wirkende Betäubungsmittel) in die schmerzhaften Druckpunkte. Die Wirksamkeit von begleitender Psychotherapie ist umstritten.

### Krankheitsverlauf

Die Fibromyalgie ist eine chronisch verlaufende Erkrankung. Die meisten Patienten leiden über Jahre unter Schmerzen wechselnder Stärke und Dauer; nur selten lässt sich eine Heilung erreichen.

# 9.4 Erkrankungen der Wirbelsäule

Susanne Andreae

## Lumbago (Hexenschuss)

**D** *Plötzliche schmerzhafte Bewegungseinschränkung der Wirbelsäule.*

### Symptome

Meist ausgelöst durch ungewohnte körperliche Belastungen (Heben, Bücken, Drehen), aber auch durch einseitige Muskelbelastung oder im Rahmen von Muskelverspannungen bei Stress (evtl. psychisch bedingt), kommt es plötzlich zu *stechenden Schmerzen in der Lendenwirbelsäule*. Durch die reaktive Muskelverspannung ist die Beweglichkeit der Wirbelsäule schmerzhaft eingeschränkt („Ich komme nicht mehr hoch"). Im Gegensatz zur Lumboischialgie (s. unten) schmerzt beim klassischen Hexenschuss nur die Wirbelsäule und die direkte Umgebung **(Abb. 9.45)**.

**M** *Kommt es im Rahmen von Rückenschmerzen zu Sensibilitätsstörungen oder gar Lähmungserscheinungen im Bein, können dies Hinweise auf einen Bandscheibenvorfall sein – sofort den Arzt verständigen!*

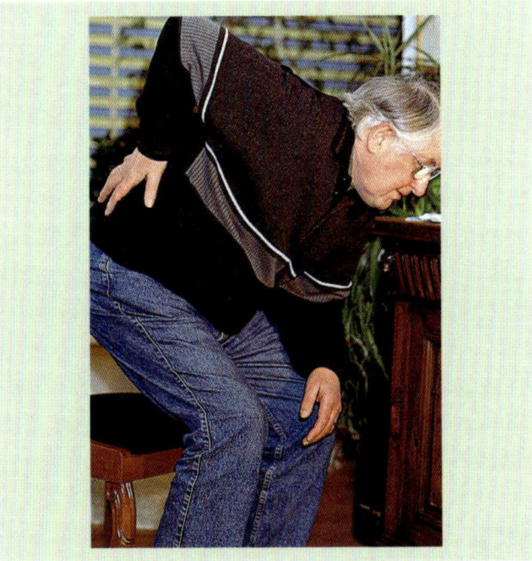

**Abb. 9.45** ··· **Lumbago.** Patient mit Hexenschuss.

### Therapie

Akut helfen ***Ruhigstellung, Analgetika und Muskelrelaxanzien*** (muskelentspannende Medikamente). Längere Ruhigstellung sollte aber vermieden werden, weil dadurch Muskelverspannungen gefördert werden. Besonders bei chronischen Rückenbeschwerden sind Krankengymnastik, lokale Wärme oder Massagen wichtig.

**P** ***Natürliche Behandlungsmöglichkeiten.*** *Schmerzlindernd und muskelentspannend wirkt eine Kartoffelauflage: Mit Schale gekochte Kartoffeln zu einem Brei zerdrücken, in Leinentuch wickeln und auf die schmerzhafte Region auflegen. Die Auflage sollte so lange belassen werden, wie sie als warm empfunden wird (meist 10–15 Minuten).*

### Prophylaxe

- Übergewicht vermeiden,
- stets aufrechte Haltung einnehmen,
- beim Heben soll nicht der Rücken, sondern die Oberschenkel die Hauptarbeit leisten (beim Heben schwerer Gegenstände in die Knie gehen und aus den Knien heraus heben – nicht durch Beugen des Rückens!),
- bei sitzender Tätigkeit auf ergonomisch richtige Stühle achten,
- häufiger Wechsel von Sitzen und Stehen – Bewegung ist wichtig,
- gute Matratze,
- regelmäßige Rückengymnastik oder Schwimmen, rückenbelastende Sportarten meiden,
- beim Heben von Lasten soll die Wirbelsäule nicht in sich verdreht werden, besser ist es, die Füße umzusetzen,
- Lasten immer körpernah heben und tragen.

**P** ***Rückenschonendes Arbeiten.*** *Sie leisten als Pflegende schwere körperliche Arbeit. Achten Sie auf ihre eigene Gesundheit! Ihrer Wirbelsäule zuliebe sollten Sie selbst die oben beschriebene Prophylaxe beherzigen und sich eine rückenschonende Arbeitsweise aneignen:*

- *Stellen Sie Pflegebetten immer auf eine für Sie günstige Arbeitshöhe, sodass Ihre Wirbelsäule gerade bleibt, wenn Sie Pflegehandlungen ausführen.*
- *Müssen Sie an niedrigen Arbeitsflächen hantieren, gehen Sie in die Knie und achten Sie darauf, dass Ihre Wirbelsäule gerade bleibt.*
- *Arbeiten Sie beim Umbetten oder Mobilisieren bettlägeriger Senioren, wenn möglich, zu zweit oder zu dritt, legen Sie zuvor den Handlungsablauf und Kommandos fest, sodass Sie den alten Menschen gemeinsam anheben bzw. drehen können.*
- *Informieren Sie den alten Menschen gut, evtl. kann er etwas mithelfen; vermitteln Sie ihm Sicherheit – ohne Angst geht es besser.*
- *Setzen Sie, wo immer möglich, Hilfsmittel ein. Mit Patientenliftern können Immobile im Bett oder aus dem Bett heraus bewegt werden, Drehscheiben erleichtern den Transfer immobiler Menschen von der Bettkante auf den Stuhl. Dazu stellt der alte Mensch seine Füße auf die Drehscheibe und wird von der Pflegeperson gehalten und mit der Scheibe gedreht, um sich auf den Stuhl setzen zu können.*

## Bandscheibenprolaps (Bandscheibenvorfall)

**D** *Kompression (Einengung) eines Spinalnervs durch eine prolabierte (vorgefallene) Bandscheibe.*

### Ursachen

Bandscheiben liegen zwischen den Wirbelkörpern und dienen zur Abpufferung von Stößen und Erschütterungen. Sie bestehen aus einem gallertartigen Kern und einem festen Faserring. Wie alle Organe unterliegen auch die Bandscheiben degenerativen Veränderungen, die bereits mit dem 30. Lebensjahr beginnen. Der Gallertkern verliert an Wasser, es kommt zum Elastizitätsverlust der Bandscheibe. Meist ausgelöst durch Überbelastungen der Wirbelsäule kann der Faserring reißen, der Gallertkern der Bandscheibe verschiebt sich in Richtung Wirbelkanal. Liegt nur eine Vorwölbung der Bandscheibe vor, spricht man von einer *Protrusion*, beim echten Bandscheibenvorfall dagegen von einem *Prolaps* **(Abb. 9.46)**. Die Folge ist eine Kompression des lokalen Spinalnervs (Rückenmarknerven) mit entsprechenden Ausfallerscheinungen.

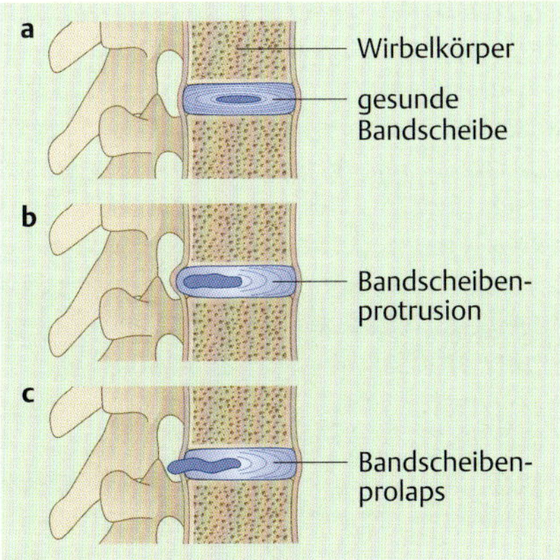


**Abb. 9.46** ··· **Bandscheibenprolaps.** Verschiebungen der Bandscheibe.

### Häufigkeit und Lokalisation

Bandscheibenvorfälle treten meist zwischen dem 20. und 65. Lebensjahr auf, aufgrund der hohen beruflichen Aktivität zumeist im 4. Lebensjahrzehnt. Männer sind häufiger betroffen als Frauen. Typische Auslösemechanismen der Beschwerden sind ruckartige Kopf- oder Körperbewegungen, Heben von Lasten o. Ä. Wegen der höheren statischen Belastung sind Bandscheibenvorfälle meist in der Lendenwirbelsäule lokalisiert (lumbaler Vorfall), am zweithäufigsten sind Vorfälle in der Halswirbelsäule (zervikaler Vorfall). Bandscheibenvorfälle im Bereich der Brustwirbelsäule sind wegen der geringen Beweglichkeit der Wirbelsäule in diesem Bereich eine absolute Seltenheit.

### Symptome

Die Beschwerden unterscheiden sich je nach Lokalisation des Vorfalles.

#### Lumbaler Bandscheibenvorfall

Typisch sind plötzliche starke Kreuzschmerzen mit Ausstrahlung in Gesäß oder Beine (*Lumboischialgie*). Aufgrund der starken Schmerzen nehmen die Betroffenen eine Schonhaltung ein.

Es kommt zu *Ausfallerscheinungen im Versorgungsbereich des eingeklemmten Nervs*. Meist ist der Nervus ischiadicus

(Ischiasnerv) betroffen. Beklagt werden deshalb Sensibilitätsstörungen (z. B. Taubheitsgefühl) entlang des Beines, ausstrahlend bis in den kleinen Zehen. Sind die motorischen Fasern des Nervs geschädigt, resultiert eine muskuläre Schwäche, z. B. kann der Patient nicht mehr auf den Zehen stehen. Patellarsehnen- („Kniereflex") und Achillessehnenreflex sind nicht mehr auslösbar.

### Zervikaler Bandscheibenvorfall

Ausgelöst durch ruckartige Kopfbewegungen kommt es zu plötzlich in den Arm einschießenden Schmerzen und Ausfallserscheinungen im Versorgungsbereich des komprimierten Nervs.

**M** *Selten, aber gefürchtet ist der mediale Bandscheibenvorfall: Hier kommt es zur Kompression der Cauda equina, des untersten Anteils des Rückenmarks. Die Folge sind Lähmungen beider Beine, Sensibilitätsstörungen im Bereich der Oberschenkelinnenseiten (sog. Reithosenanästhesie) und Blasen- und Mastdarmstörungen. Der mediale Vorfall ist ein chirurgischer Notfall! Um bleibende Schäden zu verhindern, muss innerhalb weniger Stunden operiert werden!*

### Diagnostik

Richtungweisend ist die neurologische Untersuchung, darstellen lässt sich ein Bandscheibenvorfall im CT oder einer Kernspintomografie.

### Therapie

Die Akutbehandlung besteht wie bei der Lumbago aus *Ruhigstellung* und *medikamentöser Besserung der Schmerzen* und Muskelverspannungen. Wohltuend wirkt lokale Wärme. Da Rezidive häufig sind, sollte baldmöglichst ein regelmäßiges Training der Rücken- und Bauchmuskulatur begonnen werden, um die Wirbelsäule zu stabilisieren. Bei therapieresistenten Schmerzen muss die Bandscheibe *operativ* entfernt werden.

**P** ***Stufenlagerung.*** *Die beste Entlastung der Lendenwirbelsäule erreicht man mit Hilfe der Stufenlagerung: Der Patient liegt auf einer möglichst harten Matratze und die Unterschenkel werden mit Kissen untergelegt, bis sie in 90°-Stellung gelagert sind* ***(Abb. 9.47)****.*

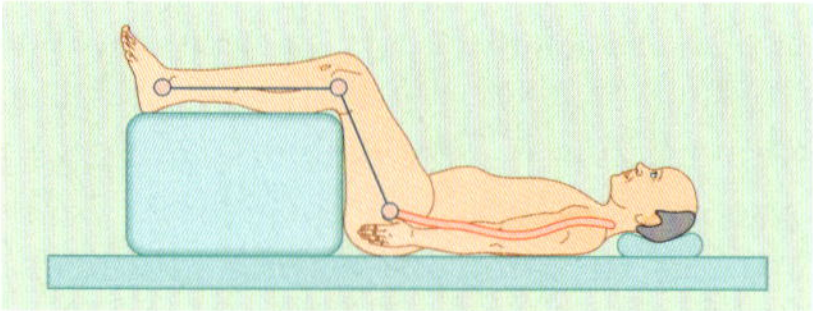

**Abb. 9.47 ⇢ Stufenlagerung.** Lagerung zur Entlastung der Lendenwirbelsäule bei lumbalem Bandscheibenvorfall (aus Paetz u. Benzinger-König, 2004).

# 10 Erkrankungen der Atmungsorgane

Dominik von Hayek, Susanne Andreae, Jutta Weniger

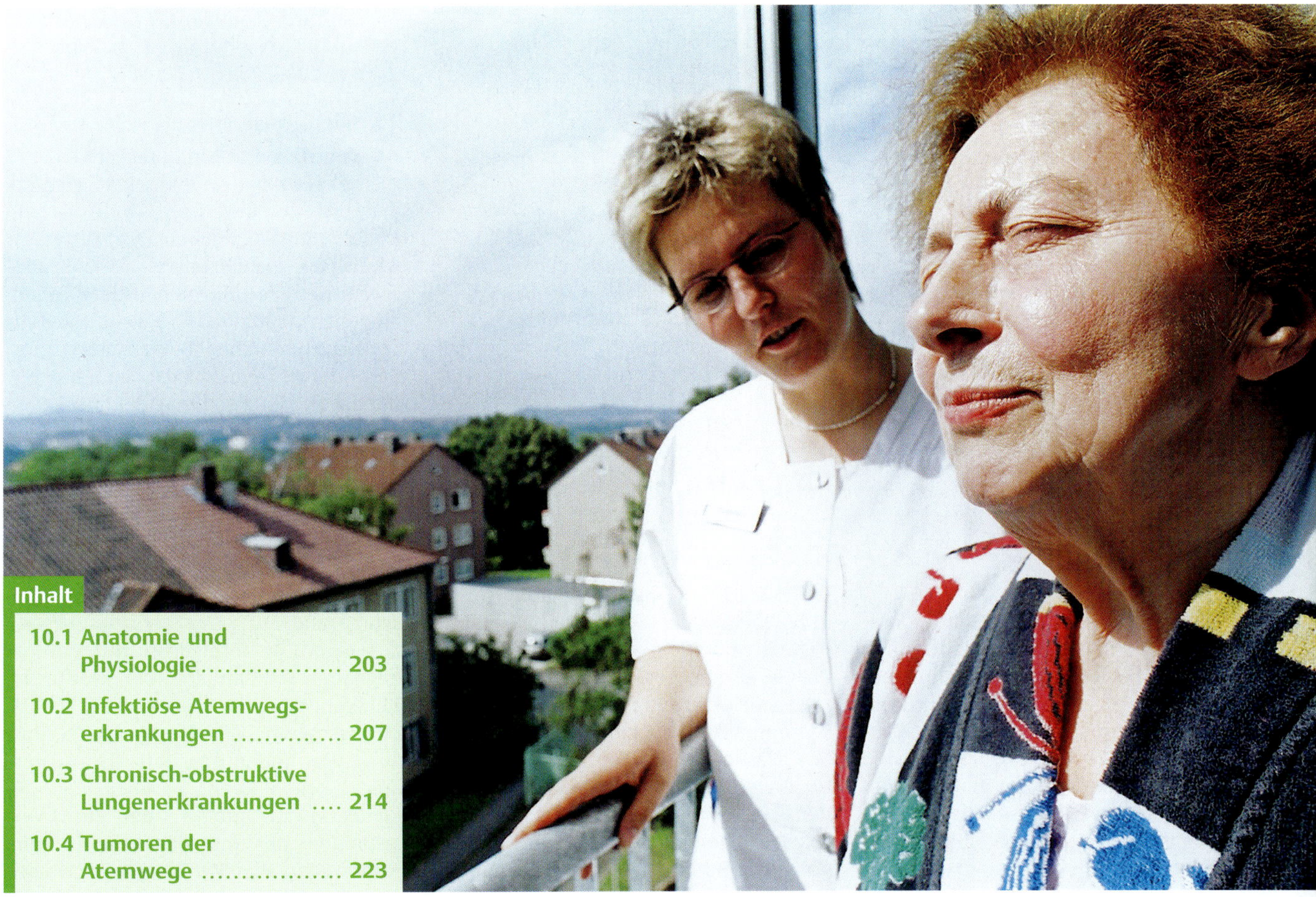

Inhalt



## 10.1 Anatomie und Physiologie

Dominik von Hayek

### 10.1.1 Innere und äußere Atmung

D *Unter Atmung versteht man den Austausch der Atemgase Sauerstoff ($O_2$) und Kohlendioxid ($CO_2$) zwischen Körper und äußerer Umgebung.*

Jede Zelle im Körper des Menschen benötigt für ihren Stoffwechsel und damit für ihr Überleben Sauerstoff ($O_2$). Diesen holt sie sich aus dem Blutkreislauf und verbrennt ihn zur Energiegewinnung. Hierbei entsteht das für die Zelle schädliche Kohlendioxid ($CO_2$), welches deshalb wieder zurück an den Blutkreislauf abgegeben werden muss. Diesen Gasaustausch nennt man *innere Atmung*; er findet in den meisten Zellen des Körpers statt.

Durch die *äußere Atmung* muss der Blutkreislauf mit Sauerstoff angereichert und das andauernd anfallende Kohlendioxid aus dem Blutkreislauf ausgeschieden werden.

### 10.1.2 Atmungssystem

Das Atmungssystem wird unterteilt in die oberen Luftwege (Nase, Nasennebenhöhlen und Rachenraum), die unteren Luftwege (Kehlkopf, Luftröhre, Bronchien) und das Lungengewebe selbst **(Abb. 10.1)**.

#### Nase

Die Nase ist ein spitzgiebliger Raum ähnlich dem Dachboden in einem Fachwerkhaus. In seiner Mitte direkt unter dem Firstbalken trennt die Nasenscheidewand (*Nasenseptum*) die rechte von der linken Nasenhöhle.

Aufgaben der Nase:

- Erwärmung, Reinigung und Anfeuchtung der Atemluft,
- Riechorgan,
- Resonanzraum für die Stimme.

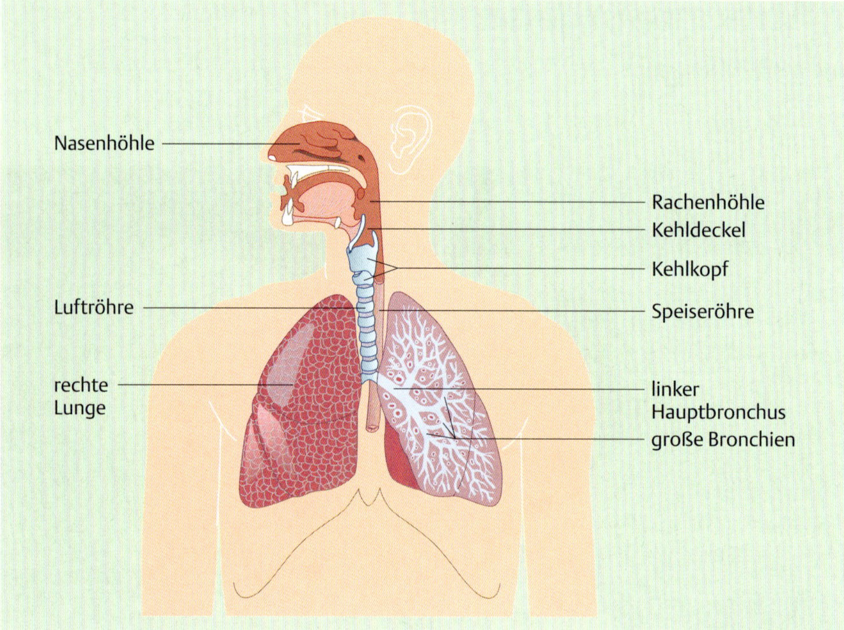


**Abb. 10.1 ⇢ Atmungssystem.** Obere und untere Atemwege und Lunge (nach Schwegler, 2002).

## Nasennebenhöhlen

Die Nasennebenhöhlen stellen Hohlräume des knöchernen Schädels dar, die das Knochengewicht vermindern sollen und einen zusätzlichen Resonanzraum für die Stimmbildung schaffen **(Abb. 10.2)**. Die Hohlräume sind paarig angeordnet, d. h., es gibt auf jeder Schädelseite jeweils eine identische Nebenhöhle. Die Nasennebenhöhlen sind im Einzelnen:

- Stirnhöhle (Sinus frontalis),
- Kieferhöhle (Sinus maxillaris),
- Siebbeinzellen (Cellulae ethmoidales),
- Keilbeinhöhle (Sinus sphenoidalis).

Zur Belüftung dieser Hohlräume führen jeweils Ausführungsgänge in den Nasenraum. Deshalb können bei Infekten des Nasen-Rachen-Raumes Erreger in die Nasennebenhöhlen fortgeleitet werden, wo es dann durch Schleimhautschwellungen und Sekretstau zu einer Nasennebenhöhlenentzündung (*Sinusitis*) kommen kann.

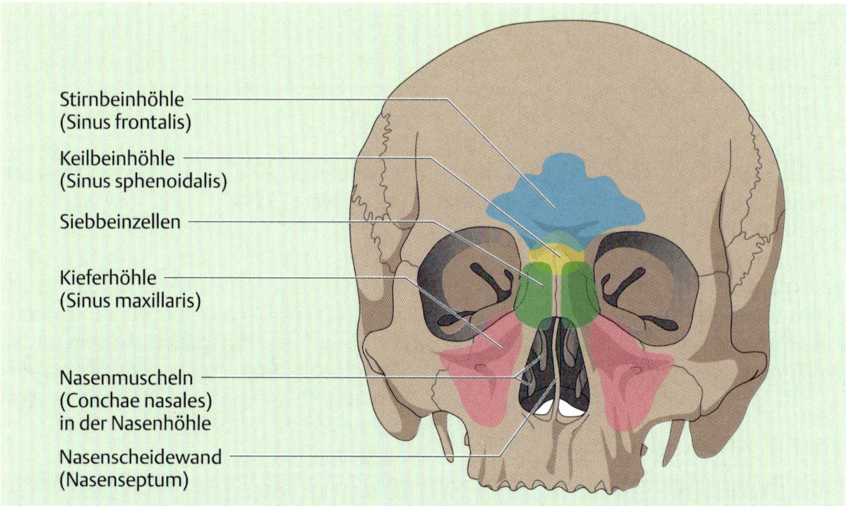


**Abb. 10.2 ⇢ Nasennebenhöhlen.** Lage der Nasennebenhöhlen bei frontaler Schädelansicht (= von vorne).

## Rachen

Im Rachen (Pharynx) vereinigen sich Nasen- und Mundhöhle, hier kreuzen sich Luft- und Speiseweg. Die Trennung und Weiterleitung von Nahrung in die Speiseröhre (*Ösophagus*) und Atemluft in die Luftröhre (*Trachea*) ist eine Aufgabe des *Kehlkopfes* (Larynx).

### Tonsillen (Mandeln)

An der Nasenrachenhinterwand liegen die *Rachenmandeln* (Tonsillae pharyngeae), weiter unten am Mund-Rachen-Dach die *Gaumenmandeln* (Tonsillae palatinae). Sie bestehen aus *lymphatischem Gewebe* und dienen der Immunabwehr, weshalb es bei Besiedelung der Gaumenmandeln mit Keimen, insbesondere *Streptokokken*, zu einer erheblichen Entzündungsreaktion kommen kann (lat. angina = Enge; Mandelentzündung = Angina tonsillaris).

### Kehlkopf

Im unteren Rachenraum (Hypopharynx) liegt der Kehlkopf (Larynx, **Abb. 10.3a**), also das Ventil zur Trennung von Speisebrei und Luft. Der Kehlkopf besteht aus einem Knorpelgerüst mit darüber liegender Schleimhaut. Der größte der Kehlkopfknorpel ist der wie ein Schiffsbug geformte *Schildknorpel*, den man auch von außen am Hals als „Adamsapfel" sehen kann. Darüber liegt der *Kehldeckel* (Epiglottis), der zum Verschließen der Luftröhre dient. Beim Atmen steht der Kehldeckel nach oben offen, sodass die Atemluft unbehindert durch die Luftröhre fließen kann. Beim Schlucken senkt sich der Kehldeckel und verschließt sie wie ein Ventil. Im Innern des Kehlkopfes verlaufen von vorne nach hinten die beiden *Stimmbänder* und bilden zwischen sich die Stimmritze (Glottis). Sie werden durch feine Muskeln unterschiedlich eng gestellt, die durchströmende Atemluft erzeugt Schallwellen und damit die Stimme **(Abb. 10.3b,c)**.

**Schlucken.** Beim Schlucken von flüssigen und festen Nahrungsbestandteilen wird durch das reflexartige Zusammenspiel von zahlreichen Rachenmuskeln und dem Kehlkopf das Eindringen von Nahrung in die Lunge verhindert. Durch die Zungengrundmuskulatur wird der Kehldeckel gegen den Gaumen gepresst, und der Nahrungsbrei kann am verschlossenen Kehlkopf vorbei in die dahinter liegende Speiseröhre fließen.

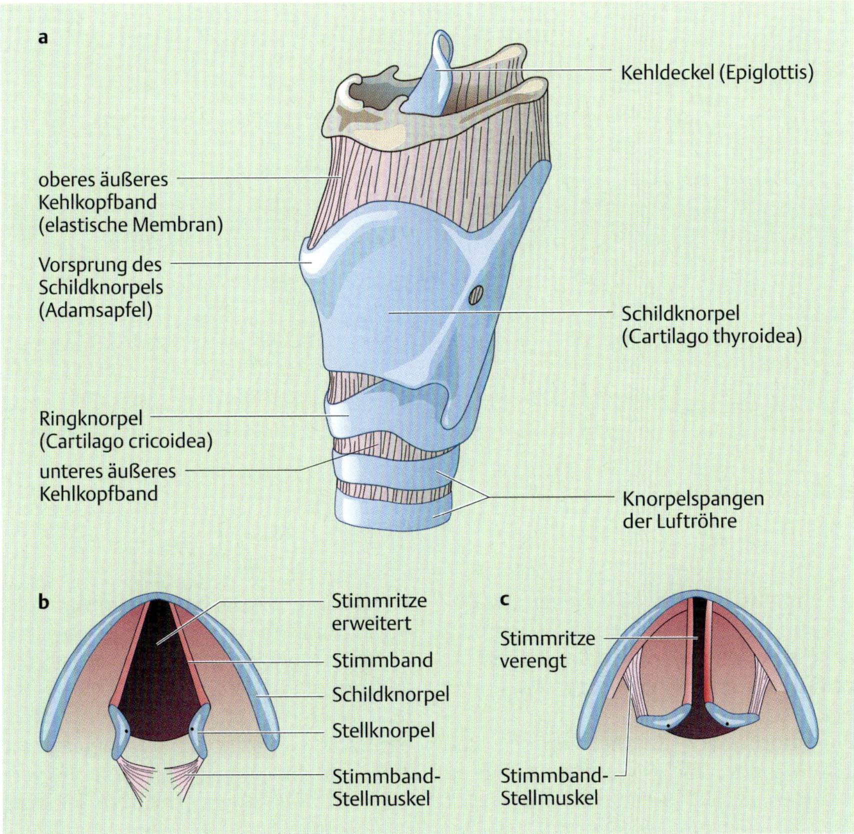


**Abb. 10.3** ··› **Kehlkopf.** Kehlkopfskelett in Seitenansicht; **b** Ansicht von oben mit geöffneter Stimmritze und **c** mit verengter Stimmritze (nach Faller u. Schünke, 2004).

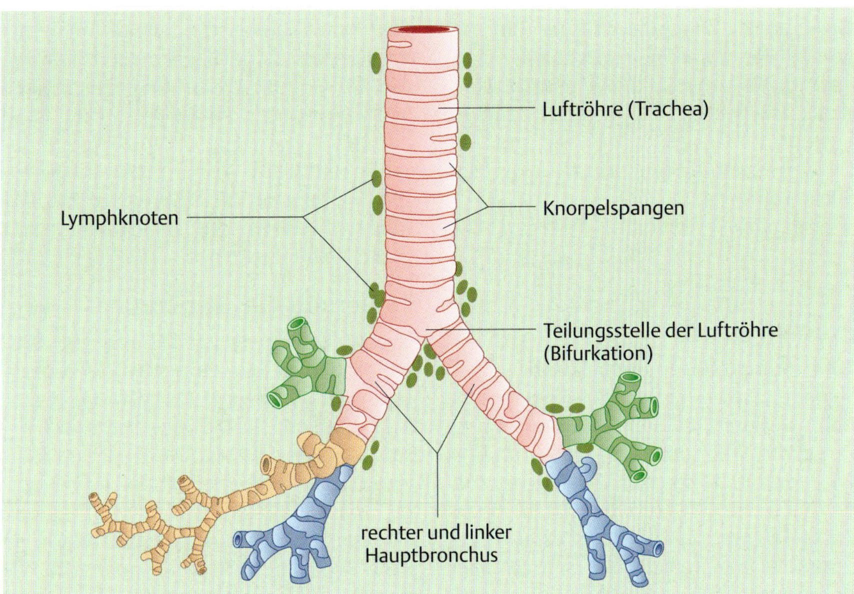


**Abb. 10.4** ··› **Bronchialbaum.** Ausgehend von der Luftröhre vielfache Aufzweigung des Bronchialsystems (nach Faller u. Schünke, 2004).

**Hustenreflex.** Der Hustenreflex dient der Reinigung der unteren Atemwege von Sekret aus dem Bronchialsystem, aber auch von verschluckten Fremdkörpern oder Nahrung. Gelangen sie in die unteren Atemwege, wird ein sensibler Reiz auf die Bronchialschleimhaut ausgelöst, der einen reflexartigen Hustenstoß zur Folge hat.

**Aspiration.** Das Eindringen von festen oder flüssigen Fremdkörpern in das Bronchialsystem und damit in die Lunge (= Aspiration) kann zum Ersticken oder zu schlecht behandelbaren Lungenentzündungen (Pneumonien) führen.

## Luftröhre

Unterhalb des Kehlkopfs beginnt die Luftröhre (Trachea). Sie ist 10–15 cm lang und besteht aus 15–20 hufeisenförmigen Knorpelspangen, die nach hinten (dorsal) durch eine bindegewebige Membran verschlossen sind. Die Knorpel halten die Luftröhre während des in der Einatmungsphase herrschenden Unterdrucks offen.

## Bronchialbaum

An ihrem Ende (*Bifurkation* = Aufteilung) teilt sich die Luftröhre in 2 Hauptbronchien, die sich wie das Geäst eines Baumes immer weiter verzweigen. Durch mehr als 20 solche Verzweigungen wird das weit verzweigte System des Bronchialbaumes gebildet **(Abb. 10.4)**. Es ist nach innen mit einem Flimmerepithel ausgekleidet, welches Fremdkörper und Bronchialschleim mundwärts (nach oral) transportiert. Die kleinen *Bronchien* verlieren ab einem Durchmesser von 1–2 mm ihr Knorpelgerüst, enthalten dafür mehr glatte Muskulatur in der Wand und werden dann *Bronchiolen* genannt.

## Lungen

Der rechte Lungenflügel enthält 3 *Lungenlappen* (Ober-, Mittel- und Unterlappen), der linke Lungenflügel wegen des Platzbedarfs für das Herz nur 2 (Ober- und Unterlappen), die man gut voneinander abgrenzen kann. An der Lungenwurzel (*Lungenhilus*) treten die beiden Hauptbronchien und die Lungengefäße in die Lungen ein.

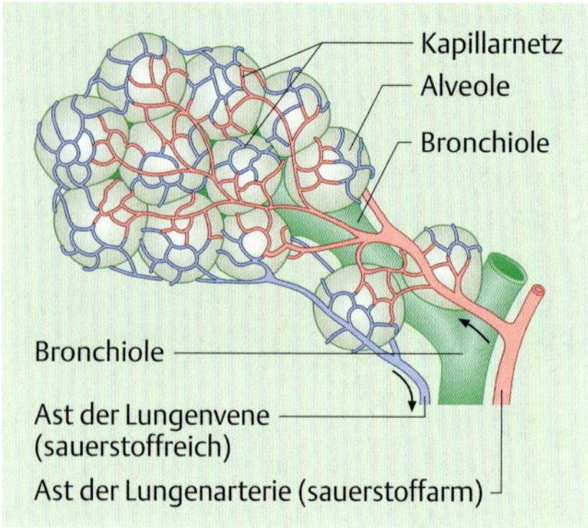


**Abb. 10.5** ⇢ **Alveolen.** Die Lungenbläschen schließen sich traubenförmig an die Bronchiolen an und werden von einem dichten Gefäßnetz umgeben (aus Schwegler, 2002).

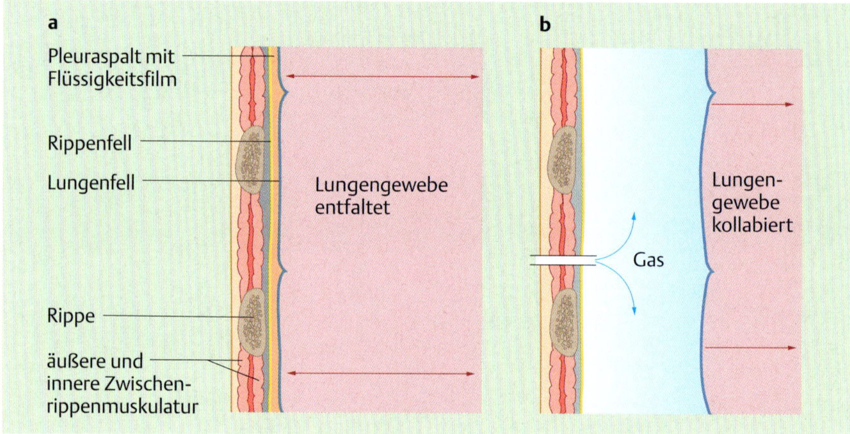


**Abb. 10.6** ⇢ **Pleura. a** Detailabbildung des Pleuraspaltes im Normalzustand und **b** beim Pneumothorax (nach Faller u. Schünke, 2004).

#### Lungenbläschen (Alveolen)

Nachdem sich die Bronchiolen noch einmal verzweigt haben, endet der Atemweg blind in den Lungenbläschen (*Alveolen*, **(Abb. 10.5)**, die sich traubenförmig an die Bronchiolen anschließen. Hier findet der *Blut-Gas-Austausch* statt: Die *Alveolen* haben eine dünne Wand und sind von einem dichten Netzwerk aus Blutkapillaren umgeben. Die Grenzschicht zwischen der mit Luft gefüllten Alveole und den Blutkapillaren ist nur 1 µm (1/1000 mm) dünn, sodass Sauerstoff aus der Alveolarluft rasch ins Blut und Kohlendioxid aus dem Kapillarblut in die Atemluft übertreten kann. Insgesamt besteht das Lungengewebe aus über 300 Mio. solcher Alveolen, welche zusammen eine Gesamtfläche von 80 $m^2$ ergeben.

#### Pleura

Die beiden Lungenflügel sind mit Aussparung des Lungenhilus von einer feinen Haut, dem *Lungenfell* (Pleura visceralis), überzogen. Auch die Innenseite des Brustkorbes wird von solch einer feinen Haut, dem *Rippenfell* (Pleura parietalis), ausgekleidet. Lungen- und Rippenfell liegen eng aneinander und sind nur durch einen feinen, flüssigkeitsgefüllten Spalt voneinander getrennt, in dem Unterdruck herrscht. Wie bei 2 aufeinander liegenden Glasscheiben mit einem dazwischen befindlichen Flüssigkeitsfilm können sich die zwei Pleurablätter zwar gegeneinander verschieben, durch den unter Unterdruck stehenden Flüssigkeitsfilm werden sie jedoch zusammengehalten. Dadurch kann das Lungengewebe durch die Volumenvergrößerung und Verkleinerung des Brustkorbs auseinander gezogen und zusammengepresst werden, ohne dass dieses empfindliche Gewebe zerrissen wird **(Abb. 10.6a)**.

**Pneumothorax.** Gelangt durch eine äußere oder innere Verletzung Luft in den Pleuraspalt, so geht der Unterdruck verloren, die beiden Pleurablätter kleben nicht mehr aneinander und der betreffende Lungenflügel fällt in sich zusammen (*kollabiert*, **Abb. 10.6b**).

#### Zwerchfell

Nach unten, zum Bauchraum hin, begrenzt das *Zwerchfell* (Diaphragma) – eine große kuppelartige Muskelplatte – den Brustraum. In ihrem Zentrum besteht sie aus Bindegewebe mit den Durchtrittsöffnungen für Aorta und Speiseröhre.

## 10.1.3 Atmung

### Atemmechanik

**Einatmungsphase (Inspiration).** Zieht sich der Zwerchfellmuskel zusammen, dann verkürzt er sich, die Krümmung im Zwerchfell verflacht sich, und es wird damit abgesenkt. Außerdem ziehen sich die äußeren Zwischenrippenmuskeln (*Mm. intercostales externi*) zusammen und heben die schräg nach unten stehenden Rippen und damit den Brustkorb an. Wie bei einem Blasebalg nimmt das Brustkorbvolumen zu, es entsteht ein relativer Unterdruck im Vergleich zur Außenluft, letztendlich wird Luft in die Lunge gesaugt **(Abb. 10.7a–b)**.

**Ausatmungsphase (Exspiration).** In der Ausatmungsphase wird dieser physikalische Vorgang umgekehrt: Die Zwerchfellmuskulatur erschlafft, die Zwerchfellkuppel wölbt sich nach oben, unterstützt durch die Eigenelastizität zieht sich die Lunge zusammen und verringert ihr Volumen. Dadurch entsteht relativ zur Außenluft ein Überdruck, die Luft wird über die Luftröhre nach außen geblasen.

**Atemhilfsmuskulatur.** Bei vertiefter Atmung, also sowohl bei Atemnot infolge von Krankheitszuständen als auch bei vermehrter körperlicher Arbeit, werden für Ein- und Ausatmung zusätzliche Muskelgruppen eingesetzt. Dies sind bei der Einatmung hauptsächlich der große und kleine Brustmuskel (*M. pectoralis major und minor*), bei der *Exspiration* vor allem die Bauchmuskulatur (z. B. beim Husten).

### Steuerung der Atmung

Der Atemvorgang wird durch ein eigenes Zentrum im zentralen Nervensystem (ZNS) gesteuert, in dem die Atemmuskeln koordiniert und rhythmisch erregt werden. Dieses Atemzentrum liegt im Halsrückenmark (Medulla oblongata) und kann sowohl die Atemfrequenz als auch die Atemtiefe verändern, je nach Bedarf des Körpers, Sauerstoff aufzunehmen bzw. Kohlendioxid abzugeben. Um diesen Bedarf zu ermitteln, wird die Konzentration des Sauerstoffs und des Kohlendioxids im Blut mit *Chemorezeptoren* (vergleichbar mit Messfühlern) an der Aorta und der Halsschlagader gemessen. Bei hohem Koh-

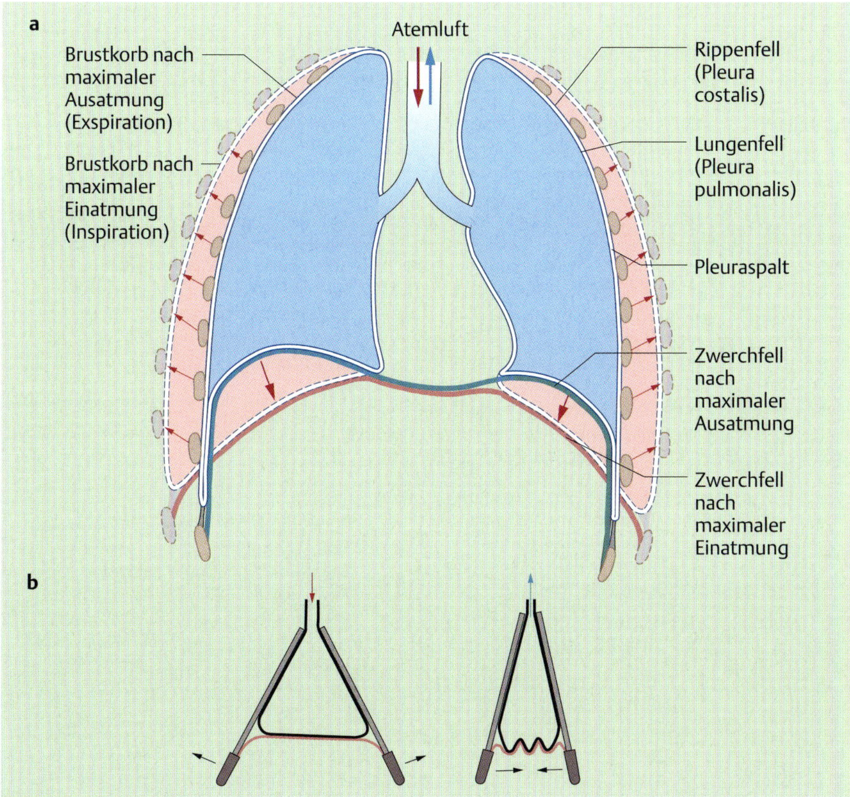


**Abb. 10.7** ⇝ **Atmung.** Atemmechanik. **a** Frontalschnitt der Lunge während Einatmungs- (rot) und Ausatmungsphase (blau); **b** schematische Darstellung der Volumenvergrößerung anhand eines Blasebalgs (nach Faller u. Schünke, 2004).

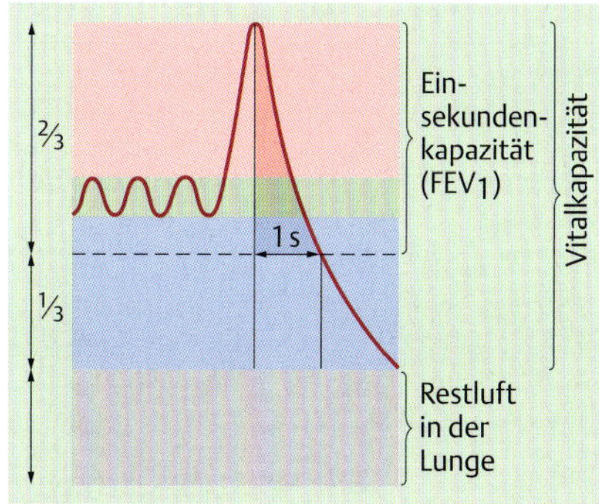


**Abb. 10.8** ⇝ **Atemvolumen.** Spirogramm mit Messung der Einsekundenkapazität: Nach möglichst tiefer Einatmung sollten in 1 Sekunde ⅔ der Vitalkapazität ausgeatmet werden können (nach Faller u. Schünke, 2004).

lendioxidgehalt, aber auch bei einer niedrigen Sauerstoffkonzentration, wird das Atemzentrum aktiviert, Atemfrequenz und -tiefe zu erhöhen. Ist dadurch der Kohlendioxidgehalt auf den Zielwert gefallen bzw. die Sauerstoffkonzentration angestiegen, so reduziert das Atemzentrum seine Aktivität wieder.

### Messung des Lungenvolumens

**Messung der Atemfrequenz.** Die Atmung ist ein lebenswichtiger Vorgang, ihre Beobachtung kann uns wichtige Informationen über den Zustand eines Menschen geben: Die einfachste Maßnahme ist die Messung der Atemfrequenz, d. h. die Anzahl der Atemzüge pro Minute. Normalerweise liegt die Atemfrequenz beim Gesunden in Ruhe bei 8–16/min. Bei körperlicher Anstrengung steigt sie auf bis zu 40/min an, aber eben auch bei Erkrankungen der Lunge (z. B. *Pneumonie*) oder des Herzens (z. B. *Lungenödem*).

**Spirogramm.** Würde man die ein- und ausgeatmete Luft in einem Luftballon auffangen und die Atemvolumina pro Zeit messen, so erhielte man ein *Spirogramm* **(Abb. 10.8)**. Das dafür verwendete Gerät, der *Spirometer*, misst folgende Größen: Bei jedem Atemzug in Ruhe werden ca. 0,5 l Luft (Atemzugvolumen = AZV) in die Atemwege gesaugt. Über dieses Volumen hinaus können noch ca. 2–3 l zusätzlich (inspiratorisches Reservevolumen = IRV) eingeatmet werden, wenn der Körper einen größeren Sauerstoffbedarf hat (Anstrengung, Atemnot). Andererseits kann, von der Atemruhelage (ARL) ausgehend, noch ca. 1 l zusätzlich ausgeatmet werden, was man als *exspiratorisches Reservevolumen (ERV)* bezeichnet (z. B. beim Seufzen). Damit die Alveolen nicht zusammenfallen (kollabieren), verbleiben auch nach stärkster Ausatmung noch ca. 1–2 l Luft (Residualvolumen) in der Lunge. Als *Vitalkapazität (VK)* bezeichnet man das Luftvolumen, welches nach tiefer Inspiration maximal ausgeatmet werden kann, also die Summe aus IRV, AZV und ERV. Bei erhöhtem Atemwegswiderstand – insbesondere beim Asthma bronchiale – ist die Geschwindigkeit des Atmungsvorgangs herabgesetzt. Hierfür lässt man die Patienten so schnell wie möglich ausatmen und misst das nach 1 Sekunde ausgeatmete Volumen (*Einsekundenkapazität = $FEV_1$*).

## 10.2 Infektiöse Atemwegserkrankungen

Susanne Andreae

### 10.2.1 Infektionen der oberen Luftwege

**D** *Entzündungen im Bereich der oberen Luftwege* ***(Tab. 10.1)****, meist viral bedingt.*

Erwachsene erkranken 2- bis 5-mal pro Jahr an einem Atemwegsinfekt, sie sind also ausgesprochen häufig und zumeist viral bedingt. Es sind unzählige Viren bekannt, die diese hervorrufen können. So kennt man beispielsweise über 100 Virusarten, die Schnupfen verursachen können. Da sich diese Viren zum Teil stark unterscheiden, kann trotz erworbener Immunität gegen eines der Viren eine andere Virusart erneut zur Infektion führen. Daher kann man innerhalb kurzer Zeit mehrfach an Schnupfen erkranken.

**Tab. 10.1** ⇢ Infektionen der oberen Luftwege

| *Erkrankung* | *Symptome* | *Komplikationen* | *Therapie* |
|---|---|---|---|
| Rhinitis (Schnupfen) | ⇢ wässriges Nasensekret<br>⇢ eingeschränktes Riechvermögen | Bei Verschleppung der Keime in die Nasennebenhöhlen kann sich eine Sinusitis entwickeln. Kommt es über die Ohrtrompete zur Ausbreitung der Erreger ins Ohr, kann eine Otitis media (Mittelohrentzündung) die Folge sein | abschwellende Nasentropfen und Inhalationen (z. B. mit Kamille oder Emser Salz) |
| Sinusitis (Nasennebenhöhlenentzündung) | ⇢ Gesichts- und Kopfschmerzen, die sich beim Bücken, Heben, Husten etc. (erhöhter Druck in den Nebenhöhlen) verstärken<br>⇢ Klopfschmerz über der betroffenen Nebenhöhle (meist Kieferhöhle)<br>⇢ schleimiges oder eitriges Nasensekret<br>⇢ evtl. Fieber und allgemeines Krankheitsgefühl | Die Entzündung kann auf die benachbarten Weichteile (Oberlid, Unterlid, Wange) übergreifen, was zur Schwellung und Rötung dieser Strukturen führt. Besonders gefürchtet ist ein Übergreifen der Entzündung auf die Augenhöhle. Durch die enge Nachbarschaft kann es zu Komplikationen im Gehirn kommen (Meningitis = Hirnhautentzündung, Hirnabszess) | abschwellende Nasentropfen, lokale Wärme (z. B. Rotlicht), Inhalationen, evtl. Antibiotika; wenn keine Besserung, Punktion und Spülung der Nasennebenhöhlen |
| Pharyngitis (Rachenentzündung)<br>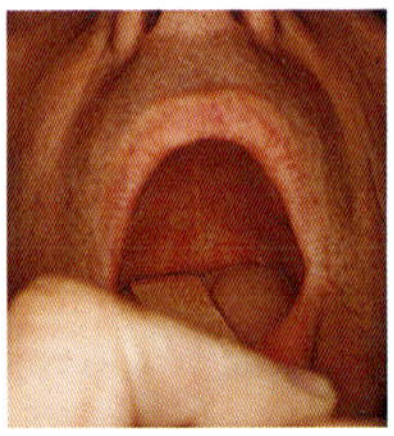<br>**Abb. 10.9** | ⇢ Schluckbeschwerden<br>⇢ „Kratzen" und „Brennen" im Hals | | heiße Milch mit Honig und lokale Wärme sind wohltuend; Schleim lösende Mittel; bei Verdacht auf eine bakterielle Ursache Antibiotika |
| Tonsillitis (Mandelentzündung)<br>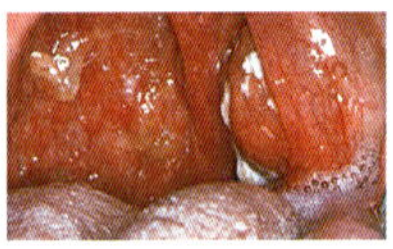<br>**Abb. 10.10** | ⇢ Brennen und Schmerzen im Hals<br>⇢ Schluckbeschwerden mit Ausstrahlung ins Ohr<br>⇢ evtl. „kloßige" Sprache<br>⇢ Fieber und allgemeines Krankheitsgefühl<br>⇢ Mandeln (Tonsillen) hochrot und geschwollen, häufig mit Eiterauflagerungen | Es kann sich ein lokaler Abszess bilden. Bei Verschleppung der Keime über die Blutbahn besteht die Gefahr einer Sepsis! Evtl. Spätkomplikationen aufgrund immunologischer Prozesse sind das rheumatische Fieber und die Glomerulonephritis (S. 332) | Die meisten Tonsillitiden sind viral bedingt. Nur bei Verdacht auf eine bakterielle Entzündung (Eiterstippchen auf den Mandeln) müssen Antibiotika verabreicht werden. Zusätzlich können ähnliche Maßnahmen wie bei einer Pharyngitis die Beschwerden lindern |
| Laryngitis (Kehlkopfentzündung)<br>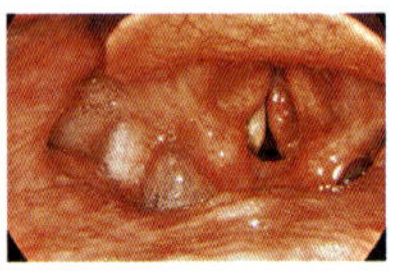<br>**Abb. 10.11** | ⇢ Symptome wie bei der Pharyngitis, zusätzlich beklagt der Patient:<br>⇢ Heiserkeit<br>⇢ Räusperzwang und Hustenreiz | | Wichtig sind die „Stimmschonung" (Ruhe, kein Flüstern, kein Räuspern) und der Nikotinverzicht! Die übrige Therapie ähnelt der einer Pharyngitis; Antibiotika sind nur selten nötig |

### Krankheitsverlauf

Häufig berichten die Patienten, dass sie zuerst einen Schnupfen hatten, unmittelbar danach Schluckbeschwerden auftraten und sie zuletzt an Husten litten. Man nennt dies einen *Etagenwechsel*, d. h., die Infektion ist im Körper jeweils eine Stufe nach unten gestiegen.

### Prognose

Da die Ansteckung über die sog. Tröpfcheninfektion erfolgt, besteht eine hohe Ansteckungsgefahr! Entsprechend therapiert verlaufen solche Infektionen aber meist harmlos und heilen folgenlos ab. Besonders bei stark geschwächten Patienten aber kann es zu gefährlichen Verläufen mit *bakterieller Superinfektion* (Infektion, die sich auf die Viruserkrankung „aufpfropft") kommen!

### Prophylaxe

Um Infektionen dieser Art zu verhindern, sind generelle *abhärtende Maßnahmen* (regelmäßig saunieren, Bewegung an der frischen Luft etc.) hilfreich.

**H** ***Natürliche Behandlungsmöglichkeiten.***

⇢ *Inhalationen mit Kamille, ätherischen Ölen oder Emser Salz wirken schleimhautabschwellend.*

- *Bei Halsschmerzen sind Quarkwickel schmerzlindernd: frischen Quark dick auf ein Leintuch auftragen, mit der bestrichenen Seite auflegen; entfernen, wenn der Quark trocken ist.*
- *Fieber lässt sich durch Wadenwickel senken: Tuch mit kaltem Wasser befeuchten und stramm um die Wade wickeln, darüber ein trockenes Tuch legen; die Wickel sollten alle 5–10 Minuen erneuert werden.*
- *Rotlicht: Die Bestrahlung mit einer Infrarotlampe wirkt schmerzlindernd, durchblutungsfördernd und schleimlösend. Rotlicht kann deshalb bei vielen entzündlichen Erkrankungen der oberen Luftwege eingesetzt werden. Anwendungsdauer: bei Ohrenschmerzen: 3-mal täglich 5–10 Minuten, bei Sinusitis oder Bronchitis: 3-mal täglich 10–15 Minuten.*

## 10.2.2 Influenza (Grippe)

**D** *Durch Tröpfcheninfektion übertragene Erkrankung, ausgelöst durch den Influenzavirus. Infektionskrankheit, die besonders bei alten und geschwächten Patienten komplikationsreich verlaufen kann.*

### Symptome

Nach kurzer Inkubationszeit (1–3 Tage) kommt es zu den typischen „Grippesymptomen":
- Kopf- und Gliederschmerzen,
- Fieber, starkes Krankheitsgefühl,
- Husten, Schnupfen, Heiserkeit.

Dauern die Symptome lange an, kommt es zu einem erneuten Fieberanstieg und/oder eitrigem Auswurf, so muss von einer bakteriellen Superinfektion ausgegangen werden.

### Komplikationen

Im Allgemeinen verläuft eine Grippe harmlos. Kinder und alte Menschen aber sind durch Komplikationen, wie Otitis media, eitrige Bronchitis, Pneumonie, oder Begleiterkrankungen anderer Organe gefährdet!

**M** *Bei alten Menschen kann eine „banale" Grippe tödlich verlaufen!*

### Therapie

Die Behandlung besteht meist aus symptomatischen Maßnahmen: Bettruhe, fiebersenkende und schmerzlindernde Medikamente. Beginnt man sofort nach dem Auftreten der ersten Grippeanzeichen mit der Einnahme von Medikamenten, welche das Influenzavirus hemmen (z.B. Tamiflu), so lässt sich die Erkrankung verkürzen und Komplikationen zumeist vermeiden. Antibiotika werden nur bei Verdacht auf bakterielle Superinfektionen verabreicht.

**P** ***Aspekte der Pflege bei einer Virusgrippe.*** *Besonders wichtig bei an Grippe erkrankten alten Menschen ist es, den fieberbedingten Flüssigkeitsverlust auszugleichen, d. h., pro Grad Celsius Temperaturerhöhung muss 1 Liter Flüssigkeit am Tag zusätzlich gegeben werden. Aufgrund des Fiebers und der Bettruhe sind eine sorgfältige Dekubitus-, Thrombose- und Obstipationsprophylaxe notwendig. Besonders wichtig um einer Lungenentzündung als Komplikation der Virusgrippe vorzubeugen, sind pneumonieprophylaktische Maßnahmen (S. 210). Insbesondere zu Beginn der Erkrankung ist eine engmaschige Vitalzeichenkontrolle (d. h. Beobachtung der Atmung, RR-, Puls- und Temperaturkontrolle) notwendig, und auch das Abhusten und das Sputum müssen beobachtet werden. So ist z. B. ein grünliches Sputum Zeichen einer bakteriellen Superinfektion.*
*Soweit erforderlich, ist Hilfestellung bei den AEDL zu geben: Das Waschen und Kleiden muss unterstützt oder übernommen, Bett- und Leibwäsche bei Bedarf gewechselt werden; evtl. ist auch Hilfe beim Essen und Trinken notwendig. Der meist appetitlose Kranke erhält Wunschkost, die leicht verdaulich und vitaminreich sein soll.*

### Prophylaxe

Bei gefährdeten Patienten (> 60 Jahre, Patienten mit chronischen Erkrankungen, bes. Herz- und Lungenerkrankungen) wird im Herbst eine *Schutzimpfung* durchgeführt. Die Impfung wirkt nur gegen den jeweils aktuellen Virustyp. Da die Influenza-Viren oft ihre Struktur verändern, muss die Impfung jährlich erneut durchgeführt werden.

**W** *Durch die Tröpfcheninfektion kann sich der Grippevirus rasch verbreiten und zu Epidemien, bei Verbreitung über die ganze Welt sogar zu Pandemien (S. 72) führen. Die bislang größte Grippepandemie ereignete sich 1918/1919 und ging von Spanien aus. Sie forderte mehr als 20 Mio. Todesopfer!*

## 10.2.3 Akute Bronchitis

**D** *Meist viral bedingte Entzündung der Bronchialschleimhaut, die durch Tröpfcheninfektion übertragen wird.*

### Symptome

Häufig entwickelt sich die akute Bronchitis im Rahmen eines Infektes der oberen Luftwege („Etagenwechsel"). Typisch ist ein anfangs schmerzhafter, trockener *Husten*, der in einen starken Husten mit meist weißlichem Auswurf übergeht. Außerdem treten *Fieber* und *allgemeine Erkältungszeichen* (Kopf- und Gliederschmerzen, Schnupfen, Halsschmerzen etc.) auf. Besonders bei alten und immungeschwächten Patienten kann es zur bakteriellen Superinfektion kommen. Hier ist der Auswurf gelbgrünlich (eitrig).

### Therapie

Auch hier erfolgt eine symptomatische Behandlung: Besonders wichtig sind *schleimlösende Maßnahmen:*
- Inhalationen,
- Einreibungen mit ätherischen Ölen,
- erhöhte Flüssigkeitszufuhr (heißer Tee).

Medikamentöse Therapie:
- fiebersenkende, schmerzlindernde und schleimlösende Präparate (z. B. Mucosolvan, ACC),
- hustenhemmende Medikamente, sog. Antitussiva (z. B. Paracodein), sollten nur bei quälendem Husten (besonders nachts) eingenommen werden, da sie das Abhusten des Sputums hemmen,
- zur Verhinderung einer Pneumonie werden bei Verdacht auf eine bakterielle Superinfektion Antibiotika verordnet.

**M** *Antitussiva nur bei nächtlichem quälenden Husten einnehmen! Schleimlösende Mittel morgens verabreichen, sie können bei abendlicher Gabe zu nächtlichem Husten führen.*

**H** ***Natürliche Behandlungsmöglichkeiten.***
- *Schleimlösend wirken besonders Senfwickel: Senfmehl wird mit heißem Wasser angerührt und auf ein Tuch aufgebracht. Dieses wird für 10–20 Minuten (Vorsicht vor Verbrennungen!) auf die Brust gelegt. Anschließend sollte die Brust lauwarm abgewaschen werden.*
- *Ähnlich wirken Kartoffelauflagen: Mit Schale gekochte Kartoffeln zerdrücken, in Leintuch wickeln und auf die Brust auflegen. Entfernen, wenn die Kartoffeln zu erkalten beginnen (nach 10–15 Minuten).*
- *Bei Fieber Wadenwickel (S. 73).*

### 10.2.4 Pneumonie (Lungenentzündung)

**D** *Meist bakteriell, selten viral oder durch Pilze verursachte Entzündung des Lungengewebes.*

**B** *Schwester Coronata, eine Ordensschwester, lebt im Altenstift ihres Klosters. Schon seit einigen Tagen fühlt sie sich erkältet, hat leichten Husten und ist viel im Bett geblieben. Die Mitschwestern sind sehr besorgt um Schwester Coronata, denn bisher war sie immer gesund gewesen. Zwar hat der Hausarzt eine leichte Verkalkung der Herzkranzgefäße festgestellt, doch das bereitet ihr keine Beschwerden. Heute früh fühlt sie sich fiebrig und sie beklagt eine zunehmende Atemnot. Die hinzu gerufene Ärztin vom Sonntagsdienst findet die Ordenschwester schwer atmend aufrecht in ihrem Bett sitzend vor. Nach einigen kleinen Untersuchungen weist die Ärztin die Erkrankte trotz heftigen Protests sofort in die Klinik ein.*

**L** *Auf dem Einweisungsschein steht als Diagnose „Pneumonie". Wie kommt die Ärztin zu dieser Diagnose? Welche Sofortmaßnahmen sind bei einer Pneumonie wichtig? Wie kann man in der Klinik die Diagnose bestätigen?*

#### Ursachen

Pneumonien sind ein im Alter recht häufiges Krankheitsbild. Allein in Deutschland erkranken jährlich 800 000 Menschen! Alte Menschen sind in vielerlei Hinsicht stark gefährdet:

- häufig besteht eine verminderte Lungenbelüftung:
  - bei Bettlägerigkeit oder Störungen des Atemzentrums atmen die Betroffenen meist nur flach, einige Lungenbereiche werden gar nicht belüftet; die unbelüfteten Lungenbereiche fallen zusammen, es bilden sich sog. Atelektasen, die ein idealer Nährboden für Bakterien sind,
- oft besteht eine erhöhte Sekretansammlung in den Bronchien:
  - z. B. bei einer chronischen Bronchitis oder einem Asthma bronchiale,
  - aber auch bei Geschwächten, die das Lungensekret nur ungenügend abhusten können,
- aus der Mundhöhle können *Keime* in die Lunge *verschleppt* werden:
  - bei schlechter Mundhygiene, einem Mundsoor oder Eiterherden im Mund,
- bei *eingeschränktem Schluckreflex* ist die Gefahr einer Aspiration sehr groß,
- wenn das *Immunsystem geschwächt* ist, also z. B. im Alter, bei AIDS und Krebserkrankungen.

Ebenso können Krankheitserreger auch direkt auf dem Luftweg, über das Blut oder aus der Nachbarschaft der Lunge einwandern. Insgesamt sind diese Fälle jedoch Raritäten.

**P** ***Pneumonieprophylaxe.*** *Durch gezielte vorbeugende pflegerische Maßnahmen kann die Gefahr, an einer Pneumonie zu erkranken, erheblich verringert werden. Pneumonieprophylaxe setzt an den bekannten Ursachen an, die es frühzeitig und systematisch zu erkennen und wirksam zu verringern gilt:*

- *Verminderte Lungenbelüftung: Atemübungen, wiederholtes Anleiten und Auffordern zu tiefem Durchatmen, atemstimulierende Einreibungen, bestimmte Lagerungen sorgen für eine ausreichende Belüftung der Lunge.*
- *Erhöhte Sekretansammlung: Dieser kann durch das Anfeuchten der Atemluft, einer Inhalationstherapie, einer Vibrationsmassage oder durch Abklopfen zur Sekretlösung und später durch das Unterstützen beim Abhusten oder wenn notwendig auch durch Absaugen des gelösten Sekrets begegnet werden.*
- *Verschleppen von Keimen aus der Mundhöhle: Wirksamste Prophylaxe ist eine gesunde, intakte Mundschleimhaut, was ggf. über die schnellstmögliche ärztlich verordnete Therapie bestehender Eiterherde oder Soorerkrankungen und eine spezielle Mundpflege erreicht wird (S. 298).*
- *Aspiration von Lebensmitteln: Besteht ein eingeschränkter Husten- und Schluckreflex (z. B. bei Lähmungen oder Bewusstseinsstörungen) ist es wichtig, dies zu erkennen und zu dokumentieren bzw. dem Team zu berichten. Mögliche prophylaktische Maßnahmen sind Schlucktraining, Oberkörperhochlagerung während und kurze Zeit nach der Nahrungsaufnahme oder wenn notwendig das Legen einer Magensonde. Handelt es sich um eine Sonde, die durch Mund oder Nase gelegt wurde, ist vor jeder Verabreichung von Sondennahrung die korrekte Lage im Magen zu kontrollieren und es ist besonders auf eine gute Mundpflege zu achten.*

Mehr zu Pneumonieprophylaxe s. Pflegeschwerpunkt Asthma bronchiale, S. 218.

#### Pathologische Anatomie

Die bei weitem häufigste Form der Lungenentzündung ist die *Bronchopneumonie*. Die Erkrankung beginnt an vielen Stellen gleichzeitig. Es entstehen überall im Lungengewebe millimeter- bis zentimetergroße Entzündungsherde. Ursache der Bronchopneumonie sind diverse Bakterien (Streptokokken, Staphylokokken, Klebsiellen, Haemophilus influenzae).

Die *Grippepneumonie* ist eine Sonderform der Bronchopneumonie. Am Beginn der Grippepneumonie steht die Infektion mit Viren; später kommt aber fast immer auch eine bakterielle Infektion dazu.

Ganz anders sieht die *Lobärpneumonie* aus, die prinzipiell auf einen oder mehrere Lungenlappen begrenzt ist. Die Ursache dieser Erkrankung sind fast immer Pneumokokken (Streptococcus pneumoniae).

#### Symptome

Innerhalb weniger Stunden entwickelt sich ein schweres Krankheitsbild:

- hohes Fieber und Schüttelfrost,
- Husten mit gelblich-eitrigem oder rostbraunem (durch Blutbeimischungen) Auswurf,
- Dyspnoe (Atemnot),
- evtl. Schmerzen beim Atmen (durch Begleitpleuritis, s. unten),
- Tachypnoe (beschleunigte Atmung), da der Patient versucht, den Sauerstoffmangel durch vermehrte Atmung auszugleichen,
- bei beschleunigter Atmung kann man gelegentlich eine Mitbewegung der Nasenflügel („Nasenflügeln") beobachten,
- bei massivem Sauerstoffmangel ist der Patient zyanotisch: es kommt zu einer bläulich-roten Verfärbung von Haut und Schleimhäuten. Besonders gut zu erkennen ist dies an den Lippen und den Akren, den äußersten Körperteilen (Finger-, Zehen- oder Nasenspitze).

**M** *Bei alten Menschen können weit weniger dramatische Symptome Zeichen einer Pneumonie sein:*

- *Meist zeigt sich nur eine leichte Temperaturerhöhung; hohes Fieber mit Schüttelfrost ist im Alter selten.*
- *Oft klagen die Patienten nur über leichten Husten mit Auswurf.*
- *Aufgrund der Unterversorgung des Blutes mit Sauerstoff und im Rahmen*

*einer Exsikkose (Flüssigkeitsmangel) kann es zu plötzlichen Verwirrtheitszuständen kommen.*
- *Atemnot, Tachykardie (schneller Puls) und Zyanose sind weitere Zeichen des Sauerstoffmangels und der schweren Erkrankung.*

### Diagnostik

Bei Verdacht auf Pneumonie sollte neben der körperlichen Untersuchung durch den Arzt immer eine Röntgenaufnahme der Lunge veranlasst werden **(Abb. 10.12)**.

### Therapie

Meist ist eine stationäre Behandlung im Krankenhaus erforderlich! Ganz im Vordergrund steht die ***antibiotische Therapie:*** Man sollte zu Beginn der medikamentösen Therapie Sputum des Patienten zur Erregerbestimmung einschicken. Eine antibiotische Behandlung muss aber sofort erfolgen. Wenn das Ergebnis der bakteriologischen Untersuchung vorliegt, muss evtl. ein anderes Antibiotikum gewählt werden.

Zusätzlich sind folgende *Allgemeinmaßnahmen* wichtig:
- Bettruhe und körperliche Schonung,
- ausreichende Flüssigkeitszufuhr, besonders bei hohem Fieber, denn pro 1 °C Temperaturerhöhung verliert der Körper 1 Liter Flüssigkeit!,
- evtl. leichte Krankengymnastik mit Atemübungen und Abreibungen, z. B. mit Franzbranntwein (verbessert die Belüftung der gesunden Lungenabschnitte),
- wichtig ist die Thromboseprophylaxe bei Bettlägerigkeit (Beine wickeln, Heparin s.c.),
- bei ausgeprägter Atemnot sollte über eine Nasensonde *Sauerstoff* verabreicht werden (z. B. 2 l $O_2$/min),

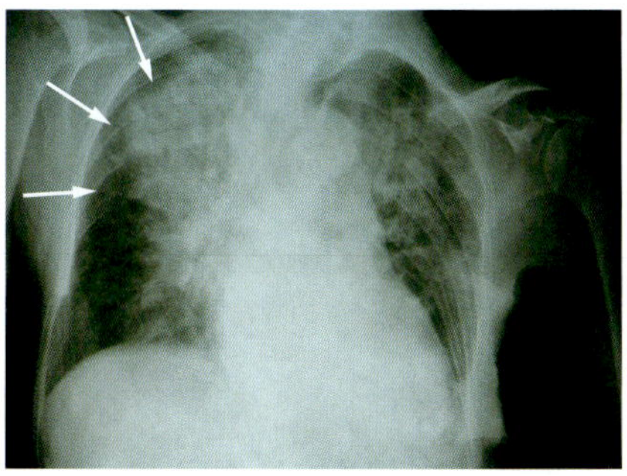

**Abb. 10.12 ··› Pneumonie.** Röntgenbild einer Lobärpneumonie im rechten Oberlappen (aus Gerlach, Wagner u. Wirth, 2006).

- um das Herz zu entlasten (es muss bei Tachykardie aufgrund des Fiebers mehr arbeiten), empfiehlt sich beim alten Menschen eine frühzeitige Fiebersenkung durch Medikamente oder Wadenwickel.

**M** *Begleiterkrankungen (z. B. Diabetes mellitus, Asthma bronchiale, Herzinsuffizienz) können sich rasch verschlechtern. Deswegen frühzeitig den Arzt informieren!*

**P** ***Aspekte der Pflege bei Pneumonie.*** *Vorrangiges Ziel pflegerischer Interventionen bei einem an einer Pneumonie erkrankten alten Menschen ist wie bei der Pneumonieprophylaxe die Sekretlösung und das Erreichen einer möglichst guten Lungenbelüftung (s. oben und Pflegeschwerpunkt, S. 218). Dabei können individuelle Bewältigungsstrategien bei früheren Atemwegserkrankungen erfragt und berücksichtigt werden. Wichtig ist ebenso eine gesunde und intakte Mundschleimhaut. Hier kann das Durchführen einer speziellen Mundpflege notwendig sein (S. 298). Des Weiteren sind eine ausreichende Flüssigkeitszufuhr und die Kontrolle von Vitalzeichen und Temperatur, Absenken des Fiebers und die Gabe der Antibiotika nach Arztanordnung von Bedeutung.*

### Komplikationen

Im Allgemeinen ist die Prognose einer Pneumonie gut, Komplikationen treten vorwiegend bei Patienten mit Herz-Lungen-Erkrankungen oder Immunschwäche auf, z. B.:
- respiratorische Insuffizienz (drohendes Lungenversagen); Zeichen sind zunehmende Atemnot und Sauerstoffmangel im Blut; es kann eine künstliche Beatmung nötig werden!,
- Lungenabszess (Eiteransammlungen im Lungengewebe),
- Pleuraerguss oder Pleuraempyem (Eiter im Pleuraraum), z. B. im Rahmen einer Begleitpleuritis (s. unten),
- Sepsis durch Übertreten der Erreger in die Blutbahn,
- Thrombose (Verstopfung von Venen). Besonders bei lang dauernder Bettlägerigkeit und Exsikkose,
- Herzversagen im Rahmen einer vorbestehenden Herzschwäche.

**M** *Die Pneumonie ist die am häufigsten zum Tode führende Infektionskrankheit! Insgesamt stellt sie die fünfthäufigste Todesursache dar!*

**B** *Fortsetzung Fallbeispiel. Schon im Krankenwagen erhält Schwester Coronata eine Sauerstoffsonde in die Nase, um die Atemnot zu lindern. Sie wird mit leicht angehobenem Oberkörper gelagert. Der aufnehmende Arzt im Krankenhaus nimmt Blut ab und veranlasst eine Röntgenaufnahme der Lunge. Diese zeigt eine Pneumonie im rechten Lungenflügel. Der Arzt erklärt der Ordensschwester den Befund und erläutert ihr die notwendigen Maßnahmen. „Ich weiß ja, dass Sie nicht gerne im Krankenhaus bleiben möchten, doch zur Verhinderung von Komplikationen ist es notwendig. Zur Abheilung der Lungenentzündung werde ich Ihnen ein Antibiotikum verabreichen. Da Sie momentan sehr geschwächt sind, sollten Sie viel schlafen und sich ausruhen. Dadurch ist aber die Gefahr einer Thrombose erhöht. Um dies zu vermeiden, bekommen Sie jeden Tag eine Spritze unter die Haut gespritzt. Keine Sorge, das tut nicht weh! In ein paar Tagen machen wir eine Kontrollaufnahme der Lunge und sobald sich Ihr Zustand gebessert hat, sind Sie wieder zu Hause.“*

## 10.2.5 Pleuritis (Rippenfellentzündung)

**D** *Entzündung der Pleura.*

### Ursachen

Zu einer Pleuritis kommt es meist im Rahmen einer Pneumonie (Begleitpleuritis). Sie kann aber auch bei einer Tuberkulose, einer Lungenembolie oder einem Lungentumor auftreten.

### Formen

Man unterscheidet die fibrinöse (trockene) und die exsudative (feuchte) Pleuritis. Häufig geht die trockene Pleuritis in eine feuchte über. Bei der ***fibrinösen Pleuritis*** ist wenig Flüssigkeit im Pleuraspalt. Im ungünstigen Fall führt die fibrinöse Pleuritis zu einer Verwachsung der Pleurablätter, welche dann die Atmung einschränkt. Die ***exsudative Pleuritis*** steht oft im Zusammenhang mit Tumorerkrankungen, insbesondere dem Bronchialkarzinom.

### Symptome

Bei der fibrinösen Pleuritis verursacht das Aneinanderreiben der entzündeten Pleurablätter ***stechende, atemabhängige Thoraxschmerzen***. Geht die fibrinöse in eine exsudative Pleuritis über, entwickelt sich ein Pleuraerguss. Die Schmerzen lassen nach, der Patient klagt über

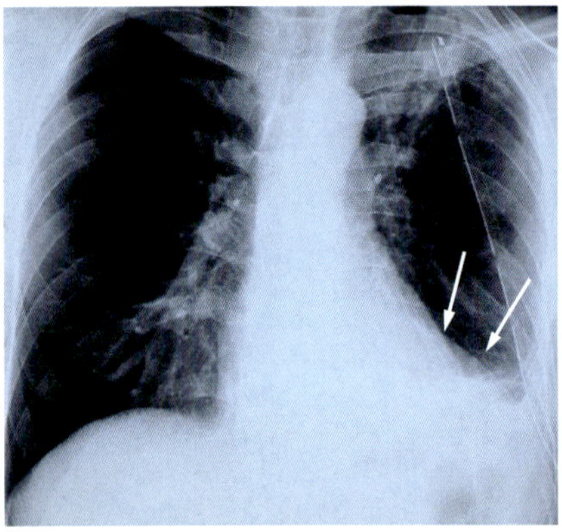

**Abb. 10.13** ··› **Pleuraerguss.** Linksseitiger Pleuraerguss.

*Atemnot* und ein *Druckgefühl in der Brust;* dieses entsteht, weil der Erguss Lungengewebe verdrängt.

### Diagnostik

Eine Pleuritis lässt sich röntgenologisch (lokale Verschattung, **Abb. 10.13**) und sonografisch (im Ultraschall) diagnostizieren. Bei unklarer Ursache wird die Ergussflüssigkeit auf bösartige Zellen oder infektiöse Erreger untersucht.

### Therapie

Im Vordergrund steht die Therapie der Grundkrankheit. Zur Erleichterung der Beschwerden verabreicht man Schmerzmittel (z. B. Voltaren). Liegt ein ausgedehnter Erguss vor, muss dieser abpunktiert werden, damit sich die Lunge entfalten kann.

P ***Schonatmung.*** *Aufgrund der schmerzbedingten Schonatmung ist besonders auf eine gute Belüftung der Lunge zu achten. Ist die Pleuritis nicht auf der Grundlage einer Pneumonie entstanden, besteht durch die Schonatmung eine hohe Pneumoniegefahr. Deshalb ist auch hier die Pneumonieprophylaxe (S. 210) besonders wichtig.*

## 10.2.6 Tuberkulose („Schwindsucht“)

D *Meist in der Lunge lokalisierte Infektionskrankheit durch Tuberkelbakterien, kann aber auch jedes andere Organ befallen.*

### Epidemiologie

Tuberkulose (TB, Morbus Koch) ist eine Erkrankung, die nur bei immungeschwächten Menschen ausbricht. Tuberkulosegefährdeter Personenkreis:

- ··› Menschen, die in schlechten hygienischen Bedingungen und engen Wohnverhältnissen zusammenleben,
- ··› Suchtkranke (bes. Alkoholiker), Obdachlose,
- ··› alte Menschen, aber auch Säuglinge und Kleinkinder,
- ··› Menschen, deren Immunsystem durch Medikamente (z. B. hoch dosierte Kortisontherapie, Chemotherapie bei Krebspatienten) oder schwere Krankheiten (z. B. Diabetes mellitus, Krebs) geschwächt ist,
- ··› Menschen, die an der Immunschwächekrankheit AIDS leiden.

W *In Europa ist die Zahl der Erkrankten in den Nachkriegsjahren deutlich zurückgegangen. Im Zuge von AIDS und der zunehmenden Zahl immunsupprimierter Patienten ist die Tuberkulose aber wieder auf dem Vormarsch. In den Entwicklungsländern stellt die Tuberkulose eine der häufigsten Todesursachen dar (schlechte Hygiene, unzureichende medizinische Versorgung)! Die Tuberkulose wird weltweit als die am häufigsten zum Tode führende Infektionskrankheit angesehen.*

P ***Prävention.*** *Wichtig ist die Aufklärung der Bevölkerung, insbesondere des gefährdeten Personenkreises über Krankheitszeichen und Ansteckungswege der Tuberkulose. Die Tuberkulose-Schutzimpfung (BCG-Impfung) schützt nicht sicher vor Ansteckung – sie wird momentan nur für Kinder mit erhöhtem Ansteckungsrisiko empfohlen. In der Altenpflege sollte bei verdächtigen Symptomen zu einem Arztbesuch geraten werden, sodass Diagnosenstellung und Therapie frühzeitig erfolgen können. Einige Heime verlangen bereits beim Einzug ins Altenheim eine Röntgenaufnahme der Lunge.*

### Pathologische Anatomie

Die Tuberkulose gehört zu den *granulomatösen Entzündungen* (lat. granulum = Körnchen). Die Infektion breitet sich selten diffus im Gewebe aus, sondern greift von einem Herd (Granulom) auf den nächsten über. In der Mitte der Granulome entsteht typischerweise eine Verkäsungszone aus abgestorbenen Leukozyten. Benachbarte Granulome haben in der Lunge die Tendenz, miteinander zu verschmelzen. Mit der Zeit entstehen Kavernen (Hohlräume), besonders in den hinteren und oberen Abschnitten der Lunge. Diese gewinnen Anschluss an größere Bronchien und damit an die Außenwelt. Mit dem Luftstrom können jetzt Tuberkelbakterien sowohl in andere Teile der Lunge gelangen als auch auf andere Personen übertragen werden.

W *Die Tuberkulose wird auch das „Chamäleon der Medizin“ genannt, weil sie ganz unterschiedliche Symptome hervorrufen kann.*

### Krankheitsverlauf

Die sehr widerstandsfähigen Tuberkelbakterien werden durch *Tröpfcheninfektion* (Husten, Niesen, Sprechen) übertragen. Ansteckend sind fast ausschließlich Patienten mit einer *offenen Lungentuberkulose*, bei denen die Bakterien im Sputum nachweisbar sind. Im Falle einer geschlossenen Lungentuberkulose oder einer Organtuberkulose besteht nur geringe Ansteckungsgefahr! Die Tuberkulose verläuft in 3 Stadien **(Abb. 10.14)**.

**Erstinfektion.** Nur bei 2–3 % der angesteckten Personen kommt es direkt nach der Infektion zum Ausbruch einer Tuberkulose. Meistens bildet sich stattdessen ein kleiner (erbs- bis haselnussgroßer) Infektionsherd in der Lunge und in den zugehörigen Lymphknoten. Man nennt dies den *Primärkomplex*. Durch Streuung der Bakterien über die Blutbahn kommt es auch zur Absiedlung von Bakterien in anderen Organen. Bei intaktem Immunsystem heilt die Krankheit in diesem Stadium unter Bildung eines *Tuberkuloms* (verkapselter Lungenherd mit zentraler Nekrose) folgenlos aus. So abgeschirmt können die Tuberkelbakterien aber auch jahrelang unbemerkt überleben und später zur Tuberkulose führen!

**Subprimäres Stadium.** Heilt die Tuberkulose nach Erstkontakt nicht spontan aus, kommt es zur generalisierten Streuung der Tuberkelbakterien über die Blutbahn. Es bilden sich in fast allen Organen kleine (stecknadelkopfgroße) Infektionsherde. Man nennt dies *Miliartuberkulose* (lat. miliar = hirsekorngroß).

**Postprimäres Stadium.** Jahre nach der Erstinfektion kann es im Rahmen einer allgemeinen Schwächung des Immunsystems zum „Aufbrechen“ der Tuberkulome mit Freisetzung der Tuberkelbakterien kommen. Dies führt in dem betroffenen Organ (meist die Lunge) zur Tuberkulose (z. B. offene Tuberkulose bei Lungenbefall).

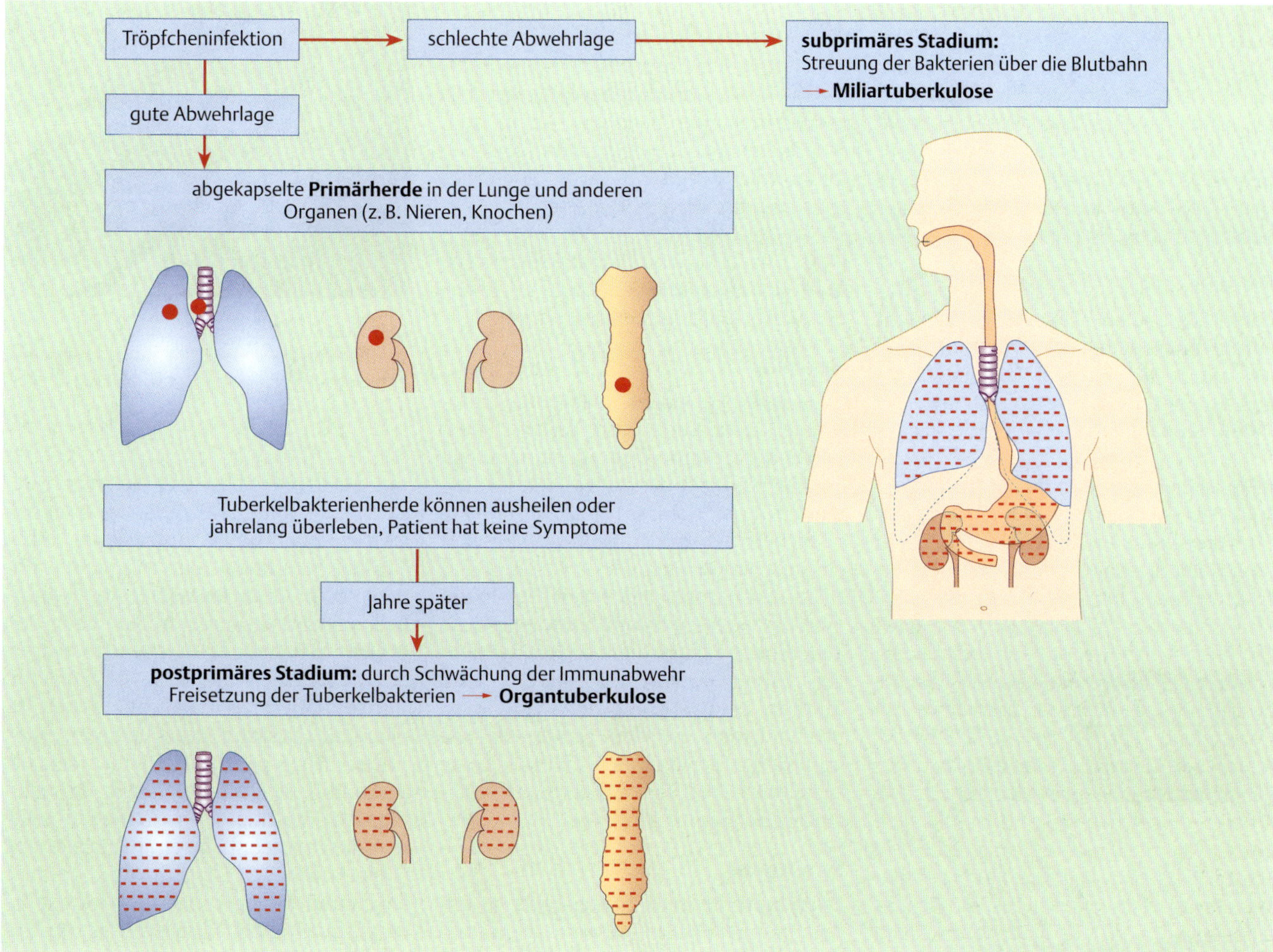


**Abb. 10.14** ⇢ **Tuberkulose.** Krankheitsverlauf bei Tuberkulose.

**M** *Viele alte Menschen haben sich als Jugendliche infiziert, doch erst im Alter kommt es zum Ausbruch einer Tuberkulose!*

## Symptome

Während die Erstinfektion meist nur mit grippeähnlichen Symptomen einhergeht und daher oft unbemerkt verläuft, stellt die Miliartuberkulose ein schweres Krankheitsbild mit raschem körperlichen Verfall dar. An eine Lungentuberkulose sollte man bei folgenden Krankheitszeichen denken:

- chronischer Husten, evtl. mit blutigem Auswurf,
- nur leichtes Fieber,
- Nachtschweiß, Leistungsknick, Gewichtsverlust, Appetitlosigkeit.

Befällt die Tuberkulose andere Organe, so stehen organbezogene Symptome (z. B. Bauchschmerzen bei Darmtuberkulose) im Vordergrund.

## Diagnostik

- Röntgenuntersuchung des Thorax: bei ausgedehnter Tuberkulose lassen sich z. B. Kavernen (entzündliche Einschmelzungen im Lungengewebe) oder Pleuraergüsse nachweisen **(Abb. 10.15)**,
- ein direkter Nachweis der Tuberkelbakterien gelingt allenfalls im Sputum und Magensaft (verschlucktes Sputum),
- besonders zur Reihenuntersuchung (z. B. nach Kontakt mit Tuberkulosepatienten) ist der Tuberkulintest wichtig: Der Kontakt mit Tuberkelbakterien führt innerhalb von 5–6 Wochen zur zellgebundenen Immunität. Bringt man mit einem Stempel oder durch eine Injektion Tuberkulinprotein in die Haut, lässt sich nach 72 Stunden eine lokale allergische Reaktion ablesen.

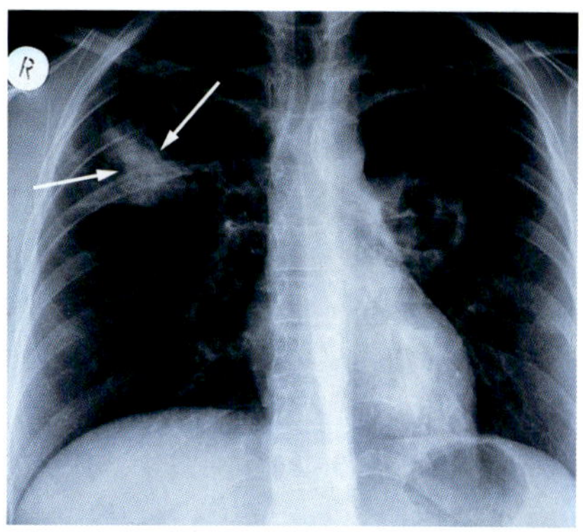

**Abb. 10.15** ⇢ **Tuberkulose.** Tuberkuloseherd im rechten Oberlappen.

**M** *Ein positiver Tuberkulintest kann durch Infektion oder Impfung hervorgerufen sein. Er beweist nur die Auseinandersetzung des Organismus mit dem Erreger, nicht aber eine Tuberkulose! Ein negativer Test schließt die Tuberkulose nicht aus, bei geschwächtem Immunsystem (z. B. Alter, AIDS) kann eine Reaktion beispielsweise ausbleiben.*

### Therapie

Dank einer über Monate konsequent durchzuführenden Kombinationstherapie mit verschiedenen Antibiotika ist die Tuberkulose heute in den meisten Fällen heilbar.

**P** ***Sicherheitsmaßnahmen bei offener TB.*** *Während alte Menschen mit einer geschlossenen TB in ihrer gewohnten Umgebung bleiben können, müssen bei einer offenen, infektiösen TB besondere Maßnahmen ergriffen werden; z. B. werden die Betroffenen meist zur stationären Therapie ins Krankenhaus eingewiesen. Sie werden isoliert, d. h., sie bekommen ein Einzelzimmer, Pflegepersonal und Besucher tragen bei Kontakt mit ihnen Schutzkleidung, Handschuhe und Mundschutz. Die Kranken dürfen keinen Besuch von Kindern bekommen. Stellt sich erst im Nachhinein heraus, dass ein von Pflegenden betreuter Mensch an einer offenen TB litt, ist dies unmittelbar nach der Diagnosestellung dem Personalarzt mitzuteilen. Er veranlasst die notwendigen Untersuchungen bzw. Kontrolluntersuchungen bei den Pflegepersonen.*

### Prophylaxe

Bei Patienten mit einer offenen Lungentuberkulose sollte man bestimmte Sicherheitsvorkehrungen treffen. Die früher häufig durchgeführte Impfung (BCG-Impfung) wird heute nur noch in Einzelfällen empfohlen.

## 10.2.7 Chronische Bronchitis

**D** *Von einer chronischen Bronchitis (meist „Raucherhusten" genannt) spricht man, wenn während mindestens 3 Monaten in 2 aufeinander folgenden Jahren die Symptome einer Bronchitis (Husten und Auswurf) auftreten.*

**M** *Etwa 20 % aller Erwachsener haben eine chronische Bronchitis, sie ist eine der häufigsten Lungenerkrankungen!*

### Ursachen

90 % aller Patienten mit einer chronischen Bronchitis sind Raucher oder Exraucher, denn Zigarettenrauch gilt als die häufigste Ursache. Weitaus seltener führen häufige Atemwegsinfekte oder Berufsgifte zur Ausbildung einer chronischen Bronchitis.

Bei der chronischen Bronchitis findet man vermehrt Schleim produzierende Zellen in den Bronchien, die große Mengen zähen Schleims absondern. Dies führt zu einer Störung der Reinigungsmechanismen in der Lunge, da die mundwärts schlagenden Zilien Schwierigkeiten haben, den zähen Schleim abzutransportieren.

### Symptome

Leitsymptome sind *Husten* und besonders *morgendlicher Auswurf.* Aufgrund des in der Lunge gestauten Sekrets treten jahreszeitlich gehäuft (bes. im Frühjahr und Herbst) immer wieder *Infekte der Luftwege* auf.

### Diagnostik

Die Diagnosestellung gelingt mithilfe der Anamnese (häufig Husten und Auswurf, Raucher). Röntgenuntersuchungen der Lunge und die Lungenfunktionsprüfung sind bei einer chronischen Bronchitis unauffällig.

### Komplikationen

Durch die chronische Entzündung kann es im Bereich der Bronchien zu einer Zerstörung der Bronchialwand und damit zu irreversiblen Aussackungen der Bronchien kommen, den sog. *Bronchiektasen* (Ektasie = Aussackung, **Abb. 10.16**). In diesen Aussackungen sammelt sich Bronchialsekret und führt besonders morgens zum Abhusten von großen Mengen übel riechenden Sekrets („morgendliche Maulfülle"), häufig mit Blutbeimengungen. Der Sekretstau ist ebenfalls Ursache der rezidivierenden Infekte. Therapeutisch ist eine möglichst vollständige Entleerung der Bronchiektasen wichtig. Unterstützend wirken die morgendliche Drainagelagerung (Knie-Ellenbogen-Lage) sowie Klopfmassagen und Atemgymnastik. Infekte müssen frühzeitig behandelt werden. In Einzelfällen (Therapieresistenz, lokalisierte Bronchiektasen) ist eine operative Entfernung nötig.

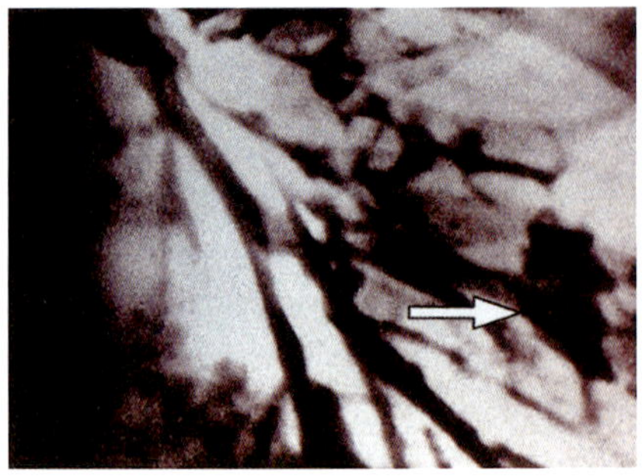

**Abb. 10.16** ··› **Bronchiektasen.** Deutlich sichtbar sind die Erweiterungen der Bronchien (aus Gerlach, Wagner u. Wirth, 2006).

Nicht selten geht eine chronische Bronchitis in die chronisch-obstruktive Bronchitis (s. unten) über.

### Therapie

**M** *Die beste Therapie und Prophylaxe einer chronischen Bronchitis ist der Verzicht auf Zigaretten!*

Medikamente zur Heilung einer chronischen Bronchitis gibt es nicht, sie bessert sich aber mit der Zeit, wenn das Rauchen eingestellt wird.

# 10.3 Chronisch-obstruktive Lungenerkrankungen

Susanne Andreae

### Formen

Man unterscheidet zwischen restriktiven und obstruktiven Lungenerkrankungen. *Restriktive Lungenerkrankungen* vermindern nach und nach die Vitalkapazität des Patienten, weil die Austauschfläche für Sauerstoff in der Lunge immer weniger wird, die Lunge eingeengt wird oder sich nicht mehr ganz entfaltet. Da man aber in Ruhe nur ein Zehntel der Vitalkapazität benötigt, schränken diese Erkrankungen einen Patienten erst in einem sehr späten Stadium wirklich ein. *Obstruktive Lungenerkrankungen* erhöhen den Atemwegswiderstand. Das heißt, im Prinzip steht genügend Lungenvolumen zur Verfügung, nur muss der Patient ständig gegen einen erhöhten Widerstand ein- oder ausatmen.

Beispiele restriktiver Lungenerkrankungen sind:

- Pleuraverschwartung (behindert die Ausdehnung des Brustkorbs),
- Lungenfibrose (das Lungengewebe wird weniger elastisch),
- ausgeprägte Kyphoskoliose – „Buckel" (Verkrümmungen der Wirbelsäule).

Obstruktive Erkrankungen sind z. B.:

- Asthma bronchiale,
- Chronisch-obstruktive Bronchitis.

### 10.3.1 Asthma bronchiale

**D** *Anfallsartig auftretende Atemnot, ausgelöst durch eine Obstruktion (Verengung) der Atemwege.*

#### Ursachen

Beim Asthma bronchiale sind 3 Mechanismen ursächlich **(Abb. 10.17)**:

1. *Spasmus* (Verkrampfung) der Muskulatur kleiner Bronchien: Das in diesem Bereich unvollständige Knorpelgerüst kann die kleinen Bronchien bei Ausatmung nur unzureichend offen halten, wenn sie durch einen Muskelspasmus verengt sind. Die Luft gelangt zwar in die Lunge, jedoch nur langsam wieder heraus.
2. *Verdickung des Bronchialsekrets:* Zäher Schleim engt die Öffnung der Bronchien weiter ein. Das führt in schweren Fällen auch zu einer Behinderung der Atmung.
3. *Hyperreagibilität (Überempfindlichkeit) der Bronchialschleimhaut:* Verschiedene Reize (Allergene, Infektionen, körperliche Belastung etc.) führen zu einer Entzündungsreaktion in der Bronchialschleimhaut. Die Folge sind Schleimhautschwellungen und somit eine Einengung der Atemwege.

#### Formen

Je nach auslösender Ursache unterscheidet man folgende Asthmaformen: Bei Kindern und jungen Erwachsenen liegt häufig ein *allergisch bedingtes Asthma* vor, ausgelöst durch eingeatmete Allergene (Pollen, Hausstaub etc.). Ältere Patienten leiden dagegen eher unter *endogenem (nichtallergischem) Asthma.* Es beginnt meist mit einem Atemwegsinfekt. Die genaue Ursache der Asthmaanfälle ist individuell unterschiedlich (z. B. Infekte, Anstrengungen, kalte Luft, psychische Belastungen o. Ä.).

**W** *Von Asthma cardiale spricht man, wenn es bei Patienten mit Linksherzinsuffizienz im Rahmen einer Lungenstauung zu asthmaähnlichen Symptomen kommt.*

#### Symptome

Typisch sind *plötzlich auftretende Asthmaanfälle,* die häufig unter Medikamenten oder spontan verschwinden. Meist treten die Anfälle in den frühen Morgenstunden auf und dauern Minuten bis Stunden. Typisch sind folgende Beschwerden:

- *Atemnot:* Diese kann sich bis zur Todesangst steigern. Der Patient wirkt unruhig, ist tachykard und zyanotisch. Um die Atemnot zu lindern, atmet er im Sitzen, wodurch die Atemhilfsmuskulatur eingesetzt wird.
- Häufig tritt *Husten mit zähem Schleim* auf.
- In den verengten Atemwegen bildet die eingeschlossene Luft Wirbel. Diese sind als *Giemen* und *Brummen* über der Lunge zu hören (der Arzt spricht von „trockenen Rasselgeräuschen").

Außer bei schwerem, chronischem Asthma ist der Patient zwischen den Anfällen völlig beschwerdefrei.

**P** ***Sofortmaßnahmen beim Asthmaanfall:***

- ***Information des Arztes durch eine zweite Pflegeperson:*** *Die Pflegeperson, die zuerst zum Asthmatiker kommt, bleibt bei ihm.*
- ***Unterstützung beim Einnehmen einer atemerleichternden Lagerung:*** *Ein mobiler Asthmatiker kennt die für ihn günstigste Stellung und hat sie evtl. schon eingenommen bzw. muss dabei unterstützt werden. Ein Bettlägeriger*

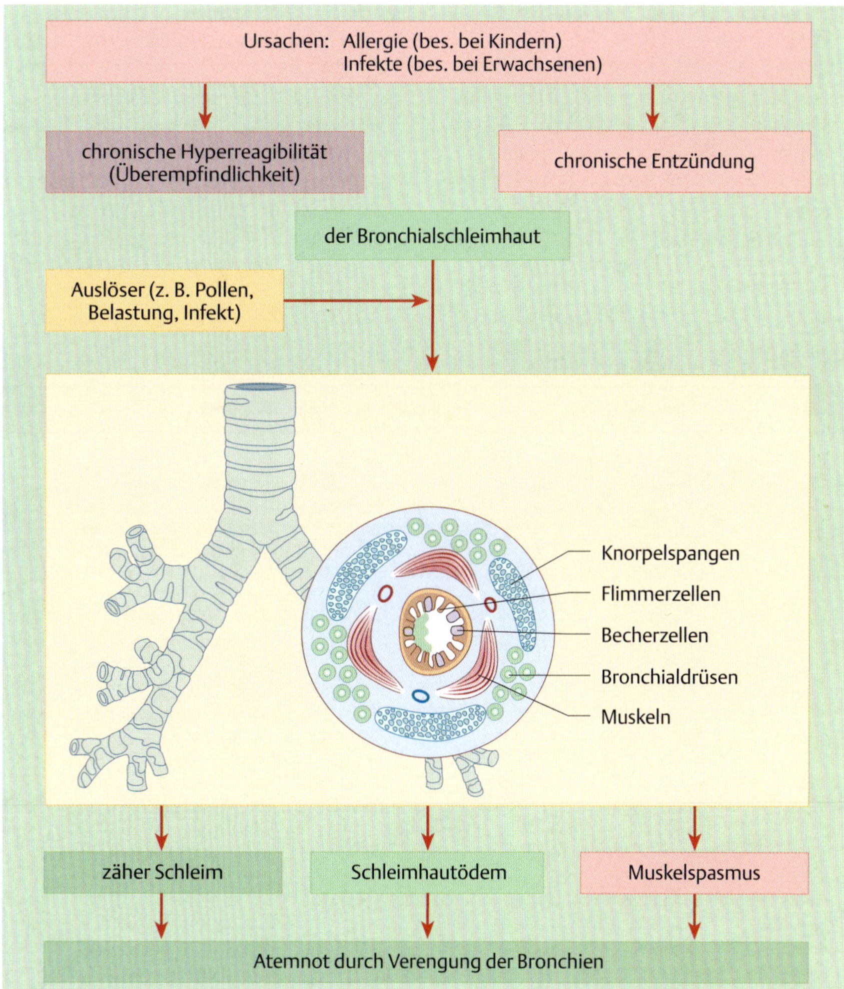


**Abb. 10.17** ⇢ **Asthma bronchiale.** Pathogenese bei Asthma bronchiale.

*ist sofort in Oberkörperhochlage zu bringen.*

- ***Unterstützung bei der Verabreichung des „Asthmasprays“:*** *Das vom Arzt als Dosieraerosol verordnete Bronchospasmolytikum (die Bronchien erweiterndes Medikament, das in den Mund gesprüht und inhaliert wird) hat der Kranke in der Regel bei sich bzw. im Nachtschränkchen. Meist besteht eine ärztliche Anordnung darüber, wie viele Hübe im Bedarfsfall gegeben werden sollen. Oft ist es hilfreich, den unruhigen, angstvollen alten Menschen mit ruhigen Worten anzuleiten.*
- ***Verabreichen von $O_2$:*** *Achtung: Die Atmung muss genau beobachtet werden. Es könnte durch die höhere $O_2$-Konzentration zu einer Atemdepression kommen! (Ist aber sehr selten!)*
- ***Öffnen beengender Kleidungsstücke.***
- ***Anleitung zu ruhiger Atmung mit Lippenbremse:*** *Dies ist nur möglich, wenn der alte Mensch diese Technik bereits beherrscht und die Atemnot nicht zu stark ist.*
- ***Öffnen des Fensters:*** *Die meist feuchte Frischluft vermindert die Schleimhautschwellung und erleichtert die subjektiv empfundene Atemnot. Vorsicht im Winter: kalte Luft fördert den Bronchospasmus.*
- ***Atemluft anfeuchten:*** *mittels 0,9%iger NaCl-Lösung und Ultraschallvernebler.*
- ***Vermittlung von Sicherheit:*** *Sicher auftreten, Ruhe ausstrahlen; körperliche Berührung wirkt oft beruhigend.*

### Komplikationen

Gefürchtet ist besonders der *Status asthmaticus*. Hierunter versteht man einen schweren Asthmaanfall, der mit den üblichen Medikamenten nicht zu beeinflussen ist.

**M** *Der Status asthmaticus ist ein Notfall! Es muss sofort ein Arzt gerufen werden.*

### Diagnostik

Bei Verdacht auf Asthma kann mittels der *Lungenfunktionsprüfung* ein erhöhter Atemwegswiderstand aufgrund der verengten Bronchien festgestellt werden. Typischerweise bessert sich dieser nach Gabe eines Asthmasprays oder -pulvers.

### Therapie

Die Therapie des Asthmas basiert auf 3 Grundpfeilern:

1. *Karenz*, d.h. Meiden aller Einflüsse, die einen Anfall auslösen können (z.B. bestimmte Allergene). Auch sollten natürlich Atemwegsgifte (besonders das Rauchen) gemieden werden.
2. *Medikamente zur Erweiterung der Bronchien*. Die wichtigsten sind die inhalierbaren Beta-2-Agonisten (z.B. Berotec); sie wirken schnell und verschaffen dem Asthmatiker rasch Erleichterung.
3. *Medikamente zur Eindämmung der chronischen Entzündung* im Bereich der Bronchien. Diese gilt als die eigentliche Ursache des Asthmas. Man verabreicht Kortison.

Je nach Schwere des Asthmas werden die Medikamente verschieden kombiniert **(Tab. 10.2)**.

Da zur wirksamen Bekämpfung eines Asthmas in der Regel mehrere Medikamente nötig sind, gibt man immer häufiger Kombinationspräparate, in denen mehrere Wirkstoffe enthalten sind, meist ein Bronchien erweiterndes Medikament und Kortison (z.B. Symbicort, Viani).

Asthmamedikamente werden oft in Form von Dosieraerosolen oder feinen Pulvern (Turbohaler) verabreicht. Das Medikament kann so eingeatmet werden, gelangt direkt in die Lunge und führt kaum zu Nebenwirkungen. Verstärkt wird die Wirkung der Medikamente, wenn sie durch eine Inhalationshilfe eingeatmet werden.

Wichtig ist aber, den Patienten auf die richtige Anwendung des „Asthmasprays“ hinzuweisen und diese immer wieder zu überprüfen und zu trainieren!

**Tab. 10.2** Die wichtigsten Asthmamedikamente

| *Präparat* | *Wirkstoff (Bsp.)* | *Handelsname (Bsp.)* | *Wirkung* | *zu beachten* | *Nebenwirkungen* |
|---|---|---|---|---|---|
| Beta-Sympathomimetika | kurz wirkende Sprays (4–6 Stunden): z.B. Fenoterol, Salbutamol | Berotec<br>Sultanol<br>Salbutamol-ratio | Am besten geeignete Medikamente zur Behandlung der Atemnot! Bewirken eine Entspannung der Bronchialmuskulatur | | evtl. Tachykardie (Anstieg der Herzfrequenz), selten leichter Tremor (Zittern der Hände) |
| | lang wirkende Sprays (12–24 Stunden): z.B. Formoterol, Salmeterol | Oxis<br>Serevent | | | |
| Parasympathikolytika (Anticholinergika) | kurz wirksam: Ipratropiumbromid | Itrop<br>Atrovent | Ähnliche Wirkung wie Beta-Sympathomimetika. Wird besonders bei chronisch-obstruktiver Bronchitis eingesetzt | Wird oft mit Beta-Sympathomimetika kombiniert (Wirkungsverstärkung) | Mundtrockenheit, Obstipation, Erhöhung Augeninnendruck bei grünem Star (!), Harnverhalt (bes. bei vergrößerter Prostata), Tachykardie |
| | lang wirksam: Tiotropiumbromid | Spiriva | | | |
| Theophyllin | Theophyllin | Bronchoretard<br>Euphylong | Bronchienerweiterung, Schutz gegen bronchienverengende Reize | besonders bei nächtlicher Atemnot | Unruhe, Tachykardie, Schlafstörungen (Einnahme spätabends vermeiden) |
| Glukokortikoide (Kortison) | inhalative Präparate: z.B. Budenosid, Fluticason | Pulmicort<br>Flutide | Mittel der ersten Wahl zur Dauertherapie des Asthmas! Bewirkt eine Eindämmung der chronischen Entzündung in den Bronchien | Nach Kortisonspray Mund ausspülen (verhindert Mundsoor). Einnahme oraler Kortikoide bevorzugt morgens (s. circadiane Rhythmik, S. 195) | nur bei langfristiger Einnahme oraler Kortikoide! (s. Kapitel Rheuma, S. 195) |
| | orale Präparate: z.B. Prednison, Prednisolon | Decortin<br>Decortin H | | | |

P ***Richtiger Gebrauch eines Dosieraerosol-Sprays.*** *Schutzkappe entfernen und Aerosolbehälter kräftig schütteln; tief und ruhig ausatmen. Mundstück fest mit den Lippen umschließen, Aerosolbehälter gerade nach oben halten, mit Beginn der Einatmung kräftig auf den Medikamentenbehälter drücken. Aerosol kräftig inhalieren und ca. 5 Sekunden den Atem anhalten* ***(Abb. 10.18)****.*
***Einsatz von Applikationshilfen (z. B. Spacer):*** *Vorteile: Damit gelangt mehr Wirkstoff in die Lunge und wird dort besser verteilt. Ein Kältereiz bei direktem Einatmen vom Mundstück des Dosieraerosols, der einen weiteren Bronchospasmus auslösen kann, wird weitgehend verhindert. Koordinationsprobleme zwischen Einatmung und Druck auf den Aerosolbehälter können so vermieden werden.*
*Nach Schütteln und Abnahme der Schutzkappe Spacer auf das Dosieraerosol stecken, Spacer mit Schutzkappe verschließen, Medikamentenbehälter senkrecht nach oben halten und durch Druck Aerosol in den Spacer geben. Verschlusskappe entfernen, Mundstück in den Mund nehmen und inhalieren, 5 Sekunden den Atem anhalten.*

M *Wichtige Hinweise im Umgang mit Asthmamedikamenten:*

- *Vorsicht bei Aspiringabe an Asthmatiker (kann in seltenen Fällen Asthmaanfall auslösen),*
- *Kortison wirkt nicht atemwegserweiternd,*
- *nach Kortisonsprayanwendung Mund ausspülen (zur Verhinderung eines Mundsoors),*
- *Theophyllinpräparate möglichst nicht spätabends verabreichen (kann zu Schlafstörungen führen).*

*Um die Inhalte zu vertiefen, können Sie sich die Videos „COPD“, „Dosieraerosole“ und „Atemstimulierende Einreibung“ ansehen.*

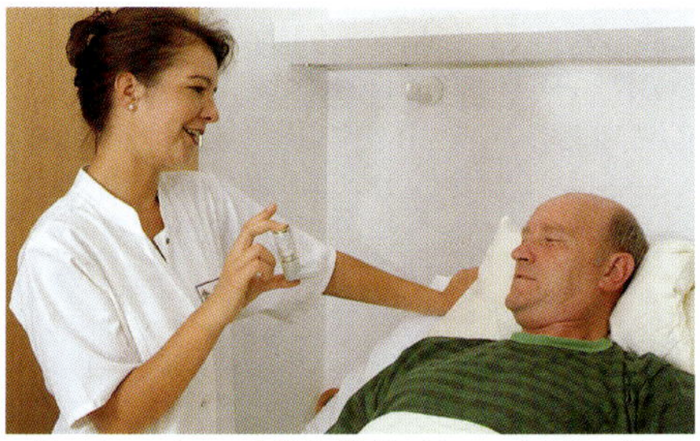

**a** Nur der gut angeleitete Patient kann richtig mit dem Dosieraerosol umgehen.

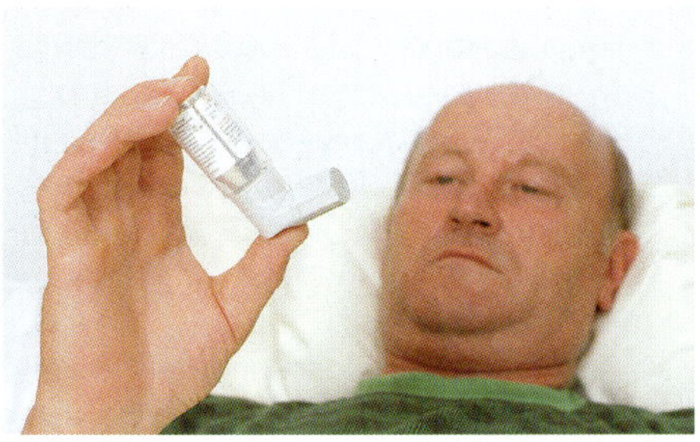

**b** Mittelfinger und Daumen greifen den Behälter des Dosieraerosols.

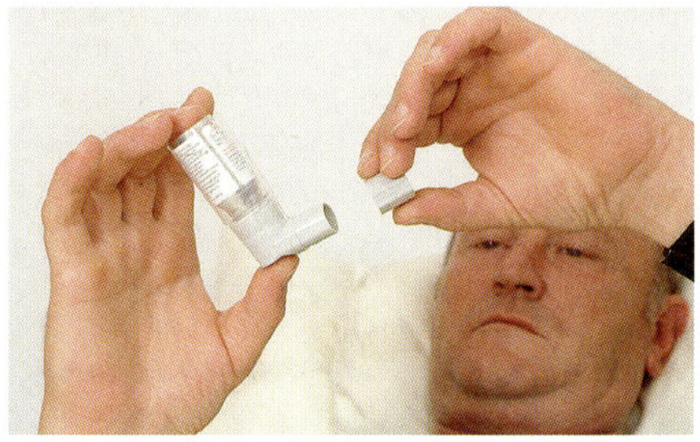

**c** Schutzkappe wird abgenommen.

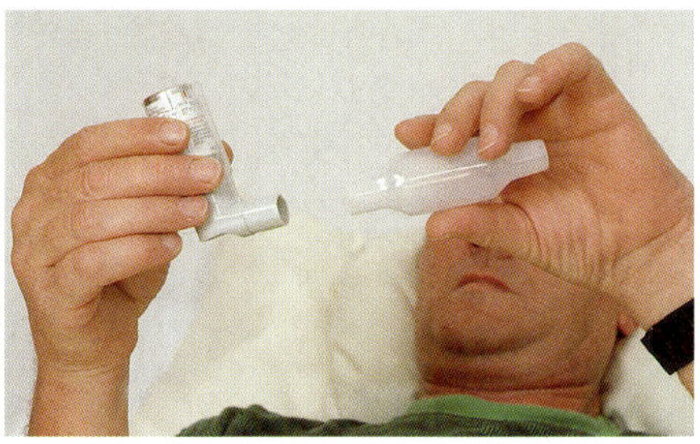

**d** Inhalationshilfe wird aufgesetzt.

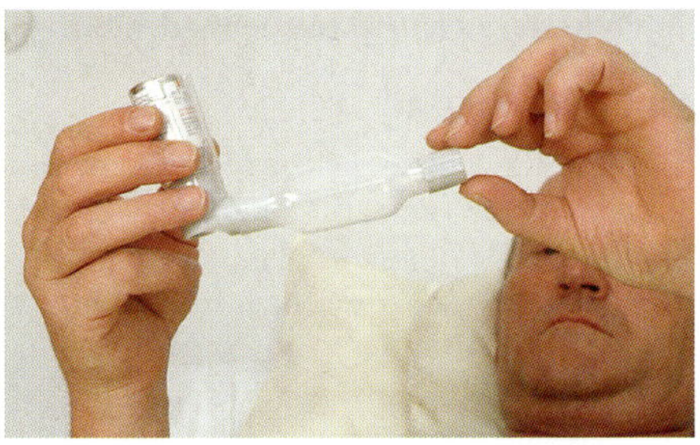

**e** Schutzkappe verschließt die Inhalationshilfe.

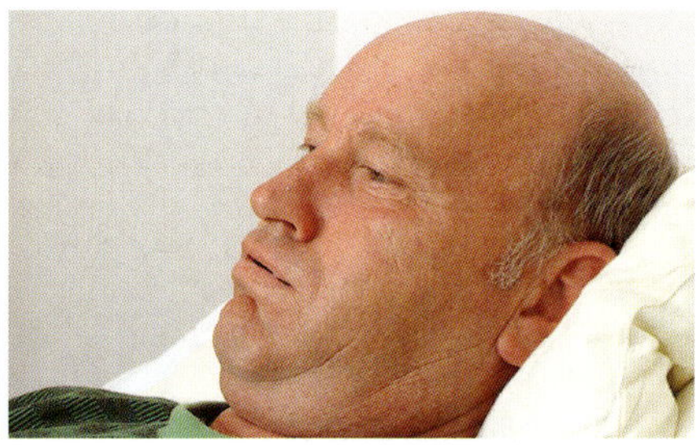

**f** Der Patient atmet aus und hält dann die Luft an.

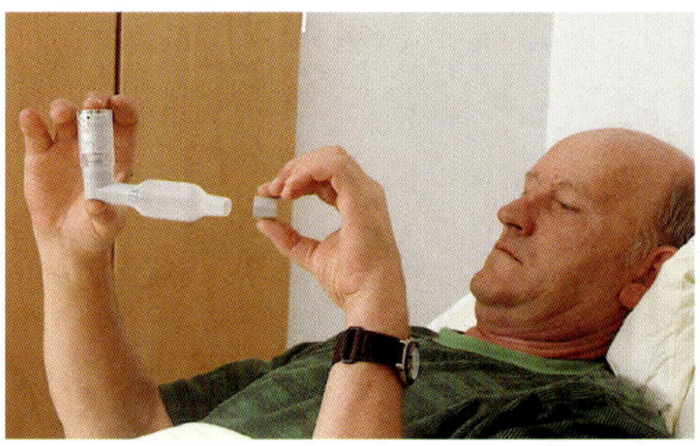

**g** Dosieraerosol kurz schütteln. Dann durch Druck auf den Boden des Behälters einen Aerosolstoß auslösen. Die Schutzkappe abnehmen.

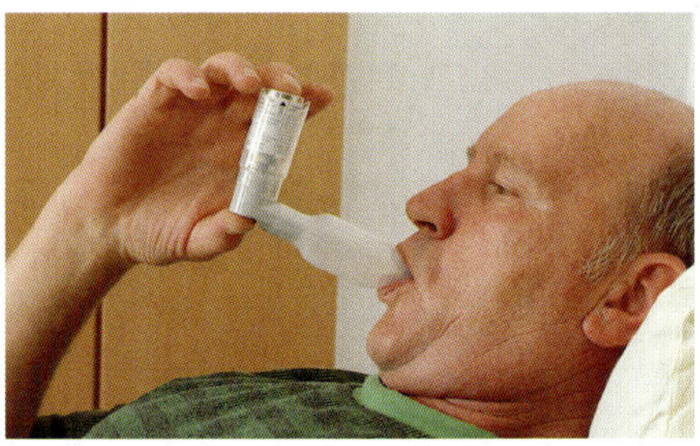

**h** ***Sofort*** nach dem Abnehmen der Schutzkappe den Substanznebel aus der Inhalationshilfe inhalieren und den Atem einige Sekunden anhalten.

**Abb. 10.18** ··› **Dosieraerosol.** Anleitung zur Benutzung eines Dosieraerosols (aus Köther, 2005).

# Pflegeschwerpunkt Asthma bronchiale

Jutta Weniger

**B** *Herr Schwarz ist 71 Jahre alt und lebt seit ein paar Tagen im Seniorenstift am Schlossberg. Früher betrieb er ein gut gehendes Ausflugslokal im Schwarzwald und war in mehreren Vereinen im Ort aktiv. Besonders gerne sang er im Männer-Gesangverein.*
*Schon seit seinem 35. Lebensjahr leidet Herr Schwarz an Asthma bronchiale. Vor einem halben Jahr verstarb seine Frau, was für ihn ein schwerer Einschnitt war. Daraufhin verschlechterte sich sein Asthma zunehmend, sodass er heute 2- bis 3-mal pro Woche in den frühen Morgenstunden Asthmaanfälle erleidet. Er ist ein starker Raucher, bemüht sich im Heim jedoch, nicht mehr als 5 Zigaretten am Tag zu rauchen. Da Herr Schwarz außerdem ein ausgedehntes Unterschenkelgeschwür hat, das ihn beim Gehen einschränkt, fiel es ihm zu Hause schwer, seinen Haushalt allein zu organisieren. Am schlimmsten waren jedoch die Angst vor den Asthmaanfällen und das Alleinsein. Deshalb entschloss sich Herr Schwarz auch, ins Altenheim zu ziehen.*

**L** *In welchen AEDL benötigt Herr Schwarz Unterstützung? Welche atmungserleichternden Maßnahmen würden Sie mit ihm gemeinsam planen?*

## Atmungserleichternde Maßnahmen/ Pneumonieprophylaxe

Bei Erkrankungen der Atmungsorgane können eine Reihe von pflegerischen Leistungen zur Erleichterung des Atmens angeboten werden. Diese Maßnahmen dienen zugleich der Pneumonieprophylaxe. Insbesondere beim Vorliegen von schweren Atemwegserkrankungen ist dies notwendig, denn es besteht immer die Gefahr, dass eine Lungenentzündung (Pneumonie) hinzukommt. Die wichtigsten Ziele pneumonieprophylaktischer Maßnahmen sind:

- eine gute Belüftung der Lunge,
- die Schleimlösung,
- der Abtransport des Schleims aus den Atemwegen.

### Zu tiefem Atmen anhalten

Eine gute Belüftung der Lunge wird durch tiefes Atmen erreicht. Atmet ein Kranker oberflächlich, sollte er bewusst mehrmals täglich 4- bis 5-mal tief durch die Nase ein- und durch den Mund ausatmen. Ein Anreiz hierfür können Mobile oder Wattebäusche darstellen, die über dem Bett aufgehängt sind und mit der Atemluft bewegt werden sollen. Auch ein Kältereiz, z. B. kaltes Wasser, oder Pfefferminztee führt zu kurzfristig vertiefter Atmung. Davor ist für genügend Frischluft im Zimmer zu sorgen.

### Atemübungen

Auch mit speziellen Atemübungen kann eine vertiefte, bewusste Atmung erreicht werden. Beispiele:

- „Lippenbremse": Die Ausatemluft wird durch die fast verschlossenen Lippen gepresst, die Wangen werden leicht aufgebläht. Es wird eine verlängerte Ausatmung erreicht, weshalb diese Atemtechnik besonders für Asthmatiker geeignet ist.
- „Therapeutische Nasenenge": Die Luft wird beim Einatmen wie beim Riechen hochgezogen, oder die Nasenflügel werden am Ansatz mit zwei Fingern leicht zusammengedrückt.

### Kontaktatmung

Die Pflegeperson legt ihre Hände nacheinander auf verschiedene Stellen an Brustkorb, Flanke und dazwischen immer wieder auf den Bauch des alten Menschen **(Abb. 10.19)**. Sie fordert ihn auf, mehrmals gegen ihre Hände zu atmen. Während der alte Mensch ausatmet übt sie einen leichten Druck aus, beim Einatmen löst sie den Druck.

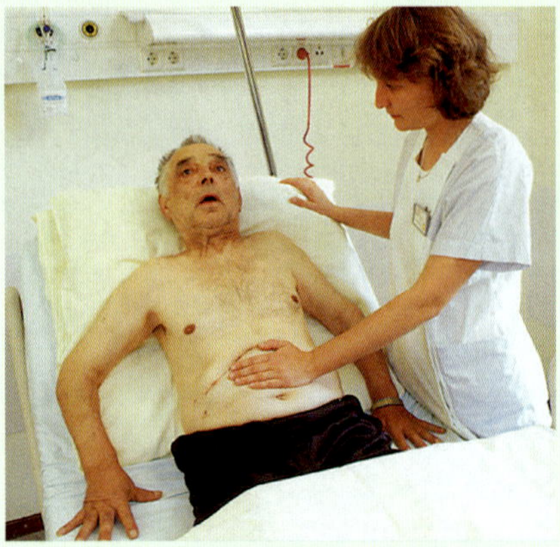

**Abb. 10.19 ⇢ Kontaktatmung.** Der alte Mensch wird aufgefordert, gegen die Hand der Pflegeperson zu atmen (aus Köther, 2005).

### Atemstimulierende Einreibung

Eine von alten Menschen meist als sehr angenehm empfundene Möglichkeit, ein intensives, bewusstes und ruhiges Atmen zu erreichen, ist die „atemstimulierende Einreibung". Diese von Christel Bienstein entwickelte Methode wirkt auch entspannend. Für die Einreibung benötigt man lediglich eine Körperlotion oder ein Hautöl. Die Pflegefachperson führt mit der flachen Hand kreisförmige Bewegungen am Rücken des alten Menschen aus, wobei sie genügend Abstand zur Wirbelsäule lässt. Die Bewegungen werden im Atemrhythmus der Pflegeperson ausgeführt. Während der Ausatmung übt sie Druck aus (in der Abbildung rot dargestellt) und während der Einatmung schließt sie den Kreis ohne Druck.

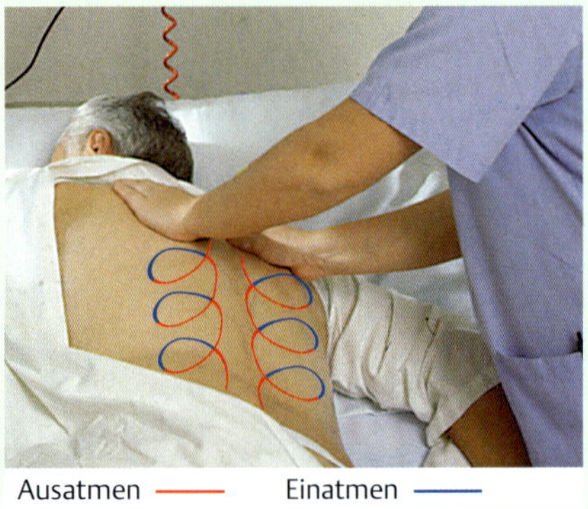


**Abb. 10.20 ⇢ Atemstimulierende Einreibung.** Die farbigen Linien zeigen die Bewegungsrichtung der Hände beim Ausatmen (rot) und beim Einatmen (blau; aus Kellnhauser u. a., 2004).

### Mobilisation

Wenn die Grunderkrankung es zulässt, sollte der alte Mensch so weit wie möglich mobilisiert werden. Durch den erhöhten $O_2$-Bedarf bei der Bewegung und durch den Lagewechsel wird vertieft geatmet. Alte Menschen sollten daher, wann immer ihr Allgemeinzustand es erlaubt, im Bett mobilisiert oder besser noch aus dem Bett herausgesetzt werden und/oder ein paar Schritte gehen.

### Lagerungen

Bei immobilen Patienten kann eine bessere Belüftung einzelner Lungenbezirke über Dehnung und Entlastung durch

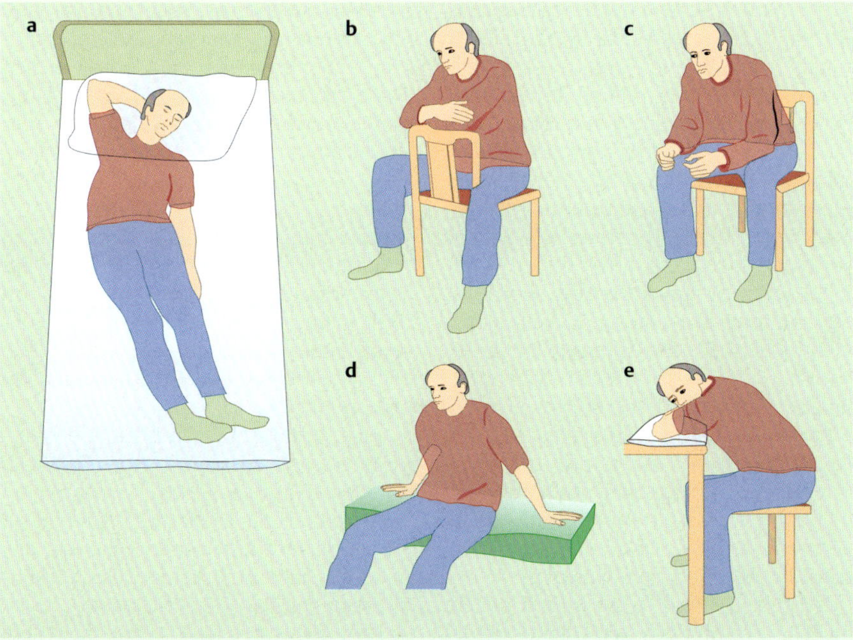


Abb. 10.21 ⇢ **Erleichterung des Atmens.** **a** Halbmondlage im Bett, **b** Reitsitz und **c** Kutschersitz auf dem Stuhl, **d** sitzende Lagerung auf der Bettkante, **e** Sitzen mit auf dem Tisch abgestützten Armen.

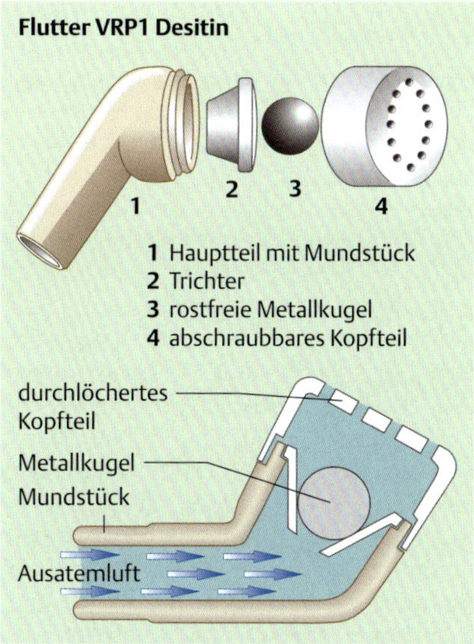


**Abb. 10.22** ⇢ **Flutter VRP 1 Desitin.** Wie bei einer Trillerpfeife flattert die Kugel in der Ausatemluft (aus Köther, 2005).

unterschiedliche Lagerungen erreicht werden.

Ein Beispiel ist die *Halbmondlage* **(Abb. 10.21a)**. Besteht akute Atemnot, sind immobile Patienten in *Oberkörperhochlage* zu bringen. Mobile alte Menschen werden angeleitet, eine Position einzunehmen, in welcher der Brustkorb vom Gewicht des Schultergürtels entlastet wird, sodass die Atemhilfsmuskulatur optimal eingesetzt werden kann **(Abb. 10.21b–e)**.

## Viel Trinken und lokale Wärme

Zur Verflüssigung und Lösung von Schleim können wärmende Wickel und Auflagen eingesetzt werden. Eine ausreichende Flüssigkeitszufuhr (2 l/Tag) zur Sekretverflüssigung ist als pneumonieprophylaktische Maßnahme sehr wichtig.

## Perkussion und Vibrationsmassagen

Eine der wirksamsten Maßnahmen zur Verbesserung des Abtransports von Schleim ist die Perkussion. Perkussion ist das Beklopfen des Brustkorbs mit der hohlen Hand. Nierenbecken und die Wirbelsäule werden ausgespart. Eine Vibration kann sich anschließen. Die Altenpflegerin führt Vibrationen ebenfalls mit der hohlen Hand aus. Sie führt die Bewegungen schneller und weniger stark aus, ohne mit der Hand den Körperkontakt zum Kranken zu verlieren. Hand und Handgelenk der Pflegeperson bleiben dabei steif, bewegt wird aus dem Ellenbogen heraus. Es wird immer von peripher nach zentral, also zur Körpermitte hin gearbeitet. Als Hilfsmittel kann zur Vibration ein elektrisches Gerät (Vibrax) eingesetzt werden.

**M** *Keine Perkussion und Vibration bei Lungenerkrankungen mit Bronchospasmus, bei Schmerzen im zu behandelnden Bereich, Osteoporose und Metastasen in dieser Region.*

## Flutter

Ein weiteres Hilfsmittel zur Schleimlösung und zum Abtransport des Schleims ist der Flutter VRP 1 Desitin **(Abb. 10.22)**. Die Metallkugel setzt der Ausatemluft einen Widerstand entgegen. Durch den beim weiteren Ausatmen ansteigenden Druck wird die Kugel kurz angehoben. Sie „flattert" in der Ausatemluft auf und ab, was dem Gerät seinen Namen gibt. Durch das Flattern entstehen Druckwellen in den Atemwegen. Sie bewirken eine Vibration der Bronchialwände, die den Schleim löst. Die Bronchien bleiben durch den Atemdruck länger offen und der Schleim kann besser abgehustet werden.

## Pflegerische Schwerpunkte im Bereich der AEDL

Für Menschen mit Asthma bronchiale stehen Einschränkungen beim Atmen und somit die Aktivität „Vitale Funktionen aufrecht erhalten" im Vordergrund. Darüber hinaus können je nach Ausprägung der Erkrankung weitere AEDL beeinträchtigt sein, sodass pflegerische Unterstützung notwendig wird.

## AEDL „Vitale Funktionen aufrecht erhalten"

Aus Sicht eines an Asthma leidenden Menschen steht die erschwerte Atmung im Vordergrund. Oberstes Ziel aller pflegerischen Maßnahmen ist daher die Atemerleichterung. Es gibt inzwischen sehr viele Methoden und Wege, die Atmung durch Atemübungen günstig zu beeinflussen. Beim Asthmatiker wird dabei vor allem Wert auf eine langsame und tiefe Ausatmung gelegt.

In Räumen, in denen sich der Betroffene aufhält, und in seinem Schlafraum sollte mehrmals am Tag Frischluft zugeführt werden. Eine Stoßlüftung z. B. 4-mal täglich von je 3–5 Minuten ist sinnvoller als ein über Stunden gekipptes Fenster. Die Raumluft sollte nicht zu trocken sein. Vor allem während der Heizperiode ist häufig eine Befeuchtung notwendig. Sinnvoll ist die Überprüfung der Luftfeuchtigkeit im Raum durch ein Hygrometer.

### Zum Fallbeispiel

Herr Schwarz hat aufgrund seines langjährigen Asthmas, das zu Atemfunktionsstörungen geführt hat, ein Risiko an einer Pneumonie zu erkranken. Seine Einschränkung beim Gehen und sein Zigarettenkonsum erhöhen dieses Risiko noch zusätzlich.

Nachdem die Altenpflegerin, Frau Maier, Herrn Schwarz schon etwas kennen gelernt hat, setzt sie sich nun mit ihm zu einem Gespräch zusammen.

Zunächst spricht Frau Maier Herrn Schwarz auf seinen Zigarettenkonsum an. Herr Schwarz weiß, dass er nicht rauchen sollte, kann jedoch nicht ganz darauf verzichten. Er verspricht, weiterhin nur 5 Zigaretten am Tag zu rauchen. Frau Maier sagt, sie habe gehört, dass Herr Schwarz gerne singe, und erklärt ihm, dass dies ein gutes Training für die Atmung wäre. Herr Schwarz erklärte, dass er seit dem Tod seiner Frau nicht mehr beim Gesangverein gewesen sei. Frau Maier ermuntert ihn, wieder an den Singstunden teilzunehmen. Sie bietet an, einen Fahrdienst für diesen Abend zu organisieren. Herr Schwarz findet an diesem Vorschlag Gefallen.

Von zu Hause hat Herr Schwarz einen Flutter mitgebracht, den er auch benutzt. Außerdem kennt er die Atemtechnik der Lippenbremse, die er bis jetzt nur während eines Asthmaanfalls einsetzt. Frau Maier schlägt vor, den Arzt zu fragen, ob nicht eine Physiotherapeutin hinzugezogen werden könnte. Diese könnte Herrn Schwarz weitere Atemtechniken zeigen, die er regelmäßig zur Pneumonieprophylaxe und zur Erleichterung der Atmung selbst durchführen kann. Herr Schwarz ist einverstanden. Er weiß, dass er viel trinken soll und lüftet sein Zimmer regelmäßig.

## AEDL „Für Sicherheit sorgen"

Ein schwerer Asthmaanfall führt bei dem Betroffenen fast immer zu starken Angstgefühlen. Es ist für ihn wichtig zu wissen, wie er durch sein eigenes Verhalten dazu beitragen kann, dass möglichst kein weiterer schwerer Asthmaanfall mehr auftritt. Der Betroffene muss alle vermuteten und sicher diagnostizierten Auslöser seines Asthmaanfalles vermeiden. Allergische Auslöser wurden bei seit längerem bekannten Asthma meist durch Allergietests bestätigt (z.B. Hausstaubmilben, Nahrungsmittel, Mehlstaub, Tierhaare, Medikamente, Pollen).

Nichtallergische Auslöser erkennt der Asthmatiker meist selbst, wenn er den Anfall rückblickend mit bestimmten Ereignissen in Verbindung bringt: z.B. Asthmaanfälle infolge von Infekten, kalter Luft, die Atemwege reizenden Substanzen, ätherischen Ölen, körperlicher Anstrengung. Auch bestimmte Medikamente sind für Asthmatiker mit Risiken verbunden bzw. kontraindiziert (z.B. ASS). Es muss gewährleistet sein, dass ein Asthmatiker diese Medikamente nicht erhält. Ebenso sind alle für einen Asthmatiker bestimmten Pflegeprodukte hinsichtlich einer eventuellen Allergie oder Unverträglichkeit auf ihre Wirkstoffe und Zusatzstoffe zu überprüfen. Bei vorliegenden Nahrungsmittelallergien müssen neben dem Pflegepersonal auch Küchen- und Hauswirtschaftkräfte informiert werden.

Sollte ein Anfall trotz aller Umsicht nicht zu verhindern sein, benötigt der Asthmatiker Informationen darüber, wie er sich während des Asthmaanfalls verhalten soll. Was erleichtert seine Atmung? Welche Medikamente kann er während des Asthmaanfalls nehmen? Ist er sich sicher im Umgang mit seinem Dosieraerosol? Wo und wann kann er sich weitere Hilfe holen? Ein guter Informationsstand in diesen Dingen vermittelt Asthmatikern ein Stück Sicherheit in ihrem Alltag.

### Zum Fallbeispiel

Herrn Schwarz wurden verschiedene Asthmamedikamente verordnet. Er bewahrt sie in seinem Nachttischchen auf und nimmt sie selbstständig ein. Darunter ist auch ein Dosieraerosol, das Herr Schwarz bei Atemnot sicher und korrekt anwenden kann. Herr Schwarz und Frau Maier verbleiben so, dass er seine Medikamente weiterhin selbstständig einnimmt. Frau Maier weist ihn darauf hin, ihr rechtzeitig Bescheid zu geben, wenn die Packungen zu Ende gehen und der Hausarzt ein neues Rezept ausstellen muss.

Frau Maier fragt Herrn Schwarz, wie er sich bisher während eines Asthmaanfalls verhalten hat. Herr Maier: „Ich habe zuerst das Fenster aufgemacht und mich dann mit den Armen auf meinen Tisch, der direkt vor dem Fenster steht abgestützt, sodass ich gut atmen konnte. Dann habe ich mein Spray genommen und anschließend mit der Lippenbremse geatmet. Das ging immer recht gut!" Frau Maier lobt Herrn Schwarz: „Sie sind ja ein richtiger Experte in Sachen Asthma. Das ist gut! Sie sollten es hier genauso machen." Frau Maier erkundigt sich, ob sie seinen Tisch ans Fenster stellen soll, damit er die beschriebene Position auch hier im Altenheim selbst einnehmen kann. Herr Schwarz stimmt zu. Trotzdem solle er in Zukunft nach einer Pflegeperson klingeln, wenn sich ein Anfall ankündige, rät ihm Frau Maier. Es wäre dann sofort jemand bei ihm. Auch ein Arzt könne innerhalb kurzer Zeit hier sein, wenn dies notwendig sein sollte. Dies gibt Herrn Schwarz ein Gefühl der Sicherheit.

Auf Asthmaanfälle auslösende Allergene befragt, antwortet Herr Schwarz, dass er allergisch gegen Tierhaare und Birkenpollen sei. Er hat den Kontakt zu Tieren bisher immer gemieden und verließ im Frühjahr während des Birkenpollenfluges sein Haus nicht.

Herr Schwarz weiß, dass sich sein Asthma massiv verschlechtert, wenn er sich zusätzlich eine Atemwegsinfektion zuzieht und er hat Angst, im Heim eine Grippe zu bekommen. Frau Maier bietet ihm an, von der Küche zusätzlich Obst für ihn zu bestellen und einen Arzttermin zur Grippeimpfung auszumachen.

## AEDL „Sich bewegen"

Asthma bronchiale steht der Mobilisation alter Menschen nicht gundsätzlich entgegen. Eine tiefere und intensivere Atmung durch mehr Bewegung wirkt sich positiv aus. Die aufrechte Körperhaltung während des Sitzens oder Gehens wirkt atemerleichternd.

### Zum Fallbeispiel

Frau Maier ermutigt Herrn Schwarz, so viel wie möglich umher zu gehen. Dies würde sich positiv auf seine Atmung und auch auf sein Ulcus cruris (Unterschenkelgeschwür) auswirken. Auf seinen Einwand hin, er sei sehr unsicher beim Gehen und würde teilweise das Gleichgewicht verlieren, schlägt sie vor, einen Rollator anzuschaffen.

## AEDL „Sich pflegen und kleiden"

Die tägliche Körperpflege bietet eine Fülle von Bewegungsmöglichkeiten, die zu einer besseren Belüftung der Lunge beitragen können. Leidet der Asthmatiker jedoch unter Atemnot, kann die Körperpflege für ihn eine Belastung darstellen. Deshalb sollte er individuell so weit erforderlich bei der Körperpflege und beim An- und Auskleiden unterstützt werden. Empfehlenswert ist eine biografieorientierte Unterstützung, d.h. der Asthmatiker wird in seinen gewohnten Methoden und Ritualen bei der Körperpflege unterstützt.

Für einen älteren Asthmatiker ist eine ruhige Atmosphäre und ein ihm angepasstes Tempo bei der Körperpflege wichtig. Duschräume und Badezimmer ohne Fenster können als beengend erlebt werden. Mit Weichspüler gewaschene Handtücher und verschiedene Pflegeutensilien, wie Deospray oder Körperlotion, oder auch Reinigungsmittel können das Raumklima für den Asthmatiker ungünstig beeinflussen. Diese Substanzen können für den Asthmatiker auch Allergene darstellen, was überprüft werden muss. Besonders bei Mitbenutzung eines Waschraums durch einen Mitbewohner ist eine umfassende Information über eventuelle Risiken nötig.

Die Auswahl der Kleidung treffen chronisch Kranke meist intuitiv richtig. Die Kleidung darf im Brustkorb und in der Taille nicht einengen. Beim Kleiderkauf ist auf schadstofffreie Textilien zu achten.

**Zum Fallbeispiel**

Da Herr Schwarz häufig in den frühen Morgenstunden Asthmaanfälle hat, erinnert Frau Maier ihn daran, sich zu melden, wenn er bei der Körperpflege Hilfe benötigt.

### AEDL „Mit existenziellen Erfahrungen des Lebens umgehen können“

Asthma kann auch psychische Ursachen haben bzw. psychische Faktoren können einen Krankheitsverlauf beeinflussen. Asthmatiker sollten besonders auf ausreichend Entspannung und psychische Ausgeglichenheit achten.

**Zum Fallbeispiel**

Frau Maier erinnert sich, dass die Ehefrau ihres neuen Heimbewohners erst kürzlich verstorben ist. Auch weiß sie, dass die Anpassung an das Heimleben generell eine große psychische Belastung darstellt. Sie ist froh, dass Herr Schwarz nun vorhat, wieder in den Gesangverein zu gehen. Auch informiert sie ihn über Beschäftigungsmöglichkeiten und Gruppenangebote im Heim. Sie sagt zu dem neuen Bewohner, sie wolle alles tun, damit er sich im Heim wohl fühle. Zudem bietet sie sich als Gesprächspartnerin an, auch für den Fall, dass Herr Schwarz über seine Trauer sprechen wolle.

## 10.3.2 Chronisch-obstruktive Bronchitis

**D** *Entzündliche Veränderungen der Bronchialschleimhaut, die zu einer chronischen Obstruktion (Verengung) der Bronchien führen.*

Chronisch-obstruktive Bronchitis und Lungenemphysem werden oft auch als COLD (**c**hronic **o**bstructive **l**ung **d**isease) oder COPD (**c**hronic **o**bstructive **p**ulmonary **d**isease) bezeichnet.

**B** *Herr Kumpf, der jahrelang im Stahlwerk unter anderem auch mit Asbest gearbeitet hat, bemerkt plötzlich eine zunehmende Atemnot. Zu Beginn tritt diese nur bei stärkerer Belastung auf, doch mit der Zeit klagt er schon bei leichterer körperlicher Betätigung über Luftnot. Zuerst führt er dies auf die 20 Zigaretten täglich zurück und versucht das Rauchen einzuschränken. Seine Ehefrau freut sich darüber, denn sie stört es schon lange, dass ihr Mann raucht. Leider bessern sich die Beschwerden nicht, sodass Herr Kumpf schließlich einen Lungenfacharzt aufsucht. Dieser fragt ihn, ob er oft husten muss. „Ja, besonders morgens muss ich große Mengen Schleim abhusten.“ Auch die Frage, ob er oft eine Bronchitis hat und mit Antibiotika behandelt werden muss, bejaht Herr Kumpf.*
*Die Röntgenuntersuchung der Lunge ist unauffällig, doch die Lungenfunktionsprüfung zeigt eine deutliche Einschränkung im Sinne einer chronisch-obstruktiven Bronchitis.*

**L** *Welche auslösenden Ursachen für die Lungenerkrankung vermuten Sie? Welche Tipps geben Sie Herrn Kumpf in diesem Stadium seiner Erkrankung bezüglich einer besseren Schleimlösung? Zu welchen Komplikationen kann es kommen, wenn die Erkrankung fortschreitet? Herr Kumpf muss im weiteren Verlauf seiner chronischen Lungenerkrankung Kortison in recht hoher Dosis einnehmen. Welche Gefahren einer solchen Langzeittherapie sehen Sie (s. auch S. 195)?*

**Ursache**

Eine chronisch-obstruktive Bronchitis entwickelt sich meist aus einer chronischen Bronchitis. Die chronische Reizung der Bronchialschleimhaut führt auf Dauer zu einer zunehmenden Verengung der Bronchien.

**W** *Auch das wiederholte Einatmen von Staub kann zur chronisch-obstruktiven Lungenerkrankung führen, man nennt sie Pneumokoniosen. Die bekanntesten sind die Steinstaublunge (Silikose) und die Asbeststaublunge (Asbestose).*

**Klinik**

Neben den Symptomen der chronischen Bronchitis, also Husten und Auswurf, ist das Leitsymptom der chronisch-obstruktiven Bronchitis die *Atemnot*. Diese tritt zunächst erst bei Belastung auf (Belastungsdyspnoe), kann sich aber bis zur Ruhedyspnoe (Atemnot in Ruhe) steigern. Die Atemnot in Ruhe ist ein alarmierendes Zeichen, denn es ist Ausdruck einer *chronischen Hypoxie* (Sauerstoffmangel). Diese kann sich auch durch Zyanose (bläuliche Verfärbung von Haut und Schleimhäuten), Trommelschlägelfinger und Uhrglasnägel zeigen **(Abb. 10.23)**.

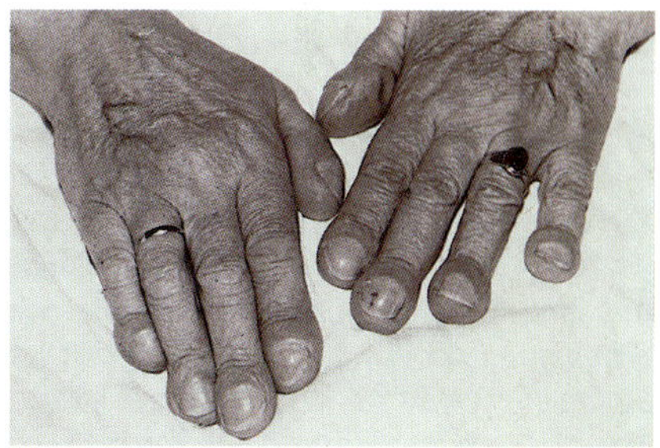

**Abb. 10.23 ⇢ Trommelschlägelfinger und Uhrglasnägel.** Patient mit Bronchiektasen (aus Gerlach, Wagner u. Wirth, 2006).

Bei der Auskultation (Abhorchen) sind bei Verengung der Bronchien ähnlich wie beim Asthma *„trockene Rasselgeräusche“* in Form von Giemen und Brummen zu hören. Sind die Bronchien mit Schleim gefüllt, hört man dagegen feuchte Rasselgeräusche (ähnlich dem Geräusch, wenn man Luft durch einen Strohhalm in ein Wasserglas bläst).

Typisch sind Verschlechterungen der Lungenfunktion, besonders im Frühjahr und Herbst, infolge häufiger Infekte.

**Komplikationen**

Durch die fortschreitende Entzündung in den Bronchien kann es zur Zerstörung der Alveolarmembranen kommen, es bildet sich ein Lungenemphysem

(s. unten). Ein Lungenemphysem wiederum führt zur respiratorischen Insuffizienz (Sauerstoffmangel im Blut) und zur Erhöhung des Blutdrucks im Lungenkreislauf, was langfristig ein Cor pulmonale (S. 223) zur Folge hat.

### Therapie

Therapeutisch werden ähnliche Medikamente wie beim Asthma bronchiale eingesetzt **(Tab. 10.2)**. Das Rauchen sollte natürlich eingestellt werden. Bei zunehmender Atemnot wird eine Sauerstofflangzeittherapie empfohlen. Die Betroffenen werden mit einem feststehenden oder tragbaren Sauerstoffgerät versorgt, über das sie Sauerstoff einatmen.

### Prognose

Auch die chronisch-obstruktive Bronchitis bessert sich, wenn das Rauchen eingestellt wird. Ist es aber zu irreversiblen (endgültigen) Veränderungen in der Lunge gekommen, so ist keine Heilung mehr möglich.

**B** *Fortsetzung Fallbeispiel. „Wieso habe ich denn das? Mein Großvater hat viel mehr geraucht als ich und ist über 90 geworden!" fragt Herr Kumpf. Der Arzt erläutert ihm, dass er bei ihm eine zusätzliche Schädigung der Lunge durch die Arbeit im Stahlwerk vermutet. Er verordnet Herrn Kumpf Medikamente zur Erweiterung der Lungenbläschen und gibt ihm Tipps zur besseren Schleimlösung. Er solle viel trinken, besonders warme Getränke und morgens in Kopftieflage abhusten. Seiner Ehefrau erklärt er, wie sie ihrem Mann durch eine gute Klopfmassage beim Abhusten helfen kann. Das Rauchen müsse er unbedingt ganz aufhören.*

*Diese Maßnahmen führen nur eine Zeitlang zur Besserung der Atemnot, schon bald müssen die Medikamente verändert werden, Herr Kumpf bekommt zusätzlich eine geringe Menge Kortison verschrieben, die er täglich einnehmen soll. Leider reicht auch das nicht aus, die Kortisondosis muss erhöht werden. Eine erneute Röntgenuntersuchung zeigt jetzt eine deutliche Lungenüberblähung und Herr Kumpf beklagt eine ständige Atemnot, auch in Ruhe. Erst als er eine Sauerstofflangzeittherapie beginnt, bessert sich die Atemnot. Die Dauereinnahme von Kortison ist leider nicht zu vermeiden, auch kommt es immer wieder zu schweren Infekten der Lunge, welche sich nur durch häufige Antibiotikaeinnahme eindämmen lassen.*

*Unterstützt von seiner Ehefrau erträgt Herr Kumpf sein Lungenleiden tapfer, er lässt sich seine meist gute Stimmung nicht verderben.*

*Aufgrund der jahrelangen Kortisoneinnahme entwickelt er eine Osteoporose und eine Muskelschwäche, die ihn schließlich an den Rollstuhl fesselt. Bei einer Routineuntersuchung stellt der Hausarzt einen leichten Diabetes mellitus fest, der ebenfalls auf die Kortisoneinnahme zurückzuführen ist. Eines Tages entwickelt Herr Kumpf hohes Fieber und muss stationär eingeliefert werden. Man stellt eine schwere Sepsis (Blutvergiftung) infolge einer Pneumonie fest. Diese lässt sich leider nicht therapieren und Herr Kumpf stirbt an den Folgen der Blutvergiftung.*

## 10.3.3 Lungenemphysem (Lungenüberblähung)

**D** *Irreversible Lungenüberblähung durch Zerstörung der Alveolarmembranen.*

### Ursachen

Wie bei der chronisch-obstruktiven Bronchitis ist der mit Abstand wichtigste Auslöser des Lungenemphysems das *Rauchen*. Offenbar nimmt durch Rauchen der Gehalt der Lunge an sog. Antiproteasen – Enzymen, welche die Selbstverdauung des Lungengewebes verhindern – ab. Es kommt infolge dessen zu einer langsam fortschreitenden Zerstörung des Lungengewebes. Die Trennwände zwischen den Alveolen reißen ein, und die schwammartige Struktur der Lunge vergröbert sich. Dadurch wird die für den Gasaustausch zur Verfügung stehende Fläche kleiner. Gleichzeitig gehen immer mehr Blutkapillaren zugrunde. Das Herz muss also das gesamte Blutvolumen durch immer weniger Blutgefäße pressen und wird dadurch zunehmend belastet. Im Alter (>60 Jahre) findet man auch bei Nichtrauchern immer ein leichtes Lungenemphysem, das jedoch normalerweise keine Symptome verursacht.

### Symptome

- Leitsymptom des Lungenemphysems ist die zunehmende *Belastungsdyspnoe*.
- Es bildet sich ein sog. *Fassthorax* aus: Durch die Lungenüberblähung ist es zu einer Waagrechtstellung der Rippen gekommen. Atem- und Thoraxbewegungen sind kaum noch erkennbar.
- Aufgrund des überblähten Lungengewebes sind bei der Auskultation nur sehr leise Atem- und Herzgeräusche zu hören.

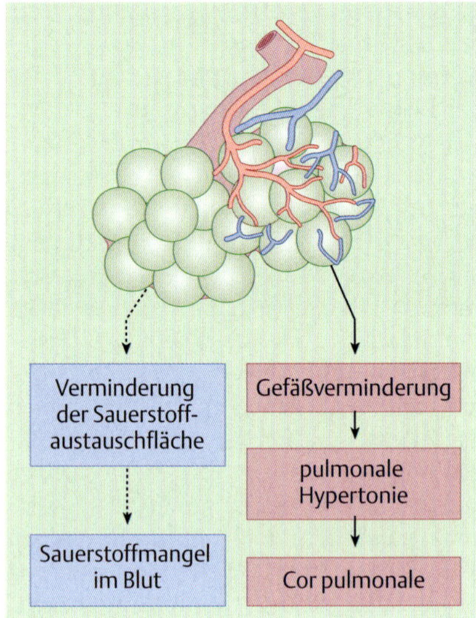


**Abb. 10.24** ⇢ **Lungenemphysem.** Mögliche Folgen eines Lungenemphysems.

- *Zyanose* und *ständige Atemnot* deuten auf einen Sauerstoffmangel aufgrund der verminderten Gasaustauschfläche hin.
- Die verengten Lungengefäße führen zum erhöhten Blutdruck in der Lunge. Dies belastet die rechte Herzhälfte und führt zu Zeichen der Rechtsherzinsuffizienz (*Cor pulmonale*, **(Abb. 10.24)**.

Häufig finden sich zusätzliche Symptome ähnlich denen der chronisch-obstruktiven Bronchitis.

### Komplikationen

Platzt eine der Emphysemblasen, so gelangt Luft in den Pleuraraum (*Pneumothorax*, **Abb. 10.25**). Durch den fehlenden Unterdruck „schnurrt" die entsprechende Lungenhälfte zusammen (ähnlich einem Luftballon, aus dem die Luft entweicht). Das Absaugen der Luft gelingt über eine Pleuradrainage. Meist verschließt sich der Riss im Lungengewebe anschließend von selbst; andernfalls ist eine operative Übernähung nötig.

Aufgrund der Stauung des Lungensekrets in den Emphysemblasen kommt es zu häufigen *Infekten in den Luftwegen*.

Durch die stetig abnehmende Lungenleistung entwickelt sich eine *respiratorische Insuffizienz*, die anhand eines verminderten Sauerstoffgehalts im Blut nachzuweisen ist (respiratorische Partialinsuffizienz). Kommt es zusätzlich zum Anstieg des Kohlendioxidspiegels

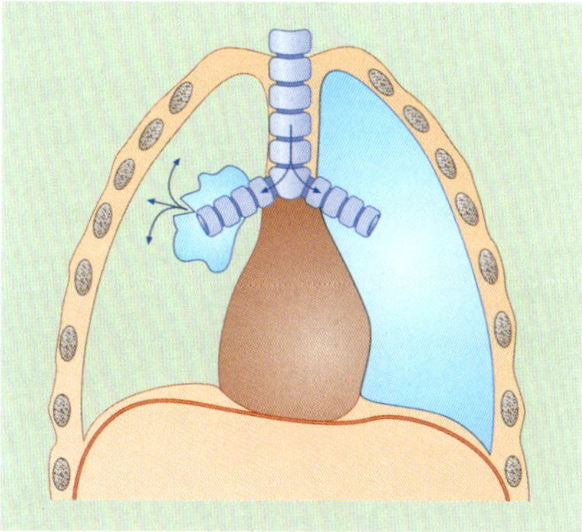

**Abb. 10.25** ⇢ **Pneumothorax.** Durch Ruptur einer Emphysemblase ist Luft in den Pleuraraum gelangt. Aufgrund ihrer Eigenelastizität zieht sich die Lunge zusammen.

im Blut, spricht man von einer respiratorischen Globalinsuffizienz; sie hat eine schlechte Prognose.

#### Therapie

Das Lungenemphysem ist eine *irreversible* Schädigung des Lungengewebes, deshalb ist nur eine symptomatische Therapie, aber keine Heilung möglich. Ein Fortschreiten der Lungenveränderungen kann nur durch ein *absolutes Rauchverbot* erreicht werden. Die übrige Therapie richtet sich nach den Symptomen des Patienten (z. B. frühzeitig Antibiotika bei rezidivierenden Infekten). Häufig ist zur Besserung der respiratorischen Insuffizienz eine Sauerstoff-Langzeittherapie (mithilfe eines trag- oder fahrbaren Sauerstoffgerätes) nötig.

### 10.3.4 Cor pulmonale (Lungenherz)

**D** *Veränderungen des rechten Herzens, verursacht durch eine pulmonale Hypertonie (erhöhter Blutdruck in der Lunge).*

#### Ursachen

Die oben angeführten Lungenerkrankungen führen zu einer Verengung (Vasokonstriktion) oder zu einer Verminderung der Lungengefäße. Dies hat eine Erhöhung des Blutdrucks in der Lunge zur Folge. Da das rechte Herz sein Blut in die Lunge pumpt, muss es bei pulmonaler Hypertonie gegen einen erhöhten Druck „arbeiten" und wird dadurch vermehrt belastet.

Mögliche Ursachen eines Cor pulmonale sind:

- ⇢ chronisch-obstruktive Lungenerkrankungen (häufigste Ursache), chronische Bronchitis, Asthma bronchiale (seltener),
- ⇢ ihre Folgeerscheinungen: Bronchiektasen, Lungenemphysem,
- ⇢ seltenere Ursachen: wiederkehrende Lungenembolien, Lungenfibrosen (bindegewebig-narbige Veränderungen des Lungengewebes).

#### Symptome

Die Veränderungen bilden sich langsam, nach Jahren zeigen sich Symptome einer Rechtsherzinsuffizienz (S. 242).

#### Therapie

Im Vordergrund steht die Behandlung der Grundkrankheit.

## 10.4 Tumoren der Atemwege

Susanne Andreae

Die häufigste bösartige Geschwulst im Bereich der Atemwege ist das Lungenkarzinom. Häufig ist die Lunge auch Sitz von Metastasen (Absiedlungen) anderer Tumoren (z. B. Brustkrebs).

**M** *Hauptrisikofaktor ist und bleibt das Rauchen (95 % der Patienten mit Bronchialkarzinom sind Raucher!).*

### 10.4.1 Larynxkarzinom (Kehlkopfkrebs)

**D** *Bösartiger Tumor im Bereich des Kehlkopfes.*

#### Epidemiologie

Der Kehlkopfkrebs ist ein Plattenepithelkarzinom und der häufigste Tumor im Halsbereich. Betroffen sind zumeist ältere Menschen ab dem 60. Lebensjahr; Männer erkranken 15-mal häufiger als Frauen. Die meisten Patienten sind starke Raucher, oft in Kombination mit übermäßigem Alkoholgenuss.

#### Symptome

Das Larynxkarzinom beginnt meist an den Stimmlippen. Daher ist das Leitsymptom dieses Tumors die chronische, therapieresistente *Heiserkeit*. Karzinome, die von anderen Abschnitten des Kehlkopfes ausgehen, führen meist nur zu uncharakteristischen Schluckbeschwerden und werden deshalb nur selten im Frühstadium erkannt.

**M** *Jede mehrere Wochen anhaltende Heiserkeit (besonders beim älteren Mann) muss abgeklärt werden!*

#### Therapie

Im Frühstadium ist oft eine *Strahlentherapie* ausreichend. Häufig wird aber eine Operation mit Entfernung von mehr oder weniger großen Anteilen des Kehlkopfes durchgeführt. Bei vollständiger Entfernung des Kehlkopfes muss die Luftröhre (Trachea) nach außen abgeleitet werden **(Abb. 10.26)**. Dazu wird das obere Luftröhrenende in eine künstlich geschaffene Hautöffnung am unteren Hals eingenäht (*Tracheostoma*).

**Trachealkanülen.** Um das Tracheostoma offen zu halten, muss, zumindest in der ersten Zeit nach der Operation, eine Trachealkanüle getragen werden, die individuell vom behandelnden Arzt ausgesucht und angepasst wird. Kanülen aus Silber werden meist in der ersten Zeit nach der Operation verordnet. Sie sind gut sterilisierbar und lassen wegen ihrer Dünnwandigkeit viel Luft durch das Tracheostoma strömen. Kanülen aus Kunststoff eignen sich wegen ihrer guten Anpassung an die Luftröhre eher zum Dauergebrauch. Es gibt auch Trachealkanülen, die aus einer Innen- (auch „Seele" genannt) und einer Außenkanüle bestehen **(Abb. 10.27)**. Sie empfehlen sich bei Patienten mit starker Sekretbildung. Die Innenkanüle

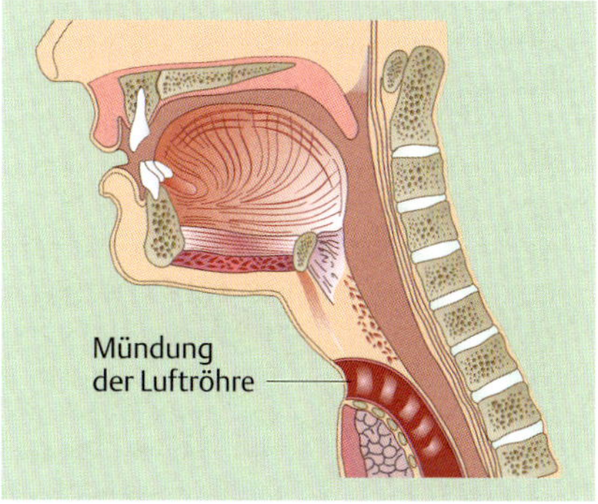


**Abb. 10.26** ⇢ **Entfernung des Kehlkopfes.** Zustand nach Entfernung des Kehlkopfes. Die Luftröhre mündet jetzt in die vordere Halshaut.

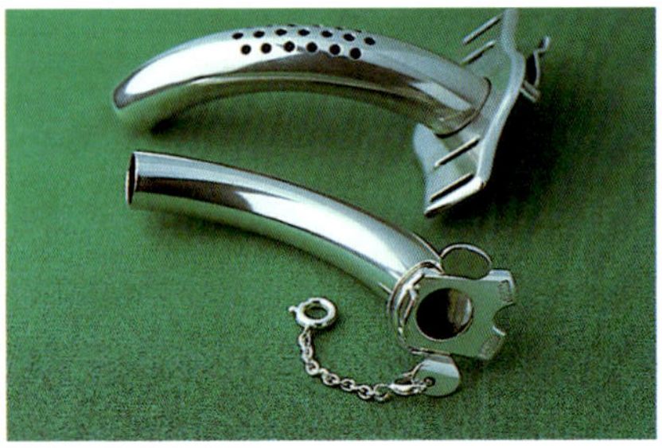

**Abb. 10.27 → Trachealkanüle.** Die Innenkanüle bei dieser Trachealkanüle ist separat herausnehmbar.

kann herausgenommen und gereinigt werden, während die Außenkanüle das Stoma noch stabilisiert.

**P** ***Trachealkanülen.*** *Trachealkanülen sind bei Bedarf, jedoch mindestens täglich vorsichtig zu reinigen und in eine spezielle Desinfektionslösung zu legen. Anschließend muss die Kanüle gründlich mit Wasser gespült und getrocknet werden. Zur Pflege und als Gleitmittel kann sparsam ein spezielles Stomaöl aufgebracht werden. Achtung: Es darf kein Wasser, Öl oder Desinfektionsmittel in die Luftröhre gelangen.*
***Schutz der Atemwege.*** *Da Menschen mit einem Tracheostoma nicht über die oberen Atemwege, sondern direkt in die Trachea ein- und ausatmen, muss die Atemluft, besonders in den Wintermonaten, angefeuchtet werden. Besonders wohltuend sind feucht-warme Inhalationen. Auch spezielle Filter, die auf die Trachealkanüle gesetzt werden, wärmen und befeuchten die Einatemluft. Vor Fremdkörpern wie Brotkrümeln oder Flüssigkeiten ist das Tracheostoma durch ein spezielles Schutztüchlein oder das Tragen von Rollkragen zu schützen, beim Duschen ist ein spezieller „Duscheschutz" hilfreich.*
***Sprachrehabilitation.*** *Die natürliche Stimme ist nach einer Kehlkopfentfernung verloren. Es gibt 3 Möglichkeiten, sie zu ersetzen:*
- *Das Erlernen der Speiseröhrenersatzstimme: Mithilfe eines Logopäden wird eine Technik erlernt, Luft aus dem Mund in die Speiseröhre zu drücken und anschließend wieder nach oben zu befördern. Ein Speiseröhrenmuskel wird so in Schwingung versetzt, wodurch ein Ton entsteht.*
- *Einsetzen einer Stimmprothese (Shunt-Ventil): Während der Operation wird ein Einwegventil zwischen Luft- und Speiseröhre eingesetzt. Nun kann Ausatemluft in die Speiseröhre geleitet und wie bei der Speiseröhrenersatzstimme ein Ton erzeugt werden.*
- *Stimmgebung mittels elektronischer Sprechhilfe: Das Gerät wird an den Hals angesetzt und erzeugt Schallschwingungen. Durch die gewohnten Sprechbewegungen lässt sich der elektronische Ton zu verständlicher Sprache formen.*

#### Prognose

Das Larynxkarzinom wächst zunächst innerhalb des Kehlkopfes, dann in die unmittelbare Nachbarschaft am Hals und schickt erst relativ spät Metastasen zu den Lymphknoten. Eine Ausbreitung auf dem Blutweg ist sehr selten. Alle diese Charakteristika sprechen für eine gute Behandlungsmöglichkeit. Die Heilungschance liegt bei über 90 %.

### 10.4.2 Bronchialkarzinom (Lungenkrebs)

**D** *Maligner (bösartiger) Tumor, meist vom Epithelgewebe der Bronchien ausgehend.*

#### Epidemiologie

Das Bronchialkarzinom ist das weltweit häufigste Karzinom des Mannes. Betroffen sind meist ältere Männer, denn der Erkrankungsgipfel liegt zwischen dem 55. und 65. Lebensjahr. Auch bei den Frauen steigt die Häufigkeit (insgesamt ca. 50 000 Neuerkrankungen/Jahr in Deutschland) stetig an. Hauptrisikofaktor ist das *Rauchen*! Ursächlich kommen auch berufsbedingt Atemgifte infrage, wie Asbest, Kohleverbrennungsprodukte und das Passivrauchen.

**M** *Raucher haben ein bis zu 15-mal höheres Risiko, an Lungenkrebs zu erkranken, als Nichtraucher!*

#### Symptome

Da starke Raucher oft an einer chronischen Bronchitis (sie gilt als „Präkanzerose") leiden, bleiben die klinischen Zeichen eines Lungenkarzinoms häufig lange Zeit unerkannt:
- *chronischer* (mehr als 4 Wochen andauernder), *therapieresistenter Husten* gilt als Leitsymptom des Bronchialkarzinoms,
- gelegentlich tritt *Bluthusten* (Hämoptoe) auf,
- *Atemnot* (Dyspnoe) kann durch Einengung größerer Bronchien verursacht sein,
- Fieberschübe und atemabhängige Thoraxschmerzen können auf eine *Retentionspneumonie* (Pneumonie durch tumorös verstopften Bronchus) hindeuten,
- rasche Verschlechterung des Allgemeinzustandes, unklare Gewichtsabnahme und Appetitlosigkeit sind generelle Symptome eines Krebsleidens.

Da das Bronchialkarzinom rasch in andere Organe metastasiert, können ganz andere Beschwerden (z. B. epileptische Anfälle bei Hirnmetastasen, Knochenbrüche infolge einer Knochenmetastase etc.) zur Diagnose führen.

**W** *Nicht selten produziert ein Bronchialkarzinom Hormone (z. B. ACTH) oder andere Stoffe, die zu diversen Symptomen (z. B. Cushing-Syndrom) führen können. Man nennt dies ein paraneoplastisches Syndrom.*

#### Diagnostik

Bei Verdacht auf ein Lungenkarzinom ist immer eine *Röntgenuntersuchung* des Thorax zu veranlassen **(Abb. 10.28)**. Genauere Auskunft über Veränderungen im Lungengewebe gibt ein *Lungen-CT* (Computertomogramm). Die beste diagnostische Methode ist die *Bronchoskopie* (Spiegelung des Bronchialsystems), bei der Biopsien (Gewebsproben) des Tumors entnommen werden können.

#### Therapie

Wenn möglich, wird der Tumor operativ entfernt, mit anschließender Chemo- oder Strahlentherapie.

#### Prognose

Die Prognose des Bronchialkarzinoms ist insgesamt schlecht: Konnte der Tumor vollständig entfernt werden, liegt die 5-Jahres-Überlebensrate bei ca. 25 %, ansonsten leben die Patienten oft nur noch Wochen bis Monate!

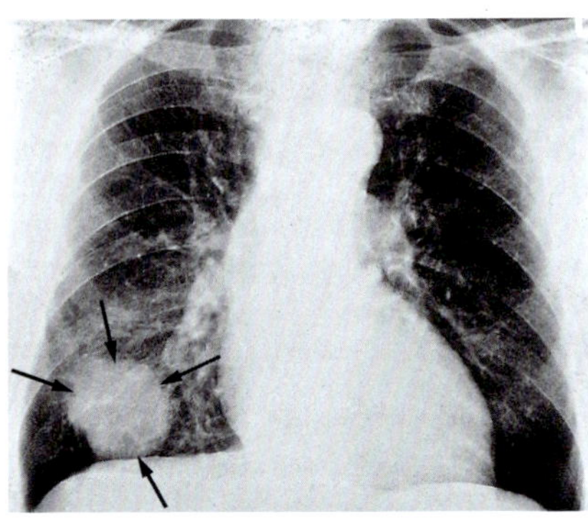

**Abb. 10.28 → Bronchialkarzinom.** Bronchialkarzinom in der rechten Lunge (aus Gerlach, Wagner u. Wirth, 2006).

# 11 Erkrankungen des Herz-Kreislauf-Systems

Dominik von Hayek, Susanne Andreae, Jutta Weniger

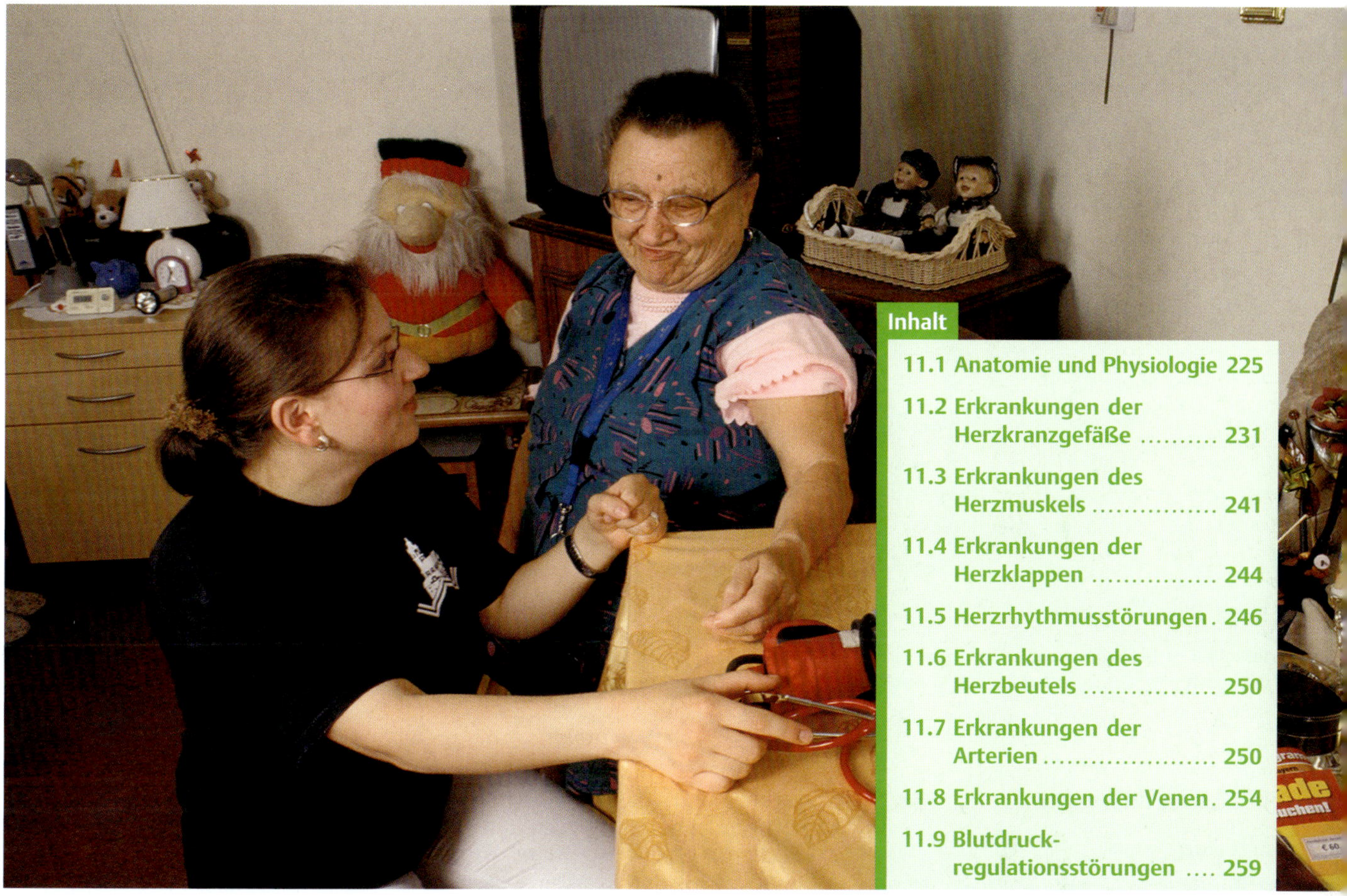

Inhalt



## 11.1 Anatomie und Physiologie

Dominik von Hayek

### 11.1.1 Blutkreislauf

Das Herz-Kreislauf-System ist das wichtigste „Energieversorgungsunternehmen" des Körpers. Mithilfe des Blutes wird Sauerstoff aus der Lunge ins Gewebe transportiert und Kohlendioxid aus dem Gewebe zur Abatmung in die Lunge gebracht. Außerdem erfolgt über den Blutkreislauf sowohl die Versorgung der meisten Gewebe des Körpers mit Nährstoffen als auch der Abtransport von Stoffwechselendprodukten, die schädlich für das Gewebe sind. Aus diesem Aufgabenprofil lässt sich der Aufbau unseres „Energieversorgungsunternehmens Herz-Kreislauf" herleiten.

Wir benötigen einen Gefäßkreislauf **(Abb. 11.1)** zur Versorgung des Körpers (*Körperkreislauf*), einen Kreislauf für die Anreicherung des Blutes mit Sauerstoff (*Lungenkreislauf*), sowie ein dazwischen liegendes Pumpsystem (*Herz*) zum Antreiben dieser beiden Kreisläufe. Damit das sauerstoffreiche Blut aus dem Lungenkreislauf nicht mit dem sauerstoffarmen Blut aus dem Körperkreislauf vermischt wird, muss unsere Pumpe aus zwei getrennten Kammern bestehen (*rechte und linke Herzkammer*).

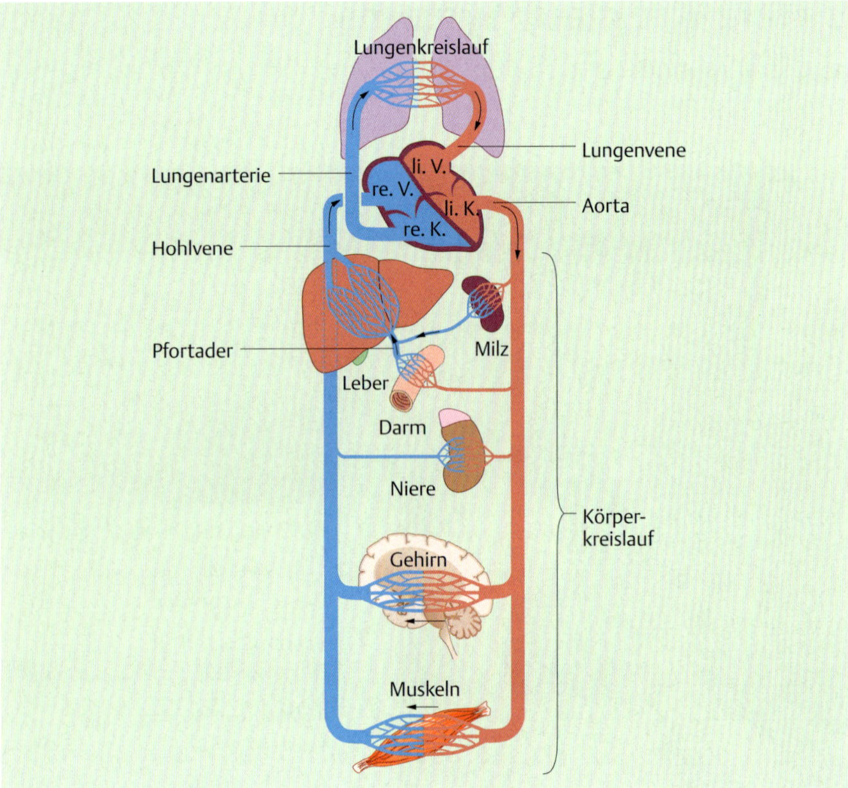


**Abb. 11.1** ···› **Gefäßkreislauf.** Körper- und Lungenkreislauf sind über das Herz miteinander verbunden wie eine „8" (nach Schwegler, 2002).

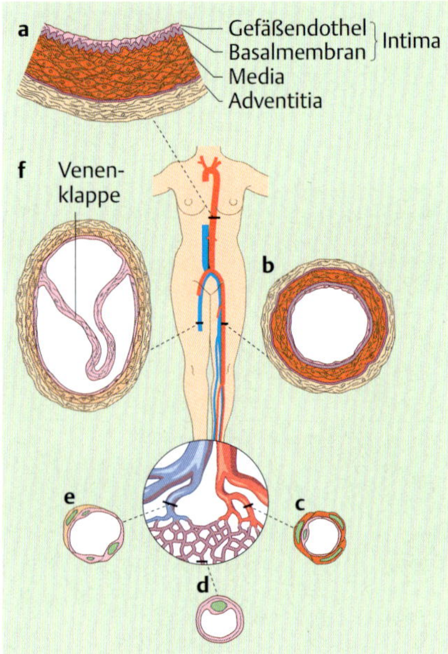


**Abb. 11.2** ···› **Blutgefäße.** Aufbau der Gefäßwände. **a** Wandaufbau der Aorta mit vielen elastischen Fasern in der Media, **b** Querschnitt durch eine große herzferne Arterie mit vielen glatten Muskeln in der Media, **c** Arteriole, **d** Querschnitt durch eine Kapillare (die Wand besteht nur aus Endothel und Basalmembran, **e** Venole, **f** Querschnitt durch eine große Vene mit Venenklappe (nach Faller u. Schünke, 2004).

## 11.1.2 Gefäßsystem

### Arterien

**D** *Arterien sind alle diejenigen Gefäße, die das Blut vom Herzen weg ins Gewebe transportieren. Als Venen bezeichnet man diejenigen Gefäße, die das Blut aus dem Gewebe zurück zum Herzen transportieren.*

Deshalb kann z. B. in den Lungenarterien sauerstoffarmes Blut (vom Herzen weg) fließen, in den Lungenvenen dagegen sauerstoffreiches Blut (zum Herzen hin). Diese Schwierigkeit bietet häufig Anlass zu Verwechslungen der Gefäßbezeichnungen.

Die Arterien müssen den vom Herzen erzeugten hohen Blutdruck in ihrem Verlauf weiter aufrechterhalten und haben deshalb eine im Vergleich zu den Venen große Wanddicke.

Der typische 3-teilige Schichtaufbau der Arterien **(Abb. 11.2a)**:

- ···› Die innerste Schicht wird *Intima* genannt. Sie besteht aus einem einschichtigen Plattenepithel (Gefäßendothel) auf einer feinen Bindegewebsmembran (Basalmembran).
- ···› Die *Media* besteht aus einer kräftigen Schicht elastischer Fasern und glatter Muskelzellen, durch deren Kontraktion die Gefäßweite reguliert und der Blutdruck aufrechterhalten wird.
- ···› Die äußerste Gefäßschicht (*Adventitia*) setzt sich aus Bindegewebe und elastischen Fasern zusammen und dient dem Schutz und der Fixierung der Arterie.

In der *Peripherie* (im äußeren Körperbereich) verjüngen sich die Arterien immer mehr und besitzen nur noch eine feine Gefäßwand **(Abb. 11.2b,c)**. Sie werden dann Arteriolen genannt, die den Übergang zu den Kapillaren darstellen.

### Kapillaren

Kapillaren sind extrem feine Gefäße mit einer dünnen und durchlässigen Wand, die nur noch aus einem Endothel besteht **(Abb. 11.2d)**. Durch die durchlässigen Poren können außer den roten Blutkörperchen und „großen Eiweißen" alle im Blut gelösten Stoffe in das Gewebe strömen.

Über diesen Weg wird ein Großteil aller Zellen des Körpers mit den lebenswichtigen Brennstoffen, Sauerstoff und Zucker (*Glukose*), mit Eiweißen (*Proteinen*), Fetten (*Lipiden*) sowie Wasser und gelösten Salzen (*Elektrolyten*) versorgt. Umgekehrt werden auf diesem Wege für das Gewebe schädliche Stoffe wie Kohlendioxid, Stoffwechselendprodukte, aber natürlich auch Wasser und Elektrolyte ins venöse Blut abtransportiert.

Kommt es bei diesem Transport zu Störungen, z. B. durch Veränderung der Poren oder des Teilchendrucks im Gewebe, so entsteht ein Ungleichgewicht der Flüssigkeitsverteilung im Gewebe, ein *Ödem*. Dabei handelt es sich um eine Wasseransammlung zwischen den Zellen eines Gewebes.

Aus den Kapillaren fließt das Blut in kleinste venöse Gefäße, die *Venolen* **(Abb. 11.2e)**, die sich zu den *Venen* vereinigen.

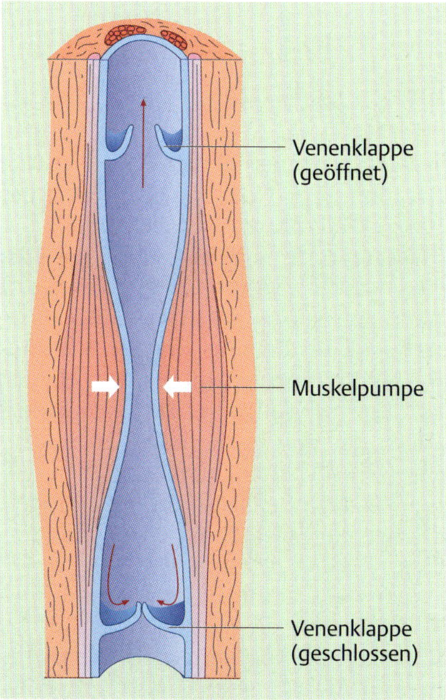


**Abb. 11.3 ⇢ Muskelpumpe.** Bluttransport in einer Vene mithilfe der Muskelpumpe und der Venenklappen (aus Schwegler, 2002).

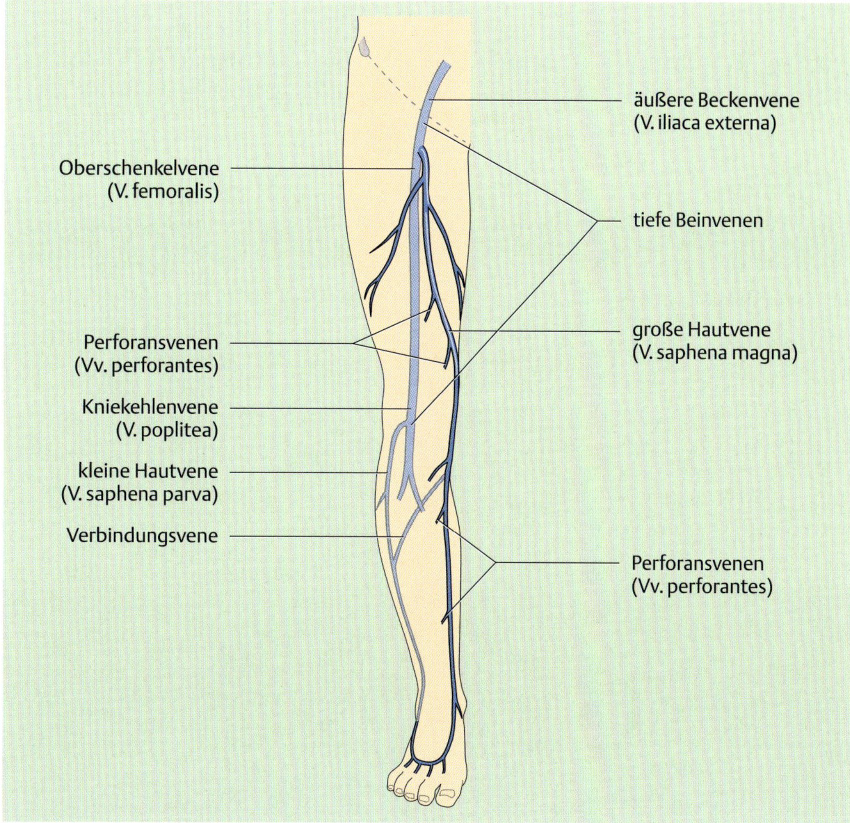


**Abb. 11.4 ⇢ Beinvenen.** Die wichtigsten Venen der unteren Extremität (nach Faller u. Schünke, 2004).

## Venen

Venen sind diejenigen Gefäße, die das Blut zum Herzen transportieren. Sie haben wie die Arterien einen 3-teiligen Wandaufbau, allerdings befinden sich hier in der Media kaum glatte Muskelfasern. Um im venösen Gefäßsystem den zum Bluttransport nötigen Druck zu erzeugen, lassen sich die Venen von den sie umgebenden Skelettmuskeln helfen: Verdicken sich die Muskelbäuche, so werden die dazwischen liegenden Venen zusammengepresst.

Damit das Blut nicht wieder in Richtung Peripherie zurückfließt, besitzen die meisten Venen „Rückschlagventile“, sog. *Venenklappen*. Das sind taschenförmige Ausstülpungen der Gefäßinnenwand, die sich bei rückwärts gerichtetem Blutfluss verschließen **(Abb. 11.2f u. Abb. 11.3)**. Dieses Prinzip wirkt vor allem in den tiefen Venen, die in den Extremitäten zwischen den Muskeln eingebettet verlaufen. Von den oberflächlichen, an der Haut sichtbaren Venen fließt das Blut dorthin jeweils durch Verbindungsvenen (Perforansvenen, **Abb. 11.4)**. Zusätzlich zu diesem „Muskelpumpe“ genannten Mechanismus unterstützen noch der Gewebsdruck und der Sog des Herzens den Bluttransport im venösen Gefäßsystem.

## Körperkreislauf

Im Körperkreislauf (großer Kreislauf, **Abb. 11.5**) wird sauerstoffreiches Blut in alle Gewebe des Körpers und sauerstoffarmes wieder zurück zum Herzen transportiert. Er beginnt in der linken Herzkammer, von der das Blut in die *Aorta* ausgeworfen wird. Diese größte aller Schlagadern verläuft vom Herzen bogenförmig nach unten und gibt Arterien in alle wichtige Organe ab. Die weiteren Stationen führen über die Arteriolen, die Kapillaren und die Venolen zu den Venen, die sich in der *unteren und oberen Hohlvene* sammeln, von wo aus das Blut in den Vorhof der rechten Herzhälfte fließt.

## Lungenkreislauf

Der Lungenkreislauf beginnt in der rechten Herzkammer, das Blut wird über die Lungenarterien in das Lungengewebe transportiert, wo es in einem feinen Gefäßnetz um die Lungenbläschen (*Alveolen*) fließt. Dies ist der Ort der Sauerstoffaufnahme ins Blut und der Kohlendioxidabgabe in die Atemluft (S. 206). Aus den Lungenkapillaren fließt das sauerstoffreiche Blut über die Lungenvenen (*Pulmonalvenen*) zurück zum linken Vorhof.

Da der Gefäßwiderstand in diesem Gefäßsystem deutlich niedriger ist als im Körperkreislauf, herrscht im arteriellen Teil des Lungenkreislaufs ein mittlerer Druck von ca. 30 mmHg (im Vergleich zu einem mittleren arteriellen Blutdruck von ca. 100 mmHg im Körperkreislauf).

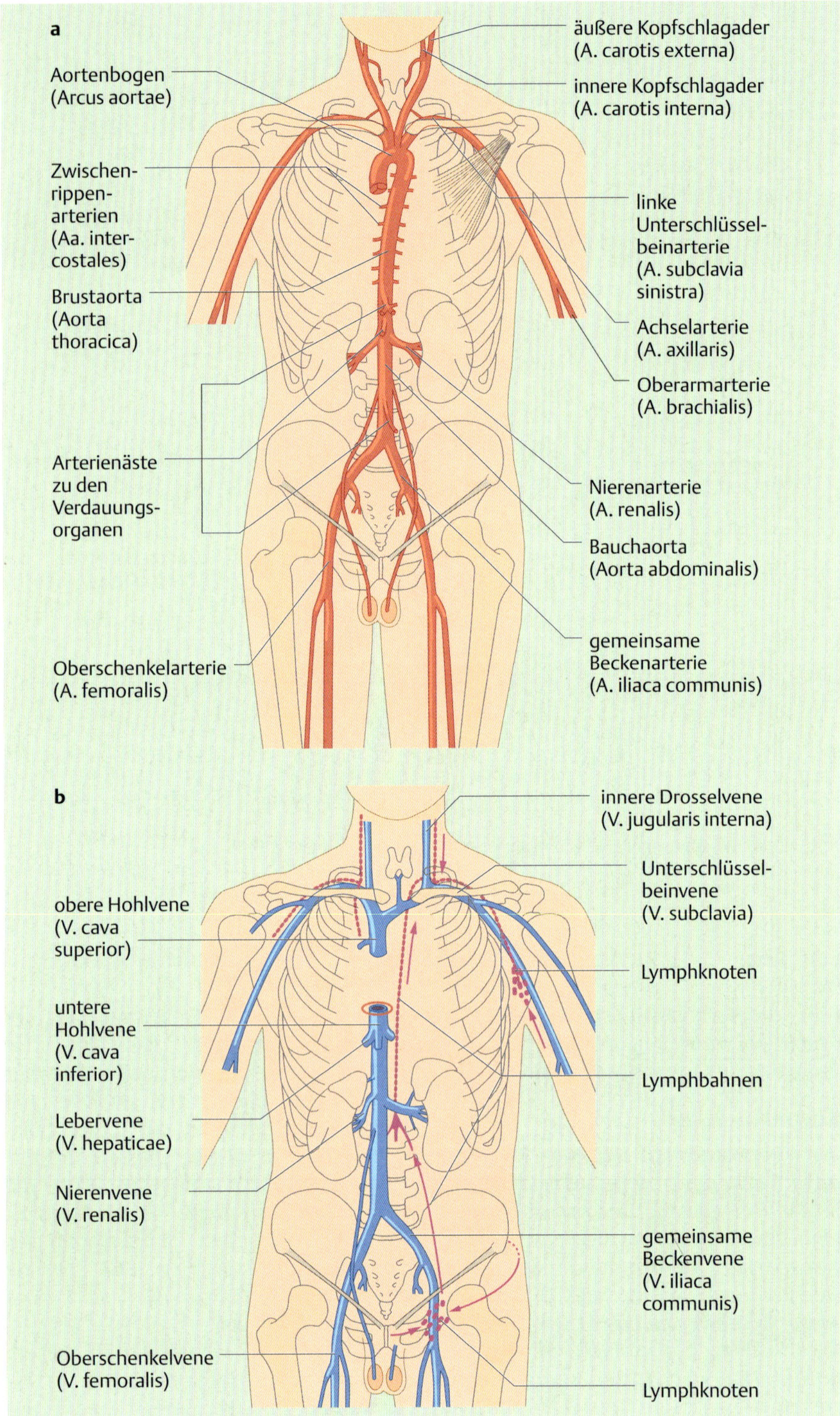


**Abb. 11.5** ⇢ **Körperkreislauf. a** Arterielle Gefäße, **b** venöse Gefäße (nach Faller u. Schünke, 2004).

## 11.1.3 Herz

### Aufbau und Lage

Das Herz ist der Motor unseres „Energieversorgungsunternehmens", es pumpt das Blut durch das Gefäßsystem. Das Herz ist ein *muskuläres Hohlorgan*, d. h. es besteht aus 4 Hohlräumen, die vom Herzmuskel umgeben sind. Wenn sich diese Muskulatur zusammenzieht (Kontraktion), verkleinern sich die Hohlräume, und das Blut wird aus dem Herzen in die arteriellen Gefäße geworfen. Damit das Blut nicht wieder zurück ins Herz fließt, befinden sich an allen Öffnungen zum Gefäßsystem Herzklappen, die wie ein Fahrradreifenventil nur eine Flussrichtung zulassen.

Das Herz ist in die rechte und linke Kammer (*Ventrikel*) aufgeteilt. Da das Blut für den Körperkreislauf einen höheren Druck (s. oben) und mehr Volumen als im Lungenkreislauf hat, ist der linke *Ventrikel* größer und hat eine dickere Muskelwand als der rechte. Vor den *Ventrikeln* befindet sich je ein Vorhof (*Atrium*), ein kleinerer Hohlraum, in dem sich Blut wie in einem „Wartezimmer" ansammelt, bevor es dann schnell und in großer Menge in die Kammer fließen kann **(Abb. 11.6)**.

**W** *Das Herz wird zur Seite von den Lungenflügeln, nach vorne vom Brustkorb (Thoraxwand), nach unten vom Zwerchfell und nach hinten von der Speiseröhre (Ösophagus) begrenzt, der so gebildete Raum wird auch Mediastinum genannt.*

### Klappensystem

Es gibt am Herzen 2 unterschiedliche Typen von Herzklappen.

**Segelklappen.** Die Segelklappen befinden sich zwischen Vorhof und Ventrikel, sie öffnen sich in der Füllungsphase und verschließen sich in der Auswurfphase. Sie bestehen aus dünnem Bindegewebe und haben entsprechend ihrem Namen eine segelähnliche Form. Die Segelklappe im linken Ventrikel hat 2 Segel und heißt Mitralklappe (lat.: *mitra* = Bischofsmütze), die Segelklappe der rechten Herzhälfte wird Trikuspidalklappe (lat.: *trikuspis* = drei Segel) genannt.

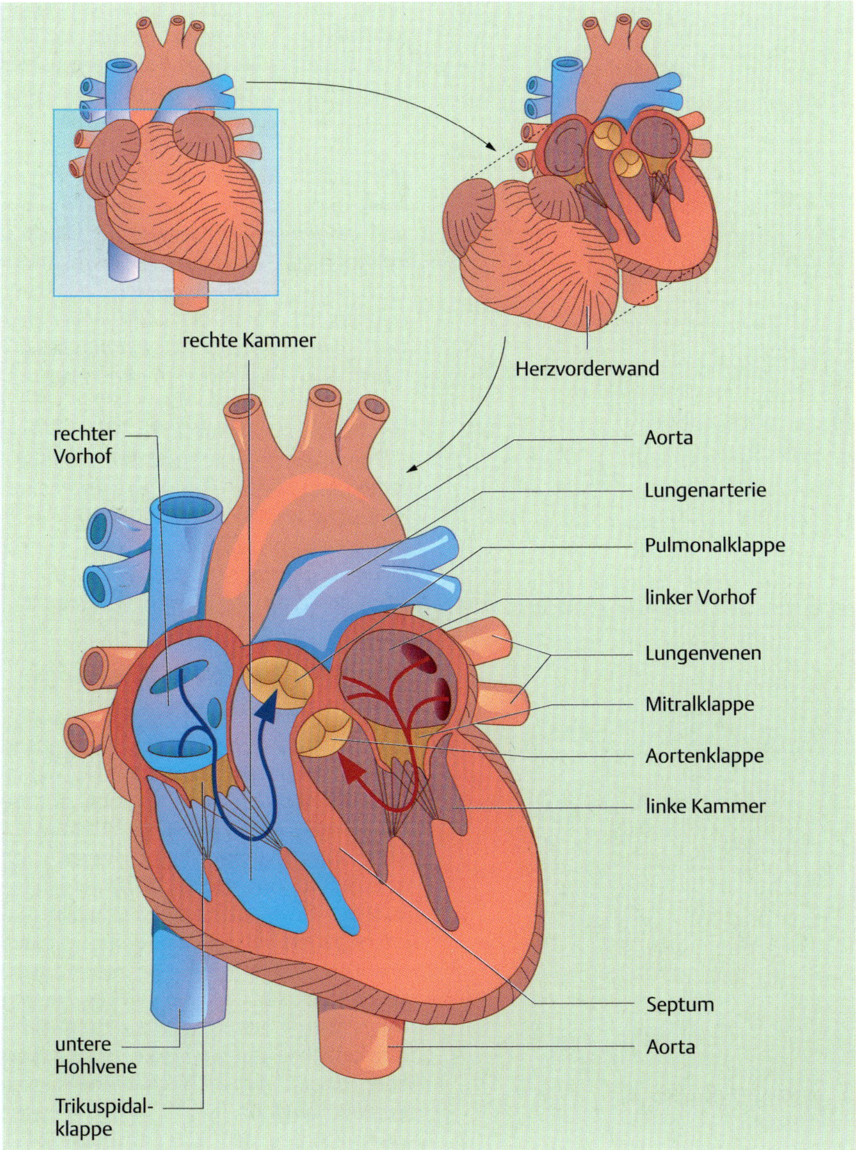


**Abb. 11.6** ⇢ **Herz.** Längsschnitt durch das Herz. Der blaue Pfeil zeigt den Fluss von sauerstoffarmem Blut in der rechten Herzhälfte, der rote Pfeil den Fluss von sauerstoffreichem Blut in der linken Herzhälfte (aus Schwegler, 2002).

**Taschenklappen.** Die beiden Taschenklappen (Aorten- und Pulmonalklappe) am Ausgang der Herzkammern zum arteriellen Gefäßsystem haben ähnlich wie die Venenklappen eine taschenartige Form. Sie öffnen sich während der Auswurfphase der Herzkammern und verschließen sich, sobald die Herzkammern entleert sind.

## Herzmuskel

Das gesunde menschliche Herz ist ungefähr so groß wie die geschlossene Faust seines Trägers und hat eine ovale Form. Das Gewicht beträgt etwa 300 g. In seiner Längsachse zeigt das Herz nach links unten, die schmälere Herzspitze liegt am Unterrand des linken Brustkorbs.

Auch beim Herzen findet man einen 3-schichtigen Wandaufbau vor: Von innen werden die Herzhöhlen von einer zarten Innenhaut ausgekleidet, dem *Endokard*, das auch die Herzklappen bildet. Darauf liegt die Muskelschicht (*Myokard*) mit sehr unterschiedlichen Durchmessern (von 1 mm im Vorhof über ca. 3 mm in der rechten und bis zu 12 mm in der linken Kammer). Von außen wird das Herz von einer zarten Außenhaut überzogen, dem *Epikard*. Umschlossen wird das Herz vom Herzbeutel (*Perikard*), dazwischen befindet sich eine geringe Menge Herzbeutelflüssigkeit zur Reibungsverminderung.

## Herzkranzgefäße

Wie jedes andere Organ muss auch der Herzmuskel mit Blut versorgt werden. Die 2 dafür nötigen Arterien ziehen auf der Außenseite des Herzens kranzförmig um das Herz herum und werden deshalb Herzkranzarterien (Koronararterien, **Abb. 11.7**) genannt. Sie zweigen kurz nach der ***Aortenklappe*** aus der Aorta ab und senden jeweils Äste zur Herzspitze, mit denen alle Teile des Herzmuskels versorgt werden.

**W** *Wird einer dieser Äste durch Ablagerungen in der Gefäßwand verengt („Arterienverkalkung“ = Arteriosklerose), so gelangt nicht genügend sauerstoffreiches Blut in das von ihm versorgte Herzmuskelgewebe. Kommt es zu einem vollständigen Verschluss der Arterie, so stirbt das Herzmuskelgewebe ab (Nekrose), man spricht dann von einem Herz- oder Myokardinfarkt.*

## Phasen der Herztätigkeit

Das Herz schlägt beim Erwachsenen in Ruhe normalerweise zwischen 60- und 100-mal pro Minute, man spricht von einer Herzfrequenz zwischen 60 und 100. Ein einzelner Herzschlag besteht aus 2 Phasen, der *Systole* (Anspannungs- und Austreibungsphase) und der *Diastole* (Entspannungs- und Füllungsphase, **Abb. 11.8**).

In der Anspannungsphase sind die beiden Ventrikel mit Blut gefüllt, die Herzmuskulatur zieht sich zusammen (kontrahiert). Bei noch geschlossenen Herzklappen erhöht sich der Blutdruck im Ventrikel, bis er größer ist als in der Aorta bzw. den Lungenarterien, sodass sich nun die Taschenklappen öffnen. Damit beginnt die Austreibungsphase, d. h., die Hälfte des in den Herzkammern befindlichen Blutes (also ca. 70 ml) werden in die großen Arterien ausgeworfen.

Jetzt schließen sich die Taschenklappen aufgrund des niedrigeren Drucks in den Ventrikeln, die Diastole beginnt. Während noch alle Herzklappen verschlossen sind, entspannt sich der Herzmuskel. Sobald sich die Segelklappen aufgrund des höheren Drucks in den Vorhöfen öffnen, beginnt die Füllungsphase. Das zuvor in den Vorhöfen angesammelte Blut fließt in die beiden Ven-

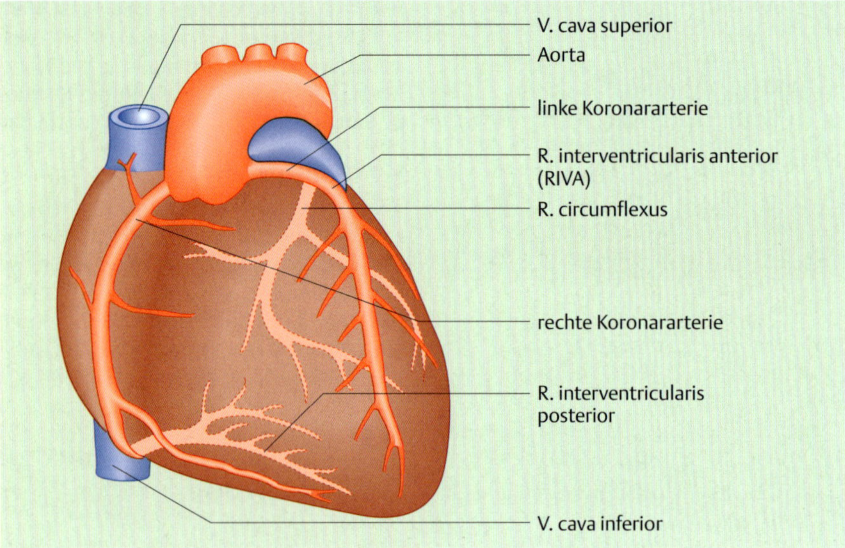


**Abb. 11.7 ··> Herzkranzgefäße.** Lage und Verlauf der Herzkranzgefäße können besonders an der Herzhinterwand variieren (sog. unterschiedliche Versorgungstypen, aus Gerlach, Wagner u. Wirth, 2006).

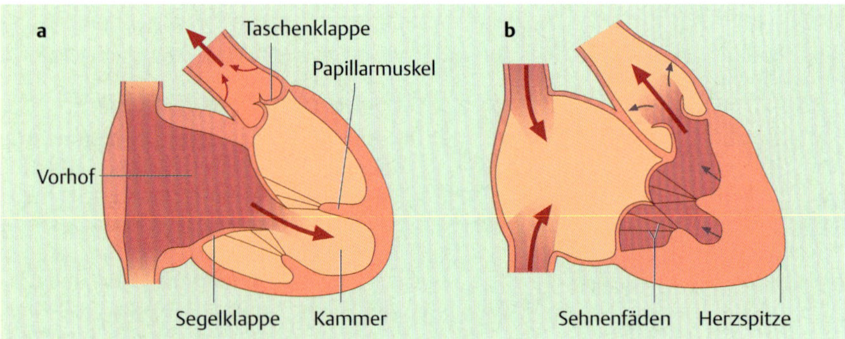


**Abb. 11.8 ··> Herzphasen.** Phasen des Herzzyklus. **a** Diastole (Füllungsphase), **b** Systole (Austreibungsphase, aus Faller u. Schünke, 2004).

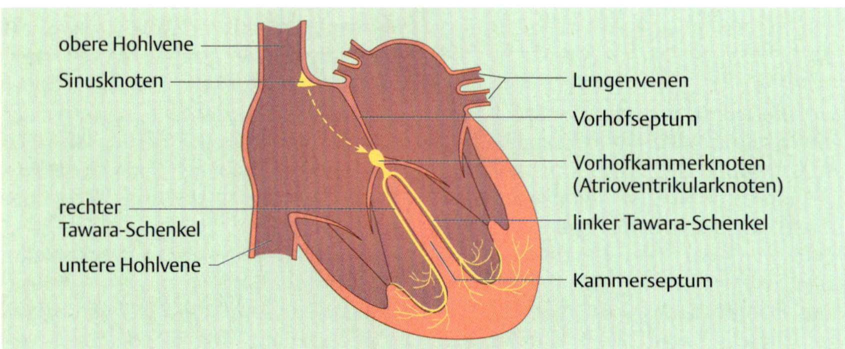


**Abb. 11.9 ··> Reizleitung.** Herzeigenes Reizleitungssystem (aus Faller u. Schünke, 2004).

trikel, bis die Segelklappen vom angesammelten Blut verschlossen werden. Nun beginnen sich die Kammermuskeln wieder zu kontrahieren, ein neuer Herzzyklus wird eingeleitet.

**W** *Einige Teile der Herztätigkeit können mit dem Stethoskop auf dem Brustkorb nachvollzogen werden. Bei der Auskultation („Abhorchen") können 2 Herztöne wahrgenommen werden: Als ersten Herzton kann man das „Aneinanderschlagen" der kontrahierten Kammermuskeln hören – er wird auch „Anspannungston" genannt – als zweiten Herzton den Schluss der beiden Taschenklappen (Aorten- und Pulmonalklappe). Alle zusätzlichen mit dem Stethoskop wahrnehmbaren Strömungsgeräusche können durch Gefäß- bzw. Klappenverengungen (Stenosen) oder undichte Klappen (Klappeninsuffizienz) verursacht sein, sie werden Herzgeräusche genannt.*

## Schrittmacher und Reizleitungssystem des Herzens

Wie jeder andere Muskel, so benötigt auch der Herzmuskel einen elektrischen Reiz durch einen Nerv, um sich zu kontrahieren. Normalerweise übernimmt diese Impulsgebung beim Herzen (also den Befehl zum Herzschlag) der *Sinusknoten*. Dieses herzeigene Schrittmacherssystem in der Wand des rechten Vorhofs bildet einen kurzen elektrischen Reiz, der über ein eigenes Reizleitungssystem aus umgewandelten Herzmuskelzellen zuerst in die beiden Vorhöfe geleitet wird. Nach einer kurzen Verzögerung im sog. AV-(*Atrioventrikular-*)Knoten wird die Kammermuskulatur über die *Tawara-Schenkel* erregt **(Abb. 11.9)**. Da sowohl bei Nervenreizen als auch bei Muskelerregung elektrische Ströme fließen, lassen sich diese u. a. am Brustkorb mit Elektroden messen – man erhält so ein *Elektrokardiogramm* (EKG).

Vor allem beim alten Menschen kann es an allen Teilen dieses Reizleitungssystems zu Störungen kommen, z. B. wenn eine ungerichtete Vorhoferregung (*Vorhofflimmern*) die Schrittmacherfunktion des Sinusknotens übernimmt.

**W** *Der Sinusknoten wird vom vegetativen Nervensystem beeinflusst (S. 381), sodass die Herzfrequenz bei körperlicher Anstrengung oder Aufregung durch das ins Blut ausgeschüttete Adrenalin erhöht, in Ruhephasen durch den Parasympathikus gesenkt wird.*

### 11.1.4 Kreislaufregulation

#### Pulswelle

Durch das mit einem Herzschlag ausgeworfene Blutvolumen werden Aorta und Lungenarterie elastisch auseinandergedehnt, ziehen sich wie ein Gummi langsam wieder zusammen und transportieren das Blut gleichmäßig in die Peripherie des Gefäßsystems weiter. Diese *„Windkesselfunktion"* genannte elastische Eigenschaft der Aorta nimmt im Alter ab, sodass es in der Systole zu einem schnelleren Blutdruckanstieg und -abfall kommt **(Abb. 11.10)**.

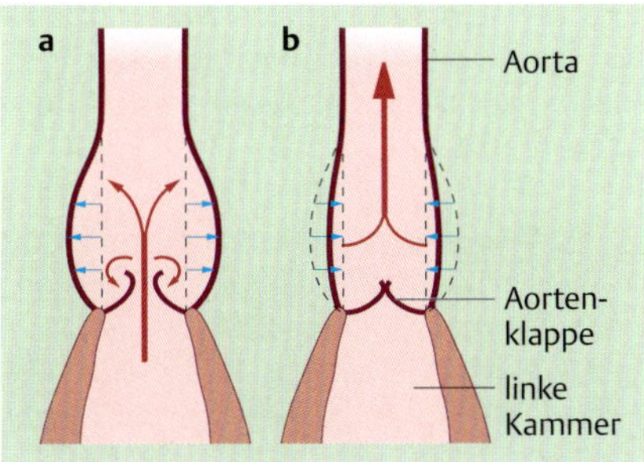


**Abb. 11.10** ⇢ **Aorta.** Windkesselfunktion der Aorta. **a** Wanddehnung während der Systole, **b** gleichmäßige Abgabe des Blutvolumens in der Diastole (aus Faller u. Schünke, 2004).

Das Blut wird als *„Pulswelle"* in den Arterien weitertransportiert, d. h., die Arterienmuskulatur kontrahiert sich und schiebt so das Blutvolumen in die Peripherie. Diese rhythmischen Kontraktionen der Arterien sind an einigen typischen Körperstellen (am Handgelenk und Hals sowie in der Leiste) als Puls tastbar, man kann so mit einfachen Mitteln auf die Herzfrequenz schließen.

#### Blutdruck

**W** *Durch die Pumpleistung des Herzens und die Kontraktionen der Arterien baut sich ein Blutdruck auf, durch den das Blut zu den Organen gebracht wird, damit diese versorgt werden. Die Messung des Blutdrucks nach Riva-Rocci ist in Kap. 4 beschrieben (S. 50).*

#### Kreislaufregulation

Um die Blutversorgung des Körpers bedarfsgerecht zu regulieren, kann zum einen die *Herzfrequenz* und damit die Pumpleistung verändert werden. Zum anderen können durch das *vegetative Nervensystem* aber auch die Gefäße enger oder weiter gestellt werden; dafür befinden sich an den großen Arterien Messfühler (*Barorezeptoren*), die den arteriellen Blutdruck registrieren können. So können z. B. bei vermehrter körperlicher Anstrengung durch die Ausschüttung von *Adrenalin* die Herzfrequenz und der arterielle Blutdruck erhöht werden, sodass letztendlich mehr Blut durch den Körper gepumpt wird.

#### Schock

Fällt der Blutdruck z. B. bei Herzversagen, starken Blutverlusten oder allergischen Reaktionen systolisch unter 80–90 mmHg, so versucht der Körper mit einer *Alarmreaktion* die Durchblutung der beiden wichtigsten Organe Gehirn und Herz *(Zentralisation)* aufrechtzuerhalten: Durch die massive Ausschüttung von *Adrenalin* werden alle anderen Gewebe infolge von Gefäßengerstellung nur noch gering durchblutet (blasse, kaltschweißige Haut) und die Herzfrequenz deutlich erhöht (flacher, schneller Puls). Führen diese Maßnahmen nicht zur Kreislaufstabilisierung, versiegt letztlich die ausreichende Durchblutung aller Organe, die Folge sind irreversible Organschäden und letztlich der Tod durch *Kreislaufstillstand.*

## 11.2 Erkrankungen der Herzkranzgefäße

Susanne Andreae

### 11.2.1 Koronare Herzkrankheit (KHK)

**D** *Von einer KHK oder Koronarsklerose spricht man bei einer Verengung der Herzkranzgefäße. Folge ist eine Unterversorgung des Herzmuskels mit Sauerstoff.*

#### Epidemiologie

Betroffen sind 30 % aller Männer zwischen 40 und 60 Jahren. Bei Männern beginnt der Anstieg des KHK-Risikos mit 30 Jahren, bei Frauen mit den Wechseljahren; insgesamt liegt das Geschlechterverhältnis bei 3:1.

**M** *Die KHK ist in den Industrienationen die häufigste Todesursache!*

#### Ursachen

Die der KHK zugrunde liegende Ursache ist die Arterienverkalkung oder Arteriosklerose. Diese entsteht vermutlich durch ein fehlerhaftes Zusammenspiel verschiedener Komponenten der Gefäßwand und des Blutes. Es kommt zu kleinen Einrissen in der Gefäßinnenwand, in denen sich Fette (besonders LDL-Cholesterin) und Kalk ablagern. Diese Ablagerungen haben langfristig eine Gefäßeinengung zur Folge.

Die Verengung der Herzkranzgefäße führt zu einem Missverhältnis zwischen Sauerstoffbedarf und Sauerstoffangebot im Herzmuskel. Meist sind die Gefäße noch so durchlässig, dass die Blutversorgung des Herzens in Ruhe gewährleistet ist. Erhöht sich aber der Sauerstoffbedarf des Herzens (z. B. bei körperlicher Belastung), reicht die Blutversorgung nicht mehr aus und es kommt zu Beschwerden.

**W** *Erst bei einer Gefäßverengung um 70 % kommt es zu belastungsabhängigen Beschwerden. Stenosen über 90 % führen schon in Ruhe zu Symptomen.*

#### Symptome

Eine Koronare Herzkrankheit kann sich in Form von *Herzinsuffizienz* (S. 241), Herzrhythmusstörungen (S. 246) oder gar als *Herzinfarkt* (S. 235) manifestieren. Das klassische Symptom aber ist die *Angina pectoris*. Die meisten Patienten mit einer Koronarsklerose haben in Ruhe keinerlei Beschwerden. Bei körperlicher Tätigkeit, Aufregung nach schweren Mahlzeiten oder im Rahmen von Infekten, also Situationen, in denen das Herz vermehrt arbeiten muss, bemerken sie aber plötzlich Schmerzen im Brustkorb, die sog. Angina pectoris (wörtlich: „Enge in der Brust"). Beschrieben werden *krampfartige, starke Schmerzen in der Herzgegend, die in den linken Arm, Rücken oder Hals ausstrahlen können* **(Abb. 11.11)**. Oft empfinden die Patienten dabei Angst oder Atemnot. Klassischerweise lassen die Schmerzen innerhalb weniger Minuten nach, wenn die auslösende Situation unterbrochen wird.

Manche Patienten, besonders Diabetiker und Alkoholiker, verspüren aufgrund von Nervenschäden (Polyneuropathie, S. 406) trotz ausgeprägter Koronarsklerose keine Schmerzen. Man

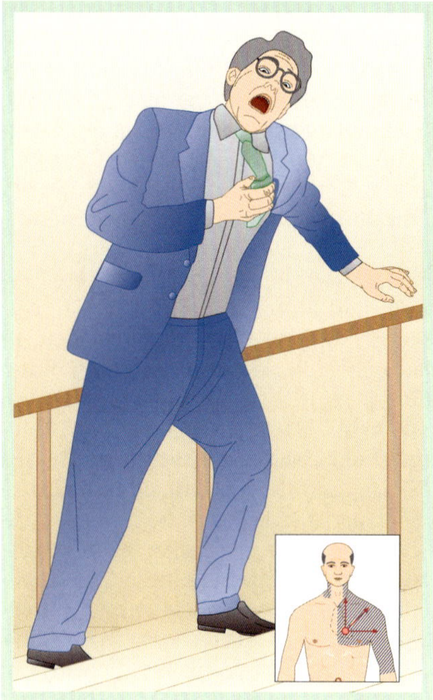

**Abb. 11.11** ⇢ **Angina pectoris.** Typische Symptome einer Angina pectoris: krampfartige, starke Schmerzen in der Herzgegend, die in den linken Arm, Rücken oder Hals ausstrahlen können, verbunden mit Angst oder Atemnot.

nennt dies eine *„stumme KHK"*. Diese Patienten müssen intensiv überwacht werden, damit ein Infarkt nicht übersehen wird.

**M** *In 20 % der Fälle führt die KHK zum „plötzlichen Herztod", ohne dass der Patient zuvor Beschwerden verspürte!*

Man unterscheidet 2 Formen der Angina pectoris:

- *Stabile* Angina pectoris: In bestimmten Situationen, die der Patient meist kennt, verspürt er Schmerzen, die sich durch entsprechende Maßnahmen (körperliche Ruhe, Nitrospray) aber rasch bessern lassen.
- *Instabile* Angina: Es kommt zu einer Häufung der Beschwerden, sie treten schon bei geringer Belastung auf, evtl. sogar in Ruhe, und sprechen schlechter auf die Therapiemaßnahmen an.

**M** *Bei einer instabilen Angina besteht ein hohes Infarktrisiko. Deshalb immer den Arzt benachrichtigen!*

### Diagnostik

Da in Ruhe die Durchblutung des Herzmuskels ausreichend ist, finden sich im *Ruhe-EKG* oft keine Veränderungen. Die

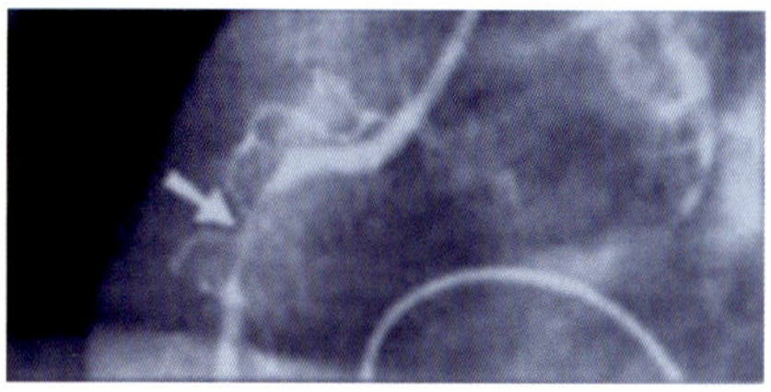

**Abb. 11.12** ⇢ **Koronarsklerose.** Koronarangiografie einer deutlichen Koronarsklerose.

Diagnosestellung erfolgt deshalb mit Hilfe eines *Belastungs-EKG*. Dazu werden während körperlicher Belastung (z. B. Fahrrad fahren) die Herzströme abgeleitet. Bei einer Minderversorgung des Herzmuskels ändert sich die EKG-Kurve.

Die genaueste Information über mögliche Veränderungen der Herzkranzgefäße erhält man durch eine *Koronarangiografie* („Herzkatheter"). Dabei wird unter Röntgenkontrolle Kontrastmittel in die Herzkranzgefäße gespritzt, wodurch Engstellen deutlich sichtbar werden **(Abb. 11.12)**.

**W** *Stressechokardiografie: Bei diesem moderneren Verfahren werden dem Patienten in Ruhe herzantreibende Mittel gespritzt, er muss sich also selbst nicht körperlich anstrengen, oder aber die Untersuchung wird bei körperlicher Belastung durchgeführt. Während das Herz vermehrt arbeitet, wird der Herzmuskel mittels Echokardiografie (Ultraschalluntersuchung des Herzens) untersucht. Im Falle einer Minderversorgung bestimmter Herzabschnitte zeigen sich in diesen Bezirken Bewegungsstörungen des Muskels.*

### Risikofaktoren

Bei bestimmten Konstellationen ist das Risiko einer Koronarsklerose erhöht. Man unterscheidet zwischen Risikofaktoren 1. Ordnung, die ein hohes Risiko darstellen, und begünstigenden Situationen, die zur Verschlechterung der Risikofaktoren führen **(Tab. 11.1)**.

Bei Vorhandensein mehrerer Risikofaktoren multiplizieren sich die Einzelrisiken: 2 Faktoren 1. Ordnung erhöhen das Infarktrisiko um das 4fache, beim Vorliegen von 3 Risikofaktoren ist es sogar 10fach erhöht! In seltenen Fällen kommt es allerdings auch ohne Risikofaktoren zur Entwicklung einer KHK.

### Therapie

Die Therapie der KHK basiert auf folgenden 3 Säulen:

- Besserung der Risikofaktoren,
- medikamentöse Therapie,
- invasive Verfahren.

#### Besserung der Risikofaktoren

Die wichtigsten Maßnahmen zur Vorbeugung oder Besserung einer KHK ist die Besserung oder Beseitigung der Risikofaktoren! In den meisten Fällen ist eine generelle Umstellung der Lebensführung nötig. So kann man mit einer gesundheitsbewussten Ernährung (fettarm, ballaststoffreich), dem Verzicht auf Zigaretten und regelmäßiger körperlicher Bewegung (Koronarsportgruppe, tägliche Spaziergänge) viel erreichen. Oft werden zusätzlich Medikamente zur Besserung des Blutdrucks, der Fettwerte oder der Blutzuckereinstellung verabreicht.

**H** ***Rotweingenuss.*** *Ganz genau ist der Wirkungsmechanismus nicht bekannt, doch hat man festgestellt, dass bei täglich 1–2 Gläsern Rotwein das Risiko einer KHK und somit eines Herzinfarktes deutlich reduziert ist!*

#### Medikamentöse Therapie

Die medikamentöse Therapie verfolgt 2 Ziele: die Verminderung des Sauerstoffverbrauchs im Herzen durch Senkung der Herzarbeit und die Verbesserung der Durchblutung der Koronargefäße. Dazu werden 4 Medikamentengruppen eingesetzt **(Tab. 11.2)**:

- *Nitrate:* Sie senken die Herzarbeit durch Entspannung der Gefäßmuskulatur; die Folge ist ein verminderter Rückfluss zum Herzen durch die Erweiterung der Venen und ein Absinken des arteriellen Drucks durch die Erweiterung der Arterien. Das Herz muss somit insgesamt weniger arbeiten.
- *Betablocker:* Sie vermindern den Einfluss des Sympathikus (S. 381) auf das Herz. Dadurch werden besonders die Herzfrequenz und der Blutdruck gesenkt. Folge ist auch hier eine Senkung der Herzarbeit.
- *Kalzium-Antagonisten:* Auch sie führen zur Gefäßerweiterung und somit zur Herzentlastung.
- *Aspirin:* Die Verklumpung der Thrombozyten (Blutplättchen) wird verringert. Bei der KHK wird dieses Medikament eingesetzt, um die Bildung und Anlagerung von Thromben (Blutgerinnseln) im Bereich der verengten Herzkranzgefäße zu verhindern.

**Tab. 11.1** ··› Risikofaktoren einer KHK

| | *Pathophysiologie* | *Therapie* |
|---|---|---|
| **Risikofaktoren 1. Ordnung** | | |
| Zigaretten rauchen | Nikotin führt zu Gefäßverengung, es kommt zu einer ungünstigen Veränderung des Fettstoffwechsels und einer Aktivierung der Gerinnungsfaktoren (erhöhte Thrombosegefahr) | Beendigung des Nikotinmissbrauchs |
| Fettstoffwechselstörung | erhöhtes Arterioskleroserisiko durch Ablagerung von LDL-Cholesterin in der Gefäßwand | fettarme Ernährung, evtl. medikamentöse Lipidsenkung |
| Hypertonie (hoher Blutdruck) | erhöhter Druck in den Gefäßen: das Herz muss vermehrt arbeiten und verbraucht mehr Sauerstoff | generelle Maßnahmen zur Blutdrucksenkung (S. 260), evtl. medikamentöse Therapie |
| Diabetes mellitus (Zuckerkrankheit) | frühzeitige Bildung arteriosklerotischer Veränderungen | gute Blutzuckereinstellung |
| genetische Faktoren | die genaue Ursache ist unbekannt, doch in manchen Familien kommt es auch ohne bekannte Risikofaktoren gehäuft zu Herzerkrankungen | regelmäßige Kontrollen des Herz-Kreislauf-Systems, Vermeidung von anderen Risikofaktoren |
| **Begünstigende Situationen** | | |
| Adipositas (Fettleibigkeit) | durch das Übergewicht werden andere Risikofaktoren, wie Hypertonie oder erhöhte Blutfette, gefördert | Gewichtsreduktion |
| Bewegungsmangel | wie bei der Adipositas werden durch mangelnde Bewegung andere Risikofaktoren verstärkt | regelmäßige körperliche Bewegung |
| Stress | Verengung der Gefäße durch erhöhten Adrenalinspiegel | Vermeidung von beruflichem und sozialem Stress, Stressabbau durch Entspannungsübungen oder Sport |
| Alter | Elastizitätsverlust der Arterien | auch durch regelmäßige körperliche Betätigung und Ausschalten anderer Risikofaktoren nur begrenzt beeinflussbar |

**Tab. 11.2** ··› Medikamente bei KHK

| *Präparat* | *Wirkstoff und Präparatbeispiele* | *Indikation* | *typische Nebenwirkungen* | *zu beachten* |
|---|---|---|---|---|
| Betablocker | Atenolol (Tenormin, Atenolol-ratio), Metoprolol (Beloc zok, Metoprolol-ratio), Bisoprolol (Concor, Bisoprolol-ratio) | KHK, Hypertonie, Herzrhythmusstörungen, Herzinsuffizienz | die Herzfrequenz wird gesenkt, es kann zu Schwindel, Müdigkeit oder Blutdruckabfall kommen | Vorsicht bei:<br>··› *Diabetikern:* Symptome einer Hypoglykämie (erniedrigter Blutzucker) können vermindert sein<br>··› *peripherer AVK:* verstärkte Durchblutungsstörungen<br>··› *chronisch-obstruktiven Lungenerkrankungen:* Gefahr Asthmaanfall durch Verengung der Bronchien<br>··› nicht abrupt absetzen, da Gefahr der Tachykardie, deshalb *langsam ausschleichend* absetzen |
| Nitrate | Isosorbiddinitrat (Isoket, ISDN-ratio), Isosorbidmononitrat (Corangin, Mono mack), Nitroglycerin (Nitrolingual) | KHK, *Medikament der Wahl bei* Angina-pectoris-Anfall, Herzinsuffizienz | durch die generelle Gefäßerweiterung verursachen die Nitrate oft Kopfschmerzen, die nach wenigen Tagen häufig verschwinden; die Folge ist auch ein Blutdruckabfall mit Schwindel und reflektorischer Tachykardie | damit keine Toleranzentwicklung (Wirkungsverlust) auftritt, wird die letzte Dosis eines Nitratmedikaments mittags oder abends gegeben („*Nitratpause*“)<br>Nitrospray oder -kapseln schon zu Beginn der Schmerzen, nicht erst am Schmerzmaximum verabreichen! Kapseln müssen zerbissen werden; die Wirkung sollte nach 1–3 Minuten eintreten; nur *im Sitzen oder Liegen verabreichen*, da es zu starkem Blutdruckabfall kommen kann (im Stehen daher Kollapsgefahr)! |

**Tab. 11.2** ··· Fortsetzung

| ***Präparat*** | ***Wirkstoff und Präparatbeispiele*** | ***Indikation*** | ***typische Nebenwirkungen*** | ***zu beachten*** |
|---|---|---|---|---|
| Koronarthrerapeutikum | Molsidomin (Corvaton, Molsidomin-ratio) | KHK, Linksherzinsuffizienz | ähnliche Wirkung wie Nitrate, verursacht aber seltener Kopfschmerzen | bei Molsidomin gibt es keine Toleranzentwicklung, deshalb wird es oft mit Nitraten kombiniert zur Nacht gegeben, um auch einen nächtlichen Schutz zu erreichen |
| Kalzium-Antagonisten | Nifedipin (Adalat, Nifedipin-ratio), Nisoldipin (Baymycard), Verapamil (Ispotin, Verapamil-ratio) | KHK, Hypertonie, Herzrhythmusstörungen | am häufigsten sind Nebenwirkungen infolge der Gefäßerweiterung: Schwindel, Müdigkeit, Blutdruckabfall, Gesichtsröte, Kopfschmerz | besonders bei Verapamil *Vorsicht bei Kombination mit Betablockern:* es kann zu gefährlichen Herzrhythmusstörungen kommen! Isoptin: evtl. hartnäckige Obstipation (Verstopfung); Adalat-Kapseln bei hypertensiver Krise, Anwendung wie Nitro-Spray |
| Thrombozytenaggregationshemmer | Acetylsalicylsäure (Aspirin, ASS-ratio, Herz-ASS) | KHK, Arteriosklerose, Fieber, leichte Schmerzen | bei empfindlichen Patienten evtl. Magenbeschwerden bis hin zum Magengeschwür | 10 Tage vor geplanten operativen Eingriffen absetzen (leicht erhöhte Blutungsgefahr); bei empfindlichem Magen Tablette nicht nüchtern einnehmen |

### Invasive Verfahren

Es ist möglich, mit einem Katheter in die Herzkranzgefäße vorzudringen, um die Engstellen zu beseitigen. Bei der *Ballondilatation* wird die Gefäßverengung mit einem Ballon erweitert **(Abb. 11.13)**. Diese Methode hat eine zunächst hohe Erfolgsrate, leider verengen sich in bis zu 40 % der Fälle die aufgedehnten Engstellen innerhalb von 6 Monaten wieder. Durch Implantation eines Stents, einer Art Drahtgerüst **(Abb. 11.14)**, lässt sich diese Zeitspanne deutlich verlängern.

Bei der *Bypass-Operation* werden Gefäßstücke (meist aus einer Beinvene oder aus einer Brustwandarterie) an die Herzkranzgefäße angenäht, um die Engstellen zu überbrücken **(Abb. 11.15)**. Der Operationserfolg ist meist sehr gut, doch innerhalb von 10 Jahren kommt es in 10–50 % der Fälle zu einem Verschluss der Bypässe.

**W** *In neueren Verfahren werden die gefäßverengenden Plaques durch spezielle Laserverfahren oder Rotatoren weggefräst.*

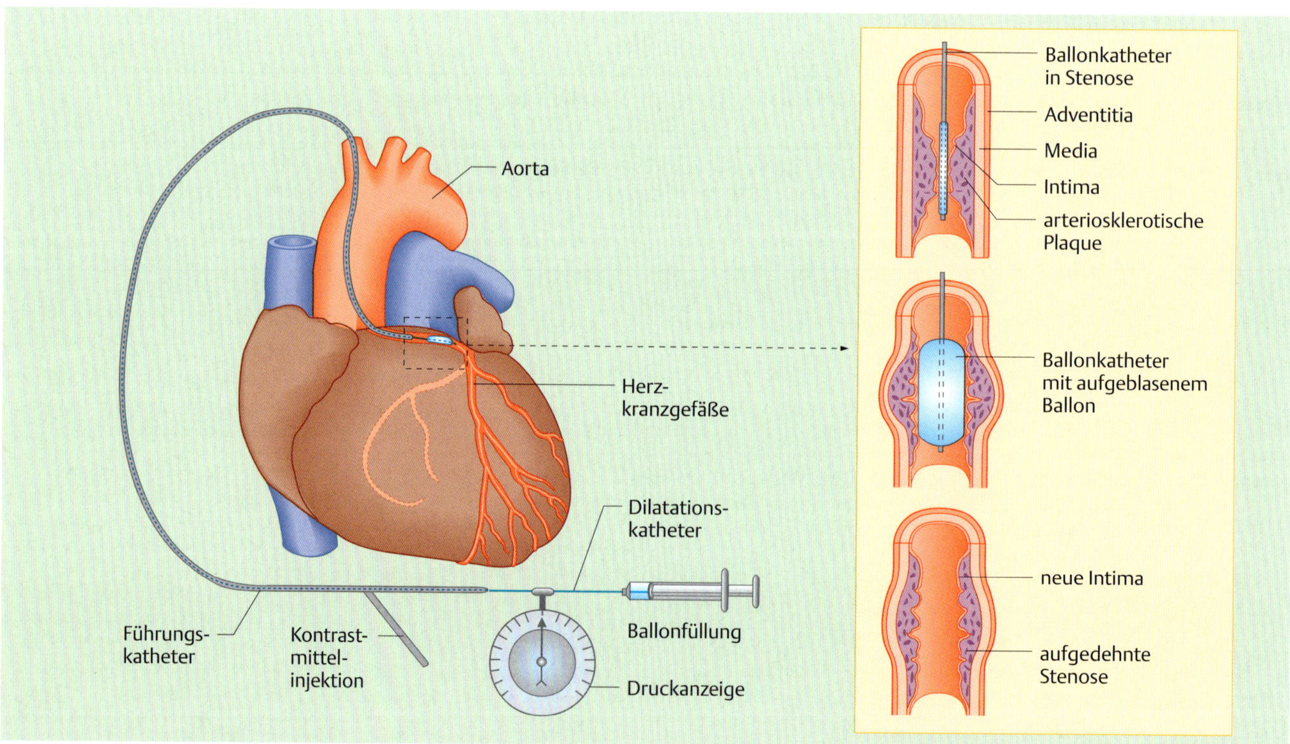


**Abb. 11.13** ··· **Ballondilatation.** Aufweitung arteriosklerotisch verengter Koronararterien durch die Ballondilatation (aus Gerlach, Wagner u. Wirth, 2006).

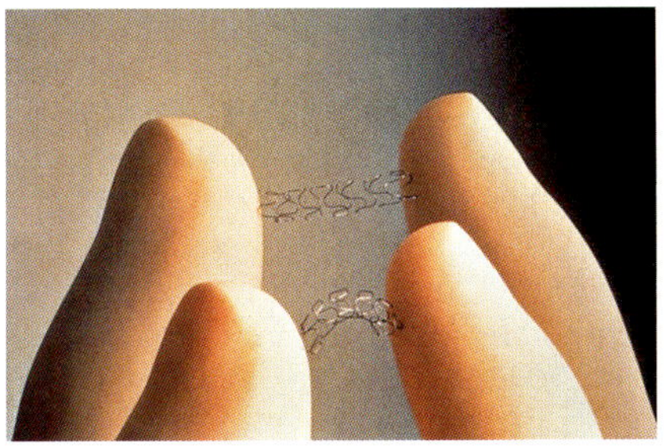

**Abb. 11.14 ⇢ Stent.** Das nach der Implantation in dem Herzkranzgefäß verbleibende Metallgeflecht hält das Gefäßlumen offen (aus Gerlach, Wagner u. Wirth, 2006).

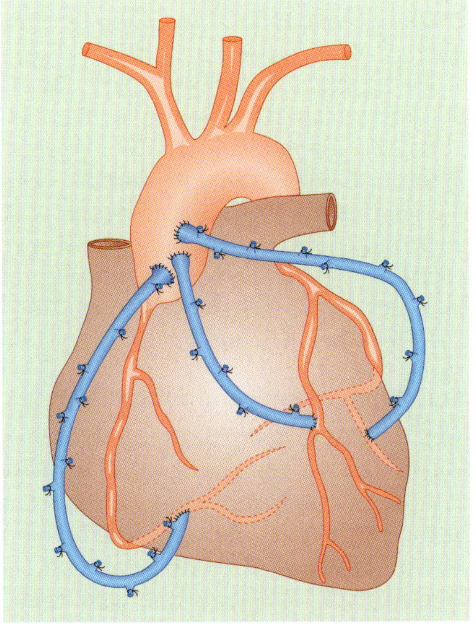

**Abb. 11.15 ⇢ Aortokoronarer Venenbypass.** 3fach-Bypass aus einer körpereigenen Vene, der die Stenosen in den Herzkranzgefäßen überbrückt (aus Paetz u. Benzinger-König, 2004).

### Ernährung bei Koronarsklerose

Eine mediterrane (südländische) Kost senkt das Risiko einer Koronarsklerose um über 60 %. Daher sind folgende Ernährungsrichtlinien empfehlenswert:

- ⇢ Bei Übergewicht ist die Gewichtsnormalisierung zur Entlastung des Herzens wichtig.
- ⇢ Auf Fleisch sollte verzichtet werden, besser ist Geflügel oder Fisch (enthält viele ungesättigte Fettsäuren).
- ⇢ Wenn möglich nur pflanzliche Öle, besonders Olivenöl verwenden.
- ⇢ Reichlich Salat, Obst, Gemüse und Vollkornprodukte verzehren.

**W** *Man hat festgestellt, dass Menschen mit erhöhtem Homozysteinspiegel ein erhöhtes Risiko einer Arteriosklerose haben. Normalerweise wird diese Aminosäure (Bestandteil der Eiweiße) rasch abgebaut. Erhöhte Werte lassen sich durch Vitamin $B_6$, $B_{12}$ und Folsäure senken. Diese sind in Gemüse, Obst und Vollkornprodukten enthalten. Für Vitamin E dagegen lässt sich keine Senkung des Risikos von Herzerkrankungen nachweisen.*

**P** ***Sofortmaßnahmen bei einem Angina-pectoris-Anfall.*** *Den alten Menschen ins Bett und in Oberkörperhochlage bringen, beengende Kleidung entfernen. Meist ist die Koronare Herzkrankheit bekannt und der behandelnde Arzt hat ein Nitropräparat angeordnet, das im Falle einer Brustenge eingenommen werden soll. Der alte Mensch ist dabei ggf. zu unterstützen. Die Pflegeperson bleibt beim Patienten bis Erleichterung eingetreten ist, und versucht, Ruhe und Sicherheit zu vermitteln. Sie achtet auch auf evtl. auftretende Nebenwirkungen* ***(Tab. 11.2)****. Tritt keine Besserung ein, ist der Arzt zu informieren.*

Patienten mit einer KHK können sich in ein sog. „DMP-Programm" eintragen (s. Pflegeschwerpunkt Kap. 7, S. 118).

**B** *Frau Arnd, eine noch sehr rüstige, jugendlich wirkende 70-Jährige erzählt, dass sie seit einigen Tagen schon bei kleinsten Anstrengungen eine Enge hinter dem Brustbein verspüre. Auf die Frage nach den Risikofaktoren stellt sich heraus, dass Frau Arnd weder raucht noch übergewichtig ist, normale Blutfettwerte hat und sich ausgewogen ernährt. Allerdings sei ihre Mutter mit 68 Jahren am Herzinfarkt verstorben und einer ihrer Brüder habe eine Verkalkung der Herzkranzgefäße. Zum Ausschluss einer koronaren Herzerkrankung rät der Hausarzt Frau Arnd zur Durchführung eines Belastungs-EKG. Die Untersuchung muss schon bei einer Belastung von nur 50 Watt abgebrochen werden, weil Frau Arnd über starke Schmerzen im Brustbereich klagt. Sie wird zum Kardiologen überwiesen, der eine Stressechokardiographie durchführt. Auch hier zeigen sich deutliche Durchblutungsstörungen des Herzmuskels. Eine Koronarangiographie bestätigt die Verengung einer Herzkranzarterie. Diese lässt sich problemlos weiten, zur Prophylaxe einer erneuten Verengung wird ein Stent implantiert.*

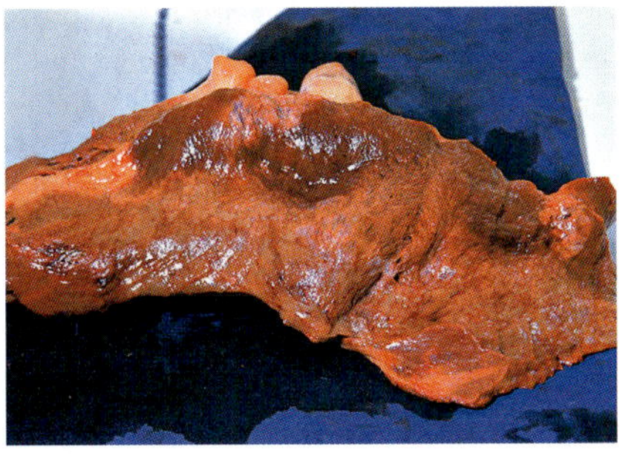

**Abb. 11.16 ⇢ Frischer Infarkt.** Herz mit frischem Infarkt, hervorgerufen durch Anlagerung von Blutgerinnseln, die einen plötzlichen Gefäßverschluss zur Folge haben.

## 11.2.2 Myokardinfarkt (Herzinfarkt)

**D** *Eine Herzkranzarterie ist durch einen Thrombus (Blutgerinnsel) vollständig verschlossen. Ein Teil des Myokards (Herzmuskel) wird deshalb nicht mehr mit Sauerstoff versorgt und stirbt ab.*

**B** *Frau Sigloch leidet seit Jahren an einem Diabetes mellitus. Vor einiger Zeit bemerkte sie, wenn sie im Garten arbeitete, Stechen in der Herzgegend. Der Arzt erklärte ihr, dass der Zucker zu einer Verengung der Herzkranzgefäße geführt habe.*
*Eines Tagen weckt Frau Sigloch in den frühen Morgenstunden ihre Tochter, die im selben Haus über ihr wohnt. Sie beklagt heftigste Schmerzen in der Herzgegend, welche in den linken Arm ausstrahlen. Obwohl sie schon einige Male Nitrospray genommen hätte, seien die Schmerzen unverändert stark.*

**L** *Was ist ihre Verdachtsdiagnose? Was wären geeignete Erstmaßnahmen, welche die Tochter unternehmen sollte?*

### Epidemiologie

Einen Herzinfarkt erleiden in Deutschland pro Jahr ca. 250 000 Menschen. Er ist weltweit die häufigste Todesursache! Männer sind etwa doppelt so häufig betroffen. Die Wahrscheinlichkeit, einen Herzinfarkt zu erleiden, steigt mit zunehmendem Alter.

### Ursachen

In 95 % der Fälle entwickelt sich ein Herzinfarkt auf dem Boden einer koronaren Herzerkrankung (s. oben). Die aufgrund der Arteriosklerose gebildeten Plaques reißen auf, und es kommt zur Anlagerung von Blutgerinnseln. Die Folge ist ein plötzlicher vollständiger Gefäßverschluss **(Abb. 11.16)**, der entsprechende Herzmuskelanteil wird nekrotisch (stirbt) und heilt unter Narbenbildung aus. Je nach Infarktausdehnung hat dies eine unterschiedlich deutliche Minderung der Herzleistung zur Folge.

### Symptome

Auslösende Ursachen eines Herzinfarktes können plötzliche körperliche oder psychische Belastungen sein. 40% aller Herzinfarkte ereignen sich allerdings in den Morgenstunden (6–12 Uhr).

- Typisch sind *starke, lang andauernde Brustschmerzen*, häufig mit Ausstrahlungen ähnlich der Angina pectoris (s. oben). Im Gegensatz zur Angina pectoris tritt nach Nitroglyzeringabe aber keine Besserung ein.
- Die *Todesangst* ist den Patienten ins Gesicht geschrieben.
- Häufig sind vegetative Begleitsymptome, wie *Übelkeit, Erbrechen, Kaltschweißigkeit*.
- Plötzlich auftretende *Luftnot* kann ebenfalls Hinweis auf einen Herzinfarkt sein.
- Besonders bei älteren Patienten kann sich ein Infarkt auch durch plötzliche *Verwirrtheitszustände* (infolge einer herabgesetzten Hirndurchblutung) präsentieren.

**M** *In bis zu 25% der Fälle verläuft ein Infarkt stumm, d. h., es treten keine Schmerzen auf (besonders bei Diabetikern und Alkoholikern) oder es zeigen sich untypische Beschwerden (z. B. Oberbauchschmerzen bei Hinterwandinfarkt)!*

**P** ***Sofortmaßnahmen bei Verdacht auf einen Herzinfarkt:***

- *die als Erste hinzukommende Pflegeperson löst Alarm aus und bleibt beim Patienten,*
- *die zweite Pflegekraft ruft sofort den Notarzt,*
- *beruhigend auf den alten Menschen einwirken, Ruhe ausstrahlen,*
- *beengende Kleidung öffnen oder entfernen,*
- *bei Herz-Kreislauf-Stillstand: Beginn der Reanimation (S. 248),*
- *andernfalls den Kranken in Oberkörperhochlagerung bringen,*
- *Puls, Blutdruck und Atmung beobachten,*
- *ist ein Nitropräparat für Angina-pectoris-Anfälle angeordnet, dieses verabreichen, Achtung: bei Schock und bei systolischen Blutdruckwerten unter 100 mmHg darf es nicht gegeben werden!*
- *Sauerstoff verabreichen (2–4 l/min).*

### Komplikationen

**M** *Der gefährlichste Zeitraum nach einem Herzinfarkt sind die ersten 24 Stunden! Die häufigsten Komplikationen sind Kammerflimmern und akutes Herzversagen.*

Häufig kommt es zu *Herzrhythmusstörungen* von unterschiedlicher Ausprägung, am gefährlichsten ist das Kammerflimmern (s. unten), was einem Herzstillstand gleichkommt.

Bei großen Infarkten kann der Herzmuskel so nekrotisch sein, dass er reißt (*Myokardruptur*). Dies führt immer zum Tode.

Die häufigste Todesursache nach Infarkt ist das plötzliche Pumpversagen des Herzens mit einem *kardiogenen Schock* (s. unten) als Folge.

Je nach Größe eines Infarktes, d. h. abhängig von der Ausdehnung des abgestorbenen Muskelanteils, kommt es infolge eines Herzinfarktes langfristig zur *Herzinsuffizienz* (s. unten).

Seltener bildet sich im Infarktgebiet eine Aussackung der Herzwand, ein sog. Aneurysma. Dies führt nicht nur zu einer verminderten Herzleistung, im Aneurysma können sich durch den herabgesetzten Blutfluss auch Thromben bilden, die in andere Organe ausgeschwemmt werden können und dort zu Gefäßverschlüssen führen (S. 253).

**M** *Der Herzinfarkt ist ein Notfall! Schon bei Verdacht muss der Notarzt verständigt werden.*

### Diagnostik

Ein Herzinfarkt führt zu *typischen EKG-Veränderungen*. Außerdem lassen sich im Blut *erhöhte Werte der herzspezifischen Enzyme* (Troponin T, CK, GOT, LDH) feststellen. Echokardiografisch ist ein Infarkt als lokale Herzwandveränderung sichtbar.

### Therapie

**M** *30% der Herzinfarktpatienten versterben innerhalb der ersten Stunde – deshalb sofortige Therapieeinleitung!*

Schon im Rettungswagen wird *Heparin* und *Aspirin* gespritzt, um eine weitere Thrombenbildung in den Koronarien zu verhindern. Des Weiteren verabreicht man starke Schmerzmittel, meist *Morphin*, bei Angstzuständen beruhigende Medikamente, wie *Valium*, sowie *Betablocker* oder *Nitroglyzerin* zur besseren Herzdurchblutung.

Im Krankenhaus versucht man, das verschlossene Herzkranzgefäß rasch wieder durchgängig zu machen, um den Schaden am Herzmuskel möglichst gering zu halten. Bei einer solchen Thrombolyse (*Lysetherapie*) werden Substanzen gespritzt, die Thromben auflösen können. Diese Therapieform ist aber nur erfolgreich, wenn sie innerhalb von wenigen Stunden nach dem Infarkt erfolgt. Die Medikamente können auch über einen in das betroffene Herzkranzgefäß eingeführten Katheter direkt an den Thrombus gebracht werden; gleichzeitig kann eine Dilatation des verengten Gefäßes erfolgen. Je nach Verlauf und auftretenden Komplikationen sind natürlich entsprechende Medikamente nötig.

Nach der Akutphase wird meist eine Katheteruntersuchung der Koronarien durchgeführt, um weitere Gefäßverengungen festzustellen und entsprechende Maßnahmen (s. oben) einzuleiten.

Nach überstandenem Infarkt muss der Patient langsam, meist im Rahmen einer *Rehabilitation*, an die Alltagsanforderungen gewöhnt werden. Um die langfristige Prognose zu bessern, ist auch hier die Feststellung, *Besserung oder Beseitigung der Risikofaktoren* eines Infarktes (entsprechend denen der KHK, S. 232) unbedingt nötig!

### Krankheitsverlauf und Prognose

Kleine Infarkte können symptomlos verlaufen und werden häufig zufällig, meist erst lange Zeit später, vom Hausarzt im EKG festgestellt. Bei ausgedehnteren Herzinfarkten ist die Prognose vom Infarktausmaß, der verbleibenden Herzmuskelschwäche und natürlich der Entwicklung der Risikofaktoren abhängig. Nicht selten kommt es innerhalb weniger Monate oder Jahre zu einem zweiten Infarkt mit einer insgesamt schlechten Prognose.

**B** *Fortsetzung Fallbeispiel. Die Tochter öffnet das enge Nachthemd ihrer Mutter, öffnet das Schlafzimmerfenster und redet beruhigend auf ihre Mutter ein, während der Schwiegersohn den Notarzt alarmiert. Gegen 4.30 Uhr wird Frau Sigloch im Krankenhaus eingeliefert. EKG und Blutergebnisse bestätigen die Verdachtsdiagnose Herzinfarkt. Da der Infarkt noch sehr frisch ist, wird Frau Sigloch wenig später in ein kardiologisches Zentrum verlegt. Dort wird um 5.00 Uhr eine Koronarangiografie durchgeführt. Die verschlossene Herzkranzarterie kann geweitet werden, zur Vorbeugung einer erneuten Verengung wird ein Stent implantiert. Dank der richtigen Reaktion der Tochter und der raschen Hilfe nimmt das Herz von Frau Sigloch keinen dauerhaften Schaden durch den Herzinfarkt.*

# Pflegeschwerpunkt Thromboseprophylaxe und Herzinfarkt

Jutta Weniger

**B** *Herr Moosmann lebt seit einem Jahr im Seniorenstift am Schlossberg. Er ist ein allein stehender, 69 Jahre alter, kleiner untersetzter Mann mit rundem Bauch. Er raucht ab und zu eine Zigarre und hat schon seit Jahren erhöhte Blutdruckwerte, die medikamentös behandelt werden. Schon seit längerer Zeit treten bei ihm ab und zu Angina-pectoris-Anfälle auf.*
*Vor einigen Wochen erlitt er einen Herzinfarkt. Er rief um 5.00 Uhr morgens die Nachtschwester wegen starker Brustschmerzen, die in den linken Arm ausstrahlten. Sein Gesicht war angsterfüllt, er litt unter Luftnot und war kaltschweißig. Die Nachtschwester löste sofort den Alarm aus und ihre Kollegin vom 1. Stock rief den Notarzt. Sie ergriff weitere Erstmaßnahmen bis zum Eintreffen des Arztes, der Herrn Moosmann ins Krankenhaus einwies. An den Krankenhausaufenthalt schloss sich eine stationäre Rehabilitation an. Gestern kam Herr Moosmann wieder zurück ins Altenheim.*

**L** *Ist Herr Moosmann nach seinem Herzinfarkt thrombosegefährdet? Was würden Sie ihm in Bezug auf seinen Lebensstil raten?*

## Pflegerische Maßnahmen zur Thromboseprophylaxe

Unter bestimmten Bedingungen ist das Risiko, eine Thrombose zu bekommen, erhöht. Risikofaktoren für das Entstehen einer Thrombose sind:

- Gefäßwandschädigungen wie z. B. ausgeprägte Varizen (Krampfadern) und frühere Thrombosen,
- Insuffizienz der Venenklappen,
- Alter (leicht erhöht ab 60 Jahren, erhöht ab 70 Jahren),
- Immobilität (Bettlägerigkeit),
- Immobilisierung durch akute Erkrankung, z. B. Gipsverband, schmerzbedingte Ruhigstellung,
- schwere Herzinsuffizienz und akuter Myokardinfarkt,
- Übergewicht und Bewegungsmangel,
- Nikotinabusus,
- Operationen, insbesondere zur Versorgung von Frakturen (z. B. durch eine Hüft-Totalendoprothese (TEP = künstliches Gelenk),
- Sepsis (Überschwemmung des Organismus mit Keimen),
- Exsikkose (Austrocknung), auch vermehrte Ausscheidung nach Diuretikagabe,
- Karzinome (Krebserkrankung), vor allem im Bauchraum.

Ziel thromboseprophylaktischer Maßnahmen ist, den venösen Rückfluss des Blutes zum Herzen zu fördern und dadurch der Bildung eines Thrombus (Blutgerinnsel) vorzubeugen.

### Mobilisation

Die beste Maßnahme zur Thromboseprophylaxe ist die Mobilisation. Wenn möglich, soll der alte Mensch aufstehen und umhergehen oder zumindest vor dem Bett „auf der Stelle“ treten.

#### Bewegungstraining

Bettlägerige Menschen sollten zur Förderung des venösen Rückflusses durch Aktivierung der Muskelpumpe (Betätigung der Wadenmuskulatur) mindestens 3-mal täglich für 5 Minuten verschiedene Bewegungsübungen der Füße und Beine machen. Mögliche Übungen sind:

- mit den Füße kreisen,
- Füße abwechselnd strecken und zum Rumpf ziehen,
- Zehen spreizen, halten und wieder lockern,
- Zehen einkrallen und spreizen,
- in der Luft „Fahrrad fahren“,
- Beine aufstellen und Gesäß anheben.

Auch für teilweise immobile Menschen sind diese Übungen geeignet **(Abb. 11.17)**.

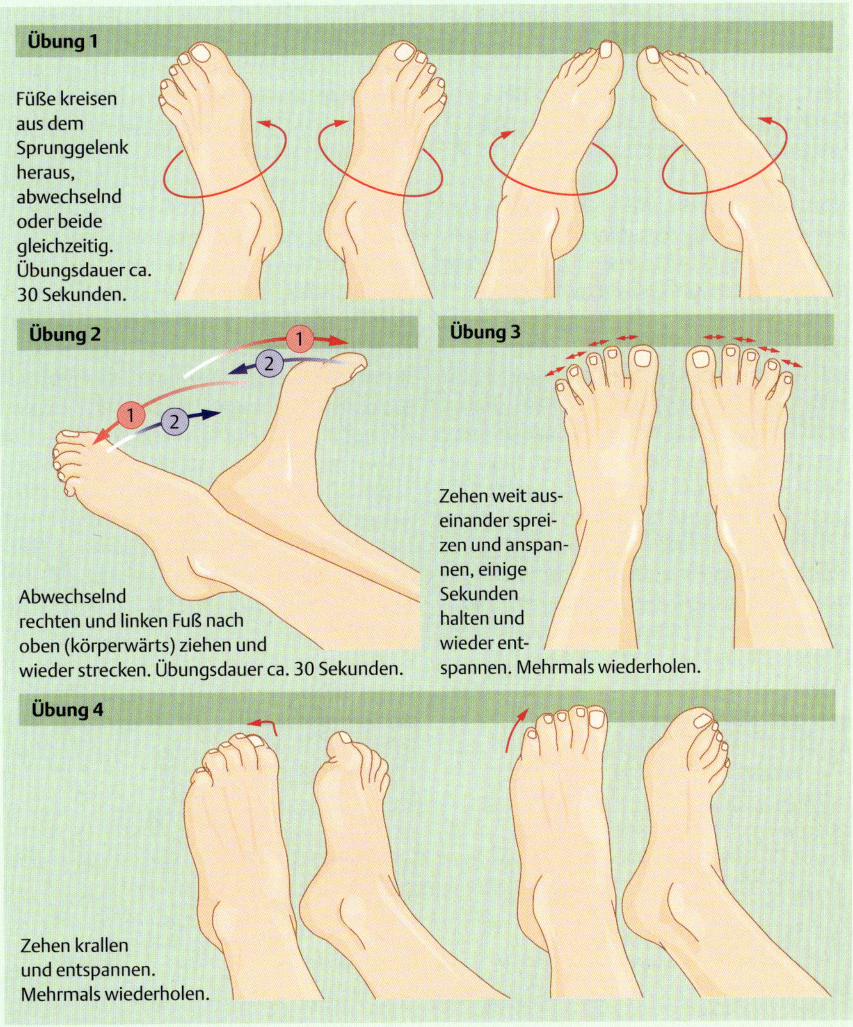


**Abb. 11.17** ⇢ **Bewegungsübungen im Bett.** Diese Übungen können alte Menschen im Bett durchführen (aus Köther, 2005).

**M** *Mobilisation in Kombination mit Bewegungstraining wird immer individuell auf die Möglichkeiten des einzelnen Bewohners/Klienten abgestimmt. Ebenso wird bei der Planung die Höhe seines Thromboserisikos berücksichtigt.*

## Fußsohlendruck ausüben

Sehr wirkungsvoll ist das Erzeugen eines Fußsohlendruckes. Der alte Mensch kann seine Füße an einen Tennisball oder einfach gegen das Bettende drücken. Wenn er dazu nicht in der Lage ist, kann die Pflegeperson den Druck mit der flachen Hand ausüben, während sie den Fuß mit der anderen Hand stützt.

**Kontraindikation.** Bei Menschen, die zu einer Spastik neigen, z. B. bei einer Lähmung des Beins nach einem Schlaganfall, darf kein Druck auf die Fußsohle ausgeübt werden. Dies würde die Spastik verstärken.

## Entstauende Lagerung

Die Unterschenkel werden parallel zum Bett, jedoch leicht erhöht gelagert. Dazu gibt es spezielle Venenkissen oder Lagerungsschienen.

**Kontraindikation.** Bei dekompensierter Herzinsuffizienz, Lungenödem und arterieller Verschlusskrankheit dürfen die Beine nicht hoch gelagert werden.

## Beine ausstreichen

Die Wadenmuskulatur wird kräftig in Richtung Rumpf ausgestrichen. Dabei wird jeweils an der Ferse begonnen, der Daumen der Pflegeperson liegt an der Beininnenseite des Betroffenen, und alles wird 3- bis 4-mal wiederholt.

**Kontraindikation.** Nicht durchführen bei Beinödemen, Schmerzen im Bein, Ulzera (Geschwüre), peripherer Verschlusskrankheit, fortgeschrittener Herzinsuffizienz.

## Kompression der oberflächlichen Venen

Der Druck auf die oberflächlichen Venen durch Medizinische Thromboseprophylaxestrümpfe (MTS), Kompressionsstrümpfe oder einen Kompressionsverband unterstützt den Rückfluss des Blutes zum Herzen. Die Kompression der oberflächlichen Beinvenen durch entsprechende Strümpfe oder das Wickeln der Beine ist die am häufigsten eingesetzte Maßnahme zur Thromboseprophylaxe.

**Kontraindikationen.** Fortgeschrittene periphere Verschlusskrankheit, dekompensierte Herzinsuffizienz, Wunden – außer venös bedingte Geschwüre (Ulcus cruris).

### Medizinische Thromboseprophylaxestrümpfe (MTS)

Diese Strümpfe eignen sich zur Thromboseprophylaxe bei Menschen, die im Bett liegen. MTS sollten Tag und Nacht getragen werden. Beim Gehen und Stehen sind die Strümpfe wirkungslos, da ihr Druck nicht groß genug ist. MTS müssen genau angepasst und vom Arzt verordnet werden. Sie dürfen nicht so eng sein, dass sie einschnüren und den venösen Rückfluss beeinträchtigen. Durch die Öffnung an den Zehen wird kontrolliert, ob diese gut durchblutet und nicht gestaut sind. Andererseits dürfen die Strümpfe nicht zu weit sein da sie so auch im Liegen keinen ausreichenden Druck auf die Venen ausüben. Vorsicht: Nach häufigem Waschen verlieren die MTS an Elastizität. Nach Herstellerangaben können sie ca. 15-mal gewaschen werden, ohne Schaden zu nehmen.

**Ausziehen der MTS.** Die Strümpfe werden 1-mal täglich zum Waschen der Beine ausgezogen. Dabei wird die Haut genau beobachtet: ist sie trocken, intakt, bestehen Druckstellen, ist sie gut durchblutet? Sind die Strümpfe dem alten Menschen sehr lästig, kann er sie tagsüber für kurze Zeit ausgezogen lassen. Die Zeit kann er für Bewegungsübungen nutzen und erzielt so eine ähnliche Wirkung wie durch die MTS. Wichtig ist, dass sie nachts, wenn die Beine nicht bewegt werden, getragen werden.

### Kompressionsstrümpfe

Im Gegensatz zu den MTS sind Kompressionsstrümpfe für mobile Menschen geeignet. Sie üben einen wesentlich stärkeren Druck auf die Venen aus und entfalten ihre Wirkung beim Gehen. Sie werden morgens, noch im Liegen angezogen **(Abb. 11.18)**, tagsüber getragen und am Abend wieder ausgezogen. Sie werden vom Arzt verordnet und müssen ebenfalls genau passen, weshalb sie meist auf Maß angefertigt werden.

### Kompressionsverband

Der Kompressionsverband zur Thromboseprophylaxe wird vom Arzt meist bei gehfähigen alten Menschen angeordnet. Des Weiteren wird er zur Prophylaxe und Therapie von Venenleiden und Unterschenkelgeschwüren (Ulcus cruris) eingesetzt. Ein Kompressionsverband wird morgens im Liegen angelegt. Am häufigsten wird ein Unterschenkelverband nach Pütter angeordnet.

**Wickeltechnik Pütter-Verband.** Die Beine müssen entstaut sein, was durch Hochlagern oder durch Ausstreichen der Venen erreicht werden kann. Man benötigt für einen Unterschenkel 2 Kurzzugbinden in 8–10 cm Breite. Zu-

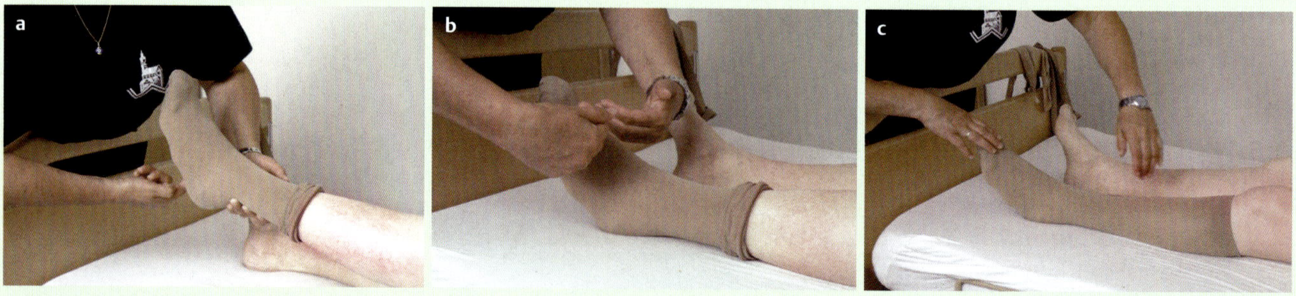

**Abb. 11.18 ⇢ Anziehen eines Kompressionsstrumpfes. a** Strumpf zunächst über Fuß und Knöchel schieben, **b** Strumpf weiter über das Bein streifen, **c** auf faltenfreien Sitz kontrollieren.

nächst wird eine Binde so in die Hand genommen, dass der aufgerollte Teil der Binde oben liegt und nach außen zeigt. Beim Anlegen wird die Binde unmittelbar auf der Haut abgerollt und beide Kanten werden gleichmäßig in Ablaufrichtung angezogen. Niemals vom Bein wegziehen, sonst werden die Bindenkanten ungleich gespannt und es kommt zu Einschnürungen. Der Druck, den der Verband ausübt, muss im Fesselbereich am stärksten sein und zum Knie bzw. Oberschenkel hin langsam abnehmen.

Man beginnt an den Zehengrundgelenken von innen nach außen, der Vorfuß wird in Spiraltouren gewickelt, wobei sich die Bindengänge mindestens zu einem Drittel überlappen sollten. Der nächste Bindengang geht um die Ferse und wird dann ober- und unterhalb des Fußgelenkes mit weiteren Touren befestigt, bis er von den aneinander stoßenden Gängen verdeckt wird. In Spiraltouren wird das Bein nun weiter herzwärts gewickelt. Es dürfen keine Lücken entstehen und der Verband darf weder zu locker noch zu fest sein **(Abb. 11.19)**.

**M** *Ein Kompressionsverband muss mehrmals täglich auf korrekten Sitz kontrolliert werden. Er darf weder zu locker sein, noch einschnüren.*

## Pflegerische Schwerpunkte bei Zustand nach einem Herzinfarkt

Ein Herzinfarkt kann als Folge eines langjährigen ungesunden Lebensstils gesehen werden. Je nach Ausmaß des akuten koronaren Verschlusses und der verbleibenden Schädigung des Herzmuskels können trotz guter Therapie

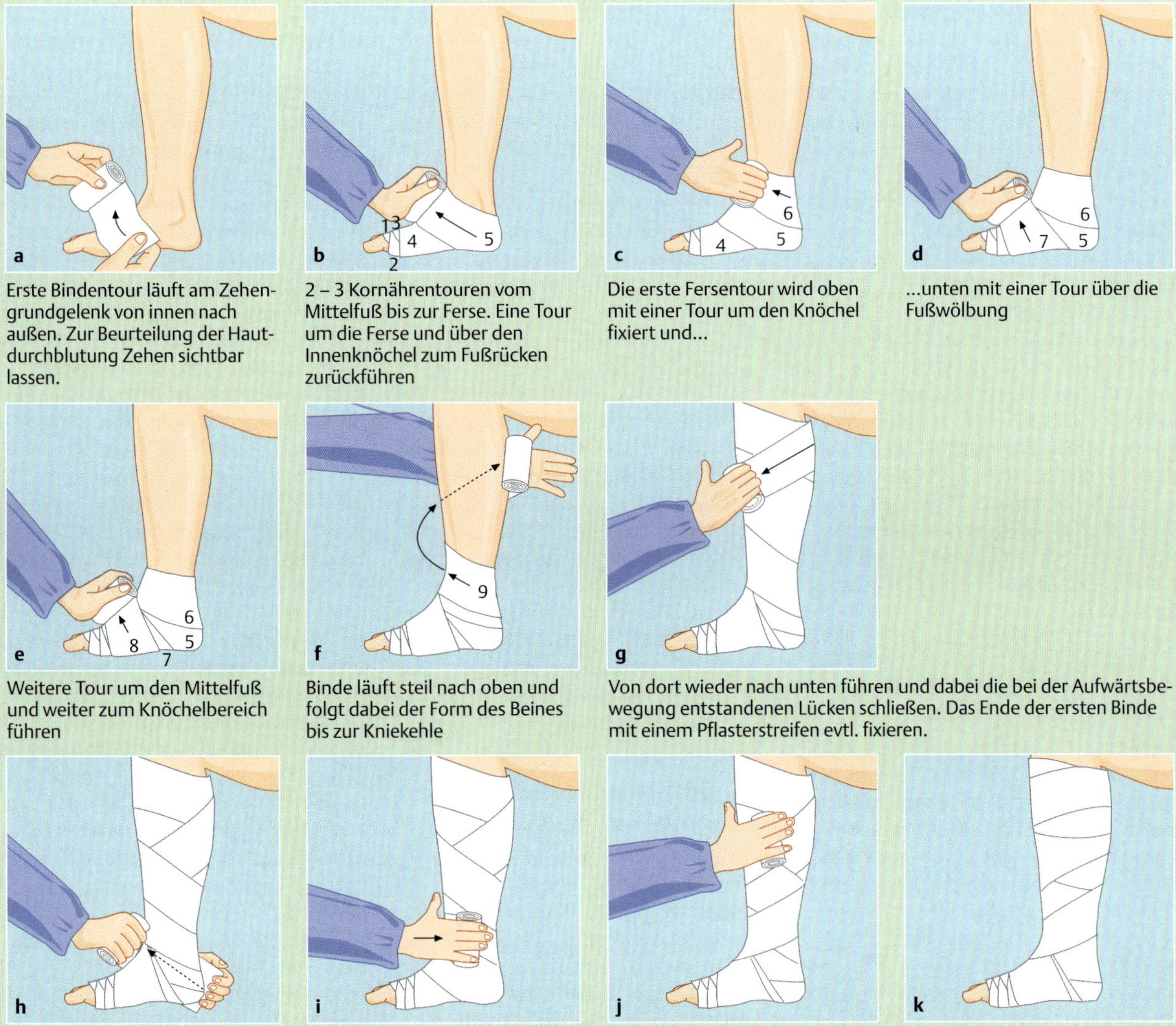


a Erste Bindentour läuft am Zehengrundgelenk von innen nach außen. Zur Beurteilung der Hautdurchblutung Zehen sichtbar lassen.

b 2 – 3 Kornährentouren vom Mittelfuß bis zur Ferse. Eine Tour um die Ferse und über den Innenknöchel zum Fußrücken zurückführen

c Die erste Fersentour wird oben mit einer Tour um den Knöchel fixiert und...

d ...unten mit einer Tour über die Fußwölbung

e Weitere Tour um den Mittelfuß und weiter zum Knöchelbereich führen

f Binde läuft steil nach oben und folgt dabei der Form des Beines bis zur Kniekehle

g Von dort wieder nach unten führen und dabei die bei der Aufwärtsbewegung entstandenen Lücken schließen. Das Ende der ersten Binde mit einem Pflasterstreifen evtl. fixieren.

h Zweite Binde gegenläufig zur ersten – von außen nach innen – ansetzen

i Mit zwei Touren Ferse fixieren

j Binde wie in f und i nach oben und unten führen

k Fertigen Verband mit Pflasterstreifen befestigen

**Abb. 11.19** ⇢ **Kompressionsverband.** Anlegen eines Kompressionsverbandes nach der Pütter-Technik (aus Kellnhauser u. a., 2004).

verschiedene Lebensaktivitäten beeinträchtigt bleiben. Mit älteren Bewohnern/Klienten, die einen Herzinfarkt hatten, muss gemeinsam individuell entschieden werden, was getan werden soll, um den Betroffenen bei der Ausübung seiner AEDL's zu unterstützen. Gleichzeitig gilt es, einem weiteren Fortschreiten der Arteriosklerose vorzubeugen, um einen Reinfarkt zu vermeiden.

### AEDL „Sich bewegen können"

Zu Beginn wird der Herzinfarktpatient vorsichtig nach ärztlicher Anordnung mobilisiert. Später sollte sich der Betroffene täglich ausreichend bewegen. Bei regelmäßiger körperlicher Betätigung wird das Herz-Kreislauf-System trainiert. Dabei ist das richtige Maß wichtig, das individuell herausgefunden werden muss. Generell gilt: Besser ist es, sich häufiger und regelmäßig im Alltag zu bewegen als sich selten einer höheren Belastung auszusetzen. Schon eine 10-minütige Betätigung führt in etwa zu folgendem Energieverbrauch:

- langsam gehen: 30 kcal,
- zügig wandern: 40 kcal,
- Rad fahren: 65 kcal,
- langsam tanzen: 55 kcal,
- zügig schwimmen: 70 kcal.

Bei ausreichend guter körperlicher Verfassung des Betroffenen ist die Teilnahme an einer koronaren Herzsportgruppe empfehlenswert. Unter Anleitung von sachkundigen Trainern und unter ärztlicher Aufsicht wird gemeinsam Sport gemacht. Adressen erfahren Sie über die Deutsche Herzstiftung (s. Adressverzeichnis).

### AEDL „Vitale Funktionen aufrechterhalten können"

Regelmäßige Blutdruck- und Pulskontrollen sind in der ersten Zeit nach der Entlassung aus dem Krankenhaus oder der Rehabilitationsklinik notwendig. Insbesondere vor, während und nach einer ärztlich verordneten Mobilisation bzw. körperlicher Belastung führt der Betroffene selbst oder die Pflegefachperson Puls- und RR-Kontrollen durch. Fällt der Blutdruck während der Mobilisation ab oder treten Herzrhythmusstörungen auf, ist die Mobilisation sofort abzubrechen und der Hausarzt zu informieren. Dies gilt auch, wenn der Puls nach der Belastung deutlich erhöht bleibt. Die Pflegeperson achtet auf Blässe, erhöhte Atemfrequenz oder Schweißausbruch und erkundigt sich beim Herzinfarktpatienten regelmäßig nach seinem Befinden.

### AEDL „Essen und trinken"

Besteht Übergewicht, ist es günstig, dieses langsam durch eine kalorienreduzierte gesunde Mischkost zu reduzieren. Dies kann durch eine Reduktion der Fette, des Zuckers und des Alkohols erreicht werden. Eine besonders günstige Wirkung auf die Risikofaktoren Übergewicht, Fettstoffwechselstörung und Bluthochdruck hat die sog. „Mittelmeerküche". Bei erhöhtem Blutdruck sollte weniger gesalzen werden. Die Flüssigkeitszufuhr sollte im Alter nicht eingeschränkt werden. Siehe hierzu auch Kap. 3 Ernährung.

### AEDL „Ausscheiden können"

Vor allem, wenn auch eine ausgeprägte Herzinsuffizienz besteht, ist die Menge der Urinausscheidung zu kontrollieren. Liegt kein Blasenkatheter, können eventuelle Wassereinlagerungen durch die regelmäßige Überprüfung des Gewichts schnell erkannt werden. Auch muss für einen weichen Stuhlgang gesorgt werden.

### AEDL „Ruhen, schlafen und sich entspannen können"

Es sollte mit dem Betroffenen gemeinsam herausgefunden werden, welche Situationen oder Tätigkeiten für ihn Stress bedeuten. Wenn dies möglich ist, können Methoden zur Entspannung (z. B. autogenes Training) erlernt werden. Auch ausreichend Schlaf ist wichtig, der zunächst mit einfachen Mitteln (z. B. ein Glas warme Milch) oder das Schaffen eines angenehmen Schlafumfeldes unterstützt wird.

### AEDL „Sich beschäftigen lernen und sich entwickeln können"

Herzkrank zu sein bedeutet häufig, in seinen Aktivitäten eingeschränkt zu sein oder sich neue Beschäftigungsfelder suchen zu müssen. Die Altenpflegerin kann durch Gesprächsbereitschaft und Anteilnahme unterstützen. Oft hilft der Austausch mit Menschen, die Ähnliches erlebt haben. Über Selbsthilfegruppen und Erfahrungsberichte Betroffener informiert die Deutsche Herzstiftung e. V. (Adresse s. Adressverzeichnis).

### AEDL „Mit existenziellen Erfahrungen des Lebens umgehen können"

Ein Infarkt stellt für viele Betroffene einen tiefen Einschnitt im Leben dar. Das bisherige Leben wird überdacht, es stellen sich Fragen nach notwendigen Veränderungen, um weiterleben zu können. Manche Menschen fragen auch nach dem Sinn des Weiterlebens. Pflegende können diese existenziellen Fragen nicht für den Herzinfarktpatienten beantworten. Sie können Anregungen zur Änderung des Lebensstils geben, zuhören und an Selbsthilfegruppen oder einen Seelsorger verweisen.

## Fallbeispiel Herr Moosmann

### Thrombosegefahr

Bei Herrn Moosmann besteht aufgrund seines Herzinfarktes, seines Übergewichts und seines Alters eine erhöhte Gefahr der Entstehung einer Thrombose. Da bei ihm im Krankenhaus Herzrhythmusstörungen festgestellt wurden, erhält er nun Marcumar, ein Medikament zur Verbesserung der Fließeigenschaften des Blutes. Weil Herr Moosmann mobil ist und Marcumar bekommt, sind keine weiteren pflegerischen thromboseprophylaktischen Maßnahmen notwendig.

### Gesundheitsberatung

Frau Maier, die zuständige Altenpflegerin, begrüßt Herrn Moosmann und erkundigt sich nach seinem Befinden. Dieser erzählt, dass der Herzinfarkt ihm einen großen Schrecken eingejagt hätte und dass er nun mehr auf seine Gesundheit achten wolle. Seit seinem Krankenhausaufenthalt würde er nicht mehr rauchen und es fehle ihm überhaupt nicht.

Frau Maier vereinbart mit Herrn Moosmann einen Gesprächstermin. Sie bittet ihn bis dahin 3 Dinge aufzuschreiben, die ihm besonders wichtig sind und die für ihn Lebensqualität bedeuten.

Herr Moosmann kommt zu dem vereinbarten Termin und hat drei Wünsche aufgeschrieben: ab und zu aus dem Altenheim herauskommen und etwas anderes sehen, etwas Süßes essen und in Ruhe die Bild-Zeitung lesen können.

Frau Maier fragt ihn, ob er gerne zusätzlich zu den vom Pflegeheim organisierten Ausflügen an weiteren Aktivitäten außerhalb des Heimes teilnehmen möchte. Sie erzählt, dass es im Ort eine koronare Herzsportgruppe gibt. Unter Leitung einer Physiotherapeutin werden dort verschiedene Bewegungs- und Entspannungsübungen durchgeführt. Er könne dort auch Kontakte zu anderen Männern, die einen Herzinfarkt hatten, knüpfen. Herr Moosmann schmunzelt und sagt: „Nichts gegen Frauen, aber auf diesem Wohnbereich wimmelt es nur so von ihnen. Da wäre diese Sportgruppe ein willkommener Ausgleich!" Er findet den Vorschlag gut.

Bezüglich seiner Vorlieben für Süßes, meint Frau Maier, dass ab und zu eine kleine Süßigkeit erlaubt sei, nur ein Zuviel an Kohlenhydraten wird im Körper als Fett gespeichert. Das sollte er vermeiden. „Schokolade enthält durch den hohen Fett- und Zuckeranteil viele Kalorien, deshalb sollten Sie lieber dunkle Schokolade mit einem hohen Kakaoanteil naschen. Das ist sogar gut gegen Ihren hohen Bluthochdruck – sagen zumindest neueste Studien!" Herr Moosmann ist froh, dass ihm dieses Vergnügen bleibt, denn er isst gerne „Herrenschokolade". Ansonsten hält er sich streng an seine neue kalorienreduzierte Diät, da er etwas abnehmen möchte. Frau Maier rät ihm, viel zu trinken. Damit Herr Moosmann selbst einen Überblick über die getrunkene Flüssigkeitsmenge erhält, schlägt sie vor, jeden Morgen eine 1-Liter-Flasche Mineralwasser auf seinen Tisch zu stellen. Diese Flasche sollte spätestens bis zur Abendessenszeit leergetrunken sein. Zusammen mit den Getränken während der Mahlzeiten sowie den flüssigen Speisen könne er sich dann sicher sein, dass er genügend Flüssigkeit zu sich nehme.

Das Zeitung lesen solle er ruhig beibehalten. Sie rät ihm, jeden Morgen einen Spaziergang zum Kiosk zu machen, um dort die Tageszeitung zu kaufen. Sie sagt: „So können Sie jeden Tag mit Bewegung beginnen, das tut Ihnen sicherlich gut. Und wenn Sie die Zeitung gelesen haben, erzählen Sie mir, was es an Neuigkeiten gibt!"

## 11.3 Erkrankungen des Herzmuskels

Susanne Andreae

### 11.3.1 Herzinsuffizienz (Herzmuskelschwäche)

**D** *Unfähigkeit des Herzens, das vom Organismus benötigte Blutvolumen zu fördern.*

#### Epidemiologie

Die Herzinsuffizienz ist die *häufigste Herzerkrankung*. Betroffen ist weltweit 1% der Bevölkerung; im Alter nimmt die Häufigkeit zu.

#### Ursachen

Die Herzinsuffizienz ist meistens Folge einer Erkrankung, die den Herzmuskel über viele Jahre z.B. durch vermehrte Belastung oder einen chronischen Sauerstoffmangel geschwächt hat. Ein langjähriger *Hypertonus* (erhöhter Blutdruck) und die *Koronare Herzerkrankung* (S. 231) sind in fast 90% der Fälle die der Herzinsuffizienz zugrunde liegende Erkrankung. Doch auch *chronische Lungenerkrankungen*, wie eine chronisch-obstruktive Bronchitis, können mit den Jahren zu einer Schwächung des rechten Herzens führen, dem sog. Cor pulmonale (S. 223). Seltenere Ursachen sind *Herzklappenfehler* (S. 245), *Herzrhythmusstörungen* (S. 246) oder Erkrankungen des Herzmuskels, die sog. *Kardiomyopathien*.

Die langfristige Belastung des Myokards (Herzmuskel) führt zur *Herzmuskelhypertrophie*, der Muskel wird dicker. Irgendwann reicht dieser Kompensationsmechanismus nicht mehr aus, und es staut sich nach der Systole Blut im Herzinnenraum. Dadurch erweitern sich die Herzräume. Die Herzmuskelfasern schaffen es nicht mehr, ausreichend Blut in den Körperkreislauf zu pumpen, und das Blut staut sich vor dem schwachen Herzanteil.

Bei einer Herzinsuffizienz als Folge eines Herzinfarktes oder einer Kardiomyopathie entwickelt sich die Herzschwäche aufgrund einer lokalen oder generellen Herzmuskelschwäche.

**B** *Frau Remmele lebt im Hause ihrer Tochter, hat aber ihren eigenen Haushalt. Trotz ihrer 80 Jahre ist sie noch sehr fit, wandert beim Schwarzwaldverein mit und spielt mit ihren Freundinnen regelmäßig Karten. In der letzten Zeit allerdings bemerkt sie schon bei leichten Anstrengungen Atemnot und ein Engegefühl in der Brust. Damit die Mitwanderer es nicht bemerken, bleibt sie immer öfters stehen, angeblich um die schönen Blumen am Wegesrand zu betrachten. Als ihre Tochter bemerkt, dass ihre Mutter geschwollene Beine hat, bittet sie den Hausarzt um einen Hausbesuch.*

**L** *Der Hausarzt diagnostiziert eine Herzinsuffizienz. Welche weiteren Symptome wird er erfragen, um seine Diagnose zu bestätigen? Sind weitergehende Untersuchungen nötig? Welche allgemeinen Ratschläge zur Lebensführung gibt er Frau Remmele, welche Medikamente müssen eingesetzt werden? Muss Frau Remmele ihr Leben jetzt drastisch ändern (Hobbys aufgeben etc.?)*

#### Formen

Je nachdem, welche Herzhälfte geschwächt ist, spricht man von Links- oder Rechtsherzinsuffizienz; sind beide Herzhälften betroffen, handelt es sich um eine Globalinsuffizienz.

Bei der akuten Herzinsuffizienz kommt es plötzlich zur raschen Entwicklung einer Herzschwäche. Im Gegensatz dazu entwickelt sich die im Alter häufigere chronische Herzinsuffizienz über Monate und Jahre.

#### Symptome

Generelle Symptome einer Herzinsuffizienz sind:

- *Tachykardie* (beschleunigter Puls): Der geschwächte Herzmuskel versucht, durch eine Erhöhung der Herzfrequenz die verminderte Auswurfsleistung zu kompensieren (auszugleichen).
- *Nykturie* (nächtliches Wasserlassen): In Ruhe ist die Nierendurchblutung gesteigert, und Ödeme (Wasseransammlungen im Gewebe) werden ausgeschwemmt.

##### Linksherzinsuffizienz

Je nachdem, welche Form von Herzinsuffizienz vorliegt, kommen andere Beschwerden hinzu: Die linke Herzhälfte nimmt das Blut aus der Lunge, dem kleinen Kreislauf, auf. Bei einer Linksherzinsuffizienz staut sich das Blut vor der linken Herzhälfte, es finden sich daher Zeichen des Blutstaus in der Lunge. Die Patienten berichten deshalb insbesondere über Atembeschwerden:

- *Belastungsdyspnoe* (Atemnot bei Anstrengung): Patienten mit Linksherzinsuffizienz bemerken meist als erstes Symptom Dyspnoe (Atemnot) bei Anstrengung, z. B. Treppensteigen. Bei zunehmender Herzinsuffizienz kann es auch zu Atemnot in Ruhe kommen.
- *Orthopnoe* (Atemnot im Liegen): Fragt man den Patienten nach seinen Schlafgewohnheiten, so berichtet er, dass er versucht, hochgelagert zu schlafen (z. B. durch Verwendung mehrerer Kissen), da bei flacher Lagerung Atemnot auftritt.
- *Tachypnoe:* Wenn sich in der Lunge das Blut staut, ist der Sauerstofftransport von den Lungenbläschen ins Blut erschwert. Um dies zu kompensieren, wird automatisch die Atemfrequenz erhöht, und der Patient muss besonders bei körperlicher Anstrengung schneller atmen.
- *Lungenödem:* Ist die Lungenstauung sehr ausgeprägt, kann es zum Lungenödem kommen. Beim Atmen ist ein deutliches Rasseln zu hören, weil sich Wasser in den Lungenbläschen angesammelt hat; das Sputum ist blutig-schaumig.

### Rechtsherzinsuffizienz

Das rechte Herz sammelt das Blut aus dem Körperkreislauf, somit kommt es bei einer Rechtsherzinsuffizienz zur Stauung im Körperkreislauf:

- *Ödeme:* Durch den Blutstau in den Gefäßen wird Gewebswasser in das umliegende Gewebe gedrückt, es bilden sich Ödeme. Besonders sichtbar sind diese an den Füßen. In schweren Fällen bilden sich Ödeme am Körperstamm, die Anasarka.
- *Obere Einflussstauung:* Äußerlich sichtbar wird die Blutstauung in den oberen Halsvenen. Normalerweise sind diese nicht sichtbar, doch bei einer Rechtsherzinsuffizienz sind die Gefäße besonders im Liegen deutlich erweitert.
- *Ödembildung in inneren Organen:* Patienten mit einer schweren Rechtsherzinsuffizienz haben z. B. häufig eine vergrößerte Leber. Bei chronischer Leberstauung kann es zur Organveränderung bis hin zur Leberzirrhose (sog. kardiale Zirrhose) mit entsprechenden Veränderungen kommen. Treten Appetitlosigkeit und Übelkeit auf, kann die Ursache eine Stauungsgastritis durch Stauung der Magenvenen sein.

**P** ***Ödeme.*** *Ödeme an Füßen und Beinen infolge einer Herzinsuffizienz kann man von einem Lymphödem unterscheiden, indem man mit dem Finger eine Delle eindrückt. Bleibt sie bestehen, ist die Herzinsuffizienz die Ursache des Ödems, andernfalls ist eine Lymphödem die Ursache* ***(Abb. 11.20)****.*

Der Schweregrad einer Herzinsuffizienz wird anhand von Kriterien der New York Heart Association, der *NYHA-Klassifikation*, eingeteilt:

- NYHA I: keine Beschwerden, Herzinsuffizienzzeichen aber technisch (z. B. echokardiografisch) nachweisbar,
- NYHA II: Symptome nur bei stärkerer Belastung,
- NYHA III: Symptome schon bei geringer Belastung,
- NYHA IV: Beschwerden schon in Ruhe.

### Diagnostik

Im *EKG* lassen sich bei Herzmuskelhypertrophie, KHK oder zugrunde liegenden Herzrhythmusstörungen Veränderungen finden. *Röntgenologisch* sind die Lungenstauung bei Linksherzinsuffizienz und eine Herzvergrößerung darstellbar. Die Stauung der Körpervenen bei Rechtsherzinsuffizienz ist *sonografisch* gut nachweisbar. Das insgesamt beste Verfahren, um den Schwergrad einer Herzinsuffizienz zu bestimmen, ist die *Echokardiografie*. Hier sind Verdickung des Myokards und Erweiterung der Herzkammern problemlos feststellbar.

### Komplikationen

Bei einem Herzinfarkt oder einem plötzlichen Blutdruckanstieg (hypertensive Krise, S. 260), also einer plötzlich erhöhten Belastung oder Schädigung des Myokards, kann es zur *akuten Herzinsuffizienz* kommen. Bei völligem Versagen der Herzleistung entwickelt sich ein *kardiogener Schock*. Von ***dekompensierter Herzinsuffizienz*** spricht man, wenn die therapeutischen und physiologischen Kompensationsmöglichkeiten zur Aufrechterhaltung einer ausreichenden Herzleistung plötzlich nicht mehr ausreichen. Die Folge ist eine Zunahme der Beschwerden. Zugrunde liegen können Erkrankungen, die das Herz zusätzlich belasten, wie fieberhafte Infekte, Anämie (Blutarmut), oder eine Überwässerung des Körpers durch verminderte Nierenleistung.

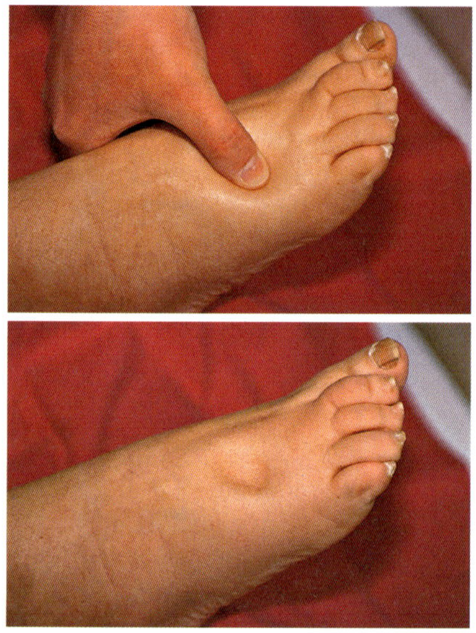

**Abb. 11.20** **Ödem.** Sichtbarer Daumenabdruck bei Ödemen (aus Gerlach, Wagner u. Wirth, 2006).

**M** *Patienten mit Herzinsuffizienz sind besonders bei Infekten genau zu überwachen (Gefahr der Dekompensation)!*

**P** ***Erstmaßnahmen bei akuter Herzinsuffizienz:***

- *Alarm auslösen bzw. weiteren Helfer rufen; dieser benachrichtigt den Arzt,*
- *Oberkörper hoch und Beine tief lagern; in einem speziellen Herzbett kann zusätzlich das Becken tief gelagert werden, wodurch das Herz durch eine weitere Abnahme des zirkulierenden Blutvolumens noch mehr entlastet wird,*
- *beengende Kleidung entfernen, Fenster öffnen,*
- *den Kranken beruhigen; Aufregung und Anstrengung müssen unbedingt vermieden werden,*
- *Sauerstoff (2–4 l/min) mithilfe einer Gesichtsmaske verabreichen, die jedoch nur locker vor das Gesicht des Betroffenen gehalten wird; eine Nasensonde oder das Andrücken der Gesichtsmaske würde die Erstickungsangst bei akuter Atemnot steigern.*

### Therapie

Die chronische Herzinsuffizienz ist nicht heilbar. Wenn möglich, versucht man, das ursächliche Grundleiden (z. B. Herzklappenfehler, verengte Herzkranzgefäße) zu beseitigen. Des Weiteren werden Allgemeinmaßnahmen angeordnet und Medikamente verabreicht, die den Herzmuskel entlasten und stärken sollen, damit der Patient keine oder nur sehr geringe Beschwerden hat (kompensierte Herzinsuffizienz).

### Allgemeine Maßnahmen

Eine der häufigsten Ursachen einer Herzinsuffizienz ist die KHK. Deshalb steht auch hier die *Bekämpfung der Risikofaktoren* **(Tab. 11.1)** ganz im Vordergrund. Zur Herzentlastung ist eine *Normalisierung des Körpergewichts* wichtig, zur Verhinderung einer Überwässerung des Körpers („Salz bindet Wasser") und zur Blutdrucksenkung sollte auf eine *kochsalzarme Kost* geachtet werden; aus demselben Grund ist besonders bei schwerer Herzinsuffizienz eine *Trinkmengenbeschränkung* (z. B. auf 1,5 l/Tag) nötig. *Leichte Kost, kleine Mahlzeiten* sind zur Verminderung der Herzbelastung durch die Verdauungsarbeit wichtig, ebenso wie *leichtes körperliches Training* (z. B. Koronarsportgruppe), während schwere körperliche Anstrengung unbedingt vermieden werden sollte. Auch Alkohol in großen Mengen schädigt den Herzmuskel, deshalb sollten *alkoholische Getränke in Maßen* getrunken werden.

**P** ***Beobachtung.*** *Krankenbeobachtung bei chronischer Herzinsuffizienz:*
- *Puls- und Blutdruckkontrollen,*
- *regelmäßige Gewichtskontrolle zur Überprüfung der Ödembildung (Gewichtsschwankungen von über 500 g/Tag müssen dem Arzt mitgeteilt werden!),*
- *Beobachtung der Atmung: Besteht eine Dyspnoe? Bei Belastung oder in Ruhe? Ist die Atmung beschleunigt? Sind Atemnebengeräusche zu hören? Bei einem ausgeprägten Lungenödem ist ein deutliches Rasseln und Brodeln hörbar,*
- *Beobachtung des Sputums: bei einem Lungenödem ist es hellrot, dünnflüssig und schaumig,*
- *Beobachtung von Haut, Lippen, Fingernägeln; Zyanose (Blaufärbung) zeigt eine Minderversorgung des Körpers mit Sauerstoff an.*

### Medikamentöse Therapie

Folgende Medikamente werden allein oder in Kombination eingesetzt **(Tab. 11.3)**:
- *Herzglykoside* erhöhen die Kontraktionskraft des Herzmuskels; sie werden besonders bei schwerer Herzinsuffizienz eingesetzt.
- *Diuretika* entlasten das Herz durch Erhöhung der Wasser- und Salzausscheidung.
- *Nitrate* führen durch eine Erweiterung der Blutgefäße zu einer Entlastung des Myokards und einer besseren Herzdurchblutung **(Tab. 11.2)**.
- *ACE-Hemmer* senken den Blutdruck und entlasten auf diese Weise das Herz.
- *Betablocker* werden niedrig dosiert eingesetzt, um den Gegenregulationsmechanismen des Herzens (besonders der Tachykardie) entgegenzuwirken und so die Herzarbeit zu ökonomisieren **(Tab. 11.2)**.

**W** *Digitalispräparate sind ursprünglich von der Fingerhutpflanze abgeleitet und gehören zu den ältesten Herzmedikamenten. Um möglichst rasch einen ausreichenden Wirkstoffspiegel im Blut zu erhalten, wird je nach Schwere der Grundkrankheit, zu Beginn einer Therapie erst für einige Tage eine erhöhte Dosis gegeben (Aufsättigung), um dann auf die normale Dosis überzugehen (Erhaltungsdosis). Wegen der geringen therapeutischen Breite kann es leicht zu Überdosierungen kommen, daher*

**Tab. 11.3** ⋯› Medikamente bei Herzinsuffizienz

| *Medikament* | *Präparatbeispiele* | *Indikation* | *Wirkung* | *typische Nebenwirkungen* | *zu beachten* |
|---|---|---|---|---|---|
| ACE-Hemmer | Tensobon (ACE-Hemmer-ratiopharm), Delix (Ramipril-ratiopharm), Benalapril (Enalapril-ratiopharm) | Herzinsuffizienz (auch schon bei leichten Formen, da prognoseverbessernd, daher *Medikament der ersten Wahl!*), Hypertonie, diabetische Nephropathie (S. 280) | Verhinderung der Bildung eines gefäßverengenden Stoffes (Angiotensin II): Gefäßerweiterung, Blutdrucksenkung, Herzentlastung | chronischer Reizhusten, Hautausschlag, Geschmacksstörung | Nach Ersteinnahme genaue Überwachung, *Gefahr des starken Blutdruckabfalls! Keine Kombination mit kaliumsparenden Diuretika*, da Gefahr der Hyperkaliämie |
| Diuretika | Schleifendiuretika: Lasix (Furosemid-ratiopharm) Thiazide: Aquaphor Aldosteronantagonisten: Aldactone (Spironolacton-ratiopharm) Kombinationspräparate: Dytide H | Hypertonie, Herzinsuffizienz, Niereninsuffizienz (S. 333) | hemmen am Tubulusapparat der Niere (S. 328) die Rückresorption besonders von Salzen und Kalium: Ausschwemmung von Ödemen durch erhöhte Harnmenge | bei Überdosierung evtl. Verwirrtheit, Schwindel aufgrund einer Dehydratation (Wassermangel); evtl. Veränderung von Blutzucker- und Harnsäurewerten durch verminderte Ausscheidung; Elektrolytverschiebungen, insbes. Hypokaliämie (Kaliummangel) | *morgens verabreichen*, um Nachtruhe durch erhöhten Harndrang nicht zu stören; *regelmäßig Blutdruck und Gewicht kontrollieren* – keine Ödemausschwemmung über 500 g/Tag (Thrombosegefahr!); auf *Zeichen des Kaliummangels* achten: Muskelkrämpfe, Herzrhythmusstörungen, Obstipation etc. |
| Herzglykoside | Digoxinpräparate (Ausscheidung über Nieren): Novodigal (Digox von ct), Lanicor Digitoxinpräparate (Ausscheidung über die Leber): Digimerck | absolute Arrhythmie bei Vorhofflimmern (S. 247), Herzinsuffizienz | ⋯› Erhöhung der Kontraktionskraft des Herzens<br>⋯› Senkung der Herzfrequenz<br>⋯› Verzögerung der Reizleitung | Übelkeit, Erbrechen (erstes Symptom einer Überdosierung!), Herzrhythmusstörungen, Störungen des Farbsehens (bes. des Gelbsehens), Verwirrtheitszustände | besonders bei Verdacht auf Überdosierung *Wirkstoffbestimmung im Blut*; regelmäßige *EKG-Kontrollen*; bei alten Menschen *Bevorzugung von Digitoxin* wegen häufig bestehender leichter Niereninsuffizienz |

*sollte der Digitalisspiegel regelmäßig überprüft werden.*

#### Operative Therapie

Bei einer Herzinsuffizienz NYHA IV ist eine medikamentöse Besserung oft nur sehr begrenzt erreichbar. Sind die Voraussetzungen (Alter unter 65 Jahren, keine sonstigen lebensbedrohlichen Erkrankungen etc.) gegeben, kann eine *Herztransplantation* erwogen werden.

#### Prognose

Prognostisch entscheidend ist die Entwicklung der zugrunde liegenden Erkrankungen (z. B. Hypertonie, KHK), insgesamt ist die Prognose der chronischen Herzinsuffizienz aber schlecht. Besonders in fortgeschrittenen Stadien (NYHA III und IV) liegt die Todesrate bei 40–50 %!

**B** *Fortsetzung Fallbeispiel. Der Hausarzt stellt Frau Remmele einige Fragen: „Müssen Sie nachts aufstehen, um Wasser zu lassen? Brauchen Sie seit kurzem mehr als ein Kissen, können Sie nicht mehr in flacher Position schlafen? Sind ihre Beine auch morgens geschwollen? Haben Sie an Gewicht zugenommen ohne mehr gegessen zu haben?" Frau Remmele muss alle diese Fragen bejahen, der Hausarzt sieht damit seine Diagnose bestätigt. Er verordnet herzstärkende Medikamente und ein Diuretikum zur vermehrten Wasserausscheidung. Die Tochter fragt, was sie machen können, um die Mutter zu unterstützen und zu überwachen. Der Hausarzt meint, die Mutter solle sich regelmäßig wiegen. Unter den Medikamenten müsste das Gewicht langsam sinken. Wenn Frau Remmele mehr als 500 g Gewicht pro Tag verlieren würde, sollten sie sich melden, denn eine zu rasche Gewichtsabnahme würde den Kreislauf zu sehr belasten. Frau Remmele sollte nicht mehr als 1,5 Liter pro Tag trinken (hier lacht sie, mehr würde sie sowieso nie trinken!), um eine Wasseransammlung im Körper zu vermeiden. Aus demselben Grund sollte sie mit Salz im Essen sparsam sein. Mehrere kleine, leichte Mahlzeiten pro Tag seien leichter verdaulich und das Herz würde somit nicht zu sehr belastet.*
*Auf die Frage, ob sie jetzt nicht mehr wandern könne, meint der Arzt, dass sie sich durchaus leicht belasten solle. „Eine Bergtour ist allerdings nicht mehr drin!"*
*Zur weiteren Diagnostik schickt der Hausarzt Frau Remmele zur Echokardiografie. Hier findet sich als Ursache der Herzschwäche eine Kardiomyopathie.*

*Um die Inhalte zu vertiefen, können Sie sich das Video „Herzinsuffizienz" ansehen.*

### 11.3.2 Myokarditis (Herzmuskelentzündung)

Dieses insgesamt seltene Krankheitsbild tritt am häufigsten als Komplikation von Virusinfekten auf, seltener ist es durch Bakterien oder Parasiten verursacht. Unabhängig von Krankheitserregern kann eine Myokarditis im Rahmen von rheumatischen Erkrankungen auftreten.

**W** *Als pathophysiologische Ursache vermutet man, dass das Immunsystem versehentlich Bestandteile des Herzmuskels angreift, die der Virenstruktur ähneln (sog. Kreuzantigentität).*

#### Symptome

Insgesamt bemerken die meisten Patienten keine oder nur sehr gering ausgeprägte Beschwerden. Neben leichter Erschöpfbarkeit, Kurzatmigkeit und Schwächegefühl sind vor allem *Herzbeschwerden* typisch. Sie können von leichten Herzrhythmusstörungen bis zu Symptomen einer Herzinsuffizienz reichen.

#### Diagnostik

Bei neu aufgetretenen *EKG-Veränderungen* im Rahmen einer Virusinfektion und erhöhten *Entzündungszeichen* im Labor muss an eine Myokarditis gedacht werden.

#### Therapie

Eine spezifische Therapie gibt es nicht, man beschränkt sich auf *symptomatische Maßnahmen*. Dazu gehören die körperliche Schonung oder gar Bettruhe und die Behandlung eventueller Komplikationen (z. B. höhergradige Herzrhythmusstörungen). Bei einer bakteriellen Myokarditis werden Antibiotika verabreicht. Eine Herzmuskelentzündung im Rahmen rheumatischer Erkrankungen bessert sich meist nach Gabe von Kortison.

#### Prognose

In den meisten Fällen verläuft die Myokarditis komplikationslos und heilt folgenlos aus. Manchmal bleibt eine Herzrhythmusstörung zurück, nur ganz selten entwickelt sich eine schwere Herzinsuffizienz.

## 11.4 Erkrankungen der Herzklappen

Susanne Andreae

### 11.4.1 Endokarditis (Herzinnenhautentzündung)

#### Ursachen

Zu einer Entzündung des Endokards kann es im Rahmen von *bakteriellen Infekten* oder dem *rheumatischen Fieber* kommen; selten werden Pilze als Krankheitsauslöser nachgewiesen.

Bakterien, die im Rahmen einer Sepsis oder über in die Blutbahn eingebrachte Materialien (Venenkatheter, Herzschrittmacher etc.) in den Blutkreislauf eingeschwemmt werden, setzen sich an den Herzklappen fest **(Abb. 11.21)** und führen dort zu entzündlichen Veränderungen. Besonders betroffen sind vorgeschädigte Herzklappen (z. B. degenerative Herzklappenveränderungen oder künstliche Herzklappen).

**W** *Die weltweit häufigste Ursache einer Endokarditis ist das* rheumatische Fieber *als Folge eines Streptokokkeninfektes. Etwa 1–3 Wochen nach einer Infektion mit diesen Bakterien, z. B. einer Tonsillitis oder Scharlach, kommt es plötzlich zu hohem Fieber mit stark schmerzhaften Gelenksentzündungen. Später folgt eine Endokarditis mit Schädigung der Herzklappen. Aufgrund der heute üblichen Penizillinbehandlung eines Streptokokkeninfektes ist das rheumatische Fieber in den Industrienationen aber zu einer Seltenheit geworden.*

#### Symptome

Kommt es im Rahmen eines *fieberhaften Infektes* plötzlich zu *neu auftretenden* Herzgeräuschen, muss an eine Endokarditis gedacht werden. Zur Diagnosesicherung dient die Echokardiografie.

#### Komplikationen

Da das Endokard die Herzklappen bildet, führt eine Endokarditis oft zu irreversiblen *Herzklappenfehlern*. Die Entzündung hinterlässt Narben, durch die

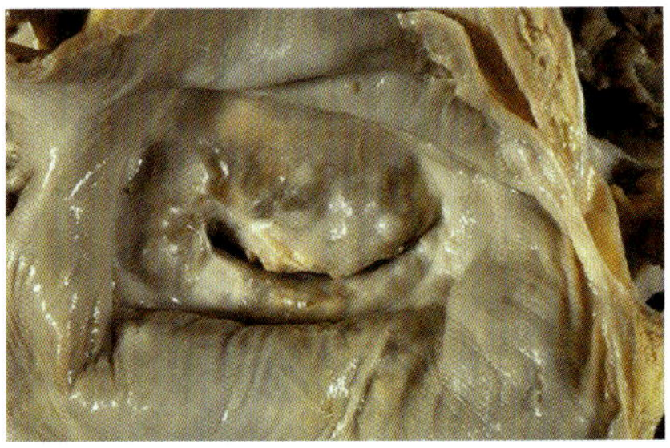

**Abb. 11.21** ⇢ **Endokarditis.** Deutlich sichtbar ist die infolge der Entzündung verengte Herzklappe.

die Ränder der Herzklappen uneben werden, die Klappen schrumpfen oder verkleben. Deshalb können sie nicht mehr exakt schließen (Klappeninsuffizienz) oder lassen sich nur schwer öffnen (Klappenstenose). Betroffen sind am häufigsten die Aorten- und Mitralklappe. Eine Endokarditis der Klappen des rechten Herzens ist eine Seltenheit und kommt fast nur bei intravenösem Drogenmissbrauch („Fixern") vor.

Lösen sich Bakterienherde von den Herzklappen, können sie in andere Organe geschwemmt werden und dort Abszesse bilden (z. B. in Niere oder Gehirn), man nennt dies *septische Metastasen*.

#### Prognose

Die akute Endokarditis ist ohne gezielte antibiotische Therapie eine aufgrund der raschen Zerstörung der Herzklappen tödlich verlaufende Erkrankung. Abhängig von einer Vorschädigung der Klappen, dem Therapiebeginn und dem Allgemeinzustand des Patienten versterben noch heute 30–40 % der Erkrankten. Nicht selten resultieren Herzklappenfehler, die einen operativen Herzklappenersatz notwendig machen.

**P** ***Endokarditisprophylaxe.*** *Um eine Endokarditis zu verhindern, muss bei Patienten mit bekannten Herzklappenveränderungen oder künstlichen Herzklappen vor jedem chirurgischen Eingriff eine Endokarditisprophylaxe durchgeführt werden. Meist besteht sie in einer einmaligen Antibiotikagabe.*

### 11.4.2 Herzklappenfehler

**D** *Schließt eine Herzklappe nicht richtig, spricht man von einer Klappeninsuffizienz. Bei einer Klappenstenose dagegen öffnet sich die Herzklappe nur unvollständig.*

#### Ursachen

*Degenerativ-sklerotische* Klappenveränderungen durch Kalkeinlagerungen im Rahmen einer Arteriosklerose sind heute die häufigsten Ursachen von Klappenveränderungen. Die insgesamt seltene *Endokarditis* (s. oben) kann ebenfalls zu Herzklappenfehlern führen.

Aufgrund der stärkeren mechanischen Beanspruchung sind die Klappen der linken Herzhälfte, also die *Aorten- und Mitralklappe*, am häufigsten betroffen, wobei Stenosen häufiger sind als Klappeninsuffizienzen.

**M** *Die häufigste Herzklappenveränderung bei alten Menschen ist die degenerativ-sklerotische Aortenstenose.*

Da bei der Klappeninsuffizienz die Klappe nicht vollständig schließt, fließt während der Systole Blut zurück in den vorgeschalteten Herzabschnitt. Dieses Pendelvolumen führt zu einer vermehrten Volumenbelastung und einer Dilatation (Erweiterung) der Herzabschnitte. Bei einer Klappenstenose dagegen ist die Klappenöffnungsfläche vermindert und das Herz muss einen hohen Druck aufbringen, um eine ausreichende Menge Blut zu transportieren (Druckbelastung). Die Folge ist eine Herzmuskelhypertrophie. Die Druckbelastung ist generell prognostisch ungünstiger als die Volumenbelastung.

#### Symptome

Manchmal gibt schon der äußere Aspekt Hinweis auf einen möglichen Herzfehler. So sind bei einer schweren Mitralstenose die sog. *Mitralbäckchen* typisch, eine Rötung der Wangen aufgrund einer lokalen Gefäßerweiterung.

Herzklappenfehler bleiben lange Zeit ohne klinische Symptomatik. Mit den Jahren führt die vermehrte Belastung des Herzmuskels aber zur *Herzinsuffizienz* mit der entsprechenden Symptomatik (S. 241).

Die Mitralstenose hat häufig durch eine Vergrößerung des linken Vorhofs *Vorhofflimmern* zur Folge (S. 247). Um die Bildung von Thromben im linken Vorhof zu verhindern, müssen die Patienten deshalb mit blutverdünnenden Medikamenten (Antikoagulanzien, S. 257) behandelt werden.

#### Diagnostik

Den Verdacht auf einen Herzklappenfehler stellt der Arzt schon bei der *Auskultation*, denn die veränderte Klappenmechanik ist als Herzgeräusch hörbar. Die *Echokardiografie* gibt Aufschluss über den Schweregrad eines Klappenfehlers und die dadurch bedingten Veränderungen des Herzmuskels.

#### Therapie

Je nach Schweregrad der Klappenveränderung rät man dem Patienten zur körperlichen Schonung; medikamentös steht die Behandlung der Herzinsuffizienz oder anderer Komplikationen (z. B. Herzrhythmusstörungen) im Vordergrund.

Bei zunehmender Symptomatik ist aber ein *operativer Klappenersatz* unumgänglich. Bei jüngeren Patienten wird meist eine *künstliche Herzklappe* aus Metall oder Kunststoff eingesetzt **(Abb. 11.22a)**. Nachteil ist die lebenslang notwendige Antikoagulation (blutverdünnende Medikamente). *Biologische Prothesen*, meist Herzklappen Verstorbener oder von Schweinen, werden nur bei älteren Patienten verwendet, da diese Klappen eine mit ca. 10 Jahren nur kurze Haltbarkeit haben **(Abb. 11.22b)**. Eine Antikoagulation ist hier nicht nötig.

**M** *Träger einer künstlichen Herzklappe sind nicht zu „überhören", da die Bewegung der Klappe als „Ticken" hörbar ist. Biologische Klappen dagegen bewegen sich geräuschlos.*

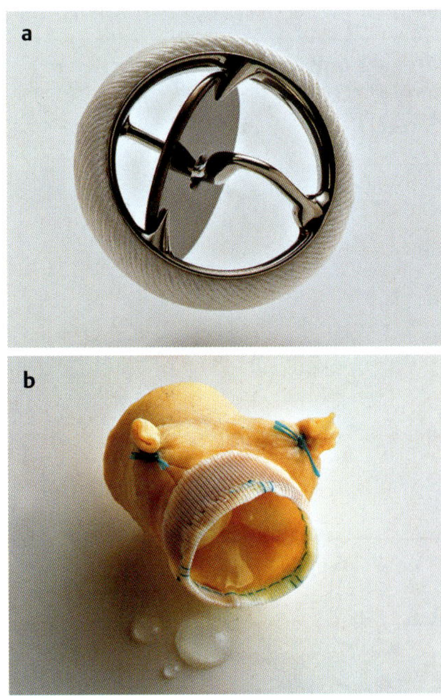


**Abb. 11.22** ⇢ **Herzklappen. a** Mechanische Kippscheibenprothese (hier z. B. von der Fa. Medtronic), **b** biologische Herzklappe vom Schwein (aus Gerlach, Wagner u. Wirth, 2006).

## 11.5 Herzrhythmusstörungen

Susanne Andreae

**D** *Von Herzrhythmusstörungen spricht man, wenn das Herz zu langsam, zu schnell oder unregelmäßig schlägt.*

Der normale Herzrhythmus ist regelmäßig und liegt zwischen 60 und 80 Schlägen pro Minute.

### Ursachen

Rhythmusstörungen können ausgelöst sein durch:

- Herzerkrankungen (z. B. KHK, Myokarditis, Herzinfarkt),
- Erkrankungen der Hormondrüsen (bes. Unter- oder Überfunktion der Schilddrüse, S. 288),
- Elektrolytstörungen (z. B. Kaliummangel),
- Genussmittel (z. B. Kaffee, Tee),
- Medikamente (z. B. Antiarrhythmika),
- psychische Belastungen.

Aber auch bei Gesunden kann es zu Herzschlagunregelmäßigkeiten kommen, die jedoch in der Regel harmlos sind.

### Symptome

Rhythmusstörungen können unbemerkt bleiben oder den Betroffenen als „Herzstolpern" irritieren. Höhergradige Herzrhythmusstörungen führen nicht selten zu *Schwindel, Verwirrtheit, Synkopen* (kurze Bewusstlosigkeit), *Schlaganfällen* oder gar zum *plötzlichen Herztod* **(Tab. 11.4)**.

### Diagnostik

Herzrhythmusstörungen fallen oft schon beim normalen *Pulstasten* auf. Wichtig ist weiterhin das *Ruhe-EKG*, in dem sich nur zeitweise auftretende Rhythmusveränderungen allerdings oft nicht darstellen lassen. In diesen Fällen ist ein *Langzeit-EKG* über 24 Stunden notwendig.

### Therapie

Immer ist nach der Ursache neu aufgetretener Rhythmusstörungen zu suchen. Gegebenenfalls werden sog. Antiarrhythmika, Medikamente zur Regulierung des Herzrhythmus, eingesetzt. Nicht selten muss ein Herzschrittmacher implantiert (eingebaut) werden **(Abb. 11.23)**, der durch elektrische Impulse den Herzrhythmus vorgibt.

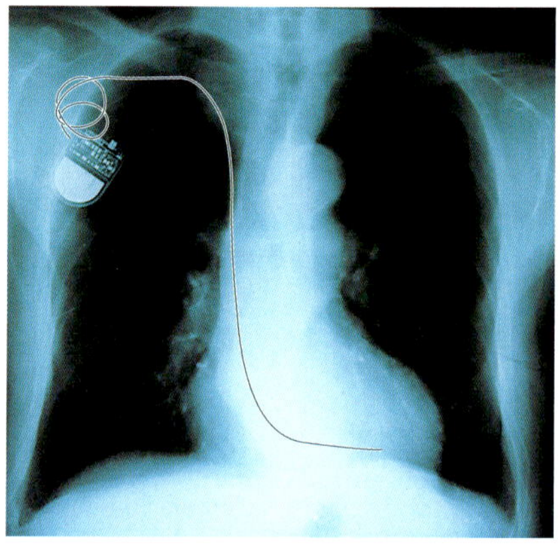

**Abb. 11.23 ⇢ Herzschrittmacher.** Röntgenbild eines Herzschrittmachers, der deutlich vor dem rechten Lungenflügel zu erkennen ist (aus Kellnhauser u. a., 2004).

**W** *Bei sehr schwerwiegenden Herzrhythmusstörungen versucht man, mittels Strom evtl. vorhandene Herde im Herzmuskel oder zusätzliche Leitungsbahnen, welche die Ursache der Rhythmusstörungen sein können, zu zerstören. In extremen Fällen implantiert man dem Betroffenen einen Defibrillator.*

**Tab. 11.4** ⇢ Die wichtigsten Herzrhythmusstörungen

| *Rhythmusstörung* | *Beschreibung* | *häufigste Ursache* | *Symptome* | *Therapie* |
|---|---|---|---|---|
| Tachykardie 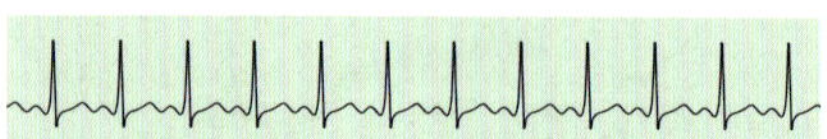 **Abb. 11.24** | > 100 Schläge/Min. | körperliche, psychische Belastung, Schilddrüsenüberfunktion, Herzinsuffizienz, Fieber | Schwindel, Verwirrtheit durch Blutdruckabfall | Beseitigung der Ursache, evtl. Therapie mit Betablockern **(Tab. 11.2)** |
| Bradykardie 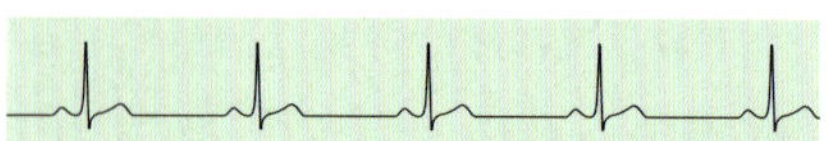 **Abb. 11.25** | < 60 Schläge/Min. | Herzüberleitungsstörung, Schilddrüsenunterfunktion, Leistungssportler | Schwindel, Synkope, Verwirrtheit durch verminderte Hirndurchblutung infolge Blutdruckabfalls | evtl. Herzschrittmacher |
| Extrasystolen 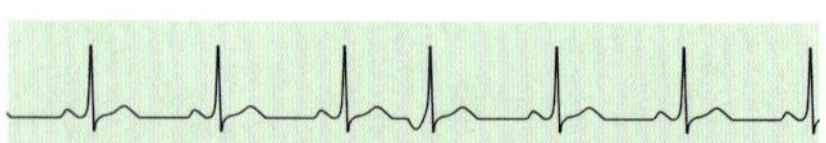 **Abb. 11.26** | zusätzliche Schläge bei normalem Grundrhythmus | meist keine Ursache bekannt | meist keine | meist keine nötig |

**Tab. 11.4** ⇢ Fortsetzung

| ***Rhythmusstörung*** | ***Beschreibung*** | ***häufigste Ursache*** | ***Symptome*** | ***Therapie*** |
|---|---|---|---|---|
| AV-Überleitungsstörungen | Erregungsüberleitung von Vorhof auf Kammer gestört | | | |
| AV-Block I. Grades 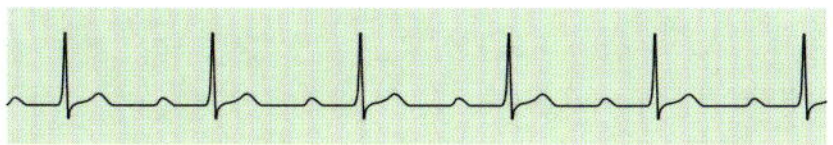 **Abb. 11.27** | Überleitungszeit leicht verlängert | KHK, Z. n. Herzinfarkt, Myokarditis, Digitalisüberdosierung | keine Symptome | Ursachenbeseitigung, medizinische Therapie meist nicht nötig, aber leitungsverlangsamende Medikamente (z. B. Digitalis) absetzen |
| AV-Block II. Grades 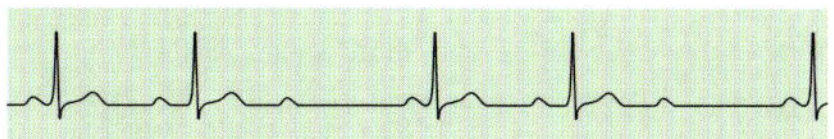 **Abb. 11.28** | gelegentliche Leitungsunterbrechung | | meist keine Symptome | |
| AV-Block III. Grades 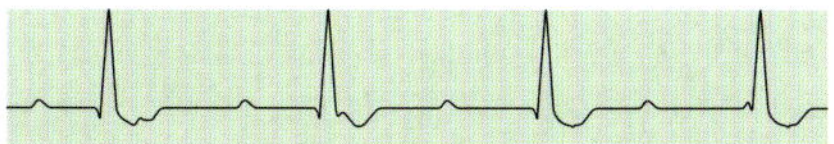 **Abb. 11.29** | vollständige Unterbrechung der Überleitung, Herzkammern und Vorhöfe schlagen unabhängig voneinander, Puls oft < 40 Schläge/Min. | | Synkopen, Schwindel, Verwirrtheit | Schrittmacherimplantation |
| Vorhofflimmern, „absolute Arrhythmie" 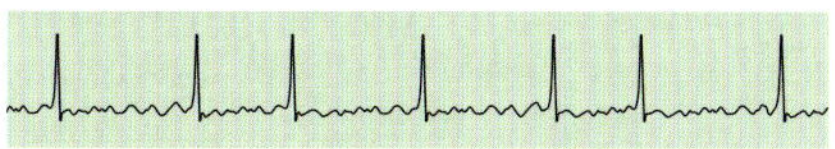 **Abb. 11.30** | vollkommen unregelmäßiger, teils beschleunigter Herzrhythmus | KHK, Mitralstenose, Alter | Bildung von Thromben (kleinen Blutgerinnseln) im linken Vorhof, weil das Blut teilweise nicht bewegt wird; es besteht die Gefahr einer arteriellen Embolie (S. 253) | Elektrokardioversion: EKG-gesteuerte Defibrillation in Kurznarkose, Antiarrhythmika, z. B. Digitalispräparate **(Tab. 11.3)**, Antikoagulanzien (z. B. Marcumar, S. 257) zur Thrombenverhinderung |
| Kammerflattern 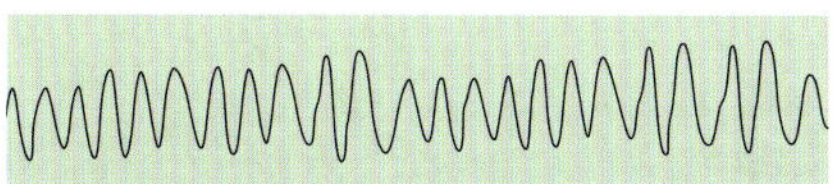 **Abb. 11.31** | Herzfrequenz > 250 Schläge/Min., kein Puls tastbar | Herzklappenveränderungen, Herzinfarkt, Elektrolytstörungen, Elektrounfall | Tod durch Herz-Kreislauf-Versagen, da keine Pumpleistung des Herzens mehr möglich | **sofortige Defibrillation und Reanimation!** |
| Kammerflimmern 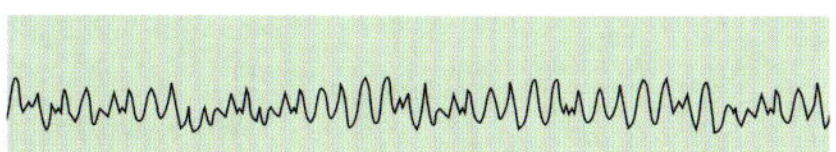 **Abb. 11.32** | Herzfrequenz > 350 Schläge/Min., kein Puls tastbar | | | **sofortige Defibrillation und Reanimation!** |
| Asystolie 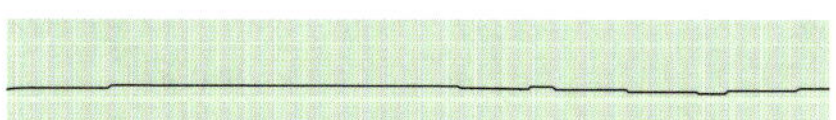 **Abb. 11.33** | Herzstillstand, „Nulllinien-EKG" | Herzinfarkt, plötzlicher Herztod | | **sofortige Reanimation!** |

### 11.5.1 Kardiopulmonale Reanimation (Herz-Lungen-Wiederbelebung) bei Herz-Kreislauf-Stillstand

**D** *Von Herz-Kreislauf-Stillstand spricht man beim plötzlichen Versagen von Herz, Kreislauf und Atmung. Es kommt zur Unterversorgung der Organe mit Sauerstoff und daraus resultierendem Zelluntergang. Besonders im Gehirn können rasch, schon nach 3–6 Minuten, irreversible Schäden auftreten.*

#### Ursachen

Besonders Störungen der Atmung und des Herz-Kreislauf-Systems können zum Herz-Kreislauf-Stillstand führen:

- Störungen der Atmung:
  - Verlegung der Atemwege durch Erbrochenes, Fremdkörper, zurückfallende Zunge oder Zahnprothesen,
  - Atemdepression, z. B. bei Opiatvergiftung oder Überdosierung von Schlafmitteln,
  - Lungen- oder Thoraxverletzung,
  - Apoplex (Schlaganfall).
- Störungen des Herz-Kreislauf-Systems:
  - Herzinfarkt,
  - Lungenembolie,
  - Elektrolytstörungen,
  - Schock,
  - traumatische Schädigung des Herzens (z. B. Schussverletzung).

#### Symptome

Bei Verdacht auf Herz-Kreislauf-Stillstand genügen ein paar einfache Untersuchungen und Beobachtungen zur Überprüfung:

- *Bewusstlosigkeit:* keine Reaktion auf Lichtreize, Ansprechen oder Schmerzreize,
- *Pulslosigkeit:* kein tastbarer Karotispuls,
- *Atemstillstand:* keine Atmung hörbar, tastbar (keine Thoraxbewegungen) oder spürbar (keine Luftbewegung),
- *weite, lichtstarre Pupillen:* keine Pupillenreaktion auf direkten Lichtreiz.

**M** *Bei Verdacht auf Herz-Kreislauf-Stillstand nicht mit Blutdruck-, Pulsmessung oder EKG-Aufzeichnung aufhalten – sofort Hilfe anfordern und mit Reanimationsmaßnahmen beginnen! Karotispuls niemals auf beiden Seiten gleichzeitig ertasten! Kann zu gefährlichen Kreislaufreaktionen führen!*

#### Kardiopulmonale Reanimation

Die kardiopulmonale Reanimation erfolgt immer nach dem „ABCDE-Muster“:

- A = Atemwege freimachen: Kopf nach hinten überstrecken (bis „Nasenlöcher zum Himmel zeigen“), Überprüfung der Mundhöhle auf Erbrochenes, Fremdkörper oder Zahnprothesen **(Abb. 11.34a)**,
- B = Beatmen: Mund-zu-Mund-, Mund-zu-Nase-Beatmung oder mittels Beatmungsbeutel; am wirkungsvollsten ist die Beatmung über den Intubationsschlauch (Abb. **11.34b,c)**,
- C = Herzdruckmassage **(Abb. 11.34d)**: zuvor Patienten unbedingt auf harter Unterlage flach lagern!,
- D = Drugs, Medikamente: intravenöse Gabe entsprechender Medikamente **(Tab. 11.5)** durch den Arzt;
- E = Elektrotherapie: Defibrillation durch den Arzt **(Abb. 11.34e)**.

**P** ***Reanimation:*** *Das Vorgehen bei einer Reanimation muss regelmäßig geübt werden, denn nur ein genau koordiniertes Zusammenspiel der Beteiligten führt zum Erfolg!*

**Rhythmus, Herzdruckmassage und Beatmung.** Beatmung und Herzdruckmassage werden in regelmäßigem Wechsel durchgeführt. Unabhängig von der Helferzahl (1 oder 2 Personen) sollten im Wechsel *2 Atemspenden und 30 Herzdruckmassagen* erfolgen.

**Hinweise auf erfolgreiche Reanimation.** Bei *Verengung der Pupillen, tastbarem Puls* oder *Wiedereinsetzen der Atmung* kann von einer erfolgreichen Wiederbelebung gesprochen werden. Zur Überwachung und Ursachenklärung wird der Patient im Anschluss intensivmedizinisch überwacht.

**W** *Leider sind Reanimationen nur in 2–8 % der Fälle erfolgreich!*

**Abbruchkriterien.** Der Arzt entscheidet, wann eine Reanimation abgebrochen wird. Meist ist dies der Fall, wenn über einen Zeitraum von 20–30 Minuten trotz Reanimation keine Zeichen der Wiederbelebung (s. oben) erkennbar sind. Eine Ausnahme ist die Reanimation nach Unterkühlung (z. B. Sturz in kaltes Wasser), denn hier ist die Lebenszeit der Organe verlängert.

**Halbautomatische Defis.** Bei vielen Reanimationen ist eine Defibrillation nötig. Je früher diese erfolgt, umso höher ist die Überlebenschance, denn jede Minute, um die sich die Defibrillation verzögert, verringert die Überlebenschance erheblich! Deshalb gibt es an vielen öffentlichen Plätzen (Bahnhof, Flughafen etc.) heute halbautomatische Defibrillatoren **(Abb. 11.35)**, die auch von Laien zur Reanimation benutzt werden können.

**P** ***Reanimation: ja oder nein?*** *Viele alte Menschen haben sich bereits mit der Endlichkeit des Lebens auseinander gesetzt und wünschen sich, einmal friedlich sterben zu dürfen. Diese Menschen sollten nicht gegen ihren Willen reanimiert werden. Ob ein alter Mensch im Falle eines Herz-Kreislauf-Stillstandes mit allen der modernen Medizin zur Verfügung stehenden Mitteln, ohne den Einsatz von Medikamenten und Elektrotherapie oder überhaupt nicht reanimiert werden möchte, sollte er seinem behandelnden Arzt frühzeitig mitteilen. Dies kann auch in einem sog. Patiententestament niedergeschrieben werden (S. 129).*

**Tab. 11.5** Die wichtigsten Medikamente bei Reanimation

| *Wirkstoff/Präparatbeispiel* | *Wirkung* | *Indikation* |
|---|---|---|
| Adrenalin (Suprarenin) | starke Stimulation der Herztätigkeit (wichtigstes Medikament bei Reanimation!) | Asystolie, Kammerflimmern |
| Lidocain (Xylocain) | Regulation des Herzrhythmus | Kammerflimmern |
| Atropin (Atropin) | Beschleunigung des Herzrhythmus | extreme Bradykardie |

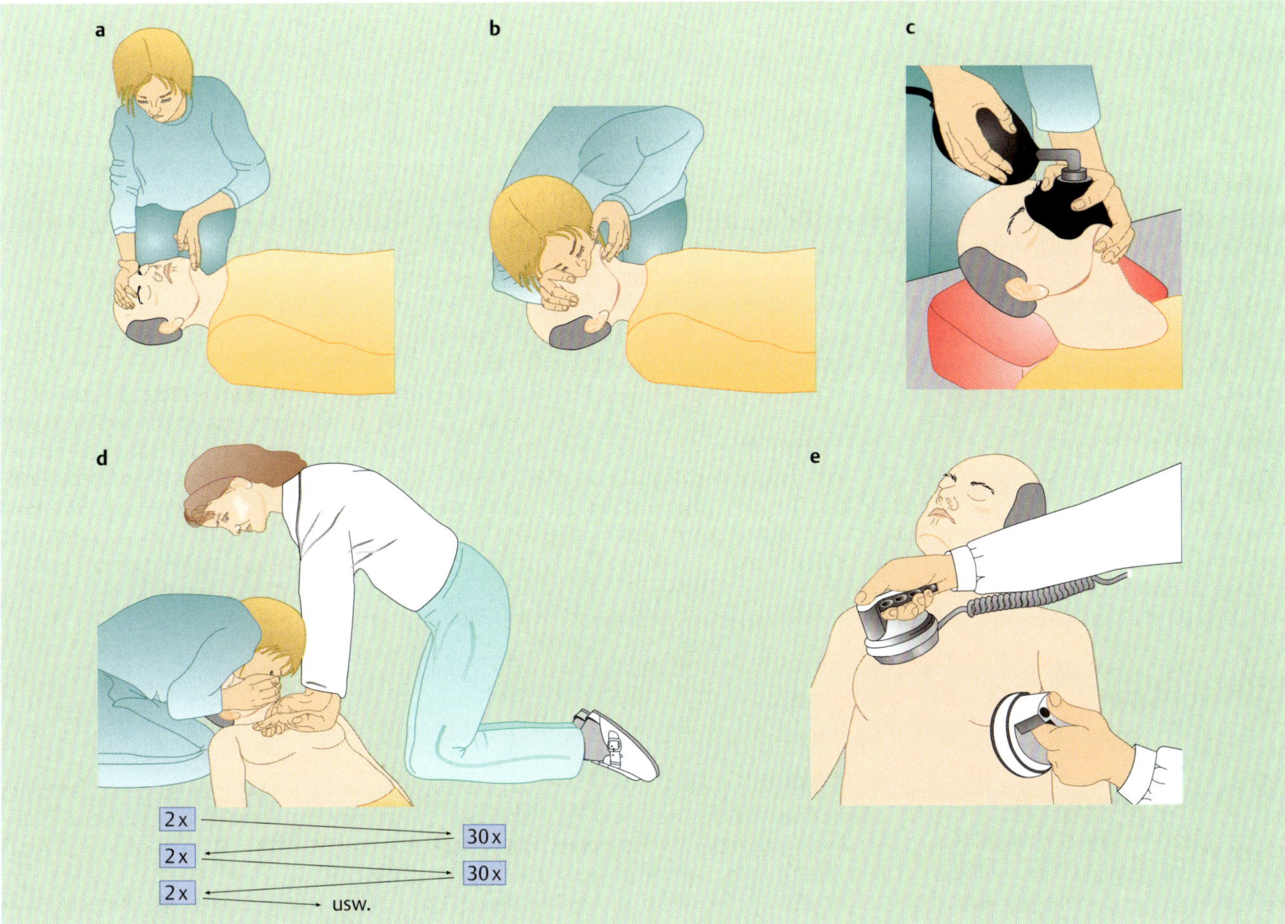


**Abb. 11.34 ⇝ ABCDE-Schema.** **a** Kopf überstrecken, Mundhöhle auf Fremdkörper, Erbrochenes oder Zahnprothesen überprüfen; **b** mit weit offenem Mund in die Nase des Patienten blasen; ist die Nase verlegt, in den Mund; **c** Beatmung alternativ mit dem Beatmungsbeutel; **d** Herzdruckmassage nach der Zweihelfermethode (das Sternum sollte um ca. 5 cm eingedrückt werden; **e** Defibrillation durch den Arzt.

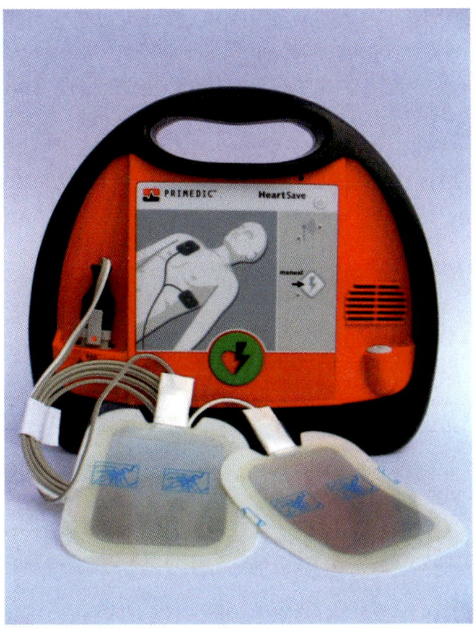


**Abb. 11.35 ⇝ Halbautomatischer Defibrillator.** Das Gerät kann den Herzrhythmus feststellen und ggf. automatisch Stromstöße zur Defibrillation abgeben.

**B** *Die Hausärztin ist auf Hausbesuchstour, als sie ein dringender Anruf aus der Praxis erreicht. Frau Fuchs hätte ganz aufgeregt angerufen, ihr Mann sei plötzlich ohnmächtig geworden. Die Ärztin fährt sofort hin und findet auf einer engen Küchenbank einen Mann vor, der zyanotisch ist, nur noch eine Schnappatmung hat und nicht mehr auf Ansprache oder Ähnliches reagiert. Die Pupillen sind geweitet, einen Karotispuls kann man nicht tasten. Leider ist er so schwer, dass es der Ärztin auch mit Hilfe der schmächtigen Ehefrau nicht gelingt, ihn auf den Boden zu legen. Per Handy ruft die Ärztin eine Arzthelferin dazu und lässt den Notarzt verständigen. Zwischenzeitlich ist die Tochter des Patienten eingetroffen. Sie hilft, ihren Vater auf den harten Küchenboden zu legen. Die Ärztin beginnt mit der Maskenbeatmung und intubiert den Leblosen, als die Helferin mit den entsprechenden Utensilien eintrifft. Während die Helferin die Herzdruckmassage durchführt, übernimmt die Ärztin die regelmäßige Beatmung. Das EKG des Notarztes zeigt ein Kammerflimmern, man defibrilliert mehrmals und spritzt Adrenalin. Leider sind alle diese Maßnahmen wirkungslos und nach 20 Minuten wird die Reanimation erfolglos abgebrochen.*

## 11.6 Erkrankungen des Herzbeutels

Susanne Andreae

### 11.6.1 Perikarditis (Herzbeutelentzündung)

**Ursachen**

Bakterielle oder virale Infektionen, aber auch Autoimmunerkrankungen oder Erkrankungen, die auf den Herzbeutel übergreifen, wie z. B. ein Herzinfarkt, können Ursache einer Perikarditis sein. In vielen Fällen aber bleibt die Ursache unklar.

**Symptome**

Außer unspezifischen Beschwerden, wie Abgeschlagenheit oder Symptomen der Grundkrankheit, beklagen die Patienten *Atemnot*, *lageabhängige Schmerzen hinter dem Brustbein* (im Liegen verstärkt) und *Engegefühl*. Auskultatorisch ist ein Reiben über dem Herzen hörbar („Perikardreiben"). Ähnlich wie bei der Pleuritis (S. 211) bildet sich im Herzbeutel ein entzündliches Infiltrat, der *Perikarderguss*. Nimmt dieser zu, kann die Herzleistung erheblich eingeschränkt sein. Schlimmstenfalls bildet sich eine *Perikardtamponade* (Abdrücken des Herzmuskels durch den Erguss), die zum kardiogenen Schock (S. 261) führen kann.

**Diagnostik**

Mittels *Echokardiografie* ist eine Perikarditis heute leicht feststellbar. Auch im EKG zeigen sich charakteristische Veränderungen.

**Therapie**

Neben der Therapie der Grunderkrankung (z. B. Antibiose) werden entzündungshemmende Medikamente verabreicht und dem Patienten zur körperlichen Schonung geraten. Bei starker Ergussbildung muss dieser abpunktiert werden (Perikardpunktion).

**Prognose**

Meist heilt die Entzündung folgenlos ab. Bei rezidivierender Ergussbildung hilft manchmal nur eine operative *Perikardfensterung*. Die seltene chronische Perikarditis kann durch Kalkeinlagerungen zum *„Panzerherz"* führen. Das Perikard umgibt das Herz dann wie ein starrer Panzer und muss operativ entfernt werden.

## 11.7 Erkrankungen der Arterien

Susanne Andreae

### 11.7.1 Arteriosklerose (Gefäßverkalkung)

**D** *Veränderungen in den Wänden der Blutgefäße, welche die betroffenen Gefäße zunehmend einengen und mit der Zeit völlig verschließen können.*

**M** *50 % aller Todesfälle in den Industrienationen sind auf Folgen der Arteriosklerose zurückzuführen!*

**Ursachen**

Mit dem Alter kommt es zum Elastizitätsverlust der Gefäße, da die elastischen Fasern verschwinden und durch „starres" Bindegewebe ersetzt werden. Altern ist aber nur ein Faktor, der zur Arteriosklerose führt; die in **Tab. 11.1** dargestellten Risikofaktoren können die Gefäßverkalkung beschleunigen.

**Symptome**

Die Arterienverkalkung ist ein chronischer Prozess, der meist erst nach Jahren zu Beschwerden führt. Abhängig davon, welche Stellen des Blutkreislaufs durch die Arteriosklerose betroffen sind, kommt es zu *organspezifischen Veränderungen mit entsprechender Symptomatik*. Da es sich meist um ein generalisiertes Gefäßleiden handelt, leiden viele Patienten an mehreren Folgeerkrankungen.

**Diagnostik**

Die Durchlässigkeit der Blutgefäße kann durch spezielle *Ultraschalluntersuchungen* (Duplex-Sonografie) sowie durch röntgenologische Gefäßdarstellung mittels Kontrastmittel beurteilt werden *(Angiografie)*.

**Therapie**

Bestehende Blutgefäßveränderungen können nicht rückgängig gemacht werden. Die einzige Chance, den Krankheitsprozess abzubremsen, ist die konsequente *Besserung der Risikofaktoren* **(Tab. 11.1)**. Zusätzliche Therapiemaßnahmen richten sich nach den betroffenen Organen.

### 11.7.2 Arterielle Verschlusskrankheit (AVK) der Extremitäten

**D** *Arteriosklerotisch bedingte Stenosen (Einengungen) und Verschlüsse der Gliedmaßenarterien. Zumeist betroffen sind die Becken- und Beinarterien, die AVK der Arme ist eine absolute Seltenheit.*

**Symptome**

Hinweise auf eine AVK kann schon der äußere Aspekt geben: Das betroffene Bein fühlt sich *kühl* an und ist *blass* **(Abb. 11.36)**. Bei ausgeprägter AVK sind *Ulzera* oder *nekrotische Veränderungen* keine Seltenheit. Setzt man den Patienten an die Bettkante, bleibt das erkrankte Bein länger blass als das gesunde.

Nach dem klinischen Erscheinungsbild wird die AVK in 4 Stadien eingeteilt **(Tab. 11.6)**.

Das typische Symptom der AVK ist die *Claudicatio intermittens*, die sog. *„Schaufensterkrankheit"*: Die Patienten beschreiben ab einer bestimmten Gehstrecke Schmerzen in den Beinen (meist in den Waden), die sie zum Stehenbleiben zwingen. Nach einer kurzen Pause lassen die Beschwerden nach und der Patient läuft weiter. Damit dieser merkwürdige Gehrhythmus nicht zu sehr auffällt, bleiben die Betroffenen

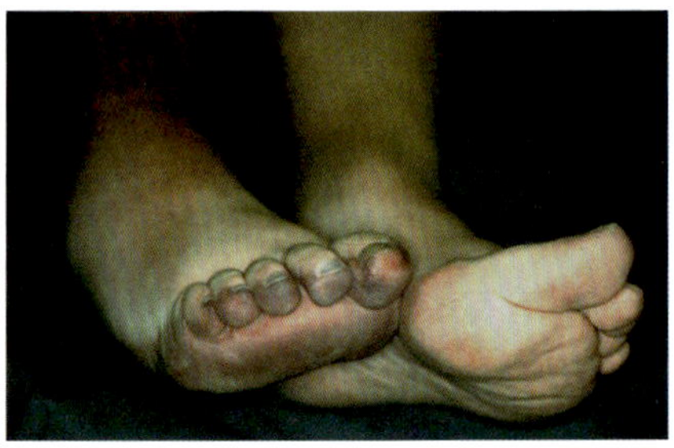

**Abb. 11.36** ⇢ **AVK im Bein.** Bei einer AVK ist das betroffene Bein kühl und blass; es kann zu Ulzera und nekrotischen Veränderungen kommen.

**Tab. 11.6** ⇢ Stadieneinteilung der peripheren AVK, Symptome und Therapie

| *Stadium* | *Symptome* | *Therapie* |
|---|---|---|
| Stadium I | keine klinische Symptomatik, aber nachweisbare Gefäßveränderungen | Besserung der Risikofaktoren, Gehtraining, medikamentöse Therapie |
| Stadium IIa | Schmerzen nach einer Gehstrecke > 200 m | Besserung der Risikofaktoren, Gehtraining, evtl. operative Verfahren, Medikamente |
| Stadium IIb | Schmerzen nach einer Gehstrecke < 200 m | Besserung der Risikofaktoren, Gehtraining, evtl. operative Verfahren, Medikamente |
| Stadium III | Schmerzen schon in Ruhe | Besserung der Risikofaktoren, evtl. operative Verfahren, Medikamente |
| Stadium IV | Nekrose, Gangrän (Gewebstod) | operative Therapie, oft ist Amputation nötig |

gerne vor Schaufenstern stehen. Pathophysiologisch liegt diesem Symptom eine *Muskelischämie* (Sauerstoffmangel im Muskel infolge schlechter Durchblutung) zugrunde. Während in Ruhe die Muskeldurchblutung ausreicht, genügt sie bei Betätigung der Muskeln rasch nicht mehr und führt zu Muskelschmerzen. Die Schmerzangabe richtet sich nach der Lokalisation des Gefäßverschlusses. Generell sind die Beschwerden immer unterhalb der betroffenen Arterie lokalisiert **(Abb. 11.37)**.

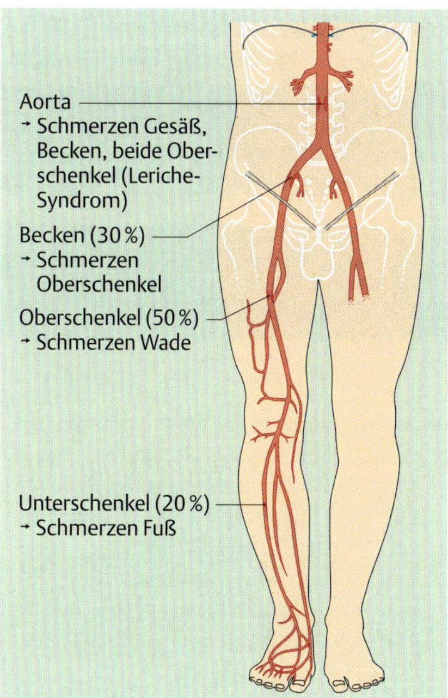


**Abb. 11.37** ⇢ **Lokalisation der AVK.** Lokalisation häufiger Arterienverkalkungen und typische Schmerzangaben.

**W** *Leriche-Syndrom: Bei dieser seltenen Form der AVK ist die untere Aortengabelung verschlossen. Die Folge sind Schmerzen in Becken, Gesäß und Oberschenkel beidseits sowie eine begleitende Impotenz.*

### Komplikationen

Der fortschreitende Arterienverschluss führt langfristig zur *Gangrän* **(Abb. 11.38)**. Häufigste Lokalisation dieser abgestorbenen Gewebsbezirke sind die Zehen. Bei der trockenen Gangrän ist der Bereich schwarz und hat ein mumifiziertes Aussehen, bei der feuchten Gangrän dagegen hat ein Gewebszerfall durch Bakterienbesiedlung eingesetzt, typisch ist der üble Geruch. In beiden Fällen bleibt therapeutisch meist nur die Amputation.

Besonders im Bereich der Aorta kann es durch Aussackung aller oder einzelner Gefäßwände zur *Aneurysmabildung* (S. 254) kommen. Gefürchtet ist der *akute Arterienverschluss* durch eine Embolie oder Thrombose (S. 253).

**Tab. 11.7** fasst die möglichen Folgeerkrankungen bei Arteriosklerose zusammen.

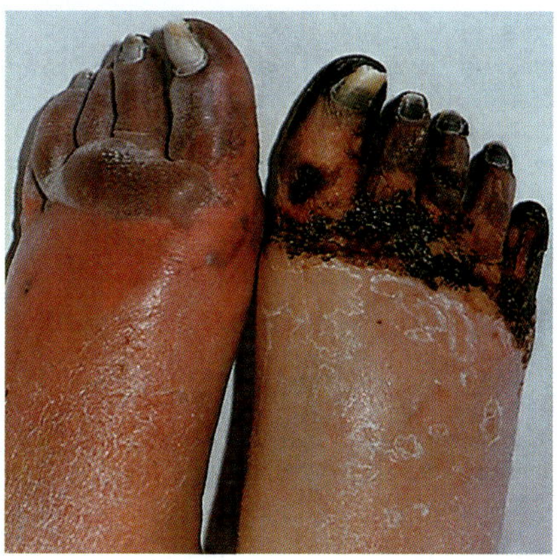

**Abb. 11.38** ⇢ **Gangrän.** Am linken Fuß feuchte Gangrän mit Infektzeichen, am rechten Fuß trockene Gangrän (aus Paetz u. Benzinger-König, 2004).

**P** ***Versorgung der Gangrän:*** *Eine feuchte Gangrän muss sofort mit systemischer Antibiotikagabe behandelt werden, denn es besteht die Gefahr eines aufsteigenden Infektes, der zu einer Sepsis oder zum Verlust der Extremität führen kann. Ziel ist es, von der feuchten Gangrän zu einer trockenen Gangrän zu gelangen. Zur Wundreinigung können Hydrokolloidverbände oder Wundsekret aufsaugende Mittel wie z. B. Aktisorb verwendet werden. Die trockene Gangrän soll trocken bleiben und wird daher auch trocken verbunden. Salbenverbände, Fußbäder oder andere feuchte Anwendungen sind kontraindiziert!*

### Diagnostik

Hinweise auf die arterielle Verschlusskrankheit geben ganz einfache Untersuchungen. Die *Pulse* im betroffenen Bein sind nicht mehr oder nur noch schwach tastbar, und über manchen Gefäßen ist ein Stenosegeräusch auskultierbar **(Abb. 11.39)**.

**P** *Bei Diabetikern kann trotz tastbarem Puls eine AVK vorliegen, da hier oft eine Durchblutungsstörung der kleinen Gefäße (Mikroangiopathie) vorliegt.*

Genauere Hinweise auf Ausprägung und Lokalisation der Gefäßveränderungen erhält man durch *Ultraschalluntersuchungen* der Arterien und natürlich durch die *Angiografie*.

### Therapie

Zur Verfügung stehen allgemeine, medikamentöse und invasive Maßnahmen, der Einsatz richtet sich nach dem Schweregrad der AVK **(Tab. 11.6)**.

#### Allgemeine Maßnahmen

An erster Stelle steht die *Beeinflussung der Risikofaktoren*, denn nur durch deren Besserung ist ein Fortschreiten der AVK zu verhindern. Die wichtigste Maßnahme im Stadium I und II ist das *Gehtraining:* Der Patient soll immer wieder so weit gehen, bis Schmerzen auftreten, dann bis zur Besserung der Beschwerden pausieren und weiterlaufen. Ziel dieser Therapie ist die Förderung von Umgehungskreisläufen im Bereich

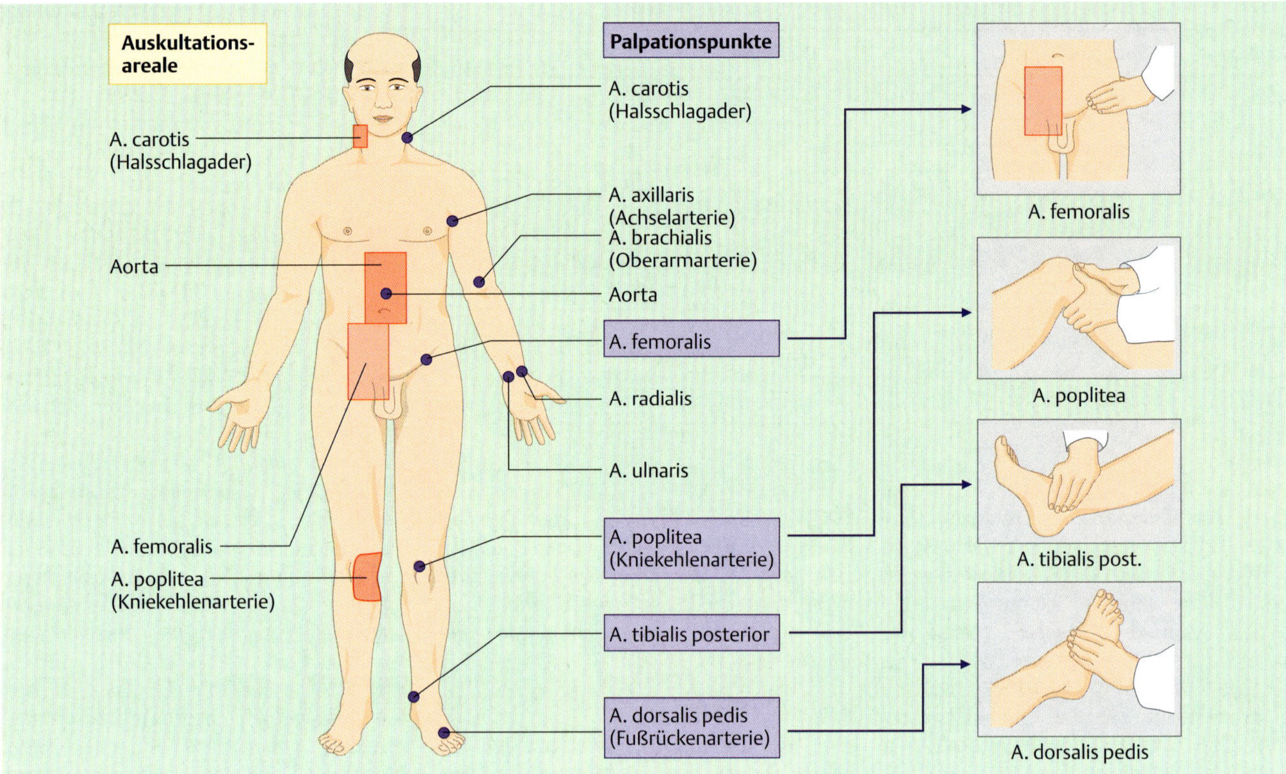


**Abb. 11.39** ··› **Pulspalpation und Gefäßauskultation.** Die wichtigsten Tast- und Auskultationspunkte bei AVK (aus Gerlach, Wagner u. Wirth, 2006).

**Tab. 11.7** ··› Folgeerkrankungen bei Arteriosklerose

| *Organ* | *Symptome* | *Komplikation* |
|---|---|---|
| Herz | KHK durch arteriosklerotische Veränderungen der Koronararterien (S. 231) | Angina pectoris, Herzinfarkt, Herzinsuffizienz |
| periphere Gefäße | Durchblutungsstörungen, bes. in den Beinen (S. 250) | Gefäßverschluss, Gangrän, Amputation |
| Aorta | meist keine Symptome | Aneurysmabildung mit Gefahr der Ruptur (S. 254) |
| Gehirn | Schwindel, Verwirrtheit, zunehmende Demenz durch Einengung der kleinen Hirngefäße | Apoplex (Schlaganfall) durch Hirnblutung oder Ischämie (S. 387) |
| Niere | Hypertonie durch Arteriosklerose der Nierenarterie (S. 260) | Nierenversagen, Dialyse |

der verengten Gefäße. Erfolge lassen sich aber nur durch ein tägliches Training von 1–2 Stunden erreichen.

Die bei AVK empfohlene Ernährung entspricht der bei Koronarsklerose (S. 232).

**M** *Der Patient soll nicht über die Schmerzgrenze hinaus weiterlaufen, es besteht sonst die Gefahr des Absterbens einzelner Muskelfasern durch die Sauerstoffunterversorgung!*

### Medikamentöse Therapiemöglichkeiten

Ziel der medikamentösen Therapie ist es, die Fließeigenschaften des Blutes zu verbessern. Eingesetzt werden:

- ··› *Thrombozytenaggregationshemmer:* Sie hemmen die Verklumpung der Thrombozyten (Blutplättchen) in den Arterien. Am bekanntesten ist das Aspirin **(Tab. 11.2)**. Bei magenempfindlichen Patienten wird alternativ häufig Tiklyd eingesetzt.
- ··› *Pentoxifyllin* (Trental): soll die Beweglichkeit der Erythrozyten verbessern und eine gefäßerweiternde Wirkung haben. Insgesamt ist die Wirksamkeit aber umstritten.
- ··› Gewebshormone *Prostaglandin* (Prostavasin): wirken ähnlich, können aber nur parenteral verabreicht werden.
- ··› *Infusionstherapie:* über eine Infusionstherapie, meist mit HAES, kann versucht werden, die Fließeigenschaften des Blutes zu verbessern.

### Invasive Verfahren

- *Ballondilatation:* Ein Katheter wird bis zur Gefäßverengung vorgeschoben. Hier wird der Ballon aufgeblasen und so die Verengung dilatiert (geweitet). Zur Sicherung des Erfolges kann anschließend ein Stent eingelegt werden **(Abb. 11.13 u. 11.14)**.
- *Thrombenarteriektomie (TEA):* Hierbei wird das einengende Material mitsamt der innersten Gefäßwand ausgeschält **(Abb. 11.40a)**.
- *Bypassoperation:* Entweder durch körpereigenes Material (Vene) oder Kunststoffimplantate kann der arteriosklerotische Gefäßabschnitt überbrückt werden **(Abb. 11.40b)**.
- *Sympathektomie:* Hier werden die Nervenbahnen des Sympathikus (S. 381) für die Beine operativ durchtrennt oder durch Alkoholeinspritzung verödet. Der Sympathikus bewirkt eine Gefäßverengung und man kann durch dieses Verfahren eine Weitstellung der Gefäße und Durchblutungsverbesserung erreichen.

P ***Begleitende Maßnahmen.*** *Die Durchblutung fördern:*
- *Beine tief lagern,*
- *Extremität warm halten (z. B. dicke Wollsocken, Hausschuhe mit Schaffell, Watte),*
- *bequeme, eher weite Schuhe und keine einschnürenden Strümpfe,*
- *Spaziergänge, Bewegungsübungen der Füße und Zehen (in Stadium I und II).*

*Der Entstehung von Wunden vorbeugen:*
- *sorgfältige Hautpflege, insbesondere Zehenzwischenräume sauber und trocken halten,*
- *äußerste Vorsicht beim Nägelschneiden, evtl. Fußpfleger hinzuziehen,*
- *Hitze- und Kälteeinwirkungen, z. B. durch Wärmflaschen, vermeiden (das Temperaturempfinden kann herabgesetzt sein),*
- *auch kleine Verletzungen immer dem Arzt zeigen.*

B *Die Hausärztin, Frau Dr. Wolf, ist schon am Gehen, denn den beiden alten Schwestern, Lotte und Hilde Hoffmann, geht es soweit gut, als die eine plötzlich zur anderen sagt: „Jetzt zeig' doch der Frau Doktor mal Deinen Fuß!". Zum Vorschein kommt ein Fuß mit einer völlig schwarzen Zehe. Die Ärztin ist hell entsetzt, fragt, wie lange die Zehe schon so aussehe und ob das denn nicht schon lange sehr weh täte. „Och das ist schon einige Wochen so, Schmerzen habe ich eigentlich keine, wir dachten, das geht wieder weg!". Bei genauer Betrachtung findet sich eine trockene Gangrän der zweiten Zehe. Da keine Fußpulse zu tasten sind, vermutet die Ärztin als Ursache eine ausgeprägte periphere Arteriosklerose. Die alte Dame wird in das Krankenhaus eingewiesen. Röntgenologisch lässt sich zum Glück noch keine Osteomyelitis (Knochenentzündung) finden. Doch die Zehe ist nicht mehr zu retten, sie wird amputiert. Aufgrund des fortgeschrittenen Alters wird auf eine weitere Diagnostik verzichtet. Da die Wunde gut heilt, sind die Schwestern bald wieder vereint.*

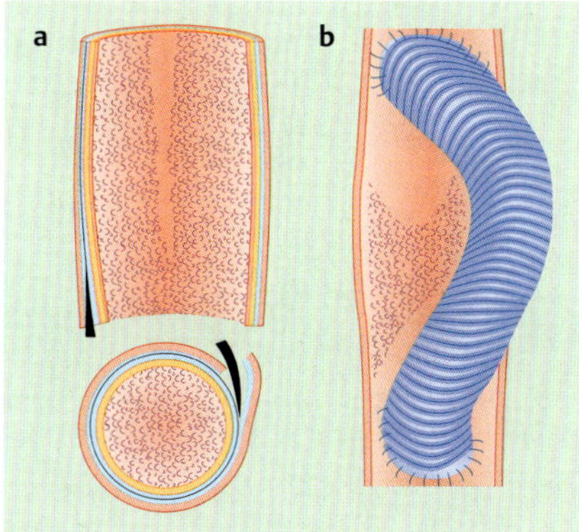


**Abb. 11.40 ⇢ TEA und Bypass.**
**a** Thrombendarteriektomie (TEA), **b** Bypass (aus Paetz u. Benzinger-König, 2004).

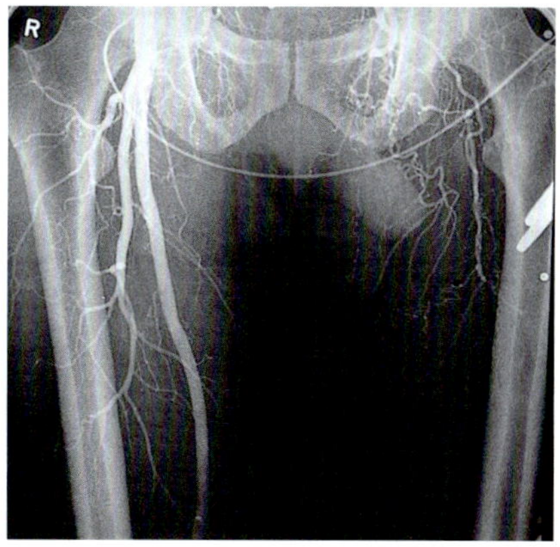


**Abb. 11.41 ⇢ Thromboembolie.** Röntgenaufnahme einer akuten Thromboembolie der A. femoralis links.

## 11.7.3 Akuter Arterienverschluss

D *Akuter Arterienverschluss durch einen Embolus oder Thrombus.*

### Ursachen

Als Thrombose wird die Bildung eines Blutgerinnsels *(Thrombus)* in einem Gefäß bezeichnet. Löst sich der Thrombus und wird mit dem Blutfluss weggeschwemmt, nennt man ihn *Embolus.* Verlegt dieser Embolus die Blutzufuhr zu einem Organ, kommt es zur Embolie.

In ca. 90 % der Fälle ist der akute Gefäßverschluss durch einen Embolus verursacht, der häufig aus dem Herzen kommt. Meist handelt es sich um einen Blutpfropf, der sich im linken Vorhof bei Vorhofflimmern **(Tab. 11.4)** gebildet hat und ein arteriosklerotisch verengtes Gefäß verstopft (*arterielle Embolie,* **Abb. 11.41**). Doch auch im Rahmen von Herzinfarkten, einer Endokarditis, Herzwandaneurysmen oder künstlichen Herzklappen kann es zu arteriellen Embolien kommen. Bei nicht kardial bedingten Embolien handelt es sich meist um arterioklerotisches Material, oft aus der Aorta stammend.

### Symptome

Die wichtigsten Hinweise auf einen akuten Arterienverschluss sind:
- plötzlicher, sehr starker Schmerz („peitschenhiebartig"),
- Gliedmaße ist blass und kalt,
- kein Puls tastbar.

P ***Sofortmaßnahmen bei akutem Arterienverschluss:***
- *Arzt verständigen,*
- *absolute Bettruhe,*
- *Gliedmaße in Watte packen und tief lagern (verbesserte Durchblutung durch Schwerkraft),*
- *keine lokale Wärme oder gar Kälte (kann Symptome verstärken),*
- *nicht massieren oder zu sehr bewegen (Gefahr der erneuten Embolie),*
- *keine i.m.-Spritzen (bei Lysetherapie sonst ausgedehnte Muskelblutungen).*

W *Meist sind die Gliedmaßenarterien betroffen, doch es kann auch zur arteriellen Embolie in den Organen, z. B. im Darm, kommen, dem* Mesenterialarterienverschluss. *Typisch sind starke Bauchschmerzen, die zuerst nachlassen, dann aber zum akuten Bauch (S. 326) mit Ileus (Darmverschluss), blutiger Diarrhö (Durchfall) und Schock (S. 261) führen. Häufig stirbt der betroffene Darmabschnitt ab, was nicht selten zum Tod des Betroffenen führt.*

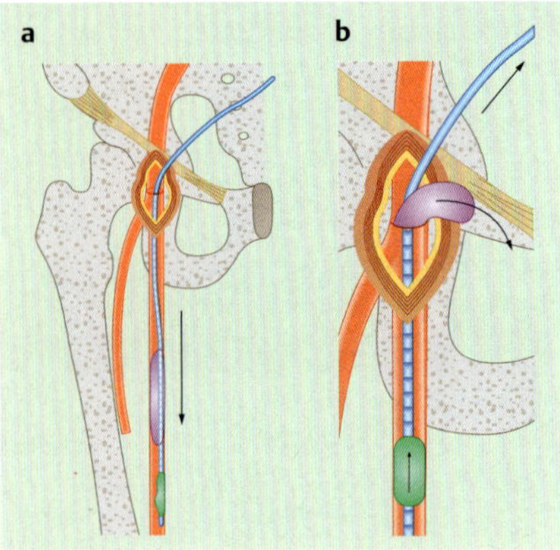


**Abb. 11.42** ⇢ **Femoralisembolektomie.**
**a** Von einem Schnitt in der Leiste mit Eröffnung der Arterie wird der Fogarty-Katheter mit nicht aufgeblasenem Ballon an dem Gerinnsel vorbeigeschoben. **b** Nach Füllung des Gummiballons wird der Katheter zurückgezogen, der Embolus quillt aus der Arterienöffnung (aus Paetz u. Benzinger-König, 2004).

#### Therapie

**M** *Der akute Arterienverschluss ist ein Notfall! Gelingt die Wiedereröffnung des Gefäßes nicht innerhalb von 6 Stunden, droht das Absterben der Gliedmaße oder des Organs.*

Wenn möglich, sollte die Verschlussursache operativ entfernt werden (*Embolektomie/Thrombektomie*, **Abb. 11.42**). Andernfalls kann versucht werden, das Blutgerinnsel durch eine *Lysetherapie* (S. 236) aufzulösen.

Im Anschluss an die Therapie wird zur Rezidivprophylaxe (Verhinderung erneuter Verschlüsse) eine meist lebenslange Therapie mit *Antikoagulanzien*, Medikamenten, die eine Gerinnungshemmung bewirken (s. unten), empfohlen.

#### Prognose

Akute Verschlüsse der Armarterien sind seltener und haben eine günstigere Prognose. Abhängig vom Ausmaß des Verschlusses, vom Therapiebeginn und vom Allgemeinzustand des Patienten liegt die Sterberate bei insgesamt ca. 15 %.

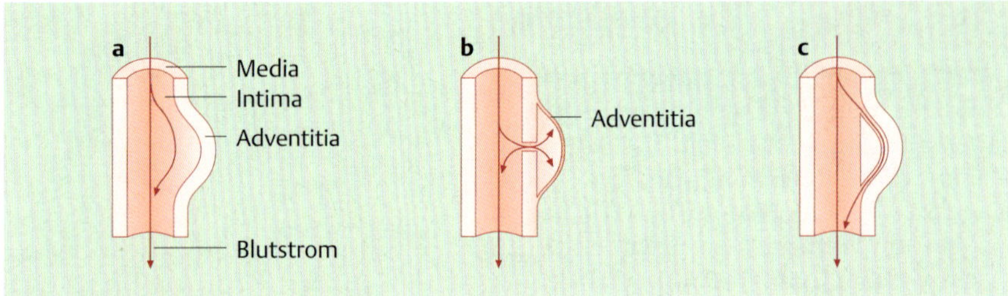


**Abb. 11.43** ⇢ **Aneurysma.** Verschiedene Formen von Aneurysmen.
**a** Aneurysma verum, **b** A. spurium, **c** A. dissecans.

### 11.7.4 Aneurysma

**D** *Angeborene oder erworbene Erweiterung einer Arterie.*

#### Ursachen

Die häufigste Ursache eines Aneurysmas ist die *Arteriosklerose*. Zumeist ist es in der Aorta lokalisiert. Man kann 3 Aneurysmaformen unterscheiden **(Abb. 11.43)**:

- *Aneurysma verum* (echtes Aneurysma): Die gesamte Gefäßwand mit allen 3 Wandschichten ist ausgesackt.
- *Aneurysma spurium* (falsches Aneurysma): Die Wandschichten sind nicht ausgesackt, sondern es ist zu einem Defekt in der Gefäßwand gekommen, durch den das Blut außen neben das Gefäß austreten kann. Ursächlich kommen eine Arterienpunktion oder eine ausgerissene Gefäßnaht nach Bypassoperation infrage.
- *Aneurysma dissecans* (dissezierendes Aneurysma): Die innere Gefäßwand ist eingerissen, während die äußeren Schichten intakt sind. Dadurch kann sich das Blut innerhalb der Gefäßschichten ausbreiten. Manchmal strömt das Blut durch einen tiefer gelegenen 2. Einriss der Gefäßinnenwand in das Gefäßlumen zurück.

#### Symptome

Das bei alten Menschen am häufigsten vorkommende Aneurysma ist ein echtes Aneurysma im Bereich der Bauchaorta, das *Bauchaortenaneurysma*. Lokalisiert ist die Gefäßveränderung meist unterhalb des Abgangs der Nierenarterien (infrarenales Aneurysma). Betroffen sind meist Männer zwischen 50 und 70 Jahren.

Zumeist verspüren die Patienten dabei keine Beschwerden, das Aneurysma wird zufällig im Rahmen einer Sonografie (Ultraschalluntersuchung) entdeckt. Manchmal werden *Bauch-* oder *Rückenschmerzen* beklagt und bei der Untersuchung ist eine *pulsierende Vergrößerung* im Bauch tastbar.

#### Komplikationen

Reißt ein Aneurysma *(Ruptur)*, kommt es in fast 90 % der Fälle zum Tod durch inneres Verbluten. Bei Größenzunahme der Aortenaussackung können *Verdrängungserscheinungen* durch Einengung benachbarter Organe auftreten. Losgeschwemmte Kalkablagerungen aus dem Aneurysma können eine *arterielle Embolie* verursachen (s. oben).

#### Therapie

Bei Größenzunahme des Aneurysmas oder Rupturgefahr hilft nur die *Bypassoperation* mit Überbrückung des Aneurysmas durch ein Kunststoffimplantat oder eine Stenteinlage.

## 11.8 Erkrankungen der Venen

Susanne Andreae

### 11.8.1 Varizen (Krampfadern)

**D** *„Knotenförmig" oder sackartig erweiterte, oft geschlängelte oberflächliche Venen am Bein.*

Nur ca. 50 % der Erwachsenen haben keine pathologischen (krankhaften) Venenveränderungen! Frauen sind 4-mal häufiger betroffen.

#### Ursachen/Formen

Je nach zugrunde liegender Ursache unterscheidet man 2 Formen.

**Primäre Varikosis.** Diese häufigste Ursache der Krampfaderbildung beruht auf einer *angeborenen Bindegewebsschwäche*. Diese führt über eine allgemeine Gefäßwanderweiterung oder eine Venenklappeninsuffizienz zur Venenerweiterung. Übergewicht, Schwangerschaft, stehende Berufe o. Ä. wirken begünstigend.

**Sekundäre Varikosis.** Hier kommt es zur vermehrten Durchblutung der oberflächlichen Venen aufgrund eines Verschlusses des tiefen Venensystems, z. B. als Spätfolge einer tiefen Beinvenenthrombose.
Varizen kommen in verschiedenen Ausprägungen vor:

- *Besenreiservarizen:* Erweiterung der kleinsten Venen in den obersten Hautschichten, die ein spinnennetzartiges, feines Netz, häufig am Oberschenkel lokalisiert, bilden,
- *retikuläre Varizen:* netzartig angeordnete Venenerweiterungen, meist in der Kniekehle oder an der Außenseite der Ober- und Unterschenkel,
- *Stammvarikosis:* Erweiterung der oberflächlichen großen Venen (V. saphena magna, Abb. **11.44**). Während Besenreiser- und die retikulären Varizen nur ein kosmetisches Problem darstellen, führt die Stammvarikosis langfristig zur chronisch venösen Insuffizienz (s. unten).

### Symptome

- *Schwere- und Spannungsgefühl* in den Beinen, besonders nach langem Stehen, bessert sich typischerweise in Ruhe und durch Hochlagerung,
- *nächtliche Wadenkrämpfe*,
- Symptome bei Wärme (Sommer) verstärkt.

### Komplikationen

Schon durch kleine Verletzungen kann es zur *Varizenblutung* kommen, die oft sehr ausgeprägt ist und sogar zum Schock infolge großen Blutverlustes führen kann. Auch wenn die Blutung meist rasch zum Stillstand kommt, sollte sie immer ärztlich untersucht und ggf. umstochen werden, um Rezidivblutungen zu verhindern.

Folgen der chronischen Stauung in den erweiterten Venen werden unter dem Begriff *chronisch venöse Insuffizienz* zusammengefasst (s. unten).

Entzündet sich eine oberflächliche Vene, kommt es zur harmlosen, aber behandlungsbedürftigen *Thrombophlebitis* (s. unten). Die weitaus gefährlichste Komplikation bei Varizen ist die *tiefe Beinvenenthrombose* (s. unten).

**P** ***Erstmaßnahmen bei Varizenblutung:*** *Druckverband und Bein hochlagern.*

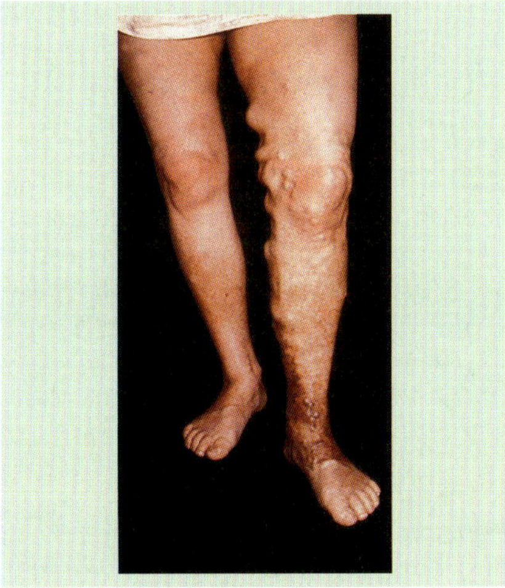

**Abb. 11.44** ⇢ **Varizen.** Stammvarikosis.

### Therapie

Folgende Allgemeinmaßnahmen sind wirkungsvoll:

- *regelmäßige Bewegung* zur Aktivierung der Muskel-Venen-Pumpe (fördert venösen Rückfluss zum Herzen),
- *Vermeidung stehender Tätigkeiten* und langen Sitzens (z. B. Busreise),
- keine heißen Bäder oder Saunabesuche (Wärme führt zur Venenerweiterung),
- Hochlagern der Beine beim Sitzen und im Bett,
- wenn nötig, Gewichtsreduktion,
- Kneipp'sche Güsse: 2- bis 3-mal täglich mit einem kalten Wasserstrahl Beine von unten nach oben abduschen.

**M** *Es gilt die 3S/3L-Regel: Stehen, Sitzen schlecht, lieber Laufen, Liegen.*

Die *Kompressionsbehandlung* durch Kompressionsstrümpfe oder -verbände ist die wirksamste Methode, um Spätfolgen zu verhindern.

**P** *Vorsicht mit Kompressionsbehandlung bei gleichzeitig bestehender AVK; dies kann zur Verschlechterung führen – mit dem Arzt abklären!*

Es gibt keine wirksamen Medikamente oder Salben zur Besserung von Krampfadern. Die Wirkung von „Venenmitteln" ist nicht erwiesen!

Durch lokales Einspritzen von Verödungsmitteln können kleine Varizen *sklerosiert* werden. Bei einer Stammvarikosis dagegen muss die erweiterte Vene durch *„Venenstripping"* entfernt werden

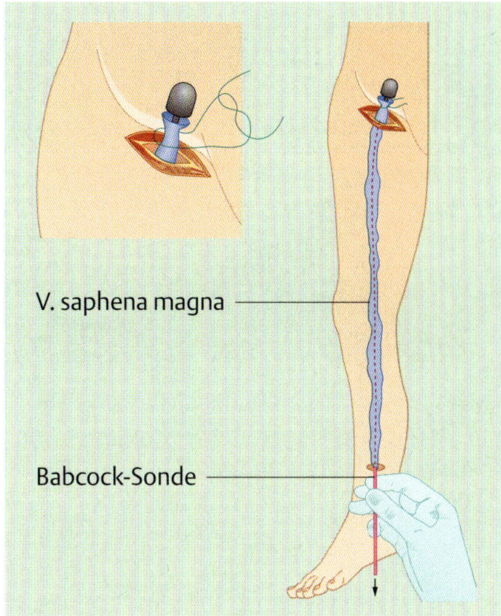


**Abb. 11.45** ⇢ **„Venenstripping".**
Die V. saphena magna wird auf eine Sonde aufgefädelt, an deren Kopf verknotet und dann herausgezogen (aus Paetz u. Benzinger-König, 2004).

**(Abb. 11.45)**. Zuvor muss allerdings die Durchgängigkeit des tiefen Venensystems überprüft werden.

## 11.8.2 Thrombophlebitis (Venenentzündung)

**D** *Thrombotischer Verschluss oberflächlicher Venen mit lokaler Entzündung*

### Ursachen und Formen

Die im Alter häufigste Form ist die *abakterielle Thrombophlebitis*. Sie ist eine typische Spätkomplikation der Varikosis (nach 10–15 Jahren), bei der sich in einer oberflächlichen Krampfader ein Blutgerinnsel bildet, das zum Gefäßverschluss (Thrombose) führt. Zusätzlich bildet sich eine leichte, lokal begrenzte Entzündungsreaktion.

Von einer *bakteriellen Thrombophlebitis* spricht man bei einer Entzündung gesunder Venen, z. B. aufgrund eines venösen Zugangs im Rahmen einer Infusionsbehandlung.

### Symptome

Die verschlossene Vene ist als *derber, schmerzhafter Strang* tastbar, die *Haut ist gerötet und überwärmt* **(Abb. 11.46)**. Allgemeinsymptome, wie Fieber o. Ä., bestehen im Regelfall nicht.

### Therapie

Eine *lokale Wundbehandlung* mit Salben (Heparinsalbe), kühlenden Umschlägen (z. B. Quarkwickel, S. 154) und einem

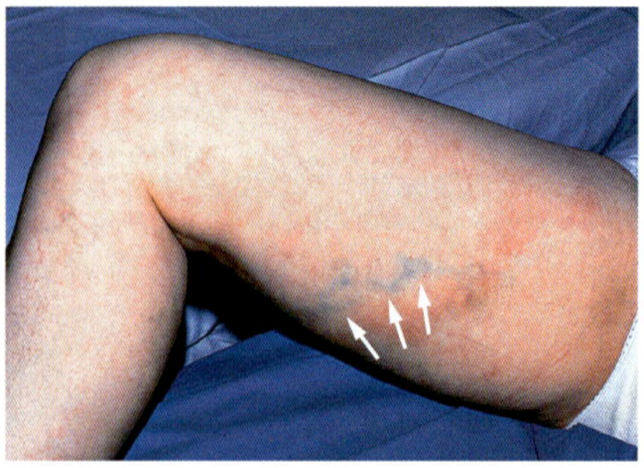

**Abb. 11.46 ⇢ Thrombophlebitis.** Symptome einer Thrombophlebitis: Die verschlossene Vene ist als derber, schmerzhafter Strang tastbar, die Haut ist gerötet und überwärmt.

*Kompressionsverband* sind in der Regel ausreichend. Wenn nötig, kann das Gerinnsel durch *Stichinzision* (Eröffnung der Vene) ausgepresst werden. Bei bettlägerigen Patienten werden Antikoagulanzien (z. B. Heparin subkutan) gegeben, um eine Vergrößerung des Blutgerinnsels zu verhindern. Zur Besserung einer bakteriell bedingten Venenentzündung muss natürlich die Infektionsquelle (z. B. Venenkatheter) entfernt werden.

**P** ***Mobilisation.*** *Keine Bettruhe, sondern Mobilisation anordnen! Andernfalls besteht die Gefahr einer tiefen Beinvenenthrombose (s. unten) durch Übergreifen der oberflächlichen Thrombose auf die tiefen Venen.*

#### Prognose

Meist heilt die Venenentzündung innerhalb von wenigen Tagen folgenlos ab. Die Gefahr einer Lungenembolie (s. unten) ist minimal, da der venöse Abfluss zum Herzen über das tiefe Venensystem erfolgt.

### 11.8.3 Phlebothrombose (tiefe Beinvenenthrombose)

**D** *Verschluss einer gesunden oder vorgeschädigten Vene durch ein Blutgerinnsel (Thrombus).*

**B** *Auf die Innere Abteilung eingeliefert wird Frau Kahle, die seit Wochen ein extrem geschwollenes linkes Bein hat. Im Aufnahmegespräch ist zu erfahren, dass sie an einem tiefsitzenden Rektumkarzinom leidet, welches sich nicht behandeln ließ und zwischenzeitlich in die Scheide eingewachsen ist. Sie sei noch relativ mobil, aber nicht mehr sehr belastbar, deshalb müsse sie sich oft ausruhen. Nein, Schmerzen im linken Bein verspüre sie nicht, sie habe den Hausarzt nur verständigt, weil das Bein so lange dick bliebe.*

**L** *Mittels welcher Untersuchung lässt sich sehr schnell feststellen, ob die Beinschwellung durch eine Beinvenenthrombose verursacht ist? Wieso besteht bei Frau Kahle ein erhöhtes Thromboserisiko? Welches sind Ihrer Meinung nach die nötigen Therapiemaßnahmen? Was würde Sie bei der täglichen Pflege beachten?*

#### Ursachen

Prinzipiell können sich in allen Venen des Körpers Thrombosen entwickeln, die Bein- und Beckenvenen sind aber mit > 90 % am häufigsten betroffen. Zwei Drittel der Thrombosen betreffen das linke Bein. Das Risiko nimmt mit steigendem Alter zu. Im Rahmen von Unfällen oder Operationen (bes. im Becken- oder Oberschenkelbereich) besteht ohne entsprechende Schutzmaßnahmen (s. unten) das höchste Risiko, eine Thrombose zu erleiden.

Man macht 3 Veränderungen für die Thrombosebildung verantwortlich:

- *Schädigung der Gefäßwand*, z. B. durch Verletzung, Operation, Venenkatheter,
- *Verlangsamung der Blutströmung*, z. B. bei langem Sitzen, Gipsverbänden, Bettlägerigkeit,
- *Veränderung der Blutzusammensetzung:* Bei Rauchern und Einnahme der Antibabypille besteht eine erhöhte Gerinnbarkeit; aber auch eine Eindickung des Blutes bei verringerter Trinkmenge oder hochdosierter Diuretikagabe kann eine Thrombose begünstigen. Ein erhöhtes Thromboserisiko besteht des Weiteren bei abdominellen (im Bauch liegenden) malignen Erkrankungen.

Doch auch angeborene Gerinnungsveränderungen können verantwortlich sein.

**W** *Die beschriebenen Veränderungen nennt man die* Virchow-Trias. *Sie wurde schon 1856 von dem deutschen Pathologen Rudolf Virchow (1821–1902) aufgestellt.*

#### Symptome

An eine tiefe Beinvenenthrombose sollte immer gedacht werden bei:

- plötzlichen *einseitigen Beinschmerzen* (das linke Bein ist häufiger betroffen),
- einseitiger *Beinschwellung* und *bläulicher Verfärbung* aufgrund der venösen Abflussstörung **(Abb. 11.47)**; die Haut kann glänzend, gespannt und überwärmt sein,
- verfestigter, druckschmerzhafter Wade, Schmerzen beim Hochziehen der Fußspitze und bei Druck auf die Fußsohle bei der klinischen Untersuchung.

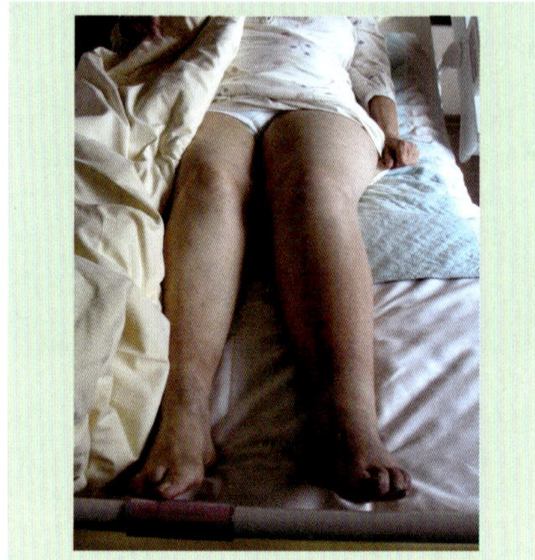

**Abb. 11.47 ⇢ Phlebothrombose.** Symptome einer Phlebothrombose: einseitige Beinschwellung mit bläulicher Verfärbung.

Generell sind die Beschwerden im Stehen ausgeprägter, in vielen Fällen aber finden sich keine Symptome und die Thrombose wird erst durch eine Lungenembolie entdeckt.

#### Diagnostik

Im Ultraschall *(Duplexsonografie)* oder einer Röntgenkontrastmitteldarstellung der Venen *(Phlebografie)* ist der Venenverschluss meist gut darstellbar.

#### Komplikation

Eine tiefe Beinvenenthrombose kann lebensgefährlich werden, wenn es zur *Lungenembolie* (S. 257) kommt. Die Thrombose hat oft die lokale Zerstörung der Venenklappen zur Folge; es kommt zur Abflussstörung im tiefen Venensystem mit *sekundärer Varikosis* (S. 255) und langfristig zum *postthrombotischen Syndrom* (S. 258).

#### Therapie

Die Maßnahmen richten sich nach der Thromboselokalisation: Bei einer *Unterschenkelthrombose* ist keine Bettruhe (Gefahr der Lungenembolie sehr gering), aber eine konsequente Kompressionsbehandlung (Beine wickeln oder Kompressionsstrumpf) und Heparintherapie **(Tab. 11.8)** notwendig. Zeigt sich dopplersonografisch eine Verankerung der

**Tab. 11.8** ⇢ Die wichtigsten Antikoagulanzien

| ***Wirkstoff/ Präparatbeispiele*** | ***Wirkung*** | ***Indikation*** | ***Nebenwirkungen*** | ***zu beachten*** |
|---|---|---|---|---|
| Heparin: Mono-Embolex, Enoxoparin (Clexane) | Hemmung der Blutgerinnung durch Aktivierung von Antithrombin III | Therapie und Prophylaxe von Thrombosen und Embolien | häufig subkutane Hämatome an der Injektionsstelle; ausgedehnte Blutungen sind selten, ebenso Thrombozytopenie (Abnahme der Thrombozyten) mit Blutungsgefahr | Einstichstelle täglich wechseln, auf größerflächige Blutungen achten; besonders zu Therapiebeginn regelmäßige Blutbildkontrollen |
| Cumarine: Marcumar | Vitamin-K-Antagonisten (Gegenspieler); hemmen die Bildung wichtiger Gerinnungsstoffe in der Leber; führt laborchemisch zur Abnahme des Quickwertes. Dosierung richtet sich nach gewünschtem Quick- oder INR-Wert | Langzeitprophylaxe bei Herzrhythmusstörungen (bes. absolute Arrhythmie, S. 247), Thrombosen, Embolien | Blutungen, selten Hautentzündungen, Haarausfall | Keine i.m.-Injektion (Blutungsgefahr)! Regelmäßige Überprüfung des Quickwertes; häufig Wirkung durch andere Medikamente beeinflusst: mit Arzt besprechen; bei Blutungen oder starkem Quickabfall Vitamin K oral oder intravenös einige Tage vor operativen Eingriffen absetzen; Patientenhinweis: Immer Marcumarausweis bei sich tragen und Vitamin-K-haltige Kost (bes. Kohl, grüne Salate) nicht im Übermaß essen: erhöhen den Quickwert |

Thrombose in der Venenwand, ist auch bei einer *Oberschenkel-* oder *Beckenvenenthrombose* keine strikte Bettruhe erforderlich. Die Betroffenen dürfen unter Heparintherapie und Kompressionsbehandlung aufstehen. Im Bett fördert die *Hochlagerung des Beines* den venösen Rückfluss.

**M** *Die strikte Bettruhe bei tiefer Beinvenenthrombose ist nicht nötig! Thrombosen werden zunehmend ambulant behandelt.*

Bestehen keine Kontraindikationen (z. B. Thrombosealter < 1 Woche, Patient < 65 Jahre), kann je nach Beschwerdebild und Ausdehnung versucht werden, den Thrombus durch eine *Lysetherapie* (S. 236) medikamentös aufzulösen. Da nur bei wenigen Patienten eine solche Therapie möglich ist, ist die häufigste Therapieform die *Heparinbehandlung:* intravenös oder subkutan werden hohe Heparindosen gegeben, um ein Thrombosewachstum durch Anlagerung neuer Blutgerinnsel zu verhindern. Die *Thrombektomie* (operative Thrombusentfernung) mithilfe eines Ballonkatheters ist bei frischen Thrombosen ebenfalls möglich.

Zur Rezidivprophylaxe schließt sich an alle Therapiemaßnahmen eine meist 6 Monate dauernde *Marcumartherapie* an **(Tab. 11.8)**.

**M** *Bei Thromboseverdacht sofortige strikte Bettruhe und Arzt verständigen!*

**P** ***Obstipationsprophylaxe.*** *Auch starkes Pressen bei der Stuhlentleerung sollte vermieden werden. Eventuell sind milde abführende Mittel empfehlenswert.*

### Prophylaxe

Bei gefährdeten Personen sollte während des entsprechenden Zeitraums (z. B. Operation, Gipsbehandlung) immer eine subkutane Antikoagulanzientherapie (z. B. Mono-Embolex s.c.) durchgeführt werden. Außerdem ist auf eine konsequente Kompressionsbehandlung bei Varikosis und auf die frühestmögliche Mobilisation zu achten.

**M** *Die niedrig dosierte Heparintherapie ist die beste Thromboseprophylaxe und ist indiziert bei gefährdeten Patienten, die über 50 % des Tages im Bett verbringen. Bei chronisch bettlägerigen Patienten ist das allerdings nicht nötig, hier kommt es ausgesprochen selten zu Thrombosen!*

### Prognose

Meist handelt es sich um ein einmaliges Geschehen, doch bei 20 % der Patienten kommt es innerhalb von 5 Jahren zum Rezidiv.

**B** *Fortsetzung Fallbeispiel. Die Dopplersonographie zeigte bei Frau Kahle einen kompletten Verschluss der Beinvenen bis ins Becken reichend. Als Ursache der Thrombose vermutete man ein Einwachsen des Tumors in die Beckenvenen links, was den venösen Abfluss behinderte. Weitere Risikofaktoren waren die Krebserkrankung und die häufige Bettlägerigkeit. Die Patientin durfte mit gewickelten Beinen aufstehen. Sie wurde auf die Gefahr einer Lungenembolie hingewiesen, doch man sah das Risiko als sehr gering an, denn die Thrombose war ja schon einige Wochen alt und fest an der Venenwand verankert. Als Therapiemaßnahme wurden täglich zwei Heparinspritzen gegeben. Aufgrund der insgesamt schlechten Prognose und da zu Hause die Versorgung geregelt war (Frau Kahle wurde von ihrer Tochter gepflegt), wurde sie sehr rasch wieder entlassen.*

## 11.8.4 Lungenembolie

**D** *Lungengefäßverschluss durch ein über den Blutweg verschlepptes Blutgerinnsel.*

Die Lungenembolie ist die gefährlichste Komplikation einer tiefen Bein- oder Beckenvenenthrombose (s. oben). Die Gefahr ist in der Frühphase einer Thrombose am höchsten und sinkt im weiteren Verlauf stetig ab, weil die

Thrombose durch Einsprossung von Bindegewebe im Gefäß fest verankert wird.

### Ursachen

Zur Lungenembolie kommt es, wenn Blutgerinnsel durch das rechte Herz geschwemmt werden, über die Lungenarterie in die Lunge gelangen und dort Lungengefäße verstopfen **(Abb. 11.48)**. Teile der Lunge werden dann nicht mehr ausreichend durchblutet und dadurch funktionsunfähig.

### Symptome

Meist lösen sich die Thromben nach einer akuten Erhöhung des Venendrucks (morgendliches Aufstehen, Hustenanfall, körperliche Anstrengung) und plötzlich kommt es zu:

- Tachykardie,
- plötzlicher Atemnot,
- atemabhängigen Brustschmerzen (durch Pleurareizung),
- Husten, evtl. sogar Hämoptoe (Bluthusten),
- evtl. Zyanose (blaue Lippen),
- Angst, Unruhe,
- evtl. Synkope (kurze Bewusstlosigkeit),
- evtl. Schockzeichen.

Die Symptomatik ist stark abhängig von der Größe des verstopften Lungengefäßes. Sind sehr kleine Gefäße verschlossen, sind die Beschwerden gering und verschwinden innerhalb einiger Tage. Deshalb bleiben Lungenembolien häufig unerkannt.

**P** ***Erstmaßnahmen bei Verdacht auf Lungenembolie:***

- *Alarm auslösen bzw. weiteren Helfer rufen,*
- *dieser verständigt den Arzt,*
- *alten Menschen dort belassen, wo er sich gerade befindet (z. B. Fußboden, Bett),*
- *Oberkörper vorsichtig hoch lagern, der alte Mensch sollte dabei so wenig wie möglich bewegt werden,*
- *Fenster öffnen,*
- *$O_2$-Gabe,*
- *Vitalzeichen überprüfen.*

### Komplikationen

Man vermutet, dass die Lungenembolie die häufigste klinisch nicht erkannte Todesursache bei stationären Patienten ist. Beim Verschluss großer Lungengefäße kann es durch den plötzlich erhöhten Blutdruck im Lungenkreislauf zum akuten Rechtsherzversagen (akutes Cor pulmonale, S. 223) und zum *plötzlichen Herztod* kommen.

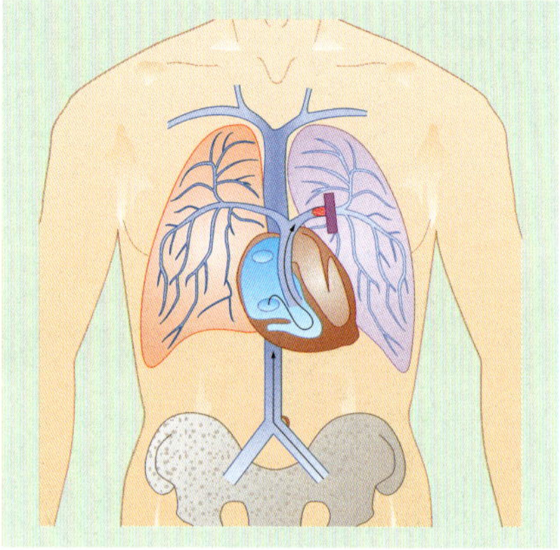

**Abb. 11.48 ··› Lungenembolie.** Das Blutgerinnsel gelangt aus den Beinvenen über das rechte Herz in die Lungenarterie (aus Paetz u. Benzinger-König, 2004).

### Therapie

Die Patienten müssen intensivmedizinisch überwacht werden. Neben der symptomatischen Therapie (Sauerstoffgabe, evtl. Intubation, Schmerzmittel, Sedierung, evtl. Schocktherapie) kann versucht werden, den Embolus durch eine intravenöse Heparin- oder eine Lysetherapie (S. 236) aufzulösen. Nur selten wird der Embolus operativ entfernt. Im Anschluss an die Behandlung wird prophylaktisch eine Marcumartherapie über mindestens 6 Monate angeordnet.

## 11.8.5 Chronisch venöse Insuffizienz

**D** *Hautveränderungen besonders im Unterschenkelbereich infolge langjähriger Venenerkrankungen. Treten diese Veränderungen als Spätfolge einer tiefen Beinvenenthrombose auf, spricht man vom postthrombotischen Syndrom.*

Man schätzt, dass bis zu 15 % der Erwachsenen von einer chronisch venösen Insuffizienz betroffen sind. Bei ca. 1 Mio. Bundesbürgern hat dies zu einem Ulcus cruris (venöses Ulkus) geführt!

### Symptome

Dem Krankheitsbild liegt eine Abflussstörung im Venensystem zugrunde. Durch die chronische Druckerhöhung in den Venen, besonders im Stehen, kommt es im Unterschenkelbereich langfristig zu typischen Veränderungen:

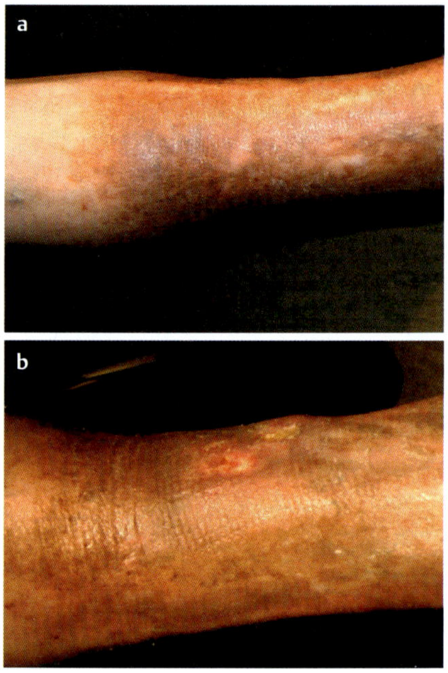

**Abb. 11.49 ··› Chronisch venöse Insuffizienz.** Symptome einer chronisch venösen Insuffizienz. **a** Stauungsdermatose, **b** Ulcus cruris.

- lokale Ödembildung,
- Stauungsdermatose: Die Haut im Knöchelbereich ist derb und hyperpigmentiert **(Abb. 11.49a)**,
- aufgrund der erhöhten Anfälligkeit der Haut kann es schon infolge harmloser Verletzungen zum schlecht heilenden venösen Ulkus, dem Ulcus cruris oder „offenen Bein" kommen; typischerweise ist es im Bereich der Innenknöchel lokalisiert **(Abb. 11.49b)**,
- im Bereich der Stauungsdermatose kommt es häufig immer wieder zur Erysipelbildung (S. 155), einer bakteriellen Hautentzündung.

### Therapie

Um die eigentliche Ursache der beschriebenen Veränderungen zu beseitigen, ist eine *konsequente Kompressionsbehandlung* die wichtigste Therapiemaßnahme. Sonstige Maßnahmen richten sich nach dem Schweregrad der Veränderungen (z. B. Hauttransplantation).

**M** *Salben zurückhaltend und nur bei entzündungsfreier Stauungsdermatose anwenden. Allenfalls reine Fettsalben verwenden, da sonst die Gefahr allergischer Kontaktekzeme (S. 158) sehr groß ist. Die Wirkung sog. „Venenmittel" ist sehr umstritten!*

P ***Versorgung eines Ulcus cruris.*** *Wundreinigung: Eventuell vorhandene Nekrosen enzymatisch auflösen oder vom Arzt chirurgisch entfernen lassen. Eventuelle Infektionen mittels systemischer Antibiotikagabe oder Wundspülungen mit antiseptischen Lösungen nach Arztanordnung bekämpfen. Auch Wundspülungen mit NaCl 0,9 % oder Ringer-Lösung sind sinnvoll. Förderung der Wundheilung: Die Bildung neuen Gewebes wird, nachdem die Wunde sauber ist, durch das Herstellen eines feuchten Wundmilieus erleichtert. Hierfür eignen sich in Ringer-Lösung getränkte Kompressen, Salbenkompressen, die auch ein Verkleben des Verbandes mit dem neuen Gewebe verhindern, oder Hydrokolloidverbände. Anlegen eines Kompressionsverbandes: Auf die Wundauflage, die evtl. mit einer Mullbinde fixiert wurde, wird ein Kompressionspolster, z. B. aus Schaumstoff oder Schaumgummi, gelegt. Es soll ca. 2–3 cm dick sein und an allen Seiten etwa 3–5 cm über das Wundgebiet hinausreichen. Auf diese Weise soll das Wundgebiet selbst vor zu großem Druck geschützt werden, der venöse Rückfluss in der Extremität jedoch durch den Kompressionsverband (S. 238) verbessert werden.*

## 11.9 Blutdruckregulationsstörungen

Susanne Andreae

### 11.9.1 Hypotonie (erniedrigter Blutdruck)

D *Der normale Blutdruck liegt bei 120/80 mmHg, von einer Hypotonie spricht man bei systolischen Werten < 100 mmHg.*

#### Ursachen

Von der ***primären Hypotonie***, deren Ursache unklar ist, sind meist junge, schlanke Frauen betroffen. Bei alten Menschen handelt es sich eher um eine ***sekundäre Hypotonie***. Der erniedrigte Blutdruck ist hier Ausdruck einer anderen Erkrankung.

Mögliche Ursachen der sekundären Hypotonie:

- Herzinsuffizienz,
- Exsikkose (Flüssigkeitsmangel),
- Bettlägerigkeit,
- Medikamentenüberdosierung, z. B. Diuretika oder Antihypertensiva (Mittel gegen hohen Blutdruck, s. unten).

#### Symptome

Bei *Schwindel, Müdigkeit, Konzentrationsschwäche*, aber auch *Synkopen* sollte eine Hypotonie ausgeschlossen werden.

Kommt es nach plötzlichem Aufstehen zu Schwindel, „Schwarzwerden" vor den Augen oder Synkopen nach längerem Stehen, so handelt es sich um eine ***orthostatische Dysregulation*** (Orthostase = aufrechte Körperhaltung), ein häufiges Begleitsymptom bei Hypotonie: In aufrechter Haltung versackt das Blut in die Beine. Kann das Herz den verminderten venösen Rückfluss nicht kompensieren (ausgleichen), kommt es zu einer Minderversorgung des Gehirns mit entsprechender Symptomatik.

P ***Erstmaßnahmen bei Kollaps:***

- *Beine hoch, wenn möglich, Kopf tief lagern (erhöhter Blutfluss in den Kopf),*
- *Blutdruck- und Pulskontrolle,*
- *wenn keine rasche Besserung, den Arzt benachrichtigen,*
- *Achtung: bei Diabetikern immer BZ-Kontrolle, Kollapsursache kann auch eine Hypoglykämie (erniedrigter Blutzucker) sein!*

#### Therapie

Generell gilt: Nur eine Hypotonie, die Beschwerden verursacht, ist behandlungsbedürftig! Lässt sich keine zugrunde liegende Ursache finden, stehen Allgemeinmaßnahmen therapeutisch im Vordergrund:

- kein plötzliches Aufstehen, erst einige Minuten am Bettrand sitzen bleiben,
- längeres Stehen, besonders in der Sonne, vermeiden,
- viel Bewegung an der frischen Luft,
- kochsalzreiche Ernährung (nicht bei Herzinsuffizienz!),
- Kaffee, Tee,
- evtl. Kompressionsbehandlung (S. 238).

Nur selten sind Medikamente (z. B. Dihydergot, Effortil) nötig.

H ***Natürliche Behandlungsmöglichkeiten.*** *Blutdruckanregend wirken kurze (ca. 5 Minuten) kalte Armbäder oder Wassertreten.*

### 11.9.2 Hypertonie (erhöhter Blutdruck)

D *Blutdruckwerte über systolisch > 140 und diastolisch > 90 mmHg **(Tab. 11.9)**.*

B *Die diensthabende Ärztin wird nachts zu Frau Berger, einer Bewohnerin im Altenheim, gerufen. Nach Aussage der Nachtschwester habe Frau Berger sie gerufen, weil sie plötzliche Atemnot hatte. Die Ärztin findet eine im Bett sitzende, stark übergewichtige Frau vor, die schwer atmet. Bei der Auskultation sind rasselnde Atemgeräusche zu hören, der Blutdruck beträgt 230/130. Der Blutzucker liegt bei 335 mg %, Wie die Nachtschwester berichtet, besteht bei der Bewohnerin ein insulinpflichtiger Diabetes mellitus, die Blutzuckerwerte seien aber immer schlecht. Abgesehen von der Hypertonie und dem Diabetes sei Frau Berger gesund, eine Herzschwäche sei bisher nicht bekannt.*

**Tab. 11.9** Einteilung der Hypertonie nach der Deutschen Hypertonie-Gesellschaft

| *Blutdruck* | *systolisch (in mmHg)* | *diastolisch (in mmHg)* |
|---|---|---|
| optimale Werte | < 120 | < 80 |
| normale Blutdruckwerte | 120–139 | 80–89 |
| leichte Hypertonie | 140–159 | 90–99 |
| mittelschwere Hypertonie | 160–179 | 100–109 |
| schwere Hypertonie | > 180 | > 110 |
| isolierte systolische Hypertonie | > 140 | < 90 |
| maligne Hypertonie | | > 115 und durch Hypertonie bedingte Netzhautschäden am Auge |

**L** *Frau Berger zeigt alle Zeichen eines akuten Lungenödems. Wie kam es dazu? Welche Erstmaßnahmen sind hier nötig? Wie ist das weitere Vorgehen? Welche Allgemeinmaßnahmen zur Besserung der Hypertonie würden Sie Frau Berger geben? Wieso ist sie massiv gefährdet, an einer Folgekrankheit der Arteriosklerose zu erkranken?*

### Ursachen

Die Hypertonie mit ihren Folgekrankheiten ist das bedeutsamste gesundheitliche Problem in den Industrieländern. Die Häufigkeit nimmt mit dem Alter zu, Schätzungen zufolge leiden etwa 40–50 % der Menschen über 65 Jahre an Hypertonie.

In den meisten Fällen (> 90 %) handelt es sich um eine *primäre (essenzielle) Hypertonie*, deren Ursache unklar ist. Besonders bei jungen Menschen aber muss eine *sekundäre Hypertonie* mit einer anderen zugrunde liegenden Ursache ausgeschlossen werden. Meist handelt es sich um Erkrankungen der Niere oder hormonelle Störungen. Mögliche Ursachen einer sekundären Hypertonie sind:

- Nierenveränderungen (Glomerulonephritis, Pyelonephritis, Nierenarterienstenose; S. 280),
- Hormonstörungen (Phäochromozytom, Morbus Cushing, Hyperthyreose; S. 290),
- Medikamente (z. B. „Pille", Kortison).

**M** *Hypertonie ist neben dem Typ-2-Diabetes, der Hypercholesterinämie und dem Rauchen ein sehr wichtiger Risikofaktor für Schlaganfall, Arteriosklerose, Herzinfarkt und Herzinsuffizienz!*

### Symptome

Die Hypertonie ist eine heimtückische Krankheit, weil sie meistens keine Beschwerden verursacht und oft zufällig oder im Rahmen von Folgeerkrankungen diagnostiziert wird! Allenfalls sehr unspezifische Symptome, wie *Kopfschmerzen* (häufig frühmorgens), *Ohrensausen*, *Tachykardie*, *Nasenbluten* oder *Sehstörungen* werden bemerkt.

Bei langjährigem Hypertonus kann es zu Organveränderungen kommen:

- *Herz:* Linksherzhypertrophie (Vergrößerung des linken Herzens, da es gegen erhöhten Druck arbeiten muss), KHK, Herzinsuffizienz, Herzinfarkt,
- *Arterien:* beschleunigte Entwicklung der Arteriosklerose mit allen Folgeerkrankungen,
- *Gehirn:* Hirnleistungsstörungen, Apoplex (Schlaganfall) infolge Ischämie (Minderdurchblutung) oder Blutung,
- *Auge:* Netzhautschäden bis hin zur Erblindung,
- *Niere:* arteriosklerotische Schrumpfniere mit Niereninsuffizienz bis zum Nierenversagen mit Dialysepflicht.

### Komplikationen

Eine häufige Komplikation ist die *hypertensive Krise*, eine plötzliche Blutdrucksteigerung auf Werte > 230/130 mmHg: Häufig beklagen die Patienten Schwindel, Kopfschmerzen, Angina pectoris oder Ähnliches. Die hypertensive Krise ist ein Notfall! Es kann zum Lungenödem (dekompensierte Linksherzinsuffizienz), Hirnblutung oder gar Herzinfarkt kommen.

**M** *Nicht jede Blutdruckspitze muss behandelt werden, von hypertensiver Krise spricht man nur, wenn der Patient typische Beschwerden (s. oben) angibt!*

**P** ***Maßnahmen bei hypertensiver Krise:***

- *Bettruhe,*
- *Gabe rasch wirkender Antihypertonika, bevorzugt Nitrospray,*
- *engmaschige Blutdruckkontrolle,*
- *wenn keine Blutdrucksenkung innerhalb von 20–30 Minuten, Arzt verständigen.*

### Diagnostik

Manchmal sind die Blutdruckwerte nur in Anwesenheit des Arztes oder des Pflegepersonals erhöht (sog. „Weißkittelsyndrom"), deshalb ist ein einmalig erhöhter Blutdruck noch nicht behandlungsbedürftig, sondern erst bei wiederholt erhöhten Werten oder nach einer *Langzeitblutdruckmessung* (Blutdruckmessung über 24 Stunden).

Andere Untersuchungen dienen dem Ausschluss von Folgekrankheiten: Bei langjährig erhöhten Blutdruckwerten finden sich im EKG und Röntgenbild Veränderungen, die auf eine Linksherzhypertrophie hindeuten. Ein Hypertoniker sollte sich jährlich augenärztlich untersuchen lassen, um Netzhautveränderungen frühzeitig entdecken zu können. Zur Kontrolle der Nierenfunktion genügt die Blut- und Harnuntersuchung.

**W** *Die Kennzeichnung der Blutdruckwerte mit RR ist eine Abkürzung für Riva-Rocci, einem italienischen Kinderarzt (1863–1937), der das erste Blutdruckmessgerät erfand.*

**P** ***Blutdruckmessung.*** *So werden korrekte Blutdruckwerte ermittelt:*

- *Immer unter denselben Bedingungen messen: am gleichen Arm, in der gleichen Position, z. B. im Sitzen, der Oberarm immer in Herzhöhe gelagert, der alte Mensch ist in Ruhe, nicht nach körperlicher Anstrengung oder Aufregung zu messen,*
- *Geräuschquellen, wie z. B. Radio, ausschalten,*
- *Blutdruckmanschette direkt auf der Haut anlegen,*
- *hat der Oberarm einen größeren Umfang als 33 cm, muss eine breitere Manschette benutzt werden (S. 51),*
- *den Druck in der Manschette langsam senken (2–3 mmHg pro Sek.), um beim ersten hörbaren Ton und beim Aufhören der Geräusche die Werte exakt ablesen zu können,*
- *muss die Messung wiederholt werden, Manschette abnehmen, die Luft herausdrücken, eine halbe Minute warten und von neuem beginnen (Vorgehen s. S. 52).*

*Um die Inhalte zu vertiefen, können Sie sich das Video „Blutdruck messen" ansehen.*

### Therapie

Vor dem Beginn einer medikamentösen Therapie sollte versucht werden, den Blutdruck durch *allgemeine* und besonders *diätetische Maßnahmen* zu senken:

- regelmäßiger Schlafrhythmus,
- Stress vermeiden,
- regelmäßige Bewegung an der frischen Luft,
- Genussmittel, wie Zigaretten, Kaffee, Tee, Alkohol, vermeiden oder einschränken,
- Gewichtsnormalisierung (Adipositas ist ein weiterer Risikofaktor für kardiovaskuläre Erkrankungen und prognostisch ungünstig),
- ganz wichtig ist die kochsalzarme Diät (< 6 g Salz pro Tag), denn Salz bindet Wasser im Körper und wirkt somit blutdruckerhöhend, also insbesondere keine Konserven- oder Fertiggerichte (sehr salzhaltig) und kein Zusalzen,
- empfehlenswert ist eine mediterrane Kost mit viel Obst, Gemüse, ungesättigten Fettsäuren und wenig Fleisch (s. KHK, S. 232).

Erst wenn dies nicht zur Blutdrucksenkung führt, greift man zu *Antihypertonika* (blutdrucksenkende Medikamente). Die gängigsten Medikamente sind **(Tab. 11.2 u. Tab. 11.3)**:

- ACE-Hemmer,
- ähnlich wie die ACE-Hemmer wirken die sog. Sartane (z. B. Atacand, Lorzaar), sie haben aber weniger Nebenwirkungen und werden daher besonders bei Unverträglichkeiten der ACE-Hemmer eingesetzt,
- Diuretika,
- Betablocker,
- Kalzium-Antagonisten,
- nur selten sind die Sympathikolytika (z. B. Catapresan, Cynt) nötig; sie hemmen die Wirkung des Sympathikus an den Gefäßen und senken so den Blutdruck; Nebenwirkungen, wie Mundtrockenheit, Kollapsgefahr oder Müdigkeit, sind nicht selten.

Das Ziel ist eine langsame Blutdrucksenkung über mehrere Wochen. Besonders bei alten Menschen ist dies wichtig, um mögliche Komplikationen (Schwindel, Kollaps, Störungen der Hirnleistung) zu vermeiden. Treten diese Komplikationen auf, wird meist auf eine weitere Blutdrucksenkung verzichtet. Oft ist die Kombination verschiedener Medikamente nötig.

### Prognose

Hypertonie ist eine lebenslange Krankheit, die unbehandelt aufgrund der kardiovaskulären Veränderungen zu einer um Jahre verkürzten Lebenserwartung führt. Insbesondere wenn zusätzliche, das Gefäßsystem schädigende Erkrankungen, wie Diabetes mellitus, vorliegen, ist eine strenge Blutdruckeinstellung lebensverlängernd!

**P** ***Compliance:*** *Da erhöhte Blutdruckwerte an sich keine Beschwerden verursachen, ist beim Hypertonus die Compliance (Mitarbeit) der Patienten oft gering. Die Medikamente werden oft nur unregelmäßig oder gar nicht eingenommen. Wichtig sind daher Motivation und Aufklärung des Patienten!*

**B** *Fortsetzung Fallbeispiel. Die Ärztin bittet die Nachtschwester, den Notarzt zu rufen, denn sie hat bei Frau Berger eine akute Linksherzdekompensation diagnostiziert. Ursache ist die hypertensive Krise mit massiv erhöhten Blutdruckwerten. Aufgrund dessen musste das linke Herz plötzlich gegen einen stark erhöhten Druck arbeiten. Das hat es nicht geschafft, es konnte nicht die normale Menge Blut (70 ml) ausgeworfen werden, das restliche Blut staute sich in der Herzkammer. Dadurch wiederum konnte aus der Lunge nicht die normale Menge Blut in das linke Herz einfließen und somit staute sich Blut in der Lunge, Folge war ein Lungenödem. Zur schnellen Besserung der Atemnot spritzt die Ärztin Frau Berger ein Diuretikum in die Vene und verabreicht ihr 2 l Sauerstoff über eine Nasensonde. Zur Senkung des hohen Drucks gibt sie 2 Hub Nitrospray. Die Maßnahmen wirken rasch, beim Eintreffen des Notarztes atmet Frau Berger schon deutlich ruhiger und der Blutdruck liegt bei 170/90.*
*In der Klinik werden die Blutdrucktabletten umgestellt, Frau Berger besucht eine Diabetikerschulung und nimmt an einer Ernährungsberatung teil, in der Hoffnung, dass mit einer Ernährungsumstellung eine Gewichtsreduktion zu erreichen wäre. Bei der Echokardiografie zeigen sich keine Schäden des Herzmuskels durch den langjährigen Hypertonus.*

## 11.9.3 Schock (Kreislaufzusammenbruch)

**D** *Lebensbedrohliches Krankheitsbild mit Kreislaufversagen, Minderversorgung der Organe und Tod durch Organversagen.*

### Formen

Je nach zugrunde liegender Ursache unterscheidet man 4 Schockformen **(Tab. 11.10)**.

Tab. 11.10 Schockformen

| *Schockform* | *Ursache* | *wichtigste Therapie* |
|---|---|---|
| Volumenmangelschock | Blut- oder Flüssigkeitsverlust (z. B. Blutung, starkes Erbrechen) | intravenöse Volumengabe |
| kardiogener Schock | Pumpversagen des Herzens, z. B. bei Herzinfarkt | herzstärkende Medikamente (z. B. Dopamin, Dobutamin) |
| anaphylaktischer Schock | Kreislaufversagen durch Weitstellung der Gefäße aufgrund einer massiven allergischen Reaktion | hochdosiert Kortison i.v. |
| septischer Schock | Kreislaufversagen bei Sepsis durch Bakterientoxine (Giftstoffe) | intravenöse Antibiose |

### Symptome

Hauptsymptome eines Schocks sind:
- Kaltschweißigkeit,
- Blässe,
- Bewusstseinstrübung bis zur Bewusstlosigkeit,
- Tachypnoe (beschleunigte Atmung),
- Tachykardie,
- erniedrigter systolischer Blutdruck,
- Hinweise auf Zentralisation (Zentralisation der Durchblutung auf lebenswichtige Organe) sind: kalte, blasse Haut, Puls nur schwach tastbar, verminderte Ausscheidung (bei beginnendem Nierenversagen).

Hinzu kommen spezielle Symptome wie Fieber beim septischen Schock oder Zeichen des Herzversagens beim kardiogenen Schock.

**M** *Den Quotienten aus Puls und systolischem Blutdruck (Puls/RR) nennt man* Schockindex. *Beim Gesunden liegt der Wert bei ca. 0,5 (Puls 60/120 mmHg), bei einem Schock ist der Schockindex > 1 (z. B. Puls 160/80 mmHg).*

**P** ***Erstmaßnahmen bei Schock:***
- *Notarzt verständigen,*
- *Patient in Schocklagerung* ***(Abb. 11.50a)****,*
- *bei Bewusstlosigkeit stabile Seitenlagerung* ***(Abb. 11.50b)****,*
- *engmaschige Kontrolle von Blutdruck und Puls,*
- *ggf. spezielle Maßnahmen, wie z. B. Druckverband bei Blutung.*

### Therapie

Der Schockpatient muss immer intensivmedizinisch versorgt werden. Die Therapiemaßnahmen richten sich nach der Schockursache.

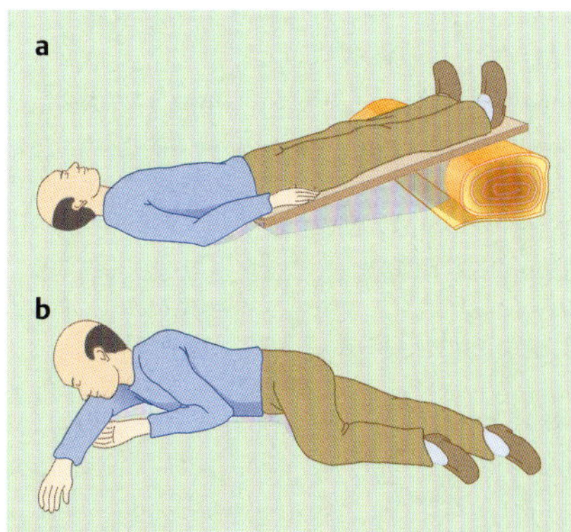


**Abb. 11.50 Lagerung bei Schock.**
**a** Schocklagerung, **b** stabile Seitenlagerung.

# 12 Erkrankungen des Blut- und Lymphsystems

Dominik von Hayek, Susanne Andreae

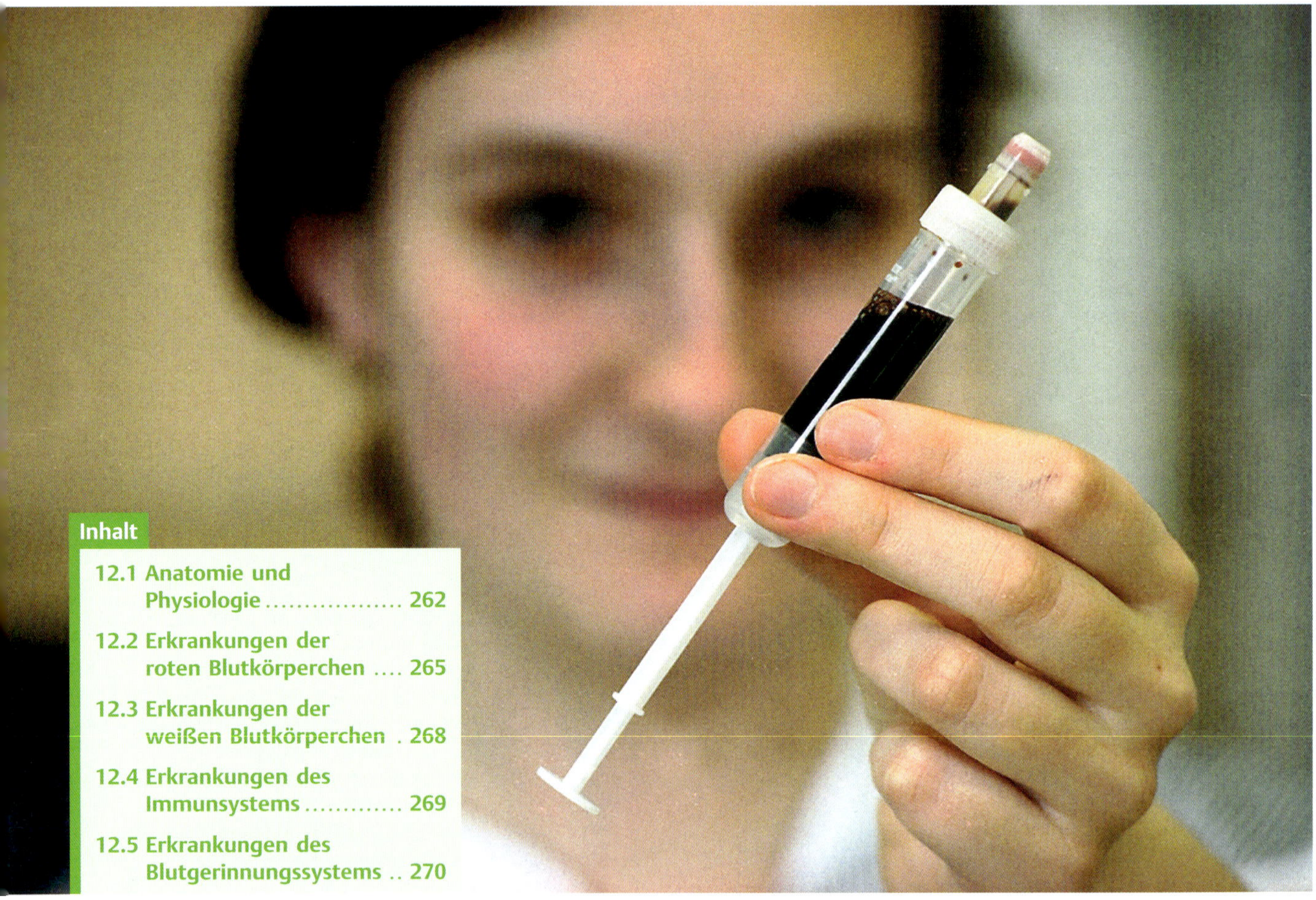

Inhalt



## 12.1 Anatomie und Physiologie

Dominik von Hayek

### 12.1.1 Zusammensetzung des Blutes

Das in den Gefäßen fließende Blut besteht aus festen Bestandteilen, den roten Blutkörperchen (*Erythrozyten*), den weißen Blutkörperchen (*Leukozyten*) und den Blutplättchen (*Thrombozyten*), sowie aus flüssigen Bestandteilen, dem Blutplasma **(Abb. 12.1)**.

**W** *Man kann diese beiden Anteile durch Zentrifugieren voneinander trennen und erhält so den Blutwert Hämatokrit. Das ist der Anteil der Blutkörperchen am Gesamtvolumen des Blutes (normalerweise 40–45 %).*

Das ganze im Körper befindliche Blut macht bei einem normalgewichtigen Erwachsenen ca. 8 % des Körpervolumens aus; daraus ergibt sich eine Blutmenge von ca. 5–7 l.

### 12.1.2 Erythrozyten

#### Aufgaben

Mithilfe der roten Blutkörperchen (Erythrozyten) wird der für alle Zellen lebensnotwendige *Sauerstoff* von der Lunge ins Gewebe transportiert. Außerdem findet man auf der Erythrozytenmembran das *Merkmal für die Blutgruppe* (A, B, AB oder 0).

#### Aufbau

Erythrozyten sind *kernlose Zellen* mit einem typischen Aussehen ähnlich einer in der Mitte eingedellten ringförmigen *Scheibe* **(Abb. 12.2)**. Dadurch sind sie gut verformbar und können kleinste Kapillaren passieren. Der Durchmesser der Scheibe beträgt ca. 7 µm, das sind $^{7}/_{1000}$ eines Millimeters. Ihre Form und ihre *rote Farbe* wird vom wichtigsten Bestandteil der Erythrozyten, dem *Hämoglobin*, erzeugt. Dabei handelt es sich

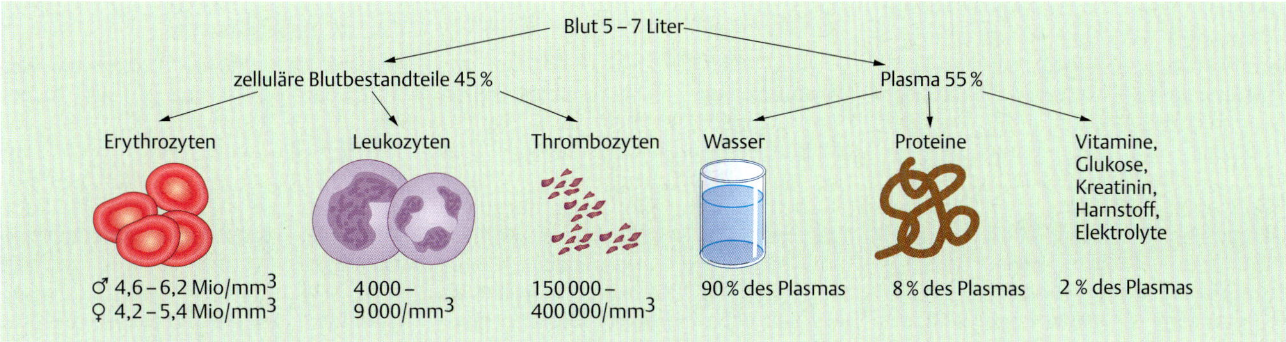


**Abb. 12.1** ⇢ **Bestandteile des Blutes.** Feste und flüssige Bestandteile des Blutes (1 $mm^3$ = 1 µl) (aus Schwegler, 2002).

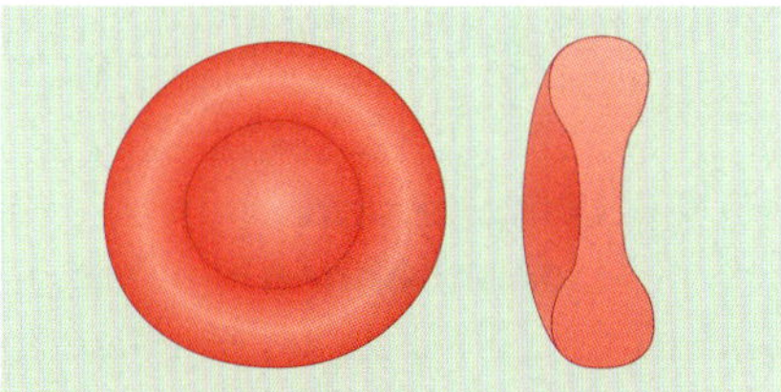

**Abb. 12.2** ⇢ **Erythrozyt.** Charakteristische Form eines Erythrozyten: Ringförmige Scheibe mit zentraler Eindellung (aus Schwegler, 2002).

um ein ringförmiges Eiweißmolekül mit einem großen Eisenanteil und der Fähigkeit, Sauerstoffmoleküle zu binden.

### Erythrozytenbildung und -abbau

Erythrozyten werden *im roten Knochenmark gebildet*. Wichtige Bausteine hierfür sind Eisen und Eiweiß sowie Vitamin $B_{12}$ und Folsäure. Gesteuert wird die Erythrozytenbildung durch das Hormon *Erythropoetin*, das in der Niere gebildet und bei Sauerstoffmangel im Blut vermehrt ausgeschüttet wird.

Der Normalwert der *Erythrozytenanzahl* im Blut liegt bei Frauen zwischen 4,2 und 5,4 Mio./µl, bei Männern zwischen 4,6 und 6,2 Mio./µl. Sie haben eine mittlere Lebensdauer von 120 Tagen, ältere Erythrozyten werden in der *Milz* aus dem Blut aussortiert und in ihre Bestandteile (vor allem Eisen) zerlegt, sodass diese wieder vom Knochenmark zur Erythrozytenbildung verwendet werden können.

**D** *Der Mangel an Erythrozyten wird Erythrozytopenie genannt, Anämie bedeutet das Vorliegen von zu wenig Hämoglobin im Blut; meistens gehen beide Zustände miteinander einher.*

## 12.1.3 Leukozyten

Die weißen Blutkörperchen (Leukozyten) sind *kernhaltige Blutzellen*, deren Hauptaufgabe die *Abwehr von körperfremden Stoffen* ist. Die *Gesamtzahl* der Leukozyten liegt bei ca. 4000–9000/µl Blut. Sie werden *im Knochenmark gebildet* und *gespeichert*, sodass sie im Bedarfsfall (z. B. bei einer Infektion mit Krankheitserregern) in großer Zahl ins Blut ausgeschüttet werden können, was sich dann im Blutbild als Leukozytenerhöhung (*Leukozytose*) nachvollziehen lässt. Es gibt verschiedene Gruppen von Leukozyten, die sich nach Form und speziellem Aufbau unterscheiden:

- Granulozyten,
- Lymphozyten,
- Monozyten.

**Granulozyten.** Die Granulozyten spielen eine wichtige Rolle bei der *Abwehr von Krankheitserregern* (vor allem Bakterien) und Fremdkörpern. Unter dem Mikroskop lassen sich einige Unterformen unterscheiden **(Abb. 12.3a)**. Sie können in die meisten Gewebe des Körpers auswandern, haben die Fähigkeit, Fremdkörper zu erkennen, sie in den Zellleib aufzunehmen und dort zu zerstören. Deshalb besteht *Eiter* hauptsächlich aus zerfallenen Granulozyten und Zelltrümmern.

**Monozyten.** Die Monozyten **(Abb. 12.3c)** sind die größten Blutzellen; sie können in verschiedene Gewebe auswandern, wo sie sich in sog. *Makrophagen* umwandeln und Krankheitserreger verdauen können.

**Lymphozyten.** Die Lymphozyten **(Abb. 12.3b)** ergänzen die Immunabwehr durch ihre Fähigkeit, *spezifische Antikörper* gegen viele körperfremde Stoffe zu bilden. Antikörper sind Eiweißmoleküle, die sich an körperfremde Stoffe (z. B.

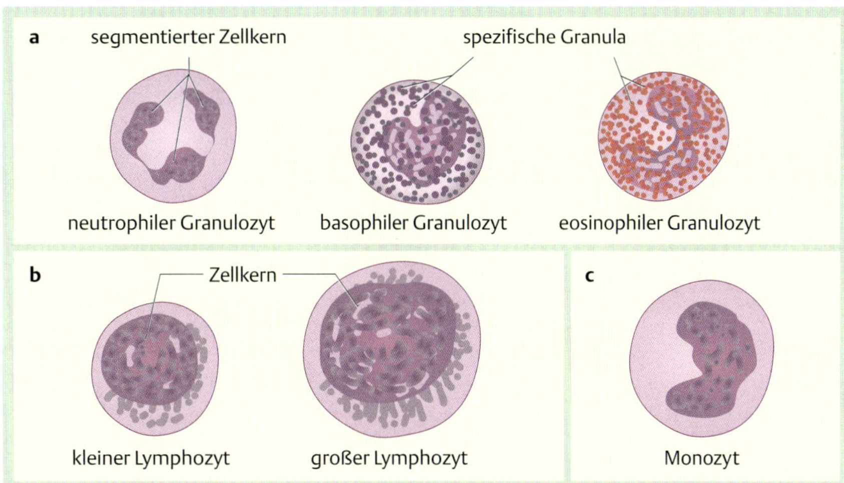


**Abb. 12.3** ⇢ **Leukozyten.** Aufteilung der Leukozyten. **a** Verschiedene Unterformen der Granulozyten, **b** Lymphozyten, **c** Monozyt (nach Faller u. Schünke, 2004).

Bakterien, Viren, Fremdkörper) heften, sodass diese verklumpen und von anderen Leukozyten zerstört werden können. Eine weitere wichtige Fähigkeit der Lymphozyten besteht in ihrem *„Immungedächtnis"*, d. h. sie erkennen Fremdkörper wieder, mit denen der Körper schon einmal Kontakt hatte, und beschleunigen die Immunantwort. Dies macht man sich beim Impfen mit abgetöteten oder abgeschwächten Krankheitserregern zu Nutze und trainiert das Immunsystem so für den „Ernstfall". Außerdem steuern die Lymphozyten als *Helferzellen* die Immunabwehr der Leukozyten.

**Immunsystem.** Das Immunsystem ist ein sehr komplexes System, das die Ausbreitung von Mikroorganismen, wie Viren, Bakterien, Parasiten und Pilzen, im Körper verhindern soll. Wichtigste Bestandteile der Immunabwehr sind die Granulozyten, das lymphatische System und vor allem die Lymphozyten. Letztere erkennen die „Eindringlinge", produzieren dann gegen diese spezielle Antikörper, die sich an die Oberfläche heften und sie so zerstören. Das Immunsystem „merkt sich" mit Hilfe der Gedächtniszellen diesen Eindringling, damit es beim nächsten Mal schnell reagieren kann. Deshalb kann man mit Laboruntersuchungen spezielle Antikörper gegen einen bestimmten Erreger suchen und so eine vorher durchgemachte Infektion nachweisen. Außerdem werden „im Angriffsfall" zahlreiche „Alarm"-Proteine produziert und ins Blut ausgeschüttet, die das gesamte Immunsystem aktivieren – auch diese lassen sich durch spezielle Laboruntersuchungen nachweisen (z. B. C-reaktives Protein = CRP). Eine wichtige – allerdings negative – Rolle spielt das Immunsystem bei *Autoimmunerkrankungen*, wie z.B. Rheuma oder Multiple Sklerose (MS). In diesen Fällen hält es fälschlicherweise körpereigenes Gewebe für körperfremdes und „bekämpft" den eigenen Körper.

## 12.1.4 Thrombozyten und Gerinnungssystem

**Thrombozyten.** Die Blutplättchen (Thrombozyten) werden wie alle anderen Blutzellen *im Knochenmark gebildet* und nach einer Lebensdauer von ca. 2 Wochen in Milz und Leber abgebaut. Wie die Erythrozyten sind sie *kernlos*, ihre Größe entspricht ca. ⅓ des Erythrozytenvolumens. Die *Normalzahl im Blut* liegt zwischen 150 und 400 000/µl Blut.

Die Hauptaufgabe der Thrombozyten besteht in der *Blutstillung*. Wird ein Blutgefäß verletzt, so lagern sich die Thrombozyten an die veränderte Gefäßwand an und verkleben untereinander. Mit diesem Pfropf (Thrombus) wird der Gefäßriss vorerst abgedichtet.

**W** *Die Fähigkeit, sich untereinander zu verkleben, wird durch Thrombozyten-Aggregationshemmer, wie Azetylsalizylsäure (Aspirin, ASS), herabgesetzt, weshalb man diese einige Tage vor Operationen oder Zahnarztbehandlungen absetzen sollte. Außerdem macht man sich diese Eigenschaft bei der Prophylaxe der Arteriosklerose (z. B. zur Verhinderung eines Herz- oder Hirninfarktes) zu Nutze.*

**Gerinnungsfaktoren.** Im Blutplasma findet man einen weiteren Teil des Gerinnungssystems, die Gerinnungsfaktoren. Das sind zahlreiche aufeinander abgestimmte Eiweißkörper, mit denen der *Thrombozytenpfropf stabilisiert* wird. Die Hauptrolle spielt hier das *Fibrin*, das ein faseriges Netz über den Gefäßriss legt und die Wundränder endgültig verschließt. Da im Körper andauernd kleinste Gefäßeinrisse vorkommen und somit auch eine Aktivierung des Gerinnungssystems, bildet der Körper eigene gerinnungshemmende Stoffe, damit sich dieser Prozess im Gleichgewicht befindet.

**W** *Eine dieser gerinnungshemmenden Substanzen ist das in den Granulozyten vorkommende Heparin, das sowohl zur Behandlung von arteriellen und venösen Thrombosen als auch zur Thromboseprophylaxe verabreicht wird, meist als s.c.-Injektion. Da zur Bildung von Gerinnungsfaktoren im Körper Vitamin K benötigt wird, ist die Gabe von Vitamin-K-Antagonisten (z. B. Marcumar) eine weitere Möglichkeit der Gerinnungshemmung (Antikoagulation) vor allem zur Thromboseprophylaxe.*

## 12.1.5 Blutplasma

Der gesamte flüssige Bestandteil des Blutes wird Blutplasma genannt. Es besteht zu 90 % aus *Wasser*, zu 8 % aus *Eiweißen* (Proteinen) und zu 2 % aus *kleinmolekularen Substanzen*. Unter den im Wasser gelösten kleinmolekularen Substanzen versteht man eine Vielzahl von lebenswichtigen Stoffen: gelöste Salze (Elektrolyte), Zucker (Glukose), Vitamine, aber auch Stoffwechselprodukte, wie Harnstoff, Harnsäure oder Kreatinin. Die Plasmaproteine sind ein Gemisch aus unterschiedlichsten Eiweißkörpern, wie Albumin, Hormonen, Gerinnungsfaktoren, Antikörpern und Transportproteinen.

## 12.1.6 Lymphe und Lymphbahnen

Von der Gesamtmenge des Blutplasmas, das durch die Kapillaren gepresst wird, fließen 90 % ins venöse System ab; 10 % werden aus dem Gewebe über die Lymphbahnen abtransportiert. Diese Lymphbahnen vereinigen sich in den *Lymphknoten*, die man im gesamten Körper an bestimmten Stellen findet, und leiten die Lymphe über ein großes Lymphgefäß (*Milchbrustgang* = Ductus thoracicus) in die obere Hohlvene. Die Besonderheit dieses zu den Venen parallelgeschalteten Gefäßsystems ist die Fähigkeit, in den Lymphknoten körpereigene Zelltrümmer, aber auch Fremdkörper herauszufiltern. Deshalb lassen sich bei Infektionen und bösartigen Tumoren häufig geschwollene Lymphknoten tasten.

## 12.1.7 Lymphatisches System

Die Lymphbahnen und -knoten sind Teil des *lymphatischen Systems* **(Abb. 12.4)**, das außerdem aus der *Milz*, dem *Thymus* (Bries) und lymphatischem Gewebe im Rachen (*Tonsillen* = „Mandeln") und im Verdauungstrakt (*Appendix* = „Blinddarm") besteht. Der Zusammenhang zwischen diesen recht unterschiedlichen Organen besteht in der wichtigen Rolle für die Immunabwehr; sie beherbergen außerdem viele Lymphozyten.

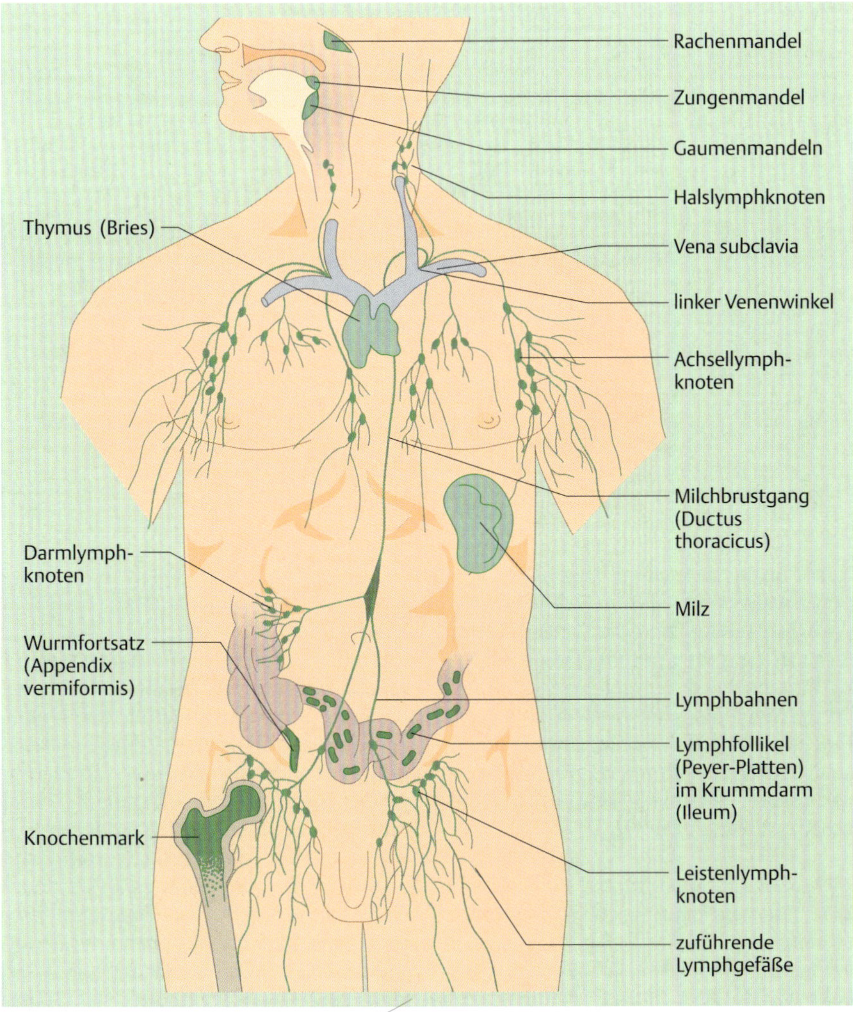


**Abb. 12.4** ⇢ **Lymphatisches System.** Lymphknoten, Lymphbahnen, lymphatische Gewebe, Milz und Thymus (nach Faller u. Schünke, 2004).

## 12.2 Erkrankungen der roten Blutkörperchen

Susanne Andreae

### 12.2.1 Anämie (Blutarmut)

**D** *Eine Anämie liegt vor, wenn die Hämoglobinwerte unter 12 g/dl (bei Frauen) und unter 13 g/dl (bei Männern) liegen.*

#### Ursachen

Es gibt viele Anämieformen; verursacht werden sie generell durch eine *Erythrozytenbildungsstörung*, einen *Verlust an roten Blutkörperchen* oder einen *vermehrten Abbau von Erythrozyten*. Die verschiedenen Anämieformen und ihre Therapie sind in **Tab. 12.1** zusammengefasst.

**W** *Man kann die Anämien auch nach dem Farbstoffgehalt der Erythrozyten einteilen. Bei einer normochromen Anämie (griech. chrom = Farbe) haben die Erythrozyten einen normalen Hämoglobingehalt, während er bei der hypochromen Anämie (z. B. Eisenmangelanämie) vermindert und bei einer hyperchromen Anämie (z. B. megaloblastäre Anämie) erhöht ist.*

#### Symptome

Unabhängig von der Ursache finden sich bei jeder Anämie ähnliche Symptome:

- ⇢ *Haut- und Schleimhautblässe* (besonders gut an den Skleren zu erkennen, **Abb. 12.5**),
- ⇢ *Leistungsschwäche*, rasche Ermüdung, Atemnot,
- ⇢ *Tachykardie* (das Herz versucht, durch eine erhöhte Herzarbeit die Anämie auszugleichen),
- ⇢ evtl. *Angina-pectoris-Beschwerden* (da Blutarmut einen bestehenden Sauerstoffmangel des Herzens bei KHK verstärken kann),
- ⇢ *Schwindel, Verwirrtheit* (infolge Sauerstoffunterversorgung des Gehirns).

Bei schnellem, hohem Blutverlust kommt es zu Schweißausbruch, Atemnot, Blutdruckabfall bis hin zum Volumenmangelschock (S. 261).

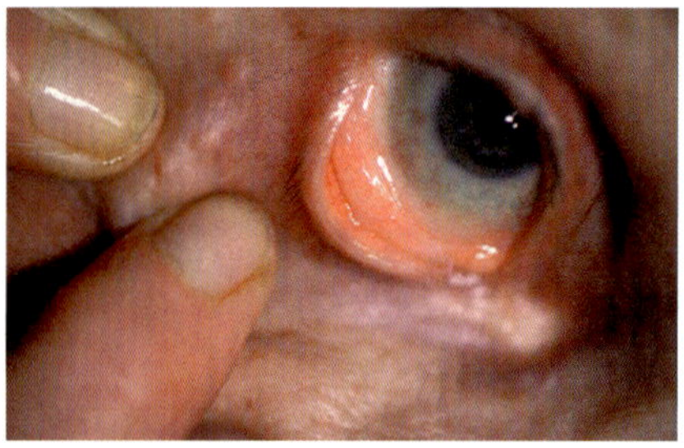

**Abb. 12.5 ⇢ Skleren bei Anämie.** Untersuchung der Skleren bei einem stark anämischen Patienten. An den Skleren ist die typische Haut- und Schleimhautblässe sehr gut zu erkennen.

**Tab. 12.1** ⇢ Anämieformen und ihre Therapie

| ***Pathophysiologie*** | ***Ursache*** | ***Beispiel*** | ***Therapie*** |
|---|---|---|---|
| Erythrozytenbildungsstörung | Eisenmangel | Eisenmangelanämie | Eisensubstitution |
| | Vitamin-$B_{12}$-Mangel, Folsäuremangel | megaloblastäre Anämie | Vitamin $B_{12}$ i.m.; Substitution von Folsäure |
| | Erythropoetinmangel | renale Anämie | Erythropoetinsubstitution |
| | Störung des Knochenmarks | aplastische Anämie | Transfusionen, Knochenmarktransplantation |
| Erythrozytenverlust | Blutung | Blutungsanämie | Blutungsursache beseitigen, evtl. Transfusion |
| Erythrozytenzerstörung | Erythrozytendefekt, Autoantikörper, Malaria, mechanische Ursachen | hämolytische Anämie | je nach Ursache, evtl. Transfusion, Kortison, Splenektomie |

Eine chronische Anämie kann aber auch keine oder erst sehr spät Symptome hervorrufen, wenn sie sich so langsam entwickelt, dass der Körper Zeit hat, sich anzupassen.

## Eisenmangelanämie

**M** *In 80 % der Fälle ist eine Anämie Folge eines Eisenmangels!*

### Ursachen

Die häufigste Ursache ist ein *chronischer Blutverlust*, z. B. bei Blutungen im Verdauungstrakt oder genitalen Blutungen bei Frauen. Außerdem können *ungenügende Eisenaufnahme* mit der Nahrung, *verminderte Eisenresorption* bei Magenteilentfernung oder chronischen Verdauungsstörungen oder ein *erhöhter Eisenbedarf*, z. B. im Rahmen einer Schwangerschaft oder im Wachstum, eine Anämie auslösen.

**W** *Tumoren oder chronische Entzündungen führen oft zur Anämie. Ursache ist eine verminderte Freisetzung von Eisen aus den Eisenspeichern des Körpers (Ferritin), also im Grunde kein „echter" Eisenmangel. Deshalb sollte bei einer Anämie unklarer Ursache besonders bei alten Menschen immer eine Tumorerkrankung ausgeschlossen werden.*

### Therapie

Neben der Besserung der Grundkrankheit (z. B. Blutungsquelle stillen) muss dem Körper vermehrt Eisen zugeführt werden, in der Regel in Form von Medikamenten. Meist wird es als zweiwertiges Eisenpräparat in Tablettenform (z. B. Ferro sanol, Eisendragees-ratiopharm) verordnet. Häufige Nebenwirkungen sind Magen-Darm-Störungen, wie Übelkeit, Erbrechen, Völlegefühl oder Ähnliches. Bei einer Eisenresorptionsstörung muss Eisen parenteral zugeführt werden. Dreiwertiges Eisen (z. B. Ferrlecit) wird intravenös gespritzt, diese Therapieform wird wegen erheblicher Nebenwirkungen aber nur selten angewandt. Die Hämoglobinwerte bessern sich meist innerhalb von 2 Monaten. Um die Eisenspeicher aufzufüllen und Rückfälle zu vermeiden, ist eine Therapie über insgesamt 4 Monate nötig.

**M** *Viele Nahrungsmittel stören die Eisenresorption erheblich, weshalb Eisenpräparate nüchtern eingenommen werden sollen. Nur bei erheblichen gastrointestinalen Beschwerden ist eine Einnahme nach dem Essen besser. Nicht erschrecken: Eisenpräparate führen zu einer Schwarzfärbung des Stuhls.*

#### Ernährung bei Eisenmangel

Eisen ist in fast allen Lebensmitteln enthalten, meist jedoch nur in sehr geringen Mengen. Es gelten folgende Regeln:

- Der tägliche Eisenbedarf beträgt im Alter ca. 10 mg Eisen pro Tag.
- Eisen in tierischen Produkten wird generell besser resorbiert (aufgenommen) als nicht-tierisches Eisen. Beispiel: 15 mg Eisen sind enthalten in 750 g Muskelfleisch, 100 g Schweineleber oder 400 g Spinat.
- Die Resorption tierischen Eisens ist unabhängig von anderen Inhaltsstoffen der Nahrung.
- Nicht-tierisches Eisen wird z. B. in Kombination mit Ballaststoffen schlecht resorbiert, Vitamin C aus Obst oder Gemüse dagegen fördert die Aufnahme von Eisen.

## Megaloblastäre Anämie

### Ursachen

Vitamin $B_{12}$ und Folsäure werden zur Erythrozytenreifung benötigt. Sind diese Stoffe nur ungenügend vorhanden, kommt es durch eine Zellteilungsstörung zur Bildung weniger, aber sehr großer Erythrozyten. Vitamin $B_{12}$ wird mithilfe des im Magen gebildeten „intrinsic factors" im Ileum (Krummdarm) resorbiert. Deshalb kann es außer durch eine *verminderte Nahrungsaufnahme* auch *nach Magenresektionen* oder *Ileumentfernungen* zum Vitamin-$B_{12}$-Mangel kommen. Gehäuft findet sich diese Anämie bei Alkoholabhängigen oder älteren Menschen infolge einer *Mangelernährung* und bei *streng vegetarischer Kost*.

**W** *Im höheren Lebensalter nicht selten ist die perniziöse Anämie. Es handelt sich um eine Autoimmunerkrankung mit Antikörperbildung gegen die Belegzellen in der Magenschleimhaut, die den Intrinsic Factor bilden. Häufig finden sich zusätzlich neurologische Symptome, wie Sensibilitätsstörungen und Gangunsicherheit (funikuläre Myelose).*

### Therapie

Bei Mangelernährung ist auf den vermehrten Genuss besonders von tierischen Lebensmitteln, wie *Fleisch* und *Fisch*, zu achten. Eine streng vegetarische Kost enthält fast kein Vitamin $B_{12}$. Folsäure ist besonders in *Gemüse* (z. B. Bohnen, Spinat oder Tomaten) enthalten.

Kann Vitamin $B_{12}$ nicht resorbiert werden, ist eine *lebenslange intramusku-*

*läre Substitution* nötig, Folsäure dagegen kann in Tablettenform (z. B. Folsan) eingenommen werden.

**B** *Frau Füchtner macht sich Sorgen um ihre Schwiegermutter, Frau Friedrich. Die alte Dame lebt aufgrund einer Altersdemenz im Pflegeheim. Bisher war sie immer recht interessiert, lebhaft und nahm rege an den angebotenen Aktivitäten teil. Seit einiger Zeit aber wirkt sie lustlos, schläft viel und ist insgesamt sehr desinteressiert. Frau Füchtner schildert dies der Hausärztin. Diese vermutet eine Anämie als mögliche Ursache und nimmt Blut ab. Es zeigt sich eine deutliche Verminderung des Hb-Wertes auf 8 mg/dl, bei gleichzeitig erhöhter Zellgröße der Erythrozyten. Die Ärztin vermutet eine Vitamin-$B_{12}$-Mangelanämie und weist Frau Friedrich zur Transfusionstherapie in das örtliche Krankenhaus ein. Der dort gemessene deutlich erniedrigte Vitamin-$B_{12}$-Spiegel im Blut bestätigt die Diagnose. Als Ursache des Vitaminmangels findet sich bei einer Magenspiegelung eine Atrophie (Verminderung) der Magenschleimhaut im Sinne einer perniziösen Anämie. Nach der Gabe von 2 Bluttransfusionen geht es Frau Friedrich schon viel besser und sie kann entlassen werden.*
*Frau Friedrich bekommt seither alle 4 Wochen intramuskulär eine Vitamin-$B_{12}$-Spritze und ist wieder ganz „die Alte".*

### Renale Anämie

Erythropoetin ist ein in der Niere gebildetes Protein mit hormonähnlicher Wirkung, das bei der Erythrozytenbildung eine Rolle spielt. Bei chronischer Niereninsuffizienz (S. 334) kommt es aufgrund einer verminderten Bildung zur Anämie. Die Therapie besteht in der intravenösen oder subkutanen Erythropoetinsubstitution.

**W** *Erythropoetin ist in den letzten Jahren als Dopingmitttel bekannt geworden. Die Sportler erhoffen sich eine gesteigerte Leistungsfähigkeit bei erhöhter Erythrozytenzahl. Die durch Erythropoetin künstlich herbeigeführte Polyglobulie (s. unten) war aber auch verantwortlich für einige plötzliche Todesfälle unter den Leistungssportlern, weshalb Erythropoetineinnahme zur Leistungssteigerung verboten wurde.*

### Aplastische Anämie

Die aplastische Anämie ist eine sehr seltene, aber gefährliche Anämieform, die in unterschiedlichen Schweregraden auftritt. Infolge einer allergischen Reaktion auf Medikamente (z. B. Goldpräparate, Antibiotika, Antirheumatika), Viren oder aus unklarer Ursache kommt es zu einer Knochenmarkschädigung. Die Folge ist eine verminderte Bildung aller Blutzellen (*Panzytopenie*).

Aufgrund dessen kommt es zur Anämie, einer erhöhten Infektanfälligkeit mit Sepsisgefahr, wegen der verminderten Anzahl von Leukozyten (*Leukopenie*), und zu Blutungen, wenn die Thrombozytenzahl (Blutplättchen) zu sehr abfällt (*Thrombozytopenie*).

Da sich die Blutbildung nur selten von selbst erholt, sollte besonders bei jüngeren Patienten eine Knochenmarktransplantation durchgeführt werden. Ist dies nicht möglich, wird mit Kortison und der Gabe von Wachstumsstoffen zur Anregung der Blutbildung behandelt. In jedem Fall ist eine bedarfsgerechte Transfusion der fehlenden Blutzellen nötig.

### Hämolytische Anämie

Bei dieser Anämieform ist die Lebensdauer der Erythrozyten (normalerweise 100–120 Tage) erheblich verkürzt (auf Tage bis Wochen). Zur Blutarmut kommt es, wenn der Zellzerfall größer ist als die Neuproduktion im Knochenmark.

#### Ursachen

Ursachen einer hämolytischen Anämie können neben *angeborenen Defekten* der Erythrozyten auch *Autoimmunerkrankungen* sein, bei denen Antikörper gegen die roten Blutkörperchen gebildet werden. Eher selten sind *mechanische Ursachen*, wie künstliche Herzklappen oder eine *Infektionskrankheit* (z. B. Malaria).

#### Symptome

Neben den typischen Anämiesymptomen finden sich häufig auch eine Splenomegalie (Vergrößerung der Milz), da hier die defekten Erythrozyten abgebaut werden, und ein Ikterus (Gelbsucht), der durch die Erhöhung des Bilirubins (Abbauprodukt der Erythrozyten) zustande kommt.

#### Therapie

Die Therapie richtet sich nach der Grundkrankheit. Bei manchen Erythrozytendefekten führt man zur Verlängerung der Lebensdauer der roten Blutkörperchen eine Splenektomie (Milzentfernung) durch, bei Autoimmunerkrankungen hilft Kortison.

## 12.2.2 Polyglobulie („dickes Blut")

**D** *Anstieg der Erythrozyten (Hämoglobulin > 18 g/dl).*

#### Formen

Neben der seltenen *primären Polyglobulie* im Rahmen einer Knochenmarkerkrankung mit unkontrollierter Wucherung der Erythrozytenstammzellen (Polyzythaemia vera) ist im Alter die *sekundäre Polyglobulie*, besonders im Rahmen chronischer Lungenerkrankungen, deutlich häufiger.

**W** *Die Polyzythaemia vera gehört zu den myeloproliferativen Erkrankungen. Bei dieser Gruppe von Krankheiten kommt es zum unkontrollierten Wachstum einer oder mehrerer Stammzellen im Knochenmark.*

#### Ursachen

Bei chronischen Lungenerkrankungen ist der Sauerstofftransport von der Lunge ins Blut erschwert, die Folge ist ein erniedrigter Sauerstoffgehalt im Blut. Damit möglichst jedes Sauerstoffmolekül transportiert werden kann, bildet der Körper vermehrt Erythrozyten. Ähnliche Umstände (erniedrigter Sauerstoffgehalt der Luft) sind die Ursache der Polyglobulie bei Menschen, die in großen Höhen leben.

**P** ***Wassermangel.*** *Auch bei Dehydratation (Wassermangel) kann es zu einer scheinbaren Polyglobulie kommen, erkennbar an dem erhöhten Hämatokritwert. Hier liegt aber keine Erhöhung der Erythrozytenzahlen vor, sondern ein vermindertes Plasmavolumen. Eine Erhöhung der Trinkmenge oder eine Infusionstherapie führen zu einer raschen Besserung der Werte.*

#### Symptome

Das erhöhte Blutvolumen verleiht den Patienten eine *rot-blaue Hautfarbe* („blühendes Aussehen"). Die vielen Blutzellen haben eine „Eindickung" des Blutes zur Folge, es wird zähflüssiger und bereitet dadurch Symptome, wie *Schwindel*, *Kopfschmerzen*, Ohrensausen, Angina pectoris etc. Nicht selten kommt es zu *Thrombosen* und *Embolien*.

**P** *Bei einer Polyglobulie ist Thromboseprophylaxe wichtig!*

#### Therapie

Neben der Besserung der Grunderkrankung können auch regelmäßige *Aderlässe* helfen, eine Verminderung der Zellzahl zu erreichen. Zur Thromboseprophylaxe wird *Aspirin* in niedrigen Dosen (100 mg/Tag) gegeben. Bei einer Polyzythämie ist evtl. zusätzlich eine Chemotherapie angezeigt.

## 12.3 Erkrankungen der weißen Blutkörperchen

Susanne Andreae

### 12.3.1 Leukämie

**D** *Unkontrollierte Vermehrung der Leukozyten.*

**W** *Leukämie bedeutet „weißes Blut". Die Namensgebung stammt von Virchow (deutscher Pathologe, 1821–1902) und bezieht sich auf die Farbe des Blutes bei Leukämiepatienten mit extrem hohen Leukozytenzahlen.*

Allen Leukämieformen liegt eine unkontrollierte Wucherung einer Leukozytenart im Knochenmark zugrunde. Nach der Abstammung der Leukozyten unterscheidet man *lymphatische* (Vorstufen der Lymphozyten) und *myeloische* (Vorstufen der Leukozyten) Leukämien. Je nach Krankheitsverlauf spricht man von *akuter* oder *chronischer* Leukämie.

#### Ursachen

Sie sind weitgehend unbekannt. Man weiß aber, dass Benzol, Chemotherapeutika oder radioaktive Strahlung eine Leukämie auslösen können. Auch die Genetik scheint eine Rolle zu spielen; so erkranken beispielsweise Menschen mit Down-Syndrom (Mongolismus) häufiger, und es ist auch eine familiäre Häufung von Erkrankungsfällen bekannt.

**W** *Bei den Überlebenden der Atombomben auf Hiroshima und Nagasaki fand sich ein Anstieg der Leukämien um das > 30fache!*

#### Symptome

Die ersten Krankheitszeichen sind meist uncharakteristisch, die Patienten bemerken eine zunehmende *Leistungsschwäche*, *Fieber* und *Nachtschweiß*. Das Knochenmark ist so von Leukozyten übersät, dass es zu einer verminderten Bildung der übrigen Zellen kommt:

- es finden sich die Symptome einer *Anämie* (S. 265),
- *erhöhte Blutungsneigung* durch eine Thrombozytopenie (Verminderung der Thrombozyten),
- *erhöhte Infektanfälligkeit*, denn die Leukozyten sind nicht ausgereift und daher nicht voll funktionsfähig,
- besonders bei den chronischen Leukämien findet sich nicht selten eine *Splenomegalie* (Milzvergrößerung),
- ebenfalls durch den Zellabbau bedingt, steigt der Harnsäurespiegel im Blut an, und es kann zu Gichtanfällen kommen.

#### Diagnostik

Untersuchungen des *Differenzialblutbildes* mit Auszählung der einzelnen Zellformen sind wegweisend, endgültigen Aufschluss gibt aber die Knochenmarkpunktion.

#### Akute Leukämien

Die häufigste Krebserkrankung im Kindes- und Jugendalter ist die *akute lymphatische Leukämie* (ALL); sie ist im Erwachsenenalter seltener. Die *akute myeloische Leukämie* (AML) dagegen macht 80 % aller Leukämiefälle im Erwachsenenalter aus.

Die Erkrankung beginnt akut und führt unbehandelt innerhalb von wenigen Monaten zum Tode. Dank Chemotherapie und einer Knochenmarktransplantation bei Rückfällen ist die akute Leukämie im Kindes- und Jugendalter heute oft heilbar. Bei älteren Menschen ist die Prognose dagegen eher ungünstig.

#### Chronische Leukämien

#### Formen

Diese Leukämieformen kommen meistens bei Erwachsenen vor. Während die *chronisch myeloische Leukämie* (CML) in den mittleren Lebensjahren auftritt, ist die *chronisch lymphatische Leukämie* (CLL) eine Erkrankung des höheren Lebensalters.

#### Symptome

Typisch ist ein schleichender Beginn mit unspezifischen Symptomen, nicht selten wird eine chronische Leukämie zufällig entdeckt. Leitsymptome sind bei der CLL *schmerzlose Lymphknotenschwellungen*, während bei der CML eine massive *Splenomegalie* typisch ist.

#### Therapie

Die CML lässt sich durch eine Knochenmarktransplantation heilen, die CLL dagegen ist nicht heilbar. Deshalb wird hier sehr zurückhaltend therapiert. Bei asymptomatischen Patienten wird trotz teils extrem hoher Leukozytenzahlen nichts unternommen; starke Beschwerden oder Komplikationen aber rechtfertigen eine leichte Chemotherapie. Bei einer CLL ist die Lebenserwartung meist nicht verkürzt, Patienten mit einer CML dagegen versterben meist nach 3–8 Jahren an einem Blastenschub (Übergang in die akute Leukämie).

### 12.3.2 Morbus Hodgkin (Lymphdrüsenkrebs)

**D** *Maligne Erkrankung, die vom lymphatischen Gewebe ausgeht.*

#### Ursachen

Die jährliche Erkrankungsrate liegt bei 2–4/100 000. Betroffen sind meist Männer zwischen 30 und 70 Jahren; die Ursache ist unklar.

**W** *Bei den Non-Hodgkin-Lymphomen handelt es sich um eine Gruppe bösartiger Erkrankungen des lymphatischen Gewebes, die sich vom Morbus Hodgkin abgrenzen lassen. Dazu zählen z. B. das Plasmozytom (S. 186) und die chronisch lymphatische Leukämie (s. oben).*

#### Symptome

Die Symptomkombination *leichtes Fieber*, *Nachtschweiß*, *Gewichtsverlust* und *tastbar vergrößerte, derbe Lymphknoten* (Beginn meist im Halsbereich, **Abb. 12.6**) lässt immer den Verdacht auf ein Hodgkin-Lymphom aufkommen. Hinzu kommen meist noch unspezifische Beschwerden, wie Leistungsminderung, Müdigkeit oder Juckreiz.

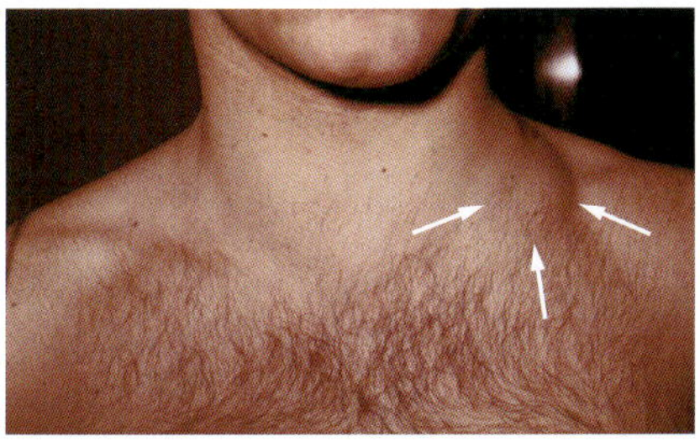

**Abb. 12.6 ···› Morbus Hodgkin.** Bei Patienten mit Morbus Hodgkin zeigen sich die vergrößerten Lymphknoten meist zuerst im Halsbereich.

**P** ***Tastbare vergrößerte Lymphknoten.*** *Bei vielen Menschen sind in der Leiste vergrößerte Lymphknoten tastbar. Sind sie nicht größer als 1 cm und gut verschieblich, haben sie meist keinen Krankheitswert.*

### Therapie

Je nach Lokalisation und Menge der veränderten Lymphknoten werden *Bestrahlung* und *Chemotherapie* einzeln oder in Kombination eingesetzt. Dadurch wird eine Heilungsrate von ca. 70 % erzielt.

## 12.4 Erkrankungen des Immunsystems

Susanne Andreae

### 12.4.1 AIDS (erworbene Immunschwäche)

**D** *AIDS steht für „**a**cquired **i**mmune **d**eficiency **s**yndrome" (erworbenes Immundefektsyndrom); es kommt durch eine virale Infektion zur Schwächung des Immunsystems, die Folge ist ein Symptomkomplex mit verschiedenen, teils typischen Erkrankungen.*

**W** *Erstmals entdeckt wurde AIDS 1981; Mitte 2003 waren weltweit 45 Millionen Menschen mit HIV infiziert, 20 % davon sind an AIDS erkrankt. ⅔ der Betroffenen leben in Afrika und Südostasien. Man beobachtet aber eine explosionsartige Ausbreitung der Erkrankung in Osteuropa!*
*AIDS gehört zu den 5 häufigsten infektiösen Todesursachen weltweit: infektiöse Durchfallerkrankungen (z.B. Cholera), Pneumonie, Tuberkulose, AIDS, Malaria.*

#### Pathophysiologie

Das HI-Virus I oder II *blockiert einen zentralen Mechanismus der Immunantwort* – es zerstört die Helferzellen (eine Unterform der Lymphozyten), die bei der Koordination des Immunsystems eine entscheidende Rolle spielen. Angegriffen werden aber auch andere Zellen des Immunsystems, wie Fress- oder bestimmte Nervenzellen. Deshalb kommt es im Verlauf einer HIV-Infektion häufig zu neurologischen Störungen.

Erschwerend kommt hinzu, dass das HI-Virus *sehr wandlungsfähig* ist. Bei den enorm hohen Vermehrungsraten von HIV entstehen immer neue Varianten des Virus, die sich mehr oder weniger voneinander unterscheiden. Das menschliche Immunsystem muss sich deshalb immer wieder auf neue „Gegner" einstellen, was auf die Dauer zum Zusammenbruch der Immunabwehr führt.

#### Übertragungsweg

Am häufigsten erfolgt die Infektion beim Geschlechtsverkehr oder durch infizierte Spritzen **(Tab. 12.2)**. Bei älteren Menschen ist AIDS meist Folge einer infizierten Bluttransfusion.

**M** *Die Übertragung erfolgt durch Körpersekrete, wie Blut, Sperma oder Muttermilch. Durch Alltagskontakte (Berühren, Anhusten, dasselbe Essbesteck benutzen) oder durch Insektenstiche findet keine Ansteckung statt. Ebenso sind keine Übertragungen durch Speichel, Urin, Stuhl oder Schweiß bekannt!*

**P** ***Pflege von AIDS-Patienten.*** *Es sind bei HIV-Infizierten und AIDS-Kranken keine besonderen Maßnahmen zum Schutz des Pflegepersonals vor einer Infektion zu treffen. Bei Tätigkeiten, die zu einem Kontakt mit Blut führen, müssen, wie bei jedem anderen Patienten auch, Handschuhe getragen werden.*

#### Symptome

Die Inkubationszeit von AIDS ist sehr lange, es kann bis zu 10 Jahre dauern, bis erste Symptome auftreten. Die HIV-Infektion verläuft klassischerweise in verschiedenen Stadien, kann sich aber individuell sehr verschieden präsentieren. Insgesamt handelt es sich um eine langsam fortschreitende Erkrankung. Die Geschwindigkeit des Krankheitsverlaufes ist entscheidend von der Immunabwehr des Patienten abhängig, bei Älteren wird das Vollbild AIDS daher rascher erreicht.

**Tab. 12.2 ···› Infektionswege bei AIDS**

| *Infektionsweg* | *betroffene Personengruppe* |
|---|---|
| sexuelle Kontakte | hohes Risiko bei Prostitution und Sexualverkehr ohne Kondom, homosexuelle Männer, heterosexuelle Kontakte (Tendenz steigend!) |
| parenteral | Fixer (besonders hohes Risiko bei Nadeltausch!), Therapie mit Blutprodukten (seit Testung der Produkte bei uns sehr selten), Verletzungen im medizinischen Bereich (insgesamt extrem selten!) |
| vertikale Übertragung | Übertragung von infizierter Mutter auf das Kind (Übertragungsrisiko ca. 20 %, bei uns mit 1 % der Fälle sehr selten, häufig dagegen in Afrika!) |

**M** *Der Ausdruck, jemand sei „HIV-positiv", besagt nur, dass er das HI-Virus im Blut hat, nicht aber, dass er krank ist. Erst wenn erste typische Krankheitssymptome nachweisbar sind, spricht man von AIDS.*

**1. Stadium: akute HIV-Infektion.** Einige Wochen nach der Infektion kommt es zu *grippeähnlichen Symptomen*, oft verbunden mit *Lymphknotenschwellungen*. Die Beschwerden heilen ab und die Krankheit geht über in die nächste Phase.

**2. Stadium: Latenzperiode.** Der Patient ist *beschwerdefrei*, in ⅔ der Fälle finden sich allerdings *schmerzlose, generalisierte Lymphknotenschwellungen*. Das Stadium kann Wochen bis Jahre andauern.

**3. Stadium: Lymphadenopathiesyndrom.** Mit zunehmender Dauer der Erkrankung und allmählichem Abfall der Helferzellenkonzentration kommt es häufig zu leichteren Infekten und Lymphknotenschwellungen. Nicht selten sind Symptome wie *Nachtschweiß*, *Gewichtsverlust*, *leichtes Fieber* oder eine allgemeine Schwäche.

**4. Stadium: Vollbild AIDS.** Typisch sind die sog. *opportunistischen Erkrankungen:* Die Patienten erkranken an Infektionen, ausgelöst durch Erreger, mit denen jeder Mensch besiedelt ist. Ein klassisches Beispiel, das bei fast 80 % der AIDS-Patienten auftritt, ist eine *Pneumonie*, ausgelöst durch das Bakterium Pneumocystis carinii, einen eigentlich harmlosen Keim im Lungengewebe.

Praktisch alle AIDS-Patienten leiden an *Pilzinfektionen*, auch *Virusinfektionen* wie der Herpes zoster sind sehr häufig. Generell können alle Erreger, die beim Gesunden nur wenig Schaden anrichten, bei AIDS zu gravierenden Infektionen führen (z. B. Salmonellose oder Tuberkulosebakterien).

Wie eingangs erwähnt, greift das HI-Virus auch Nervenzellen an, es kommt daher im Verlauf der Erkrankung häufig zu *neurologischen Erkrankungen* (Meningitis, Enzephalitis).

Besonders bei älteren Patienten wird eine HIV-Infektion nicht selten im Rahmen einer der mit HIV gekoppelten *Malignome* (Krebserkrankung) entdeckt. Typisch ist das *Kaposi-Sarkom*, ein sehr bösartiger Hauttumor, der rasch in innere Organe metastasiert **(Abb. 12.7)**. Etwa 5 % der AIDS-Patienten entwickeln sehr rasch fortschreitende *maligne Lymphome* mit schlechter Prognose.

**P** *Erstmaßnahmen nach Kontakt mit HIV-infiziertem Blut.*

*Stich- oder Schnittverletzung:*

- *ca. 1 Minute den Blutfluss durch Druck auf das umliegende Gewebe fördern,*
- *Desinfektion, evtl. Anlegen eines sterilen Verbandes,*
- *den zuständigen Arzt benachrichtigen, dieser schätzt das Infektionsrisiko ein und ordnet evtl. sofort eine entsprechende Medikation an,*
- *Unfalldokumentation und Meldung an die Berufsgenossenschaft (dies ist wichtig, um im Erkrankungsfall Gelder zu bekommen),*
- *HIV-Antikörpertest und Hepatitisserologie,*
- *weitere Tests nach 3 und 6 Monaten.*

*Kontamination von geschädigter Haut/Schleimhaut:*

- *sofort intensive Spülung mit Wasser und Seife,*
- *Desinfektion mit einem Haut-/Schleimhautantiseptikum, Mund mit Alkohol (80 %) spülen,*
- *weiter s. oben.*

**P** ***Nadelstichverletzungen vermeiden.*** *Besondere Infektionsgefahr besteht bei Nadelstichverletzungen, z. B. im Rahmen von Injektionen. Vorsichtsmaßnahmen:*

- *Kanülen nach Gebrauch nicht wieder in die Schutzkappe stecken,*

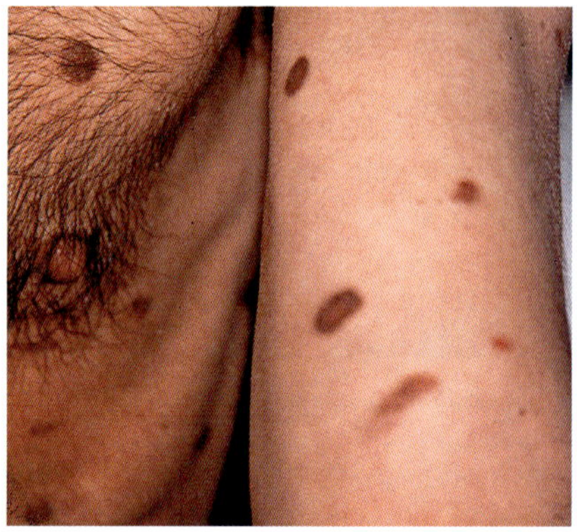

**Abb. 12.7 ⇝ Kaposi-Sarkom.** Das Kaposi-Sarkom ist eine der typischen, mit einer HIV-Infektion gekoppelten, bösartigen Krebserkrankungen.

- *gebrauchte Kanülen sofort in ein festes, verschließbares Gefäß/Abwurf entsorgen (z. B. spezielle Entsorgungsbehälter aus dem Fachhandel),*
- *Kanülen ohne weitere Manipulationen in diesem bruchsicher verschlossenen Behälter in den Müll geben.*

### Diagnostik

Erst 1–3 Monate nach einer Infektion sind im Blut Antikörper gegen das HI-Virus nachweisbar.

### Therapie

AIDS ist nach wie vor *nicht heilbar*. Mit den heute verfügbaren Medikamenten lässt sich aber die Vermehrung der Viren hemmen. Dies hat zu einer erheblichen Verlängerung der Lebenserwartung geführt.

## 12.5 Erkrankungen des Blutgerinnungssystems

Susanne Andreae

### 12.5.1 Hämorrhagische Diathese (erhöhte Blutungsneigung)

#### Ursachen

Die Blutgerinnung basiert auf einem komplexen Zusammenspiel von Thrombozyten (Blutplättchen), Gefäßwand und den Gerinnungsfaktoren. Dieses Gleichgewicht kann in verschiedener Weise gestört sein: Die häufigste Ursache einer erhöhten Blutungsneigung ist die *Thrombozytopenie* (verminderte Thrombozytenanzahl), z. B. im Rahmen einer Knochenmarkerkrankung (s. oben). Eine Blutungsgefahr besteht erst, wenn die Thrombozytenanzahl unter 30 000/µl abgefallen ist. Typischerweise zeigen sich *petechiale Blutungen* (stecknadelkopfgroße Hauteinblutungen).

Bei der *Hämophilie* (Bluterkrankheit) liegt ein angeborener Mangel an bestimmten Gerinnungsfaktoren vor. Schon kleine Verletzungen führen zu *ausgedehnten Hämatomen* (Blutergüsse). Dank der heute möglichen intravenösen Substitution von Gerinnungsfaktoren sind schwerwiegende Komplikationen, wie spontane Muskel- oder Gelenkblutungen, selten geworden. Im Rahmen einer *Sepsis* kann es zum völligen Zusammenbruch der Blutgerinnung kommen (Verbrauchskoagulopathie) und der Patient verstirbt an inneren Blutungen. Bei einer *Leberinsuffizienz* (z. B. Leberzirrhose) können Blutungen aufgrund einer verminderten Bildung von Gerinnungsfaktoren auftreten.

**P** ***Hauteinblutungen bei älteren Menschen.*** *Ältere Menschen haben oft Hauteinblutungen; deren Ursache ist eine altersbedingte Brüchigkeit der Kapillaren. Daher Verletzungen vermeiden:*

- *keine i.m.-Injektionen,*
- *Maßnahmen der Sturzprophylaxe beachten,*
- *selbst kleinere Haut-/Schleimhautverletzungen beobachten.*

# 13 Stoffwechselerkrankungen

Susanne Andreae

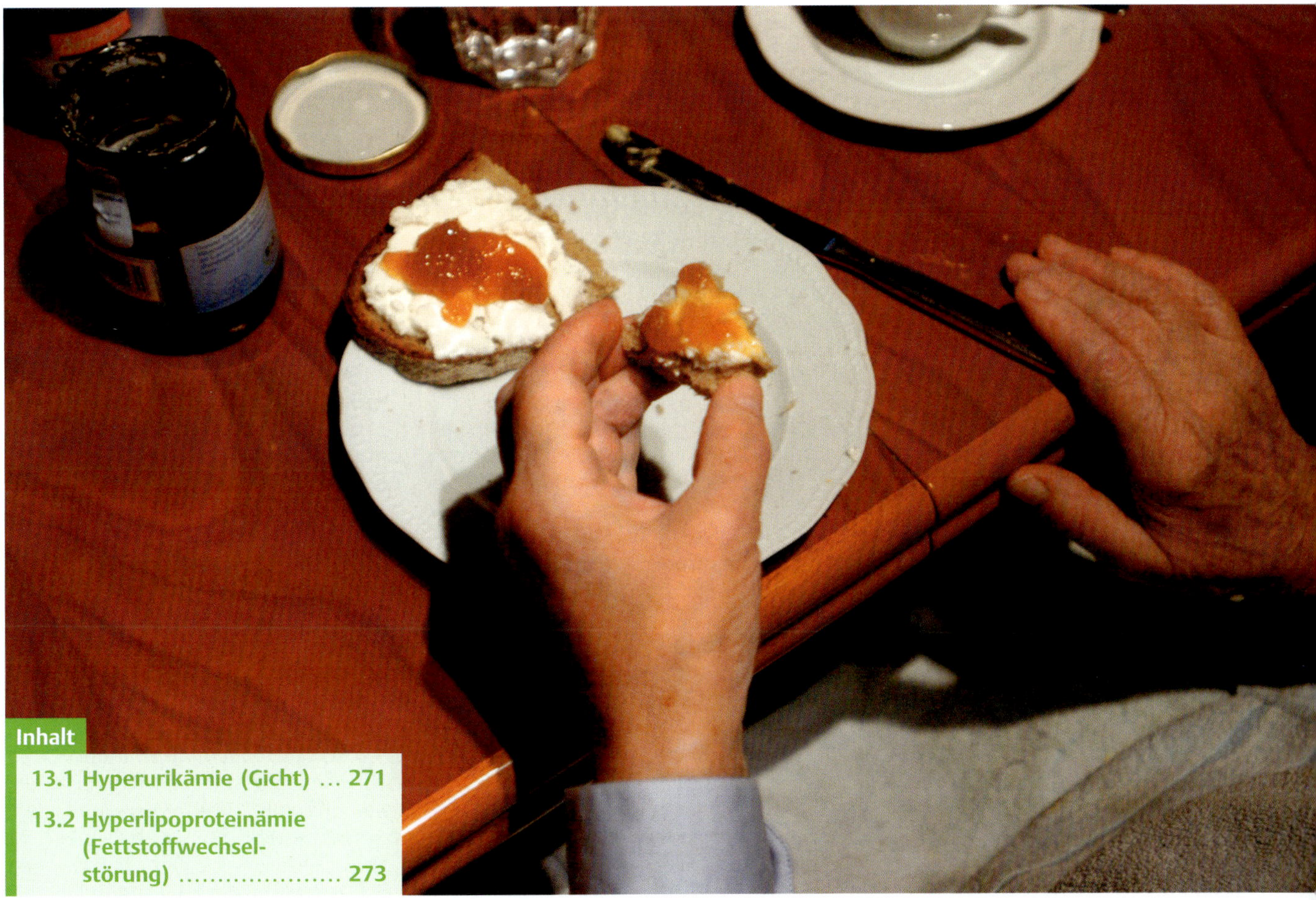

Inhalt



## 13.1 Hyperurikämie (Gicht)

D *Unter Hyperurikämie versteht man erhöhte Harnsäurespiegel im Blut ohne Symptome, während es bei der Gicht zu Ablagerungen von Harnsäurekristallen an verschiedenen Körperstellen gekommen ist.*

Eine *Hyperurikämie* ist bei 20–30 % der Männer und bei 3 % der Frauen feststellbar. Nicht jeder Patient mit erhöhten Harnsäurewerten leidet unter den Symptomen einer *Gicht*, doch die Gefahr eines Gichtanfalls steigt mit dem Lebensalter und der Höhe des Harnsäurespiegels. Männer, meist zwischen 40 und 60 Jahren, erkranken 10-mal häufiger als Frauen, die meist erst ab dem 60. Lebensjahr unter Gichtanfällen leiden (schützende Wirkung der Östrogene bis zu den Wechseljahren).

W *Seit Kriegsende ist eine 10fache Zunahme der Gichterkrankungen zu beobachten – Gicht ist eine echte „Wohlstandskrankheit"!*

### Ursachen

Purine zählen zu den Bausteinen der Nukleinsäuren, die sich in Form von DNA und RNA in allen menschlichen und tierischen Zellen finden. Diese Purine werden im Organismus zu Harnsäure abgebaut und mit dem Urin ausgeschieden. Einem erhöhten Harnsäurespiegel können 2 Ursachen zugrunde liegen:

**Primäre Gicht.** Bei 99 % der Patienten findet sich eine verminderte Ausscheidungsfähigkeit der Niere für Harnsäure. In seltenen Fällen liegt ein erblich bedingter Enzymdefekt vor, bei dem es zur vermehrten Harnsäurebildung kommt. Bei normaler Ernährung treten keine Symptome auf, doch bei hoher Purinzufuhr (besonders Fleisch, Innereien) kommt es zur Ablagerung von Harnsäurekristallen in den Gelenken. Diese Kristalle werden von Leukozyten aufgenommen, die dabei zerstört werden und Enzyme freisetzen, welche zu lokalen Entzündungen führen.

**Sekundäre Gicht.** Zur sekundären Gicht kann es bei Leukämien oder Chemotherapien kommen, denn der massive Zellzerfall führt zu hohen Harnsäurespiegeln. Bei einer chronischen Niereninsuffizienz entwickelt sich die Hyperurikämie aufgrund der verminderten Harnsäureausscheidung. Letzteres ist eine häufige Ursache der Gichtanfälle im Alter.

### Symptome

Die Erkrankung verläuft in 3 Stadien:
- Stadium I: Hyperurikämie ohne Symptome (ist wesentlich häufiger als die Gichterkrankung).
- Stadium II: akuter Gichtanfall. Häufig ausgelöst durch purinreiche Kost (bes. Fleisch, Innereien) in Verbindung mit Alkohol (z. B. Festessen). Plötzlich kommt es (oft nachts) zur stark schmerzhaften Entzündung eines Gelenkes, meist des Großzehengrundgelenkes **(Abb. 13.1a)**, mit Hautrötung, Überwärmung und Schwellung. Andere häufig betroffene Gelenke sind das Daumengrundgelenk und die Sprung- und Kniegelenke. Charakteristisch ist der Befall eines einzelnen Gelenkes, im Gegensatz z. B. zur rheumatoiden Arthritis (S. 194). Der akute Gichtanfall, der oft mit Fieber einhergeht, klingt nach einiger Zeit (Tage bis Wochen) spontan ab.
- Stadium III: Wiederholte Gichtanfälle (chronische Gicht) führen nach Jahren zur Gelenksschädigung mit schmerzhaften Deformierungen **(Abb. 13.1b)**. Es kommt zu Harnsäureablagerungen (sog. „Tophi") am Rand der Ohrmuschel und in der Gelenkumgebung, z. B. im Schleimbeutel. Dies führt zur Bursitis (Schleimbeutelentzündung, **Abb. 13.1c)**. In Sehnenscheiden ist die Folge eine Tendovaginitis (Sehnenscheidenentzündung). Gefährlich ist die Bildung von Harnsäuresteinen in der Niere, die zur Niereninsuffizienz führen können („Gichtniere"). Dank wirksamer medikamentöser Therapie ist die chronische Gicht heute eine Seltenheit.

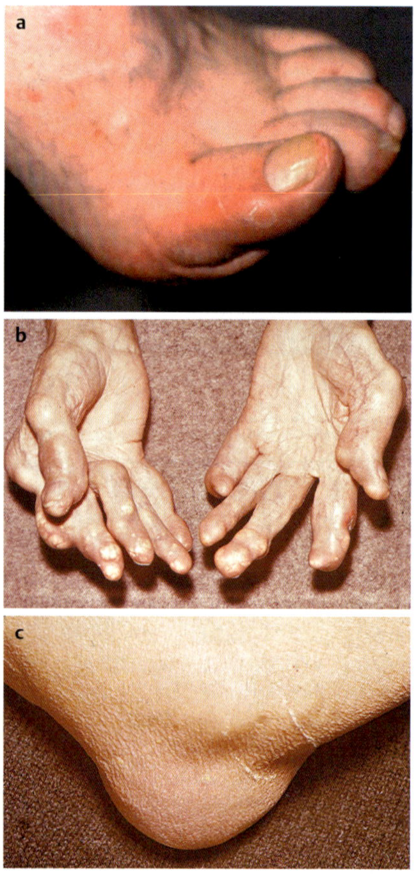


**Abb. 13.1** ⇢ **Gichtsymptome. a** Großzehengrundgelenk mit akutem Gichtanfall, **b** schmerzhafte Gelenkdeformierungen bei chronischer Gicht, **c** akute Bursitis des Ellenbogens.

**W** *Die Gicht tritt häufig zusammen mit den Erkrankungen des sog. metabolischen Syndroms („Wohlstandssyndrom") auf: Adipositas, Diabetes mellitus Typ II, Bluthochdruck und erhöhte Blutfette.*

### Therapie

**Akuter Gichtanfall.** Im akuten Gichtanfall sind heute *hochdosierte nichtsteroidale Antirheumatika* (z. B. Voltaren, Ammuno, Diclofenac-ratiopharm) Mittel der Wahl. Das früher oft eingesetzte *Colchizin* (Colchicum dispert), ein Medikament, das die Leukozytenaktivität im erkrankten Gewebe hemmt, zeigt keine bessere Wirkung und führt in den erforderlichen Mengen fast immer zu Magen-Darm-Beschwerden (Übelkeit, Erbrechen, häufig Diarrhö). Kortison wird in der Regel nur bei sehr schweren Gichtanfällen eingesetzt.

**Prophylaxe.** Zur Verhinderung von Gichtanfällen ist bei gering erhöhten Harnsäurespiegeln eine entsprechende Diät meist ausreichend: Ab einem Harnsäurespiegel von $> 9$ mg/dl oder bei Komplikationen, wie Gichtanfällen, Nierensteinen oder Ähnlichem, müssen zusätzlich lebenslang Medikamente eingenommen werden: *Allopurinol* (Zyloric, Allopurinol ratiopharm) vermindert die Harnsäurebildung, während das nur selten eingesetzte *Brenzbromaron* (Narcaricin) die Ausscheidung der Harnsäure erhöht.

#### Ernährung bei erhöhten Harnsäurewerten

Manche Lebensmittel sind sehr purinhaltig, diese sollte man meiden:
- höchstens einmal pro Tag sollte Fisch, Fleisch oder Wurst gegessen werden,
- Innereien sind besonders purinhaltig, man sollte auf sie ganz verzichten,
- Hülsenfrüchte (z. B. Bohnen, Linsen) und purinhaltige pflanzliche Lebensmittel, wie Kohl oder Rosenkohl, sollten ebenfalls nur selten auf dem Speiseplan auftauchen,
- kein oder nur wenig Alkohol, denn Bier (auch alkoholfreies) ist sehr purinhaltig; Wein ist purinfrei, aber der recht hohe Alkoholgehalt des Weines hemmt die Harnsäureausscheidung der Nieren,

Abgesehen von der Ernährung sind folgende Tipps zu beachten:
- viel trinken, um die Harnsäureausscheidung zu erhöhen,
- die meisten Menschen mit erhöhten Harnsäurewerten sind übergewichtig; gelingt eine Gewichtsabnahme sinken auch die Harnsäurespiegel im Blut.

**P** ***Schmerzlinderung.*** *Im akuten Gichtanfall wirken Ruhigstellung und kühlende Alkohol- oder Rivanolumschläge schmerzlindernd.*

**B** *Herr Bächle wird wegen plötzlich aufgetretener, heftiger Bauchschmerzen in das örtliche Krankenhaus eingewiesen. Der Aufnahmearzt veranlasst eine Röntgenuntersuchung des Bauches. Es zeigt sich freie Luft im Bauchraum, Herr Bächle wird sofort operiert. Als Ursache der Bauchschmerzen findet sich eine Magenperforation („Magendurchbruch") infolge eines Magengeschwürs. Der Stationsarzt macht sich Gedanken, warum Herr Bächle ein Magengeschwür hatte. Bei der Eingangsuntersuchung waren ihm die verkrüppelten Hände des Patienten aufgefallen. „Och, Herr Doktor, die sehen schon lange so aus. Mein Hausarzt sagt, ich habe Gicht." Nein, von einer entsprechenden Diät hätte er noch nie gehört. Doch, er habe immer mal wieder starke Schmerzen in den Gelenken gehabt, besonders, wenn er am Abend zuvor „gut gegessen und getrunken" habe. Doch das Schmerzmittel Voltaren habe ihm immer geholfen.*

*Es stellt sich heraus, dass Herr Bächle täglich bis zu 3 Tabletten dieses stark magenreizenden Medikamentes eingenommen hatte. Dies hatte zum Magengeschwür und letztlich zum Magendurchbruch geführt. Nachdem er die Operation gut überstanden hat, besucht Herr Bächle die Ernährungsberatung und wird über die richtige Ernährung bei Gicht informiert. Zur Prophylaxe weiterer Gichtanfälle wird ihm ein Medikament zur Hemmung der Harnsäurebildung verordnet.*

## 13.2 Hyperlipoproteinämie (Fettstoffwechselstörung)

**D** *Erhöhte Blutfette im Nüchternserum. Es können Cholesterin, Triglyzeride oder beides erhöht sein.*

### Ursachen

Cholesterin ist eine lebenswichtige Substanz, die unter anderem zum Aufbau der Zellmembran und zur Bildung vieler Hormone notwendig ist. Doch erhöhte Cholesterinwerte fördern die Arteriosklerose (S. 250) durch Verengung der Gefäße infolge von Ablagerungen in der Gefäßwand. Die Gefahr einer Arteriosklerose lässt sich anhand der Transportproteine des Cholesterins, den Lipoproteinen, abschätzen: Das „schlechte" Lipoprotein ist das *LDL*. Es ist sehr cholesterinreich, weil es Cholesterin aus dem Blut zu den Zellen transportiert. Deshalb besteht bei hohen LDL-Werten, besonders, wenn noch andere Risikofaktoren (Rauchen, Hypertonie etc.) vorliegen, ein hohes Arterioskleroserisiko. Nicht so bei hohen *HDL*-Werten. Dieses „gute" Lipoprotein transportiert Cholesterin zur Leber, wo es über die Galle ausgeschieden wird. Bei hohen HDL-Werten besteht daher ein geringeres Arterioskleroserisiko.

Bei übermäßiger Zufuhr von Kohlenhydraten werden diese in Triglyzeride, die Neutralfette, umgewandelt. Erhöhte Werte sind meist die Folge von Adipositas, Alkoholabusus und Diabetes mellitus. Auch hohe Triglyzeridwerte im Serum erhöhen das Risiko einer Arteriosklerose, vor allem wenn gleichzeitig niedrige HDL-Werte vorliegen.

### Formen

Man unterscheidet *primäre Hyperlipoproteinämien*, denen eine erblich bedingte Stoffwechselstörung zugrunde liegt. Häufiger sind die *sekundären Hyperlipoproteinämien* infolge zu fettreicher Ernährung. Meist handelt es sich um eine Kombination beider Ursachen, also eine erbliche Vorbelastung bei gleichzeitig zu fetthaltiger Kost. Doch auch Erkrankungen wie Diabetes mellitus oder Hypothyreose (Schilddrüsenunterfunktion) können Ursachen sein.

### Symptome

Erhöhte Blutfette werden meist zufällig entdeckt. Nur bei sehr hohen Fettwerten, meist im Rahmen erblich bedingter Fettstoffwechselstörungen, finden sich sichtbare Fettablagerungen z. B. in Form von Xanthelasmen (Cholesterinablagerungen in den Augenlidern, **Abb. 13.2a**) oder dem Arcus lipoides („Greisenbogen": Fett- und Kalkeinlagerungen in der Hornhaut, **Abb. 13.2b**).

### Therapie

Erstrebenswert sind folgende *Blutwerte:*
- Cholesterin < 200–240 mg/dl,
- LDL < 160 mg/dl,
- HDL > 40 mg/dl,
- Triglyzeride < 200 mg/dl.

Besteht allerdings aufgrund weiterer Risikofaktoren (S. 233) ein erhöhtes Arterioskleroserisiko, sind niedrigere Werte als Therapieziel anzusetzen.

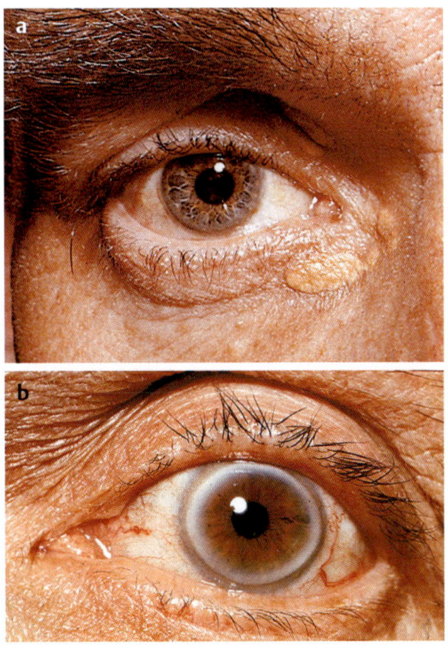


**Abb. 13.2 ⇢ Fettablagerungen. a** Xanthelasma am Augenlid, **b** Arcus lipoides in der Hornhaut.

### Ernährung bei erhöhten Fettwerten

Während sich durch eine Umstellung der Ernährung meist eine rasche Senkung der Triglyzeridwerte erreichen lässt, sinken die Cholesterinwerte im Mittel nur um 15–25 %. Folgende Ernährungsempfehlungen sind bei erhöhten Fettwerten zu beachten:
- bei bestehendem Übergewicht ist eine Normalisierung des Körpergewichtes eine der wichtigsten und auch wirkungsvollsten Maßnahmen,
- Ausdauersport ist der alleinigen Diät überlegen,
- Alkohol sollte reduziert werden (enthält viele Kohlenhydrate),
- Zucker, zuckerhaltige Getränke, Süßigkeiten (bes. Schokolade!) sollten gemieden werden,
- fettreduzierte Kost: kein fettes Fleisch, Wurst, Käse oder Butter, stattdessen magere Fleisch- (z. B. Pute, Kalbfleisch) und Milchprodukte,
- extrem cholesterinhaltige Lebensmittel, wie Eier, Innereien, geräucherter Fisch, sollten nicht oder nur selten gegessen werden,
- Fisch enthält ungesättigte Fettsäuren, sie erhöhen nicht den Cholesterinspiegel und sind deshalb sehr geeignet,
- Ballaststoffe senken das Gesamtcholesterin und das LDL-Cholesterin, deshalb sollte man reichlich Vollkornprodukte, Obst und Gemüse essen,
- zum Kochen und Anrichten von Salaten o. Ä. sollte nur pflanzliches Öl (z. B. Oliven- oder Rapsöl) verwendet werden,
- fettarme Zubereitungsformen, wie Dünsten, Dämpfen, Grillen oder Garen in Folie, sind zu bevorzugen,
- abgesehen von der richtigen Ernährung ist regelmäßige körperliche Bewegung wichtig, dadurch lässt sich besonders eine Erhöhung des HDL-Cholesterins erreichen.

Lässt sich trotz einer Ernährungsumstellung nach 3–6 Monaten keine ausreichende Senkung der Fettwerte erreichen, werden zusätzlich Medikamente zur Fettsenkung (z. B. Locol) eingesetzt. Diese ersetzen aber keine Diät, eine entsprechende Ernährung ist in jedem Falle nötig!

H ***Natürliche Behandlungsmöglichkeiten.*** *Studien haben erwiesen, dass täglich 50–100 g Haferkleie den Cholesterinspiegel senken. Eine entsprechende Diät wird dadurch aber nicht ersetzt!*

W *Ein Eidotter enthält fast 300 mg Cholesterin! Dagegen ist in Grönland die Arteriosklerose extrem selten, weil sich die Menschen dort fast ausschließlich von mehrfach ungesättigten Fettsäuren in Form von Fisch ernähren.*

# 14 Erkrankungen des Hormonsystems

Dominik von Hayek, Susanne Andreae, Jutta Weniger

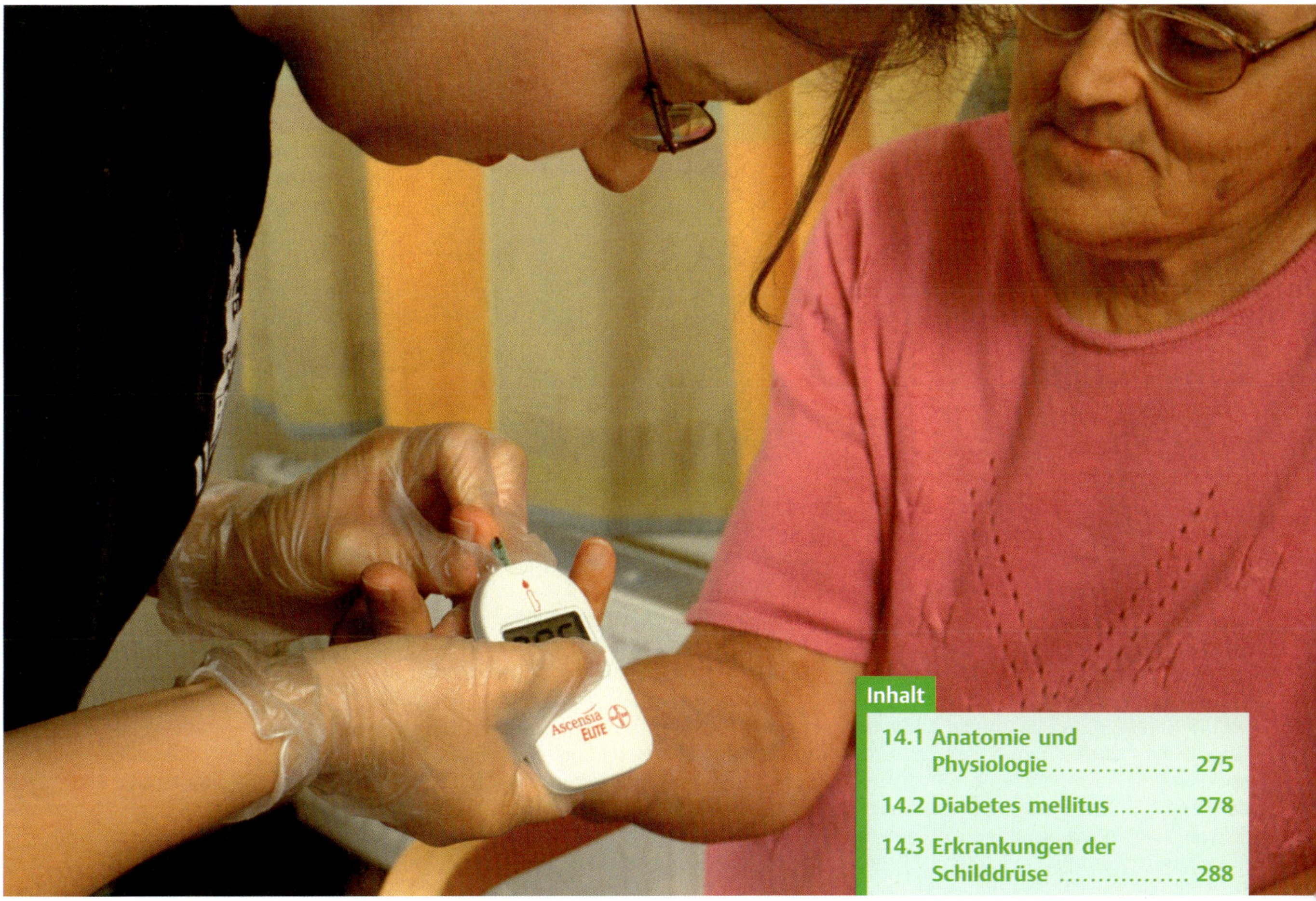


Inhalt



## 14.1 Anatomie und Physiologie

Dominik von Hayek

### 14.1.1 Aufbau des Hormonsystems

#### Aufgaben

Hormone sind chemische Botenstoffe, die von Hormondrüsen gebildet und ins Blut ausgeschüttet werden **(Abb. 14.1)**. Über den Blutkreislauf gelangen sie zu den Zielzellen in den Körpergeweben, die sie dann beeinflussen. Ihre wichtigsten Aufgaben sind:

- Regelung des Stoffwechsels und des Energiehaushaltes (z. B. durch Insulin, Glukagon, Kortisol, Adrenalin),
- Steuerung von Körperwachstum und Entwicklung (z. B. Schilddrüsen-, Wachstumshormon),
- Aufrechterhaltung des Wasser- und Elektrolythaushaltes (z. B. ADH, Aldosteron, Kalzitonin),
- Steuerung des Blutdrucks und der Durchblutung des Körpers (z. B. Adrenalin und Noradrenalin),
- Steuerung des Sexualverhaltens, der Geschlechtsorgane und der Schwangerschaft (z. B. Östrogen und Progesteron bei der Frau, Testosteron beim Mann),
- Steuerung der Verdauung (z. B. Gastrin, Somatostatin).

Wie das Nervensystem, so dient auch das Hormonsystem der Steuerung von vielen wichtigen Körperfunktionen, allerdings ohne ein eigenes Reizleitungssystem (Nervenfasern) zu besitzen, sondern als „drahtloses" Übermittlungssystem im Blut. Wegen der ähnlichen Aufgabenstellung werden viele Organe sowohl vom vegetativen Nervensystem als auch vom Hormonsystem gesteuert, weshalb es zahlreiche Verbindungen zwischen den beiden Systemen gibt. Im Gegensatz zum rasch fortgeleiteten Nervenreiz mit prompter Wirkung sind Hormone in ihrer Wirkung langsamer und lang anhaltender. Das Hormonsys-

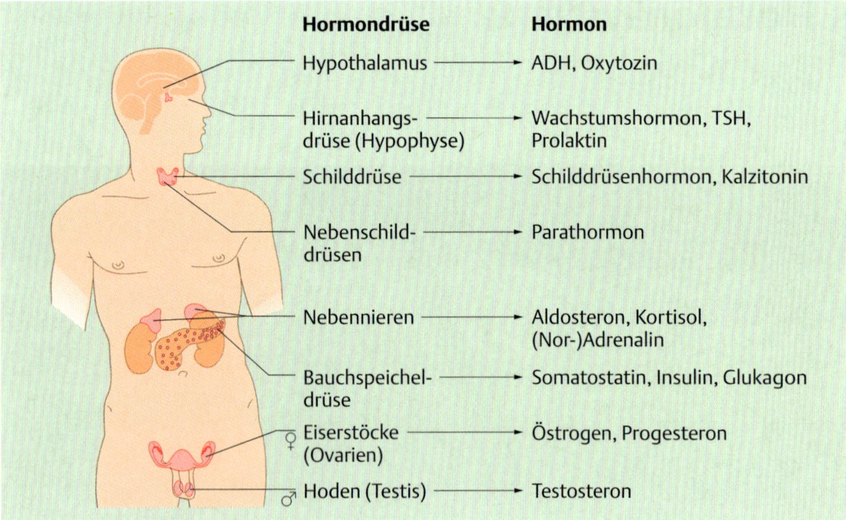


**Abb. 14.1 ⇢ Hormonsystem.** Lage der wichtigsten Hormondrüsen mit den von ihnen gebildeten Homonen (nach Faller u. Schünke, 2004).

tem wird endokrines System (griech. *endo* = „nach innen", griech. *krin* = „absondern") genannt, weil die meisten Hormone ins Blut („nach innen") ausgeschüttet werden.

## Botenstoff und Rezeptor

Der Wirkmechanismus der Hormone beruht darauf, dass sich auf der äußeren Oberfläche (Zellmembran) der Zielzelle spezifische Hormonrezeptoren befinden. Diese können wie bei einem Türschloss nach dem Kontakt mit einem passenden Hormon („Schlüssel") die Durchlässigkeit der Zellmembran verändern („Tür öffnen") oder den Zellstoffwechsel beeinflussen („Schlüssel-Schloss-Prinzip", **Abb. 14.2**).

## Regelkreise

**Negative Rückkoppelung.** Die Ausschüttung eines Hormons aus der Hormondrüse muss entsprechend der Körpersituation bzw. Stoffwechsellage reguliert werden. Die einfachste Steuerung erfolgt durch die negative Rückkoppelung (veranschaulicht am Beispiel des Insulins, **Abb. 14.3**): Ziel ist die Aufrechterhaltung des Sollwertes, also eines gleichbleibenden Blutzuckerspiegels. Kommt es zu einer Abweichung nach oben, in diesem Fall nach der Nahrungsaufnahme zu einem Anstieg des Blutzuckers, so nimmt die Hormondrüse dies mithilfe ihrer Messfühler wahr und schüttet ihr Hormon (Insulin) in das Blut aus. Die Hormonwirkung besteht in der Aufnahme von Glukose aus dem Blut in die Gewebszellen und damit einer Blutzuckersenkung. Nach einer gewissen Zeit werden die Messfühler der Hormondrüse eine Annäherung an den Sollwert wahrnehmen, also eine Normalisierung des Blutzuckers, und die Ausschüttung des Hormons wird wieder reduziert, um das angestrebte Gleichgewicht aufrechtzuerhalten.

**Übergeordnete Regelkreise.** Bei vielen anderen Hormonen wird die Ausschüttung durch eine übergeordnete Hormondrüse mit eigenen Messfühlern gesteuert. Bei Abweichungen vom Sollwert werden dann Hormone aus dem übergeordneten Zentrum (z. B. Hypophyse im Zwischenhirn) ausgeschüttet, die die Zielhormondrüse stimulieren. Der Vorteil dieser Hierarchie liegt in der Möglichkeit, den Sollwert zu verstellen, der Körper kann so auf veränderte Bedingungen reagieren (z. B. vermehrte Produktion von Schilddrüsenhormon in der Schwangerschaft oder bei Stress).

**Bestimmung des Hormonspiegels.** Da die meisten Hormone ins Blut ausgeschüttet und laborchemisch gemessen werden können, lässt sich die Funktion einer Hormondrüse an den Hormonspiegeln im Blut überprüfen, bei Hormondrüsen mit stark schwankender Ausschüttung durch das Messen des übergeordneten Hormons (vgl. TSH bei der Schilddrüse).

**Hormonmedikation.** Mittlerweile lassen sich die meisten Hormone synthetisch herstellen und man kann bei einem Hormonmangel (z. B. beim Diabetes mellitus Typ I oder bei der Schilddrüsenunterfunktion) das Hormon durch Zufuhr von außen ersetzen („Insulin-Spritzen" oder „Schilddrüsen-Tabletten").

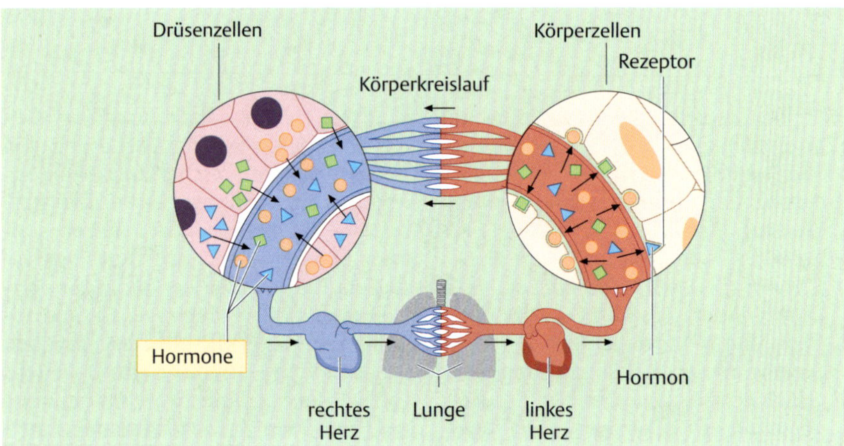


**Abb. 14.2 ⇢ Wirkungsweise von Hormonen.** Wirkungsweise von Hormonen nach dem „Schlüssel-Schloss-Prinzip" (aus Schwegler, 2002).

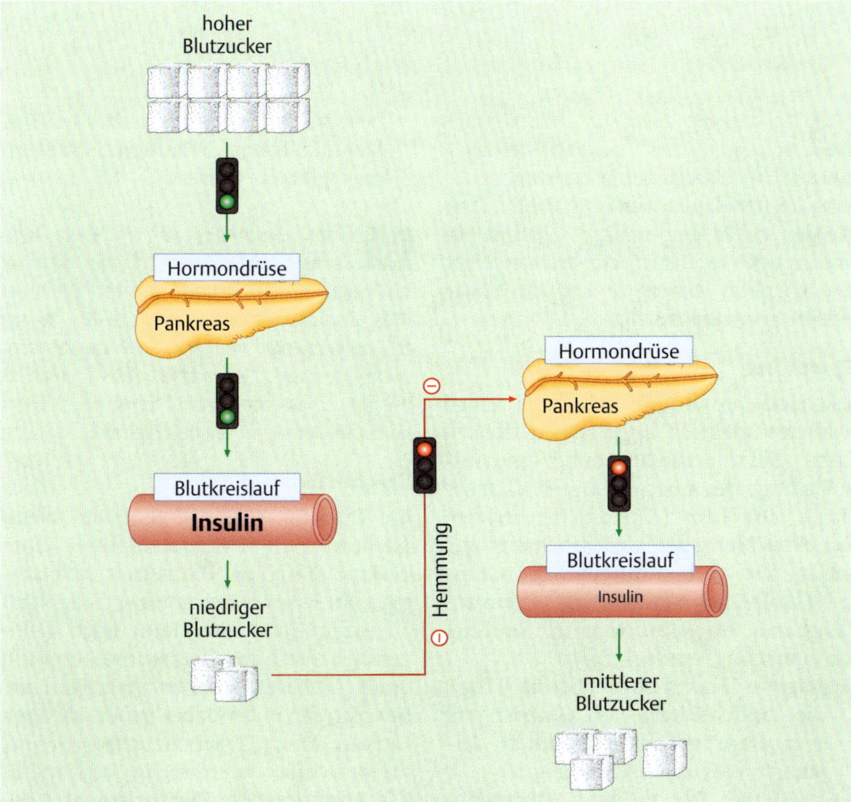


**Abb. 14.3** ⇢ **Regelkreis Insulin.** Wirkprinzip der negativen Rückkoppelung am Beispiel des Insulins.

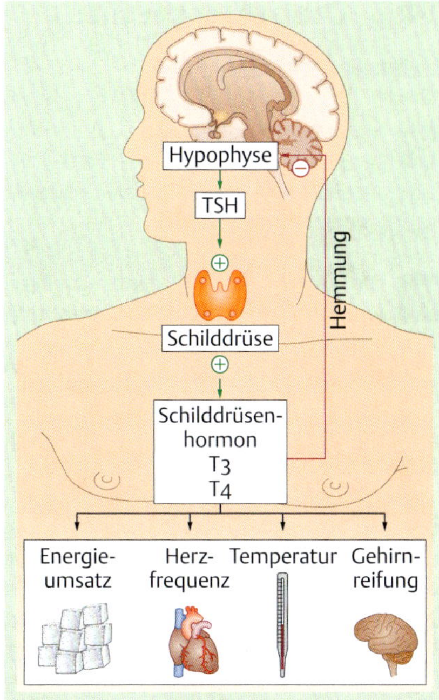


**Abb. 14.4** ⇢ **Regelkreis Schilddrüsenhormone.** Wirkprinzip der übergeordneten Hormondrüsen am Beispiel der Schilddrüse und der Hypophyse.

## 14.1.2 Schilddrüsenhormone

### Schilddrüse

Die Schilddrüse (Glandula thyroidea) ist eine ca. 25 g schwere Hormondrüse, die eine Schmetterlingsform hat und unterhalb des Schildknorpels (Adamsapfel) vor der Luftröhre liegt. Das Schilddrüsengewebe besteht aus einem Drüsenepithel, das die beiden Schilddrüsenhormone Thyroxin (T4) und Trijodthyronin (T3) bildet. Jod ist ein Hauptbestandteil der Schilddrüsenhormone und muss deshalb in ausreichender Menge mit der Nahrung aufgenommen werden.

### Wirkung der Schilddrüsenhormone

- ⇢ Förderung der Gehirnreifung und des Körperwachstums (ein angeborener Schilddrüsenhormonmangel führt zu geistiger Behinderung),
- ⇢ Steigerung des Energieumsatzes: Temperatur- und Herzfrequenzerhöhung, Bereitstellung von Energieträgern im Blut,
- ⇢ Aktivitätszunahme des Nervensystems.

### Regelkreis der Schilddrüsenhormone

Die Schilddrüsenhormone müssen aufgrund ihrer Aufgaben kontinuierlich an das Blut abgegeben werden, in bestimmten Situationen, wie z. B. in der Schwangerschaft oder in Belastungssituationen, wird die Hormonausschüttung durch ein übergeordnetes Zentrum (Hypophyse) gesteigert. Die Hypophyse registriert mit ihren Messfühlern einen zu niedrigen Schilddrüsenhormonspiegel und schüttet daraufhin das „Schilddrüsen-(Thyroidea-)stimulierende Hormon“ TSH in die Blutbahn aus. Nähert sich der Schilddrüsenhormonspiegel dem Sollwert, so sinkt die Ausschüttung von TSH und die Schilddrüsenhormonausschüttung wird reduziert **(Abb. 14.4)**. Aufgrund dieses Regelmechanismus lässt sich am TSH-Spiegel im Blut die Schilddrüsenfunktion ablesen: Liegt zu viel Schilddrüsenhormon im Organismus vor, so muss die Hypophyse wenig TSH ausschütten („supprimiertes TSH“), bei Schilddrüsenhormonmangel wird viel TSH ausgeschüttet.

## 14.1.3 Insulin

In der Bauchspeicheldrüse (Pankreas) wird nicht nur Bauchspeichel produziert, sondern auch so wichtige Hormone wie Insulin und Glukagon. Wirkungen des Insulins:

- ⇢ Steigerung der Aufnahme von Zucker aus dem Blut in die Gewebszellen (vor allem Muskelzellen),
- ⇢ Förderung des Umbaus von Zucker (Glukose) in Speicherzucker (Glykogen) in den Zellen,
- ⇢ Förderung des Aufbaus von Speicherfetten (Triglyzeriden),
- ⇢ Hemmung des Fettabbaus und damit Senkung der Fettsäuren im Blut,
- ⇢ vermehrte Bildung von Eiweißen (Proteinsynthese).

Unter diesen vielen Aufgaben ist die Senkung des Blutzuckerspiegels die bedeutendste, da das Insulin das einzige Blutzucker senkende Hormon des Körpers ist. Dagegen gibt es zahlreiche Blutzucker steigernde Gegenspieler, zum einen das im Pankreas gebildete Hormon Glukagon, das den Abbau von Speicherzucker (Glykogen) fördert, zum anderen die Stresshormone Kortisol und Adrenalin.

## 14.2 Diabetes mellitus

Susanne Andreae

**D** *Stoffwechselstörung mit Erhöhung der Blutzuckerwerte (BZ-Werte) infolge Insulinmangels oder Insulinresistenz (verminderte Wirksamkeit).*

**W** *Die Bezeichnung Diabetes mellitus kommt aus dem Griechischen und bedeutet „honigsüßer Durchfluss" wegen der Glukoseausscheidung im Urin bei erhöhten BZ-Werten. Früher erfolgte die Diagnosestellung nach einer „Harnkostprobe"!*

In Deutschland leben ca. 5 Mio. Diabetiker. Diabetesrisiko und -häufigkeit steigen mit dem Lebensalter und der Überernährung: 10–30 % der älteren Bevölkerung erkranken an Diabetes Typ 2 (im Volksmund als „Alterszucker" bekannt).

### Ursachen

Wie oben beschrieben, wirkt Insulin wie eine Art „Schlüssel", der die Zellen von Leber, Muskeln und Fettgewebe für den Energiestoff Glukose öffnet. Kommt es zu Störungen der Insulinfreisetzung im Pankreas (Diabetes Typ 1) oder zu einer unzureichenden Wirkung des Insulins an den Zellen (Diabetes Typ 2), steigt der Blutzuckerspiegel an (Hyperglykämie).

### Formen

Man unterscheidet 2 Formen von Diabetes mellitus, den *Typ 1* (juveniler Diabetes) und den *Typ 2* (Altersdiabetes, meist infolge einer Adipositas, **Tab. 14.1**). Je nachdem, ob zusätzlich eine Adipositas vorliegt, unterscheidet man den schlanken *Typ-2a-* vom übergewichtigen *Typ-2b*-Diabetiker. Häufig entwickelt sich diese Diabetesform im Rahmen eines „metabolischen Syndroms" (s. oben), denn ca. 80 % der Typ-2-Diabetiker sind übergewichtig!

Neben diesen Formen des *primären Diabetes* gibt es den weitaus selteneren *sekundären Diabetes* als Folgeerscheinung einer anderen Erkrankung, wie z. B. chronischer Pankreasentzündungen bei Alkoholikern oder nach operativer Pankreasentfernung. Doch auch im Rahmen einer langfristigen, hochdosierten Kortisontherapie oder einer erhöhten körpereigenen Kortisonproduktion („Cushing-Syndrom"), kann sich ein Diabetes mellitus entwickeln.

**W** *Bei massiver Adipositas entsteht eine Art „Teufelskreis": aufgrund des Übergewichts besteht eine verminderte Insulinwirkung im Gewebe. Es werden deshalb höhere Mengen Insulin ausgeschüttet. Diese hohen Insulinwerte verstärken das Hungergefühl, die Adipositas nimmt zu und das Risiko einer Arteriosklerose steigt.*

### Symptome

Folgende Symptome sollten an einen Diabetes mellitus als Ursache denken lassen. Sie sind allesamt durch eine Ausscheidung der überschüssigen Glukose durch den Urin (Glukosurie) bedingt. Bei alten Menschen sind die Symptome meist nur gering ausgeprägt, sodass der Typ-2-Diabetes nicht selten rein zufällig, z. B. im Rahmen einer Routineuntersuchung, entdeckt wird:

- *Polyurie* (Harnmenge über 2 l/Tag): Die Ausscheidung von Glukose mit dem Harn gelingt nur durch vermehrte Wasserausscheidung.
- *Polydipsie:* Die erhöhte Harnmenge führt zu einem verstärkten Durstgefühl.
- *Exsikkose:* Kann der Harnverlust nicht ausgeglichen werden, sind eine Exsikkose (Austrocknung des Körpers) und ein rascher Gewichtsverlust die Folge.
- Besonders bei älteren Menschen kann die Gesamtheit der Veränderungen zu allgemeiner Schwäche, Verwirrtheitszuständen, einer erhöhten Infektanfälligkeit, Hautentzündungen oder Juckreiz führen.

**W** *Beim Gesunden ist im Urin kein Zucker nachweisbar, da die Glukose aus dem sog. Primärharn rückresorbiert (ins Blut zurücktransportiert) wird. Ab einem Blutzuckerspiegel von über 180 mg/dl (sog. „Schwellenwert") aber sind diese Transportmechanismen überfordert und der Zucker wird mit dem Urin ausgeschieden.*

### Diagnostik

Ein Diabetes mellitus liegt vor, wenn nüchtern ein Blutzuckerspiegel über 126 mg/dl und der Blutzucker unabhängig vom Essen, also zu einer beliebigen Tageszeit über 200 mg/dl liegt. Gelegentlich wird zur Diagnosestellung ein *oraler Glukosetoleranztest* durchgeführt. Der Patient muss dabei große Mengen Glukoselösung (Traubenzucker) trinken, im Anschluss werden in regelmäßigen Abständen die Blutzuckerwerte bestimmt.

### Komplikationen

#### Akutkomplikationen

Meist bedingt durch Diät- oder Therapiefehler, aber auch ausgelöst durch Infekte oder Medikamente, die den BZ-Spiegel verändern, kommt es zu Blutzuckerentgleisungen, die zu den akut

**Tab. 14.1** ··› Typ-1-/Typ-2-Diabetiker

| | *Typ 1* | *Typ 2* |
|---|---|---|
| Ursache | absoluter Insulinmangel | Insulinmangel/Insulinresistenz |
| Krankheitsauslöser | Zerstörung Insulin produzierender Zellen im Pankreas, wahrscheinlich infektiös bedingt | Störung der Insulinwirkung an den Zielzellen (bes. bei Adipositas) oder verminderte Insulinfreisetzung aus dem Pankreas |
| Erkrankungsalter | meist Jugendliche, junge Erwachsene („juveniler Diabetes") | meist erst ab 40. Lebensjahr („Altersdiabetes") |
| Häufigkeit | ca. 10 % aller Diabetiker | ca. 90 % aller Diabetiker, in den meisten Fällen besteht zusätzlich eine Adipositas |
| Symptomatik | meist plötzlicher Beginn mit hohen Blutzuckerwerten, im Krankheitsverlauf häufig stark schwankende Blutzuckerwerte | allmählicher Beginn, im Verlauf oft relativ stabile Blutzuckerwerte |
| Vererbung | geringe Vererblichkeit | hohe Vererblichkeit |
| Therapie | Diät, Insulin | Diät, Bewegung, Tabletten, evtl. Insulin |

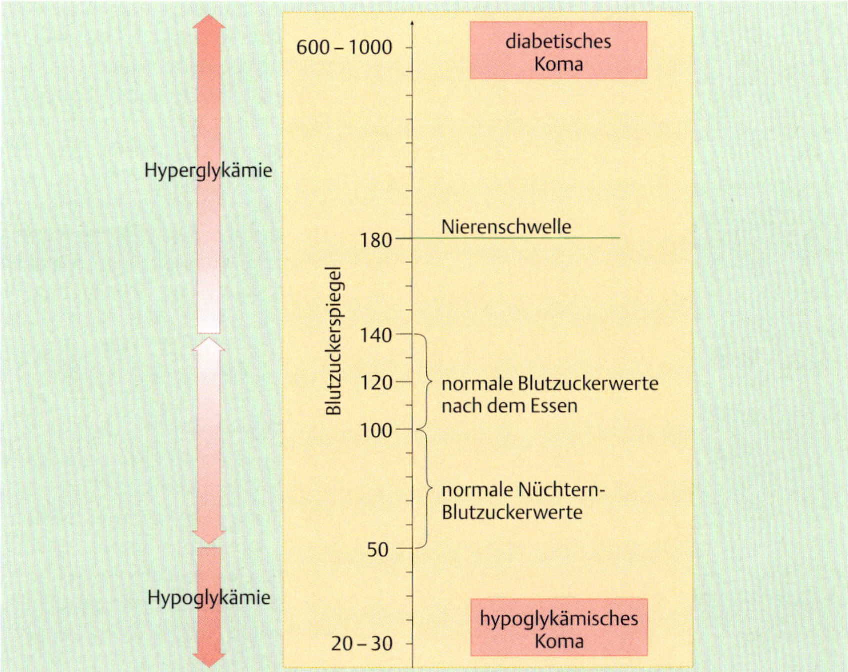


**Abb. 14.5** ··› **Blutzuckerspiegel.** Normale und pathologische Blutzuckerwerte.

auftretenden Komplikationen führen **(Abb. 14.5)**.

**Hyperglykämie.** Bei Blutzuckerwerten von 600–1000 mg/dl kommt es durch die Überzuckerung zur Bewusstseinstrübung bis hin zum *diabetischen Koma.* Je nach Diabetesform unterscheidet man 2 Formen von diabetischem Koma:

- ··› Beim Typ-1-Diabetiker tritt das *ketoazidotische Koma* auf. Hier muss der Körper aufgrund des Insulinmangels zur Energiegewinnung Fett abbauen. Dabei bildet sich Azeton, ein Stoff, der zur Azidose im Körper (Übersäuerung) führt. Die Folge ist eine zunehmende Bewusstseinstrübung mit vertiefter Atmung (Kussmaul-Atmung) und Azetongeruch der Atemluft (ähnlich wie Nagellackentferner).
- ··› Beim Typ-2-Diabetes dagegen kann es zum *hyperosmolaren Koma* kommen. Grund der Bewusstseinstrübung ist hier die massive Exsikkose („Austrocknung"). Denn wie oben beschrieben, wird bei hohen Zuckerwerten im Blut der überschüssige Zucker über die Nieren mit Hilfe von Wasser ausgeschieden. Folge ist eine Exsikkose des Körpers. Fehlt dem Gehirn Flüssigkeit, äußert sich dies in Bewusstseinsveränderungen bis hin zum Koma.

**M** *Hohe Blutzuckerwerte führen nicht notwendigerweise zum Koma! Es gibt Diabetiker, die mit einem Blutzuckerwert von 500 mg/dl nicht auffällig sind!*

Leichte Hyperglykämien werden mit zusätzlicher Gabe von Altinsulin behandelt, beim diabetischen Koma ist in der Regel eine intensivmedizinische Betreuung nötig.

**Hypoglykämie.** Ab Blutzuckerwerten unter 50 mg/dl treten Symptome der Hypoglykämie auf **(Tab. 14.2)**: Gelegentlich weist ein weißes „Warndreieck" um Mund und Nase auf eine Unterzuckerung hin.

Bei einem schlecht eingestellten Diabetiker, der an sehr hohe Blutzuckerwerte gewöhnt ist, kann es schon bei noch normalen Blutzuckerwerten zu Zeichen einer Unterzuckerung kommen, man nennt dies eine „Pseudohypoglykämie".

Die Therapie besteht in der sofortigen Gabe von Zucker, z. B. in Form von Traubenzucker oder Obstsaft (durch den Zusatz von Kohlensäure wird der Zucker schneller resorbiert, deshalb ist eine Mischung aus Sprudel und Obstsaft am schnellsten wirksam). Nach Besserung der Symptomatik sollten zusätzlich langwirkende Kohlenhydrate, wie ein Glas Milch, ein Butterbrot oder Fruchtjoghurt, getrunken bzw. gegessen werden, um einen erneuten Abfall des Blutzuckerspiegels zu verhindern. Bei Bewusstlosigkeit stabile Seitenlagerung, Gebiss entfernen, entweder Glukagon i.m. spritzen (Gegenspielerhormon zu Insulin, hebt den BZ-Spiegel) oder Arzt benachrichtigen; dieser spritzt intravenös Glukose.

**Tab. 14.2** ··› Symptome bei Hypo- und Hyperglykämie

| *Hypoglykämie* | *Hyperglykämie* |
|---|---|
| ··› Zittern<br>··› Heißhunger<br>··› Schweißausbruch<br>··› Herzrasen<br>··› Verwirrtheit<br>··› Verhaltensauffälligkeiten<br>··› Stürze unklarer Genese<br>··› Gefahr des hypoglykämischen Komas | ··› vermehrter Durst<br>··› vermehrtes Wasserlassen<br>··› Sehstörungen<br>··› Bewusstseinstrübungen<br>··› Gefahr des ketoazidotischen oder hyperosmolaren Komas |

**M** *Bei Bewusstlosigkeit keine orale Glukosegabe – Erstickungsgefahr!*

**P** ***Erstmaßnahmen beim Koma.*** *Bei Bewusstlosigkeit unklarer Ursache immer BZ-Kontrolle durchführen (S. 285). Bei unklarem Koma nie Insulin, sondern Glukose geben. Handelt es sich um eine Hyperglykämie, richtet eine weitere Blutzuckererhöhung keinen zusätzlichen Schaden an, handelt es sich jedoch um eine Hypoglykämie, kann eine Insulingabe tödlich sein.*

**P** ***Prophylaxe Hypoglykämie.*** *Bei Patienten, die rein diätetisch behandelt werden, besteht keine Gefahr der Unterzuckerung, weil ggf. aus der Leber Zucker freigesetzt wird. Wegen der hohen Komplikationsrate (bes. Stürze) sind Unterzuckerungen gefährlicher als leicht überhöhte BZ-Werte! Die Patienten sollten auf die Symptome einer Hypoglykämie hingewiesen werden. Ein Diabetiker muss immer Traubenzucker mit sich tragen. Falls der Betroffene schlecht kauen kann, ist einzeln verpackter flüssiger Traubenzucker (Jubin, Hypogluc, Carrera) empfehlenswert.*

### Folgeerkrankungen

Langfristig führt der Diabetes zu typischen Spätkomplikationen, deren Ursache in einer Schädigung großer und kleiner Blutgefäße liegt **(Abb. 14.6)**.

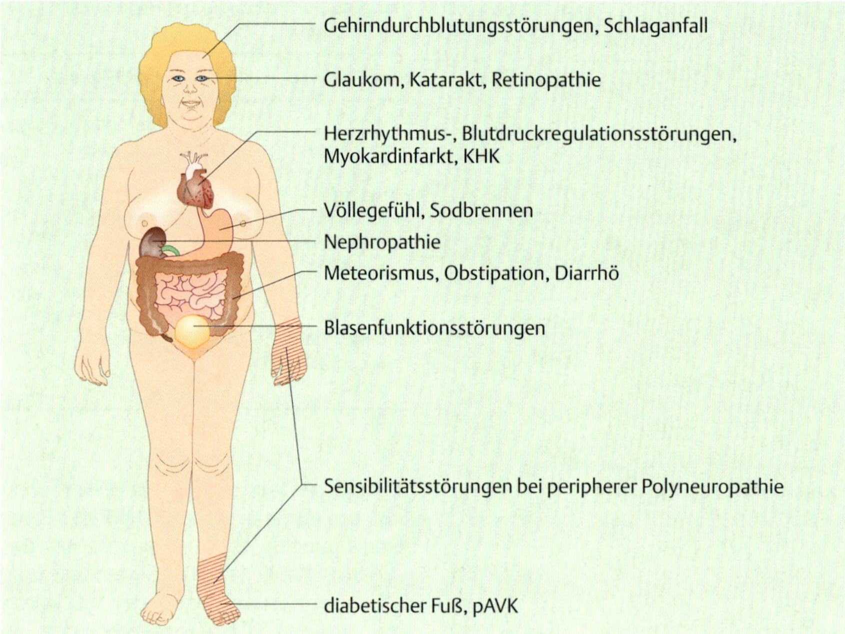


**Abb. 14.6** ⇝ **Diabetes Folgeschäden.** Diabetes mellitus führt langfristig zu typischen Spätkomplikationen.

**W** *Auch bei guter Diabeteseinstellung lassen sich Folgeschäden nicht verhindern, sondern allenfalls verzögern. Spätschäden sind nach 15–25 Jahren bei bis zu 90 % der Diabetiker nachweisbar, bei schlechter Stoffwechsellage oder zusätzlichen Risikofaktoren, wie Rauchen, erhöhten Blutfetten etc., deutlich früher.*

Die Zuckermoleküle verbinden sich mit Eiweißkörpern und lagern sich in den Innenwänden der Blutgefäße ab. Langfristige Folge ist eine Gefäßverengung. Man unterscheidet zwischen der diabetestypischen *Mikroangiopathie* mit Schädigung kleinster Gefäße **(Tab. 14.3)** und der *Makroangiopathie*. Hier kommt es früher als beim Gesunden zur Schädigung großer Blutgefäße im Sinne einer fortschreitenden Arteriosklerose mit den entsprechenden Komplikationen (S. 250): 70–80 % der Diabetiker versterben an Gefäßkomplikationen (meist KHK)! Besonders im Bereich der Füße sind krankhafte Veränderungen häufig, man spricht vom *diabetischen Fuß*. Nicht genau geklärt ist die Ursache der Nervenschädigung infolge eines Diabetes mellitus. Es kommt besonders im Bereich langer Nervenbahnen zu einer *Polyneuropathie*.

Therapeutisch steht die verbesserte Blutzuckereinstellung an erster Stelle. Eine Besserung der Gefäßschäden ist damit zwar nur selten erreichbar, doch es gilt, größere Schäden zu verhindern. Gezielte Therapiemaßnahmen sind nur selten möglich.

## Diabetische Polyneuropathie

Nach 10-jähriger Krankheitsdauer kommt es bei ca. 50 % der Diabetiker zu Nervenschäden. Die Ursache ist nicht genau bekannt, man vermutet eine Kombination aus direkter Schädigung und einer verminderten Blutversorgung der Nerven infolge der Mikroangiopathie.

Die klassische Folge sind Erkrankungen der *langen peripheren Nerven* (periphere Polyneuropathie), welche die Extremitäten, also Arme und Beine, versorgen. Seltener sind Veränderungen im Bereich des *vegetativen Nervensystems* (autonome Polyneuropathie), dies macht sich anhand von Störungen der inneren Organe bemerkbar.

### Symptome

#### Periphere Polyneuropathie

- *Schmerzhafte Sensibilitätsstörungen* besonders im Bereich der Füße, seltener der Hände; die Patienten berichten über „Ameisenkribbeln", besonders nächtliche stechende Schmerzen, die sich durch Bewegung bessern („burning feet"), oder häufige Wadenkrämpfe,
- „strumpf-" oder „handschuhförmiges" *Taubheitsgefühl*,
- *Gangstörung* (Ataxie), wird beschrieben wie „Gehen auf Watte",
- *Lähmungserscheinungen* (Ausdruck einer ausgeprägten Nervenschädigung).

#### Autonome Polyneuropathie

- *Herz-Kreislauf:* Blutdruckregulationsstörungen, Herzrhythmusstörungen, Gefahr der „stummen KHK" infolge fehlenden Schmerzempfindens,
- *Magen-Darm-Trakt:* Völlegefühl bei Magenentleerungsstörung, Obstipation (Verstopfung) oder Diarrhö (Durchfall) infolge einer Beeinträchtigung der Darmperistaltik (Darmbewegung),
- *Harntrakt:* Blasenentleerungsstörungen, z. B. Inkontinenz (S. 340), bei Beeinträchtigung des Blasenschließmuskels; nicht selten sind Erektionsstörungen,

**Tab. 14.3** ⇝ Folgen der Mikroangiopathie

| *Organ* | *Pathophysiologie* | *Komplikation* | *Prophylaxe* | *Therapie* |
|---|---|---|---|---|
| Auge – Retinopathie | Schädigung der feinen Blutgefäße des Auges | vorzeitige Kataraktbildung (Linsentrübung), Glaukom (erhöhter Augeninnendruck), schlimmstenfalls Erblindung: häufigste Erblindungsursache (35 % aller Erblindungen)! | jährliche augenärztliche Überprüfung | verbesserte Blutzuckereinstellung |
| Niere – Nephropathie | Schädigung kleiner Nierengefäße | chronische Niereninsuffizienz, evtl. Dialysepflichtigkeit (35 % aller Dialysepatienten sind Diabetiker!) | regelmäßige Urinkontrolle auf Eiweiß (bei Nephropathie erhöht) | verbesserte Blutzuckereinstellung, ACE-Hemmer (S. 243) |

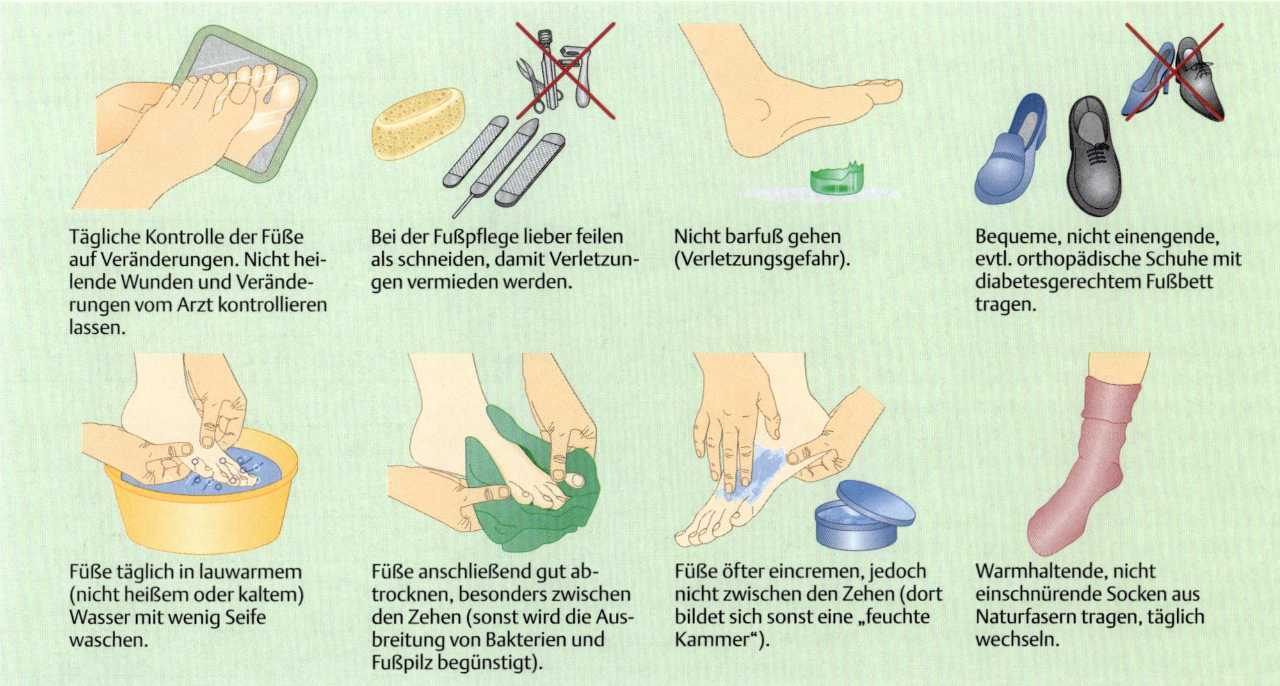


**Abb. 14.7 ⇝ Fußpflege bei Diabetes mellitus.** Empfehlungen zur Fußpflege für den Diabetiker.

**M** *Bei Diabetikern mit KHK immer die Gefahr eines „stummen Infarktes“ bedenken! 55 % der Diabetiker sterben am Herzinfarkt!*

### Therapie

Neben einer Besserung der Blutzuckereinstellung und symptomatischen Maßnahmen (z. B. Viagra bei Erektionsstörung oder MCP-Tropfen bei Völlegefühl, Antidepressiva bei starken Schmerzen) kann ein Therapieversuch mit Alpha-Liponsäure (z. B. Thioctacid) unternommen werden. Während sich durch die intravenöse Gabe nicht selten eine subjektive Beschwerdebesserung erreichen lässt, ist der Nutzen einer oralen Therapie sehr umstritten, ebenso wie bei der Therapie mit Vitamin-B-Komplexen (z. B. Medivitan i.m.).

## Diabetischer Fuß

Der langjährige Diabetes führt an den Füßen zu mehreren Veränderungen: infolge der Mikro- und Makroangiopathie ist die Durchblutung vermindert und die Sensibilität durch die Polyneuropathie herabgesetzt. Deshalb bemerken Diabetiker Verletzungen im Fußbereich oder Fremdkörper im Schuh nicht oder verspätet. Diese Verletzungen heilen nur langsam ab und infizieren sich leicht. Darum sollten Diabetiker einige Regeln beachten **(Abb. 14.7)**.

### Symptome

Typisch ist das meist schmerzlose *Mal perforans*, eine wie ausgestanzt wirkende Hornhautläsion meist im Bereich des Vorfußes **(Abb. 14.8a)**. Bei diabetischem Fuß kann sich bei kleinsten Verletzungen eine trockene oder feuchte *Gangrän* **(Abb. 14.8b)** entwickeln.

### Therapie

An allererster Stelle steht die *Druckentlastung*, d. h., es besteht weitgehende Bettruhe. Das Ulkus sollte mit einer *feuchten Wundbehandlung* versorgt werden, Nekrosen müssen entfernt werden und bei Infektion ist eine *antibiotische Therapie* nötig. Führen diese Maßnah-

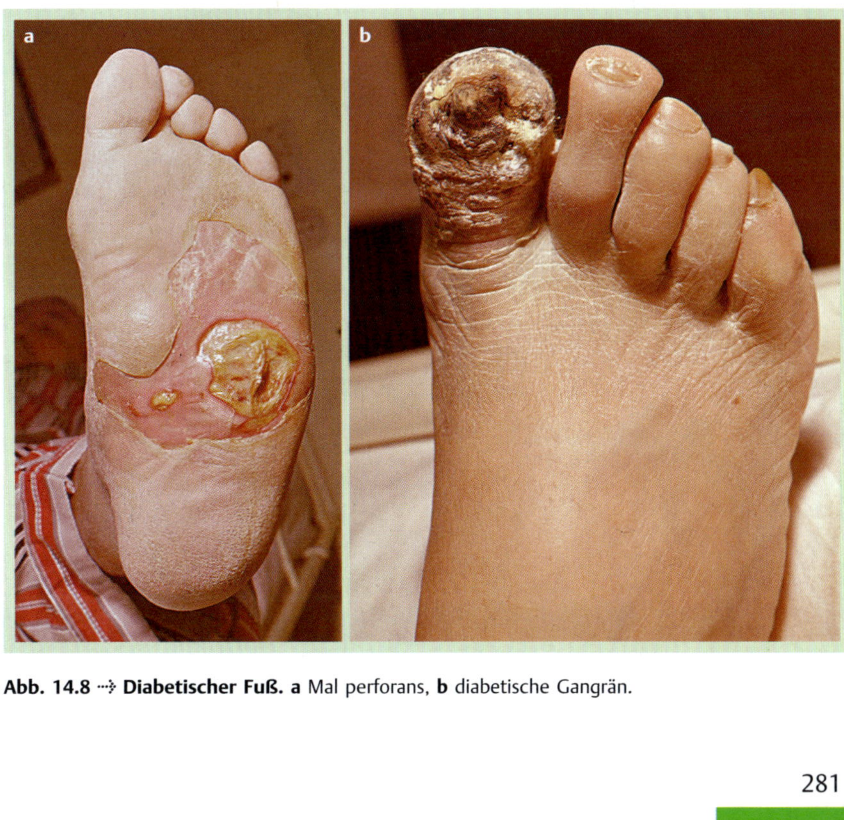


**Abb. 14.8 ⇝ Diabetischer Fuß. a** Mal perforans, **b** diabetische Gangrän.

men nicht zur Besserung, wird nicht selten die *Amputation* der betroffenen Region (meist der Zehen) notwendig.

**W** *In Deutschland werden jährlich 28 000 Amputationen infolge eines diabetischen Fußes durchgeführt.*

## Diabetestherapie

Unser Blutzuckerspiegel schwankt je nach Zufuhr von Kohlenhydraten mit der Nahrung, die übrigen Nahrungsbestandteile Eiweiß oder Fett verändern den Blutzuckerspiegel dagegen nicht. Daher ist eine entsprechende ***Diät*** die Basis der Diabetestherapie, unabhängig davon, um welchen Diabetestyp es sich handelt. Da der Typ-1-Diabetiker kein Insulin produzieren kann, muss bei ihm in jedem Fall zusätzlich zur Diät eine ***Insulintherapie*** durchgeführt werden. Beim Typ-2-Diabetiker werden ggf. ***orale Antidiabetika*** eingesetzt. Da ***Bewegung*** die Insulinwirkung verbessert, ist auch sie ein wichtiger Therapiebaustein **(Abb. 14.9)**.

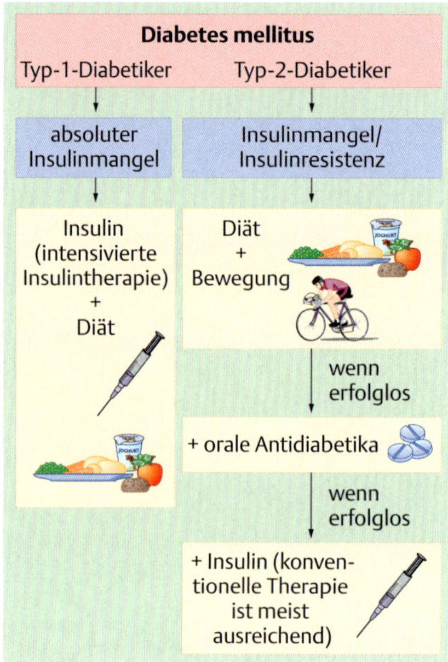


**Abb. 14.9** ⇢ **Diabetestherapie.** Vorgehen bei der Behandlung eines Diabetes mellitus.

**Tab. 14.4** ⇢ Beispiel einer Austauschtabelle für Mehl, Stärke, Getreide und Hülsenfrüchte (aus Froesch u. Schoenle, 1998)

| | |
|---|---|
| 1 Portion enthält 10 g Kohlenhydrate und entspricht: Mehl/Stärke<br>15 g Ruchmehl (dunkles Mehl)<br>15 g Weißmehl | |
| Stärkebeilagen/Getreide<br>roh | gekocht |
| 15 g Gerste | 40 g |
| 15 g Grieß | 40 g |
| 15 g Hirse | 40 g |
| 15 g Reis | 50 g |
| 15 g Teigwaren | 50 g |
| 15 g Vollkornteigwaren | 50 g |
| Hülsenfrüchte<br>roh | gekocht |
| 20 g Kichererbsen | 40 g |
| 20 g Kidneybohnen | 40 g |
| 20 g Linsen | 70 g |

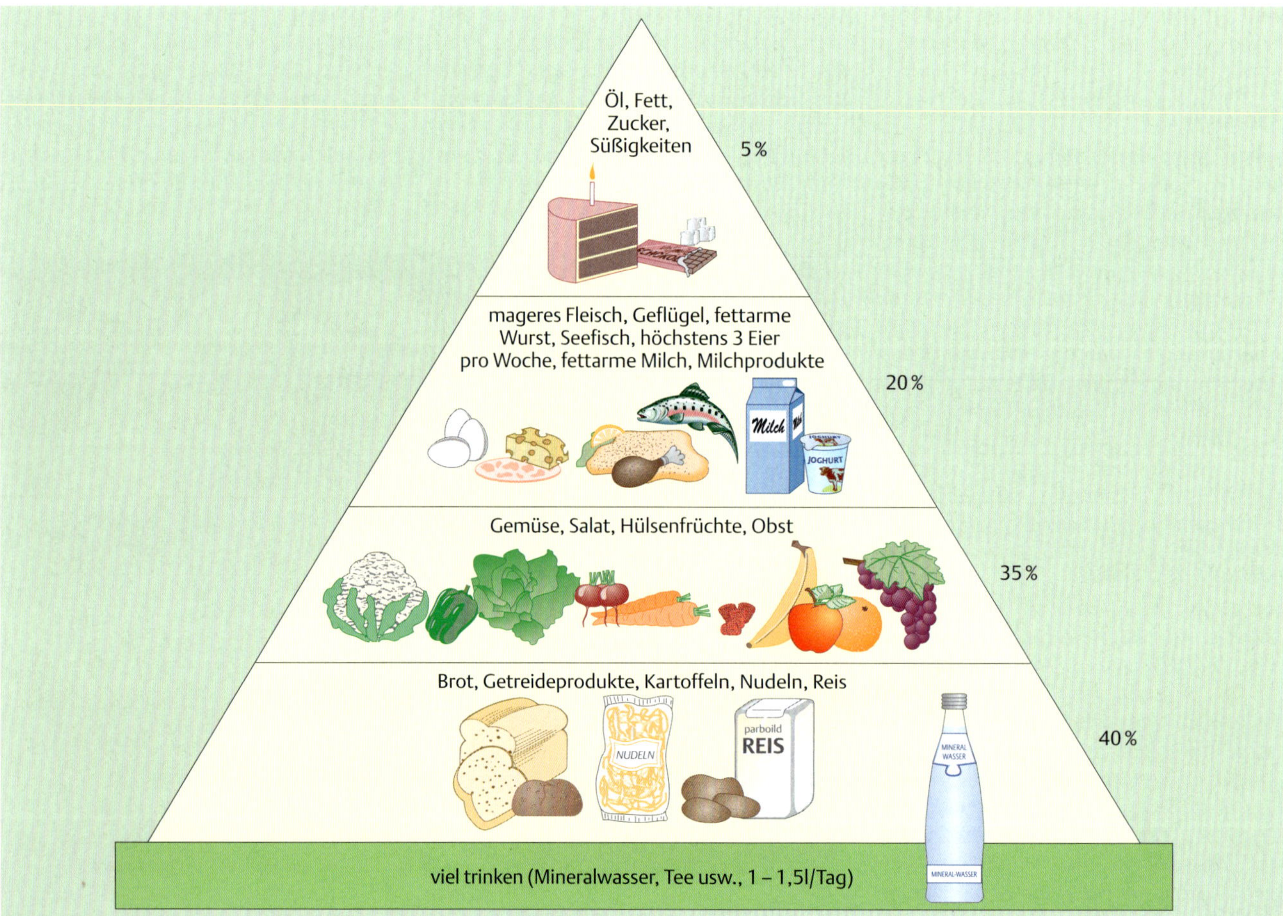


**Abb. 14.10** ⇢ **Zuckerlose Vollkost.** Ernährungspyramide bei zuckerloser Vollkost.

### Ernährung bei Diabetes

Ein Diabetiker, der mittels einer intensivierten Insulintherapie (s. unten) behandelt wird, muss zur Berechnung der pro Mahlzeit nötigen Insulindosis die genaue Menge an Kohlenhydraten wissen, die er isst. Er berechnet daher seine Kohlenhydratmenge in *Broteinheiten (BE)*. Dabei entsprechen *12 g Kohlenhydrate einer BE*. Mittels Austauschtabellen kann die Menge der Broteinheiten berechnet werden **(Tab. 14.4)**. Die Ernährung bei intensiviert eingestellten Diabetikern ist relativ frei, während man bei der konventionellen Insulintherapie täglich 5–7 Mahlzeiten zu sich nehmen sollte, um die Blutzuckerschwankungen möglichst gering zu halten.

Besonders bei älteren Diabetikern ist die genaue Kohlenhydratberechnung in der Nahrung nicht nötig, denn hier sind die Therapieziele andere (s. unten), und oft sind alte Menschen mit diesen Berechnungen auch überfordert. Daher gelten hier die Regeln einer *gesunden, zuckerlosen Ernährung*. Die Ernährung sollte wie beim Gesunden möglichst *kohlenhydratreich und dafür fettarm und eher eiweißarm* sein **(Abb. 14.10)**. 5–7 Mahlzeiten sind für die Blutzuckerregulierung gut, überfordern alte Menschen aber häufig. Die Ernährung sollte daher individuell angepasst und mit dem Patienten oder den Angehörigen besprochen werden.

Zusätzlich sind einige Regeln wichtig:

- Die meisten Typ-2-Diabetiker sind übergewichtig, daher ist die *Gewichtsnormalisierung* eine der wichtigsten Maßnahmen, denn dadurch lässt sich fast immer eine Besserung oder gar Normalisierung der Blutzuckerwerte erreichen.
- Viele Diabetiker haben eine Scheu vor Kohlenhydraten, denn diese Nahrungsstoffe erhöhen den Blutzuckerspiegel. Man muss sie darauf hinweisen, dass Kohlenhydrate wenig Kalorien haben, im Gegensatz zu Fetten. Übermäßiger Fettgenuss ist der ernährungsbedingte Hauptrisikofaktor einer Arteriosklerose!
- *Ballaststoffreiche Kohlenhydrate*, z. B. in Vollkornnudeln, vermindern die Blutzuckerschwankungen.
- *Fett* verschlechtert zusätzlich die Insulinwirkung und sollte daher gemieden oder in Form ungesättigter Fettsäuren (z. B. Olivenöl, Fisch) verwendet werden.
- Auf den normalen Haushaltszucker muss verzichtet werden, stattdessen können *Zuckeraustauschstoffe*, z. B. Fruktose oder Süßstoffe, benützt werden.
- Auch *„Diabetikerprodukte"* enthalten oft Fett und Zucker; besser ist es, gelegentlich kleine Mengen „echter" Schokolade als häufig Diabetikerschokolade zu essen.
- *Alkohol* nur in geringen Mengen, er kann zu Hypoglykämien führen; deshalb sollte er unter einer Therapie mit Sulfonylharnstoffen oder Insulin nur zusammen mit einer kohlenhydrathaltigen Nahrung getrunken werden.
- Wenn möglich, tägl. Trinkmenge 1–1,5 l, hauptsächlich kalorienarme Getränke, wie Mineralwasser, Tee, Süßstofflimonaden.

**M** *Broteinheit hat nichts mit „Brot" zu tun! Intensivierte Insulintherapie: Ernährungsberechnung in BE, „Altersdiabetes": meist Gewichtsreduktion in Kombination mit „zuckerloser Vollkost" ausreichend.*

### Insulintherapie

Täglich werden im Organismus ca. 40–50 Einheiten Insulin gebildet. Auch wenn wir nichts essen, benötigen die Organe Energie, deshalb wird nachts oder zwischen den Mahlzeiten Glukose aus dem Leberspeicher freigesetzt. Damit dieser Zucker auch außerhalb der Mahlzeiten in die Zellen gelangen kann, wird ein Teil des Insulins gleichmäßig über den Tag verteilt gebildet („Basalsekretion"). Je nach Kohlenhydratzufuhr wird zusätzlich zu jeder Mahlzeit Insulin ausgeschüttet. Um diese physiologischen Schwankungen nachahmen zu können, werden in der Insulintherapie verschiedene Insulinsorten mit unterschiedlichem Wirkprofil eingesetzt **(Tab. 14.5)**. Welches Insulin verwendet wird, richtet sich nach der gewählten Insulintherapie **(Tab. 14.6)**.

**W** *Insulin wurde 1921 von F. G. Banting, einem kanadischen Arzt, entdeckt; 1923 erhielt er dafür den Nobelpreis. Früher wurde Insulin aus Bauchspeicheldrüsen von Schweinen und Rindern gewonnen, heute wird es gentechnisch hergestellt.*

#### Insulinlagerung

Der Insulinvorrat sollte unter Beachtung des Verfallsdatums *im Kühlschrank gelagert* werden (am besten im Gemüsefach, das wird nicht so oft geöffnet und das Insulin dadurch nicht so sehr „durchgeschüttelt"). Pens müssen bei Zimmertemperatur aufbewahrt werden. Der Patient muss darauf hingewiesen werden, dass Insulin bei zu starker Hitze, Kälte oder Sonneneinstrahlung (Urlaub!) seine Wirkung verliert.

#### Spritztechnik

Insulin ist ein Eiweißmolekül, das bei oraler Aufnahme im Magen zerstört wird, es muss daher *subkutan ins Fettgewebe gespritzt* werden. Eine vorherige Desinfektion der Haut ist bei Selbstinjektion durch den Patienten nicht zwingend nötig, denn dem Insulin sind antibakterielle Zusätze beigemischt. Früher musste Insulin immer aus der Ampulle aufgezogen werden, heute gibt es sehr einfach zu handhabende Spritzhilfen, die Pens **(Abb. 14.14)**.

**P** ***Insulininjektion mit dem Pen:***

- *der Hygiene wegen muss vor jeder Injektion durch das Pflegepersonal eine neue Nadel aufschraubt werden; der Patient selbst darf seine Nadel mehrfach benutzen,*
- *Kontrolle, ob sich das angeordnete Insulin im Pen befindet,*
- *Pen-Funktionskontrolle: 1–2 Einheiten senkrecht nach oben herausspritzen, Luftblasen werden dabei automatisch mit entfernt,*
- *Pen ca. 10-mal kippen (bei Verzögerungs- oder Mischinsulin),*
- *Pen entriegeln wie in der Gebrauchsanweisung beschrieben,*
- *angeordnete Dosis einstellen, z. B. durch Drehen des Dosierknopfes,*
- *Diabetiker informieren, Hautdesinfektion,*
- *Hautfalte bilden und senkrecht einstechen,*
- *zur Abgabe des Insulins auf den Dosierknopf drücken,*
- *langsam bis 10 zählen, vor allem die Abgabe größerer Mengen Insulin benötigt etwas Zeit,*
- *Hautfalte lösen und Kanüle rasch herausziehen.*

*Um die Inhalte zu vertiefen, können Sie sich die Videos „Medizinische Fußpflege", „Verbandwechsel Zeh", „Blutzucker kontrollieren" und „Insulininjektion mit Pen" ansehen.*

**Tab. 14.5** ··➝ Insulinsorten

| ***Insulinart*** | ***Beispiel*** | ***Wirkprofil*** | ***Indikation*** | ***zu beachten*** |
|---|---|---|---|---|
| Normal-, Altinsulin | Actrapid, Huminsulin | Wirkungsbeginn nach 15–30 Min., max. Wirkdauer 4–6 Stunden | Stoffwechselentgleisungen, intensivierte Insulintherapie, Insulinpumpentherapie | 30 Min. vor der Mahlzeit spritzen („Spritz-Ess-Abstand"), genaue Dosisberechnung, da sonst Gefahr der Hypoglykämie |
| Analoginsulin (dem menschlichen Insulin am ähnlichsten) | Humalog, Lispro | sofortiger Wirkungsbeginn, max. Wirkdauer 2–3 Stunden | | kein Spritz-Ess-Abstand nötig |
| Langzeit-Analog-Insulin | Lantus | Wirkungsbeginn nach 3–4 Stunden, max. Wirkdauer 20–30 Stunden | meist in Kombination mit oralen Antidiabetika, wenn deren Wirkung nicht mehr ausreicht | einmal pro Tag subkutan, meist abends (8–16 Einheiten meist ausreichend) |
| Verzögerungsinsulin (Insulin ist an Substanzen gebunden, die es nur langsam ins Blut abgeben) | Insuman Basal, Insulin-Protaphan, Huminsulin Basal | Wirkungsbeginn nach 30–60 Min., max. Wirkdauer 10–12 Stunden | intensivierte/konventionelle Insulintherapie, Kombination mit oralen Antidiabetika, wenn deren Wirkung nachlässt | schlecht zu steuern, daher Gefahr der Hypoglykämie bei sportlicher Betätigung oder nachts |
| Mischinsuline (Kombination aus Alt- und Verzögerungsinsulin) | Insuman-Comb 15, 25, 50 (= 15, 25, 50 % Normalinsulin, Rest Verzögerungsinsulin) Insulin Actraphane 10/90, 20/80, 30/70, 40/60, 50/50 (= erste Zahl Anteil Normalinsulin), Humalog Mix 25, Humalog Mix 50 (neue Mischinsuline aus Analog- und Verzögerungsinsulin) | Wirkungsbeginn nach 15–30 Min., max. Wirkdauer 10–12 Stunden | konventionelle Insulintherapie | 30 Min. Spritz-Ess-Abstand |

**Tab. 14.6** ··➝ Insulintherapieformen

| ***Therapieform*** | ***Anwendung*** | ***Prinzip*** |
|---|---|---|
| konventionelle Insulintherapie | Typ-2-Diabetiker nach Versagen anderer Therapieformen | 1 oder 2 Injektionen von Misch- oder Verzögerungsinsulin mit konstanter Dosierung |
| intensivierte Insulintherapie | Typ-1-Diabetiker, junge Typ-2-Diabetiker | morgens und abends Injektion von Verzögerungsinsulin, je nach Blutzuckerspiegel vor jedem Essen Injektion von Normalinsulin |
| Insulinpumpentherapie | Typ-1-Diabetiker | kontinuierliche Insulininfusion über tragbare Pumpen, vor jeder Mahlzeit je nach Blutzuckerspiegel zusätzliche Abgabe |

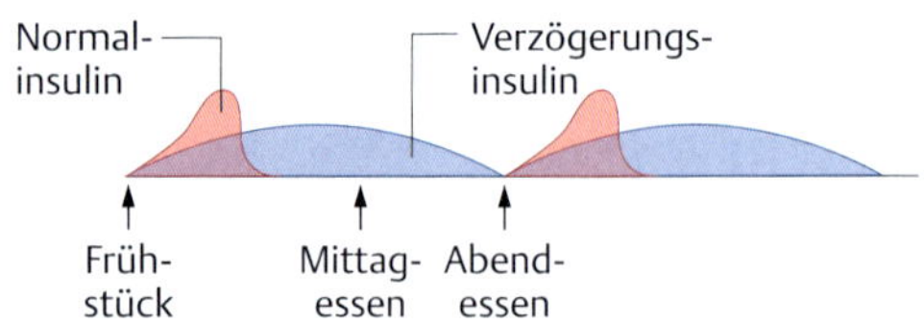


**Abb. 14.11**

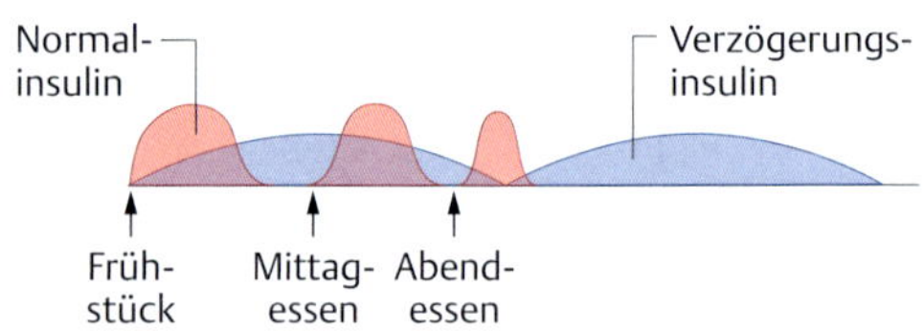


**Abb. 14.12**

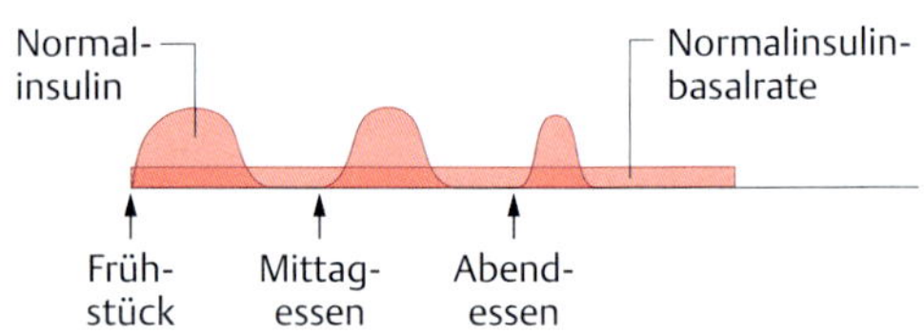


**Abb. 14.13**

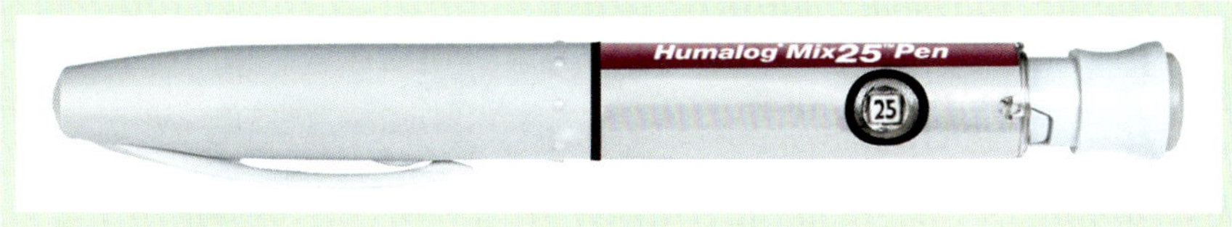


**Abb. 14.14** ···> **Insulinpen.** Insulinpen mit Lupe (Fa. Lilly, Bad Homburg).

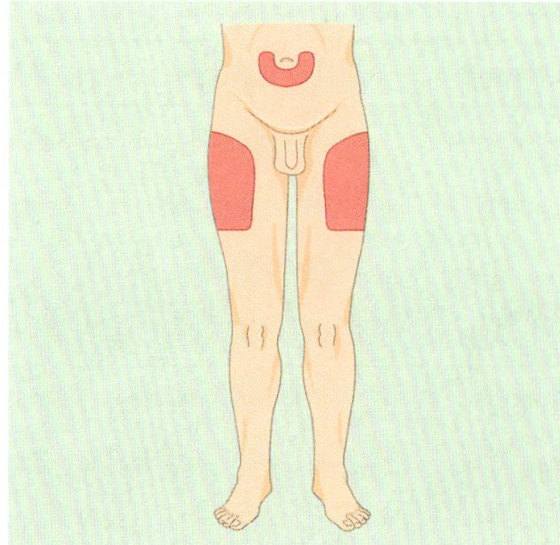

**Abb. 14.15** ···> **Injektionsstellen.** Injektionsstellen für die Insulininjektion.

P ***Insulininjektion mit Insulineinwegspritzen:***

- *Verzögerungsinsulin zwischen den Händen rollen, bis das Insulin sichtbar vermischt ist,*
- *Gummistopfen desinfizieren,*
- *angeordnete Menge Insulin aufziehen,*
- *Diabetiker informieren, Injektionsstelle desinfizieren,*
- *Hautfalte bilden,*
- *Kanüle senkrecht einstechen,*
- *evtl. aspirieren (Spritzenkolben leicht zurückziehen), um sicher zu sein, dass die Kanüle nicht in einem Blutgefäß liegt,*
- *Insulin einspritzen,*
- *Kanüle erst nach ca. 10 Sekunden herausziehen, damit kein Insulin aus der Einstichstelle verloren geht.*

P ***Dosierungsfehler.*** *Niemals darf aus der Patrone des Pens Insulin in eine Insulinspritze aufgezogen werden, falls der Pen nicht funktioniert. In Insulinpatronen für Pens befindet sich U-100 Insulin (d. h. 1 ml Insulin entspricht 100 IE Insulin). Die „Insulinfläschchen" für Injektionen mit Insulineinwegspritzen sind mit U-40 Insulin (d. h. 1 ml Insulin entspricht 40 IE Insulin) gefüllt. Es würde also die 2,5fache Dosis gespritzt!*

### Spritzort

Insulin wird abhängig von der Injektionsstelle unterschiedlich schnell resorbiert. Daher sollte ***schnell wirksames Insulin*** (z. B. Normalinsulin) ***in Bauch oder Oberarme***, ***lang wirksames*** (z. B. Verzögerungsinsulin) ***in Oberschenkel oder Gesäß*** gespritzt werden **(Abb. 14.15)**. Bewegung, Wärme und Massage können den Wirkungseintritt des Insulins deutlich beschleunigen. Die Spritzstelle sollte ***täglich gewechselt*** werden, um die Bildung von lokalen Hautveränderungen zu verhindern. Nicht gespritzt werden darf in jegliche Hautveränderung (Narbengewebe, blaue Flecken, Muttermale oder Schwangerschaftsstreifen).

### Insulindosierung

Generell gelten folgende Richtlinien:

- 1 BE erhöht den BZ-Spiegel um ca. 45 mg/dl.
- 1 Einheit Insulin senkt den BZ-Spiegel um ca. 30–50 mg/dl.
- Je nach Insulinsorte muss evtl. ein „Spritz-Ess-Abstand" eingehalten werden **(Tab. 14.5)**.
- Bewegung (Sport, Spaziergänge) oder Diäten senken den Insulinbedarf, die Dosis muss daran angepasst werden.
- Entzündungen und Fieber steigern den Insulinbedarf – frühzeitig reagieren!
- Bei alten Menschen, deren Nahrungsaufnahme sehr schwankt (manchmal essen sie viel, manchmal gar nichts), spritzt man die je nach Essensmenge notwendige Insulindosis *nach dem Essen*, so lassen sich Unterzuckerungen vermeiden!

### Orale Antidiabetika

Beim Typ-2-Diabetes werden Tabletten eingesetzt, die ganz unterschiedlich wirken **(Tab. 14.7)**. Sie werden je nach Stoffwechsellage in einer Art „Stufentherapie" eingesetzt: Man beginnt meist mit Metformin oder Acarbose und gibt dann zusätzlich Sulfonylharnstoffe. Wenn nötig, wird Insulin gespritzt.

P ***Natürliche Behandlungsmethoden.*** *Auch Zimt erhöht die Empfindlichkeit der Zellen für Insulin und wirkt somit blutzuckersenkend. Allerdings ist die Wirkung individuell sehr unterschiedlich und es kann zu Unterzuckerungen kommen!*

### Therapieüberwachung

Um eine möglichst gute BZ-Einstellung zu erzielen und Komplikationen zu vermeiden bzw. frühzeitig zu erkennen, sind regelmäßig folgende Kontrolluntersuchungen nötig:

- regelmäßige *Zuckerbestimmung* im Blut oder Urin,
- Kontrolle *HbA1c-Wert* (bei Diabetikern bindet sich Glukose an Hämoglobin),
- *augenärztliche Untersuchungen*,
- *Blutdruckkontrollen* (bei Hypertonie ist das Risiko der Makroangiopathie deutlich erhöht),
- *Untersuchungen der Füße* auf Durchblutungsstörungen, Druckstellen und Verletzungen.

W *Diabetiker können sich in ein „DMP-Programm" eintragen (S. 118).*

P ***Blutzuckerkontrolle.*** *Es stehen verschiedene Blutzuckermessgeräte zur Verfügung, deren Gebrauchsanweisung immer beachtet werden muss. Im Allgemeinen gilt:*

- *Blutentnahmestelle auswählen: Ohrläppchen oder seitlich der Fingerkuppe (nicht in die Fingerkuppe selbst stechen; dies ist schmerzhaft und führt langfristig zu Verhornung und Sensibilitätsstörungen);*
- *ist die Entnahmestelle gut durchblutet? Evtl. massieren, Arm nach unten hängen lassen oder warmes Handbad machen;*
- *Hautdesinfektion oder gründliches Waschen der Blutentnahmestelle, da bei manchen Teststreifen das Hautdesinfektionsmittel den Wert verfälschen kann;*
- *Blutzuckermessgerät nach Gebrauchsanweisung vorbereiten;*
- *Teststreifen bereitlegen;*
- *mit Lanzette einstechen;*
- *ohne starkes Drücken Bluttropfen gewinnen;*
- *den Bluttropfen auf das Reaktionsfeld des Teststreifens geben;*
- *Gerät ermittelt den genauen Wert.*

*Um die Inhalte zu vertiefen, können Sie sich das Video „Blutzucker kontrollieren" ansehen.*

**Tab. 14.7** ··› Orale Antidiabetika

| *Wirkstoff* | *Präparatbeispiel* | *Wirkung* | *Indikation* | *Nebenwirkungen* | *zu beachten* |
|---|---|---|---|---|---|
| Metformin | Glucophaghe, Metformin-ratiopharm, Siofor, Diabetase | ··› verzögerte Glukoseresorption im Darm<br>··› verstärkte Glukoseaufnahme in die Zellen<br>··› Erleichterung der Gewichtsreduktion | adipöse Typ-2-Diabetiker | bes. bei Niereninsuffizienz Gefahr der *Laktatazidose* (Anreicherung von Milchsäure im Blut); kann zu gastrointestinalen Beschwerden führen | ··› Einnahme nach den Mahlzeiten<br>··› Maximaldosis 3000 mg/Tag<br>··› 2 Tage vor einer geplanten Operation absetzen! |
| Acarbose | Glucobay, Diastabol | verzögerte Glukoseresorption im Darm, daher besonders Senkung der erhöhten Blutzuckerwerte nach dem Essen | Typ-2-Diabetiker | häufig *Blähungen:* Dosis langsam erhöhen | Einnahme *„mit dem ersten Bissen"* |
| Sulfonylharnstoff | Euglucon, Glibenclamid, Amaryl | Stimulation der Insulinproduktion im Pankreas; wirkt appetitanregend | Typ-2-Diabetiker im fortgeschrittenen Krankheitsstadium | massive, lang anhaltende *Hypoglykämien* (bes. in Kombination mit Alkohol oder bei Niereninsuffizienz), Gefahr bei neueren Präparaten (z. B. Amaryl) geringer | Einnahme *vor den Mahlzeiten* |
| Glinidine | NovoNorm, Starlix | kurzfristige Erhöhung der Insulinfreisetzung | wie Sulfonylharnstoffe | *Hypoglykämie* | Einnahme *vor den Mahlzeiten* |
| Glitazone | Avandia, Actos | Verbesserung der Empfindlichkeit der Zellen für Insulin | Reservemedikament, wenn unter anderen oralen Antidiabetika keine ausreichende Blutzuckereinstellung möglich | ··› Gewichtszunahme<br>··› Ödeme<br>··› vereinzelt schwere Leberschäden<br>··› Gefahr der Verschlechterung einer Herzinsuffizienz | nur in Kombination mit Metformin oder Sulfonylharnstoffen zugelassen, Wirkungseintritt oft erst nach Wochen |

**Therapieziele**

Beim Typ-1-Diabetiker und einem jungen „Altersdiabetiker" ist zur Verhinderung der Folgeerkrankungen eine strenge Blutzuckereinstellung nötig. Tritt der Diabetes allerdings erst im hohen Alter zutage, ist die Gefahr der Spätschäden gering. Deshalb sind erhöhte Blutzuckerwerte durchaus tolerabel. Bei diesen Patienten lautet das Therapieziel Symptomfreiheit, Wohlbefinden und Vermeidung von diabetesbedingten Komplikationen.

## Pflegeschwerpunkt Diabetes mellitus

Jutta Weniger

**B** *Frau Roth ist vor 3 Jahren nach dem Tod ihres Mannes in das Seniorenstift am Schlossberg gezogen. Früher hat sie als Köchin in verschiedenen Restaurants gearbeitet. Sie isst gerne und hat rund 10 kg Übergewicht. Nun ist sie 73 Jahre alt und leidet bereits seit 15 Jahren an Diabetes mellitus Typ 2. Zunächst hatte sie orale Antidiabetika eingenommen, wurde jedoch vor 2 Jahren auf Insulin eingestellt, da ihre Blutzuckerwerte ständig erhöht waren, obwohl sie ihre Diät überwiegend eingehalten hatte. Sie erhält morgens und abends Actraphane 30/70 s.c., ein Mischinsulin. An den bevorzugten Injektionsorten sind verhärtete Stellen und Hämatome zu sehen. Die Insulinspritzen schmerzen mehr und mehr. Frau Roth ist mobil und geistig rege. Sie pflegt vielseitige Kontakte innerhalb und außerhalb des Heimes. Jedoch leidet sie zunehmend unter den Folgen ihres Zuckers. Sie klagt über Taubheitsgefühl und über stechende Schmerzen in den Füßen, die vor allem nachts auftreten. Sie hatte schon öfter kleinere Verletzungen an den Füßen, die schlecht heilten. Nachts muss sie häufig aufstehen und auf die Toilette gehen. Heute Nacht wurde sie verwirrt in ihrer Toilette angetroffen. Eine Blutzuckerkontrolle zeigte, dass sie eine Unterzuckerung hatte.*

**L** *Was würden Sie tun? Welche Themen würden Sie im Rahmen eines Beratungsgesprächs bei Frau Roth ansprechen?*

### Pflege bei Diabetes mellitus

#### AEDL „Sich bewegen können"

Bewegung führt zu einer Senkung des Blutzuckerspiegels. Alle Diabetiker sollten zu körperlicher Aktivität ermuntert werden. Eine doppelt günstige Wirkung hat Bewegung bei adipösen Diabetikern. Sie unterstützt neben einer geeigneten Diät auch die Gewichtsreduktion. Die Bewegung sollte die alten Menschen nicht überfordern. Wird zu viel Energie verbraucht, z. B. bei einem langen Spaziergang und wurde davor wenig gegessen, kann es zu einer Hypoglykämie (Unterzuckerung) kommen. Die alten Menschen müssen die Symptome einer Hypoglykämie (S. 279) kennen, um schnell reagieren zu können bzw. um sich Hilfe zu holen. Sie sollten auf Ausflügen oder in der Gymnastikstunde immer 4–6 Täfelchen Traubenzucker bei sich haben, die sie bei Bedarf zu sich nehmen können.

**P** ***Hypoglykämie.*** *Traubenzucker vorher auspacken. Damit er bei einer Hypoglykämie auch mit zitternden Händen schnell griffbereit ist, kann er bereits ausgepackt in einer kleinen, gut zu öffnenden Dose aufbewahrt werden.*

## AEDL „Sich pflegen können"

Alte Menschen, die an Diabetes erkrankt sind, haben häufig eine sehr trockene Haut und sind besonders anfällig gegenüber Infektionen. Haut und Schleimhaut sind im Rahmen der Körperpflege sorgfältig auf mögliche Veränderungen und Schädigungen zu beobachten. Zur Hautpflege eignen sich milde, ph-neutrale Waschlotionen und feuchtigkeitsspendende Pflegemittel, z. B. Körperlotion von Eucerin mit Urea, eine Harnstoffverbindung, die Feuchtigkeit auf der Haut hält.

An Stellen, wo Haut auf Haut liegt kommt es häufig zu Pilzinfektionen. Gegebenenfalls können Kompressen eingelegt werden. Auch Soorinfektionen in Mund- und Rachenraum treten öfter auf, weshalb eine gute Mundhygiene wichtig ist. Ebenso Pilzinfektionen im Genitalbereich, weshalb hier auf eine gute Hygiene zu achten ist.

### Pflege der Füße

Die Füße von Diabetikern erfordern besonders viel Aufmerksamkeit. Zum einen bestehen häufig als Folge des Diabetes Sensibilitätsstörungen in den Füßen, aufgrund derer Druckstellen oder Verletzungen übersehen werden. Zum anderen heilen selbst kleinste Verletzungen aufgrund von Durchblutungsstörungen nur langsam oder überhaupt nicht ab. Aus kleinsten Verletzungen können schnell große, infizierte Wunden werden, die eine Amputation erforderlich machen. Die Füße müssen vor Verletzungen geschützt und täglich inspiziert werden. Fußpflege bei Diabetes siehe S. 281.

**P** ***Dekubitusgefährdung.*** *Bettlägerige Diabetiker sind in besonderem Maße dekubitusgefährdet. Eine sorgfältige Einschätzung des individuellen Risikos und eine konsequente Dekubitusprophylaxe (S. 150) sind bei Diabetikern sehr wichtig.*

## AEDL „Vitale Funktionen aufrechterhalten können"

Bei Diabetikern, die mit bestimmten oralen Antidiabetika oder mit Insulin behandelt werden, können größere Blutzuckerschwankungen auftreten: Hyperglykämie (Überzuckerung) und Hypoglykämie (Unterzuckerung), deren Symptome und geeignete pflegerische Maßnahmen sind auf S. 279 beschrieben.

## AEDL „Essen und Trinken können"

Diabetes ist nicht heilbar. Doch mit etwas Disziplin und dem Einhalten bestimmter Regeln der Ernährung bei Diabetes (S. 282) kann der Betroffene selbst einen großen Beitrag zu einer hohen Lebensqualität und zur Vermeidung von Folgeerkrankungen leisten.

Je älter ein Mensch ist, desto mehr möchte er Gewohntes beibehalten. Eine radikale Änderung der bisherigen Essgewohnheiten ist bei Hochbetagten nur dann erforderlich, wenn bereits schwere Folgeerkrankungen (z. B. diabetischer Fuß, Niereninsuffizienz) vorhanden sind. In allen anderen Fällen stehen die Lebensqualität und das Recht auf Selbstbestimmung, das sich auch auf die Auswahl der Nahrung erstreckt, im Vordergrund.

Stehen die Essgewohnheiten eines älteren Diabetikers allzu sehr im Widerspruch zum medizinisch Sinnvollen, hat er z. B. eine besondere Vorliebe für Süßigkeiten, sollten ggf. unter Einbeziehung der Angehörigen einvernehmliche Lösungen gesucht werden.

Im Altenheim achtet die Pflegefachperson darauf, ob der Diabetiker die bestellte Diabetesdiät erhalten und ob und wie viel er davon gegessen hat. Wurden orale Antidiabetika oder Insulin verabreicht, ist es wichtig, dass die berechnete Kohlenhydratportion auch gegessen wird. Die Pflegeperson kann Alternativen anbieten, wenn der Bewohner etwas nicht mag. Sie achtet auch darauf, dass der Diabetiker Zwischen- und Spätmahlzeiten serviert bekommt und sie zu sich nimmt **(Abb. 14.16)**. So kann insbesondere nächtlichen Unterzuckerungen vorgebeugt werden.

## AEDL „Ausscheiden können"

Häufiges Wasserlassen kann auf einen Diabetes hinweisen. Bei bekanntem Diabetes kommt es bei erhöhten Blutzuckerwerten ebenfalls zu einer vermehrten Urinausscheidung. In diesem Fall ist sofort eine Blutzuckermessung durchzuführen.

Da Diabetiker zu Infektionen neigen, sollte die Pflegefachperson Symptome frühzeitig erkennen. Sie beobachtet, ob der Urin trüb ist und achtet auf die Äußerung eventueller Beschwerden beim Wasserlassen, was auf einen Harnwegsinfekt hindeuten könnte.

## AEDL „Soziale Bereiche des Lebens sichern können"

An Diabetes mellitus erkrankt zu sein, hat einen Einfluss auf viele Bereiche des Lebens, z. B. das Essen in Gesellschaft, die Teilnahme an gemeinschaftlichen Aktivitäten und so weiter. Wichtig ist, dass der Diabetiker gut über seine Erkrankung und den Umgang damit informiert ist. Weiß er z. B. um den Einfluss von Ernährung und Bewegung auf

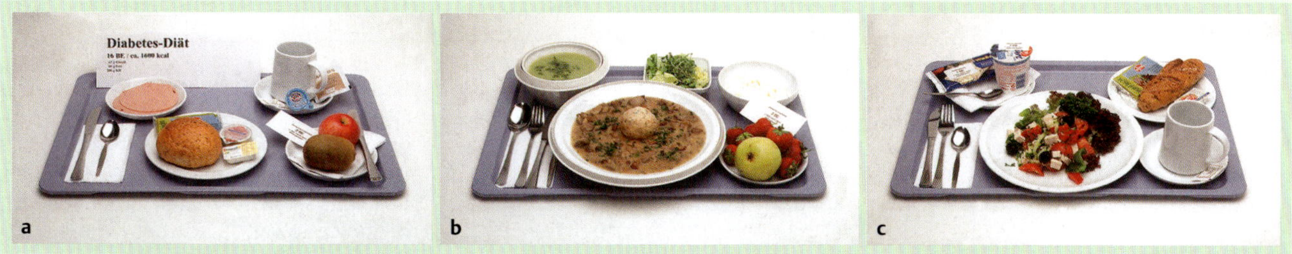


**Abb. 14.16** ⇢ **Diabetes-Diät.** 16 BE Haupt- und Zwischenmahlzeiten. **a** Frühstück, **b** Mittagessen, **c** Abendessen.

seinen Blutzuckerspiegel? Kann er eine Blutzuckerkontrolle selbst durchführen? Älteren Menschen, die geistig aufnahmefähig sind, sollte die Pflegefachperson die Zusammenhänge erklären und auch auf die Möglichkeit von Schulungen für Diabetiker (z. B. in Arztpraxen) hinweisen. So kann der Diabetiker selbst Verantwortung übernehmen und in den meisten Fällen weiterhin an gemeinschaftlichen Aktivitäten teilnehmen.

## Fallbeispiel Frau Roth

### Hypoglykämie

Frau Paula Maier, Altenpflegerin im Seniorenstift „Am Schlossberg", macht sich, nachdem die morgendlichen Routinearbeiten erledigt sind, Gedanken zu Frau Roths Hypoglykämie. Sie weiß, dass Verzögerungsinsuline nicht gut steuerbar sind und daher Hypoglykämien auftreten können. Besonders während langer Nahrungspausen in der Nacht. Damit dies nicht noch einmal passiert, bestellt sie für Frau Roth zum Abendessen zusätzlich einen Fruchtjoghurt, den Frau Roth vor dem Einschlafen zu sich nehmen kann.

Sie beschließt, noch heute Frau Roth in einem kurzen Beratungsgespräch darüber zu informieren, wie sie eine Hypoglykämie selbst frühzeitig erkennen kann: an Zittern, Schwitzen, Herzrasen oder Heißhunger. Frau Maier weist sie darauf hin, sich sofort zu melden, wenn sie solche Symptome nochmals bei sich feststellt.

### Gewichtsreduktion

Frau Maier fragt sich, ob es Frau Roth möglich wäre, etwas abzunehmen. Dies würde sich sehr positiv auf ihre Stoffwechsellage auswirken. Sie geht zu Frau Roth und erklärt ihr die Zusammenhänge. Dabei verweist sie auch auf die Sensibilitätsstörungen und die Schmerzen in den Füßen, die eine Folgeerkrankung des Diabetes sind. Eine verbesserte Stoffwechsellage könne ein weiteres Fortschreiten verhindern. Sie rät Frau Roth, sich so viel es geht zu bewegen, um Kalorien zu verbrauchen. Auch erkundigt sie sich, ob sich die Bewohnerin vorstellen könnte, auch etwas weniger Nahrung zu sich zu nehmen, um abzunehmen. Frau Roth, die bisher schon sehr diszipliniert war, meint, sie wolle es versuchen.

Frau Maier hält eine kalorienreduzierte Kost für erforderlich. Sie schlägt in einer Berechnungstabelle für Diabetesdiät nach und kommt auf täglich 1000 Kalorien für Frau Roth. Laut Berechnungstabelle ergeben sich daraus 10 Broteinheiten. Diese verteilt sie folgendermaßen: 2 BE zum Frühstück, 1 BE als Zwischenmahlzeit, 3 BE zum Mittagessen, wiederum 1 BE für eine Zwischenmahlzeit, 2 BE zum Abendessen und zum Schluss noch 1 BE für die Spätmahlzeit. Nachdem Frau Roth einverstanden ist, wird Frau Maier dies mit dem behandelnden Arzt besprechen, damit die Kost umgestellt werden kann.

### Insulininjektion

Da das Insulin häufig an derselben Stelle gespritzt wurde und dies bei Frau Roth bereits zu Verhärtungen geführt hat, spricht Frau Maier auch dieses Thema an. Sie schlägt vor, auf andere Körperregionen auszuweichen. Frau Roth ist einverstanden. Die Altenpflegerin will gemeinsam mit ihren Kolleginnen nun bei der Wahl der Injektionsorte etwas systematischer vorgehen. Um eine zu starke Traumatisierung des Gewebes zu vermeiden, legt sie ein Injektionsschema an. In dieses Schema werden die Injektionsorte eingetragen. Sie sollen jeweils ca. 2 cm auseinander liegen **(Abb. 14.17)**.

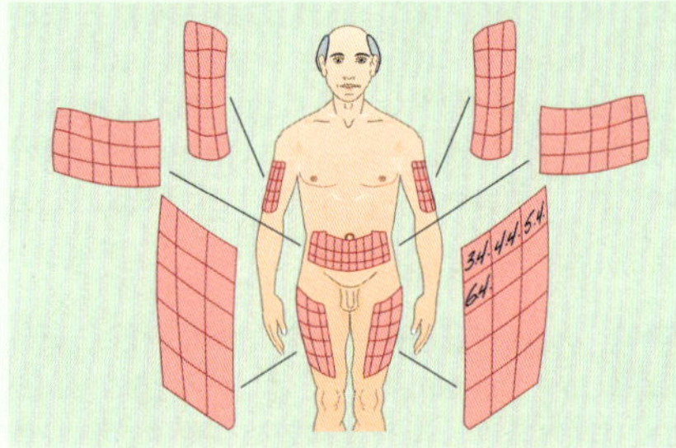

**Abb. 14.17** ⇢ **Injektionsstellen.** Injektionsschema für Insulininjektionen.

### Fußpflege

Frau Maier informiert Frau Roth über die Problematik schlecht heilender Wunden bei Diabetikern und dass auch kleine Verletzungen schnell zu einem großen Problem werden können. Sie rät der Bewohnerin, immer Schuhe anzuziehen, wenn sie nachts zur Toilette geht, damit sie ihre Füße nicht verletzt. Als Frau Maier die Schlappen unter Frau Roths Bett sieht, bemerkt sie vorsichtig, dass diese nicht gut geeignet seien. Sie bräuchte geschlossene, besonders weiche Hausschuhe, die Halt geben, aber keine Druckstellen machen. Frau Roth meint, sie könne sich so etwas von ihrem Sohn zu Weihnachten wünschen.

Frau Maier schaut sich in Frau Roths Zimmer um und achtet darauf, ob der Weg vom Bett zum Tisch und der Weg zur Nasszelle frei ist. Ein Tretmülleimer, über den Frau Roth stolpern und sich daran die Füße verletzen könnte, bekommt mit Frau Roths Einverständnis einen neuen Platz in einer Ecke, wo er nicht stört.

Die Altenpflegerin nimmt sich vor, besonders auf die Pflege der Füße zu achten (S. 281). Im Rahmen der Unterstützung bei der Körperpflege wird sie die Haut täglich kontrollieren, um eventuelle Läsionen sofort behandeln zu können.

## 14.3 Erkrankungen der Schilddrüse

Susanne Andreae

### 14.3.1 Struma (Kropf)

**D** *Tast- oder sichtbare Vergrößerung der Schilddrüse, unabhängig von der Ursache.*

**Ursachen**

Der Kropf ist die häufigste Schilddrüsenveränderung in Deutschland. Zur ausreichenden Synthese der Schilddrüsenhormone ist Jod nötig. Bei Jodmangel, meist infolge unzureichender Zufuhr in der Nahrung, muss die Schilddrüse ihre Jodverwertung verbessern (Jodmangelstruma). Die Folge ist eine Organvergrößerung, der Kropf. Aufgrund des unterschiedlichen Jodgehalts im Trinkwasser (in Meeresnähe hoch, in Gebirgsgegenden niedrig) lassen sich regionale Unterschiede der Kropfhäufigkeit feststellen **(Abb. 14.18)**.

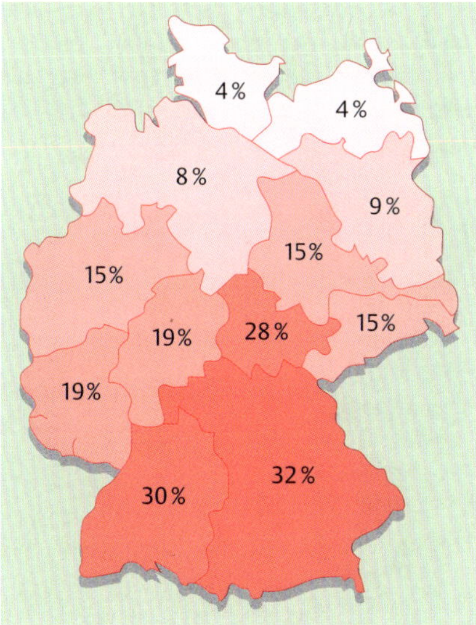


**Abb. 14.18 ··· Kropfhäufigkeit in Deutschland.** Süd-Nord-Gefälle der Kropfhäufigkeit (aus Paetz u. Benzinger-König, 2004).

**W** *In manchen Gegenden sind über 50 % der Erwachsenen betroffen, Frauen 10-mal häufiger. Mit dem Alter nimmt die Häufigkeit besonders knotiger Strumen zu.*

Am häufigsten handelt es sich um eine *euthyreote Struma*, d. h., es bestehen keine veränderten Schilddrüsenwerte, die Stoffwechsellage ist normal. Doch die Struma kann auch Ausdruck einer *Schilddrüsenfunktionsstörung* (Unter- oder Überfunktion) oder gar eines *Karzinoms* sein.

### Symptome

Typisch ist die langsame *Zunahme des Halsumfanges*. Tastbar ist eine entweder diffus oder knotig vergrößerte Schilddrüse **(Abb. 14.19)**, die Patienten beschreiben ein *Druck-, Kloß- oder Fremdkörpergefühl* im Hals. Bei zunehmendem Wachstum der Schilddrüse kann es zur Einengung der Trachea oder des Ösophagus (Speiseröhre) mit *Luftnot*, *Schluckbeschwerden* oder einer *oberen Einflussstauung* bei Einengung der großen Venen kommen. Je nach Ursache der Struma kommen andere Beschwerden hinzu (s. unten).

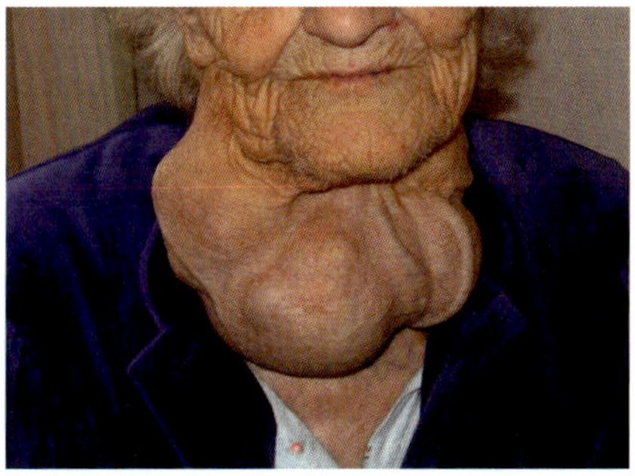

**Abb. 14.19 ··· Kropf.** Große Knotenstruma.

### Therapie

Ist eine Schilddrüsenfunktionsstörung ausgeschlossen, wird bei Erwachsenen zur Kropfverkleinerung eine Kombination aus Jodid und Schilddrüsenhormon (z. B. Jodthyrox) verabreicht. Bei Beschwerden kann die Struma operativ entfernt werden: Man führt eine *subtotale Strumaresektion* durch, bei der ein Teil der Schilddrüse und die Nebenschilddrüsen belassen werden. Zur Verhinderung einer Rezidivstruma ist im Anschluss an die Operation die lebenslange Einnahme von Schilddrüsenhormonen (z. B. Euthyrox) nötig.

### Prophylaxe

Erwachsene benötigen täglich 200 µg Jod. Man kann diese in Tablettenform (z. B. Jodid 200) oder mit der Nahrung zuführen. Unerlässlich ist deshalb die Verwendung von *jodiertem Speisesalz*. Besonders viel Jod ist in *Seefisch* (z. B. Seelachs, Schellfisch, Scholle) enthalten.

## 14.3.2 Hypothyreose (Schilddrüsenunterfunktion)

**D** *Mangel an Schilddrüsenhormonen.*

### Ursachen

Dank der Untersuchung aller Neugeborenen ist die *angeborene Hypothyreose*, früher Kretinismus genannt, infolge einer Anlagestörung der Schilddrüse zur absoluten Seltenheit geworden. Die häufigste Ursache der Schilddrüsenunterfunktion ist die *Thyreoiditis* (Schilddrüsenentzündung). Nach einer *operativen Schilddrüsenentfernung* oder einer *Radiojodtherapie* (s. unten) kann sich eine Hypothyreose entwickeln. Auch Medikamente (z. B. Lithium oder Thyreostatika, s. unten) können ursächlich sein.

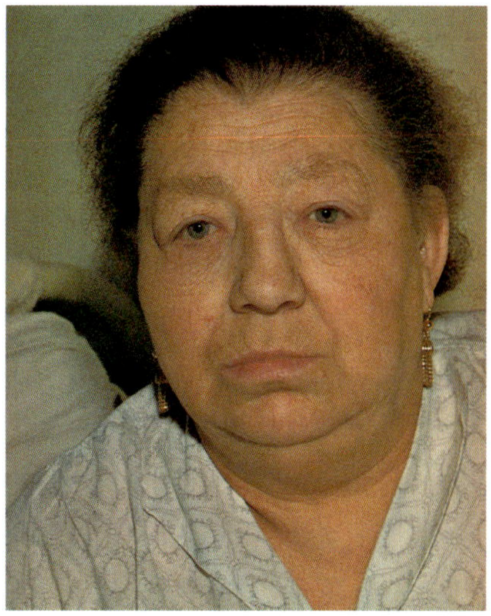

**Abb. 14.20 ··· Hypothyreose.** Patientin mit Hypothyreose. Gut zu erkennen sind die blasse, teigige Haut und die trockenen, spröden Haare (aus Gerlach, Wagner u. Wirth, 2006).

### Symptome

Da die Schilddrüse unseren „inneren Motor" regelt, läuft dieser bei einer Unterfunktion der Schilddrüse auf „Sparflamme", der Organismus arbeitet langsamer **(Abb. 14.20)**: Die Patienten fühlen sich *matt*, *müde*, *antriebslos*, *zeigen Denkstörungen* – häufig wird fälschlicherweise eine Depression diagnostiziert. Die Haut ist *blass* und *teigig*, das Haar trocken und es besteht eine erhöhte *Kälteempfindlichkeit*. Infolge des reduzierten Stoffwechsels sind die Betroffenen oft *übergewichtig*; häufig wird die *Obstipation* beklagt. *Herzbeschwerden* können auftreten, evtl. ist der Puls verlangsamt (*Bradykardie*): Im Extremfall kann sich ein *hypothyreotes Koma* entwickeln.

**M** *Häufig werden die Symptome als „Altersbeschwerden" abgetan – eine genaue Krankenbeobachtung ist daher wichtig!*

### Therapie

Lebenslange Einnahme von Schilddrüsenhormonen (z. B. Euthyrox).

**M** *Schilddrüsenhormone müssen nüchtern (30 Minuten vor dem Frühstück) eingenommen werden. Zur Verhinderung von Herzbeschwerden ist bei älteren Patienten eine einschleichende Dosierung (langsame Dosiserhöhung) wichtig.*

### 14.3.3 Hyperthyreose (Schilddrüsenüberfunktion)

**D** *Erhöhte Bildung von Schilddrüsenhormonen.*

**Ursachen**

Die häufigste Ursache einer Hyperthyreose beim alten Menschen ist das *autonome Adenom* („heißer Knoten"), während bei jüngeren Patienten nicht selten die Autoimmunerkrankung *Morbus Basedow* vorliegt.

**Autonomes Adenom.** Autonom bedeutet „unabhängig", und so handelt es sich hier um eine Zellgruppe (Adenom), die unabhängig von dem oben beschriebenen Regelkreis ungehemmt Schilddrüsenhormone produziert. Die genaue Entstehungsursache ist unklar, doch zumeist entwickeln sich diese Adenome in seit vielen Jahren bestehenden Jodmangelstrumen. Deshalb nimmt die Häufigkeit mit dem Lebensalter zu.

**Morbus Basedow.** Aus ungeklärter Ursache werden vom Körper „Autoantikörper" gebildet, die sich gegen Oberflächenstrukturen der Schilddrüse (TSH-Rezeptoren) richten. Die Folge ist eine vermehrte Hormonproduktion mit Kropfbildung und Hyperthyreose. Bei 60 % der Patienten kommt es zusätzlich zu einer *endokrinen Orbitopathie* – aufgrund der Einwanderung von Lymphozyten in den Augenhinterraum treten die Augen hervor **(Abb. 14.21)**. Folgen sind ein verstärkter Tränenfluss, Rötung und Brennen der Augen bis hin zu Sehstörungen (Doppelbilder). Nicht selten findet sich durch Bindegewebseinlagerung auch eine weiche Verdickung im Schienbeinbereich (*prätibiales Ödem*).

**Symptome**

Im Gegensatz zur Hypothyreose läuft der Organismus bei der Schilddrüsenüberfunktion „auf Hochtouren": Zeichen sind zarte, weiche, warme Haut, innere Unruhe, Schlaflosigkeit, Tachykardie, Herzrhythmusstörungen, Hypertonie, vermehrtes Schwitzen, Fingerzittern, Gewichtsabnahme, Durchfall. Schlimmstenfalls kommt es zur *thyreotoxischen Krise.* Diese maximale Stimulierung des Organismus führt in 30–50 % der Fälle zum Tod durch Herzversagen.

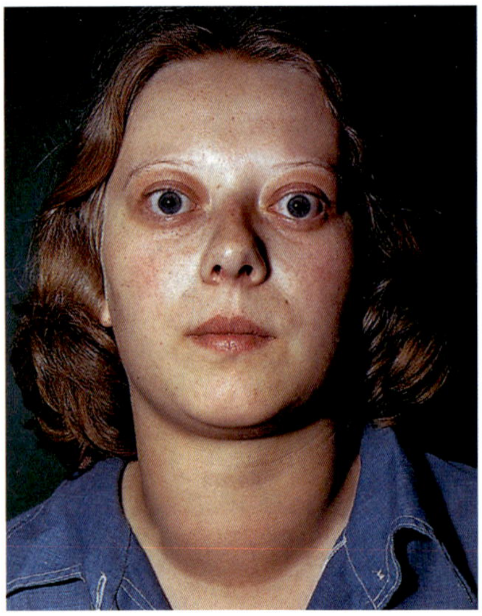

**Abb. 14.21 ⇢ Morbus Basedow.** Patientin mit Morbus Basedow. Gut zu erkennen sind die Struma und die endokrine Orbitopathie (aus Paetz u. Benzinger-König, 2004).

**M** *Bei alten Menschen sind besonders kardiale Beschwerden (plötzliche Herzinsuffizienz, Angina pectoris oder Herzrhythmusstörungen, bes. Vorhofflimmern) typisch.*

**Diagnostik**

Neben der Bestimmung der Schilddrüsenwerte im Blut führt die *Schilddrüsenszintigrafie* zur Diagnose. Über die Vene wird eine schwach radioaktive Substanz verabreicht, die sich in der Schilddrüse anreichert. Kameraaufnahmen geben Aufschluss über die Stoffwechselaktivität der Hormondrüse.

**Therapie**

Die Überfunktion der Schilddrüse lässt sich medikamentös durch *Thyreostatika* (z. B. Carbimazol, Favistan) unterdrücken. Hierbei ist die regelmäßige Kontrolle der Schilddrüsenwerte und des Blutbildes wichtig, da Blutbildveränderungen (Agranulozytose) auftreten können. Meist wird das erkrankte Gewebe *operativ entfernt.* Auch beim älteren Patienten ist die Methode der Wahl aber die *Radiojodtherapie.* Beim Morbus Basedow ist ein abwartendes Verhalten angezeigt, denn bei ca. 50 % der Patienten kommt es innerhalb eines Jahres zur vollständigen Rückbildung der Symptome. Symptomatische Maßnahmen (getönte Brillengläser, künstliche Tränen etc.) stehen bei der endokrinen Orbitopathie im Vordergrund.

**W** *Bei der Radiojodtherapie wird eine Kapsel mit radioaktivem Jod geschluckt, die innerhalb weniger Tage die erkrankten Schilddrüsenzellen zerstört, die gesunden aber nicht angreift.*

**P** ***Krankenbeobachtung.*** *Zu achten ist sowohl bei Hypo- als auch bei Hyperthyreose auf:*
- *allgemeines Befinden,*
- *Gewicht,*
- *Appetit,*
- *Stuhlgang,*
- *Haut,*
- *Schlaf/Aktivität,*
- *Motorik,*
- *Puls,*
- *Blutdruck,*
- *Temperatur.*

### 14.3.4 Schilddrüsenkarzinom (Schilddrüsenkrebs)

Das Schilddrüsenkarzinom ist eine der selteneren Krebsarten. Der Häufigkeitsgipfel liegt zwischen dem 4. und 5. Lebensjahrzehnt, Frauen sind ca. 3-mal häufiger betroffen. Als Risikofaktoren gelten Bestrahlungen im Halsbereich im Kindes- und Jugendalter, eine Struma dagegen stellt kein erhöhtes Risiko dar.

**Symptome**

Rasche Vergrößerung der Schilddrüse, Wachstum eines derben, harten, nicht verschieblichen Knotens in der Schilddrüse, plötzliche Heiserkeit, tastbar vergrößerte Halslymphknoten sind karzinomverdächtig.

**Diagnostik**

Im Szintigramm ist ein *kalter Knoten,* der keinerlei Stoffwechselaktivität aufweist, immer karzinomverdächtig. Weiteren Aufschluss liefern die *Sonografie* sowie eine *Feinnadelbiopsie* (ultraschallgesteuerte Gewebeentnahme mittels einer feinen Nadel).

**Therapie**

Das Karzinom wird *operativ* entfernt. Bei Metastasen wird im Anschluss eine *Radiojod-* oder *Chemotherapie* durchgeführt.

# 15 Erkrankungen des Verdauungstraktes

Dominik von Hayek, Susanne Andreae, Jutta Weniger

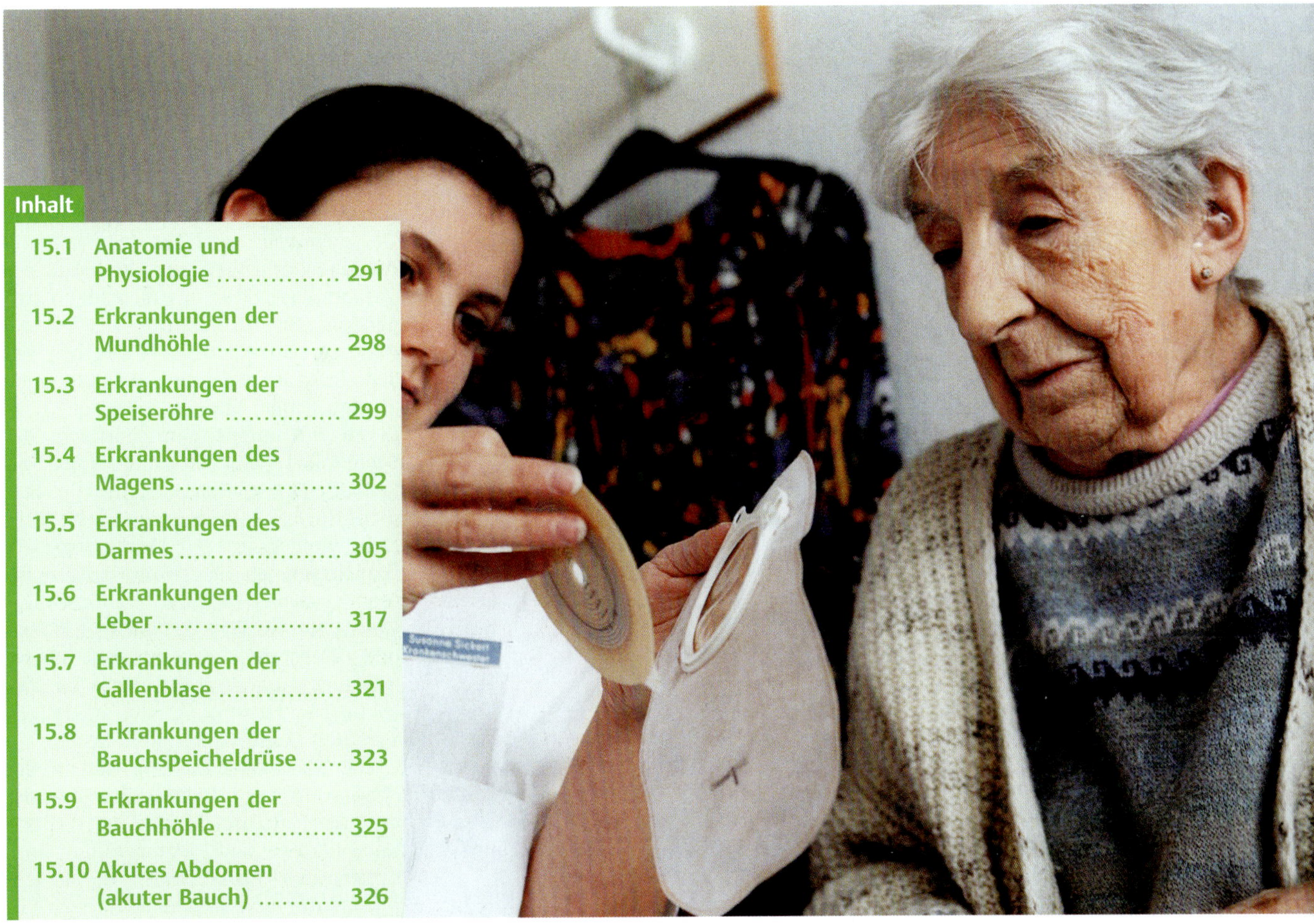

Inhalt



## 15.1 Anatomie und Physiologie

Dominik von Hayek

### 15.1.1 Weg der Nahrung vom Mund bis zum Enddarm

Unser *Verdauungssystem* hat folgende Aufgaben:

- Aufnahme von flüssiger und fester Nahrung,
- mechanische Zerkleinerung,
- biochemische Zerlegung der Nahrungsbestandteile (Verdauung),
- Aufnahme (Resorption) der einzelnen zerlegten Nahrungsbestandteile in das Blut,
- Umwandlung und Entgiftung der verdauten Stoffe,
- Ausscheidung von für den Körper nicht verwertbaren oder giftigen Stoffen über den Stuhlgang.

Dafür brauchen wir einerseits einen Ver- und Entsorgeweg, den *Verdauungstrakt* (Gastrointestinaltrakt), der aus einem durchgehenden „Rohr" von der Mundhöhle bis zum After (Anus) besteht, und andererseits *Bauchorgane zur Produktion der Verdauungssekrete* (z. B. Bauchspeicheldrüse) und zur Entgiftung (z. B. Leber, **Abb. 15.1**).

#### Mundhöhle

Die Mundhöhle ist die Eingangspforte zum Verdauungstrakt, hier wird die Nahrung mit den Zähnen und der Zunge mechanisch zerkleinert, als Sinnesempfindung wahrgenommen (Geschmacksinn) und durch den Speichel aus der Speicheldrüse angedaut.

**Zähne.** Das Gebiss des erwachsenen Menschen besteht aus 32 Zähnen, die je zur Hälfte im Ober- und Unterkiefer sitzen. *Zähne* werden unterteilt in die sichtbaren Zahnkrone, den Zahnhals und eine oder mehrere Zahnwurzeln.

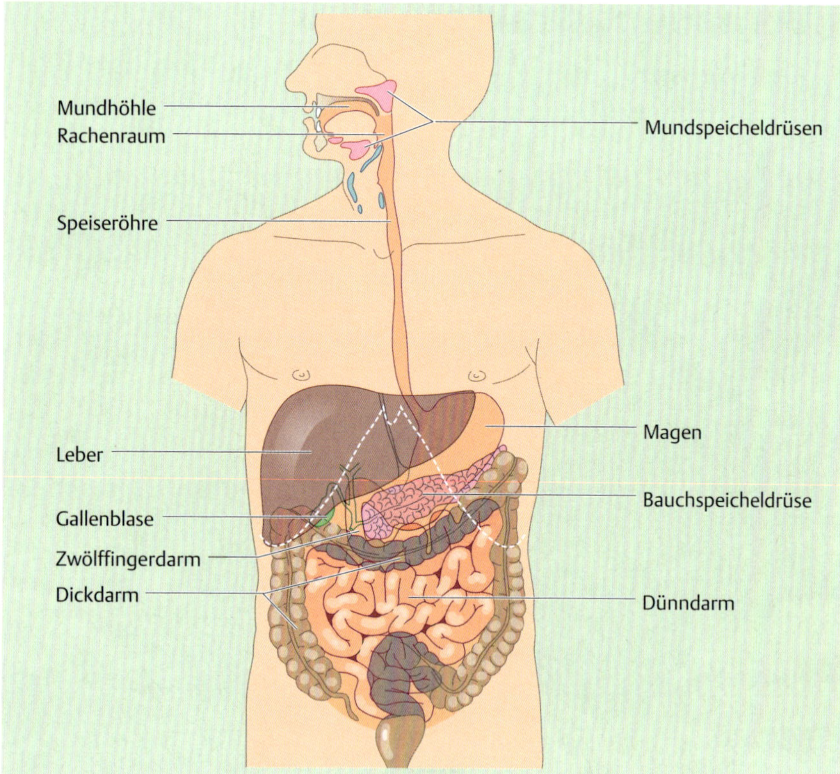


**Abb. 15.1 ··› Verdauungssystem.** Der Verdauungstrakt von der Mundhöhle bis zum Anus mit den an der Verdauung beteiligten Bauchorganen (aus Schwegler, 2002).

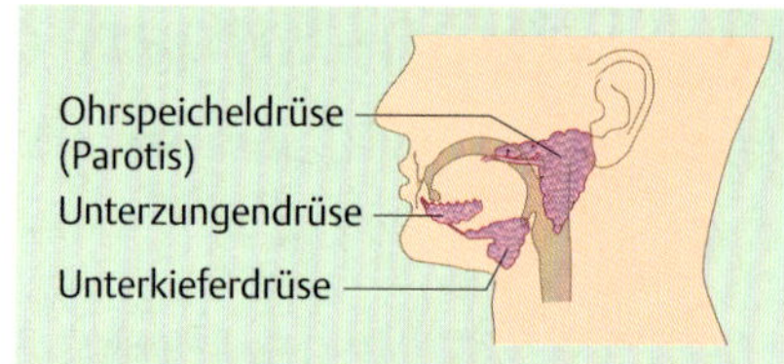


**Abb. 15.2 ··› Speicheldrüsen.** Ohrspeicheldrüse, Unterkiefer- und Unterzungendrüse (aus Schwegler, 2002).

**Zunge.** Die Zunge ist ein großer mit Schleimhaut überzogener Muskel, der fest und breitbasig mit dem Mundboden verwachsen ist. Durch ein dreidimensionales Geflecht quergestreifter Muskeln ist sie extrem beweglich. Ihre Aufgaben sind:

- ··› Nahrungszerkleinerung,
- ··› Transport des Nahrungsbreis,
- ··› Schluckbewegung,
- ··› Geschmacksempfindung (in den Geschmacksknospen an der Zungenoberfläche),
- ··› Lautbildung beim Sprechen.

**Speicheldrüsen.** Der Speichel fördert die Bildung des Nahrungsbreis, kann durch Enzyme (z. B. Amylase) die Nahrung andauen und trägt mit der Befeuchtung der Mundschleimhaut zu deren Schutz bei. Für die Speichelbildung (mehr als 1 l pro Tag) finden wir auf jeder Seite der Mundhöhle 3 *Speicheldrüsen:* die Ohrspeicheldrüse zwischen Backen und Ohren, die Unterkieferspeicheldrüse an der Innenseite des Unterkiefers und die Unterzungendrüse im Mundboden **(Abb. 15.2)**. Die Steuerung der Speichelproduktion erfolgt über das vegetative Nervensystem („bei dem Gedanken läuft mir das Wasser im Mund zusammen"), das Sekret wird über Ausführungsgänge in den Mundraum abgegeben.

**Gaumen und Rachen.** Das Dach der vorderen Mundhöhle wird vom harten und weichen Gaumen gebildet, im hinteren Teil des Rachens (Pharynx) findet man oben den Anschluss an den Nasenraum und unten den Anschluss an die Speise- (Ösophagus) und die Luftröhre (Trachea). Da sich hier Atem- und Speiseweg überkreuzen, werden durch den „Schluckakt" mithilfe des Kehlkopfes Luft und Nahrung voneinander getrennt.

## Wandaufbau des Verdauungstraktes

Unter dem Mikroskop betrachtet, findet man im gesamten Verdauungstrakt einen vierschichtigen Wandaufbau (von innen nach außen, **Abb. 15.3**):

- ··› Schleimhaut (Mukosa),
- ··› Bindegewebsschicht (Submukosa),
- ··› Muskelschicht (Muskularis),
- ··› Schutzhülle (Serosa).

Die *Mukosa* besteht aus Epithel und Drüsengewebe und ist je nach der Aufgabe des jeweiligen Abschnitts des Verdauungstraktes unterschiedlich aufgebaut. Im Dünndarm z. B. findet man zur Oberflächenvergrößerung der Schleimhaut kleinste Ausstülpungen (Zotten) und Furchen (Krypten). Dadurch wird eine Gesamtoberfläche der Schleimhaut von der Größe eines Volleyballfeldes erreicht, auf der pro Tag nicht nur ca. 2 l flüssige und feste Nahrung, sondern ca. 7 l Verdauungssäfte (Bauchspeichel, Magensaft) aufgenommen (resorbiert) werden. Da dieses Gewebe ein starkes Zellwachstum hat und krebserregenden Stoffen in der Nahrung ausgesetzt ist, kann es hier leicht zur Entstehung von bösartigen Tumoren (Karzinomen) kommen.

Die *Muskularis* besteht nur in der Speiseröhre aus quergestreifter, ansonsten aus glatter Muskulatur. Glatte Muskelfasern sind kleiner und langsamer, aber ausdauernder als Skelettmuskulatur und sind unwillkürlich gesteuert (durch das vegetative Nervensystem). Durch wellenförmige Kontraktionen (peristaltische Wellen) wird der Nahrungsbrei Richtung Anus geschoben.

## Speiseröhre und Magen

**Speiseröhre.** Die Speiseröhre beginnt am Kehlkopf und führt hinter der Luftröhre abwärts zum Magen. Ihre Aufgabe ist der Transport der Nahrung zum Magen mithilfe von peristaltischen Wellen; deshalb ist sie wie ein elastischer Schlauch aufgebaut. Am Kehlkopf, der Lufröhrenaufzweigung und am Zwerchfelldurchtritt befinden sich die *Engstellen* der Speiseröhre, an denen Nahrungsstücke stecken bleiben, aber auch Wandausbuchtungen (Divertikel) entstehen können. Eine wichtige Aufgabe hat der *untere Schließmuskel* (Sphinkter) der Speiseröhre, er verschließt den Magen nach oben **(Abb. 15.4)**.

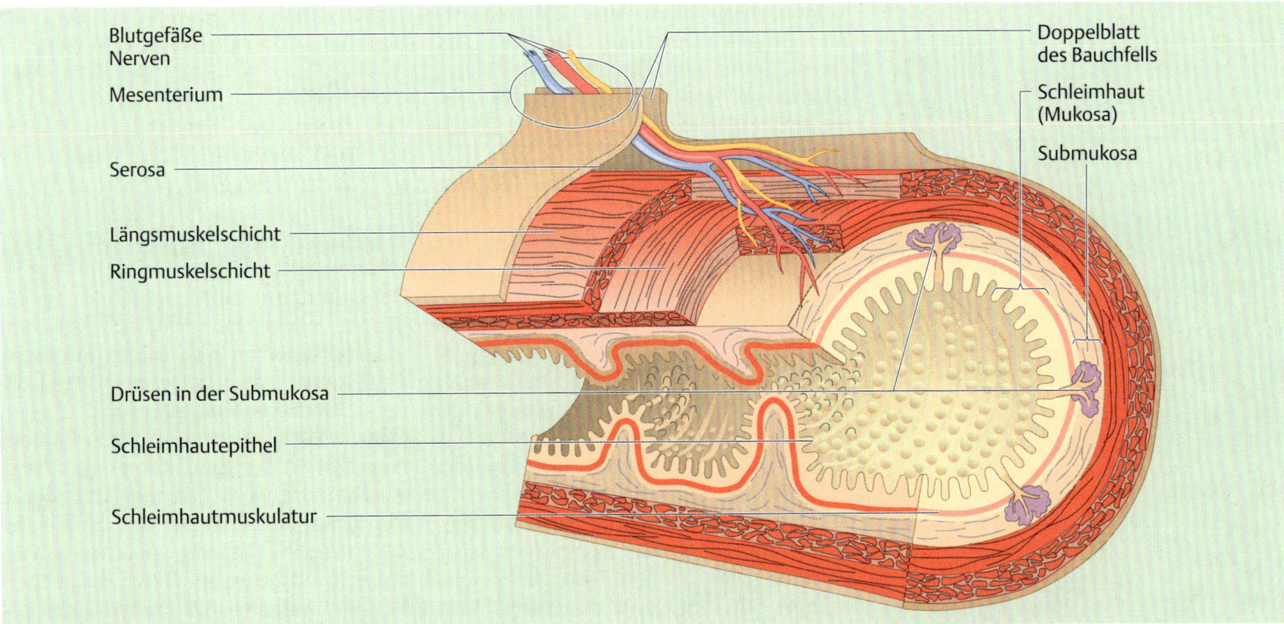


**Abb. 15.3 ⇢ Wandaufbau des Verdauungstraktes.** Wandschichten des Magen-Darm-Traktes (aus Schwegler, 2002).

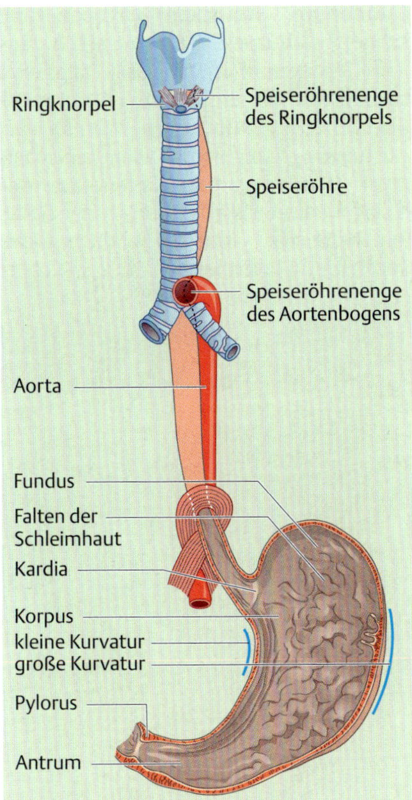


**Abb. 15.4 ⇢ Speiseröhre und Magen.** Aufbau von Ösophagus und Magen (aus Schwegler, 2002).

**Magen.** Der Magen hat die Form eines Weinschlauches, ein Fassungsvermögen von ca. 1,5 l und eine flexible Wand, die sich in entleertem Zustand in Falten legt. Er wird aufgeteilt in den Magengrund (Fundus), den Magenkörper (Korpus) und die Magenhöhle (Antrum). Am Magenausgang zum Zwölffingerdarm (Duodenum) befindet sich ein Schließmuskel, der *Pförtner (Pylorus)*, der den Mageninhalt erst nach 0,5–3 Stunden Verweilzeit portionsweise in den Dünndarm durchlässt **(Abb. 15.4)**.
Wie im Darm, so gibt es auch in der Magenwand eine *Muskelschicht aus glatter Muskulatur*, die sowohl ringförmig als auch schräg verläuft und durch deren Zusammenziehen der Mageninhalt durchmischt und in Richtung Dünndarm transportiert wird. Dieser Vorgang wird durch mehrere große Nervengeflechte außerhalb des Magens gesteuert, die zum vegetativen Nervensystem gehören. Aus diesem Grund reagiert der Magen sehr empfindlich auf psychische Belastungen oder Stresssituationen („etwas schlägt einem auf den Magen").

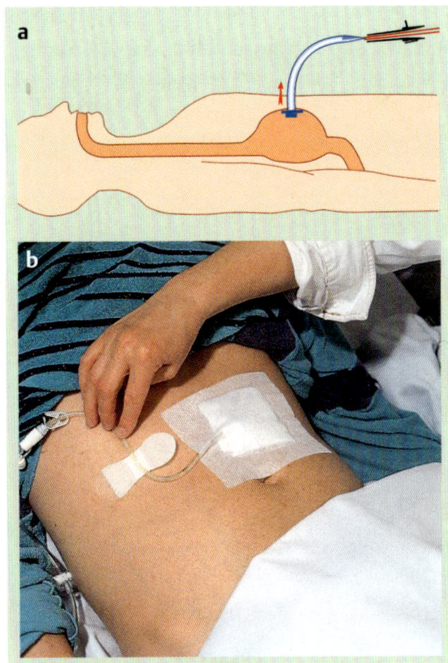


**Abb. 15.5 ⇢ PEG-Sonde.** Perkutane endoskopische Gastrostomie-Sonde (PEG-Sonde).
**a** Schematische Darstellung der gelegten Sonde, **b** Sonde in der Bauchwand (aus Kellnhauser u. a., 2004).

**PEG.** Da die Magenvorderwand im Korpus- und Antrumbereich an der Bauchwand anliegt, kann man hier im Rahmen einer Magenspiegelung (Gastroskopie) eine direkt in den Magen führende Magensonde anbringen, die **p**erkutane **e**ndoskopische **G**astrostomie-Sonde (PEG, **Abb. 15.5**). Sie dient der Ernährung von Patienten mit Schluckstörungen im Rahmen von neurologischen Erkrankungen, bei Ösophagus-Tumoren und immer häufiger im Endstadium einer Demenz.

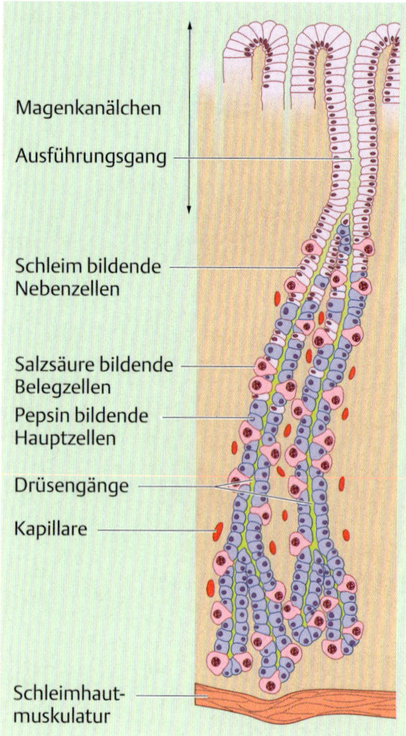


**Abb. 15.6** ⇢ **Magenschleimhaut.** Mikroskopischer Schnitt durch die Magenschleimhaut mit den unterschiedlichen Drüsen (aus Schwegler, 2002).

**Magenschleimhaut und Magensaft.** Die Magenschleimhaut besteht aus einem Saum von fingerförmigen Ausstülpungen, die mit einem Epithelgewebe überzogen sind **(Abb. 15.6)**. Hier finden die Produktion und Sekretion des Magensaftes statt, der aus folgenden Bestandteilen besteht:

- ⇢ *Salzsäure* wird in den *Belegzellen* produziert. Durch ihren hohen Säuregrad (pH-Wert zwischen 1 und 2) kann sie Eiweiße im Nahrungsbrei zerlegen und die meisten Mikroorganismen wie Bakterien und Viren zerstören.
- ⇢ *Pepsine* spalten die Eiweißmoleküle weiter auf. Diese Enzyme werden in den *Hauptzellen* produziert und im Speisebrei durch Salzsäure aktiviert.
- ⇢ *Schleim:* zum Schutz der Magenschleimhaut vor der aggressiven Salzsäure wird in den *Nebenzellen* ein sehr zäher Schleim produziert, der sich wie ein Schutzfilm über die Magenschleimhaut legt.

Kommt es zu einem Ungleichgewicht zwischen Säureproduktion und Schutzmechanismen der Schleimhaut, greift der Magensaft das eigene Gewebe an und es kann zu Geschwüren des Magens oder Duodenums (*Ulcus ventriculi* oder *duodeni*) kommen. Außerdem wird in den Belegzellen der sog. *Intrinsic Factor* produziert, der zur Aufnahme des wichtigen Vitamins $B_{12}$ notwendig ist. Bei einem Mangel von Vitamin $B_{12}$ (durch Antikörperbildung oder nach Magenentfernung) kann es zu schwerwiegenden Blut- und Nervenschäden kommen.

## Dünndarm

Der Dünndarm besteht aus 3 Abschnitten, die ohne scharfe Abgrenzung ineinander übergehen **(Abb. 15.7a)**:

- ⇢ Zwölffingerdarm *(Duodenum)*,
- ⇢ Leerdarm *(Jejunum)*,
- ⇢ Krummdarm *(Ileum)*.

Der Dünndarm sieht von außen wie ein glatter, elastischer Schlauch aus, im Inneren befinden sich charakteristische ringförmige Falten (Kerckringfalten), die der Oberflächenvergrößerung dienen **(Abb. 15.7b, c)**. Während das Duodenum fest in der Bauchhinterwand verwachsen ist, sind Jejunum und Ileum frei beweglich und nur mit einem flexiblen Aufhängeband an der Bauchhinterwand befestigt. Durch diese stielförmige Aufhängung, *Mesenterium* genannt, führen die Blut- und Lymphgefäße, die die Versorgung des Dünndarms sichern.

**Duodenum.** An den Magenausgang schließt sich das wie ein „S" geschwungene Duodenum an, das eine Länge von ca. 25 cm hat und dann ins Jejunum übergeht. Im Duodenum mündet der Ausführungsgang von *Bauchspeicheldrüse (Pankreas)* und Gallenblase, der Nahrungsbrei wird hier mit Galle, Bauchspeichel und Dünndarmsekret vermengt. Einschließlich des Speichels

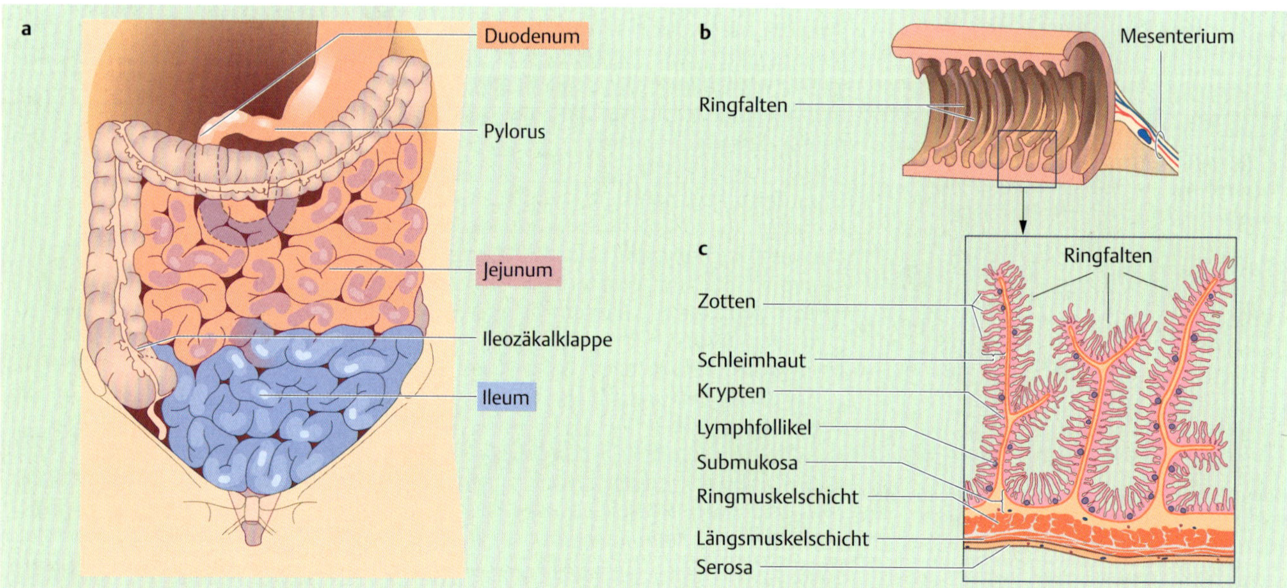


**Abb. 15.7** ⇢ **Dünndarm. a** Abschnitte des Dünndarms, **b** Wandaufbau des Dünndarms, **c** mikroskopische Vergrößerung der Dünndarmwand (aus Schwegler, 2002).

und Magensaftes werden pro Tag 7 l Verdauungssekrete produziert, die im weiteren Verdauungstrakt wieder aufgenommen werden müssen.

**Jejunum und Ileum.** Die beiden übrigen Dünndarmabschnitte Jejunum und Ileum sind insgesamt ca. 3–5 m lang und gleichen einem Schlauchknäuel. Hier findet die *Resorption* der von den Verdauungssäften zerlegten Nahrungsbestandteile statt.

**Verdauung im Dünndarm.** Die *Eiweißbestandteile* (Eiweiße bestehen aus langen Aminosäureketten) der Nahrung werden durch Salzsäure und *Pepsin* aus dem Magen, die Enzyme Trypsin und Peptidase aus der Bauchspeicheldrüse sowie durch die eiweißspaltenden Bakterien im Dünndarm zerlegt. In der Form von kleinen Eiweißmolekülen und Aminosäuren werden sie von der Dünndarmschleimhaut aufgenommen und in den Blutgefäßen abtransportiert. Die *Kohlenhydrate* (Riesenmoleküle, die aus Einfachzuckern zusammengesetzt sind) werden schon durch den Mundspeichel angedaut und durch die Amylase aus dem Pankreas und zahlreiche Enzyme aus der Dünndarmschleimhaut weiter in den Einfachzucker Glukose zerlegt und können so resorbiert werden. Die *Fettbestandteile* der Nahrung werden durch die Lipase aus dem Pankreas in Fettsäuren zerlegt, durch Gallensäuren weiter aufgeschlossen, als kleine Fetteiweißtröpfchen von der Dünndarmschleimhaut resorbiert und in das Blut abgegeben. Gemeinsam mit den Fetttröpfchen werden die fettlöslichen Vitamine (A, D, E, K: Merkwort „Edeka") in die Dünndarmschleimhaut aufgenommen.

## Dickdarm

Der Dickdarm **(Abb. 15.8a)** begrenzt den Bauchraum zur Seite und nach oben wie ein umgekehrtes U, er ist ca. 1,5 m lang. Er wird unterteilt in:

- Blinddarm (Caecum) mit dem Wurmfortsatz (Appendix),
- aufsteigenden Dickdarm (Colon ascendens),
- querliegenden Dickdarm (Colon transversum),
- absteigenden Dickdarm (Colon descendens),
- S-förmigen Dickdarm (Sigma = Colon sigmoideum),
- End- oder Mastdarm (Rektum).

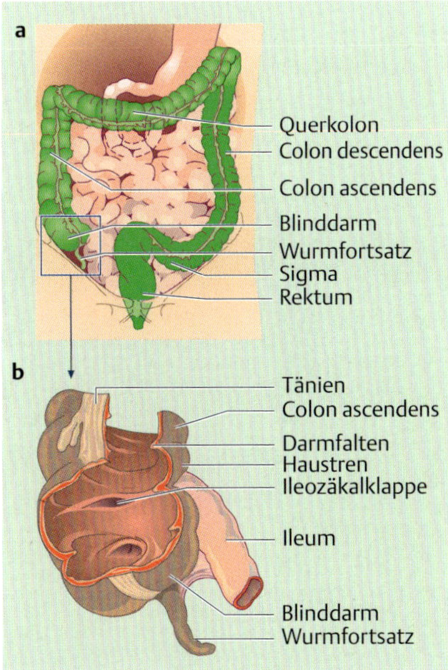


**Abb. 15.8 ⇢ Dickdarm.** Abschnitte des Dickdarms, **b** Blinddarm und Wurmfortsatz (aus Schwegler, 2002).

Das Ileum mündet im rechten Unterbauch seitlich in den rechten Arm des umgekehrten U, den Blinddarm **(Abb. 15.8b)**. Ein Zurückfließen von Darminhalt in den Dünndarm wird durch die sog. Ileozäkalklappe verhindert. Am unteren Ende des Blinddarms befindet sich eine wurmförmige Aussackung, der Wurmfortsatz (Appendix), in dessen Wand sich viel lymphatisches Gewebe befindet. Dieses kann sich entzünden und zu einer sog. *Appendizitis* (S. 306) führen, welche im Deutschen nicht ganz korrekt Blinddarmentzündung genannt wird, obwohl nicht der Blinddarm, sondern der Wurmfortsatz betroffen ist.

Auch im Dickdarm besteht die *Muskelschicht aus glatter Muskulatur*, charakteristisch sind die in 3 Streifen längs verlaufenden Tänien und die ringförmigen Einschnürungen, die die charakteristischen Ausbuchtungen (Haustren) bilden. Im Dickdarm findet hauptsächlich Aufnahme (Resorption) von Flüssigkeit aus dem verbliebenen Darminhalt statt sowie eine weitere Zersetzung der unverdaulichen Nahrungsreste durch Bakterien.

Enddarm und Anus. Der Enddarm **(Abb. 15.9)** bildet den letzten Teil des Dickdarms, er besteht aus einem Sammelbehälter, der *Ampulle*, sowie dem Darmausgang, dem *After (Anus)*. Der Anus wird durch den inneren und äußeren Schließmuskel verschlossen, eine zusätzliche Abdichtung erfolgt durch die Hämorrhoidalzone. Diese besteht aus einem arteriovenösen Schwellkörper, der wie eine Schaumgummidichtung zum Verschluss des Afters beiträgt.

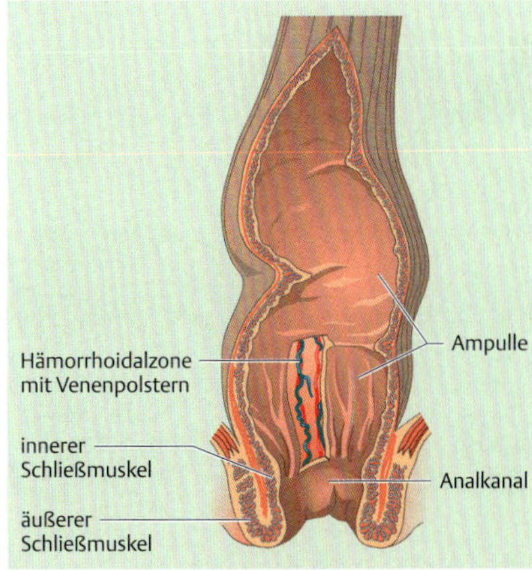


**Abb. 15.9 ⇢ Rektum und Anus.** Enddarm und Anus (aus Schwegler, 2002).

**Stuhlentleerung (Defäkation).** Der Stuhlgang wird willkürlich (bewusst) eingeleitet, der Ablauf erfolgt dann aber reflexartig. Die Schließmuskeln erschlaffen, die Längsmuskeln des Enddarms ziehen sich zusammen, durch die Anspannung von Bauchmuskel und Zwerchfell wird der Bauch zusammengepresst. Da dieses Zusammenspiel im Liegen nicht so gut funktioniert, ist der Stuhlgang für den bettlägerigen Patienten nur erschwert möglich.

**Stuhlinkontinenz.** Durch *Nervenschädigungen* oder *Erschlaffung des Enddarmbindegewebes* kann der Schließmechanismus des Anus beeinträchtigt sein; dadurch kommt es zu unbeabsichtigtem Stuhlgang (Stuhlinkontinenz).

## Gefäßversorgung (Pfortadersystem)

Die Versorgung des Verdauungstraktes und der Verdauungsorgane mit arteriellem Blut erfolgt über 3 große Arterien, die nacheinander aus der Bauchaorta abzweigen, der Abfluss des venösen Blutes über die *Pfortader* **(Abb. 15.10)**. Diese sammelt nährstoffreiches Blut aus den Venen des gesamten Verdauungstrakts (von der Speiseröhre bis zum Mastdarm) sowie aus Milz und Pankreas und transportiert es direkt

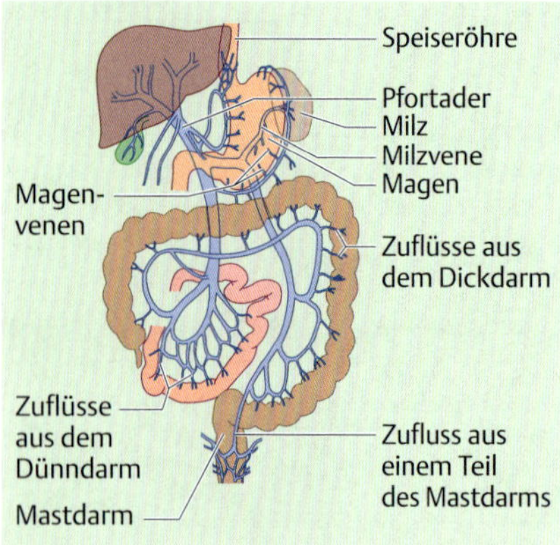


**Abb. 15.10** ⇝ **Pfortadersystem.** Die Pfortader führt sauerstoffarmes, aber nährstoffreiches Blut aus dem Magen-Darm-Trakt direkt zur Leber, ohne den Umweg über den großen Kreislauf (aus Schwegler, 2002).

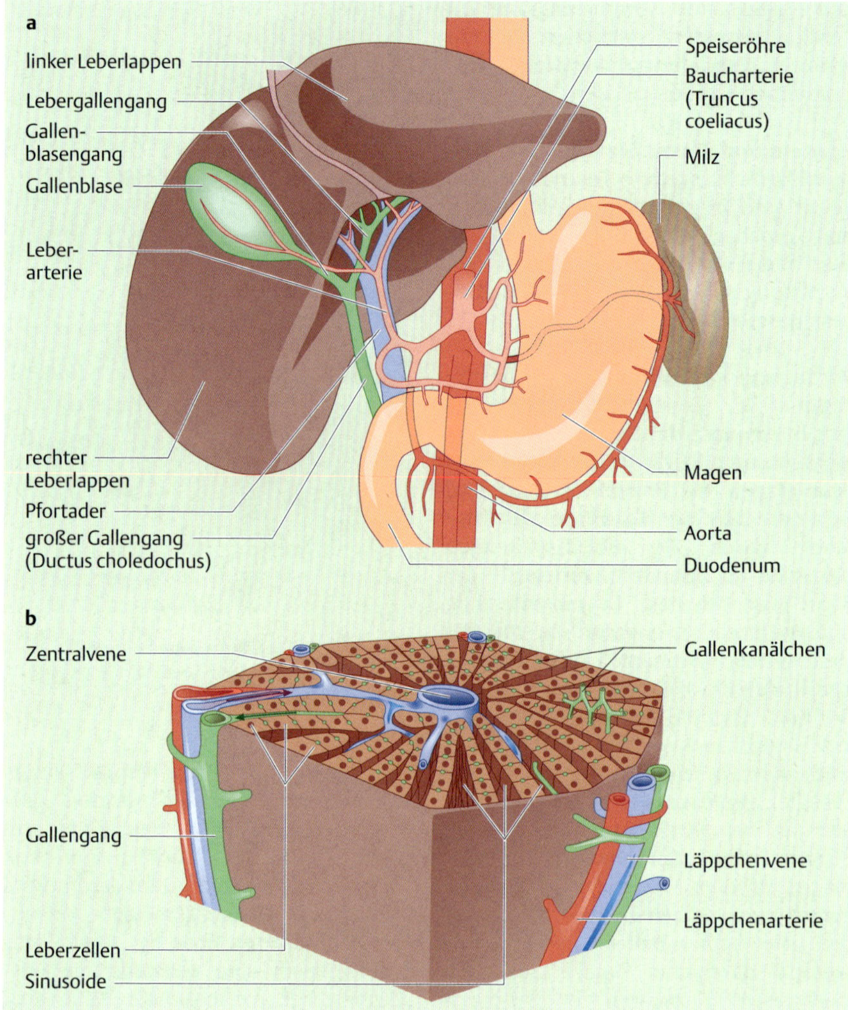


**Abb. 15.11** ⇝ **Leber. a** Leber und Gallenblase mit dem Verlauf der Gallengänge, **b** Aufbau eines Leberläppchens (aus Faller u. Schünke, 2004).

zur Leber. Erst nachdem dieses Blut die Leber passiert hat und dort entgiftet wurde, fließt es über die Lebervene in die untere Hohlvenen und damit zurück in den Körperkreislauf.

## 15.1.2 Verdauungsorgane

### Leber

Die Leber (Hepar, **Abb. 15.11a**) ist mit einem Gewicht von ca. 1,5–2 kg das schwerste Organ des Körpers. Der kuppelförmige rechte Leberlappen liegt unterhalb des Zwerchfells und füllt nahezu den gesamten rechten Oberbauch aus, der schmälere linke Leberlappen zieht im linken Oberbauch bis zur Milz. Von unten betrachtet, lassen sich an der Eingeweideseite der Leber noch zwei weitere Lappen abgrenzen, der Lobus quadratus und der Lobus caudatus. Dieser Bereich an der Unterseite der rechten Leber wird Leberpforte genannt, hier münden die Blut- und Gallengefäße.

Die Leber erhält aus 2 Gefäßen Blut, die Versorgung der Lebergewebszellen mit sauerstoffreichem Blut erfolgt über die *Leberarterie* (A. hepatica propria) aus der Bauchaorta. 4-mal mehr Blut wird der Leber über die *Pfortader* (V. portae) zugeführt, allerdings handelt es sich hier um venöses Blut aus dem Verdauungstrakt (Pfortaderkreislauf), das in der Leber entgiftet oder verstoffwechselt wird. Das gereinigte Blut wird über die *Lebervene* (V. hepatica) aus der Leber in die untere Hohlvene gebracht. An der Leberpforte beginnt der *Hauptgallengang* (Ductus hepaticus communis), der die in der Leber produzierte Gallensäure zur Gallenblase transportiert. Diese 4 Gefäße verzweigen sich jeweils in der Leber weiter, sodass man sie in der kleinsten Baueinheit der Leber, dem Leberläppchen **(Abb. 15.11b)**, wiederfindet. Die Leberläppchen setzen sich aus sternförmig angeordneten Reihen von Leberzellen (Hepatozyten) zusammen, zwischen denen sich Hohlräume (Sinusoide) befinden. Hier fließt Pfortaderblut, gemischt mit arteriellem Blut, an den Leberzellen vorbei, wird gereinigt und von den Zentralvenen abtransportiert. Die von den Leberzellen produzierte Galle wird von kleinsten Gallenkanälchen in entgegengesetzter Richtung gesammelt und von den Gallengängen am Rande der Leberläppchen abtransportiert. Die Leber erfüllt die folgenden *Aufgaben*.

**Produktion und „Recycling" der Gallensäuren.** Gallensäuren ermöglichen die Resorption von Nahrungsfetten im Dünndarm, da sie kleinste Fetttröpfchen bilden, die über die Schleimhaut aufgenommen werden können. Gallensäuren werden in den Leberzellen produziert, über die Gallenblase in den Dünndarm abgegeben und am Dünndarmende wieder aufgenommen, sodass sie über die Pfortader wieder in die Leber gelangen, wo sie recycelt werden.

**Entgiftung.** Die Leber kann viele für den Köper giftige (toxische) Substanzen, wie z. B. Alkohol, Ammoniak oder Medikamente, biochemisch in eine weniger giftige Form umwandeln, in der sie dann über die Niere oder die Gallengänge aus dem Körper ausgeschieden werden. Das beim Erythrozytenabbau in der

Milz frei werdende Hämoglobin wird in der Leber zu Bilirubin umgewandelt, das über die Galle ausgeschieden wird. Von *Gelbsucht* (Ikterus) spricht man, wenn zu viel Bilirubin im Körper anfällt, z. B. bei Galleabflussstörungen oder bei Erythrozytenzerfall (Hämolyse).

**Stoffwechselzentrale Leber.** Die Leber kann überschüssigen Zucker aus dem Blut in den *Speicherzucker Glykogen* umwandeln und diesen speichern. Sinkt der Blutzuckerspiegel, so kann das Glykogen wieder zum Einfachzucker (Glukose) abgebaut und ans Blut abgegeben werden. Sind die Glykogenvorräte erschöpft, können in der Leber in einem komplizierten Verfahren aus Proteinen und Aminosäuren Zucker neu gebildet werden (*Glukoneogenese*). In der Leber werden die meisten im Körper benötigten Eiweißkörper wie das Albumin oder die Gerinnungsfaktoren gebildet, aber auch viele Eiweiße zu Harnstoff abgebaut, der ins Blut abgegeben und von der Niere mit dem Urin ausgeschieden wird. Auch beim Fettstoffwechsel spielt die Leber eine wichtige Rolle: überschüssige Kohlenhydrate können in Neutralfette umgewandelt und in dieser Form gespeichert werden, bei Zuckerbedarf können diese Fettreserven wieder mobilisiert werden.

## Gallenblase

Die Gallenblase ist ein ca. 10 cm langer birnenförmiger Hohlkörper, sie liegt an der Unterseite des rechten Leberlappens und ragt mit ihrem sackförmigen Ende unter dem Leberrand hervor. An der Wandinnenseite weist sie zahlreiche Falten und Ausstülpungen auf, über die Wasser aus der Galle resorbiert und diese damit eingedickt wird. Die Gallenblase verjüngt sich zum Gallenblasenhals und geht hier in den Gallenblasengang über, der sich mit dem Lebergallengang vereinigt, zum Duodenum zieht und zusammen mit dem Bauchspeicheldrüsengang in das Duodenum mündet.

Die Hauptfunktion der Gallenblase besteht im *Speichern der in der Leber gebildeten Galle*. Zwischen den Mahlzeiten, wenn keine Verdauungssäfte benötigt werden, wird der Gallengang an seiner Mündung am Duodenum durch einen Muskel verschlossen. Dadurch staut sich die aus der Leber kommende Galle zurück in die Gallenblase. Wird Nahrung in den Verdauungstrakt aufgenommen, so erschlafft dieser Muskel und der Gallenblaseninhalt kann sich in das Duodenum entleeren.

## Bauchspeicheldrüse

Die Bauchspeicheldrüse (Pankreas, **Abb. 15.12**) hat eine langgestreckte Form wie ein liegendes L und befindet sich im mittleren Oberbauch, fest fixiert an der hinteren Bauchwand. Der Pankreaskopf schmiegt sich an die S-förmige Schlinge des Duodenums, der Pankreasschwanz zieht nach links bis zur Milz.

Durch das ganze Pankreas zieht der Länge nach der *Pankreasgang* (Ductus pancreaticus), der den Bauchspeichel aus den Drüsenläppchen sammelt und zusammen mit dem Gallengang an der Vater-Papille in das Duodenum mündet. Er lässt sich durch Kontrastmittel im Rahmen einer Gastroskopie mit Durchleuchtung darstellen (ERCP).

**Bauchspeichel.** Pro Tag werden im Pankreas mindestens 1,5 l Sekret gebildet und dem Nahrungsbrei im Duodenum beigemengt. Der durch die Magenpassage saure Nahrungsbrei wird durch den bikarbonatreichen Bauchspeichel wieder neutralisiert, damit die Enzyme des Bauchspeichels die Nahrungsbestandteile zerlegen können. Es handelt sich dabei um die Enzyme *Trypsin* und *Peptidase* zur Spaltung von Eiweißkörpern, *Amylase* zur Spaltung von Kohlenhydraten und *Lipase* zur Spaltung von Neutralfetten (Triglyzeriden). Da auch der menschliche Körper aus diesen 3 Bestandteilen zusammengesetzt ist, werden die Enzyme im Pankreas in einer inaktiven Form („gesichert") produziert und erst nach Kontakt mit dem Nahrungsbrei aktiviert („entsichert"), denn ansonsten würde sich der Pankreas selber verdauen.

**Hormonproduktion im Pankreas (endokrine Pankreas-Funktion).** Neben den Bauchspeichel bildenden Drüsen findet man im Pankreasgewebe einzelne Zellgruppen, die Hormone bilden und *Langerhans-Inseln* genannt werden. Sie bestehen aus B-Zellen, in denen Insulin zur Blutzuckersenkung gebildet wird, aus A-Zellen, in denen der Blutzucker steigernde Gegenspieler Glukagon produziert wird, und D-Zellen, die das Verdauungshormon Somatostatin bilden (s. auch Kap. Hormonsystem, S. 275).

## Milz

Die Milz liegt im linken Oberbauch unterhalb des Zwerchfells, hat eine Bohnenform und wiegt ca. 150 g. Die Aufgaben der Milz liegen nicht im Verdauungsvorgang, sondern beim Blut- und Lymphsystem, sie bestehen im *Abbau von alten Erythrozyten* sowie in der *Speicherung von Thrombozyten und Lymphozyten* (S. 263264). Aufgrund dieser recht einfachen Anforderungen besteht der mikroskopische Feinbau der Milz aus einem schwammförmigen Balkenwerk, das von einem dichten Geflecht von arteriellen, venösen und lymphpatischen Gefäßen durchzogen wird. Die Milz gehört für den Erwachsenen nicht zu den lebenswichtigen Organen, sie kann z. B. nach Milzverletzungen im Rahmen eines Unfalls entfernt werden (Splenektomie), ihre Funktionen werden dann von anderen lymphatischen Organen übernommen.

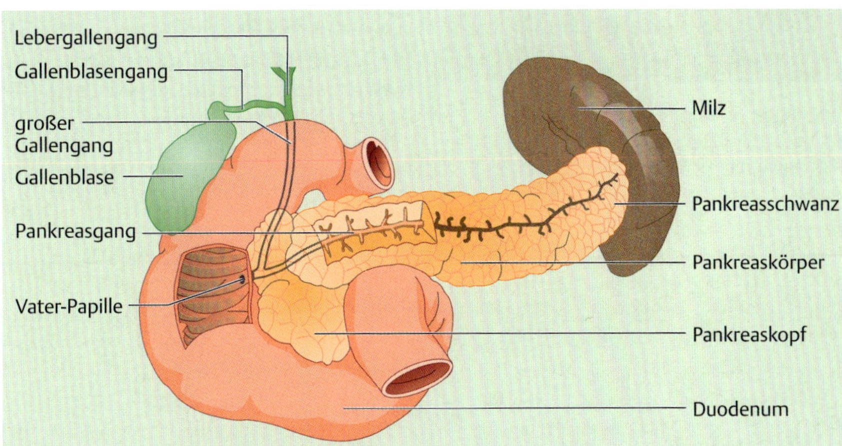


**Abb. 15.12** ⇢ **Pankreas und Gallenwege.** Aufbau der Bauchspeicheldrüse mit Gallen- und Pankreasgängen (aus Schwegler, 2002).

## 15.2 Erkrankungen der Mundhöhle

Susanne Andreae

### 15.2.1 Mundsoor

**D** *Entzündung der Mundschleimhaut durch Candida albicans.*

**Ursachen**

Candida albicans ist ein Hefepilz, der auf unseren Schleimhäuten lebt, ohne im Normalfall krank zu machen. Nur bei Patienten mit geschwächtem Immunsystem, z. B. bei einer Krebserkrankung, AIDS, hohem Alter oder im Rahmen einer Antibiotikatherapie, kann es zur massiven Schleimhautbesiedlung und damit zur Pilzerkrankung kommen.

**Symptome**

Typisch sind *weißliche, fest haftende Beläge* auf entzündlich geröteter Schleimhaut **(Abb. 15.13)**; die Entfernung der Beläge führt zu leichten Blutungen. Der Soor kann sich vom Mundbereich auf Speiseröhre, Magen und Darm ausbreiten.

**Therapie**

Lokaltherapie mit Lösungen oder Lutschtabletten (z. B. Moronal, Candio-Hermal) zum Betupfen oder Spülen.

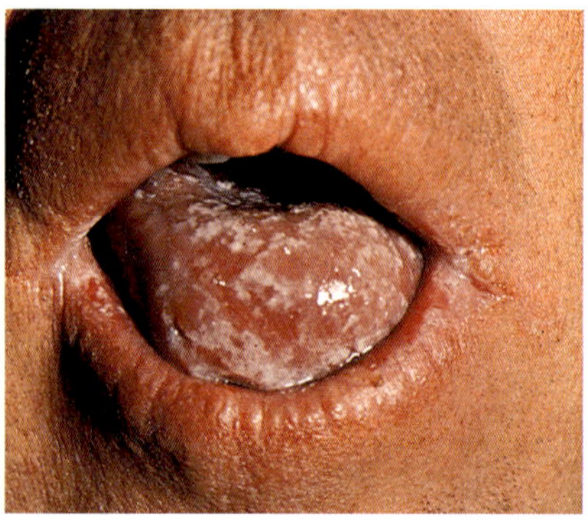

**Abb. 15.13 ···› Mundsoor.** Die weißlichen Beläge auf der Zunge und den Lippen sind gut zu erkennen.

Wichtig ist eine ausreichende Behandlungsdauer (mind. 14 Tage). Bei generalisiertem Befall empfiehlt sich eine orale oder intravenöse Therapie mit Diflucan.

**P** ***Mundpflege.*** *Bei Menschen mit einer geschwächten Immunabwehr ist auf eine sorgfältige Zahn-, Mund- und Lippenpflege zu achten, um der Entstehung eines Soors vorzubeugen. Bei schwer Kranken übernimmt dies die Pflegefachperson. Zuerst werden, soweit vorhanden, die Zähne geputzt, anschließend werden die gesamte Mundhöhle und die Zunge gereinigt und befeuchtet. Dazu eignen sich mit Glyzerin, Zitronensäure und Limonenextrakt getränkte Wattestäbchen (z. B. Pagavit-Stäbchen); reines Glyzerin ist ungünstig, da es die Mundschleimhaut austrocknet. Es eignen sich auch Tupfer, die um einen Finger oder um eine Péanklemme gewickelt und mit Tee unterschiedlicher Geschmacksrichtungen, je nach Wunsch des alten Menschen, getränkt werden. Um Borken zu lösen und die Zunge geschmeidig zu halten, kann etwas Butter oder Margarine aufgetragen werden. Auch mit 1 %iger $H_2O_2$-Lösung können Beläge und Borken gelöst werden, es muss jedoch mit klarem Wasser nachgewischt werden. Anschließend werden die Lippen eingefettet.*

**M** *Der Mund ist eine sehr sensible und persönliche Körperregion. Der alte Mensch wird deshalb unter Umständen nicht jedem erlauben, sie zu berühren. Ein einfühlsames Vorgehen ist stets angezeigt, Gewalt darf niemals angewandt werden.*

### 15.2.2 Parotitis

**D** *Meist bakteriell oder viral (z. B. Mumps) bedingte Entzündung der Parotis (Ohrspeicheldrüse).*

**Ursachen**

Die im Alter verminderte Speichelbildung erleichtert aufsteigende Infektionen durch Eindringen der Bakterien aus dem Speichelausführungsgang. Aber auch schlechte Mundhygiene, faulende Zähne oder Stoffwechselerkrankungen (z. B. Diabetes mellitus) können ursächlich sein.

**Symptome**

Die Parotis ist *schmerzhaft geschwollen*, das Ohrläppchen steht ab. Die Haut kann gerötet sein und evtl. besteht leichtes Fieber; bei Abszessbildung ist eine lokale Eiteransammlung tastbar.

**Therapie**

Wichtig ist die ausreichende Flüssigkeitszufuhr. Der Speichelfluss kann durch Kaugummi, Zitronenscheiben, Bonbonlutschen etc. angeregt werden. Bei bakterieller Infektion erfolgt Antibiotikagabe, bei Abszessbildung müssen diese gespalten werden.

**P** ***Parotitisprophylaxe.*** *Eine gute Mundhygiene und die Anregung der Speichelbildung beugen der Entstehung einer Parotitis vor. Die Speichelsekretion kann angeregt werden durch:*

- *Massieren der Parotis,*
- *reflektorisch durch das Anbieten von Speisen oder deren Gerüche,*
- *Riechen an einer aufgeschnittenen Zitrone,*
- *Lutschen an Glyzerin-lemonhaltigen Wattestäbchen,*
- *Anregung der Kautätigkeit z. B. durch Kauen von Dörrobst oder trockenem Brot. Besteht die Gefahr, dass der alte Mensch sich verschluckt, kann er zur Durchführung von Kaubewegungen mit leerem Mund aufgefordert werden. Alternativ können bevorzugte Speisen, z. B. Aprikosenstückchen, in Gaze eingewickelt werden. Die Pflegefachperson hält sie und bietet sie dem alten Menschen zu Kauübungen an.*

# 15.3 Erkrankungen der Speiseröhre

Susanne Andreae

## 15.3.1 Gastroösophageale Refluxkrankheit

**D** *Rezidivierende (wiederkehrende) Reizung der Speiseröhre durch aufsteigende Magensäure (= Refluxkrankheit). Entzündungen des Ösophagus infolge des Refluxes = Refluxösophagitis.*

Refluxbeschwerden zählen zu den häufigsten gastrointestinalen Symptomen. Etwa 6 % der Bevölkerung suchen deshalb den Arzt auf, aber nur jeder 10. entwickelt eine Refluxösophagitis.

### Ursachen

Ein geringes Aufsteigen von Magensaft in die untere Speiseröhre ist, besonders nach fettreichem Essen, normal. Doch eine dadurch ausgelöste vermehrte Peristaltik (Selbstreinigungsmechanismus) und der untere Ösophagussphinkter (muskulärer Verschlussmechanismus) verhindern einen massiveren Reflux. Ist dieser Verschlussmechanismus gestört (z. B. aufgrund einer Hiatushernie, s. unten), fließt vermehrt Magensaft in die Speiseröhre. Die darin enthaltene Salzsäure führt langfristig zur chronischen Entzündung und Zerstörung der Ösophagusschleimhaut (*Refluxösophagitis*).

### Symptome

Die typischen Beschwerden sind *Sodbrennen*, *retrosternaler* (hinter dem Brustbein lokalisierter) *Schmerz* und *saures Aufstoßen*. Die Symptome nehmen im Bücken, Liegen, nach dem Essen, bei Anstrengung, Stress, Alkohol oder bestimmten Medikamenten (z. B. Kalziumantagonisten, S. 234) zu.

**M** *Bei retrosternalen Schmerzen, besonders bei Anstrengung, auch an Angina pectoris denken!*

### Diagnostik

Die schnellste und sicherste Untersuchungsmethode ist die *Gastroskopie* (Magenspiegelung). Zusätzlich zur Betrachtung der Schleimhaut können dabei auch Biopsien (Gewebsproben) entnommen werden.

### Komplikationen

Ausgeprägte Entzündungen können narbig abheilen und zu einer *Stenose* (Verengung) führen. Nicht selten sind *Ulzera* (Schleimhautdefekte), die stark bluten können. Bei langjähriger ausgeprägter Ösophagitis kann es zur Umwandlung der Schleimhaut im unteren Ösophagusbereich kommen, man spricht dann von einem Barretösophagus, er gilt als Präkanzerose (Vorstufe des Ösophaguskarzinoms).

### Therapie

**Allgemeine Maßnahmen.**

- *Gewichtsnormalisierung:* der bei Adipositas erhöhte intraabdominelle (im Bauch) Druck fördert den Reflux,
- *weite Kleidung tragen* und bei Obstipation abführende Maßnahmen einleiten zur Verminderung des intraabdominellen Drucks,
- *keine Zigaretten, wenig Alkohol,* denn beides schwächt den unteren Ösophagussphinkter,
- *eiweißreiche, fettarme Kost,* da Eiweiß den Verschlussmechanismus fördert, Fett dagegen hemmt ihn,
- keine säurehaltigen Getränke (Wein, Obstsaft), Kaffee, Hochprozentiges (Schnaps o. Ä.) und keine stark kohlensäurehaltigen Getränke, denn diese regen die Magensaftbildung an,
- *mehrere kleine Mahlzeiten* zur Verringerung der Magensaftproduktion,
- *keine Mahlzeiten am späten Abend,*
- nach dem Essen besser *spazieren gehen* als schlafen,
- schlafen *mit erhöhtem Oberkörper*, hier wird die Schwerkraft als „Refluxbremse“ genutzt.

**H** ***Natürliche Behandlungsmöglichkeiten.*** *Bei starkem Sodbrennen verschafft ein Glas verdünnter, warmer Milch oder ein Stück Weißbrot Erleichterung, weil dadurch die Magensäure neutralisiert wird.*

**Medikamentöse Therapie.** Dank verschiedener Wirkstoffgruppen mit unterschiedlichen Ansatzpunkten bestehen gute medikamentöse Therapiemöglichkeiten **(Tab. 15.1)**.

**Invasive Maßnahmen.** Eine Operation ist heute nur noch selten nötig. Bei der *Fundoplikation* wird der Magenfundus wie ein „Kragen“ um den unteren Ösophagussphinkter herumgeschlagen **(Abb. 15.14)**. Es entsteht dadurch ein ventilartiger Verschluss der unteren Speiseröhre. Narbige Verengungen können *bougiert* (aufgedehnt) werden.

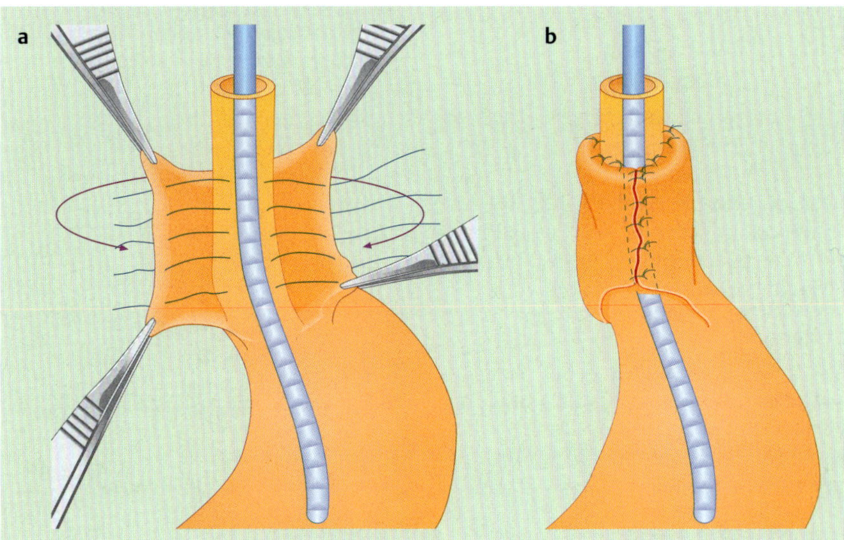


**Abb. 15.14 ··› Fundoplikation. a** Der Magenfundus wird wie ein Kragen um den unteren Ösophagussphinkter herumgeschlagen und mit einer Naht fixiert; **b** Dadurch entsteht ein ventilartiger Verschluss der unteren Speiseröhre. Die Magensonde bleibt 24 Stunden liegen (aus Paetz u. Benzinger-König, 2004).

**Tab. 15.1** ⇢ Medikamente bei Refluxkrankheit und Refluxösophagitis

| *Wirkungsprinzip* | *Präparatbeispiel* | *Wirkung* | *Indikation* | *Nebenwirkungen* | *zu beachten* |
|---|---|---|---|---|---|
| Protonenpumpenhemmer | Omeprazol-ratiopharm, Nexium, Agopton, Pantozol | *Hemmung der Magensäureproduktion* | Mittel der ersten Wahl bei: Refluxösophagitis, chronischer Gastritis, Magen- und Duodenalulzera | Übelkeit, Kopfschmerzen, Schwindel, Blutbildveränderungen, Geschmacksstörungen | Einnahme *morgens oder abends vor dem Essen* (Pantozol muss nüchtern eingenommen werden) |
| $H_2$-Antagonisten | Ranitidin-ratiopharm, Sostril, Zantic, Ranitic | *verminderte Salzsäurebildung* im Magen | leichte Refluxösophagitis, Gastritis, Magen- und Duodenalulzera | Übelkeit, Diarrhö, Obstipation, Kopfschmerzen, Müdigkeit | meist *einmal abends* ausreichend |
| Prokinetika | MCP-Tropfen, Paspertin | fördern die *Peristaltik* und damit die Selbstreinigung des unteren Ösophagus oder führen zu einer *Erhöhung des Sphinktertonus* mit Verbesserung des Verschlussmechanismus | leichte Refluxkrankheit ohne Ösophagitis | Diarrhö, Bauchschmerzen, hochdosiert evtl. ZNS-Symptome (Bewegungsstörungen, Unruhe) | Einnahme *15–30 Min. vor dem Essen* |
| Antazida | Maaloxan, Talcid, Riopan | *Neutralisierung des Magensaftes*, dadurch subjektive Beschwerdebesserung | leichte Refluxkrankheit ohne Ösophagitis; Gastritis, Magen- und Duodenalulzera | in hoher Dosierung evtl. Stuhlveränderungen (Diarrhö/Obstipation) | Einnahme ½ –1 *Stunde nach dem Essen*; Antazida können die Resorption (Aufnahme) anderer Medikamente hemmen, daher sollte deren Gabe ca. 1 Stunde versetzt zu den Antazida erfolgen. |

### Prognose

In den meisten Fällen lässt sich durch eine mehrwöchige Therapie die Abheilung der Ösophagitis erreichen. Bei vielen Patienten kommt es allerdings innerhalb von wenigen Monaten zum Rezidiv. Daher empfiehlt sich hier eine Rezidivprophylaxe mit niedrig dosierter Dauermedikation.

## 15.3.2 Hiatushernie (Zwerchfellbruch)

D *Verlagerung von Magenanteilen in den Brustkorb.*

Die Hiatushernie ist die häufigste Veränderung im oberen Verdauungstrakt, bei 60 % der älteren Menschen ist ein Zwerchfellbruch nachweisbar.

### Ursachen

Als Ursachen kommen eine *Bindegewebsschwäche* des Zwerchfells und eine *intraabdominelle Drucksteigerung*, insbesondere im Zusammenhang mit *Adipositas*, in Betracht.

### Formen

Je nach Größe der verlagerten Magenanteile unterscheidet man:

- *Axiale Gleithernie:* Der untere Ösophagus und der obere Magenanteil (Kardia) sind in den Brustraum verlagert **(Abb. 15.15a)**; macht 90 % aller Hiatushernien aus.
- *Paraösophageale Hernie:* Ein Teil des Magenfundus hat sich neben dem Ösophagus in den Thorax gedrängt **(Abb. 15.15b)**; 5 % aller Hiatushernien.
- *Upside-down-Magen:* extremste Form der paraösophagealen Hernie. Der gesamte Magen ist dabei in den Brustraum verlagert; sehr selten.

### Symptome

Die axiale Gleithernie macht meistens keine Beschwerden, es kann aber aufgrund der Verlagerung des unteren Ösophagussphinkters und dem damit gestörten Verschlussmechanismus zu Symptomen der *Refluxkrankheit* (s. oben) kommen. Sonstige Symptome sind *Völlegefühl, Übelkeit* oder *Atemnot* etc. je nach Größe der verlagerten Magenanteile. Ist die Blutzufuhr eingeschränkt, kann es zum Absterben der eingeklemmten Magenregion kommen (sehr selten).

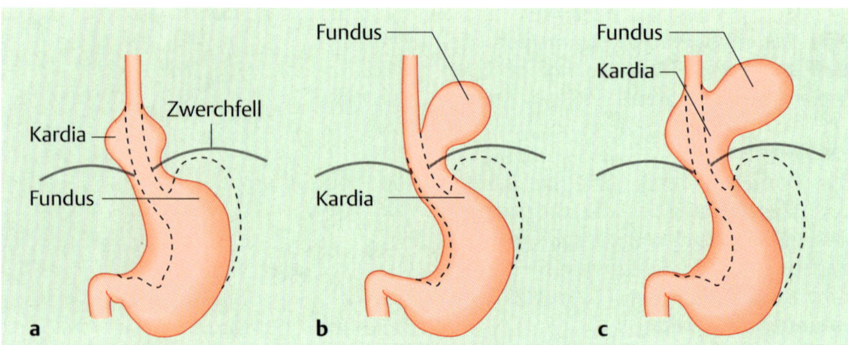


**Abb. 15.15** ⇢ **Hiatushernien.** Schematische Darstellung der anatomischen Verhältnisse bei **a** axialer Gleithernie, **b** paraösophagealer Hernie und **c** gemischter Hernie. Gestrichelt eingezeichnet ist die normale Anatomie (aus Gerlach, Wagner u. Wirth, 2006).

### Diagnostik

Die Diagnosestellung erfolgt *endoskopisch* oder durch einen *Röntgenbreischluck* (Kontrastmitteldarstellung von Ösophagus und Magen).

### Therapie

Meist ist keine Therapie nötig. Bei Refluxbeschwerden wird entsprechend behandelt (s. oben), nur selten müssen operativ die Zwerchfelllücke verengt und die Magenanteile am Zwerchfell fixiert werden.

**B** *„Frau Doktor, mir reicht's!" Frau Bächle ist ganz aufgebracht. „Jetzt nehme ich schon seit Wochen diese Tabletten für den Magen, doch ich habe noch immer Magenschmerzen und Sodbrennen. Es muss etwas passieren, so mache ich nicht weiter!"*
*Eine Magenspiegelung und Röntgenaufnahme des Magens bringen die Ursache für Frau Bächles Beschwerden ans Licht: sie hat einen großen Zwerchfellbruch, fast der ganze Magen ist in den Brustraum verlagert. Hier hilft nur noch eine Operation. Diese ist erfolgreich, schon wenige Wochen später ist Frau Bächle schmerzfrei und ihre Welt ist „wieder in Ordnung".*

## 15.3.3 Ösophagusdivertikel

**D** *Ausstülpungen der Ösophaguswand.*

### Formen und Ursachen

Man unterscheidet zwischen *echten Divertikeln*, bei denen die gesamte Wand des Hohlorgans (besonders Darm oder Ösophagus) ausgestülpt ist und den viel häufigeren *falschen Divertikeln*, hier ist nur die Schleimhaut durch kleine Muskellücken nach außen gewölbt.

*Pulsionsdivertikel* sind falsche Divertikel. Wohl infolge einer Druckerhöhung im Ösophagus kommt es zu Lücken in der Muskelschicht, durch die sich Schleimhaut nach außen stülpt. Sie sind meist am Beginn der Speiseröhre (*Zenker-Divertikel* – häufigstes Divertikel) und oberhalb des Zwerchfelldurchtritts lokalisiert.

Bei *Traktionsdivertikeln* dagegen handelt es sich um echte Divertikel. Sie entstehen durch Zug von außen, z. B. nach Narbenbildung infolge lokaler Entzündungen (z. B. entzündete Lymphknoten bei Tuberkulose), die gesamte Wand des Ösophagus ist hierbei nach außen gezogen **(Abb. 15.16)**.

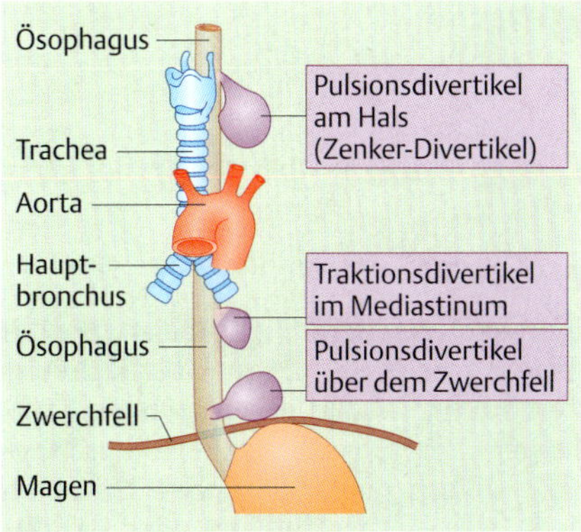


**Abb. 15.16** ⇢ **Ösophagusdivertikel.** Man unterscheidet 3 anatomische Lokalisationen (aus Paetz u. Benzinger-König, 2004).

### Symptome

Es kann zu *Dysphagie* (Schluckstörungen), *Druckgefühl* und *retrosternalen Schmerzen* kommen. Bei großen Divertikeln beschreiben die Patienten gelegentlich ein Zurückfließen unverdauter Speisen (Regurgitation).

### Diagnostik

Divertikel erkennt man am besten im Röntgenbreischluck (s. oben).

### Therapie

Meist ist keine Therapie nötig, große Divertikel können operativ abgetragen werden.

## 15.3.4 Ösophaguskarzinom (Speiseröhrenkrebs)

Das Ösophaguskarzinom macht 7 % der Tumoren des Gastrointestinaltraktes aus. Betroffen sind meist Männer zwischen dem 50. und 70. Lebensjahr.

### Ursachen

Die genauen Ursachen sind letztlich unklar, doch typische Risikofaktoren sind *chronischer Alkoholmissbrauch* und *Rauchen*. Aus sog. Präkanzerosen, wie z. B. Verätzungsnarben oder einem Barretösophagus (s. oben), kann sich mit den Jahren ein Karzinom entwickeln.

### Symptome

Das Karzinom verengt die Speiseröhre, die Folge ist eine *Dysphagie* (Schluckstörung) mit *Druckgefühl* und *Brennen hinter dem Brustbein*. Die Symptome werden erst bei fester, später auch bei weicher oder flüssiger Nahrung bemerkt. Im weiteren Verlauf kommen allgemeine Tumorzeichen (rascher Gewichtsverlust, Leistungsknick etc.) hinzu.

**M** *Die häufigste Ursache für Schluckbeschwerden ab dem 40. Lebensjahr ist ein Ösophaguskarzinom!*

### Diagnostik

Bei einer *Endoskopie* fallen Schleimhautveränderungen auf, die dann histologisch untersucht werden. Die Karzinome finden sich meist an den physiologischen Engstellen des Ösophagus, meist im Bereich der Luftröhrenaufzweigung (S. 205).

### Therapie

Falls möglich, wird der Ösophagus ganz oder teilweise entfernt. Als Speiseröhrenersatz wird meist der Magen hochgezogen. Bei 70 % aller Patienten ist das Karzinom bei Diagnosestellung bereits so weit fortgeschritten, dass eine operative Entfernung nicht mehr möglich ist. Da Chemo- und Strahlentherapie nur geringen Erfolg zeigen, werden palliative (lebenserleichternde, S. 127) Maßnahmen ergriffen. So kann man in den Tumor einen Tubus (Plastikschlauch) bzw. einen Stent (Metallgitter) einlegen, um die Nahrungsaufnahme weiterhin zu ermöglichen. Eine Stenose (Einengung) der Speiseröhre durch den Tumor lässt sich gelegentlich auch durch eine wiederholte Lasertherapie des Tumors bessern. Möglich ist auch die Einlage einer Sonde in den Magen, ähnlich einer PEG (s. oben).

### Prognose

Mit einer 5-Jahres-Überlebensrate von unter 10 % ist die Prognose sehr schlecht. Besonders wenn keine operative Therapie möglich ist, überleben die Patienten meist nur wenige Monate.

**P** ***Ernährung bei Ösophaguskarzinom.*** *Ist eine orale Nahrungsaufnahme – wenn evtl. auch erschwert – möglich, viele kleine Mahlzeiten mit reichlich Flüssigkeit anbieten. Den Patienten nach den Mahlzeiten zum Umhergehen auffordern. Dies erleichtert den Speiseübertritt in den Magen. Die Mahlzeiten sollten mit flüssiger Zusatzkost und Vitaminen (z. B. Fresubin flüssig) ergänzt werden, um die Ernährungssituation des Patienten zu verbessern.*

# 15.4 Erkrankungen des Magens

Susanne Andreae

## 15.4.1 Gastritis (Magenschleimhautentzündung)

### Ursachen

Zu einer Gastritis, wie auch zu einem Magengeschwür (s. unten), kann es kommen, wenn die Schleimhautschutzschicht des Magens durch einwirkende aggressive Faktoren zerstört wird. Je nach Verlauf unterscheidet man zwischen der *akuten* und der *chronischen Gastritis*.

### Akute Gastritis

#### Ursachen

Meist ist die akute Magenschleimhautentzündung Folge *massiven Alkohol- und Nikotinmissbrauchs* (regen die Magensäureproduktion an). Doch auch *stressbedingt* (z. B. bei Verbrennungen, nach großen Operationen, Herzinfarkt) oder durch bestimmte *Medikamente* (bes. NSAR, S. 100) kann es zu Reizungen der Magenschleimhaut kommen. Ebenso können *virale oder bakterielle Infekte* ursächlich sein.

#### Symptome

- Oberbauchschmerzen,
- Übelkeit,
- Erbrechen,
- Appetitlosigkeit.

#### Therapie

Meist sind *leichte Kost* (z. B. Kamillentee und Zwieback) sowie *lokale Wärme* ausreichend. Zusätzlich kann bis zum Abklingen der Symptome mit Antazida oder $H_2$-Blockern **(Tab. 15.1)** therapiert werden.

#### Prognose

Eine akute Gastritis heilt meist spontan ab, eventuelle Erosionen (oberflächliche Zerstörungen der Magenschleimhaut) heilen narbenlos ab. Zur Rezidivprophylaxe sollten die auslösenden Ursachen (z. B. Stress, persönlichen oder beruflichen Ärger) beseitigt oder gemieden werden. Gut ist es, Kaffee, Nikotin und Alkohol einzuschränken. Wenn möglich, sollte auf aggressive Medikamente verzichtet oder ein säurehemmendes Präparat eingenommen werden.

### Chronische Gastritis

Unter einer chronischen Gastritis versteht man eine chronische, histologisch nachweisbare Entzündung der Magenschleimhaut, die nur selten Beschwerden macht. Dieses Krankheitsbild ist im Alter ausgesprochen häufig, 50 % aller Menschen über 50 Jahre sind betroffen!

#### Klassifikation

Je nach zugrunde liegender Ursache unterscheidet man nach dem ABC-Muster **(Tab. 15.2)**.

#### Symptome

Die meisten Patienten haben keine Beschwerden, gelegentlich werden *unklare Oberbauchbeschwerden, Völlegefühl* oder Unverträglichkeit von schwer verdaulichen Speisen beschrieben.

**Tab. 15.2** ABC-Schema der chronischen Gastritis

| | *Ursache* | *Häufigkeit* | *Komplikation* | *Therapie* |
|---|---|---|---|---|
| **Typ A** | Autoimmungastritis durch Autoantikörper gegen Belegzellen und Intrinsic factor | 5 % | komplette Schleimhautatrophie, Vitamin-$B_{12}$-Mangel-Anämie (S. 266), erhöhtes Magenkarzinomrisiko | keine Therapie möglich, aber 4-wöchentliche intramuskuläre Substitution von Vitamin $B_{12}$ zur Besserung der Anämie |
| **Typ B** | bakterielle Gastritis durch *Helicobacter pylori* | 85 % | Magengeschwür, erhöhtes Magenkarzinomrisiko | Eradikationstherapie |
| **Typ C** | chemische Gastritis bes. durch *Medikamente* (z. B. NSAR, Kortison, S. 100) | 10 % | Magengeschwür | Vermeiden der auslösenden Medikamente, evtl. zusätzlich Magenschutzpräparat |

#### Diagnostik

Die chronische Gastritis kann nur endoskopisch und histologisch diagnostiziert werden.

#### Prognose

Nicht selten führt die chronische Gastritis zur Schleimhautatrophie (Schleimhautverminderung) des Magens, auf deren Boden sich Karzinome bilden können. Daher sollte besonders die Autoimmungastritis regelmäßig endoskopisch kontrolliert werden.

**P** ***Ernährung bei Gastritis.*** *Eine spezielle Gastritisdiät ist nicht erforderlich. Meist lässt der Patient ohnehin die Nahrungsmittel und Getränke weg, die ihm nicht bekommen. Folgende Hinweise können jedoch hilfreich sein:*

- *Es ist günstiger, mehrere kleine Mahlzeiten (5–6) über den Tag verteilt einzunehmen. Die Speisen sollten stets gut gekaut werden. Dies fördert die Speichelsekretion und Speichel ist ein gutes Antazidum.*
- *Kaffee, Nikotin und vor allem hochprozentiger Alkohol sollten gemieden werden.*
- *Die Nahrung sollte ausgewogen, leicht verdaulich, mild gewürzt und ballaststoff- und fettarm sein.*

## 15.4.2 Ulcus ventriculi/duodeni (Magen-/Zwölffingerdarmgeschwür)

**D** *Umschriebener Substanzdefekt der Magen- oder Duodenalschleimhaut, bei der im Gegensatz zur Erosion auch die unter der Schleimhaut liegenden Schichten betroffen sind.*

5–10 % der Bevölkerung erkranken mindestens einmal an einem gastroduodenalen Ulkus. Während Magengeschwüre bei beiden Geschlechtern gleich häufig auftreten, ist die Häufigkeit von Duodenalulzera bei Männern 3-mal so hoch.

#### Ursachen

Als Ursache wird ein gestörtes Gleichgewicht zwischen aggressiven Einflüssen und schützenden Faktoren der Schleimhaut angesehen. Zu den aggressiven Einflüssen zählen die Salzsäure im Magensaft und die Gallensäuren. Schützend wirkt die Schleimproduktion im

Magen, eine gute Durchblutung der Schleimhäute und eine ausreichende Regeneration (Neubildung) der obersten Schleimhautzellschichten.

Ähnlich wie bei der Gastritis wirken Alkohol, Nikotin oder Kaffee ebenso wie bestimmte Medikamente (bes. Schmerzmittel, wie Diclofenac oder Aspirin) oder Stress ulkusfördernd. Insgesamt aber wird heute die Besiedlung der Magenschleimhaut mit dem Bakterium *Helicobacter pylori* als der bedeutendste ulkusauslösende Faktor angesehen. Man kann es bei 99 % der Patienten mit Duodenalgeschwür und bei 75 % der Patienten mit Magengeschwür nachweisen. Doch auch ganz andere Faktoren spielen eine Rolle: So besteht bei Trägern der Blutgruppe 0 und bei Verwandten von Ulkuspatienten eine erhöhte Erkrankungsrate.

**M** *Häufigste Ulkusursache: Magensäure und Helicobacter-Besiedlung.*

### Symptome

Unabhängig von der Ulkuslokalisation werden *Oberbauchschmerzen, Übelkeit, Druck- und Völlegefühl* beklagt. Der Zusammenhang von Schmerz und Nahrungsaufnahme lässt Rückschlüsse auf die Lokalisation zu:

- *Ulcus ventriculi:* Charakteristischerweise treten die Beschwerden nach den Mahlzeiten oder nahrungsunabhängig auf.
- *Ulcus duodeni:* Hier beschreiben die Betroffenen einen Nüchternschmerz, der sich nach Nahrungsaufnahme bessert. Typisch sind deshalb Beschwerden in der Nacht.

Nicht selten kommt es zu Symptomen im Rahmen der typischen Ulkuskomplikationen **(Tab. 15.3)**.

### Diagnostik

Im Verdachtsfall sollte immer eine Gastroskopie angestrebt werden **(Abb. 15.17)**, denn wichtig ist die Biopsieentnahme zum Ausschluss eines evtl. vorliegenden Karzinoms und zum Nachweis von Helicobacter pylori. In Ausnahmefällen kann alternativ eine Röntgenkontrastmitteluntersuchung durchgeführt werden.

**P** ***Krankenbeobachtung.*** *Um Komplikationen schnell erkennen zu können, sind insbesondere zu beobachten:*

- *Vitalzeichen (Schock?),*
- *Erbrochenes (Hämatemesis?),*
- *Stuhl (Teerstuhl?),*
- *Schmerzen (plötzlich auftretend?, Schmerzverlauf?).*

**Tab. 15.3** Komplikationen bei gastroduodenalem Ulkus

| ***Komplikation*** | ***Häufigkeit*** | ***Symptome*** | ***Therapie*** |
|---|---|---|---|
| Blutung | 20 % | akute Blutung: Hämatemesis (Bluterbrechen, aufgrund der Magensäure kaffeesatzartiges Aussehen), Meläna (Teerstuhl), evtl. Schockzeichen; chronische Blutung: Müdigkeit, Leistungsabfall, Anämie | endoskopische Blutstillung, evtl. Umstechung der Blutung oder Magenteilresektion |
| Perforation (Magendurchbruch) | 5 % | plötzliche massive Schmerzen bei angespannter Bauchdecke („bretthharter Bauch"), evtl. Schockzeichen | operative Übernähung der Perforationsstelle |
| Penetration (Einbrechen des Ulkus in Nachbarorgane, bes. Pankreas) | | therapieresistente, evtl. in den Rücken ausstrahlende Schmerzen, Pankreatitis | Operation |
| Stenose (Magenausgangsstenose durch narbige Abheilung) | | Erbrechen nach Nahrungsaufnahme, Gewichtsabnahme | Operation |
| karzinomatöse Entartung | 3 % der Magengeschwüre, Ulzera des Duodenums entarten praktisch nie! | s. Magenkarzinom | s. Magenkarzinom |

**M** *Auch verschiedene Nahrungsmittel (z. B. rote Beete, Schwarzwurst) oder Medikamente (bes. Eisenpräparate) führen zu Veränderungen der Stuhlfarbe!*

### Therapie

**Allgemeine Maßnahmen.** Zusätzlich zu einer medikamentösen Therapie sollten folgende Allgemeinmaßnahmen beachtet werden:

- Regulierung der Lebensweise und Stressabbau,
- Nahrungsumstellung auf eine leichte Mischkost mit mehreren kleineren Mahlzeiten, keine späte Abendmahlzeit,
- langsam essen und gut kauen (regt die Speichelbildung an, dieser ist ein guter Magenschutz),
- kein Alkohol (vor allem keine hochprozentigen Getränke) und keine Zigaretten,
- Absetzen ulkusbegünstigender Medikamente.

**Medikamentöse Therapie.** Medikamentös wird versucht, das gestörte Gleichgewicht von schleimhautaggressiven – und schützenden Faktoren wiederherzustellen. Die wirksamsten Therapeutika sind auch hier die Protonenpumpenhemmer **(Tab. 15.1)**. Nicht ganz so wirkungsvoll sind Antazida und $H_2$-Antagonisten. Bei älteren Patienten, die regelmäßig nichtsteroidale Antiphlogistika (NSAR) einnehmen müssen, kann zur Ulkusvermeidung prophylaktisch Misoprostol (z. B. Cytotec) verordnet werden, ein Wirkstoff, der die schützende Magenschleimbildung anregt. Oft wird auch ein Protonenpumpenhemmer dazu gegeben. Bei Nachweis des Helicobacter pylori muss eine *Eradikationstherapie* durchgeführt werden: Man verordnet für 7 Tage die Einnahme zweier Antibiotika (2-mal täglich nach dem Essen) und eines Protonenpumpenhemmers (2-mal täglich vor dem Essen). Diese Therapie führt in den meisten Fällen zur dauerhaften Ulkusabheilung.

**Operative Maßnahmen.** Operative Maßnahmen sind heute fast nur noch bei Ulkuskomplikationen nötig. Meist wird eine ⅔-Magenresektion (Billroth I oder II) mit Entfernung des Ulkus und der säurestimulierenden Magenanteile durchgeführt **(Abb. 15.18)**. Beim therapieresistenten Ulcus duodeni kann die sog. selektive proximale Vagotomie nötig werden. Dabei werden die Ner-

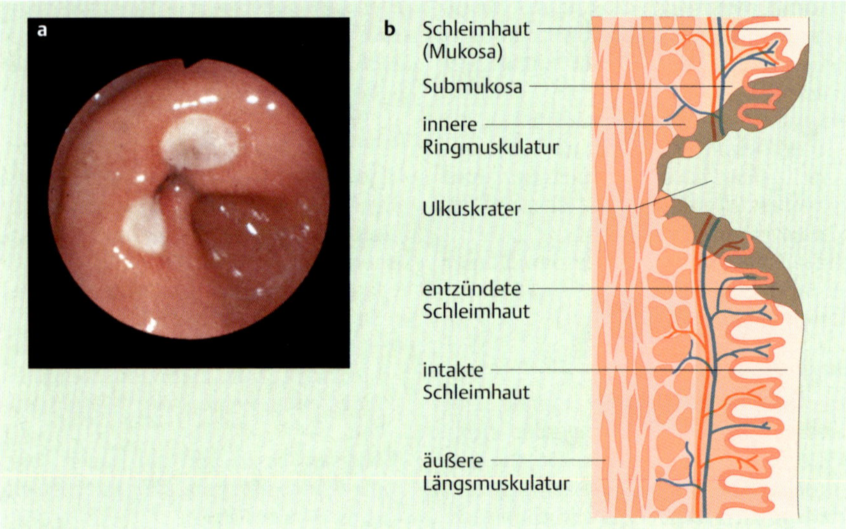


**Abb. 15.17** ⇢ **Ulcus ventriculi.** Gastroskopische Aufnahme zweier Ulzera im Antrum, **b** schematische Darstellung eines Ulkus (**b** aus Gerlach, Wagner u. Wirth, 2006).

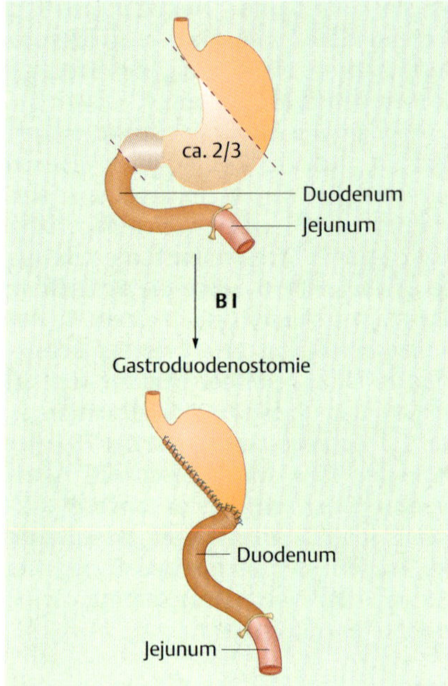


**Abb. 15.18** ⇢ **Magenresektion nach Billroth.** Billroth-I-Operation: ⅔-Magenresektion, Verbindung des Restmagens mit dem Duodenum (Zwölffingerdarm).

venfasern des Nervus vagus, welche die säurebildenden Magenanteile stimulieren, durchtrennt.

### Prognose

Fast 50 % der Ulzera heilen auch ohne Therapie innerhalb weniger Wochen ab. Mit Medikamenten erreicht man im selben Zeitraum das Ausheilen von über 90 % der Geschwüre. Bei bis zu 70 % der Patienten kommt es allerdings innerhalb eines Jahres zum Rezidiv. Daher sind die Einhaltung der genannten Allgemeinmaßnahmen und eine Ausrottung des Helicobacters enorm wichtig. Gegebenenfalls ist eine medikamentöse Rezidivprophylaxe nötig.

## 15.4.3 Magenkarzinom (Magenkrebs)

**D** *Bösartige Entartung der Magenschleimhautzellen.*

Die Zahl der Magenkarzinome ist in den letzten Jahren um etwa die Hälfte zurückgegangen, doch noch immer erkranken in Deutschland ca. 17 000 Menschen jährlich. Das Magenkarzinom ist nach dem Darmkrebs das zweithäufigste Karzinom des Verdauungstraktes. Die Erkrankungshäufigkeit nimmt ab dem 50. Lebensjahr deutlich zu, Männer sind fast doppelt so häufig betroffen.

**W** *Vermutlich aufgrund der anderen Ernährung ist die Erkrankung in manchen Ländern (bes. Japan und China) um ein Vielfaches häufiger.*

### Ursachen

Die Entstehungsursache ist nicht genau geklärt. Man kennt aber Risikofaktoren, die mit einer erhöhten Erkrankungswahrscheinlichkeit einhergehen:

- *erbliche Vorbelastung* bei Magenkarzinomfällen in der Familie,
- *nitratreiche Ernährung* (vor allem gesalzene und gepökelte Speisen) erhöht das Risiko, weil Nitrat im Magen in krebserregendes Nitrosamin umgewandelt wird; eine obst- und gemüsereiche Ernährung soll dagegen schützend wirken!,
- *Rauchen* und *hochprozentige alkoholische Getränke* schädigen die Magenschleimhaut und können so Zellentartungen auslösen,
- bei bestimmten *Magenerkrankungen* (chronische Gastritis Typ A und B, S. 302), 10–15 Jahre nach Magenoperationen oder bei Magenulzera besteht ein erhöhtes Karzinomrisiko

### Symptome

Es gibt keine typischen Frühsymptome, weswegen Magenkrebs oft erst in fortgeschrittenen Stadien entdeckt wird. Unspezifische Beschwerden, wie *Druck- und Völlegefühl*, *Erbrechen* oder neu aufgetretener *Widerwillen gegen bestimmte Speisen* (bes. Fleisch), können Frühsymptome sein. Später kommen Gewichtsverlust, Leistungsknick etc. hinzu. Chronische Blutungen des Karzinoms führen zur Anämie mit den entsprechenden Symptomen.

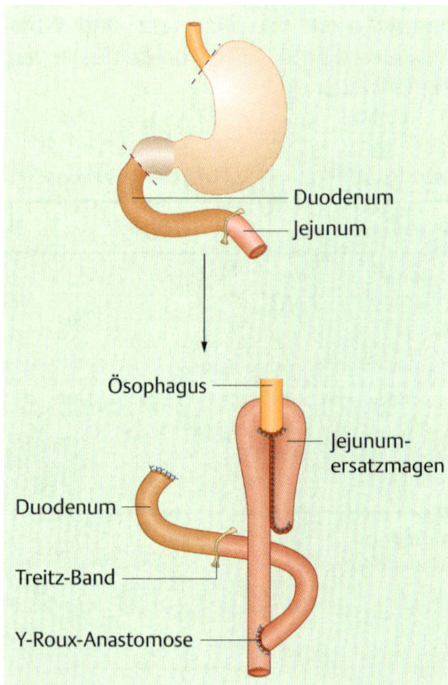


**Abb. 15.19** ⇢ **Gastrektomie.** Vollständige Magenentfernung (Gastrektomie) mit Bildung eines Ersatzmagens aus Jejunumschlingen.

*Um die Inhalte zu vertiefen, können Sie sich das Video „Gastroskopie" ansehen.*

#### Diagnostik

Bei länger andauernden Magenbeschwerden unklarer Genese sollte besonders bei Älteren immer eine *Gastroskopie* veranlasst werden.

#### Therapie

Wird das Karzinom rechtzeitig entdeckt, wird eine *operative Sanierung* angestrebt. In der Regel werden dabei der Magen ganz oder größtenteils, aus Sicherheitsgründen oft auch die lokalen Lymphknoten (großes und kleines Netz) und die Milz entfernt. Das Ende der Speiseröhre wird mit dem Dünndarm verbunden, was im Anschluss eine weitgehend normale Ernährung ermöglicht. Eleganter ist die Bildung eines „Ersatzmagens" aus Jejunumschlingen **(Abb. 15.19)**. Ist eine Operation nicht möglich, kann endoskopisch eine Art Röhrchen (Stent) eingeführt werden, um den Speiseweg offen zu halten. Alternativ erfolgt die Ernährung über eine von außen in den Magen eingebrachte Ernährungssonde (Witzel-Fistel). Begleitend oder alternativ werden Chemo- oder Strahlentherapie durchgeführt.

#### Prognose

Wird das Karzinom frühzeitig entdeckt und kann es vollständig entfernt werden, ist eine dauerhafte Heilung möglich. In fortgeschritteneren Stadien kommt es oft zur Metastasierung in Leber, Lunge, Knochen und Gehirn mit einer insgesamt schlechten Prognose.

## 15.5 Erkrankungen des Darmes

Susanne Andreae

### 15.5.1 Entzündliche Darmerkrankungen

#### Wurmerkrankungen des Darmes

##### Madenwürmer

**D** *Häufigste, ansteckende, aber meist harmlose Wurmerkrankung.*

Madenwürmer sind mit 12 mm sehr kleine Fadenwürmer. Sie vermehren sich im unteren Dünndarm und im Dickdarm. Die Weibchen legen, angelockt durch die „Bettwärme" nachts ihre Eier in der Analgegend ab. Innerhalb weniger Stunden entwickeln sich Larven, welche die Infektion weiterverbreiten können.

##### Symptome

Die Eier verursachen einen lästigen Juckreiz in der Analregion, der die Betroffenen besonders nachts am Schlafen hindert.

##### Diagnostik

Die Diagnostik erfolgt mit der sog. „Klebestreifenmethode": morgens wird ein Klebestreifen auf die juckende Stelle geklebt und gleich wieder abgezogen. Man klebt den Streifen auf einen Objektträger und kann die Wurmeier unter dem Mikroskop betrachten.

##### Therapie

Zur Behandlung stehen wirksame Wurmmittel (z. B. Vermox-Tabletten) zur Verfügung, sie ist unproblematisch.

**P** ***Vorbeugung einer erneuten Ansteckung.*** *Damit die Betroffenen sich nicht zu sehr kratzen und sich durch eine fäkal-orale Infektion immer wieder neu anstecken, sind vorbeugende Maßnahmen wichtig:*

- *eng anliegende Unterwäsche,*
- *kurz geschnittene Fingernägel, damit keine zu tiefen Kratzspuren entstehen,*
- *regelmäßiges Händewaschen,*
- *Desinfektion von verschmutzter Wäsche.*

##### Bandwürmer

**D** *Gastrointestinale Beschwerden, meist hervorgerufen durch Rinder- oder Schweinebandwurmbefall des Darmes.*

Bandwürmer bestehen aus einem kleinen Kopf, mit dem sie sich im Dünndarm festhalten. Am Hals beginnt die Gliederkette, die bis zu einigen Metern lang sein kann. Jedes Glied kann selbstständig Eier produzieren. Am Ende des Wurmes trennen sich die Glieder ab, hinter dem Kopf wachsen ständig Glieder nach. Die abgetrennten Glieder werden mit dem Kot ausgeschieden und geben im Freien sehr viele Eier ab. Diese Eier können monatelang in der Natur überleben.

Ansteckend sind nicht die Eier, sondern die sog. Finnen, die sich im Organismus von anderen Lebewesen (z. B. Schweine oder Rinder) bilden. Sie sind somit die „Zwischenwirte" im Vermehrungszyklus der Bandwürmer.

##### Übertragung

Wenn man rohes, finnenhaltiges Rinder- oder Schweinefleisch (z. B. Hackfleisch) isst, können sich die Finnen im Darm zu Bandwürmern weiterentwickeln.

##### Symptome

Oft bemerken die Betroffenen nur „wurmartiges Getier" in ihrem Stuhl. Es kann aber auch zu Gewichtsverlust („der Wurm isst mit") oder Oberbauchschmerzen kommen. Der Nachweis einer Bandwurmerkrankung erfolgt durch eine Stuhluntersuchung auf Würmer.

##### Therapie

Durch die Einnahme wirksamer Wurmmittel ist die Behandlung kein Problem. Die Medikamente wirken schon im Darm wurmauflösend.

#### Gastroenteritis („Darmgrippe")

**D** *Akute Darmentzündung, meist ausgelöst durch Bakterien oder Viren; in südlichen Ländern auch durch Einzeller (z. B. Amöbenruhr).*

##### Erreger

Die häufigsten Erreger einer Gastroenteritis sind folgende Bakterien und Viren:

- *Salmonellen* (bes. nach dem Genuss roher Eierspeisen, Fleisch, Geflügel, Muscheln),
- *Escherichia coli*, ein normaler Keim der Darmflora, die häufigste Ursache der „Reisediarrhö" nach Reisen in südliche Länder,
- *Staphylokokken* verursachen durch ihre Toxine (Gifte) die klassische Lebensmittelvergiftung durch verdorbene Speisen,
- unter den Viren meist *Rota-* oder *Enteroviren*.

#### Symptome

Nach oft nur kurzer Inkubationszeit kommt es plötzlich zu *Diarrhö* (Durchfall) mit *Bauchschmerzen*, häufig begleitet von *Übelkeit* und *Erbrechen*.

M *Von Diarrhö spricht man erst, wenn es mindestens 3-mal pro Tag zu breiartigem oder dünnflüssigem Stuhlgang kommt.*

#### Therapie

Die meisten Durchfallerkrankungen heilen nach 2–4 Tagen spontan aus, sodass keine weitere Therapie nötig ist. Bei starken Durchfällen, Kindern und alten Menschen aber kann es zu raschem Wasser- und Elektrolytverlust mit der Gefahr von Kreislaufkollaps und Exsikkose kommen. Deshalb steht therapeutisch der *Flüssigkeitsersatz* im Vordergrund. In leichten Fällen sind „Kamillentee und Zwieback" ausreichend, nicht selten ist aber eine Infusionstherapie nötig. Medikamentös kann die Darmperistaltik mit hemmenden Medikamenten (z. B. Imodium) herabgesetzt werden, bei Fieber und blutigen Durchfällen muss evtl. ein Antibiotikum verabreicht werden.

P ***Diarrhö.*** *Bei Diarrhö genaue Überwachung der Vitalzeichen und des Hautturgors!*

H ***Natürliche Behandlungsmöglichkeiten.*** *Alte Hausmittel bei Durchfall sind z. B. rohe, feingeriebene Äpfel, zerdrückte Bananen oder kräftig gewürzter (zur Mineralienzufuhr) Hafer- oder Reisschleim.*

#### Prophylaxe

Da die Erreger meist über verunreinigte Speisen, Schmierinfektion oder kontaminiertes (mit Keimen besiedeltes) Wasser in den Körper gelangen, sind zur Vorsorge folgende Maßnahmen wichtig:

- Hände waschen nach jedem Toilettengang oder vor dem Kontakt mit Lebensmitteln,
- ausreichende Kühlung empfindlicher Lebensmittel (v. a. Eier, Geflügel, Hackfleisch); bei Geflügel das Auftauwasser wegschütten,
- gründliche Küchenhygiene,
- starkes Erhitzen oder Durchbraten von häufig befallenen Speisen (v. a. Geflügel),
- Vorsicht bei Speisen aus rohen Eiern (z. B. Tiramisu, frische Mayonnaise),
- für Auslandsreisen gilt der Satz „cook it, boil it, peel it or leave it", d. h. Lebensmittel kochen, braten, schälen oder gar nicht essen.

### Appendizitis (Blinddarmentzündung)

D *Entzündung des Wurmfortsatzes (Appendix).*

Die akute Appendizitis ist die *häufigste operationsbedürftige intraabdominelle Erkrankung*. Sie betrifft meist Kinder und Jugendliche, kann aber auch im hohen Alter vorkommen (Altersappendizitis).

W *1889 gelang einem deutschen Chirurgen erstmals eine Appendektomie (operative Entfernung des Appendix). Bis zu diesem Zeitpunkt verlief die Erkrankung meist tödlich!*

#### Ursachen

Die häufigste Ursache sind *Kotsteine* oder *Fremdkörper* (z. B. Obstkerne) die den Appendix verschließen. Der resultierende Sekretstau bildet dann einen hervorragenden Nährboden für Bakterien.

#### Symptome

Typisch sind anfangs im Nabel oder Magenbereich gelegene Bauchschmerzen, die sich nach einiger Zeit in den *rechten Unterbauch* verlagern. Häufige Begleitsymptome sind Übelkeit, Erbrechen, Diarrhö oder Obstipation.

M *Bei alten Menschen verursacht die Appendizitis häufig nur sehr wenig Beschwerden!*

#### Diagnostik

Klassisch ist ein Druckschmerz in der Mitte der Verbindungslinie zwischen Nabel und rechtem vorderen Darmbeinstachel (McBurney-Punkt). Bei lokaler Bauchfellreizung lässt sich der *gekreuzte Loslassschmerz* auslösen: Beim plötzlichen Loslassen des eingedrückten linken Unterbauchs werden Schmerzen im rechten Unterbauch angegeben. Typisch ist der *Temperaturunterschied* von ca. 1 °C zwischen der rektalen und axillaren Temperaturmessung.

#### Therapie

Wenn sich unter lokaler Eisbehandlung, Nahrungskarenz und abführenden Maßnahmen die Beschwerden nicht bessern, sollte entweder durch einen kleinen Bauchschnitt oder laparoskopisch (durch Bauchspiegelung) eine *Appendektomie* durchgeführt werden.

#### Komplikationen

Gefürchtet ist die *Perforation* der entzündeten Appendix, die zur *Peritonitis* führt. Als Spätkomplikation kann es Monate bis Jahre später zu einem mechanischen Ileus (S. 315) aufgrund von Verwachsungen mit Narbenzug (sog. *Bridenileus*) kommen.

### Chronisch entzündliche Darmerkrankungen

D *Chronisch entzündliche Erkrankungen des Magen-Darm-Traktes unklarer Ursache.*

Die klassischen Erkrankungen dieser Art sind der *Morbus Crohn* und die *Colitits ulcerosa*. Die Häufigkeit liegt bei ca. 16 Fällen/100 000 Personen, besonders junge Menschen zwischen 20 und 35 Jahren, aber auch andere Altersgruppen sind betroffen.

#### Ursachen und Diagnostik

Die *Krankheitsursache ist unklar*, man vermutet autoimmunologische, psychische und genetische Einflüsse. Die Diagnose lässt sich meist mithilfe einer Koloskopie (Darmspiegelung) und einer histologischen Untersuchung der entzündlichen Darmabschnitte stellen. Laborchemisch finden sich deutliche Entzündungszeichen.

#### Symptome

Der Erkrankungsverlauf ist immer *schubförmig*, typische Symptome sind *Bauchschmerzen* und *Diarrhö*. Im Gegensatz zu jüngeren Betroffenen findet sich im Alter oft ein milderer Verlauf. Die wichtigsten Unterschiede zwischen Morbus Crohn und Colitis ulcerosa sind in **Tab. 15.4** dargestellt.

W *Bauchkrämpfe und Durchfall können auch durch eine Laktoseintoleranz verursacht sein. Hier fehlt in der Dünndarmschleimhaut ein Enzym zur Spaltung von Laktose, dem Milchzucker. Typisch sind Bauchbeschwerden nach dem Genuss von Milchprodukten.*

Tab. 15.4 ⇢ Chronisch entzündliche Darmerkrankungen

| | *Morbus Crohn (Ileitis terminalis)* | *Colitis ulcerosa* |
|---|---|---|
| **Häufigkeit** | 2–3/100 000 | 10–15/100 000 |
| **typisches Erkrankungsalter** | 20–35 Jahre, zweiter Häufigkeitsgipfel > 60-Jährige | 20–40 Jahre, zweiter Häufigkeitsgipfel 60–70 Jahre |
| **Lokalisation** | befallen sind meist die letzte Dünndarmschlinge (terminales Ileus) und der Dickdarm, kann aber im *gesamten Magen-Darm-Trakt* auftreten | immer befallen ist das *Rektum*, eine Ausbreitung auf das gesamte Kolon ist möglich, aber kein Befall des übrigen Magen-Darm-Traktes |
| **Schleimhautbefall** | *alle Wandschichten sind betroffen*, es finden sich gesunde neben erkrankten Schleimhautstellen (*diskontinuierlicher Befall*) | nur die *Schleimhaut* ist betroffen, die Erkrankung breitet sich *kontinuierlich* aus |
| **Symptome** | im Erkrankungsschub *krampfartige Bauchschmerzen* (bes. rechter Unterbauch) und *schleimige Diarrhö*, oft Fieber und Gewichtsverlust (infolge ungenügender Nährstoffresorption); nicht selten *Befall anderer Organe:* Leber- und Gallenerkrankungen, Augen- und Gelenksentzündungen oder Hautveränderungen | im Erkrankungsschub krampfartige Bauchschmerzen mit häufigen (bis zu 40-mal täglich!) *blutig-schleimigen Durchfällen*; bei schwerer Entzündung zusätzlich Fieber, Gewichtsverlust etc; selten Befall anderer Organe (s. Morbus Crohn) |
| **Komplikationen** | *Fistelbildung* zu anderen Darmabschnitten, Blase, Vagina oder im Afterbereich (perianale Fisteln), lokale *Abszessbildung*, *entzündliche Stenosen* im Darm mit Gefahr eines mechanischen Ileus, *Darmperforation* mit Gefahr einer Peritonitis **(Abb. 15.20)** | gefürchtet ist das *toxische Magakolon:* eine massive Dilatation des Kolons mit hohem Fieber und einer hohen Letalität; *massive Darmblutung* oder chronische Anämie infolge des Blutverlustes; *Darmperforation* mit Gefahr der Peritonitis; nach jahrelanger (10–20 Jahre) Erkrankung häufig Entwicklung eines *Kolonkarzinoms*! |

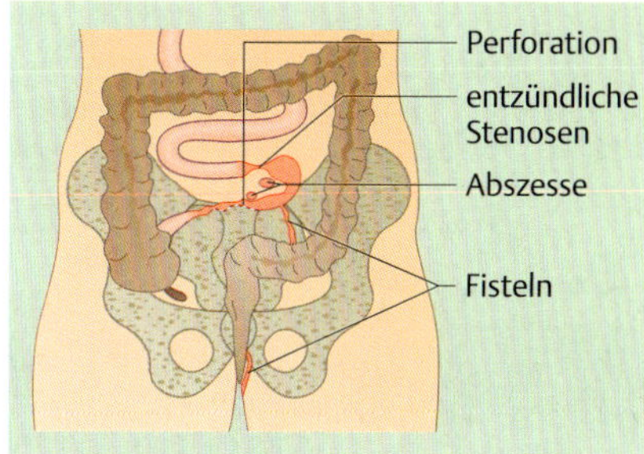


**Abb. 15.20** ⇢ **Morbus Crohn.** Komplikationen bei Morbus Crohn (nach Paetz u. Benzinger-König, 2004).

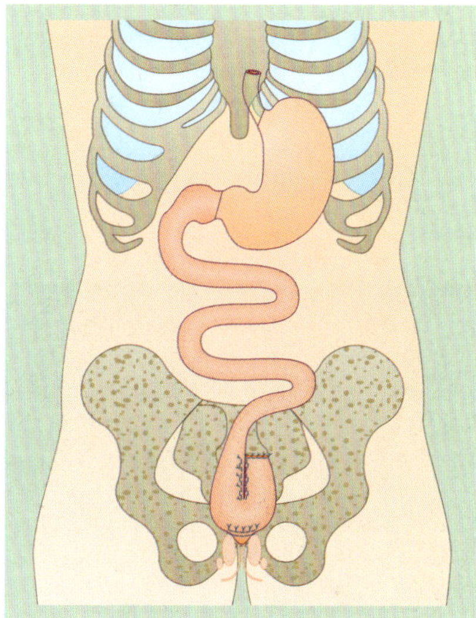

**Abb. 15.21** ⇢ **Ileum-Pouch.** Künstliches Stuhlreservoir aus mehreren Ileumschlingen nach vollständiger Entfernung des Kolons (nach Paetz u. Benzinger-König, 2004).

### Therapie

Die Therapie gliedert sich in diätetische, medikamentöse und operative Maßnahmen.

**Diätetische Behandlung.** Zur Darmentlastung wird je nach Schwere des Erkrankungsschubes eine schlackenarme Kost („Astronautenkost"), ggf. sogar eine parenterale Ernährung (Infusionstherapie) angeordnet.

**Medikamentöse Therapie.** Je nach Schwere eines Schubes und befallenem Darmabschnitt wird *Kortison* in Tablettenform oder lokal (z. B. als Einlauf bei Rektumbefall) eingesetzt. Es wird häufig mit *5-Aminosalizylsäure* (z. B. Salofalk, Azulfidine) kombiniert, einem Mittel zur lokalen Entzündungshemmung, das auch zur Rezidivprophylaxe eingesetzt wird. Nur in schweren Fällen ist eine Therapie mit *Immunsuppressiva* (z. B. Imurek) nötig.

**Invasive Maßnahmen.** Beim Morbus Crohn werden bei Komplikationen nur die betroffenen Darmabschnitte entfernt, eine Heilung ist operativ hier nicht zu erreichen. Die Colitis ulcerosa dagegen kann durch die komplette Entfernung des Kolons (Proktokolektomie) geheilt werden. Zur Stuhlentleerung wird entweder ein Ileostoma (S. 310) oder ein künstliches Stuhlreservoir aus mehreren Ileumschlingen (Ileum-Pouch, **Abb. 15.21**) angelegt.

Wird eine psychische Ursache vermutet, kann sich eine begleitende *Psychotherapie* positiv auf den Krankheitsverlauf auswirken.

## 15.5.2 Divertikulose

**D** *Ausstülpungen der Dickdarmschleimhaut (falsche Divertikel, s. o.).*

Dickdarmdivertikel sind im Alter sehr häufig, sie sind bei 30–40 % der 70-Jährigen nachweisbar („Altersrunzeln des Darmes").

### Ursachen

Bedingt durch die Bindegewebsschwäche im Alter, begünstigt durch ballaststoffarme Kost, Adipositas und Obstipation, kommt es infolge des erhöhten Drucks im Kolon zur Ausstülpung der Schleimhaut an den Durchtrittstellen der Blutgefäße durch die Kolonwand **(Abb. 15.22)**. Am häufigsten finden sich Divertikel im *Sigma*.

### Symptome

Divertikel verursachen *erst bei Komplikationen Beschwerden* und werden oft rein zufällig im Rahmen einer Koloskopie oder eines Kontrastmitteleinlaufs entdeckt **(Abb. 15.23)**.

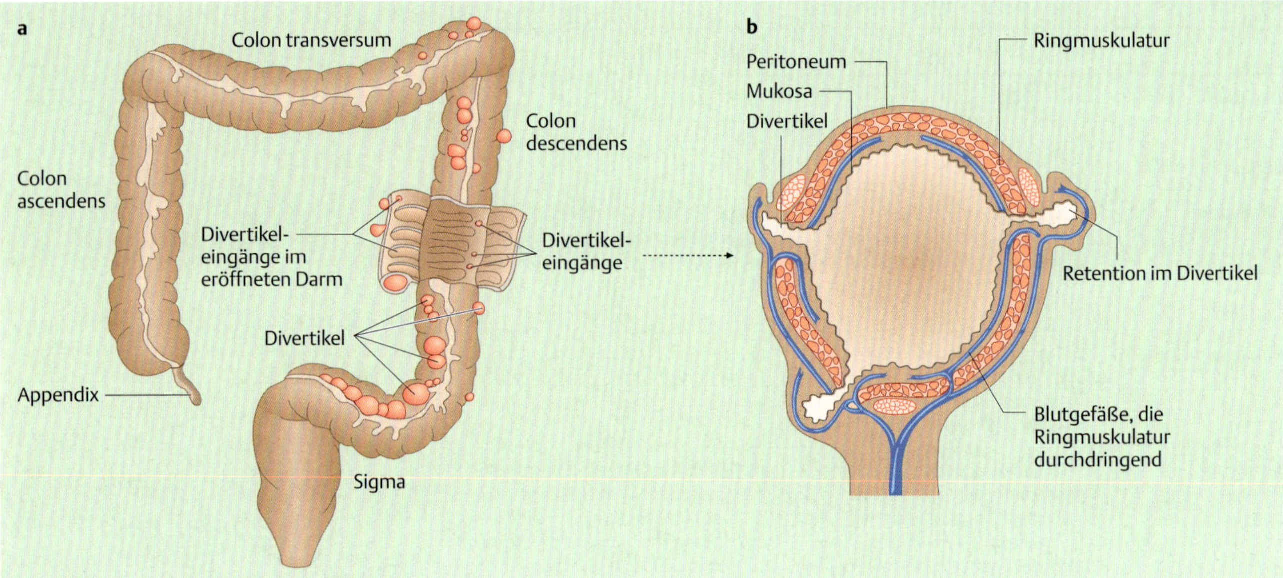


**Abb. 15.22** ··➔ **Dickdarm-Divertikulose.** **a** Entstehung von Divertikeln im Dickdarm, **b** Divertikeleingänge im eröffneten Darm (aus Gerlach, Wagner u. Wirth, 2006).

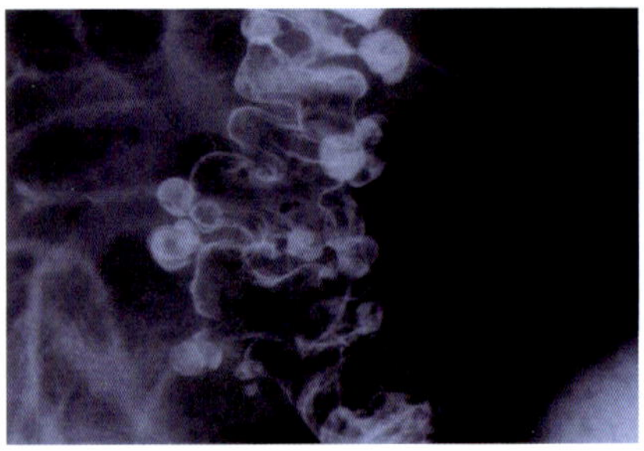

**Abb. 15.23** ··➔ **Divertikulose.** Kontrasteinlauf bei Divertikulose: das Kontrastmittel ist in den Divertikeln hängen geblieben. Es sieht aus, als ob „Perlen" am Darm hängen.

### Komplikationen

**Divertikulitis.** Die Divertikelentzündung ist die häufigste Komplikation, sie entwickelt sich infolge eines Kotstaus in den Divertikeln. Die Patienten beklagen plötzlich linksseitige Unterbauchschmerzen (man spricht von einer „linksseitigen Appendizitis"), evtl. mit Fieber, Übelkeit und Erbrechen. Unter Nahrungskarenz, Antibiotikatherapie und lokaler Eisbehandlung heilt die Entzündung meist ab.

**Divertikelblutung.** Es kann zur massiven Darmblutung mit der Gefahr des Volumenmangelschocks kommen. Häufig stoppt die Blutung spontan, falls eine endoskopische Blutstillung nicht gelingt, muss der betroffene Darmabschnitt entfernt werden.

**Narbige Stenose.** Rezidivierende Entzündungen der Divertikel führen zur narbigen Einengung des Darmabschnitts. Nicht selten entwickelt sich ein mechanischer Ileus (S. 315). Der entsprechende Darmanteil muss operativ entfernt werden.

**Perforation.** Bei der Perforation eines Divertikels ist eine sofortige Operation nötig, denn durch den Austritt von Kot in den Bauchraum entwickelt sich rasch eine Peritonitis.

**Fistelbildung.** Die Entzündung kann sich auf benachbarte Organe (Blase, Vagina) ausbreiten und zu Fistelgängen (Verbindungsgängen) führen. Auch hier muss operativ eingegriffen werden.

### Prophylaxe

*Ballaststoffreiche Kost*, ergänzt durch *körperliche Aktivität*, steigert die Darmtätigkeit und senkt den Druck im Innern des Darmes. Dadurch verringert sich das Risiko einer Divertikelbildung. Günstig wirkt auch eine *Gewichtsreduktion*.

## 15.5.3 Kolorektales Karzinom (Dickdarmkrebs)

**D** *Oft von Polypen ausgehender bösartiger Tumor der Dickdarmschleimhaut.*

Das Kolonkarzinom ist nach dem Bronchialkarzinom bei den Männern und dem Mammakarzinom (Brustkrebs) bei den Frauen die *zweithäufigste Krebserkrankung*. Es handelt sich um eine typische Erkrankung des älteren Menschen, die Erkrankungsrate steigt ab dem 50. Lebensjahr deutlich an.

### Ursachen

Wie so häufig bei Krebserkrankungen, ist auch beim kolorektalen Karzinom die genaue Entstehungsursache unklar. Man kennt aber verschiedene Risikofaktoren und Erkrankungen (Präkanzerosen), die mit einem erhöhten Krebsrisiko einhergehen:

- ··➔ *erbliche Belastung:* sind Verwandte an Dickdarmkrebs erkrankt, besteht ein erhöhtes Erkrankungsrisiko,
- ··➔ manche Dickdarmerkrankungen, z. B. *Colitis ulcerosa* (s. oben), können nach jahrelangem Verlauf zu malignen Entartungen führen,
- ··➔ *Ernährung:* bei hohem Fleisch- und Fettkonsum sowie ballaststoffarmer Kost beobachtet man ein höheres Erkrankungsrisiko ballaststoffreiche Kost dagegen scheint protektiv (schützend) zu wirken,
- ··➔ *Darmpolypen:* 90 % aller kolorektalen Karzinome entwickeln sich aus Dickdarmpolypen.

### Dickdarmpolypen

Polypen (oft auch Adenome genannt) sind *gutartige Schleimhauttumoren*, die je nach histologischem Typ und Größe unterschiedlich rasch entarten können **(Abb. 15.24)**. Man unterscheidet zwi-

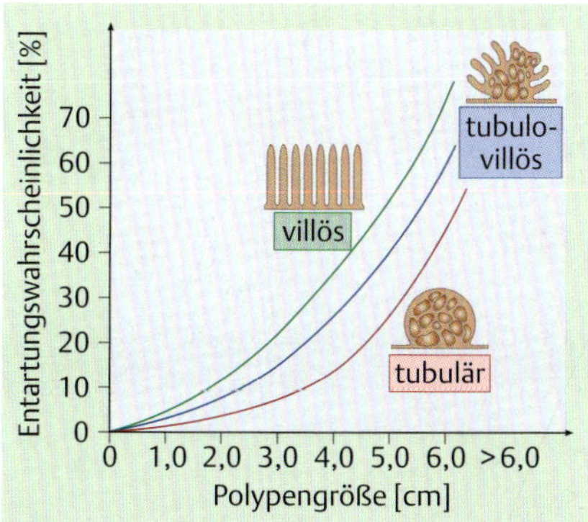


**Abb. 15.24 ⇢ Entartung von Kolonpolypen.** Wahrscheinlichkeit der Entartung von tubulären, villösen und tubulovillösen Kolonpolypen. Man erkennt deutlich die vom tubulären zum villösen Polyp ansteigende Entartungswahrscheinlichkeit.

schen tubulären (75 %), tubulovillösen (15 %) und villösen (10 %) Polypen.

Dickdarmadenome sind ausgesprochen häufig, man findet sie bei 30–50 % der über 55-Jährigen. Meist machen sie *keine Symptome* und werden rein zufällig im Rahmen einer *Koloskopie* **(Abb. 15.25)** oder eines Röntgenkontrasteinlaufs bemerkt. Gelegentlich führen *Blutbeimengungen* im Stuhl zur Entdeckung.

Die Polypen *müssen immer vollständig entfernt* und histologisch untersucht werden.

**M** *Wegen des Risikos der erneuten Polypbildung ist auch bei gutartigen Adenomen eine regelmäßige Nachkontrolle dringend erforderlich!*

### Symptome

Aufgrund des besonders im Alter langsamen Karzinomwachstums macht ein kolorektales Karzinom oft erst spät Symptome: Immer abklären sollte man eine *Änderung der Stuhlgewohnheiten*, besonders ein neu aufgetretener Wechsel von Diarrhö und Obstipation. Nicht selten führt der *Nachweis von verstecktem Blut* im Stuhl (positiver Haemoccult) zur Diagnose, doch auch hinter einer *chronischen Anämie* oder einer *Darmblutung* kann sich ein Dickdarmtumor verbergen. Führt der Tumor zur Einengung des Darmlumens, treten *Schmerzen* und die Symptome eines *Ileus* auf (S. 315). Im späteren Tumorstadium beschreibt der Patient *allgemeine Tumorzeichen*, wie rasche Gewichtsabnahme, Leistungsknick etc. (S. 58).

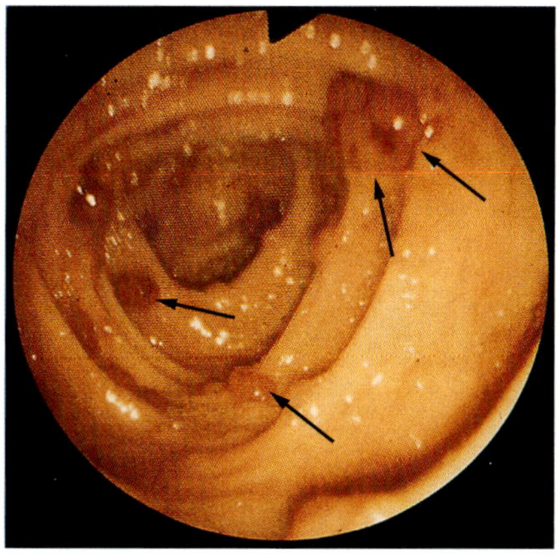

**Abb. 15.25 ⇢ Dickdarmpolypen.** Koloskopie bei Dickdarmpolypen (aus Gerlach, Wagner u. Wirth, 2006).

**W** *Ein Darmtumor führt zu einer Verengung des Darmlumens. Deshalb staut sich der Stuhlgang vor der Engstelle, es kommt zur Obstipation. Mit der Zeit wird der gestaute Stuhlgang immer mehr von den Darmbakterien zersetzt und deshalb immer flüssiger. Irgendwann ist der Darminhalt so flüssig, dass er durch die Engstelle passt, der Betroffene hat kurzzeitig Durchfall.*

### Diagnostik

Bei Verdacht auf einen Dickdarmtumor sollte immer eine *Koloskopie* veranlasst werden **(Abb. 15.26a)**, denn im Rahmen dieser Untersuchung ist die Gewinnung von Gewebsproben möglich. Eine Alternative ist die ***Röntgenkontrastdarstellung*** des Darmes **(Abb. 15.26b)**.

**W** *Eine der häufigsten Ursache für Bauchschmerzen, verbunden mit Blähungen, Wechsel von Durchfall und Verstopfung ist das Reizdarmsyndrom (Colon irritabile). Man vermutet, dass Verkrampfungen der Darmmuskulatur die Beschwerden verursachen.*

### Lokalisation

Die meisten kolorektalen Karzinome sind im *Rektum* lokalisiert, nicht selten sitzen die Tumoren aber auch im Sigma und im Colon ascendens.

### Therapie

Ziel ist die vollständige *operative Tumorentfernung* mit Sicherheitsabstand und die Entfernung der regionalen Lymphknoten; die häufigsten Operationen sind in **Abb. 15.27** dargestellt. Meist können die Enden des belassenen

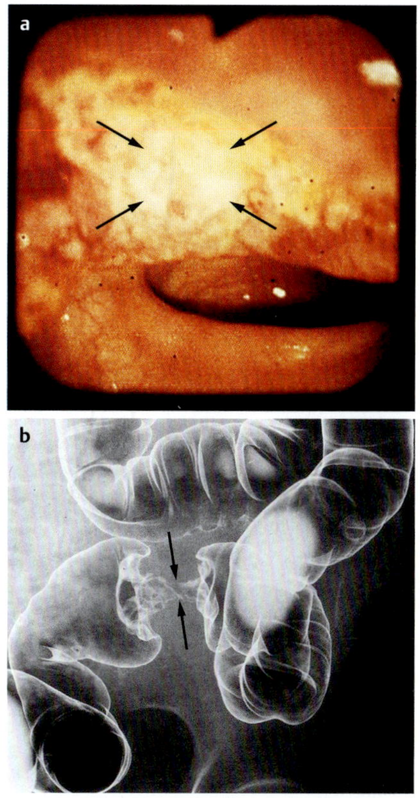


**Abb. 15.26 ⇢ Diagnostik Kolonkarzinom.** **a** Koloskopisches Bild eines Kolonkarzinoms, **b** röntgenologische Darstellung eines Kolonkarzinoms in fortgeschrittenem Stadium nach Röntgenkontrasteinlauf (aus Gerlach, Wagner u. Wirth, 2006).

Darmes nach Tumorentfernung miteinander verbunden werden. Bei der Operation eines Rektumkarzinoms muss häufig der Schließmuskel am After mitentfernt werden, daher ist die Anlage eines *Enterostomas* (s. unten) nötig. Zur Verhinderung eines Ileus sollte auch in fortgeschrittenen Tumorstadien operiert werden. In diesen Fällen kann eine Umgehungsoperation ohne Tumorentfernung oder die Anlage eines Enterostomas nötig werden.

Zur Verhinderung oder Behandlung von Metastasen (meist in der Leber), wird eine *Chemotherapie* empfohlen. Beim Rektumkarzinom kombiniert man diese mit einer lokalen Bestrahlung (Radiochemotherapie). Bei kleineren Rektumkarzinomen kann auch versucht werden, den Tumor endoskopisch über einen mikrochirurgischen Eingriff zu entfernen.

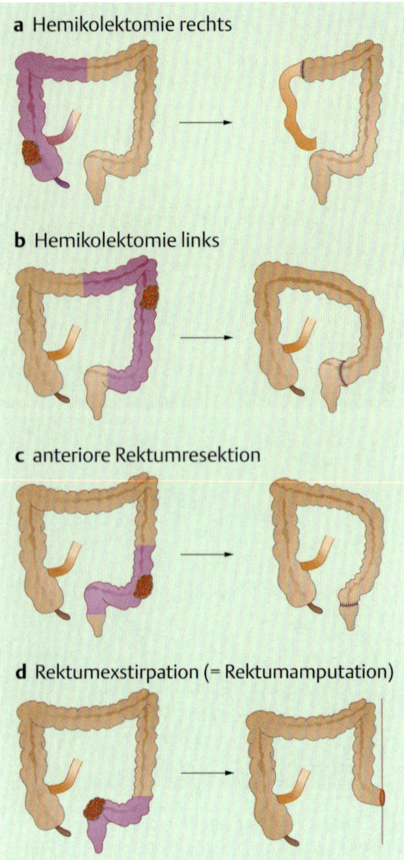


**Abb. 15.27 ⇢ Operationen bei kolorektalem Karzinom.** Links im Bild ist jeweils die Ausgangssituation mit Lokalisation des Karzinoms dargestellt, rechts der Zustand nach Operation. Der zu entfernende Darmabschnitt ist violett eingefärbt (nach Paetz u. Benzinger-König, 2004).

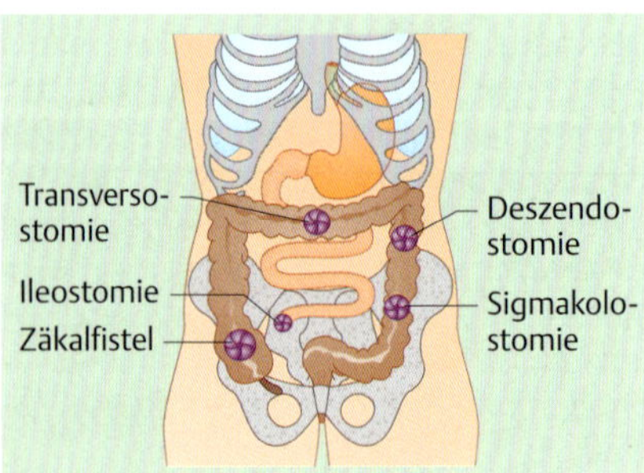


**Abb. 15.28 ⇢ Enterostoma.** Verschiedene Enterostomaformen (aus Paetz u. Benzinger-König, 2004).

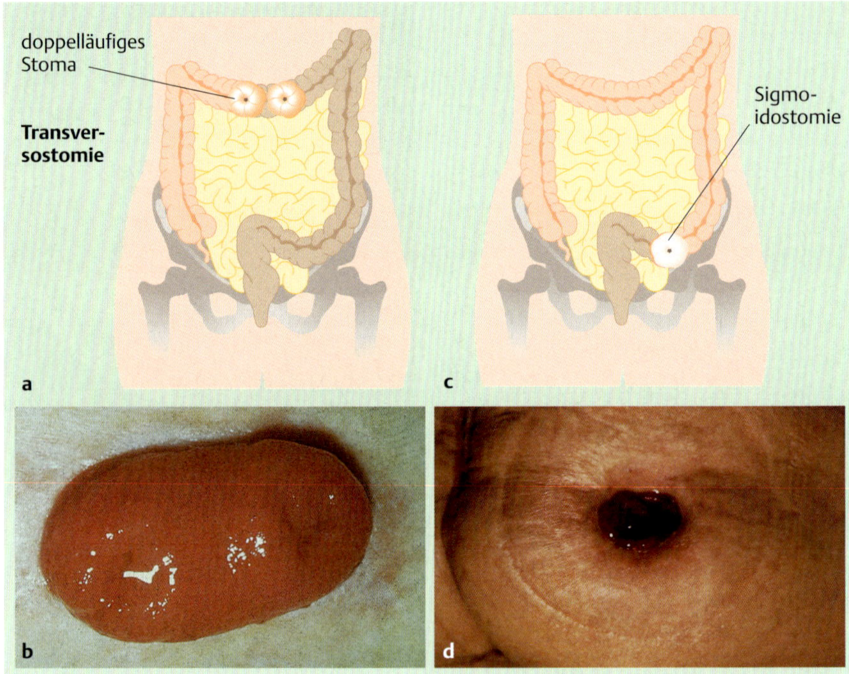


**Abb. 15.29 ⇢ Doppel- und endläufiger Anus. a, b** Doppelläufiges Stoma mit den beiden Darmöffnungen des zu- und abführenden Darmanteils, **c, d** endständiges Stoma mit nur einer Darmöffnung, da der ableitende Darmanteil entfernt wurde (aus Köther, 2005).

**B** *Frau Lutz, eine alte, aber noch sehr rüstige Arztwitwe, bemerkt seit einigen Wochen, dass sie manchmal tagelang keinen Stuhlgang hat und dann auf einmal starken Durchfall. Des Weiteren fühlt sie sich oft müde und glaubt Gewicht abgenommen zu haben. Sie sucht deshalb ihren Arzt auf. Dieser stellt bei einer Blutuntersuchung eine Blutarmut fest und rät Frau Lutz, eine Darmspiegelung machen zu lassen. Der untersuchende Internist muss die Koloskopie abbrechen, weil er im Bereich des Sigmas auf eine Engstelle trifft, die er mit dem Koloskop nicht überwinden kann. Er ruft den Chirurgen hinzu. Beide sind sich einig, dass hier operiert werden muss. Bei der Darmoperation wird ein Großteil des Sigmas mitsamt den umliegenden Lymphknoten entfernt. Die Anlage eines künstlichen Ausgangs ist nicht nötig. Frau Lutz erholt sich gut von der Operation. Die feingewebliche Untersuchung zeigt ein Kolonkarzinom ohne befallene Lymphknoten, somit ist zu ihrer Erleichterung keine weitere Therapie nötig.*

### Enterostoma

Unter einem Enterostoma versteht man *die künstliche Ausleitung des Magen-Darm-Traktes nach außen.* Häufig spricht man vom *Anus praeter*, dem Ausgang vor dem natürlichen Ausgang. Medizinisch genauer ist die Benennung des Enterostomas nach dem ausgeleiteten Darmteil, so ist beim Ileostoma das Ileum in die Bauchwand eingenäht, während beim Kolostoma ein Teil des Dickdarmes ausgeleitet wird **(Abb. 15.28)**.

Von außen sind 1 oder 2 Darmöffnungen zu sehen **(Abb. 15.29)**. Beim sog. *doppelläufigen Stoma* sind 2 Darmöffnungen sichtbar, der zu- und der abführende Darmanteil. Es handelt sich hier meist um einen vorübergehenden künstlichen Darmausgang, z. B. nach einer Divertikeloperation (S. 307), der nach einiger Zeit zurückverlegt werden kann.

Nicht so beim endständigen Stoma. Dabei ist nur eine Darmöffnung in der Bauchwand zu sehen, denn der ableitende Darmteil musste entfernt werden. Ursache ist meist die Entfernung eines tiefsitzenden Rektumkarzinoms. Hier muss der Patient lernen, mit dem Stoma zu leben, denn es kann nicht mehr rückgängig gemacht werden.

### Prognose

Im Vergleich zu anderen Krebserkrankungen hat das Dickdarmkarzinom eine der besten Prognosen. Nimmt man alle Patienten mit kolorektalem Karzinom zusammen, liegt die 5-Jahres-Überlebensrate bei ca. 40–60 %. Der individuelle Krankheitsverlauf ist natürlich vom Tumorstadium abhängig.

### Prophylaxe

Durch *ballastoffreiche und fettarme Kost* kann das Erkrankungsrisiko gesenkt werden. Zusätzlich sollte man ab dem 35. Lebensjahr regelmäßig zur *Krebsvorsorge* gehen. Besteht ein individuell erhöhtes Risiko, sind regelmäßige Koloskopien empfehlenswert.

# Pflegeschwerpunkt Enterostoma

Jutta Weniger

**B** *Frau Anneliese King kam vor 3 Tagen nach einem längeren Krankenhausaufenthalt in ihr Zimmer im Heimbereich des Seniorenstifts am Schlossberg zurück. Sie ist 71 Jahre alt, geistig rege und war vor ihrem Krankenhausaufenthalt weitgehend selbstständig. Sie hatte ein Enddarmkarzinom, das nahe am Anus (Darmausgang) lag, aufgrund dessen der betroffene Darmabschnitt und der Schließmuskel entfernt und ein Stoma im Bereich des Sigmas angelegt wurde.*
*Nun ist sie psychisch in einer schlechten Verfassung. Sie hat Angst vor Metastasen, da der Tumor schon sehr groß war. Auch ekelt sie sich vor ihrem Stoma, diesem „dreckigen Loch in meinem Bauch" wie sie sagt. Wenn es vom Pflegepersonal versorgt wird, sieht sie nicht hin. Sie möchte die Mahlzeiten in ihrem Zimmer einnehmen, weil sie Angst hat, durch den unkontrollierten Abgang von Stuhlgang und Winden negativ aufzufallen. Sie hat tatsächlich starke Blähungen und ihr Stuhlgang ist eher zu weich. Schon mehrmals hat die Halteplatte sich gelöst und der Stuhlgang gelangte deshalb auf die Haut. Diese ist deshalb gerötet und gereizt.*

**L** *Welche Pflegeprobleme bestehen bei Frau King? Welche Maßnahmen würden Sie planen?*

## Versorgung eines Enterostomas

### Materialen

Es stehen unterschiedliche Materialien zur Verfügung. Man benötigt einen Beutel, der den Stuhl auffängt und eine Befestigungsmöglichkeit am Stoma. Heute sind fast alle Beutel mit einem sog. Hautschutz ausgestattet, der an der Haut neben dem Stoma haftet und den Beutel fixiert. Er schützt die Haut sicher vor dem direkten Kontakt mit Stuhl und dient der Befestigung des Stomabeutels. Es werden zwei Arten der Kombination Beutel und Hautschutz/Fixierung angeboten.

#### Einteiliges Versorgungssystem

Beutel und Hautschutz sind fest miteinander verbunden, d. h., bei jedem Beutelwechsel muss auch der Hautschutz mit entfernt werden. Dies kann zu Hautreizungen führen, insbesondere wenn der Beutel öfter als 3-mal täglich gewechselt wird. Andererseits ist diese Kombination sehr anschmiegsam, flexibel und weich und bietet einen hohen Tragekomfort **(Abb. 15.30)**.

#### Zweiteiliges Versorgungssystem

Es besteht aus einem separaten Hautschutz als Basisplatte, die am Stoma angelegt wird. Dazu gehören mehrere Beutel, die bei Bedarf gewechselt werden. Sie können an die Basisplatte angeklebt oder mit einem Rastring befestigt werden. Wenn die Basisplatte sich von der Haut ablöst und nicht mehr dicht abschließt, wird sie erneuert. Sie kann in der Regel 2–3 Tage belassen werden **(Abb. 15.31)**.

#### Geschlossene Beutel und Ausstreifbeutel

Es gibt geschlossene Stomabeutel und Beutel, die unten eine wiederverschließbare Öffnung haben, durch die der Stuhl abgelassen werden kann. Diese Ausstreifbeutel eignen sich bei einem Ileostoma, da aus diesem sehr flüssiger Stuhl austritt oder bei Durchfall bzw. breiigen Stühlen eines Kolostomas. Je weniger Darm entfernt wurde bzw. je näher am Anus das Stoma liegt, desto normaler ist die Konsistenz des Stuhls. Ist der Stuhl normal geformt, wie es bei Kolostomata meist der Fall ist, sind geschlossene Beutel geeignet **(Abb. 15.32)**.

**Stomakappen.** Zum diskreten Abdecken und Verschließen des Stomas z. B. vor dem Schwimmen oder vor Intimkontakt stehen Stomakappen oder Minibeutel zur Verfügung.

*Um die Inhalte zu vertiefen, können Sie sich das Video „Anwendung einer Stomaverschlusskappe" ansehen.*

#### Pflegemittel und Hilfsmittel

Halten die Beutel schlecht, können zusätzlich Haltegürtel um den Bauch angelegt werden. Wenn der Plastikbeutel auf der Haut unangenehm ist oder zu Unverträglichkeiten oder Allergien führt, kann ein Beutelbezug aus Stoff helfen. Um die empfindliche Haut in der Umgebung des Stomas zu pflegen und zu schützen, bieten die Hersteller spezielle Hautpflegemittel an. Ist die Haut schon gereizt, können Hautschutzplatten trotzdem angebracht werden. Wunden können darunter abheilen. Bestehen Hautunebenheiten oder tiefe Falten in der Stomaumgebung, kann eine Hautschutzpaste angewandt werden, um diese auszugleichen. Sie kann auch zur zusätzlichen Abdichtung des Stomas verwendet werden.

**M** *Hautschutzpaste nur mit zweiteiligen Systemen verwenden. Die Paste verbindet sich innerhalb von 24 Stunden fest mit der Hautschutzplatte und kann danach mühelos zusammen mit dieser abgelöst*

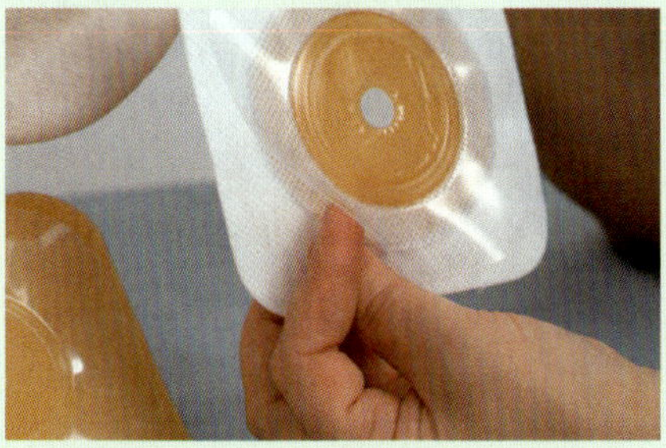

**Abb. 15.30** ⇢ **Einteiliges System.** Beutel mit Hautschutzplatte zur Fixierung am Stoma.

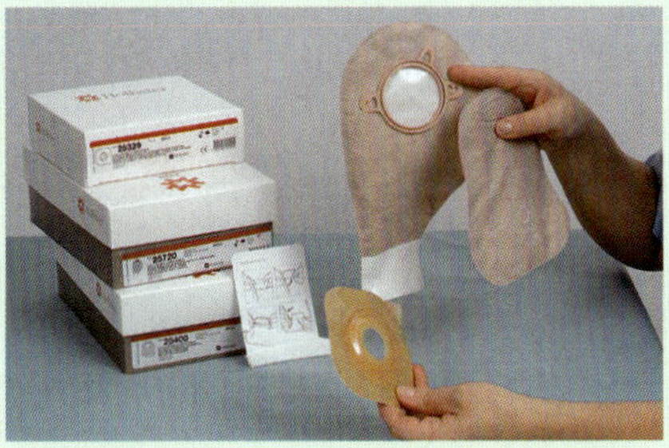

**Abb. 15.31** ⇢ **Zweiteiliges System.** Separate Basisplatte zur Fixierung, an die Beutel angelegt und gewechselt werden.

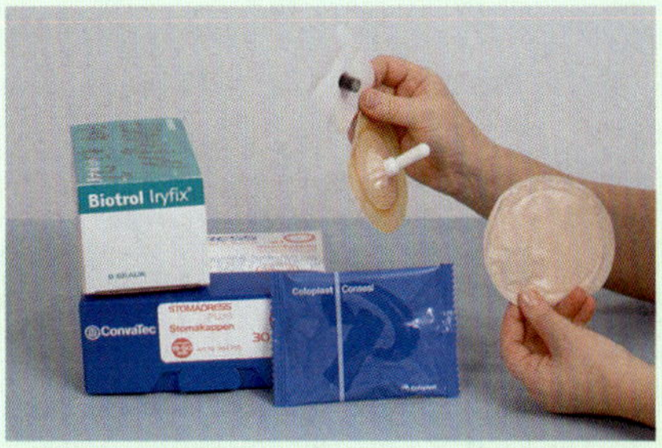


**Abb. 15.32** ⇢ **Stomakappen.** Mit Stomakappen kann das Stoma verschlossen werden.

*werden. Zu einem früheren Zeitpunkt muss sie mit viel Wasser entfernt werden, was sehr zeitaufwändig ist und die Haut zu sehr mechanisch beansprucht.*

P ***Stomatherapeutin einbeziehen.*** *Bei der Auswahl der geeigneten Versorgungssysteme und Hilfsmittel, insbesondere auch bei Auftreten von Komplikationen kann eine Stomatherapeutin hinzugezogen werden.*

## Versorgung eines Stomas

### Das Stoma reinigen

Die das Stoma umgebende Haut ist mit äußerster Sorgfalt zu behandeln. Sie ist durch das Anbringen und den Wechsel des Hautschutzes bzw. der Fixierung und durch den Stuhlkontakt stark beansprucht. Daher darf sie bei der Versorgung des Stomas nur mit pH-neutralen Syndets oder mit speziellen Stomapflegeprodukten gereinigt werden. Dazu werden Einmalkompressen verwendet. Die Haut muss mit klarem Wasser nachgewischt und anschließend mit Kompressen getrocknet werden. Die Reinigung wird immer zirkulär von außen zum Stoma hin durchgeführt, um einer weiteren Hautverschmutzung durch Stuhl vorzubeugen **(Abb. 15.33)**. Eventuelle Stuhlreste zwischen Haut und Darmausstülpung werden mit Wattestäbchen beseitigt, nachwachsende Haare in der Stomaumgebung werden trocken mit dem Einmalrasierer entfernt.

### Hautschutz/Basisplatte an das Stoma anpassen

Der Hautschutz soll die das Stoma umgebende Haut vor Stuhlkontakt schützen. Besonders bei Kontakt mit flüssigem Stuhl kommt es schnell zu Hautreizungen und Wundsein. Daher ist der Hautschutz bzw. die Basisplatte so auszuwählen/anzupassen, dass er bzw. sie so eng um das Stoma abschließt, dass keine unbedeckte Haut mehr zu sehen ist **(Abb. 15.34)**. Allerdings darf das Stoma dabei nicht eingeengt werden. Maßschablonen können bei der Auswahl der Größe hilfreich sein. Bei besonders großen, ovalen oder anders geformten Stomata muss der Hautschutz entsprechend zurechtgeschnitten werden. Um kein Material zu verschwenden, ist das vorherige Anfertigen einer Schablone, z. B. aus Pappe, günstig.

M *In der ersten Zeit nach der Anlage des Stomas verkleinert es sich um etwa 40 %. Die Beutelöffnung muss dann entsprechend kleiner gewählt werden.*

### Wechseln des Versorgungssystems

*Um die Inhalte zu vertiefen, können Sie sich das Video „Versorgung eines Colostomas" ansehen.*

P ***Selbstständiges Versorgen des Stomas.*** *Wenn möglich, lernt der alte Mensch, sein Stoma selbst zu versorgen. So kann er seine Selbstständigkeit in diesem Bereich erhalten und besser mit seinem veränderten Körper umgehen.*

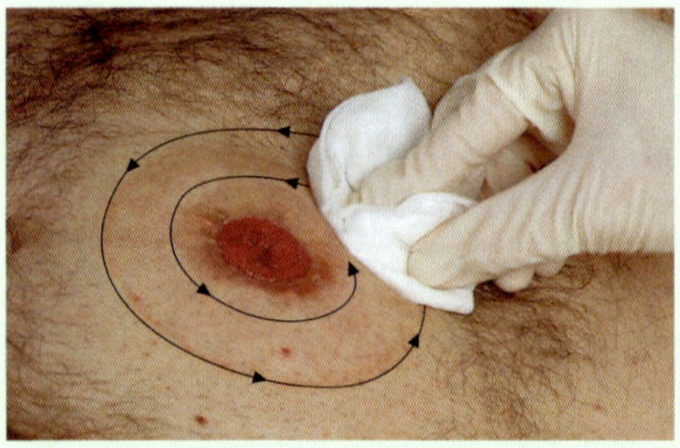

**Abb. 15.33 ⇢ Stomareinigung.** Das Stoma wird immer von außen nach innen gereinigt (aus Kellnhauser u. a., 2004).

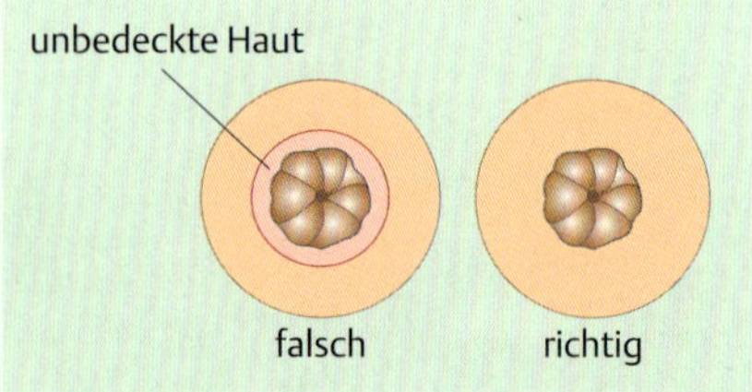


**Abb. 15.34 ⇢ Zuschneiden des Hautschutzes.** Besonders wichtig ist die genaue Anpassung der Hautschutzplatte an das Stoma, sodass keine unbedeckte Haut mehr zu sehen ist.

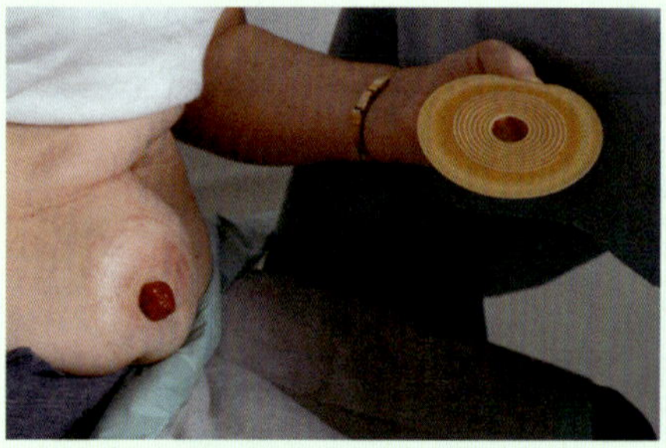

**a** Nach der Reinigung der Haut wird die Basisplatte aus hautschützendem Material angelegt.

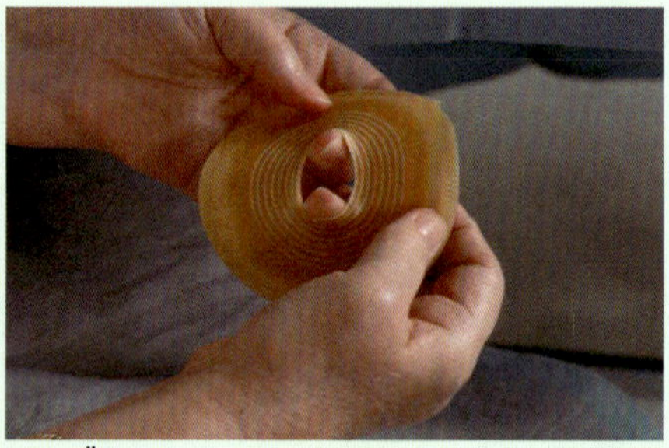

**b** Die Öffnung der Basisplatte wird leicht gedehnt.

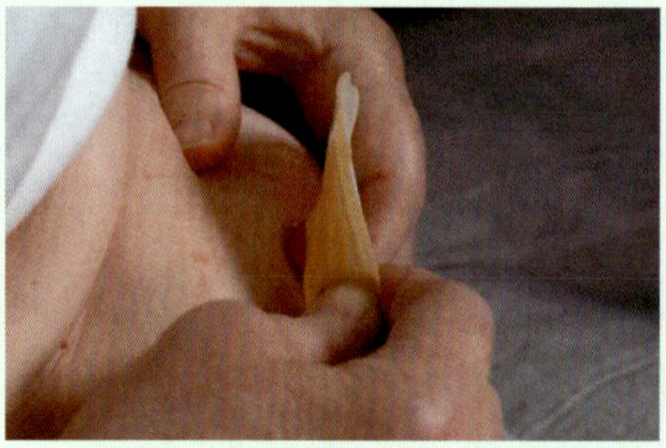

**c** Nun wird sie von unten nach oben um das Stoma gelegt.

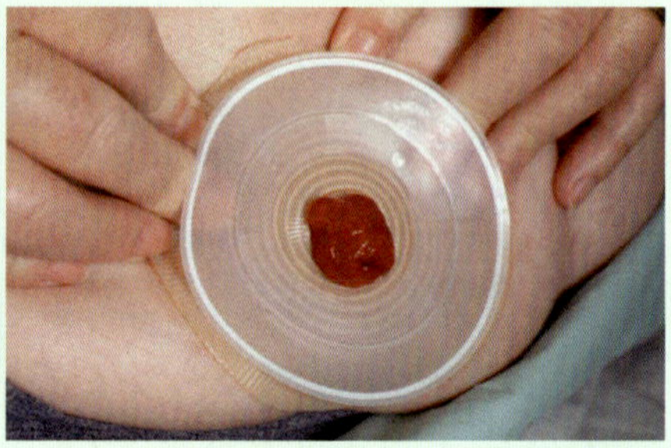

**d** Die Platte wird angedrückt, bis sie überall gut an der Haut haftet.

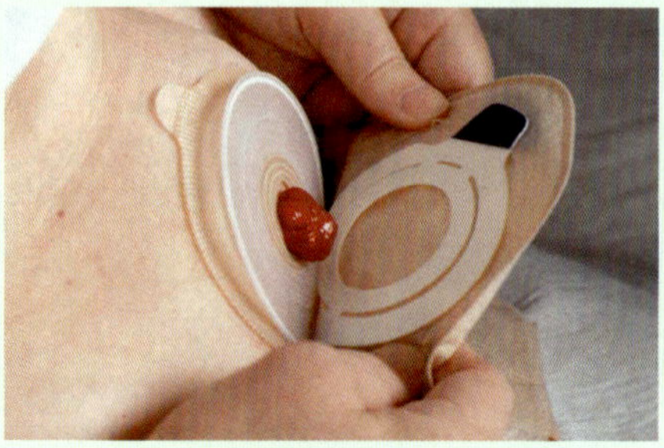

**e** Nun wird der neue Beutel von unten nach oben auf die Basisplatte gesetzt.

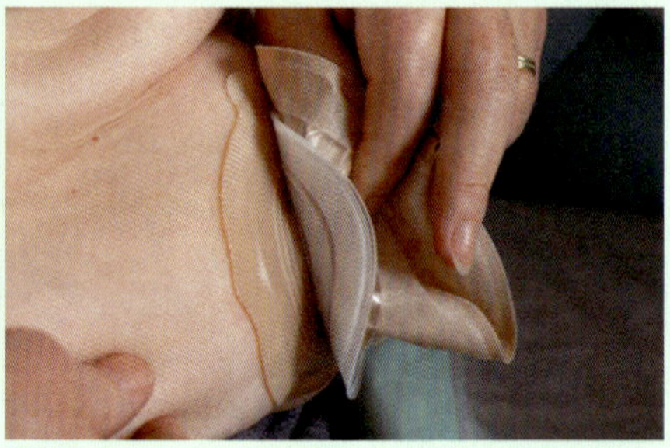

**f** Zum Schluss wird geprüft, ob der Beutel korrekt sitzt und dicht schließt.

**Abb. 15.35 ⇢ Zweiteilige Ileostomieversorgung.**

## Komplikationen bei der Stomaversorgung

Im Altenheim und in der häuslichen Pflege sind häufig unterschiedliche Spätkomplikationen eines Stomas anzutreffen, die spezielle Behandlungsmaßnahmen erforderlich machen **(Tab. 15.5)**.

## Irrigation

**D** *Im medizinischen Sprachgebrauch wird unter Irrigation (von lat. irrigatio = Bewässerung) die Spülung des Dickdarms verstanden.*

Es läuft maximal 1,5 Liter körperwarmes Leitungswasser über das Stoma in den Dickdarm ein. Dadurch wird eine Massenperistaltik ausgelöst, die zu einer möglichst vollständigen Entleerung des Kolons führt. Erst wenn sich der Stuhl wieder bis zum Stoma vorgeschoben hat, wird die nächste Ausscheidung notwendig. Voraussetzung ist, dass noch ein großer Teil des Dickdarms vorhanden ist.

**M** *Eine Irrigation darf nur nach ärztlicher Anordnung und mit den dafür bestimmten Materialien, den sich im Handel befindlichen Irrigationssets durchgeführt werden.*

Nach Bestrahlungen und bei entzündlichen Darmerkrankungen dürfen grundsätzlich keine Irrigationen durchgeführt werden. Auch muss sich der alte Mensch in einem guten Allgemeinzustand befinden, denn eine Irrigation stellt eine Belastung für Herz und Kreislauf dar. Auch bei Stomakomplikationen **(Tab. 15.5)**, außer der Retraktion sollte keine Irrigation durchgeführt werden.

**Tab. 15.5** ··→ Spätkomplikationen bei Stomaversorgung (nach B. Sachsenmaier, in Köther, 2005)

| *Art der Komplikation* | *Ursachen* | *Aussehen* | *Pflege/Behandlung* |
|---|---|---|---|
| **Kontaktekzem** 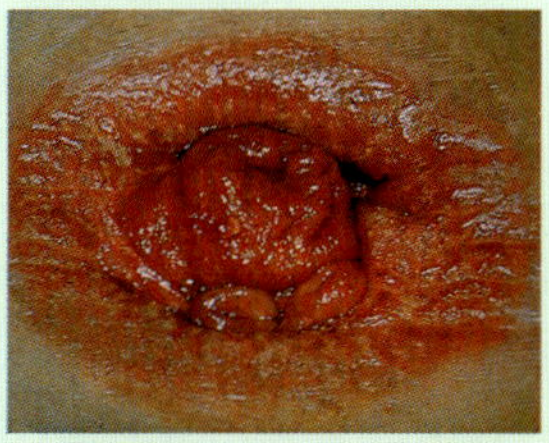 **Abb. 15.36** | Verunreinigung durch Stuhl, zu große Beutelöffnung, undichte Versorgung, mangelnde oder falsche Reinigung der Haut, Durchfälle, Narben und Falten | scharf begrenzte Rötung der Haut, feuchter Glanz, Brennen und starke Schmerzen | sachgerechtes, sorgsames Beutelwechseln; schonende, gründliche Hautreinigung und Pflege; sorgfältiges Trocknen der Haut; Anwendung von Hautschutzplatten, evtl. in Verbindung mit Hautschutzpaste, die bis zu einigen Tagen belassen werden können; die Ringgröße muss genau angepasst werden; empfehlenswert sind dazu: Beutel mit Bodenauslass oder zweiteilige Systeme, Hautschutz, feuchtigkeitsabsorbierende Hautschutzprodukte |
| **Mechanische Hautirritation** (Hautreizung) 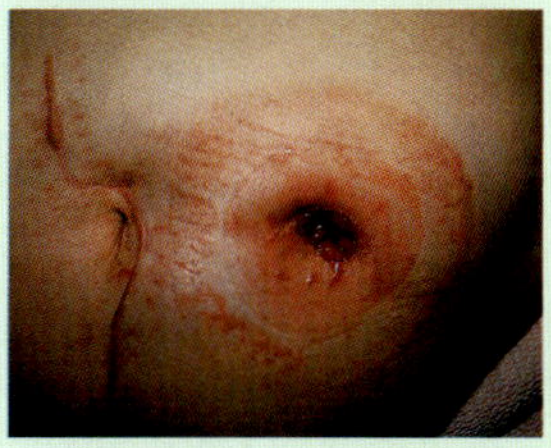 **Abb. 15.37** | Verletzungen durch Ablösen der Beutel, zu häufiges Wechseln, falsche Reinigung, zu stark klebende Versorgung | Rötung | Ursache beheben, möglichst zweiteiliges System mit Hautschutzplatte verwenden |
| **Allergie** 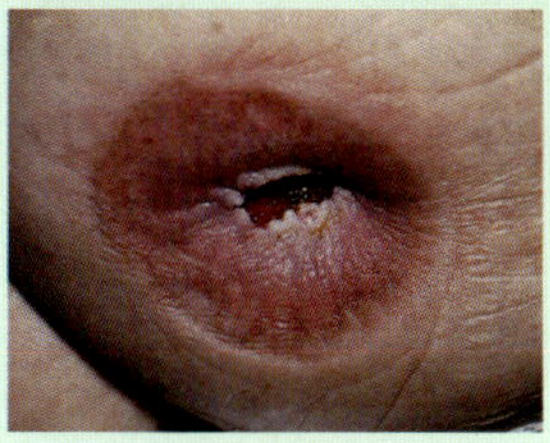 **Abb. 15.38** | Unverträglichkeit gegenüber Hautschutzmaterial, Beutelfolie, Seife, Klebeflächen | Rötung, Knötchen, Bläschen, Nässen, Juckreiz | Produkt eines anderen Herstellers verwenden; Behandlung (nur in hartnäckigen Fällen) evtl. mit kortisonhaltigem Spray nach Anordnung; nach Entfernen des Allergens verschlimmert sich häufig die allergische Reaktion, also: nicht zu früh wieder das Produkt wechseln |
| **Infektion** (z. B. Abszesse) 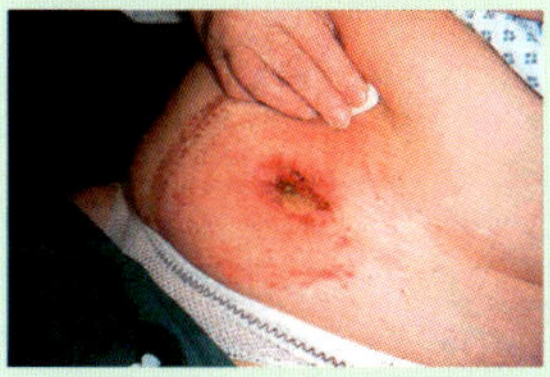 **Abb. 15.39** | Eindringen von Keimen | flammende peristomale Rötung, Schwellung, Druckschmerz, Ödeme | nach Arztanordnung |

Tab. 15.5 ⇢ Spätkomplikationen bei Stomaversorgung (nach B. Sachsenmaier, in Köther, 2005))

| *Art der Komplikation* | *Ursachen* | *Aussehen* | *Pflege/Behandlung* |
|---|---|---|---|
| **Kandidamykose** (Pilzerkrankung) 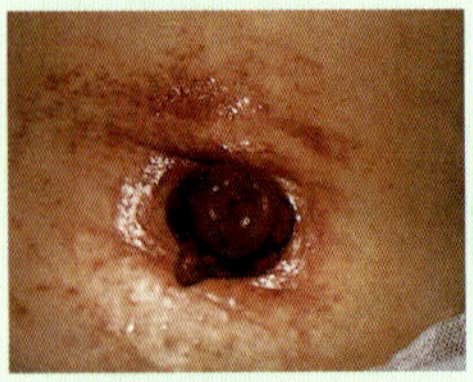 **Abb. 15.40** | bestehende Hautschädigung, Diabetes, feuchtwarmes Milieu, mangelnde Pflege und pH-Verschiebung der Haut | weißliche Pünktchen auf der Schleimhaut, satellitenförmige Aussaat auf der Haut, Schmerzen, Juckreiz | Antimykotikum (nach Arztanordnung); lokal wirksame Arzneimittel müssen fettfrei sein, damit die Versorgung hält! Hautschutzplatte täglich wechseln wegen medizinischer Applikation |
| **Hernie** (Bruch), häufigste Spätkomplikation 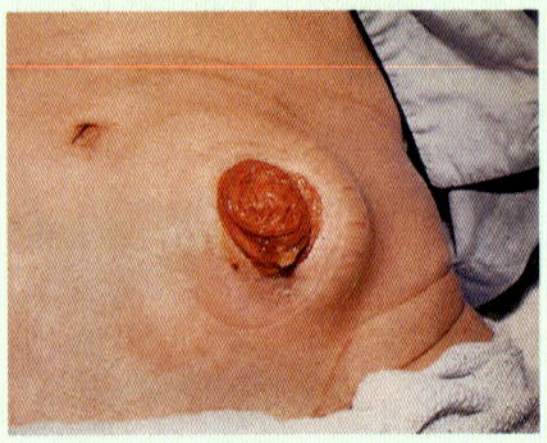 **Abb. 15.41** | Schwachstelle durch operationsbedingte Durchtrittspforte | Vorwölbung um das Stoma | Versorgung mit einer maßgefertigten Leibbinde: nur im Liegen anlegen, wenn der Bruch zurückgesunken ist; Arzt konsultieren! |
| **Prolaps** 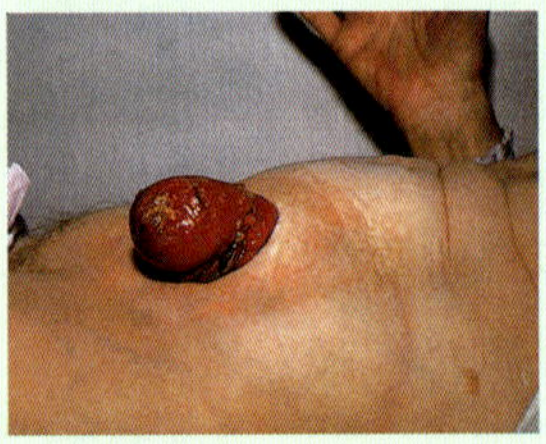 **Abb. 15.42** | ein alle Schichten des Darms umfassender Vorfall von mindestens 3 cm | | Anlegen einer maßgefertigten Prolapsplatte (Sanitätshaus) nach dem Reponieren des Darms; mit dem Arzt oder der Stomatherapeutin ist abzuklären, ob und wie der Prolaps reponiert werden kann; im Notfall, bei Nekrosegefahr für den Darm, muss operiert werden |
| **Stenose** 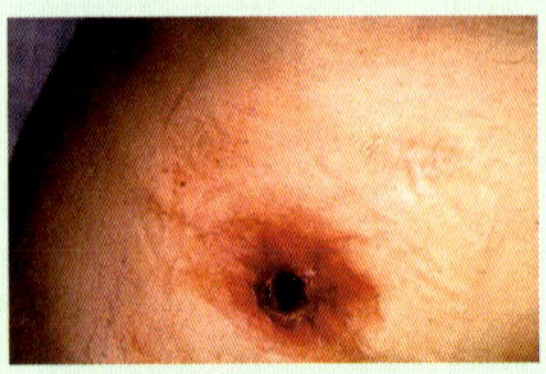 **Abb. 15.43** | Verengung durch Schrumpfung und Vernarbung der parastomalen Haut | nicht mehr durchgängig für den kleinen Finger und Zeichen eines Subileus oder Ileus (Darmverschluss) | Operation; die tägliche Bougierung (Aufdehnung) mittels spezieller Stifte ist ineffektiv, da sie immer weitere Verletzungen setzt, die dann zu einer Verschlimmerung der Situation führen |
| **Retraktion** 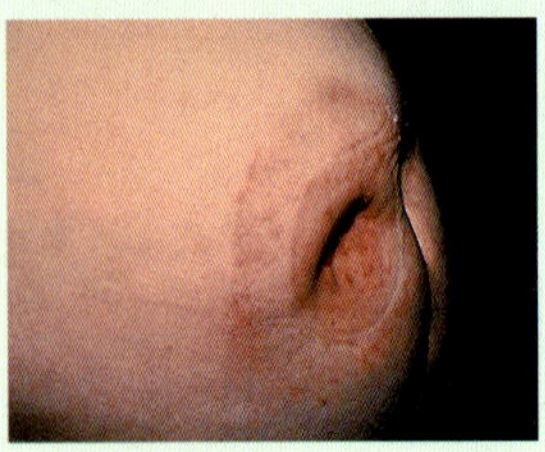 **Abb. 15.44** | operationsbedingt kann es sein, dass der Darm sich unter das Hautniveau zurückzieht, als Spätkomplikation z. B. bei Gewichtszunahme | die Naht reißt aus, zwischen Haut und Stoma entsteht ein schrumpfender Kanal aus Granulationsgewebe, später Narbe | besonderer Hautschutz mit konvexen Systemen, evtl. Hautschutzpaste verwenden; zur Fixierung der konvexen Systeme muss fast immer ein Gürtel getragen werden |

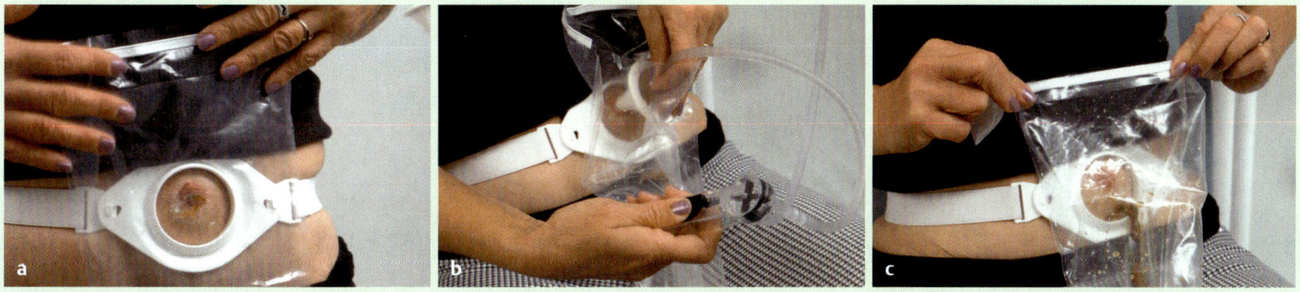


**Abb. 15.45** ···› **Irrigation. a** Mit einem Gürtel wird ein durchsichtiger Schlauchbeutel am Stoma fixiert. **b** Durch einen Schlauch mit einem Konus, der ins Stoma eingeführt wird, läuft Wasser ein. Die Geschwindigkeit kann über die Rollklemme geregelt werden. **c** Nach Entfernen des Konus wird der Schlauchbeutel verschlossen und die Stuhlentlehrung beginnt.

Ziel der Irrigation ist eine ausscheidungsfreie Zeit von 24–48 Stunden. So lange kann das Stoma mit einer Kappe verschlossen werden und zunächst entstehen auch keine Blähungen. Dies kann die Lebensqualität erheblich verbessern. Wenn sich ein Stomaträger zur Irrigation entschließt, sollte er die Durchführung selbst erlernen. Um verlässlich ausscheidungsfreie Zeiten zu erreichen, muss die Darmspülung regelmäßig durchgeführt werden, z. B. jeden Morgen oder jeden 2. Morgen. Möchte es der Betroffene nicht mehr, kann er ohne Probleme wieder auf die Stomaversorgung mit Beuteln umstellen.

**P** ***Erlernen der Irrigation.*** *Die Anleitung des Patienten kann eine Stomatherapeutin übernehmen. Voraussetzung ist ein gewisser Grad an Selbstständigkeit und Selbstdisziplin auf Seiten des Patienten.*

## Fallbeispiel Frau King

Mit derart komplexen Problemen konfrontiert, beschließt Frau Paula Maier, für Frau King eine Pflegeplanung anzulegen **(Tab. 15.6)**.

**Tab. 15.6** ···› Pflegeplanung Frau King

| *Pflegeproblem* | *Pflegeziel* | *Pflegemaßnahmen* |
|---|---|---|
| **1.** Frau King hat Angst vor einem Rezidiv. | Die Bewohnerin drückt in ihren Handlungen Hoffnung auf Heilung aus. | Auseinandersetzung mit der bösartigen Erkrankung zulassen und Gespächsbereitschaft signalisieren. |
| **2.** Frau Kings Körperbild ist gestört, sie ekelt sich vor ihrem Stoma. | Sie äußert verbal, dass sie ihr Stoma akzeptiert. | Zum Beutelwechsel viel Zeit nehmen, einfühlsam vorgehen und Frau King durch Handreichungen miteinbeziehen. Bei Bedarf Kontakte zu Stomatherapeutin, Psychotherapeutin oder Selbsthilfegruppe herstellen. |
| **3.** Gefahr des sozialen Rückzugs durch Meiden des Speisesaals. | Frau King nimmt die Mahlzeiten im Speisesaal ein. | Über Stomabeutel mit gutem Halt und Entlüftungssystem informieren; eine geeignete Tischpartnerin für Frau King auswählen. |
| **4.** Frau King hat starke Blähungen. | Frau King meidet die Nahrungsmittel, die bei ihr blähend wirken. | Genaue Beobachtung und Dokumentation der Nahrungsmittelwirkung, Ernährung umstellen und mit Hauswirtschaft abklären. |
| **5.** Die Haut in der Stomaumgebung ist gerötet und gereizt. | Die peristomale Haut ist intakt. | Arzt informieren und Anordnung ausführen z. B. ein besser haftendes System auswählen, zusätzlich Hautschutzpaste auftragen, einen Haltegürtel verwenden oder eine heilungsfördernde Salbe aufbringen. Frau King informieren, dass sie sich sofort melden soll, wenn sich die Basisplatte löst. |

## 15.5.4 Ileus (Darmverschluss)

**D** *Störung der Darmpassage durch einen Verschluss des Darmes (mechanischer Ileus) oder eine Lähmung der Darmmuskulatur (paralytischer Ileus).*

### Ursachen

Mechanischer Ileus:

- ···› Karzinom, große Polypen,
- ···› Verwachsungen (Bridenileus) nach vorangegangenen Bauchoperationen,
- ···› Fremdkörper, z. B. Gallensteine (S. 321) oder Kotsteine,
- ···› Stenosebildung durch narbige Abheilung, z. B. bei Divertikulitis oder chronisch entzündlicher Darmerkrankung,
- ···› eingeklemmte Leistenhernie (S. 325),
- ···› Volvulus (Verdrehung einer Darmschlinge).

Paralytischer Ileus:

- ···› intraabdominelle (im Bauchraum gelegene) Ursachen: Peritonitis, Verschluss der Darmgefäße (Mesenterialinfarkt),
- ···› extraabdominelle (außerhalb des Bauchraums gelegene) Ursachen: massive Schmerzen (z. B. Gallen- oder Nierenkolik), Herzinfarkt, Pankreatitis, Elektrolytveränderungen (z. B. erniedrigte Kaliumwerte) oder Medikamentenüberdosierung (z. B. Psychopharmaka).

### Symptome

Bei beiden Ileusformen finden sich ähnliche Beschwerden:

- ···› Stuhl- und Windverhalt,
- ···› Meteorismus (aufgeblähtes Abdomen),

- Übelkeit, Erbrechen, bei Koterbrechen spricht man von Miserere (wörtlich: „Erbarme Dich!"),
- Schmerzen durch krampfartige Darmtätigkeit, häufig aber schmerzlose Ileusentwicklung,
- evtl. Schockzeichen durch den massiven Flüssigkeitsverlust in den Darm.

**Diagnostik**

Richtungweisend ist die Auskultation des Darmes. Beim mechanischen Ileus versucht der Darm durch verstärkte Kontraktionen das Hindernis zu überwinden, man hört *metallisch plätschernde Darmgeräusche*. Beim paralytischen Ileus sind aufgrund der Darmlähmung keine Darmgeräusche zu hören, es herrscht *„Grabesstille"*. Die Untersuchung der Wahl aber ist die *Röntgenuntersuchung* des Abdomens **(Abb. 15.46)**.

**W** *Durch die Trennung des infolge des Stuhlstaus verflüssigten Darminhaltes und der Darmgase bilden sich die charakteristischen Spiegelbildungen in den luftgefüllten Darmschlingen.*

**Therapie**

Bei Verdacht auf Ileus muss eine möglichst sofortige stationäre Einweisung erfolgen, nicht selten muss der Patient intensivmedizinisch betreut werden. Im Krankenhaus gilt die Devise: Ein mechanischer Ileus wird operiert (z. B. Entfernung eines Karzinoms), während beim paralytischen Ileus meist die Bekämpfung der zugrunde liegenden Ursache im Vordergrund steht (z. B. Lysetherapie bei Herzinfarkt).

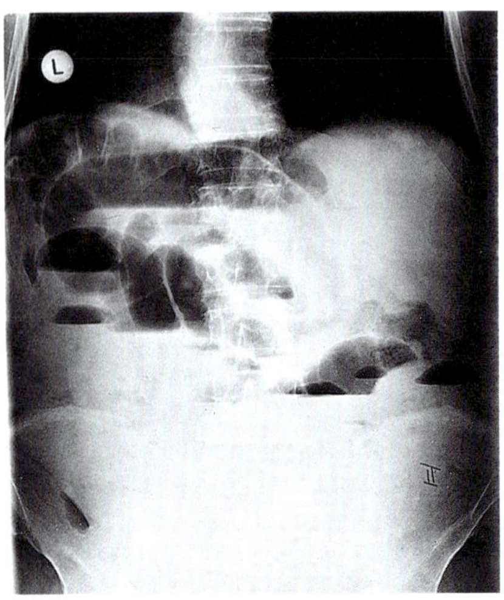

**Abb. 15.46 ⇢ Ileus:** Typisches Röntgenbild (Leeraufnahme im Stehen) mit horizontalen Spiegelbildungen und stehenden (luftgefüllten) Darmschlingen.

**M** *Verdacht auf Ileus: rasch den Arzt verständigen!*

**Prognose**

Die Letalität (Todesrate) eines Ileus liegt bei 15–25 %. Entscheidend sind Ursache und Zeitdauer der Erkrankung sowie der Allgemeinzustand des Patienten.

## 15.5.5 Obstipation (Verstopfung)

**D** *Von akuter Obstipation spricht man, wenn die zuvor normale Stuhlentleerung plötzlich für mehrere Tage ausbleibt. Die im Alter sehr häufige chronische Obstipation liegt vor, wenn weniger als 3-mal pro Woche Stuhl entleert wird.*

**M** *Die Stuhlfrequenz ist individuell unterschiedlich – generell gilt aber, dass man nicht jeden Tag Stuhlgang haben muss.*

Die chronische Obstipation ist eine typische Zivilisationskrankheit. In Ländern mit einem hohen Ballaststoffanteil in der normalen Ernährung sind die Obstipation und die damit verbundenen Erkrankungen (Hämorrhoiden, Divertikulose) eine Seltenheit.

**Ursachen**

Bei akuter Obstipation, besonders im Wechsel mit Diarrhö ist beim alten Menschen immer an ein *Kolonkarzinom* (S. 308) zu denken. Die Analregion sollte untersucht werden, evtl. wird der Stuhldrang infolge schmerzhafter Hämorrhoiden oder lokaler Hauteinrisse unterdrückt. Auch Stress, psychische Belastungen, Depressionen, eine ungewohnte Umgebung (Urlaub) oder Medikamente (z. B. Beruhigungsmittel, Psychopharmaka oder Opiate) können zu einer meist vorübergehenden Verstopfung führen.

Die häufigsten Ursachen der chronischen Obstipation sind *Bewegungsmangel, Bettlägerigkeit, ballaststoffarme Kost* und eine zu *geringe Flüssigkeitsaufnahme*, die Folge ist eine Eindickung des Stuhls und eine verminderte Gleitfähigkeit. Oft liegt zusätzlich ein *Laxanzienabusus* (regelmäßige Einnahme von Abführmitteln) vor, wodurch langfristig die Obstipation verstärkt wird.

**Symptome**

Die Patienten beschreiben ein *Völlegefühl, Unwohlsein, Bauchkrämpfe und Blähungen*. Typisch ist die Notwendigkeit des *starken Pressens bei der Stuhlentleerung*. Bei chronischer Obstipation beklagen die Betroffenen nicht selten *starke Schmerzen im gesamten Bauch*, oft ist der gestaute Stuhl als Tumor durch die Bauchdecke tastbar.

**Therapie**

**Allgemeinmaßnahmen.** Zur Anregung der Darmtätigkeit ist eine Umstellung der Ernährung mit *Erhöhung der Ballaststoffmenge* in der Nahrung, also viel Gemüse, Salat und Vollkornprodukte, nötig. Die tägliche Trinkmenge sollte 1,5–2 l pro Tag betragen. *Regelmäßige Bewegung* wirkt unterstützend.

**Laxanzien (Abführmittel).** Meist werden zuerst *Quellstoffe* eingesetzt, da sie mild sind und wenig Nebenwirkungen haben. Sie werden nicht resorbiert, verbleiben also im Darm, binden Wasser und erhöhen so das Stuhlvolumen und die Gleitfähigkeit. Natürliche Quellstoffe sind z. B. Leinsamen und Weizenkleie, täglich sollten 1–2 Esslöffel mit einer ausreichenden Trinkmenge eingenommen werden. Besonders bei Patienten mit erhöhten Cholesterinwerten sollte Weizenkleie bevorzugt werden, da Leinsamen sehr kalorien- und fetthaltig ist. Laktulose, ein Milchzucker (z. B. Bifiteral), wirkt ähnlich, sollte aber einschleichend dosiert werden (15–45 ml), da es nicht selten zu Diarrhö und Bauchkrämpfen mit Blähungen führt. *Anthrachinone*, wie Laxoberal oder Agiolax, gehören zu den meistgebräuchlichsten Abführmitteln. Sie haben eine schleimhautreizende Wirkung und vermindern die Resorption von Wasser und Natrium aus dem Darm, fördern aber gleichzeitig die Ausscheidung von anderen Elektrolyten, z. B. Kalium. Bei regelmäßiger Einnahme kommt es deshalb aufgrund des Kaliummangels zur Darmträgkeit und damit zur Verstärkung der Obstipation.

**M** *Laxanzien sollten nur nach Rücksprache mit dem Arzt über einen längeren Zeitraum verabreicht werden!*

**H** ***Natürliche Behandlungsmöglichkeiten.*** *Über Nacht eingeweichte Trockenpflaumen oder Feigen wirken stuhlregulierend. Linderung bei Bauchkrämpfen erzielt man mit feuchtwarmen Wickeln: Wärmflasche mit feuchtem Tuch umwickeln und auf den Bauch legen.*

### Prophylaxe

Ballaststoffe, viel trinken und regelmäßige Bewegung sind die Grundvoraussetzungen für eine problemlose Stuhlentleerung. Auf keinen Fall sollte man täglich Stuhlgang erzwingen, andererseits aber den Stuhldrang auch nicht „aufschieben". Abführmittel sollten vermieden werden, da sie dem Körper Flüssigkeit und Elektrolyte entziehen und dadurch die Verstopfungsneigung erhöhen; natürliche Quellstoffe, getrocknete Früchte oder Ähnliches sind in jedem Falle vorzuziehen!

## 15.5.6 Hämorrhoiden

**D** *Erweiterung des arteriovenösen Gefäßgeflechts im Analkanal.*

### Ursachen

Die bei alten Menschen häufigste Ursache ist eine Venenerweiterung infolge starken Pressens bei Obstipation. Generell wirken eine angeborene Bindegewebsschwäche, Adipositas, sitzende Tätigkeit oder Schwangerschaft begünstigend.

### Einteilung

Je nach Ausprägung teilt man Hämorrhoiden in 4 Stadien ein:

- *Stadium I:* Die Hämorrhoiden sind von außen nicht sichtbar.
- *Stadium II:* Beim Pressen sinkt der Hämorrhoidalknoten nach außen, verschwindet nach dem Pressakt aber wieder spontan im Analkanal.
- *Stadium III:* Nach dem Pressen bleiben die Hämorrhoidalknoten sichtbar, sie können nur manuell (von Hand) reponiert werden.
- *Stadium IV:* Die Hämorrhoidalknoten bleiben immer außerhalb des Analkanals und können nicht reponiert werden.

### Symptome

Typisch sind *lokaler Juckreiz* und *Fremdkörpergefühl*; Schmerzen treten erst später auf. Bei kleinen Einrissen der Hämorrhoiden kommt es zu *hellroten Schmierblutungen*.

### Komplikationen

Massive Blutungen, lokale Entzündungen oder die sehr schmerzhafte Thrombosierung eines Hämorrhoidalknotens sind typische Komplikationen.

### Diagnostik

Bei Verdacht auf Hämorrhoiden sollten eine *Proktoskopie* (Spiegelung des Analkanals) oder eine *Rektoskopie* (Spiegelung des Enddarms) veranlasst werden.

### Therapie

**Allgemeinmaßnahmen.** Wenn nötig Gewichtsreduktion, Vermeidung von Schleimhaut reizenden Nahrungs- und Genussmitteln (Kaffee, scharfe Gewürze, Alkohol etc.) und Regulation des Stuhls durch ballaststoffreiche Kost, erhöhte Trinkmenge und regelmäßige Bewegung. Zur Verhinderung von lokalen Entzündungen ist das Waschen der Analregion nach jedem Stuhlgang wichtig; Sitzbäder mit Kamille lindern Juckreiz und Entzündungen.

**Medikamentöse Therapie.** Lokal können Salben (z. B. Faktu, Haemo-Exhirud) die Beschwerden lindern. Meist wird zusätzlich ein „Analdehner" verschrieben, um die Sphinktermuskulatur zu lockern, damit das Blut leichter abfließt. Bei entzündlich veränderten Hämorrhoiden werden oft kortison- oder lokalanästhetikahaltige Salben angewandt. Sie sollten wegen der recht hohen Nebenwirkungsrate (z. B. Hautatrophie oder Hautpilz) nicht dauerhaft angewandt werden.

**Invasive Therapie.** Geringgradige Hämorrhoiden können sklerosiert werden, dazu werden Verödungsmittel unter die Schleimhaut gespritzt um die Blutzufuhr zu den Hämorrhoiden zu drosseln. Höhergradige Hämorrhoiden müssen mittels Gummiligatur unterbunden oder operativ entfernt werden **(Abb. 15.47)**.

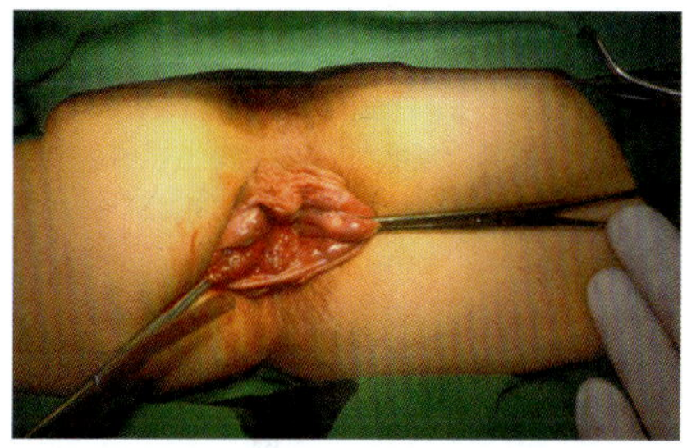

**Abb. 15.47 → Hämorrhoiden.** Operative Hämorrhoidenentfernung.

# 15.6 Erkrankungen der Leber

Susanne Andreae

## 15.6.1 Virushepatitis (Leberentzündung)

**D** *Viral bedingte Entzündung der Leber.*

### Ursachen

Die häufigste Ursache einer akuten Hepatitis ist eine Virusinfektion, doch auch Bakterien oder tierische Einzeller können eine Leberentzündung auslösen. An nicht infektiösen Ursachen spielt besonders der chronische Alkoholmissbrauch eine Rolle.

### Einteilung

Es sind mindestens 5 verschiedene Viren bekannt, die eine Hepatitis auslösen können, sie werden mit den Großbuchstaben A bis E gekennzeichnet, man unterscheidet daher eine Hepatitis A bis E. Die Unterschiede zwischen den häufigsten Hepatitiden sind in **Tab. 15.7** dargestellt.

### Symptome

Die Symptomatik der einzelnen Hapatitisformen ist sehr ähnlich: Nach einer Inkubationszeit von Wochen bis Monaten kommt es meist zu *„grippalen Symptomen"*, wie leichtes Fieber, Abgeschlagenheit, Kopf- und Gliederschmerzen. Hinzu kommen Appetitlosigkeit, Übelkeit und Druckschmerz im rechten Oberbauch durch die entzündlich bedingte Leberschwellung. In ca. 50 % der Fälle tritt ein *Ikterus* (Gelbsucht) auf. Durch den ansteigenden Bilirubinspiegel im Blut kommt es zur Gelbfärbung von Skleren und Haut **(Abb. 15.48)**, die Folge ist ein manchmal sehr quälender *Juckreiz*. Der Stuhl wird infolge der fehlenden Gallensäuren hell, der Urin dagegen bierbraun, weil ein Teil des Bilirubins mit dem Urin ausgeschieden wird.

Nicht selten fehlen die typischen Beschwerden, sodass viele Patienten völlig unbemerkt eine Hepatitis durchmachen. Im Alter verläuft eine Hepatitis aber oft schwerer.

**Tab. 15.7** ···› Virushepatitiden

| | *Häufigkeit* | *Übertragung* | *Risikogruppen* | *Inkubationszeit* | *Verlauf* |
|---|---|---|---|---|---|
| Hepatitis A | 50 % aller Virushepatitiden (häufigste Hepatitis!) | Virus wird mit dem Stuhl ausgeschieden, daher *fäkal-orale* Übertragung (vom Stuhl über Nahrungsmittel oder beschmutzte Hände in den Mund) | besonders Touristen in Ländern mit niedrigem hygienischen Standard | 2–5 Wochen | praktisch immer *folgenlose Ausheilung* |
| Hepatitis B | 30–35 % aller Hepatitiden | *Blut, Blutprodukte* oder kontaminierte Instrumente (z. B. gemeinsam benutzte Injektionsnadeln)<br>*sexuelle Kontakte*<br>infizierte Mütter übertragen das Virus auf ihr Kind | medizinisches Personal<br>Dialysepatienten<br>Prostituierte<br>Fixer<br>homosexuelle Männer | 1–6 Monate | 1 % fulminanter Verlauf, in 5–10 % Übergang in eine chronische Hepatitis |
| Hepatitis C | 10 % aller Hepatitiden | s. Hepatitis B (90 % der durch Bluttransfusionen übertragenen Hepatitiden!) | s. Hepatitis B, zusätzlich Personen, die bis 1989 Bluttransfusionen erhielten (seither Testung der Konserven) | 2 Wochen bis 4 Monate | in 70–80 % Übergang in eine chronische Hepatitis |

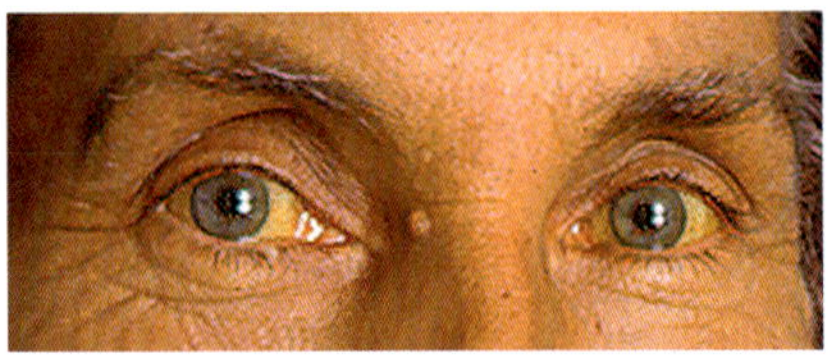

**Abb. 15.48** ···› **Sklerenikterus.** Der erhöhte Bilirubinspiegel im Blut führt zur Gelbfärbung von Skleren und Haut (aus Kellnhauser u. a., 2004).

### Diagnostik

Bei der körperlichen Untersuchung fällt eine *Hepatomegalie* (Lebervergrößerung), evtl. auch eine Splenomegalie (Milzvergrößerung) auf. Laborchemisch finden sich erhöhte Leberwerte und ein Anstieg der *Antikörper* gegen den spezifischen Hepatitiserreger. Bei gänzlich unklaren Fällen ist eine *Leberbiopsie* (Gewebepunktion unter sonografischer Kontrolle) nötig.

### Therapie

Medikamentös lässt sich eine Hepatitis nicht heilen. Im Vordergrund stehen *symptomatische Maßnahmen*, wie Bettruhe und körperliche Schonung, leberschädigende Stoffe (bes. Alkohol und Medikamente) müssen gemieden werden. Bei starkem Ikterus kann der Bilirubinspiegel durch Gallensäure bindende Medikamente (z. B. Quantalan) gesenkt werden. In schweren Fällen werden Interferone eingesetzt, Medikamente die die Virusabtötung unterstützen sollen.

**P** ***Pflegerische Aspekte.*** *Der Patient erhält Wunschkost, sofern eine orale Ernährung möglich ist. Bei starkem Juckreiz mehrmals täglich Puder (z. B. Ingelan) anwenden. Scheuerreize, z. B. durch eng anliegende Kleidung, sind zu vermeiden. Bei Oberbauchschmerzen feucht-warme Wickel anlegen. Sie können jedoch den Juckreiz verschlimmern. Evtl. Fieber senkende Maßnahmen ergreifen, z. B. Wadenwickel. Der Patient braucht nur eine gelockerte Bettruhe einzuhalten. Bewegung fördert die Durchblutung der Leber. Beobachtet werden bei Hepatitis-Patienten das Allgemeinbefinden, Kreislauf, Atmung, Bewusstsein, Temperatur, die Ausscheidungen (Urin dunkel verfärbt, Stuhl entfärbt?), die Hautfarbe, Farbe der Skleren und Blutungszeichen an Haut und Schleimhaut (Zeichen für Gerinnungsstörungen bei Leberversagen).*

### Verlauf

In den meisten Fällen heilt die Hepatitis innerhalb einiger Wochen folgenlos aus; es resultiert eine lebenslange Immunität gegen den Erreger. Sehr selten ist ein fulminanter (schneller und heftiger) Verlauf mit Entwicklung eines Leberkomas infolge einer massiven Leberinsuffizienz und meist tödlichem Ausgang. Ist die Hepatitis nach 6 Monaten noch nicht ausgeheilt, spricht man von einer *chronischen Hepatitis*. Diese kann nach Jahren in eine Leberzirrhose übergehen und gilt als ein Risikofaktor für das Leberzellkarzinom.

### Prophylaxe

Insgesamt steht prophylaktisch die Vermeidung des direkten Kontaktes mit Ausscheidungen und Blut von Erkrankten im Vordergrund. Zur Vermeidung einer Hepatitis A ist besonders in südlichen Ländern vom Genuss des Leitungswassers (auch der Eiswürfel im Getränk!) und von Schalentieren oder Salat abzuraten. Eine Impfung existiert bisher nur gegen Hepatitis A und B.

**W** *Hepatitis B und C sind 100-mal infektiöser als AIDS, d. h. bei einer Stichverletzung werden bei AIDS 100-mal mehr übertragbare Viren zur Infektionsauslösung benötigt. Deshalb wird bei versehentlichen Stichverletzungen mit infiziertem Blut Hepatitis B und C sehr häufig, AIDS dagegen extrem selten übertragen.*

**P** ***Hygienevorschriften.*** *Hygienemaßnahmen sollten dem alten Menschen erklärt werden, um Ängste und Unsicherheit abzubauen. Ein Schutzkittel muss immer getragen werden, wenn ein Kontakt zu infektiösem Material (Speichel, Blut, Sperma und Ausscheidungen) möglich ist. Dies gilt ebenso für Handschuhe. Auch angetrocknetes Blut ist infektiös! Nach jeder Tätigkeit am Hepatitiskranken müssen die Hände desinfiziert werden. Der Hepatitispatient benötigt eine separate Nasszelle. Sind Steckbecken oder Toilettenstuhl notwendig, sollten diese im Zimmer belassen werden. Die Wäsche wird in speziell gekennzeichneten Säcken gesammelt, kontaminierte Bettwäsche gekennzeichnet und extra entsorgt. Alle verwendeten*

*Instrumente sind zu desinfizieren, reinigen und sterilisieren. Patienten mit Hepatitis A müssen bis 1 Woche nach Auftreten des Ikterus isoliert werden. Bei Hepatitis B ist dies nicht unbedingt erforderlich, meist ist es jedoch sinnvoll, um die Hygienevorschriften einhalten zu können. Es besteht Meldepflicht bei Erkrankung und beim Tod.*

## 15.6.2 Echinokokkose

**D** *Zystische Leberveränderungen, verursacht durch Hunde- oder Fuchsbandwürmer.*

Die Echinokokkose ist in Mitteleuropa eine eher seltene Erkrankung, häufiger tritt sie bei Südeuropäern auf.

Befallene Hunde oder Füchse scheiden die eihaltigen Wurmglieder mit dem Kot aus. Der Mensch infiziert sich meist an ungewaschenem Waldobst (z. B. Heidelbeeren) oder durch Schmierinfektionen über ein befallenes Tier. Im Organismus entwickeln sich die Eier zu Larven, welche sich in verschiedenen Organen festsetzen, meist in der Leber. Hier bilden sie Zysten, die mit Larven gefüllt sind. Der Fuchsbandwurm ist gefährlicher, weil er im befallenen Organ infiltrierend und zerstörend wächst.

### Symptome

Der Befall der Leber bleibt meist lange unbemerkt, erst wenn die Zyste eine gewisse Größe hat, bemerken die Betroffenen ein dumpfes Druckgefühl in der Leber. Sonografisch oder im CT sind gekammerte Zysten nachweisbar.

### Therapie

Einzelne Zysten können meist problemlos operativ entfernt werden. Die Larven des Fuchsbandwurmes zerstören die Leber wie ein Krebsgeschwür, hier ist eine Operation meist nicht erfolgreich. Da die Larven auch medikamentös nur schwer zu behandeln sind, endet ein Befall der Leber durch den Fuchsbandwurm oft tödlich!

## 15.6.3 Leberzirrhose

**D** *Irreversibler narbiger Umbau des Lebergewebes.*

### Ursachen

Die mit 50 % häufigste Ursache der Leberzirrhose ist der *langjährige Alkoholmissbrauch*, 25 % der Fälle gehen auf eine *chronische Virushepatitis* zurück. Besonders bei alten Menschen kann die Ursache auch in einer *chronischen Rechtsherzinsuffizienz* mit massivem Blutstau in der Leber liegen (kardiale Zirrhose).

**W** *Alkohol ist die weltweit häufigste Droge. Der jährliche Pro-Kopf-Verbrauch an reinem Alkohol liegt bei 10–12 l! Die Zahl der hierzulande behandlungsbedürftigen Alkoholiker wird auf 2,5 Mio. geschätzt, ⅓ davon sind Frauen. Die toxische Alkoholgrenze für die Leber ist individuell verschieden, im Mittel liegt sie bei Männern bei 40 g reinem Alkohol/Tag, bei Frauen bei 20 g/Tag. (40 g Alkohol = 1 l Exportbier oder 0,5 l Wein oder 0,2 l Whisky). Frauen haben eine niedrigere Konzentration des Alkohol abbauenden Enzyms in der Leber, deshalb ist die toxische Alkoholgrenze für die Leber niedriger.*

Das bei einer Zirrhose gebildete Narbengewebe schädigt die Struktur der Leber, sie wird hart, die Oberfläche ist höckrig tastbar **(Abb. 15.49)**. Die Folge ist ein verminderter oder versperrter Blutfluss durch die Leber, der zur *portalen Hypertension* (Bluthochdruck in der Pfortader) führt. Infolge der zunehmenden *Leberinsuffizienz* können Nährstoffe, Hormone, Medikamente und Giftstoffe nur noch verlangsamt oder gar nicht mehr abgebaut werden. Die Syntheseleistung der Leber nimmt ab mit weitreichenden Folgen für den Gesamtorganismus.

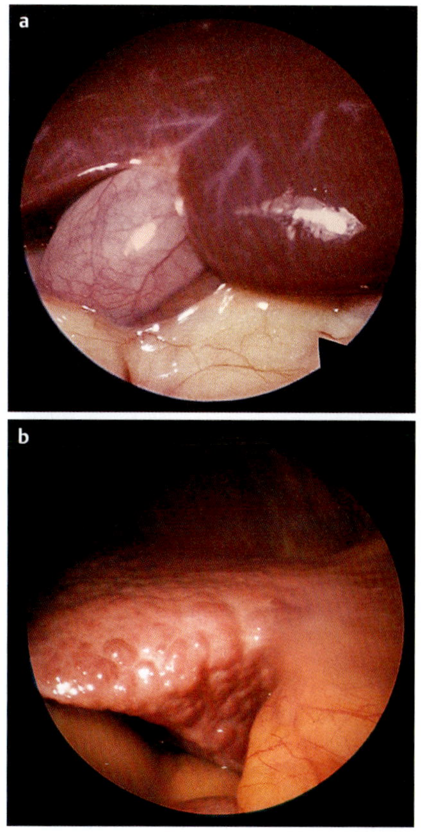


**Abb. 15.49** ⇢ **Leberzirrhose. a** Normale Leber und Gallenblase, **b** höckeriger Umbau der Leber bei Leberzirrhose (aus Gerlach, Wagner u. Wirth, 2006).

**P** ***Vorsicht bei Medikamenten.*** *Der Patient darf auf keinen Fall eigenmächtig Medikamente einnehmen: Viele, auch rezeptfreie Medikamente belasten die Leber erheblich (z. B. Paracetamol). Medikamente, die in der Leber abgebaut werden, müssen bei Leberzirrhose niedriger dosiert werden, nicht dringend erforderliche Medikamente werden abgesetzt.*

### Symptome

Die wichtigsten Symptome der Leberzirrhose sind auch in **Abb. 15.50** dargestellt.

**Allgemeinsymptome.** Abgeschlagenheit, Leistungsschwäche, Druck- und Völlegefühl im Oberbauch, evtl. Übelkeit und Appetitlosigkeit mit Gewichtsabnahme.

**Zeichen der portalen Hypertonie (Pfortaderhochdruck).** Das Blut aus der Pfortader kann aufgrund des narbigen Organumbaus die Leber nicht mehr ungehindert durchfließen, deshalb steigt der Blutdruck in der Pfortader an. Es bilden sich „Umgehungskreisläufe" über andere Venensysteme in das rechte Herz. Die Folge ist eine vermehrte Durchblutung und Erweiterung verschiedener Venen: es kommt zu *Ösophagusvarizen* (Krampfadern in der Speiseröhre, **Abb. 15.51**). Eine Erweiterung der Hautvenen im Nabelbereich nennt man das *Medusenhaupt* (Caput medusae). Auch der bei Leberzirrhose typische *Aszites* („Wassersucht") ist Folge des Pfortaderhochdrucks. Durch den hohen Druck kommt es zum „Abpressen" von Blutserum in den Bauchraum. Verstärkt wird die Aszitesbildung durch die verminderte Albuminsynthese in der Leber, ein Protein, das Wasser bindet und so im Gefäß zurückhält. Die Aszitesmenge kann bis zu 20 l betragen! Durch den erhöhten Druck im Bauchraum bildet sich häufig ein Nabel- oder Leistenbruch.

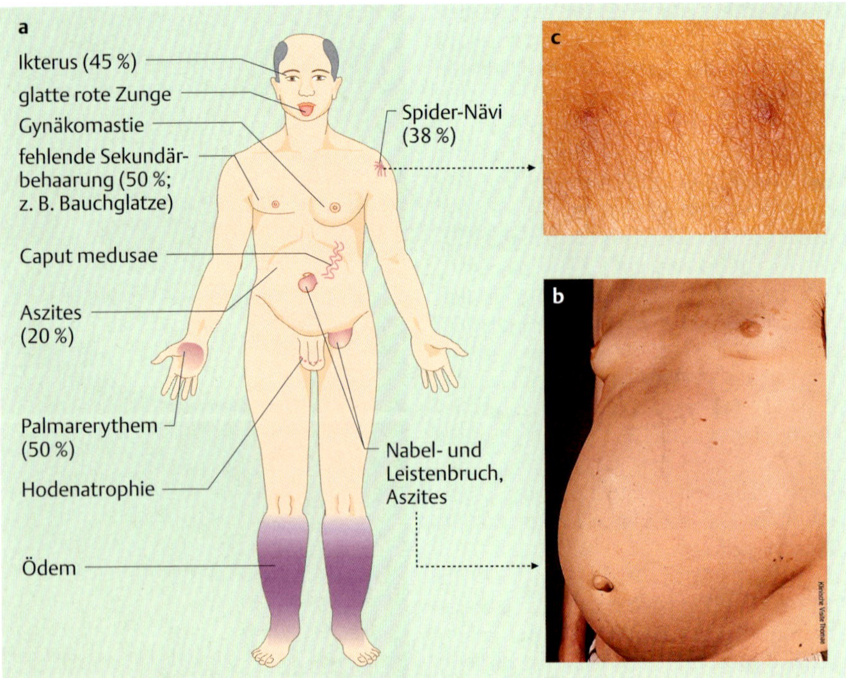


**Abb. 15.50** ···› **Symptome bei Leberzirrhose. a** Die wichtigsten Symptome bei Patienten mit Leberzirrhose, **b** männlicher Patient mit deutlicher Gynäkomastie, abgemagertem Brustkorb und starker Vorwölbung des Leibes mit Nabelbruch durch Aszites (mit freundlicher Genehmigung der Fa. Thomae), **c** Spider-Nävi an der Haut (aus Gerlach, Wagner u. Wirth, 2006).

**Leberhautzeichen.** An Haut und Schleimhäuten kommt es zu typischen Veränderungen:

- ···› *Spider naevi* (Gefäßspinnen), erweiterte Hautkapillaren,
- ···› *Palmar- und Plantarerythem*, eine Rötung der Hand- und Fußinnenflächen,
- ···› *„Lackzunge“:* die Zunge ist glatt und tiefrot, meist infolge Vitamin-$B_{12}$-Mangels,
- ···› *Weißfleckung der Haut*, besonders nach Abkühlung,
- ···› evtl. *Sklerenikterus* (S. 318), denn das beim Abbau von Hämoglobin anfallende Bilirubin kann in der Leber nicht mehr verstoffwechselt werden.

**Hormonelle Veränderungen.** Durch den verminderten Abbau der Sexualhormone in der Leber kommt es zur „Verweiblichung“:

- ···› *Gynäkomastie* mit Vergrößerung der Brustdrüsen,
- ···› *Bauchglatze* durch Verlust der männlichen Behaarung,
- ···› *Hodenatrophie, Potenzstörungen,*
- ···› bei Frauen sind *Menstruationsstörungen* (Veränderung der Regelblutung) häufig.

**Zeichen der Leberfunktionsstörung.** Die Leber spielt in vielen Stoffwechselprozessen eine wichtige Rolle. Bei Leberzirrhose resultieren deshalb gravierende Veränderungen: *erhöhte Blutungsneigung* durch die verminderte Bildung von Gerinnungsstoffen, *Aszites* und *Ödeme* infolge der gestörten Albuminbildung.

### Komplikationen

Eine der häufigsten und gefährlichsten Komplikation bei Pfortaderhochdruck ist die *Ösophagusvarizenblutung*, denn bei starker Blutung entwickelt sich rasch ein Volumenmangelschock. Die blutenden Varizen müssen sofort mit einer speziellen Sonde (Senkstakensonde) komprimiert oder sofort endoskopisch verödet werden.

Die *hepatische Enzephalopathie* ist gekennzeichnet durch neuropsychiatrische Symptome, wie Persönlichkeitsveränderungen, Verhaltensauffälligkeiten, Konzentrationsstörungen oder Bewusstseinstrübung. Als Ursache vermutet man eine Schädigung des zentralen Nervensystems durch die Anhäufung besonders von Ammoniak im Körper. Die schwerste Form der hepatischen Enzephalopathie ist das *Leberausfallkoma*, an dem die meisten Patienten versterben.

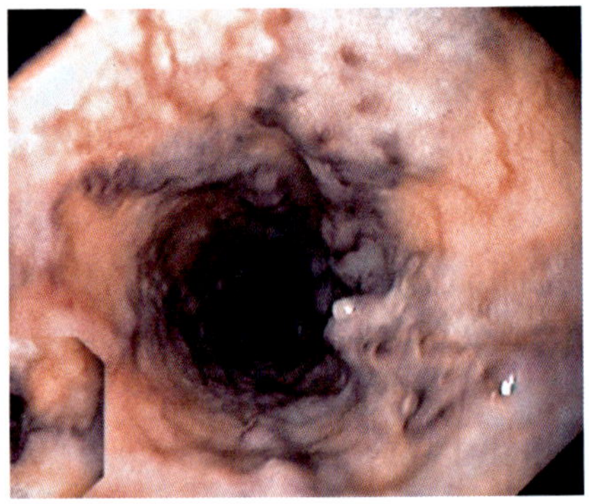

**Abb. 15.51** ···› **Ösophagusvarizen.** Aufgrund des Pfortaderhochdrucks können sich bei einer Leberzirrhose Krampfadern in der Speiseröhre bilden (aus Gerlach, Wagner u. Wirth, 2006).

Die langjährige Leberzirrhose gilt als Risikofaktor für ein *Leberzellkarzinom* (s. unten).

### Therapie

Die wichtigste Maßnahme ist natürlich das *strikte Alkoholverbot* und/oder die Bekämpfung der Grundkrankheit, um ein Fortschreiten der Zirrhose zu verhindern. Eine medikamentöse Therapie gibt es nicht, man behandelt rein symptomatisch (z. B. vorbeugende Verödung der Ösophagusvarizen), in seltenen Fällen wird eine *Lebertransplantation* angestrebt.

Bei Aszites wird die Trinkmenge reduziert, salz- und eiweißarme Kost verabreicht und mit Diuretika (S. 243) behandelt. Erst wenn der Patient durch den Aszites z. B. in der Atmung stark beeinträchtigt ist, wird eine *Aszitespunktion* durchgeführt. Bei Therapieresistenz kann über künstliche Entlastungskreisläufe (z. B. künstliche Verbindung zwischen Pfortader und unterer Hohlvene über einen Stent) versucht werden, das Wasser in den Blutkreislauf zurückzuführen.

#### Ernährung bei Leberzirrhose

- ···› Absoluter Verzicht auf Alkohol und Medikamente, welche über die Leber ausgeschieden werden.
- ···› Die Ernährung sollte vitaminreich (besonders die fettlöslichen Vitamine, da sie in der Leber nicht mehr gespeichert werden können), kochsalzarm (zur Verhinderung einer Asziteszunahme), und eiweißarm sein.
- ···› Bei Alkoholikern liegt oft ein Mangel an Vitamin B und Folsäure vor.

**W** *Eine Reduktion der Eiweißzufuhr ist besonders wichtig, wenn eine hepatische Enzephalopathie vorliegt. Denn durch den Ausfall der Leberfunktion ist der Abbau des Stickstoffes aus dem Eiweiß gestört, sodass keine Ausscheidung durch die Nieren möglich ist. Im Darm bilden die Bakterien aus dem Stickstoff Ammoniak. Es kann zu einer Ammoniakvergiftung mit ausgeprägter Störung der Hirnfunktion kommen.*

#### Prognose

Der Erkrankungsverlauf richtet sich natürlich nach dem Ausmaß der Leberschädigung und der zugrunde liegenden Ursache. Insgesamt ist die Prognose der Leberzirrhose aber schlecht, denn es kommt häufig zu schwerwiegenden Komplikationen.

**P** ***Aspekte der Pflege.*** *Bei Aszites begünstigen Bettruhe, Flüssigkeitsbeschränkung und eiweißreiche Kost die Ödemausschwemmung. Tritt als Komplikation eine hepatische Enzephalopathie auf, ist die Eiweißzufuhr jedoch zu beschränken. Durch die stark eingeschränkte Beweglichkeit ist der Patient dekubitus-, thrombose- und kontrakturgefährdet, deshalb müssen die entsprechenden Prophylaxen sorgfältig durchgeführt werden. Ist die Atmung durch den Aszites eingeschränkt, sind pneumonieprophylaktische Maßnahmen durchzuführen.*
*Bestehen Gerinnungsstörungen, ist besonders darauf zu achten, dass der alte Mensch sich nicht verletzt.*
*Bei einem Leberzirrhose-Patienten muss Folgendes beobachtet werden:*

- *Allgemeinbefinden und Bewusstsein (ist das Bewusstsein eingetrübt durch einen Ammoniakanstieg? Droht ein Leberkoma? Kommt der Patient in ein Alkoholentzugsdelir?),*
- *Vitalzeichenkontrolle,*
- *Haut (erweiterte Hautkapillaren, Rötung der Handinnenflächen, Weißfleckung der Haut),*
- *Blutungszeichen (vermehrtes Auftreten von Hämatomen?),*
- *bei Aszites: Bauchumfang messen, Körpergewicht, Flüssigkeitsbilanzierung.*

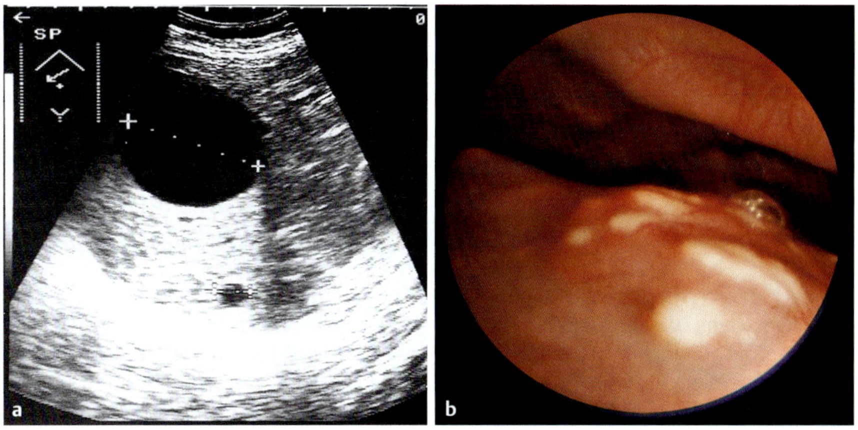


**Abb. 15.52 ··> Lebertumoren.** Sonografische Darstellung zweier Leberzysten (Durchmesser ca. 7 und 1,5 cm), **b** laparoskopischer Befund von Lebermetastasen bei einem Kolonkarzinom (aus Gerlach, Wagner u. Wirth, 2006).

### 15.6.4 Lebertumoren

#### Gutartige Lebertumoren

Die häufigsten gutartigen Lebertumoren sind *Hämangiome* (Blutschwamm). Diese Gefäßtumoren sind meist angeborene Fehlbildungen, die nie entarten und nur äußerst selten (Ruptur, Einblutung etc.) Beschwerden bereiten.

Auch *Leberzysten* werden meist zufällig entdeckt. Diese flüssigkeitsgefüllten Hohlräume in der Leber bereiten nur bei entsprechender Größe ein lokales Druckgefühl **(Abb. 15.52a)**.

Bei Frauen kann es nach langjähriger Antikonzeptivaeinnahme („Pille") zur Bildung von *Adenomen* kommen. Diese in der Regel gutartigen Tumoren verkleinern sich nach Absetzen der Medikamente.

#### Bösartige Lebertumoren

Das *Leberzellkarzinom* ist bei uns eher selten, in tropischen Ländern dagegen sehr häufig und zählt zu den weltweit häufigsten Karzinomen. Die Ursache ist unklar, das Karzinom entwickelt sich meist auf dem Boden einer alkoholtoxischen Leberzirrhose oder bei chronischer Hepatitis. Die Symptome sind meist sehr uncharakteristisch (Druckgefühl im Oberbauch, Abgeschlagenheit, Gewichtsverlust, evtl. Ikterus oder Zeichen des Pfortaderhochdrucks). Daher wird der Tumor oft erst spät entdeckt, wenn eine operative Entfernung nicht mehr möglich ist. Aus diesem Grund ist die Prognose des Leberzellkarzinoms sehr schlecht, die durchschnittliche Überlebenszeit liegt bei 6 Monaten.

90 % aller Lebertumoren sind *Metastasen*. Nach den Lymphknoten ist die Leber das von Metastasen am häufigsten befallene Organ, die Primärtumoren sitzen meist im Magen-Darm-Trakt, in der Lunge oder der weiblichen Brust. Beschwerden machen Metastasen nur selten, sie werden meist im Rahmen der Tumornachsorge entdeckt **(Abb. 15.52b)**. Therapeutisch versucht man eine weitere Metastasierung durch Chemotherapie zu verhindern, Einzelmetastasen können operativ entfernt werden.

## 15.7 Erkrankungen der Gallenblase

Susanne Andreae

### 15.7.1 Cholelithiasis (Gallensteine)

**D** *Steine oder Konkremente in der Gallenblase (Cholezystolithiasis) oder in den Gallenwegen, z. B. dem Ductus choledochus (Choledocholithiasis).*

**B** *„Frau Doktor, ich esse nie wieder Schlachtplatte!" Es ist 1 Uhr morgens, Frau Lehmann krümmt sich vor Schmerzen auf der Untersuchungsliege im Krankenhaus. Sie sei am Abend vorher mit Freunden beim Essen gewesen und habe sich die rustikale Spezialität (verschiedene Wurst- und Fleischsorten mit Sauerkraut und Kartoffelbrei) schmecken lassen. Mitten in der Nacht sei sie an sehr starken Schmerzen im rechten Oberbauch aufgewacht. Während der Untersuchung lassen die Schmerzen immer wieder plötzlich nach („Oh, Frau Doktor, jetzt ist alles weg, ich glaube, ich gehe wieder nach Hause!") um kurz darauf wieder anzufangen.*

**L** *Wie nennt man diesen Schmerzverlauf? Was vermuten Sie als Ursache der Beschwerden? Wie kann man die Diagnose sichern? Im Falle von Frau Lehmann ist eine wirksame Schmerztherapie kein Problem, doch reicht sie zur dauerhaften Vorbeugung aus?*

Das Gallensteinleiden gehört zu den *häufigsten Krankheiten* in den westlichen Industrienationen. Etwa jeder 10. Erwachsene hat Gallensteine, Frauen sind 3-mal häufiger betroffen; die Häufigkeit nimmt mit dem Alter zu.

### Ursachen

Gallensteine entstehen, wenn Stoffe, wie Cholesterin oder Bilirubin, die normalerweise in der Galle gelöst sind, auskristallisieren. Meist handelt es sich um Mischsteine aus Cholesterin und Bilirubin **(Abb. 15.53)**.

### Risikofaktoren

Der wichtigste Risikofaktor für die Bildung von Gallensteinen ist die *Adipositas*. Doch auch im Rahmen einer Schwangerschaft, Diabetes mellitus, einer genetischen Veranlagung oder hämolytischen Anämie (durch große Mengen anfallendes Bilirubin) können sich Steine bilden.

**W** *Man spricht bei den Risikofaktoren zur Steinbildung gerne von den „5 F": female (weiblich), fat (Adipositas), forty (über 40 Jahre alt), fair (hellhäutig) und fertile (Mutter mehrerer Kinder). Abgesehen davon kommt es, obwohl keine dieser klassischen Risikofaktoren vorliegen, in manchen Familien gehäuft zu Gallensteinen, somit scheinen auch erbliche Faktoren eine Rolle zu spielen.*

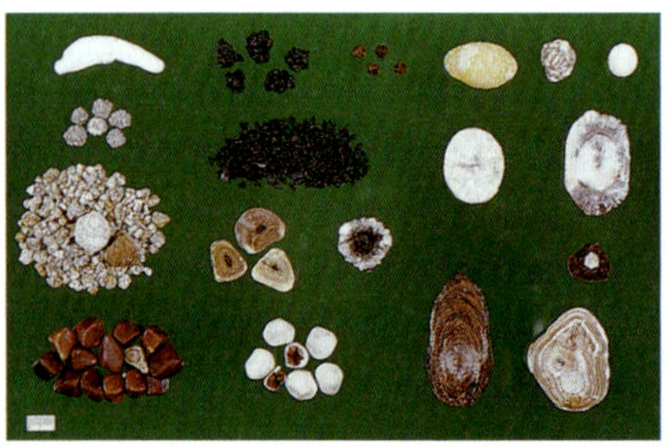

**Abb. 15.53 ⇢ Gallensteine.** Sammelsurium einiger Steine von verschiedenen Patienten (aus Paetz u. Benzinger-König, 2004).

### Symptome

Die weitaus meisten Gallensteine sind *klinisch stumm*, d. h., sie verursachen keinerlei Beschwerden und werden rein zufällig im Rahmen einer Ultraschalluntersuchung entdeckt. Gelegentlich beklagen die Patienten Oberbauchbeschwerden bei fettem Essen, Eierspeisen, Kaffee oder Ähnlichem.

Das typische Symptom ist die *Gallenkolik*. Oft ausgelöst durch fettes Essen (starker Reiz für die Entleerung der Gallenblase) kommt es zur Steinwanderung. Bleibt der Stein in den Gallengängen hängen, treten *starke, kolikartige Schmerzen im rechten Oberbauch* auf, oft mit Ausstrahlung in die rechte Schulter, meist begleitet von Übelkeit und Erbrechen.

**P** ***Pflege bei Gallenkolik.*** *Der Patient sollte Bettruhe und Nahrungskarenz einhalten; ab dem 2. Tag wird die Kost langsam wieder aufgebaut. Nach ärztlicher Anordnung können schmerzlindernde Medikamente gegeben werden. Warme Bauchwickel wirken krampflösend, dürfen aber nicht bei entzündlichen Erkrankungen angewendet werden. Wichtig ist die regelmäßige Kontrolle des Befindens (Bauchschmerzen?), des Abdomens (feste Bauchdecke als Zeichen einer Peritonitis?) und von Temperatur, Puls und Blutdruck.*

### Komplikationen

Die häufigste Komplikation ist eine Entzündung der Gallenblase (*Cholezystitis*). Bei *Perforation* der Gallenblase in den Bauchraum droht eine *Peritonitis*, ein *Gallensteinileus* bei Steinperforation in den Dünndarm. Der *Verschlussikterus* und die *biliäre Pankreatitis* resultieren meist aus einer Choledocholithiasis **(Abb. 15.54)**.

**Cholezystitis (Entzündung der Gallenblase).** Zur Gallenblasenentzündung kommt es fast nur bei Gallensteinträgern. Wie bei einer Gallenkolik treten plötzliche *Schmerzen* auf, verbunden mit *Fieber* und *laborchemisch erhöhten Entzündungswerten*. Ist zusätzlich der Ductus cysticus (Gallenblasengang) verschlossen, droht eine massive Eiteransammlung in der Gallenblase, das *Gallenblasenempyem*. Platzt die Gallenblase (*Gallenblasenperforation*), entleert sich das eitrige Sekret in die Bauchhöhle, es resultiert eine gallige Peritonitis mit Sepsisgefahr. Bei wiederholten, oft weniger dramatischen Entzündungen kann eine *chronische Cholezystitis* entstehen. Die Gallenblasenwand ist dann entzündlich verdickt, bei Einlagerungen von Kalk in die Wand spricht man von einer *Porzellangallenblase*. Therapeutisch wird bis zum Abklingen der Beschwerden meist konservativ behan-

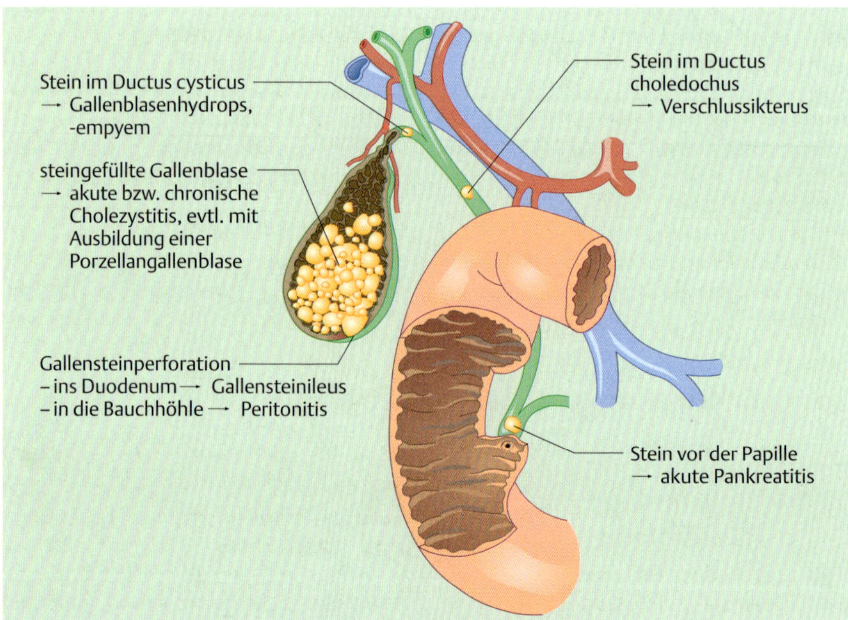


**Abb. 15.54 ⇢ Gallensteinkomplikationen.** Mögliche Steinlokalisationen mit den entsprechenden Auswirkungen (nach Dannhardt-Thiem).

delt: Antibiose, lokale Eisbehandlung, Schmerzbekämpfung und Nahrungskarenz. Im Anschluss erfolgt die operative Gallenblasenentfernung (Cholezystektomie).

**Gallensteinileus.** Im Rahmen lokaler Entzündungsprozesse kann es zur entzündlichen Verklebung von Gallenblase und Duodenum kommen. Bei weiterer Wandirritation perforiert der Gallenstein in den Zwölffingerdarm, wandert mit dem Stuhlgang bis zum Beginn des Kolons und bleibt dort hängen (Ileozökalklappe). Es resultiert ein mechanischer Ileus; der Stein muss baldmöglichst operativ entfernt werden.

**Biliäre Pankreatitis.** Eine der häufigsten Ursachen der Pankreatitis (Bauchspeicheldrüsenentzündung, s. unten), ist die Choledocholithiasis. Gemeinsam mit dem Ductus choledochus mündet im Bereich der Vater-Papille der Pankreasgang in das Duodenum. Ist dieser Abflussweg durch einen Gallenstein verschlossen, staut sich das Pankreassekret und es kommt zur Pankreatitis. Meist kann der Stein im Rahmen einer ERCP entfernt werden.

**Verschlussikterus.** Verschließt ein Stein den Ductus choledochus (Choledocholithiasis), kann die Galle nicht mehr abfließen und es entwickelt sich ein *Ikterus* infolge der erhöhten Bilirubinspiegel im Blut mit Entfärbung des Stuhls und bierbraunem Urin aufgrund der vermehrten Bilirubinausscheidung mit dem Harn. Der Stein muss mittels einer ERCP (endoskopischen Sondierung des Ganges) oder operativ entfernt werden.

#### Therapie

Asymptomatische Gallenblasensteine werden nicht entfernt. Bei einer akuten Gallenkolik lassen unter starken Schmerzmitteln und Spasmolytika (krampflösende Medikamente) die Beschwerden meist rasch nach.

Nur bei wiederholten Koliken oder Komplikationen wird die Gallenblase durch Bauchschnitt oder laparoskopisch (mittels spezieller Instrumente durch kleine Bauchschnitte, „Schlüssellochchirurgie") entfernt (*Cholezystektomie*). Alternativ können Steine je nach Größe und Beschaffenheit durch Ultraschallwellen (*Lithotripsie*) zertrümmert werden. Umstritten ist die medikamentöse Steinauflösung – sie gelingt nur bei bestimmten Steinarten und erst nach langer Behandlungsdauer (1–2 Jahre). Wird die Gallenblase belassen, kommt es aber in über 50 % der Fälle zur erneuten Steinbildung.

**P** ***Cholezystektomie.*** *Nach Entfernung der Gallenblase ist keine spezielle Diät nötig. Der Betroffene soll alle Speisen „ausprobieren", um herauszufinden, welche Nahrungsbestandteile er evtl. meiden sollte.*

Ernährung zur Prophylaxe von Gallensteinen:

- Übergewicht vermeiden,
- bei Übergewicht langsame Gewichtsreduktion,
- fettarme Ernährung,
- ballaststoffreiche Kost.

**B** *Fortsetzung Fallbeispiel. Da die Schmerzen kolikartig verlaufen und hauptsächlich im rechten Oberbauch lokalisiert sind, vermutet die Ärztin als Ursache eine Gallenkolik. Sie führt bei Frau Lehmann eine Ultraschalluntersuchung durch. Wie vermutet, ist die Gallenblase voller Steine. „Ich weiß, dass ich Gallensteine habe, bisher habe ich aber nichts gemerkt." Die Ärztin erklärt Frau Lehmann, dass die hohe Fettzufuhr mit dem abendlichen Essen zu einer starken Kontraktion (Zusammenziehung) der Gallenblase geführt hat, weil der Darm zur Fettverdauung einer solchen Mahlzeit viel Gallenflüssigkeit braucht. Dabei muss ein kleiner Gallenstein mit herausgespült worden sein. Unglücklicherweise blieb er in den Gallenwegen stecken und verursachte so eine Gallenkolik. Zur Schmerzlinderung bekommt Frau Lehmann eine Infusion mit krampflösenden und schmerzstillenden Mitteln. Um weiteren Koliken vorzubeugen, rät man Frau Lehmann zur baldigen Gallenblasenentfernung.*

### 15.7.2 Gallenblasen- und Gallengangskarzinom

Karzinome der Gallenblase und der Gallengänge sind insgesamt selten. Gallenblasensteine werden als Risikofaktor angesehen, da sie bei bis zu ⅔ der Karzinome zu finden sind. Daher sind Frauen häufiger betroffen. Der Häufigkeitsgipfel liegt zwischen 60 und 70 Jahren, deswegen ist das Gallenblasenkarzinom eine *typische Tumorerkrankung im Alter*.

#### Symptome

Diese sind eher uncharakteristisch, richtungweisend kann ein *schmerzloser Ikterus* verbunden mit Gewichtsabnahme, Leistungsknick etc. sein.

#### Therapie

Gallenblasen- oder Gallengangskarzinome werden oft so spät entdeckt, dass eine operative Heilung nicht mehr möglich ist. Um einen Abfluss der Gallenflüssigkeit zu gewährleisten, wird eine Art Katheter (Stent) in die Gallengänge eingelegt und die Gallenflüssigkeit nach innen (in den Darm) oder nach außen abgeleitet. Möglich ist auch die operative Verbindung zwischen Gallensystem und Magen-Darm-Trakt.

#### Prognose

Mit einer 5-Jahres-Überlebensrate von nur 2 % ist die Prognose sehr schlecht.

## 15.8 Erkrankungen der Bauchspeicheldrüse

Susanne Andreae

### 15.8.1 Akute Pankreatitis (Bauchspeicheldrüsenentzündung)

**D** *Entzündung des Pankreas mit Gefahr der „Selbstandauung" des Organs.*

#### Ursachen

80 % der Fälle sind durch *Alkoholabusus* oder *Gallensteine* (biliäre Pankreatitis, s. oben) ausgelöst. Andere Ursachen sind Infektionen (z. B. Mumps), Verletzungen (z. B. nach ERCP, S. 297) oder Medikamente (z. B. Kortison, Diuretika). In 10–20 % der Fälle bleibt die Ursache ungeklärt.

Während Alkohol das Pankreasgewebe direkt schädigt, wird beim Verschluss der Vater-Papille durch einen Gallenstein das Pankreassekret aufgestaut. Dabei werden die Verdauungsenzyme im Pankreassaft schon im Pankreas und nicht erst im Duodenum aktiviert; durch die Eiweiß spaltenden Enzyme kommt es dann zur *„Selbstandauung"* des Organs.

### Symptome

Die Krankheit setzt akut ein, sie „überfällt den Patienten wie aus heiterem Himmel":

- *starke, gürtelförmige* (Ausstrahlung in den Rücken) *Oberbauchschmerzen*,
- *Übelkeit* und *Erbrechen*,
- geblähter, *„gummiartiger" Bauch*,
- evtl. Ikterus,
- die starken Schmerzen führen häufig reflektorisch zum *paralytischen Ileus* (S. 315),
- evtl. bestehen *Schockzeichen:* Durch die entzündlich bedingte Schwellung des Pankreas und seiner Umgebung sowie eine durch die Entzündung ausgelöste Gefäßerweiterung gehen große Flüssigkeitsmengen verloren. Deshalb besteht die Gefahr eines Volumenmangelschocks.

### Komplikationen

Die Pankreatitis kann lebensgefährlich sein, denn es kann zum *Kreislaufschock* oder zur *Sepsis* kommen.

Gefürchtet ist der Übergang in eine *nekrotisierende Pankreatitis* mit irreversibler Organzerstörung und einer hohen Letalitätsrate. Als Spätfolge einer Pankreatitis können sich *Pankreaspseudozysten* entwickeln, flüssigkeitsgefüllte Hohlräume, die sich bei Verlegung von Drüsenausführungsgängen bilden und bis zu kindskopfgroß werden können.

### Diagnostik

Laborchemisch lassen sich neben erhöhten Entzündungswerten deutlich erhöhte Pankreaswerte (*Lipase* und *Amylase*) feststellen. Die entzündliche Schwellung des Organs ist sonografisch oder im CT (Computertomografie) zu sehen.

### Therapie

Schon bei Verdacht auf Pankreatitis ist eine stationäre Einweisung unerlässlich, nicht selten erfolgt eine intensivmedizinische Betreuung. Neben der Therapie der Grundkrankheit (z. B. ERCP bei biliärer Pankreatitis) stehen bis zur Besserung der Laborwerte *Bettruhe, absolute Nahrungskarenz* und *parenterale Ernährung* (Ernährung über Infusionstherapie) im Vordergrund. Begleitend bekommt der Patient Schmerzmittel und ggf. Antibiotika. Bei Organnekrosen, Abszessbildung oder Pseudozysten muss *operiert* werden.

### Verlauf

Kommt es nicht zu schwerwiegenden Komplikationen, heilt eine Pankreatitis meist folgenlos aus.

Besonders bei chronischem Alkoholabusus aber kann sich nach wiederholten Entzündungen eine *chronische Pankreatitis* entwickeln. Es kommt zum fortschreitenden Funktionsverlust der Drüse mit Nahrungsunverträglichkeiten (bes. fette Speisen), zunehmender Gewichtsabnahme aufgrund einer gestörten Nährstoffaufnahme (Malabsorption) und wiederkehrenden sehr starken Bauchschmerzen. In ausgeprägten Fällen entwickelt sich ein insulinpflichtiger Diabetes mellitus.

Die wichtigste Voraussetzung für eine Therapie ist die *strikte Alkoholabstinenz*. Bei Pankreasschwäche ist die lebenslange Einnahme von Pankreasenzymen (z. B. Kreon) und eine entsprechende Diät nötig.

Ernährung bei chronischer Pankreatitis:

- leicht verdauliche, kohlenhydratreiche und fettarme Kost,
- schwer verdauliche, ballaststoffreiche Kost meiden,
- häufig kleine Mahlzeiten,
- lebenslanger Alkoholverzicht!,
- evtl. Mangel an fettlöslichen Vitaminen (E,D,K,A) ausgleichen.

## 15.8.2 Pankreaskarzinom (Bauchspeicheldrüsenkrebs)

Der Altersgipfel liegt zwischen dem 50. und 70. Lebensjahr. Die Ursache ist unklar, ein erhöhtes Risiko besteht bei *chronischer Pankreatitis, Nikotin-* und *Alkoholabusus*; Männer sind etwas häufiger betroffen.

### Symptome

Diese sind insgesamt sehr uncharakteristisch (Druckschmerz im Oberbauch, Appetitmangel, Gewichtsabnahme, Übelkeit etc.), richtungweisend kann ein *schmerzloser Ikterus* sein. Verursacht wird er durch die meist im Pankreaskopf lokalisierten Karzinome, die rasch zum Verschluss des Ductus choledochus im Bereich der Vater-Papille führen.

**M** *Bei schmerzlosem Ikterus immer an ein Pankreas- oder Gallenblasenkarzinom denken!*

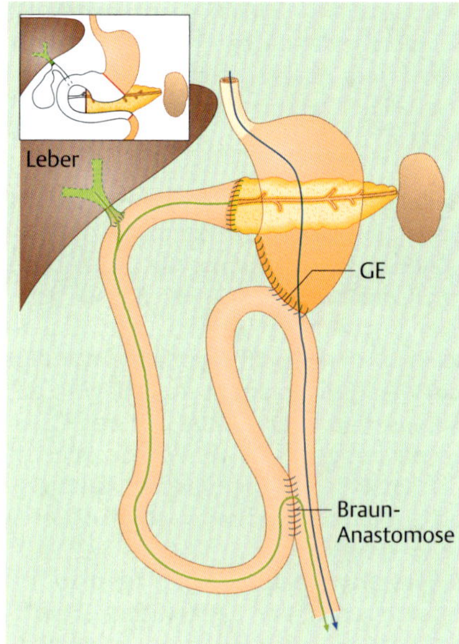


**Abb. 15.55 ⇢ Whipple-Operation.** Entfernung von Pankreaskopf, Duodenum, Gallenblase und ⅔ des Magens. Die entfernten Organe sind in der kleinen Teilabbildung ohne Färbung dargestellt (aus Paetz u. Benzinger-König, 2004).

### Therapie

Nur wenige Pankreaskarzinome sind bei Diagnosestellung noch operabel. Üblich ist die *Whipple-Operation* **(Abb. 15.55)**. Bei Inoperabilität stehen palliative Operationen zur Sicherung des Galleabflusses im Vordergrund. Chemo- oder Strahlentherapie haben nur selten eine lebensverlängernde Wirkung.

### Prognose

Das Pankreaskarzinom hat die schlechteste Prognose aller Karzinome im Magen-Darm-Trakt: die durchschnittliche Überlebensdauer beträgt *6 Monate*!

**B** *„Herr Doktor mit mir stimmt was nicht! Seit einigen Wochen nehme ich rapide Gewicht ab, bin schlapp, müde und heute Morgen sehe ich im Spiegel, dass ich gelbe Augen habe!" Nach einem Blick in die gelben Augen und einer im Grunde unauffälligen körperlichen Untersuchung macht der Hausarzt bei Herrn Rasmus einen Ultraschall. Neben einem erweiterten Gallengang fällt ihm vor allem die „fleckige" Leber auf. Im Computertomogramm stellen sich diese als Lebermetastasen bei einem Pankreaskopfkarzinom heraus. Trotz intensivster Chemotherapie in einer Spezialklinik kann Herrn Rasmus nicht mehr geholfen werden. Er verstirbt 4 Monate nach Diagnosestellung.*

## 15.9 Erkrankungen der Bauchhöhle

Susanne Andreae

### 15.9.1 Peritonitis (Bauchfellentzündung)

**D** *Bakteriell oder chemisch bedingte lokale oder generalisierte Entzündung des Bauchfells.*

#### Ursachen

Meist entsteht eine Bauchfellentzündung durch das Eindringen von Bakterien in den Bauchraum, beispielsweise bei einer perforierten Appendizitis (S. 306) oder durch Austritt von Stuhlgang infolge einer Anastomoseninsuffizienz („Leck" in der operativen Verbindung zweier Darmteile) nach Darmoperationen. Doch auch infolge einer Organperforation (Platzen eines inneren Organs) mit Austritt von körpereigenen Säften, wie Galle, Magensaft oder Urin, kann sich eine Peritonitis entwickeln.

#### Symptome

Charakteristische Symptome finden sich meist erst bei fortgeschrittener Peritonitis:

- *starke Bauchschmerzen,*
- lokale (bei von Darmschlingen abgedeckter lokaler Peritonitis) oder *generelle Abwehrspannung* („brettharter Bauch"),
- *abgeschwächte oder fehlende Darmgeräusche* als Zeichen eines reflektorischen paralytischen Ileus,
- *evtl. Zeichen des Volumenmangelschocks* (wegen massivem Flüssigkeitsverlust in den Bauchraum).

#### Komplikationen

Die generelle Peritonitis (ganzes Bauchfell entzündet), hat *eine Letalität von 40–60%*! Es drohen *Sepsis* und *lokale Abszessbildung*, und als Spätkomplikation kommt es nicht selten zum verwachsungsbedingten *mechanischen Ileus* (Bridenileus, S. 315).

#### Therapie

Die Peritonitis ist ein *chirurgischer Notfall*! Nach der Kreislaufstabilisierung muss *sofort operiert* und die Entzündungsursache beseitigt werden. Wichtig sind des Weiteren die gründliche Spülung des Bauchraums und eine intravenöse Antibiotikatherapie.

### 15.9.2 Hernie (Bauchwandbruch)

**D** *Pathologische Ausstülpung des Bauchfells durch eine Bauchwandlücke. In der Ausstülpung können sich Organe aus dem Bauchraum befinden.*

Eine Hernie besteht immer aus **(Abb. 15.56)**:

- *Bruchpforte*, der Lücke in der Muskel- oder Faszienschicht der Bauchwand,
- *Bruchsack*, er kleidet die Hernie aus und besteht aus dem Peritoneum (Bauchfell),
- *Bruchinhalt*, die im Bruchsack enthaltenen inneren Organe, meist handelt es sich um Dünndarm und/oder Teile des Bauchnetzes.

#### Ursachen

Die Ursache aller im Alter typischen Hernien ist eine lokale *Bindegewebsschwäche* (z. B. im Bereich der Leiste). Meist kombiniert mit einem *erhöhten intraabdominellen Druck* (z. B. durch schwere körperliche Arbeit, chronischer Husten, Obstipation o. Ä.) kommt es an diesen Stellen zum Weichteilbruch.

#### Symptome

Oft handelt es sich um einen symptomlosen *Zufallsbefund:* Die Patienten bemerken in der Bruchregion eine *Vorwölbung*, die sich besonders beim Pressen, Husten oder Niesen bemerkbar macht. Manchmal werden *ziehende Schmerzen* bei Bewegung, Stuhlgang oder körperlicher Betätigung beschrieben.

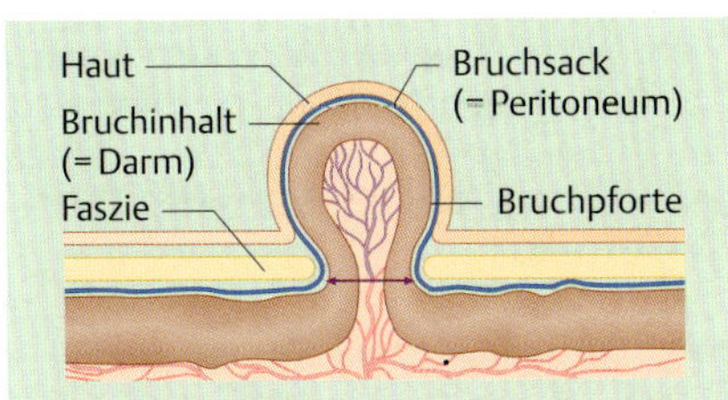


**Abb. 15.56 ⇝ Aufbau eines Bauchwandbruches.** Der Bruchsack stülpt sich durch die Bruchpforte in das Unterhautfettgewebe. Bruchinhalt ist hier eine Darmschlinge (aus Paetz u. Benzinger-König, 2004).

#### Komplikationen

Meist lässt sich die Vorwölbung durch leichten Druck von außen zurückdrücken, der Inhalt des Bruchsackes rutscht in den Bauchraum zurück (*reponible Hernie*). Lässt sich die Vorwölbung nicht beseitigen, weil der Bruchinhalt nicht durch die Bruchlücke passt, handelt es sich um eine *irreponible Hernie*; es droht die *Brucheinklemmung* (inkarzerierte Hernie): Der Bruchinhalt wird durch die zu enge Bruchlücke eingeklemmt. Es kommt zu Durchblutungsstörungen der im Bruchsack gelegenen Organe mit der Gefahr des mechanischen Ileus und einer Darmnekrose. Daher muss eine irreponible Hernie *baldmöglichst operiert werden.*

**P** *Bei Verdacht auf eine irreponible Hernie immer den Arzt verständigen!*

#### Therapie

Sofern keine Kontraindikationen vorliegen, sollte jede Hernie operiert werden, um Komplikationen vorzubeugen. Bei der *Herniotomie* wird der Bruchsack abgetragen und die Bruchlücke wird verschlossen. Besonders Leistenhernien werden heute meist *endoskopisch* operiert, die Bruchlücken werden dabei durch von innen vorgelegte Netze verschlossen.

Die „gute alte" Bruchbinde ist heute nur noch bei inoperablen Patienten zu vertreten.

#### Lokalisation

Etwa 80% aller Hernien sind Leistenbrüche, 10% Schenkelhernien, 5% Nabelhernien und 5% andere Formen.

**Leistenbruch.** Die Bruchpforte liegt oberhalb des Leistenbandes **(Abb. 15.57a)**. Betroffen sind in 90% der Fälle Männer, denn aufgrund der Verlagerung des Hodens aus dem Bauchraum in den Hodensack am Ende der Embryonalentwicklung, besteht hier eine gewisse Weichteilschwäche. Bei großer Bruchlücke kann es zur Verlagerung von Bauchorganen bis in den Hodensack kommen, man spricht dann von einer *Skrotalhernie*.

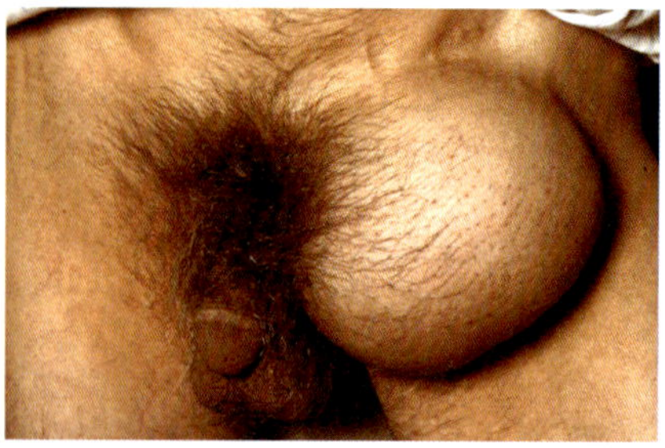

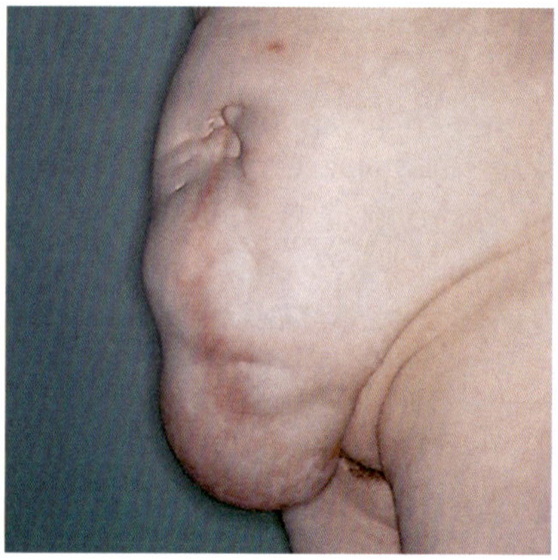

Abb. 15.57 ⇢ **Hernien. a** Leistenhernie, **b** Narbenhernie nach medianer Laparotomie (aus Paetz u. Benzinger-König, 2004).

**Schenkelhernie.** Diese Bruchform ist bei Frauen häufiger. Die Bruchpforte liegt an der *Durchtrittstelle der Femoralgefäße* am Oberschenkel.

**Nabelhernie.** Bruch im Bereich des Nabels, kann sich z.B. bei ausgeprägtem Aszites oder gegen Ende einer Schwangerschaft bilden.

**Narbenhernie.** Die Bruchpforte liegt im Bereich einer alten Operationsnarbe **(Abb. 15.57b)**. Narbenhernien bilden sich gehäuft bei zu früher körperlicher Belastung nach einer Operation.

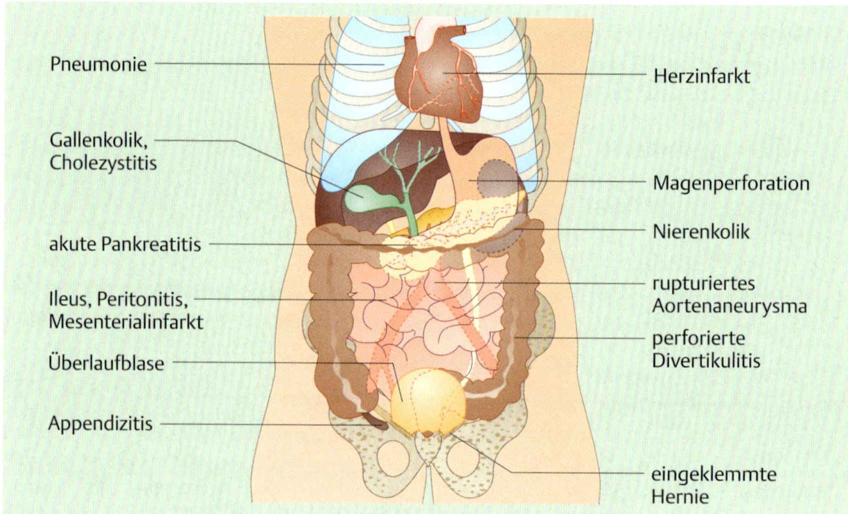


**Abb. 15.58** ⇢ **Akutes Abdomen.** Mögliche Ursachen für ein akutes Abdomen (aus Paetz u. Benzinger-König, 2004).

## 15.10 Akutes Abdomen (akuter Bauch)

Susanne Andreae

**D** *Sammelbegriff für verschiedene, teils lebensbedrohliche Krankheitsbilder, die mit starken Bauchschmerzen einhergehen.*

### Ursachen

Zumeist liegen Erkrankungen von Bauchorganen zugrunde, doch auch extraabdominelle Erkrankungen können zu den Symptomen des akuten Abdomens führen **(Abb. 15.58)**:

- *Entzündungen,* z.B. Appendizitis (S. 306), Cholezystitis (S. 321), Pankreatitis (S. 323),
- *Perforation* eines Hohlorgans, z.B. Magenperforation (S. 303), Perforation bei Appendizitis (S. 306), Sigmaperforation bei Divertikulitis (S. 308),
- *Durchblutungsstörungen,* z.B. inkarzerierte Hernie, Mesenterialinfarkt,
- *Steineinklemmung,* z.B. Gallenkolik (S. 322), Nierenkolik (S. 337),
- *Verletzungen im Bauchraum,*
- *Blutungen in den Bauchraum* z.B. rupturiertes Aortenaneurysma (S. 254),
- *extraabdominelle Erkrankungen,* z.B. Herzinfarkt (S.235), Pneumonie (S. 210), akuter Harnverhalt, Bandscheibenvorfall (S. 201).

### Symptome

Leitsymptome sind meist plötzlich auftretende *Bauchschmerzen* unterschiedlicher Qualität (Dauerschmerz, kolik- oder krampfartig) häufig mit lokaler oder generalisierter *Abwehrspannung*. Häufig bestehen *Übelkeit* und *Erbrechen*. Immer ist der Betroffene *schwer krank* und nicht selten findet man eine *Schocksymptomatik*.

**M** *Der akute Bauch ist ein Notfall – rasch den Arzt verständigen!*

### Therapie

Mittels gezielter Diagnostik (Labor, Sonografie, Röntgen oder EKG) muss möglichst rasch die Grunderkrankung gefunden und schnell behandelt werden, um die Prognose des Patienten zu verbessern. In über 90% der Fälle ist eine chirurgische Therapie nötig.

**B** *3 Skinheads kommen in die chirurgische Ambulanz, einer hält sich den Bauch vor Schmerzen. Beim Essen habe er plötzlich massive Bauchschmerzen bekommen. Seine Freunde meinten, es könne der Blinddarm sein, deshalb seien sie gleich gekommen. Doch oh' Wunder – sobald er auf der Untersuchungsliege liegt, sind die Schmerzen vollständig verschwunden! „Das gibt's doch gar nicht – Frau Doktor, sie müssen mir glauben, bis eben hat es total weh getan!" Seine Freunde krümmen sich vor Lachen und die Dienst habende Ärztin macht zur Sicherheit eine Ultraschalluntersuchung. Abgesehen von sehr viel Luft im Darm kann sie nichts Pathologisches feststellen. „Guter Mann, das war ein eingeklemmter Pups – weiter nichts!"*

# 16 Erkrankungen der Niere und Harnwege

Dominik von Hayek, Susanne Andreae, Jutta Weniger

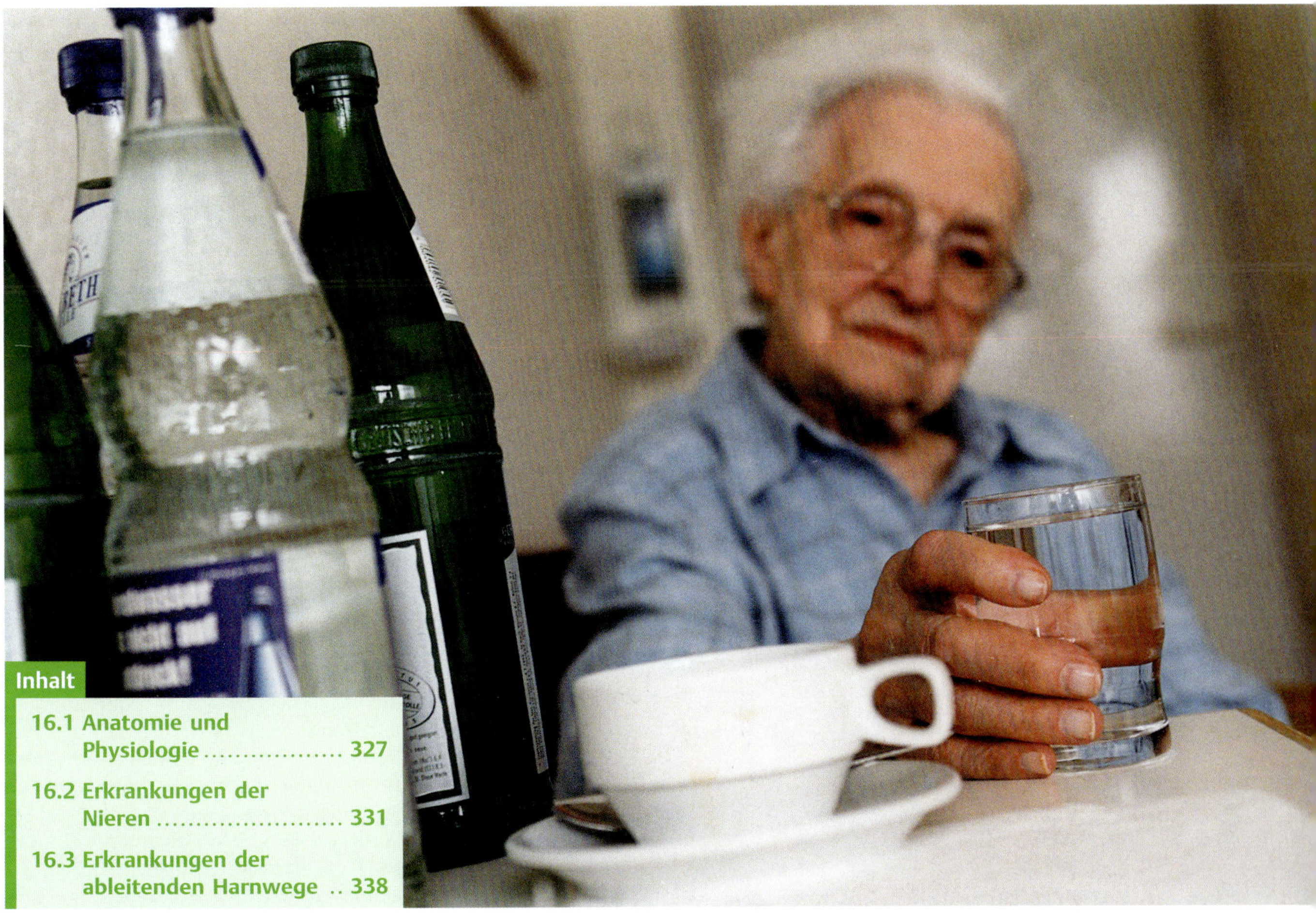

Inhalt



## 16.1 Anatomie und Physiologie

Dominik von Hayek

### 16.1.1 Lage und Aufbau der Niere

Die beiden Nieren liegen unterhalb des Zwerchfells jeweils seitlich neben der Wirbelsäule **(Abb. 16.1)**. Sie haben ein bohnenförmiges Aussehen und sind ca. 11 cm lang, 6 cm breit und 3 cm dick. An der kleineren Krümmung, also zur Mitte hin, befindet sich das *Nierenbecken*, in dem der Urin gesammelt und in den Harnleitern nach unten geleitet wird. Hier münden auch die *Nierenarterie* (Arteria renalis), die *Nierenvene* (Vena renalis) sowie Lymphgefäße und Nervenstränge in die Niere ein. Die Niere ist von einer derben Bindegewebshülle, der *Nierenkapsel*, umgeben und in Fettgewebe eingepolstert.

Der Länge nach aufgeschnitten kann man schon mit bloßem Auge die 3 Schichten der Niere erkennen: innen liegt ein sternförmiges Hohlsystem, das *Nierenbecken*, an das sich jeweils strahlenförmig die *Markpyramiden* anschließen, umgeben von der *Nierenrinde* **(Abb. 16.2)**.

### 16.1.2 Aufgaben und Funktionsweise der Nieren

Die Nieren haben folgende Aufgaben:

- Ausscheidung von Flüssigkeit und für den Körper schädlichen Stoffwechselprodukten (Harnstoff, Harnsäure, Kreatinin),
- Ausscheidung von körperfremden, giftigen Substanzen (z. B. Medikamenten),
- Regulation des Elektrolyt- und Wasserhaushalts,
- Bildung von Hormonen (z. B. Erythropoetin, S. 263).

Das Besondere an der Entgiftungsfunktion der Niere ist, dass sie wie ein Filter alle für den Körper wichtigen Stoffe (wie Erythrozyten, Glukose, Proteine und vieles mehr) zurückhält, während

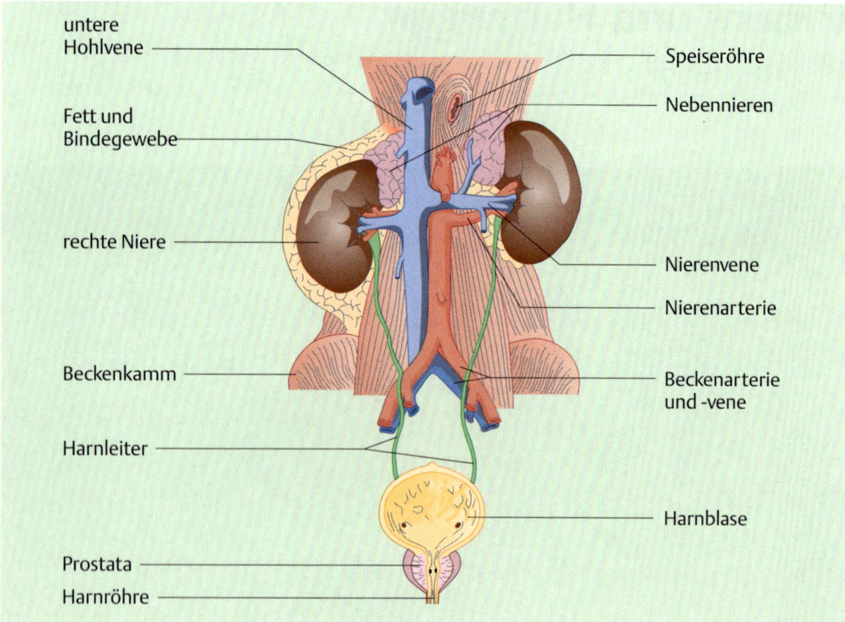


**Abb. 16.1 ⇢ Lage der Nieren.** Lokalisation der Nieren und Harnwege beim Mann (Schwegler, 2002).

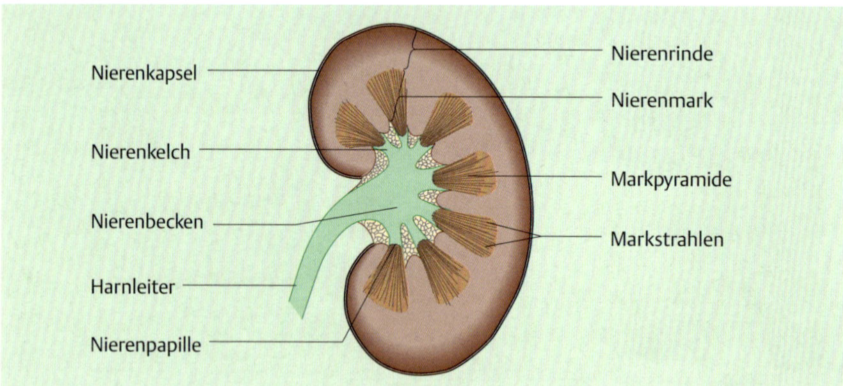


**Abb. 16.2 ⇢ Längsschnitt durch eine Niere.** Die Nierenkapsel umschließt die 3 Schichten der Nieren: Nierenrinde, Nierenmark und Nierenbecken (aus Schwegler, 2002).

Giftstoffe mit dem Urin ausgeschieden werden.

**Harnproduktion.** Sie findet im *Nephron* statt, der kleinsten funktionellen Einheit der Niere, vereinfacht gesehen ein Sieb mit einem angeschlossenen Konzentrierungssystem (ähnlich einer Destillerie, **Abb. 16.3a**). Das aus der Nierenarterie kommende Blut fließt in einen durchlässigen Gefäßknäuel (*Glomerulum* = Nierenkörperchen), dabei wird Flüssigkeit durch die Poren abgepresst und von einer Kapsel (wie durch einen Trichter) aufgefangen. Die entstandene Flüssigkeit wird *Primärharn* genannt, bei einer mittleren Durchblutung der Niere von 1 600 l pro Tag ergeben sich ca. 180 l **(Abb. 16.3b)**. Würde dieses Volumen als Urin ausgeschieden, so wäre der Organismus nicht lebensfähig, es muss also eine Konzentrierung stattfinden. Dafür führt von jeder Glomerulumkapsel ein feines Röhrensystem bis ins Nierenmark und bogenförmig wieder zurück. Hier werden dem Primärharn Flüssigkeit und Elektrolyte entzogen, sodass die 180 l auf ca. 2 l *Sekundärharn* konzentriert werden. Dieser wird in einem weiteren Röhrensystem gesammelt (Sammelrohre) und über die Nierenkelche zum Nierenbecken und damit in die Harnwege geleitet. Außerdem können im Tubulussystem zahlreiche andere Substanzen sowohl in den Sekundärharn abgegeben (tubuläre Sekretion z. B. von Medikamenten, Elektrolyten, Harnsäure), aber auch herausgenommen werden (Resorption z. B. von Elektrolyten, Glukose).

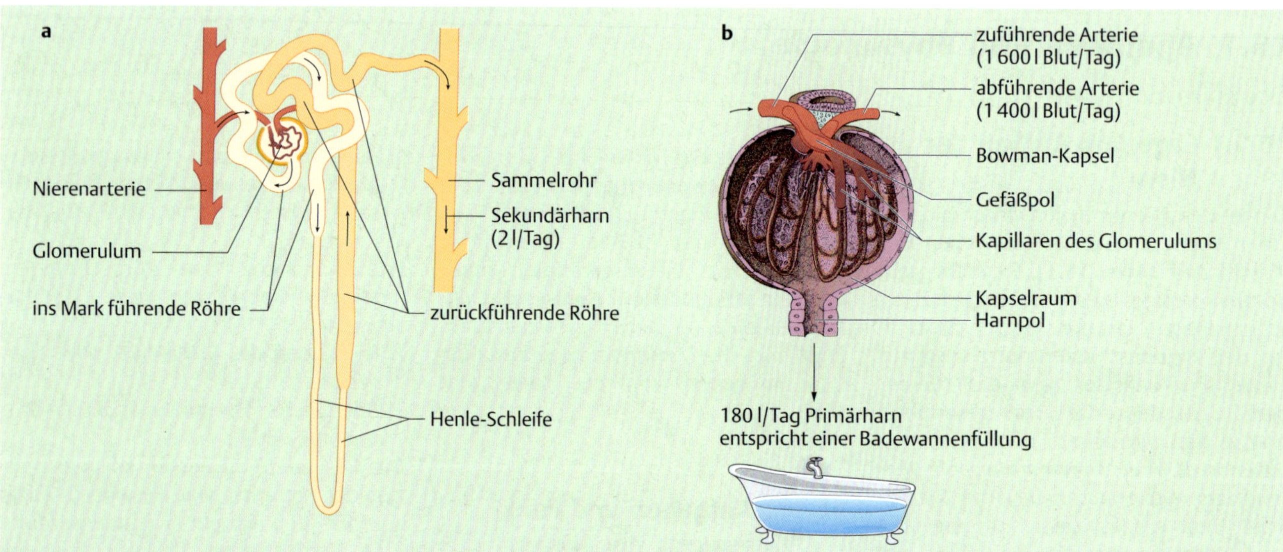


**Abb. 16.3 ⇢ Nephron.** Aufbau des Nephrons. **a** Schematische Darstellung der Bestandteile: Nierenkörperchen (Glomerulum), Röhrensystem und Sammelrohr, **b** Abpressen des Primärharns im Nierenkörperchen (aus Schwegler, 2002).

**Chronische Niereninsuffizienz.** Die Anzahl der Nephrone in der Niere nimmt ab dem Erwachsenenalter kontinuierlich ab, rein statistisch gesehen verliert die Niere dann pro Lebensjahr 1 % ihrer Entgiftungsleistung. Auch ohne besondere Nierenerkrankungen muss man deshalb beim älteren Menschen von einer verminderten Nierenleistung ausgehen, auch wenn sich keine Krankheitszeichen oder auffälligen Laborwerte zeigen müssen. Aus diesem Grunde verbleiben *Medikamente*, die über die Niere ausgeschieden werden, länger im Körper und müssen deshalb meist niedriger dosiert werden.

### 16.1.3 Steuerung des Elektrolyt- und Wasserhaushalts

**B** *Herr Montag lebt seit vielen Jahren im Altenheim am Entenbach. Er hat eine leichte Niereninsuffizienz (Nierenfunktionsschwäche), wegen der er morgens ein wassertreibendes Medikament (Diuretikum) einnimmt. Aufgrund einer Prostatavergrößerung kann er derzeit nicht ausreichend Wasser lassen, weshalb von seinem Hausarzt Dr. Meissner vorübergehend ein Blasendauerkatheter (BDK) gelegt wurde. Der rüstige 70-Jährige hat eine Körpergröße von 165 cm und wiegt 65 kg. 2 Wochen nach Anlage des BDK wird Dr. Meissner von der Heimleitung, Frau Herrmann, zu einem Hausbesuch gerufen, weil Herr Montag plötzlich hohes Fieber bis 39 °C entwickelt und über Rückenschmerzen klagt. Der Arzt untersucht Herrn Montag, macht einen Urinstreifentest, der einen Harnwegsinfekt anzeigt und stellt die Diagnose einer Nierenbeckenentzündung. Er wechselt den BDK als mögliche Infektionsquelle, verordnet ein Antibiotikum und vereinbart mit Frau Herrmann die vorübergehende Aufnahme in die Pflegeabteilung. Wegen der bekannten Niereninsuffizienz ordnet er eine Bilanzierung des Flüssigkeitshaushaltes an: Herr Montag bekommt innerhalb 24 Stunden 2 l zu trinken (Einfuhr) und soll mindestens 1 l Urin ausscheiden (Ausfuhr). Nach 4 Tagen kommt Dr. Meissner zu einem erneuten Hausbesuch, doch der Zustand von Herrn Montag hat sich eher verschlechtert, er hat weiterhin Fieber um 39 °C und klagt über Schwindel. Der Arzt wechselt das Antibiotikum und erhöht die Dosis des Diuretikums, weil die Ausfuhr geringer als 0,5 l ist. In den darauf folgenden Tagen wird Herr Montag immer schwächer und müder, sein Fieber sinkt nur wenig. Am Morgen des achten Tages findet ihn Frau Herrmann in einem bewusstlosen Zustand mit einem epileptischen Anfall vor. Sie sichert die Atemwege und ruft den Notarzt, der nach 10 Minuten eintrifft. Dieser transportiert Herrn Montag wegen des weiter bestehenden Krampfanfalls notfallmäßig in das nächste Krankenhaus, wo er in der internistischen Nothilfe aufgenommen wird. In der sofort vorgenommenen Blutuntersuchung zeigt sich ein erhöhter Hämatokrit von 65 % (Anteil der festen Blutbestandteile normalerweise 45 %) und eine Hypernatriämie (erhöhter Blutsalzgehalt, Normalwert 145 mmol/l) von 190 mmol/l.*

**L** *Welche Diagnose stellen die Ärzte bei Herrn Montag? Der Hausarzt und die Altenpflegekräfte haben sich intensiv um seine Gesundheit bemüht. Welchen Fehler haben sie trotzdem gemacht? Welche einfache Untersuchungsmethode, die im Altenheim überall verfügbar ist, hätte man durchführen können, um die Fehlentwicklung zu bemerken? Welche Therapie werden die Krankenhausärzte durchführen?*

#### Wasserhaushalt

Der Flüssigkeitsbedarf des Körpers kann erhöht sein, z. B. durch vermehrte Verdunstung bei Fieber oder körperlicher Anstrengung, aber auch durch Flüssigkeitsverluste, z. B. bei Diarrhö (Durchfall). Der Körper reagiert in diesem Fall zum einen mit Durstempfinden und vermehrtem Trinken, zum anderen mit der Verminderung der Urinproduktion: Im Gehirn wird über Messfühler ein zu hoch konzentriertes Blut gemessen, als Reaktion darauf wird in der Hypophyse das *Hormon ADH* (antidiuretisches = gegen die Wasserausscheidung gerichtetes Hormon) ausgeschüttet, das eine vermehrte Wasserrückaufnahme (Rückresorption) in den Sammelrohren der Niere auslöst. Außerdem hat es ein vermehrtes Durstempfinden zur Folge. Bei älteren Menschen kommt es zu einer verminderten ADH-Ausschüttung, sodass der Körper bei Zuständen mit erhöhtem Wasserbedarf nicht mehr richtig gegenregulieren kann: Alte Menschen haben weniger Durst.

#### Flüssigkeitsbilanz

Oft ist es bei älteren Patienten nötig, über die Flüssigkeitsein- und -ausfuhr Buch zu führen, wie bei einer kaufmännischen Bilanz. Ein gesunder Erwachsener, der sich körperlich nicht anstrengen muss, nimmt normalerweise ca. 1500 ml Flüssigkeit durch Getränke und ca. 500 ml durch feste Nahrung zu sich. Auf der Habenseite kommen noch 400 ml Oxidationswasser dazu, das ist Flüssigkeit, die im Körper im Rahmen von chemischen Reaktionen entsteht. Auf der Sollseite finden sich ca. 1600 ml Flüssigkeit, die über den Stuhlgang und Urin ausgeschieden werden, sowie 800 ml, die über die Haut und die Atemluft verdunsten **(Abb. 16.4a)**. Haben und Soll gleichen sich in diesem Fall aus. Verändert sich eine Seite z. B. bei Fieber (pro 1 °C Temperaturerhöhung ca. 800 ml zusätzlicher Flüssigkeitsverlust durch Verdunstung), so verlangt eine ausgeglichene Bilanz eine vermehrte Flüssigkeitszufuhr, da der Körper nur in einem begrenzten Maße

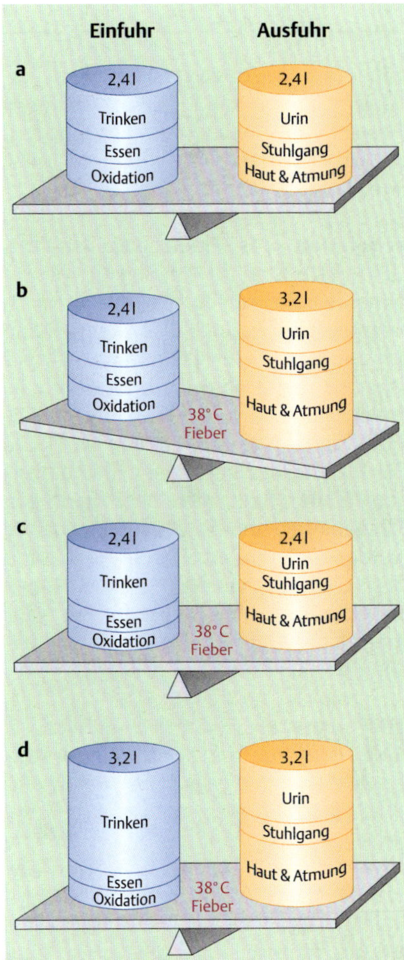


**Abb. 16.4** ⇢ **Flüssigkeitshaushalt.** Regulation des Flüssigkeitshaushaltes. **a** Ausgeglichene Flüssigkeitsbilanz mit gleich großer Ein- und Ausfuhr, **b** negative Bilanz durch vermehrten Flüssigkeitsverlust bei Fieber, **c** ADH-vermittelte Gegenregulation durch verminderte Ausfuhr mit ausgeglichener Bilanz, **d** Ausgleich der Bilanz durch vermehrte Einfuhr (z. B. Trinken).

**Tab. 16.1** ··> Elektrolythaushalt des Körpers

| ***Elektrolyt (chem. Symbol)*** | ***Funktion*** | ***Störungen und Symptome*** | ***Ursachen*** | ***Therapie*** |
|---|---|---|---|---|
| Natrium ($Na^{+}$) | Teilchendruck im Körperwasser, Erregbarkeit der Nerven | Hypernatriämie (hoher Natriumspiegel), stehende Hautfalten | Flüssigkeitsmangel/-verlust, z. B. Dürsten | größere Trinkmenge, Infusionen (Glukose 5 %) |
| | | Hyponatriämie (niedriger Natriumspiegel) mit Ödemen, epileptischen Anfällen | zu viel Flüssigkeitszufuhr (z. B. bei Infusionen), Erbrechen, Diarrhö | geringere Flüssigkeitszufuhr, Diuretika |
| Kalium ($K^{+}$) | häufigstes Ion in den Zellen, wichtig für Nerven und Herzmuskel | Hyperkaliämie mit Herzrhythmusstörungen | chronische Niereninsuffizienz | Diuretika, Infusionen (NaCl 0.9 %) |
| | | Hypokaliämie mit Herzrhythmusstörungen | Diuretika, Laxanzien | Kalium-Tabletten oder -Infusionen |
| Kalzium ($Ca^{++}$) | Knochenbaustein, Muskelerregbarkeit | Hypokalzämie mit Muskelkrämpfen, Knochenerweichung | Mangelernährung | Kalzium-Tabletten oder -Infusionen |
| Magnesium ($Mg^{++}$) | Muskelerregbarkeit | Magnesiummangel mit Muskelkrämpfen | Niereninsuffizienz | Magnesium-Tabletten |

mit einer verringerten Urinausscheidung reagieren kann. Der Urin wäre in diesem Fall dunkel und konzentriert, die Urinausscheidung bei einem Minimum von ca. 500 ml **(Abb. 16.4b–d)**.

**Regulation des Elektrolythaushaltes.** Elektrolyte sind in Flüssigkeit gelöste Mineralstoffe. Neben den nur in niedrigen Konzentrationen vorkommenden Spurenelementen spielen im Körper folgende Elektrolyte eine wesentliche Rolle: Natrium, Chlorid, Kalium, Kalzium und Magnesium **(Tab. 16.1)**. Da die Plasmakonzentrationen der einzelnen Elektrolyte mit sehr geringen Schwankungsbreiten konstant gehalten werden müssen, erfolgt die Regulation des Elektrolythaushaltes zum einen über die Aufnahme (meist aus der Nahrung), zum anderen über die Ausscheidung der Elektrolyte in der Niere.

**B** *Fortsetzung Fallbeispiel. Es wird bei Herrn Montag die Diagnose eines epileptischen Krampfanfalls bei Hypernatriämie durch Flüssigkeitsmangel (Exsikkose) gestellt. Der Flüssigkeitsverlust bewirkt eine Konzentrierung des Blutes und damit eine erhöhte Natriumkonzentration (Hypernatriämie). Ursache für den Flüssigkeitsverlust war das hohe Fieber, durch das Herr Montag täglich über 1 l mehr als üblich Flüssigkeit über Schweiß und Atemluft verloren hat. Außerdem wurde die natürliche Gegenregulation seiner Niere, die mit einer geringeren Ausscheidung reagieren wollte, durch die wassertreibenden Medikamente verhindert. Bei der Aufnahme in der Nothilfe wird ein Körpergewicht von 57 kg gewogen, er hatte also fast 8 l Flüssigkeit ohne Ersatz verloren. Mit einer Kontrolle des Körpergewichts wäre dies viel früher aufgefallen. Auf der Intensivstation wird eine Infusionstherapie mit regelmäßiger Laborkontrolle durchgeführt, worauf nach 1 Stunde der epileptische Anfall endet, und nach 3 Stunden Herr Montag wieder zu Bewusstsein kommt. Nach einem Tag kann er von der Intensivstation entlassen werden und kehrt nach einer Woche wohlbehalten in seine Wohnung im Altenheim zurück.*

## 16.1.4 Zusammensetzung des Urins

Der Hauptbestandteil des Urins ist *Wasser*, daneben findet man harnpflichtige Substanzen vor, die aus dem Körper ausgeschieden werden sollen: *Harnstoff*

**Tab. 16.2** ··> An Farbe und Menge des Urins erkennbare Krankheitszustände

| ***Bezeichnung*** | ***Befund*** | ***Ursachen*** |
|---|---|---|
| Makrohämaturie | mit dem Auge sichtbare Rotfärbung des Urins durch Blut | Harnsteine, Tumoren, Blasendauerkatheter |
| Mikrohämaturie | mikroskopischer Nachweis von Erythrozyten im Urin (oder durch Urin-Teststreifen) | Harnwegsinfekt, Harnsteine, Tumoren, Blasendauerkatheter |
| Proteinurie | Eiweiß im Urin (durch Urin-Teststreifen überprüfbar) | Nierenerkrankungen (z. B. Glomerulonephritis) |
| Glukosurie | Zucker im Urin (durch Urin-Teststreifen überprüfbar) | Diabetes mellitus |
| Leukozyturie | Leukozyten im Urin (durch Urin-Teststreifen überprüfbar) | Harnwegsinfekt |
| Polyurie | zu viel Urin (mehr als 2,5 l pro Tag) | Diabetes mellitus, zu hohe Flüssigkeitszufuhr |
| Oligurie/Anurie | zu wenig Urin (weniger als 500 ml pro Tag/weniger als 100 ml) | Nierenversagen, Schock, Flüssigkeitsmangel |
| Dysurie | erschwertes, meist schmerzhaftes Wasserlassen | Harnwegsinfekt, Harnwegstumoren, Prostatavergrößerung |
| Pollakisurie | häufiger Harndrang mit nur geringer Urinmenge | Harnwegsinfekt, Harnwegstumoren, Prostatavergrößerung, bei Frauen Reizblase |
| Nykturie | vermehrtes nächtliches Wasserlassen | Herz- oder Niereninsuffizienz, Diuretika |

und *Harnsäure* aus dem Eiweißstoffwechsel und *Kreatinin* aus den Muskeln. Bei Flüssigkeitsmangel sinkt die ausgeschiedene Urinmenge, sie wird konzentriert („dunkelgelbe Farbe"). Bei reichlichem Flüssigkeitsangebot steigt die Urinmenge, sie wird schwach gelb oder farblos. Schon mit dem Auge lassen sich einige Krankheitszustände an Farbe und Menge des Urins erkennen **(Tab. 16.2)**.

### 16.1.5 Harnwege

**Ureter.** Die Sammelrohre aus dem Nephron vereinigen sich in der Markpyramide und führen in die sternförmigen Nierenkelche, die sich zum Nierenbecken vereinigen. Das Nierenbecken verjüngt sich trichterförmig nach unten und geht in den *Harnleiter* (Ureter) über, einen ca. 3 mm dicken und 30 cm langen Schlauch, der zur *Harnblase* führt. In der Harnleiterwand befinden sich ringförmig angeordnete glatte Muskeln, die sich wie bei einer Pulswelle nacheinander in Richtung Harnblase kontrahieren (peristaltische Welle) und den Urin zur Harnblase transportieren **(Abb. 16.1)**.

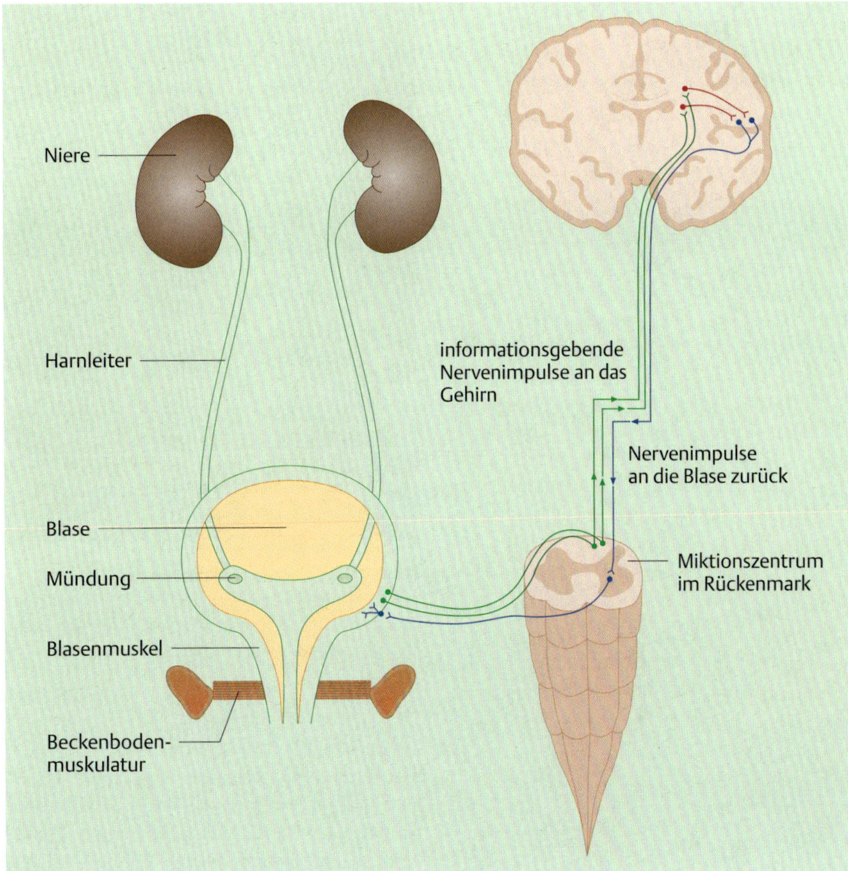


**Abb. 16.5** ⇢ **Miktion.** Steuerung der Miktion durch das Gehirn.

**Harnblase.** Die Harnblase ist ein ballonförmiger Sammelbehälter für den Urin, der in leerem Zustand völlig in sich zusammenfallen und im Bedarfsfall maximal 700–800 ml Urin aufnehmen kann. Wie die gesamten Harnwege, so ist auch die Harnblase innen mit einem extrem dehnungsfähigen Epithel, dem Übergangsepithel, ausgekleidet. Darüber liegt ein dichtes Geflecht mit glatter Muskulatur zum „Auspressen der Harnblase" und als äußerste Schicht eine bindegewebige Hülle. Die beiden Harnleiter münden an der Hinterseite der Harnblase in flachem Winkel ein, die *Harnröhre* liegt wie ein Trichter etwa in der Mitte des Harnblasenbodens. Das Weiterfließen des Urins in den Harnleiter wird durch 2 Muskeln verhindert: durch den im Blasenwandboden befindlichen inneren Schließmuskel sowie den äußeren Schließmuskel am Beginn der Harnröhre. Die Harnröhre ist beim Mann 20 cm lang und mündet an der Glans penis, bei der Frau ist sie 6 cm lang und mündet im Scheidenvorhof (Vestibulum) kurz hinter der Klitoris. Die unterschiedliche Länge hat zur Folge, dass aufgrund der kürzeren Barriere gegen Krankheitserreger Frauen häufiger Harnwegsinfekte bekommen können (S. 338).

**Miktion (Wasserlassen).** Ab einem Blasenfüllungsvolumen von 350 ml werden Impulse an das Gehirn gesendet, die zum Harndrang führen. Die Miktion selbst ist ein willkürlich (bewusst) ausgelöster, in der Folge aber reflektorisch ablaufender Prozess: Nachdem sich die Muskulatur der Blase angespannt und der Innendruck erhöht hat, erschlafft als Erstes der innere und dann der äußere Blasenschließmuskel. Nun kann der Urin durch die Harnröhre nach außen befördert werden **(Abb. 16.5)**. Ab einer Blasenfüllung von 500 ml kann es zu unwillkürlichem Harnabgang kommen.

## 16.2 Erkrankungen der Nieren

Susanne Andreae

### 16.2.1 Entzündliche Erkrankungen

#### Pyelonephritis (Nierenbeckenentzündung)

**D** *Bakteriell bedingte Entzündung des Nierengewebes und -beckens.*

**Ursachen**

Die häufigste Ursache ist ein *aufsteigender Infekt* der unteren Harnwege. Doch auch *Harnabflussstörungen* mit Harnstau können zu wiederkehrenden Nierenentzündungen führen **(Abb. 16.6)**.

**Symptome**

*Fieber*, allgemeines Krankheitsgefühl, *Schmerzen in der Nierengegend*, verbunden mit *Pollakisurie* und *Dysurie* (vgl. **Tab. 16.2**), sprechen für eine Pyelonephritis.

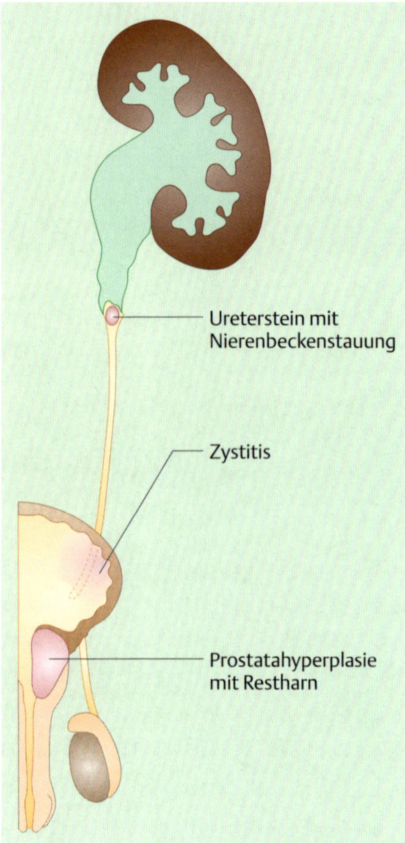


**Abb. 16.6 ⇢ Ursachen der Pyelonephritis.** Neben einem aufsteigenden Infekt kann z. B. auch eine Harnabflussstörung zu einer Pyelonephritis führen (aus Oestreicher u. a., 2003).

**M** *Bei alten Menschen sind die Beschwerden oft nur sehr schwach ausgeprägt.*

### Diagnostik

Richtungweisend ist der Urinbefund (*Urinstatus*) mit Nachweis von Leukozyten, Nitrit und geringen Eiweißmengen **(Abb. 16.7)**. Mittels einer *Urinkultur* kann die Keimzahl bestimmt werden. Laborchemisch sind im Gegensatz zum banalen Harnwegsinfekt (S. 338) erhöhte Entzündungswerte feststellbar. Besonders bei rezidivierenden Entzündungen sollte zum Ausschluss einer Harnabflussstörung eine *Ultraschalluntersuchung* durchgeführt werden.

**P** ***Gewinnung des Urins für die Diagnostik.*** *Für den Urinstatus wird ein sog. Mittelstrahlurin benötigt, womit Urin aus der Mitte des Vorgangs des Wasserlassens gemeint ist. Der alte Mensch wird aufgefordert, zuerst ein bisschen Urin in Toilette oder Steckbecken abzulassen, dann wird Urin für die Untersuchung in einem Becherchen aufgefangen. Anschließend darf er den Rest des Urins wieder in Toilette oder Steckbecken entleeren. Um einer Verfälschung des Untersuchungsergebnisses vorzubeugen, werden vor dem Wasserlassen Verunreinigungen oder Keime durch eine gründliche Reinigung des Intimbereiches mit Seife und Wasser entfernt. Kann kein Mittelstrahlurin gewonnen werden, muss für bakteriologische Untersuchungen Urin mittels Einmalkatheterisierens entnommen werden, um brauchbare Ergebnisse zu erzielen.*

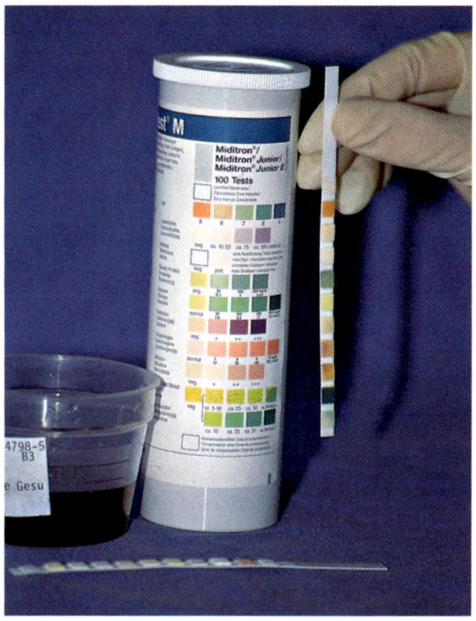

**Abb. 16.7 ⇢ Streifen-Schnelltest.** Nach Eintauchen des Teststreifens in den Urin sind Normabweichungen im Vergleich mit der Skala auf dem Behälter der Teststreifen ablesbar.

### Komplikationen

In den meisten Fällen heilt die Pyelonephritis folgenlos ab, bei rezidivierenden Entzündungen kann sich aber eine *chronische Pyelonephritis* entwickeln. Die Patienten beschreiben dann meist uncharakteristische Beschwerden, wie Abgeschlagenheit, Müdigkeit, Kopfschmerzen oder dumpfe Rückenschmerzen. Über die Jahre kann sich durch Narbenbildung eine *pyelonephritische Schrumpfniere* mit Einschränkung der Nierenfunktion bis hin zur *chronischen Niereninsuffizienz* und Dialysepflichtigkeit bilden.

Hohes Fieber bei nachgewiesenem Harnstau ist sehr gefährlich, es kann zur *Urosepsis* kommen. Darunter versteht man eine Sepsis, ausgelöst durch eine Nierenentzündung infolge einer Harnabflussstörung.

### Therapie

Eine *Antibiotikatherapie* über mehrere Tage ist unverzichtbar. Zusätzlich sollte der Patient Bettruhe einhalten und viel trinken (mind. 1,5 l). Lokale Wärme wirkt oft schmerzlindernd. Gegebenenfalls ist eine Behandlung der Grunderkrankung (z. B. Prostatahypertrophie mit Harnstau) notwendig.

**M** *Brennnesseltee erhöht die Harnmenge und den Harnfluss. Spezielle Tees zu trinken ist aber nicht nötig, wichtiger sind Getränke, die der Betreffende gerne trinkt (außer Alkohol), damit die erforderliche Trinkmenge stimmt.*

## Glomerulonephritis

**D** *Entzündung der Nierenkörperchen mit Gefahr der Niereninsuffizienz.*

### Ursachen

In den meisten Fällen ist die Ursache der Glomerulonephritis nicht bekannt, man vermutet *Autoimmunerkrankungen*. Besonders bei Jugendlichen kann eine akute Glomerulonephritis Tage oder Wochen nach einer *Streptokokkenangina* (S. 210) auftreten. Bei alten Menschen entwickelt sich das Krankheitsbild eher im Rahmen *rheumatoider Erkrankungen*.

**W** *Häufige Alterserkrankungen, die unabhängig von einem entzündlichen Geschehen zur Schädigung der Nierenkörperchen führen, sind der Diabetes mellitus, ein langjähriger Hypertonus und arteriosklerotische Veränderungen der Nierengefäße.*

Infolge der Schädigung der Nierenkörperchen kommt es zu einer erhöhten Durchlässigkeit der Glomerulum-Membran für Erythrozyten und Eiweiße. Dies kann zum Symptomkomplex des *nephrotischen Syndroms* führen: starke Proteinurie (Proteinausscheidung im Urin), dadurch erniedrigte Proteinmengen im Blut mit der Folge ausgeprägter Ödeme, weil Wasser nicht mehr im Gefäßsystem zurückgehalten werden kann. Die Ursache der ebenfalls auftretenden Hyperlipidämie (erhöhte Fettwerte) ist nicht bekannt. Außerdem entwickelt sich fast immer ein *Hypertonus* (erhöhter Blutdruck).

### Symptome

Bei der akuten Glomerulonephritis kommt es plötzlich zu Ödemen, besonders in der Gesichtsregion („verquollenes Gesicht"), in ausgeprägten Fällen zu Aszites, Pleuraergüssen oder Lungenödem. Die Patienten beklagen leichtes Fieber, ein generelles Krankheitsgefühl und Schmerzen in der Nierengegend.

Die chronische Glomerulonephritis dagegen wird nicht selten zufällig im Rahmen einer Urinuntersuchung, eines neu aufgetretenen Hypertonus oder bei Ödemen unklarer Ursache entdeckt.

#### Diagnostik

Richtungweisend sind *Proteinurie* und *Hämaturie* (Erythrozyten im Urin). Im Blut können bei bestimmten Autoimmunerkrankungen spezielle Antikörper gefunden werden; in unklaren Fällen wird eine *Nierenbiopsie* veranlasst.

#### Komplikationen

Bei einer chronischen Glomerulonephritis sind regelmäßige Blutuntersuchungen wichtig, um eine Einschränkung der Nierenfunktion rechtzeitig zu entdecken, denn es kann sich daraus ein *chronisches Nierenversagen* entwickeln.

#### Therapie

Neben der Behandlung der Grundkrankheit (z. B. verbesserte Diabetes-Einstellung) ist eine *ausreichende Flüssigkeitszufuhr* wichtig, da ein Flüssigkeitsmangel zur Verschlechterung der Nierenfunktion führen kann. Man empfiehlt eine *eiweißarme Kost*, da man annimmt, dass eine hohe Eiweißzufuhr die noch funktionierenden Nierenkörperchen schädigen könnte. Medikamentös werden besonders bei begleitendem Hypertonus *ACE-Hemmer* (S. 243) eingesetzt. Bei entzündlicher Ursache kann ein Therapieversuch z. B. mit Kortison unternommen werden.

**M** *Nierenschädigende Medikamente, besonders Analgetika, sind unbedingt zu meiden!*

## 16.2.2 Niereninsuffizienz (Nierenversagen)

### Akutes Nierenversagen

**D** *Akut auftretender, meist vollständig reversibler Funktionsausfall der Nieren.*

**B** *Frau Kipp hat die Hausärztin um einen Besuch gebeten, weil sie unter starken Durchfällen mit Übelkeit und Erbrechen leidet. Die Ärztin ermahnt sie, ausreichend zu trinken und verschreibt Medikamente gegen die Beschwerden. Zwei Tage später wird Frau Kipp von ihrer Putzfrau auf dem Boden liegend vorgefunden. Sie ist sehr schwach und kann nicht mehr aufstehen. Die Ärztin kommt sofort. Ihr fällt ein niedriger Blutdruck auf und sie bemerkt, dass Frau Kipp sehr schwer atmet, über der Lunge hört sie deutliche Rasselgeräusche. Frau Kipp wird mit der Diagnose „akute Niereninsuffizienz" in die Klinik eingewiesen.*

**L** *Warum hat die Niere von Frau Kipp nicht mehr richtig funktioniert? Worauf deutet der niedrige Blutdruck der Patientin hin? Wieso waren über der Lunge Rasselgeräusche zu hören? Wie kann Frau Kipp geholfen werden?*

#### Ursachen

Die häufigsten Ursachen des akuten Nierenversagens sind ***verminderte Nierendurchblutung*** oder ***direkte Nierenschädigung***. Je nach Lokalisation unterscheidet man zwischen:

- *prärenalem Nierenversagen* (80 % der Fälle): meist ausgelöst durch verminderte Nierendurchblutung infolge eines Schocks („Schockniere", s. oben). Im Alter ist meist Flüssigkeitsmangel (Exsikkose), z. B. bei starker Diarrhö, Erbrechen oder Fieber mit zu geringer Flüssigkeitszufuhr die Ursache;
- *renalem Nierenversagen:* zugrunde liegen entzündliche Nierenerkrankungen (z. B. Glomerulonephritis, s. oben) oder eine direkte Schädigung der Nieren durch Giftstoffe (z. B. Medikamente);
- *postrenalem Nierenversagen:* bei beidseitigem Verschluss der ableitenden Harnwege (z. B. Prostatahypertrophie, Nierensteine, gynäkologische Tumoren) kommt es infolge des Harnstaus zur Nierenschädigung.

**M** *Häufigste Ursache des akuten Nierenversagens beim alten Menschen ist die Exsikkose!*

#### Symptome

Leitsymptome sind die *verminderte Urinproduktion* bis hin zur Anurie (Anstieg der harnpflichtigen Substanzen (Kreatinin und Harnstoff) im Blut.

#### Komplikationen

Infolge der fehlenden Urinausscheidung kommt es zur *„Überwässerung"* des Körpers mit Lungen- oder Hirnödem, Herzinsuffizienz oder Hypertonie. Der Elektrolythaushalt ist gestört, besonders gefährlich ist die *Hyperkaliämie:* sie kann schwere Herzrhythmusstörungen zur Folge haben. Die Anreicherung der harnpflichtigen Substanzen im Blut führt zur Urämie, die sich in typischen „Vergiftungssymptomen" (Übelkeit, Erbrechen, Bewusstseinstrübung etc.) äußert. Nicht selten kommt es zusätzlich zu *Infektionen* infolge der generellen Abwehrschwäche.

#### Krankheitsverlauf

Das akute Nierenversagen verläuft in 4 Stadien:

- *Schädigungsphase* (Dauer Stunden bis Tage): nachlassende Urinproduktion,
- *oligo-/anurische Phase* (Dauer ca. 10 Tage): infolge der geringen Urinmenge hohe Komplikationsrate (s. oben),
- *polyurische Phase* (Dauer ca. 3 Wochen): die einsetzende Nierenfunktion zeigt sich durch eine Polyurie (Urinmenge bis zu 5 l/Tag!) – es besteht die Gefahr der Exsikkose („Austrocknung") und des Elektrolytverlustes,
- *Erholungsphase* (Dauer bis zu 2 Jahren): meist erholt sich die Niere vollständig, es sind aber auch Defektheilungen möglich.

#### Therapie

Die Betroffenen müssen intensivmedizinisch betreut werden. Im Vordergrund steht natürlich die *Behandlung der Grundkrankheit*, die übrige Therapie richtet sich nach dem Krankheitsverlauf. Durch hohe Gaben von *Diuretika* versucht man, die Urinproduktion anzuregen. Wichtig ist die genaue *Überwachung und Korrektur der Elektrolyte*, der Einsatz von *Antibiotika* bei Infektionen und die *Flüssigkeitsbilanzierung*. Führen diese Maßnahmen nicht zum Erfolg, ist eine kurzzeitige *Dialyse* (s. unten) notwendig.

#### Prognose

Sie ist abhängig von Art und Dauer der Nierenschädigung sowie dem Allgemeinzustand und Alter des Patienten. Die Sterblichkeitsrate liegt bei ca. 50 %.

**B** *Fortsetzung Fallbeispiel. In der Klinik stellte man bei Frau Kipp massiv erhöhte Nierenwerte fest. Dies bestätigte die Diagnose der akuten Niereninsuffizienz aufgrund einer Exsikkose. Frau Kipp hatte durch die Durchfallerkrankung große Mengen Flüssigkeit verloren und nicht genug getrunken, um den Flüssigkeitsverlust auszugleichen. Dadurch war der Blutdruck ab-*

*gefallen, die Niere wurde nicht mehr ausreichend durchblutet und arbeitete deshalb nicht mehr richtig. Da die Niere keinen Urin mehr bilden konnte, staute sich das Wasser im Körper und es kam zum Lungenödem, was die rasselnden Atemgeräusche erklärt. Frau Kipp wurde in eine urologische Klinik verlegt und musste dort für einige Tage an die Dialyse angeschlossen werden. Zum Glück erholte sich die Niere rasch wieder und es blieben keine Schäden zurück.*

## Chronische Niereninsuffizienz

**D** *Fortschreitender irreversibler Funktionsverlust der Nieren.*

### Ursachen

Die mit Abstand häufigste Ursache der chronischen Niereninsuffizienz ist die *diabetische Nephropathie*, eine Nierenschädigung bei schlecht eingestelltem Diabetes mellitus (S. 278). Es folgen in der Statistik die *chronische Glomerulonephritis* und die *pyelonephritische Schrumpfniere*. Im Alter spielen Gefäßschäden infolge eines *Hypertonus* oder der *Arteriosklerose* eine entscheidende Rolle. Doch auch angeborene Nierenveränderungen, wie die Zystennieren oder eine Nierenschädigung nach jahrelanger hochdosierter Einnahme von Analgetika (*Analgetikaniere*), können ursächlich sein.

**W** *Die Reservekapazität der Niere ist enorm: Erst wenn ca. 50 % des funktionsfähigen Nierengewebes (Nephrone) ausgefallen sind, kommt es zur Erhöhung der harnpflichtigen Substanzen (bes. Kreatinin) im Blut!*

### Symptome

Eine chronische Niereninsuffizienz entwickelt sich über viele Jahre. In den Anfangsstadien bestehen meist keine oder nur geringe Beschwerden (z. B. Leistungsknick, allgemeines Unwohlsein), und die Nierenschädigung fällt zufällig bei Blutuntersuchungen auf. Mit zunehmender Nierenfunktionseinschränkung treten sog. *urämische Symptome* auf, bedingt durch Organschädigungen infolge der Anhäufung harnpflichtiger Substanzen und Wasser im Körper **(Abb. 16.8)**. Schlimmstenfalls entwickelt sich ein *urämisches Koma*.

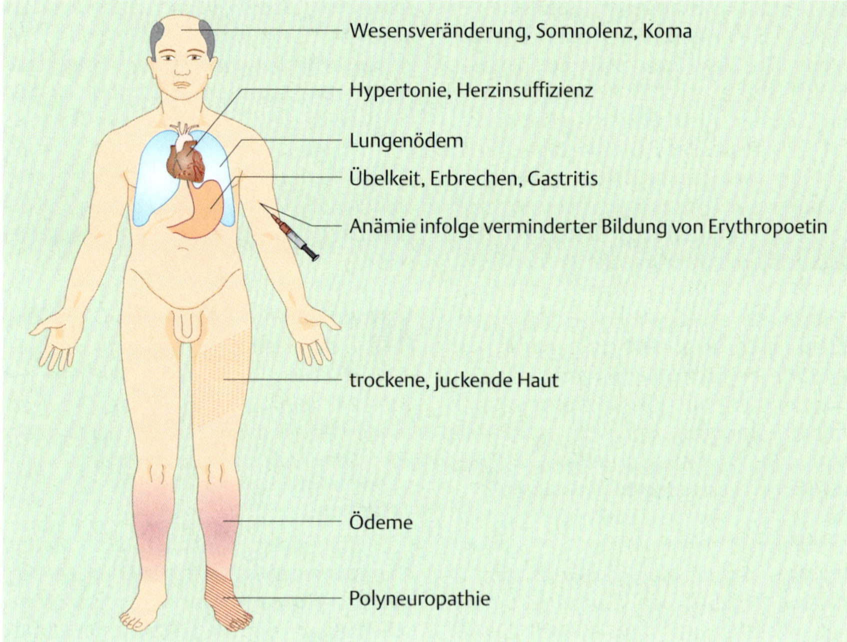


**Abb. 16.8** ⇢ **Chronische Niereninsuffizienz.** Bedingt durch Organschädigungen aufgrund der Anhäufung harnpflichtiger Substanzen und Wasser im Körper, treten als Folge der chronischen Niereninsuffizienz die sog. urämischen Symptome auf.

### Therapie

An erster Stelle steht die Behandlung der Grundkrankheit (z. B. verbesserte Diabeteseinstellung). Medikamentös muss symptomatisch behandelt werden, z. B. Förderung der Harnausscheidung durch hohe Diuretikadosen (bes. Lasix), Korrektur des gestörten Elektrolythaushalts, Besserung der Anämie durch Erythropoetingabe oder die Behandlung von Komplikationen (z. B. Herzinsuffizienz, Hypertonie).

**P** ***Aspekte der Pflege bei chronischer Niereninsuffizienz.*** *Die Ernährung sollte eiweiß-, kalium- und phosphatarm sein. Die Flüssigkeitsmenge wird vom Arzt je nach Ödembildung und Höhe des Blutdrucks meist individuell angeordnet. Getränkewünsche sind zu berücksichtigen und die Trinkmenge ist gleichmäßig über den Tag zu verteilen. Nierenkranke im fortgeschrittenen Stadium riechen trotz guter Pflege nach Urin. Eine häufige und sorgfältige Körperpflege ist deshalb unbedingt notwendig. Einem urinähnlichen Mundgeruch wird mit häufiger Mundpflege und Mundwasser begegnet. Kühl-feuchte Umschläge oder Bäder vermindern den bei Urämie auftretenden Juckreiz. Da bei chronischer Niereninsuffizienz wenig Besserung zu erwarten ist, darf das psychische Wohlbefinden des alten Menschen nicht vergessen werden. Hilfreich ist das Eingehen auf seine Gefühlslage und persönliche Zuwendung. Auch das Fördern von Sozialkontakten oder das Ermuntern zu Beschäftigungen, die dem alten Menschen Freude machen, gehören dazu. Bei Patienten mit chronischer Niereninsuffizienz muss Folgendes beobachtet werden:*

- *Flüssigkeitsbilanzierung,*
- *Gewicht,*
- *Blutdruck und Puls, um eine Hypertonie bei fortgeschrittener Niereninsuffizienz festzustellen,*
- *Atmung: ist sie erschwert, Hinweise auf einen Infekt oder auf ein Lungenödem (Brodeln, rosa schaumiger Auswurf?),*
- *Temperatur, um beginnende Infekte zu erkennen,*
- *Haut: blass-gelblich?,*
- *Bewusstsein: Orientierungsstörungen, akute Verwirrtheitszustände?,*
- *Überdosierungserscheinungen von über die Niere ausgeschiedenen Medikamenten, z. B. Digoxin.*

### Prognose

Bei frühzeitiger konservativer Therapie kann eine Niereninsuffizienz über längere Zeit stabil gehalten werden. Doch eine chronische Nierenfunktionsstörung ist *nicht heilbar*, und so ist langfristig häufig eine *Dialysebehandlung* oder *Nierentransplantation* notwendig.

## Dialyse

**D** *Verfahren zum Entzug von Wasser und harnpflichtigen Substanzen aus dem Blut (Blutreinigung) bei Niereninsuffizienz im Endstadium (terminale Niereninsuffizienz).*

### Prinzip

In Flüssigkeit gelöste Teilchen wandern immer vom Ort der höheren zum Ort der niedrigeren Konzentration (Diffusion). Bei der Dialyse fließt das Blut an einer semipermeablen Membran (nur für bestimmte Substanzen durchlässig) vorbei. Auf der anderen Seite der Membran befindet sich die sog. Dialysierlösung. Die harnpflichtigen Substanzen wechseln nach dem Prinzip der *Diffusion* aus dem Blut in die Dialysierlösung über und können so dem Körper entzogen werden – das Blut wird „gewaschen".

Um in möglichst kurzer Zeit große Mengen Blutes zu reinigen, muss vor der Hämodialyse ein *Shunt* angelegt werden. Operativ wird meist am Unterarm eine Arterie mit einer Vene verbunden. Somit fließt in die Vene arterielles Blut mit entsprechend höherem Druck, die Vene wird dadurch erweitert (ähnlich einer Krampfader) und kann so gut punktiert werden **(Abb. 16.9)**.

**M** *Der Shunt muss wie ein „rohes Ei" behandelt werden: am entsprechenden Arm keine Blutdruckmessung, keine Blutentnahme und keine lokal einschnürende Kleidung oder Verbände!*

In Deutschland gibt es ca. 50 000 Dialysepatienten. Bei den meisten wird eine Hämodialyse durchgeführt. Hier wird das Blut des Patienten nach außen in einen Filter geleitet, dessen semipermeable Membran die Filtrationsvorgänge im Glomerulum nachahmt **(Abb. 16.10)**. Bei älteren Menschen, insbesondere wenn weitere Erkrankungen oder Einschränkungen vorliegen, ist in der Regel eine Behandlung in einem Dialysezentrum notwendig. Sie dauert 4–6 Stunden und muss bis zu 3-mal in der Woche durchgeführt werden.

**W** *Möglich ist auch die* Pertionealdialyse. *Die Dialysierflüssigkeit wird über einen Katheter in die Bauchhöhle eingefüllt, wo das Peritoneum (Bauchfell) als Membran für die Filtration dient.*

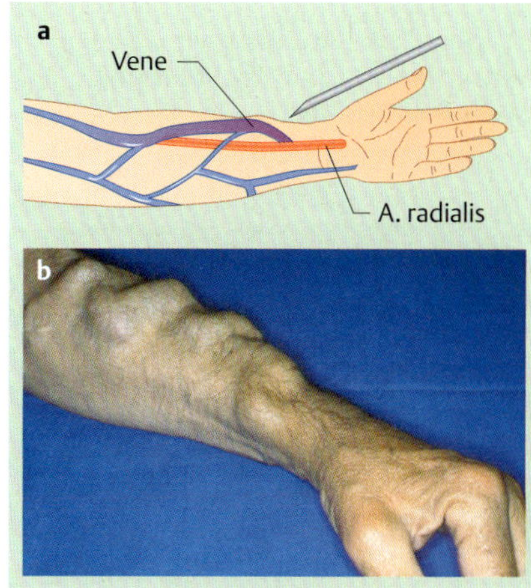


**Abb. 16.9** ⇢ **Dialyse-Shunt.** Über den Shunt wird am Unterarm eine Arterie mit einer Vene verbunden. Der Druck in der Vene erhöht sich, die Vene erweitert sich und kann so besser punktiert werden (aus Paetz u. Benzinger-König, 2004).

*Um die Inhalte zu vertiefen, können Sie sich das Video „Hämodialyse" ansehen.*

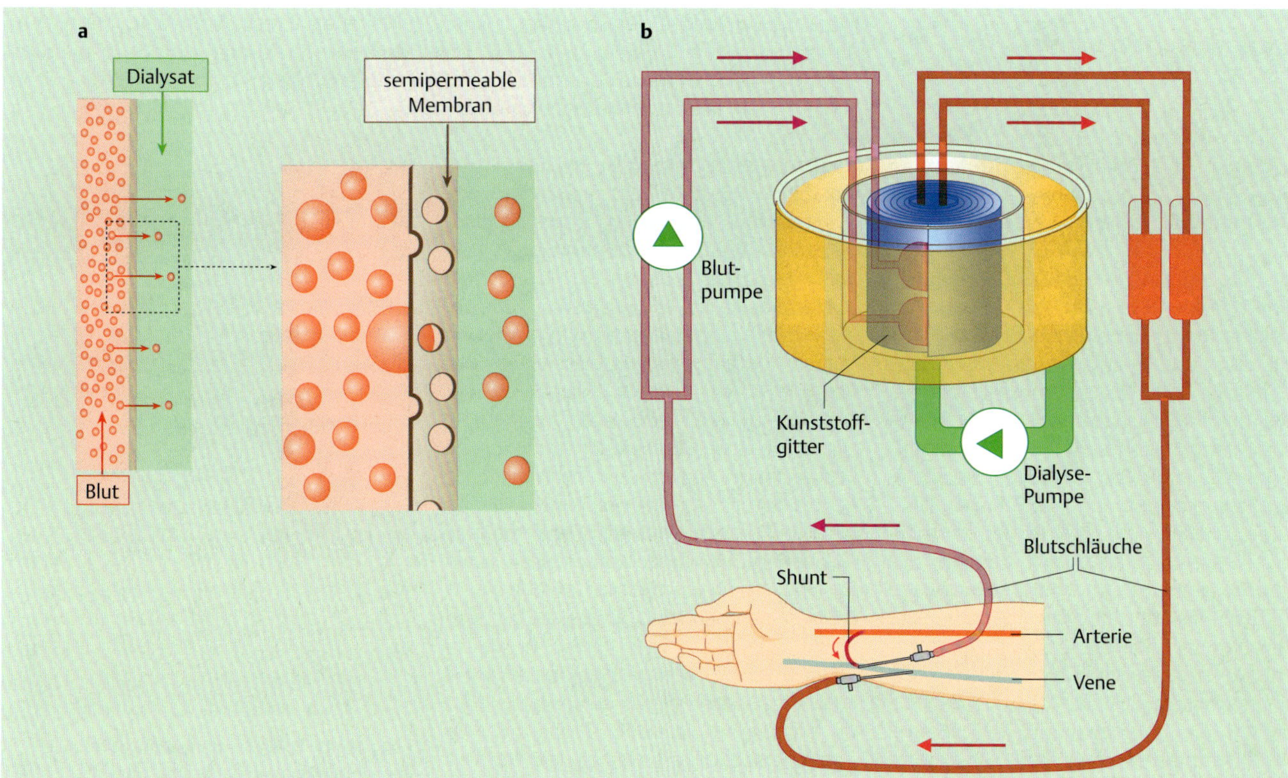


**Abb. 16.10** ⇢ **Hämodialyse. a** Prinzip der Dialyse: Durch die semipermeable Membran können nur niedermolekulare Substanzen hindurchtreten. Die treibende Kraft ist dabei das Konzentrationsgefälle (aus Kellnhauser u. a., 2004); **b** schematische Darstellung des Hämodialyse-Systems (aus Gerlach, Wagner u. Wirth, 2006).

### Psychosoziale Situation von Menschen mit dialysepflichtiger Niereninsuffizienz

Die Betroffenen wissen, dass ihr Leben von der Dialysebehandlung abhängt, dass sie ohne die „Maschine" sterben würden. Auch besteht stets die Gefahr von Zwischenfällen und schwerwiegenden Infektionen. Dialysepatienten sind deshalb ständig mit dem Tod konfrontiert und müssen sich damit auseinander setzen. Außerdem nimmt die Dialysebehandlung viel Zeit in Anspruch. Für viele Menschen, insbesondere wenn bei ihnen weitere Erkrankungen vorliegen, ist die Dialysebehandlung anstrengend. Sie sind erschöpft und benötigen nach der Dialyse eine Ruhephase. Oft stellt die Dialyse den Mittelpunkt des Lebens dar. Es ist deshalb nicht einfach, soziale Kontakte, Hobbys und Interessen aufrechtzuerhalten. Nicht zu vergessen sind die vielfältigen Diätregeln, die beachtet werden müssen. Dies fällt nicht immer leicht. Auch darf nur begrenzt getrunken werden, was häufig zu einem ständigen Durstgefühl führt. Diese Einschränkungen werden oft als Minderung der Lebensqualität empfunden.

### Ernährung dialysepflichtiger Menschen

Wichtig sind ausreichend *Eiweiß* (Verluste während der Dialyse), *Kalorien*, *Vitamine* und *Ballaststoffe*. Da *Natrium* Flüssigkeit bindet und dadurch zu Ödembildung führen kann, dürfen Speisen nicht oder nur wenig gesalzen werden. Zu starkes Würzen sollte man auch unterlassen, es führt zu Durst. Die Hyperkaliämie ist eine gefürchtete Komplikation und führt zu Verwirrtheit, Bradykardie oder Herzrhythmusstörungen bis hin zum Herzstillstand. Erstes Symptom einer Hyperkaliämie ist ein metallischer Geschmack. Gemüse, Kartoffeln, Vollkornprodukte und Schokolade sind sehr kaliumreich und dürfen deshalb nur begrenzt gegessen werden, da *Kalium* sich im Blut bis zur nächsten Dialyse ansammelt. Auf frisches Obst (besonders Bananen) und Trockenfrüchte muss ebenfalls verzichtet werden. Wegen des geringen *Phosphatgehalts* sind Milch, Jogurt, Fleisch und Fisch empfohlen. Die *Trinkmenge* wird vom Arzt individuell festgelegt und muss genau eingehalten werden. Meist errechnet sich die Trinkmenge aus der Urinmenge vom Vortag plus 500 ml. Auch der Flüssigkeitsgehalt in den Nahrungsmitteln ist dabei mitzuberechnen. Bei starkem Schwitzen darf der Flüssigkeitsverlust ausgeglichen werden.

**P** ***Aspekte der Pflege.*** *Ernährungsvorschriften: Sie sollten Dialysepatienten motivieren, die Ernährungsvorschriften einzuhalten. Sie wirken sich positiv auf ihr Befinden aus, und die Dialysebehandlung wird dadurch besser vertragen. Schwere Diätfehler, z. B. eine unkontrollierte Flüssigkeitsaufnahme, können lebensgefährliche Situationen hervorrufen und sollten unbedingt vermieden werden.*

*Vor und nach der Behandlung im Dialysezentrum: Unterstützen Sie den alten Menschen dabei, rechtzeitig und ohne allzu große Aufregung zu seinem Dialysetermin zu kommen, da dieser lebensnotwendig für ihn ist. Ermöglichen Sie ihm danach bei Bedarf Erholung. Regelmäßige Blutdruckkontrollen (Hypotonie durch den Flüssigkeitsentzug?) und Pulskontrollen (Bradykardie, Tachykardie, Herzrhythmusstörungen durch zu viel oder zu wenig Kalium im Blut?) sind sehr wichtig. Durch Natriumverluste bei der Dialyse können Muskelkrämpfe auftreten. Eine salzhaltige Brühe und Wärmeanwendungen an den Muskeln sind dann hilfreich.*

*In der Zeit zwischen den Dialyseterminen: Ermuntern Sie den alten Menschen, die wertvolle Zeit aktiv zu gestalten und Dinge zu tun, die ihm Erholung und Freude bringen.*

*Körperpflege: Dialysepatienten haben eine trockene (Flüssigkeitsbeschränkung) und gelb-gräuliche (Ablagerung harnpflichtiger Substanzen) Haut und leiden oft unter Juckreiz. Es sind deshalb milde, pH-neutrale Körperpflegemittel zu benutzen. Ölbäder eignen sich zur Fettung der Haut, wasserhaltige Hautpflegemittel, z. B. Cremes oder Lotionen wirken kühlend. Kühle Waschungen oder kurzes Abduschen, wobei die Haut nur abgetupft wird, wirken gegen den Juckreiz. Auch die Mundschleimhaut ist ausgetrocknet, und es besteht häufig ein ständiges Durstgefühl. Eine sorgfältige Mundpflege, Spülungen oder Auswischen mit speichelflussanregenden Mundwässern (z. B. mit ätherischen Ölen) wirken lindernd.*

*Shuntkontrollen: Strömt das Blut noch mit erhöhtem Druck durch den Shunt? Um dies zu prüfen, kann der Shunt mit dem Stethoskop abgehört werden (es rauscht); mit den Fingerspitzen kann ein „Schwirren" ertastet werden. Eine schwächere Strömung kann auf eine Thrombose hinweisen! Ist der Shunt gerötet oder geschwollen? Klagt der Patient über ein Spannungsgefühl und über Druckschmerzen? Dies können ebenso Hinweise auf eine Thrombose oder auch auf eine Infektion sein. Treten Blutungen oder Hämatome an den Punktionsstellen auf? Obwohl nach der Dialyse die Punktionsstelle mit einem speziellen Pflaster komprimiert wird, kann es zu Blutungen kommen. Das Pflaster wird nach ein paar Stunden, spätestens am nächsten Tag entfernt.*

**M** *Ein Shunt darf bei Blutungen aus der Punktionsstelle nicht stark komprimiert werden! Eine Ausnahme stellen lebensgefährliche Blutungen dar, die anders nicht zu stillen sind.*

## Nierentransplantation

Findet sich ein passender Spender und bestehen keine Ausschlusskriterien (z. B. Alter > 65 Jahre) gegen eine Organverpflanzung, so kann ein Dialysepatient durch eine Nierentransplantation „geheilt" werden. Die Spendernieren stammen von Angehörigen (Lebendspende) oder von Verstorbenen. Alle Patienten, die auf eine Nierentransplantation warten, sind im Eurotransplantatzentrum in Holland gespeichert. Ist eine passende Niere gefunden worden, wird der Empfänger informiert und die Niere baldmöglichst transplantiert **(Abb. 16.11)**.

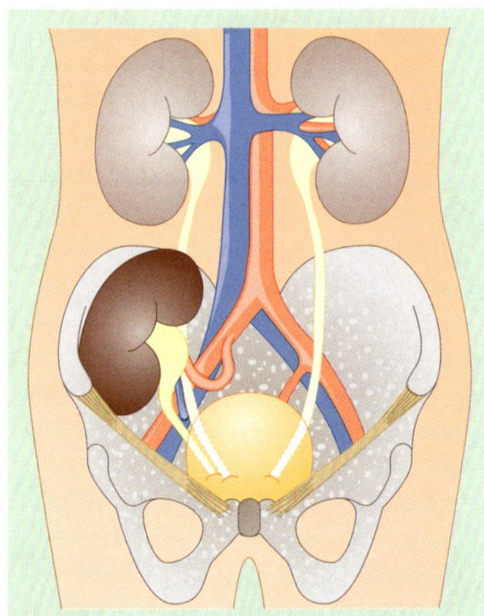

**Abb. 16.11 ⇢ Nierentransplantation.** Die Spenderniere liegt im Becken, die Gefäße werden mit den Beckengefäßen verbunden und der Harnleiter in die Blase implantiert. Die funktionslosen Nieren verbleiben im Körper (aus Paetz u. Benzinger-König, 2004).

## 16.2.3 Nephrolithiasis (Nierensteine)

**D** *Steinbildung in der Niere oder den ableitenden Harnwegen.*

Etwa 5 % der Bevölkerung sind betroffen, Männer 2- bis 3-mal häufiger als Frauen. Der Erkrankungsgipfel liegt zwischen dem 30. und 50. Lebensjahr.

### Ursachen

Die genaue Entstehungsursache von Harnsteinen ist nicht vollständig geklärt. Man vermutet eine *Übersättigung des Harns* mit Substanzen, die kleine Kristalle bilden, welche mit der Zeit größer werden. Harnstau oder Harnwegsinfekte wirken begünstigend.

Die meisten Steine (ca. 70 %) haben einen hohen Kalziumanteil, aber auch Harnsäuresteine sind mit 20 % nicht selten.

### Symptome

Die Größe von Nierensteinen reicht vom Reiskorn bis zu Steinen, die das ganze Nierenbecken ausfüllen **(Abb. 16.12)**. Solange sich die Steine in den Nieren befinden, ohne harnableitende Wege zu verschließen, bestehen keine Beschwerden. Löst sich der Stein und wandert in den Harnleiter, kommt es zum klassischen Beschwerdebild, der *Nierenkolik:* Es bestehen starke kolikartige Schmerzen mit Ausstrahlung in den Harnleiter, meist bis in die Genitalregion **(Abb. 16.13)**, außerdem Übelkeit und Erbrechen, sowie ein kurzfristiger paralytischer Ileus (Darmlähmung) als Folge der starken Schmerzen. Typisch sind die Mikro- oder Makrohämaturie, denn die abgehenden Steinchen verletzen die Schleimhaut der Harnwege.

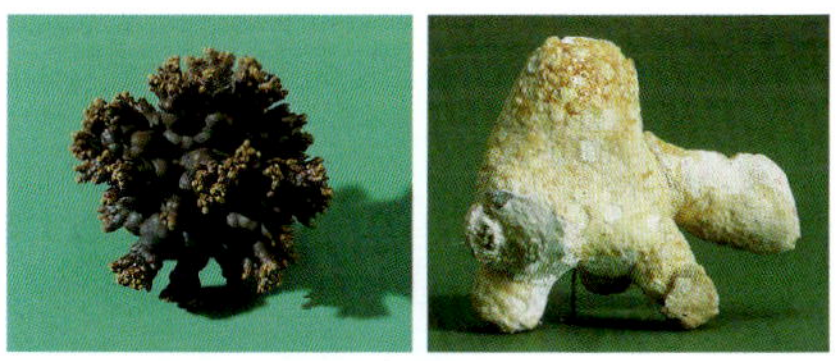

**Abb. 16.12 ⇢ Nierensteine.** Nierensteine können ganz unterschiedliche Größen und Formen annehmen (aus Kellnhauser u. a., 2004).

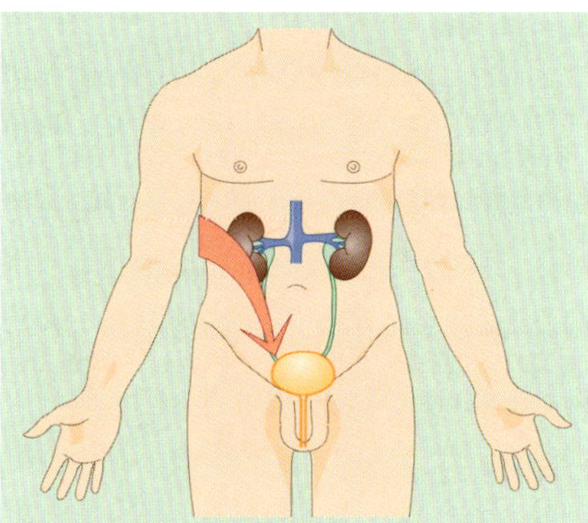

**Abb. 16.13 ⇢ Nierenkolik.** Die kolikartigen Schmerzen bei Nephrolithiasis strahlen in den Harnleiterverlauf aus, meist sogar bis in die Genitalregion.

**M** *Ein Patient mit einer Entzündung im Bauchraum (z. B. akute Blinddarmentzündung) liegt ruhig, er bewegt sich kaum, weil jede Bewegung Schmerzen auslösen kann. Bei einer Kolik dagegen sind die Betroffenen eher unruhig und wollen nicht liegen bleiben.*

### Komplikationen

Ein im Harnleiter eingeklemmter Stein führt zum *Harnstau*, der dann die Bildung von aufsteigenden Infektionen, besonders die der *Pyelonephritis*, begünstigt. Beim Zusammentreffen von Nierenstauung und Pyelonephritis besteht die Gefahr der Einschwemmung von Bakterien in die Blutbahn, woraus sich die lebensgefährliche *Urosepsis* entwickeln kann.

### Diagnostik

*Sonografisch* lassen sich Steine im Nierenbecken und ein Harnstau nachweisen. Zur genauen Steinlokalisation dienen *Röntgenkontrastaufnahmen* (intravenöses Pyelogramm): Man spritzt Kontrastmittel, das über die Nieren ausgeschieden wird, und röntgt in verschiedenen Zeitabständen.

### Therapie

Bei der Nierenkolik steht die Schmerzbekämpfung mit intravenöser *Analgetika-* und *Spasmolytikagabe* (krampflösende Medikamente, z. B. Buscopan) im Vordergrund. Wichtig ist die rechtzeitige Antibiotikagabe bei Verdacht auf Harnwegsinfekte zur Verhinderung einer Urosepsis.

Durch die Aufnahme einer hohen *Flüssigkeitsmenge* und *Bewegung* (Hüpfen, Springen, Treppensteigen etc.) versucht man, den Stein „auszuschwemmen“.

In den meisten Fällen geht der Stein durch diese konservativen Methoden spontan ab. Andernfalls kann der Stein durch Stoßwellen von außen zertrümmert werden (*extrakorporale Stoßwellenlithotrypsie – ESWL*). Ein tiefsitzender Stein lässt sich mithilfe eines durch die Harnröhre eingeführten Endoskops entfernen. Nur selten ist eine operative Steinentfernung nötig. Die medikamentöse Steinauflösung gelingt nur bei Harnsäuresteinen.

**M** *Zur Steingewinnung soll der Patient durch ein Sieb Wasser lassen.*

### Prophylaxe

Am wichtigsten ist eine *ausreichende Trinkmenge* (2–3 l/Tag), besonders bei heißem Wetter oder starkem Schwitzen, denn konzentrierter Harn fördert die Steinbildung. Regelmäßige *Bewegung* und *Gewichtsnormalisierung* wirken ebenfalls prophylaktisch.

Bei kalziumhaltigen Steinen sollte auf eine eiweißarme, bei Harnsäuresteinen auf eine purinarme Kost geachtet werden. Die konsequente Behandlung von Harnwegsinfekten vermindert das Risiko einer Steinbildung.

**B** *Herr Forch kommt in die chirurgische Ambulanz. „Frau Doktor, sie müssen mir helfen, ich habe wahnsinnige Schmerzen in der linken Flanke, sie haben schlagartig angefangen.“ Die Schmerzen würden in den Hoden ausstrahlen und wären von wechselnder Stärke. Während er seine Beschwerden schildert, wandert Herr Forch in dem Untersuchungsraum umher, er ist kaum dazu zu bewegen, sich auf die Untersuchungsliege zu legen. Plötzlich erbricht er auch noch in hohem Bogen, was ihm sehr peinlich ist. Um Herrn Forch nicht unnötig zu „quälen“ verzichtet die Ärztin auf eine körperliche Untersuchung und macht sofort eine Ultraschalluntersuchung des Bauches. Dabei stellt sie eine gestaute linke Niere fest, der Urin kann hier also nicht abfließen. „Hatte ich es mir doch gedacht – Herr Forch, sie haben eine Nierenkolik. Irgendwo in ihrem Harnleiter sitzt ein kleiner Stein und ärgert Sie.“ Sie ordnet die Gabe einer Infusion mit Schmerzmitteln, krampflösenden Substanzen und ein Mittel gegen Übelkeit an. Dadurch ist Herr Forch schnell beschwerdefrei. Er erinnert sich, dass er trotz des heißen Wetters heute sehr wenig getrunken hatte. Die Ärztin erläutert ihm, dass dies eine Ursache für den Nierenstein sein könnte und rät ihm in Zukunft mehr zu trinken. Am nächsten Tag ist Herr Forch auch ohne Infusion schmerzfrei und will wieder nach Hause – er müsse seiner Frau bei der Versorgung der insgesamt neun Kinder helfen. Da in der Kontrollsonografie die Nierenstauung zurückgegangen* *ist, willigt die Ärztin ein und entlässt ihn mit dem Hinweis, dass er sich viel bewegen und viel trinken solle. Um den Stein zu „gewinnen" solle er durch ein kleines Sieb pinkeln.*

### 16.2.4 Hypernephrom (Nierenzellkarzinom)

**D** *Von den Nierenzellen ausgehender bösartiger Tumor **(Abb. 16.14)**.*

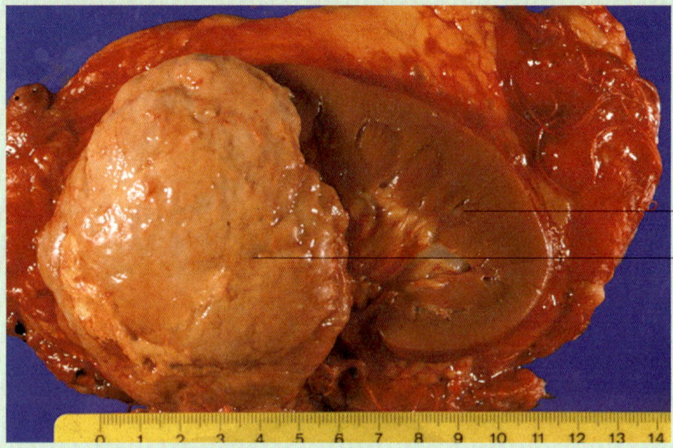


**Abb. 16.14 ⇢ Hypernephrom.** Nierenzellkarzinom (aus Gerlach, Wagner u. Wirth, 2006).

Die Häufigkeit liegt bei ca. 10/100 000 Einwohner. Betroffen sind zumeist Menschen zwischen dem 50. und 60. Lebensjahr, Männer ca. 3-mal häufiger.

#### Ursachen

Die genaue Entstehungsursache ist unbekannt, als Risikofaktoren werden *Nikotinabusus* und *Kadmiumbelastung* (im Tabak) angesehen.

#### Symptome

Es gibt kein typisches Frühsymptom. Die meist plötzlich auftretende *schmerzlose Makrohämaturie* ist bedingt durch das Einbrechen des Tumors ins Nierenbecken und damit oft schon Zeichen eines fortgeschrittenen Tumorwachstums. Selten ist ein Tumor in der Flanke tastbar, oder es bestehen lokale Schmerzen.

Das Hypernephrom ist ein sich rasch ausbreitender Tumor, und so lassen sich zum Zeitpunkt der Diagnosestellung bei einigen der Patienten bereits Metastasen nachweisen (bes. in Knochen, Lunge, Leber).

**M** *Jede Hämaturie ist verdächtig auf einen Nieren- oder Blasentumor!*

#### Therapie

Die gesamte Niere und lokale Lymphknoten werden entfernt (*radikale Nephrektomie*). Die meisten organbegrenzten Nierentumoren können durch diese Operation geheilt werden. Strahlen- und Chemotherapie zur Behandlung oder Verhinderung von Metastasen sind insgesamt wenig erfolgreich, deshalb ist die Prognose bei fortgeschrittenen Tumoren insgesamt schlecht.

## 16.3 Erkrankungen der ableitenden Harnwege

Susanne Andreae

### 16.3.1 Zystitis (Harnblasenentzündung)

**D** *Meist bakteriell bedingte Entzündung der Harnblase.*

Die Zystitis ist eine sehr häufige Erkrankung: Man schätzt, dass jede fünfte Frau mindestens einmal in ihrem Leben daran erkrankt. Männer sind deutlich seltener betroffen.

#### Ursachen

Ursache der Zystitis ist meist eine aufsteigende Infektion der Harnröhre. Die Harnröhre der Frauen ist deutlich kürzer als die männliche; zusätzlich begünstigt bei Frauen die Nähe von Harnröhrenöffnung und After eine aufsteigende Infektion **(Abb. 16.15)**.

Weitere begünstigende Faktoren für die Entstehung einer Zystitis sind *Blasenentleerungsstörungen*. So kommt es z. B. bei einer Prostatavergrößerung, seltener auch bei Blasensteinen oder Blasentumoren, zum Harnstau mit der Folge einer Vermehrung der Keime in der Harnblase und häufigen Harnwegsinfektionen.

Bei katheterisierten Patienten kommt es vermehrt zu Harnwegsinfektionen, weil die Keime über den Katheter in die Blase einwandern können.

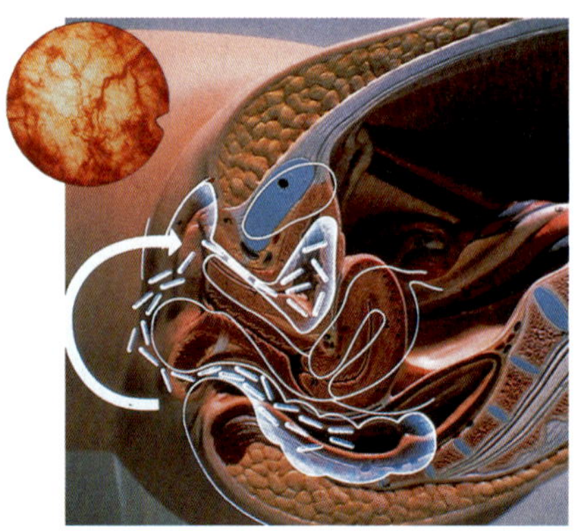

**Abb. 16.15 ⇢ Zystitis.** Endoskopisches Bild und bakterielle Besiedlung bei Zystitis (aus Oestreicher u. a., 2003).

**W** *Oft wird behauptet, man habe sich die Blase „verkühlt", z. B. beim Sitzen auf kaltem Untergrund. Nicht die Kälte ist hier die Ursache der Infektion, sondern die Schwächung des Immunsystems durch Kälte, Nässe oder Stress, die das Eindringen der Bakterien in die Blase erleichtert.*

#### Symptome

Klassische Symptome einer Zystitis sind Pollakisurie, Dysurie (S. 330) und Unterbauchschmerzen. Kommt es zusätzlich zur Makrohämaturie (sichtbares Blut im Urin), spricht man von einer *hämorrhargischen Zystitis*. Im Gegensatz zur Pyelonephritis bestehen bei einer Zystitis weder Fieber noch Schmerzen in der Nierengegend.

#### Komplikationen

Wandern die Keime ins Nierenbecken, kann sich eine *Pyelonephritis* entwickeln.

**Diagnostik**

Im Urin lassen sich massenhaft Leukozyten, Bakterien und evtl. Erythrozyten nachweisen.

Werden die typischen Beschwerden geschildert, ohne dass sich im Urin Entzündungszeichen finden, kann es sich um eine sog. Reizblase handeln. Deren genaue Ursache ist unbekannt, manchmal liegt ein Östrogenmangel vor.

**W** *In 70–80% der Fälle ist eine Zystitis durch das Bakterium Escherichia coli bedingt, einen natürlichen Bewohner der Darmschleimhaut.*

**Therapie**

Lokale Wärme und eine kurzfristige (3–5 Tage) ***Antibiotikagabe*** sowie eine ***erhöhte Trinkmenge*** (2–3 l) sind meist ausreichend. Bei rezidivierenden Blasenentzündungen sollte eine mögliche Ursache (vor allem eine Blasenentleerungsstörung) ausgeschlossen werden.

**P** ***Zystitisprophylaxe.*** *Einer Zystitis kann vorgebeugt werden durch:*

- *ausreichende Flüssigkeitszufuhr: Keime werden wieder ausgeschwemmt,*
- *sorgfältige Intimtoilette: separate Waschlappen und Handtücher verwenden und insbesondere bei Menschen, die zu Harnwegsinfekten neigen, täglich wechseln; nur pH-neutrale Syndets verwenden, die die Haut/Schleimhaut nicht reizen,*
- *geeignete, wärmende und saubere Unterwäsche: möglichst aus kochfester Baumwolle, da dieses Material für eine gute Wärmeregulation sorgt und das Entstehen feuchter Kammern, in denen sich Keime vermehren, verhindert,*
- *Wärme: es sollte auf eine ausreichende Wärmung des Unterleibs geachtet werden,*
- *Miktion: wenn ein Drang zum Wasserlassen besteht, sollte dieser nicht unterdrückt werden,*
- *alte Menschen, die an einer Zystitis leiden, sollten über prophylaktische Maßnahmen informiert und bei der Umsetzung unterstützt werden. Bei einem sensiblen und sachlichen Vorgehen sind Menschen, die gerade an einer Blasenentzündung leiden, häufig sehr offen für vorbeugende Maßnahmen, da sie diese Erkrankung in Zukunft vermeiden möchten.*

## 16.3.2 Blasenkarzinom (Harnblasentumor)

**D** *Bösartiger Tumor, von der Blasenschleimhaut ausgehend.*

Das Blasenkarzinom macht 3% aller Karzinome aus. Betroffen sind meist ältere Menschen zwischen 50 und 60 Jahren, Männer 3-mal häufiger als Frauen.

**Ursachen**

Auch hier ist die Ursache unbekannt, gehäuft treten Blasenkarzinome bei Industriearbeitern (z.B. chemische Industrie) und *Zigarettenrauchern* auf.

**Symptome**

Das typische Erstsymptom ist die *schmerzlose Makrohämaturie*. Doch auch Beschwerden ähnlich denen einer Zystitis können auf ein Karzinom hinweisen. Im Spätstadium kann es infolge eines Verschlusses der Harnleitermündung in die Blase zur Nierenstauung kommen.

**Diagnostik**

Sonografisch sind nur große Tumoren zu erkennen, deshalb dient besonders die *Blasenspiegelung* (Zystoskopie) zur Diagnosestellung.

**Therapie**

Meist kann das Karzinom im Rahmen einer Blasenspiegelung abgetragen werden (transurethrale Resektion, **Abb. 16.16**). Ist der Tumor bereits in die Blasenmuskulatur eingewachsen, muss die Harnblase entfernt werden (Zystektomie). Die Harnableitung erfolgt über eine Harnblasenersatzplastik aus Darm, oder der Harn wird in ein Stoma ausgeleitet **(Abb. 16.17)**. Bei Metastasierung ist eine Chemotherapie angezeigt, allerdings mit insgesamt nur mäßigem Erfolg.

**Prognose**

Oberflächliche Blasentumoren rezidivieren sehr häufig, etwa in 80% der Fälle. Die Rezidivrate im ersten Jahr beträgt ca. 50%, jedoch bleiben die Tumoren in der Regel oberflächlich. Tumoren, die in die Blasenmuskulatur eingewachsen sind, haben eine deutlich schlechtere Prognose.

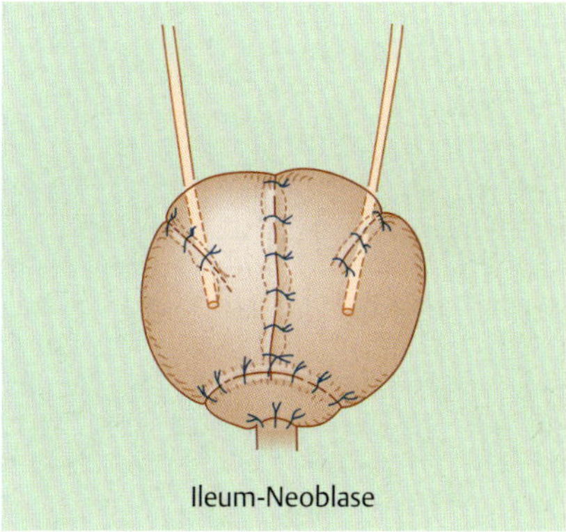


**Abb. 16.17 ⇢ Ileum-Neoblase.** Aus einem 60–70 cm langen Dünndarmstück wird eine Ersatzblase gebildet. Die Harnleiter werden in die Blase eingepflanzt, ebenso die Harnröhre. Somit ist normales Wasserlassen möglich, es besteht keine Inkontinenz (aus Oestreicher u.a., 2003).

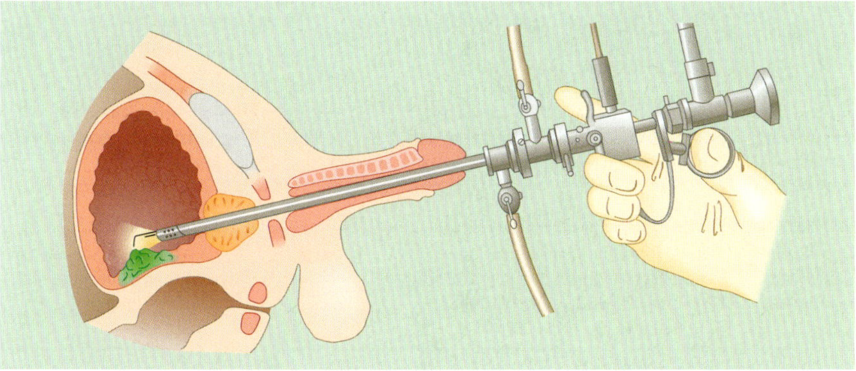

**Abb. 16.16 ⇢ Elektroresektion bei Blasentumoren.** Im Rahmen einer Blasenspiegelung kann das Karzinom abgetragen werden (aus Oestreicher u.a., 2003).

### 16.3.3 Harninkontinenz (Blasenschwäche)

**D** *Unwillkürlicher, nicht unterdrückbarer Urinabgang.*

Die Harninkontinenz ist ein sehr häufiges Problem, besonders im höheren Lebensalter. Man schätzt, dass ca. 50 % aller Frauen mindestens einmal in ihrem Leben mit diesem Problem konfrontiert sind. In Deutschland leiden insgesamt mindestens 3 Millionen Menschen gelegentlich oder regelmäßig an Harninkontinenz.

**Ursachen**

Anatomisch gesehen gibt es 4 Gründe für eine Inkontinenz:
- Veränderungen im Bereich der Beckenbodenmuskulatur (z. B. Muskelschwäche),
- pathologische Veränderungen im Bereich der Harnröhre (z. B. Prostatahypertrophie, S. 347),
- Störungen innerhalb der Blase (z. B. Zystitis),
- neurologische Störungen (z. B. Demenz).

**Inkontinenzformen**

Je nach klinischer Präsentation unterscheidet man 4 Inkontinenzformen. In 90 % der Fälle handelt es sich um eine *Stress-* oder *Dranginkontinenz* (Urge-Inkontinenz). In **Tab. 16.3** sind die verschiedenen Formen der Harninkontinenz, mögliche Ursachen und ihre Therapie dargestellt.

**Komplikationen**

Entleert sich die Blase nicht vollständig, bleibt eine gewisse Menge Restharn zurück. Bakterien können sich hier leicht vermehren und zu *wiederkehrenden Harnwegsinfektionen* führen.

Ein großes Problem können *Hautprobleme,* wie Pilze, darstellen, die sich in den durch kleine Urinmengen oft feuchten Hautfalten bilden.

**M** *Um die Urinmenge und damit die Schwierigkeiten infolge der Inkontinenz zu vermindern, trinken die Betroffenen oft zu wenig! Somit besteht die Gefahr der „Austrocknung". Außerdem wird der Urin sehr konzentriert und deshalb kommt es häufiger zu Hautreizungen im Genitalbereich!*

**W** *Kontinenz- oder Blasentraining: Die Betroffenen werden aufgefordert, unabhängig vom Harndrang nur zu festgelegten Zeiten Wasser zu lassen. Meist wird mit 1- bis 2-stündlichen Toilettengängen begonnen. Bleibt der Betroffene während dieser Zeit kontinent, wird der Zeitabstand zwischen den Toilettengängen langsam um 15–20 Minuten gesteigert. Das Training erfordert eine gute Mitarbeit, denn es muss über mehrere Wochen konsequent durchgeführt werden!*

**Tab. 16.3** Inkontinenzformen, Ursache und Therapie

| *Inkontinenzform* | *Symptome* | *Ursachen* | *Therapie* |
|---|---|---|---|
| **Stressinkontinenz** | Urinabgang nur bei erhöhtem intraabdominellen Druck (z. B. Husten, Niesen, Lachen), in schweren Fällen Urinabgang im Stehen unabhängig von der Tätigkeit | Störung des Blasenverschlussmechanismus infolge:<br>- Schwäche der Beckenbodenmuskulatur (z. B. nach Geburten oder Blasenoperationen)<br>- Östrogenmangel<br>- Uterusprolaps (Gebärmuttersenkung)<br>- bei Männern selten, meist Folge einer Prostataoperation | - Beckenbodengymnastik zur Stärkung der Muskulatur<br>- nicht selten operative Maßnahmen mit Blasenraffung<br>- Therapieversuch mit Östrogenen als Zäpfchen (z. B. Ovestin-Zäpfchen), Pflaster (z. B. Estraderm TTS) oder in Tablettenform (z. B. Presomen comp.) |
| **Drang- oder Urge-Inkontinenz** | unwillkürlicher Harnabgang bei gleichzeitig starkem Harndrang | motorische Dranginkontinenz infolge Kontraktionen der Blasenmuskulatur mit erhöhtem Blasendruck; Ursachen:<br>- degenerative ZNS-Erkrankungen<br>- Demenz<br>- sensorische Dranginkontinenz infolge Veränderungen der Blasenwand:<br>– Zystitis, Blasenstein, Blasentumor<br>– nach Strahlenbehandlung<br>– Östrogenmangel | - medikamentöser Therapieversuch mit atropinartigen Substanzen (z. B. Dridase, Spasuret), Wirksamkeit aber umstritten<br>- Kontinenztraining<br>- evtl. operative oder medikamentöse Therapie der Grundkrankheit (z. B. Antibiose bei Zystitis) |
| **Reflexinkontinenz** | Harn geht infolge unwillkürlicher Blasenkontraktionen ohne Harndrang ab, der Patient hat jede Kontrolle über die Harnentleerung verloren | Verletzungen oder Erkrankungen des Rückenmarks mit Unterbrechung der Nervenbahnen vom Gehirn zur Blase (z. B. Querschnittlähmung, Multiple Sklerose) | - regelmäßige Blasenentleerung (z. B. Entleerung durch „Ausklopfen", Einmalkatheterisierung)<br>- medikamentöse Therapie |
| **Überlaufinkontinenz** | bei überhöhter Blasenfüllung kommt es zum „Überlaufen" der Blase mit plötzlichem Harnabgang ohne Harndrang | meist Prostatavergrößerung oder Harnröhrenverengung, bei Frauen evtl. Myom oder Gebärmuttertumor | - wenn möglich, operative Sanierung oder suprapubischer Dauerkatheter |

# Pflegeschwerpunkt Kontinenzförderung

Jutta Weniger

**B** *Herr Krause ist 76 Jahre alt und lebt seit einem Jahr im Seniorenstift am Schlossberg. Er leidet an der Parkinson-Krankheit, ist geistig fit und kann dank seiner Parkinsonmedikamente langsam gehen. Es besteht ein Tremor (Zittern), vor allem in den Händen. Trotz dieser Einschränkungen ist Herr Krause weitgehend selbstständig. In letzter Zeit trifft ihn die Altenpflegerin Frau Maier mehrmals verärgert und mit durchnässter Unterwäsche in seinem Zimmer an, während er gerade eine neue Stoffhose samt passendem Gürtel aus dem Schrank holt, um sich umzuziehen. Es ist ihm sehr unangenehm, wenn Frau Maier dazu kommt und ihn so sieht. Er hatte sich auf den Weg zur Toilette gemacht, doch der Urin ging ab, noch bevor er diese erreicht hatte. Auch im Nassraum kommt er schlecht zurecht, da es sehr eng ist und ein Regal den direkten Weg zur Toilette verstellt. Seine Bewegungen stocken, wenn er die Richtung ändern muss, was ihn wertvolle Zeit kostet, da er einen äußerst starken Harndrang verspürt.*

**L** *Welche Form der Harninkontinenz liegt bei Herrn Krause vor? Welche Symptome hat er und welche Risikofaktoren bestehen? Was kann die Altenpflegerin zur Förderung seiner Kontinenz tun?*

Inkontinenz ist ein Tabuthema und wird oft mit Unsauberkeit oder Nachlässigkeit gleichgesetzt. Betroffene und ihre Angehörigen sprechen deshalb nicht gerne darüber. Oft macht Inkontinenz traurig, wütend oder hilflos und führt zu sozialem Rückzug. Häufig wird Inkontinenz vom Betroffenen selbst als normale „Alterserscheinung" gesehen, die er hinnehmen muss. Die Inkontinenz ist jedoch kein Schicksal. Sie kann medizinisch und pflegerisch sehr gut therapiert werden, wenn sie frühzeitig erkannt und sorgfältig diagnostiziert wird.

## Expertenstandard Kontinenzförderung

Harninkontinenz ist ein weit verbreitetes Problem vor allem unter hochbetagten und unter pflegebedürftigen Menschen, wobei Frauen häufiger betroffen sind als Männer. Da Inkontinenz ein sehr häufiges Pflegeproblem darstellt, das seinerseits weitere negative Umstände wie sozialen Rückzug, sinkende Lebensqualität und steigenden Pflegebedarf nach sich zieht, wurde ein Expertenstandard zu diesem Thema entwickelt. Als dieses Buch geschrieben wurde, stand er leider noch nicht zur Verfügung

Durch eine Orientierung am Expertenstandard in pflegerischen Einrichtungen soll die Kontinenz bei jedem Patienten/Bewohner mit Kontinenzproblemen erhalten oder gefördert werden. Ziel der Umsetzung des Standards ist, das individuell höchstmögliche Maß an Kontinenz mit der größtmöglichen Selbstständigkeit für den alten Menschen zu erlangen. Diesem Ziel kommen Pflegende durch frühzeitiges Erkennen gefährdeter und betroffener Patienten/Bewohner und der gemeinsamen Vereinbarung von Maßnahmen zum Erhalt oder zur Förderung der Kontinenz näher. Mehr zu Expertenstandards s. S. 147.

**D** *Unter Harninkontinenz versteht man jeden unwillkürlichen Verlust von Harn.*

## Risikofaktoren für die Entstehung einer Inkontinenz

Um einer drohenden Inkontinenz vorzubeugen oder einer bestehenden Inkontinenz entgegenzuwirken, werden zunächst die Risikofaktoren beim Bewohner/Patient bestimmt.

### Temporäre (vorübergehende) Inkontinenz

Sehr häufig handelt es sich bei älteren Menschen zunächst um eine vorübergehende Inkontinenz. In Alten- und Pflegeheimen ist die Inkontinenz bei mehr als der Hälfte aller betroffenen Personen vorübergehend. Wird die vorübergehende Inkontinenz nicht beachtet, diagnostiziert und entsprechend behandelt, geht sie mit hoher Wahrscheinlichkeit in eine dauerhafte Inkontinenz über.

Mögliche Ursachen einer vorübergehenden Inkontinenz:

- altersphysiologische Veränderungen des Urogenitale (veränderte hormonelle Lage, Veränderungen der Nerven und der Struktur der Blase),
- Multimorbidität,
- Harnwegsinfektionen,
- Polymedikation (Einnahme vieler verschiedener Medikamente, worunter Medikamente sind, die einen Einfluss auf die Urinausscheidung haben: z. B. Diuretika, Psychopharmaka, Neuroleptika),
- funktionelle Einschränkungen (z. B. ein alter Mensch kann so schlecht gehen, dass er die Toilette nicht rechtzeitig erreicht),
- Umgebungseinschränkungen (z. B. Toilette zu nieder, Toilette zu weit entfernt, schlechte Beleuchtung, unpraktische Kleidung).

### Erkrankungen als Inkontinenzursache

Folgende Erkrankungen können Ursache einer Inkontinenz sein:

- Diabetes,
- Herzerkrankungen,
- Demenz,
- Depression,
- Schlaganfall.

### Belastungen des Beckenbodens

Zu Belastungen des Beckenbodens – und damit zur Inkontinenz – kann es kommen durch:

- Übergewicht,
- Raucherhusten,
- chronische Obstipation.

### Zustand nach Operationen

Auch Operationen können Ursache einer Inkontinenz sein:

- Hysterektomie (Entfernung der Gebärmutter),
- Prostataoperationen, radikale Prostataentfernung.

### Mögliche psychische Ursachen einer Inkontinenz

Starke psychische Belastungen, wie z. B. der unfreiwillige Einzug in ein Pflegeheim, können zu einer Harninkontinenz führen. Ebenso können die Beziehungen zu den Pflegepersonen und Mitbewohnern eine Rolle spielen. Traut sich der alte Mensch z. B. nicht, rechtzeitig um Unterstützung beim Toilettengang zu fragen, weil ihm die Pflegenden sehr beschäftigt erscheinen, kann seine Kontinenz gefährdet sein. Ebenso können Trotz und Eifersucht auf Mitbewohner eine Inkontinenz begünstigen. Für sehr einsame und hilfsbedürftige Menschen kann das Einnässen eine Möglichkeit darstellen, mehr Zuwendung und Beachtung zu erhalten. Dies geschieht jedoch überwiegend unbewusst und die Person ist wirklich inkontinent. Da meist mehrere Faktoren zusammenwirken, ist auch eine psychogene Inkontinenz medizinisch abzuklären.

## Einschätzung der individuellen Kontinenzsituation

### Pflegerische Anamnese

Die Altenpflegerin sammelt Informationen zur Kontinenz.

#### Beobachten und Befragen des Betroffenen

Zunächst schaut sie, ob und welche Risikofaktoren vorhanden sind und welche Symptome einer Harninkontinenz bestehen **(Tab. 16.3)**. Diese Informationen kann die Altenpflegerin durch eine genaue Beobachtung des alten Menschen und durch Befragung sammeln. Zunächst erkundigt sie sich danach, wie lange die Inkontinenz schon besteht, wie der Betroffene bisher damit umgegangen ist, und ob und ggf. welche Hilfsmittel er bereits benutzt. Bei Fragen nach den Symptomen orientiert sie sich an den in **Tab. 16.3** genannten Symptomen. Um einen Hinweis auf eine Dranginkontinenz zu erhalten, kann sie z. B. fragen: „Haben Sie einen schwer zu unterdrückenden Harndrang?" Oder beim Verdacht auf eine Stressinkontinenz könnte die Frage weiterhelfen: „Verlieren Sie beim Husten Urin?". Die Befragung sollte sich auch auf mögliche Einschränkungen der Kontinenz durch die Umgebung beziehen, wie z. B. „Können Sie die Toilette gut erreichen? Können Sie die Kleidung schnell genug öffnen?"

**P** ***Diskretion.*** *Bei Fragen zur Kontinenz/Inkontinenz muss äußerst diskret vorgegangen werden. Eine gewisse Vertrauensbasis sollte vorhanden sein.*

#### Einschätzen seiner körperlichen und geistigen Fähigkeiten

Wichtig sind hier Informationen darüber, ob der Betroffene sicher zur Toilette gehen kann, inwiefern er im Bereich Ausscheiden selbstständig ist und ob die kognitiven Voraussetzungen dafür vorhanden sind. Zur besseren Einschätzung können geriatrische Assessmentinstrumente verwendet werden, z. B. der Barthel-Index (S. 122).

#### Erstellen eines Miktionsprotokolls

Bei einem Miktionsprotokoll wird die Häufigkeit der Ausscheidungen mit genauer Angabe der Uhrzeit, die ungefähre Menge, unfreiwilliger Urinabgang (hier „nass") oder kontrollierte Urinausscheidung (hier „trocken") auf einem Vordruck eingetragen **(Abb. 16.18)**. Parallel dazu wird die getrunkene Flüssigkeitsmenge notiert. Es besteht die Möglichkeit, unter „Bemerkungen" weitere Beobachtungen zu notieren, wie „Bewohner hat sich selbst gemeldet", „Klient ging selbstständig zur Toilette" oder „Herrn Krause eingenässt im Bett vorgefunden". Wird ein Miktionsprotokoll über 72 Stunden geführt, liefert es bereits brauchbare Ergebnisse. Orientierte Bewohner/Patienten können das Protokoll nach genauer Erklärung selbst führen.

#### Koordination notwendiger Diagnostik durch andere Berufsgruppen

Fast immer ist z. B. eine Restharnbestimmung durch eine Sonografie oder die Bestimmung von Laborwerten (z. B. U-Status, PSA, Kreatinin) notwendig. In den meisten Fällen ist eine weitergehende medizinische Abklärung der Ursachen der Inkontinenz sinnvoll. Auch andere Berufsgruppen können mit einbezogen werden, z. B. eine Physiotherapeutin bei einer Schwäche des Beckenbodens.

## Maßnahmen zur Erhaltung bzw. zur Förderung der Kontinenz

### Allgemeine Maßnahmen

Allgemeine Maßnahmen können sein:
- angepasste Ernährung,
- körperliches und kognitives Training zur Erhaltung der Bewegungsfähigkeit und geistiger Fähigkeiten,
- psychosoziale Betreuung und Einbeziehen der Angehörigen.

**M** *Diese allgemeinen Maßnahmen können sowohl zur Behandlung wie auch zur Prävention von Harninkontinenz eingesetzt werden.*

### Kontinenztrainingsprogramme

Voraussetzung ist eine abgeschlossene medizinische Diagnostik der Harninkontinenz, eine Absprache mit dem Arzt, welches Training sich für welche Inkontinenzform **(Tab. 16.3)** eignet, und eine infektfreie Blase.

#### Beckenbodentraining

Durch gezielte Beckenbodengymnastik wird die Beckenbodenmuskulatur gestärkt und dadurch die Kontinenz gefördert bzw. die Inkontinenzsymptomatik verbessert.

**Indikation.** Selbstständige, körperlich und geistig weitgehend gesunde und motivierte Menschen mit Stressinkontinenz, evtl. auch Dranginkontinenz.

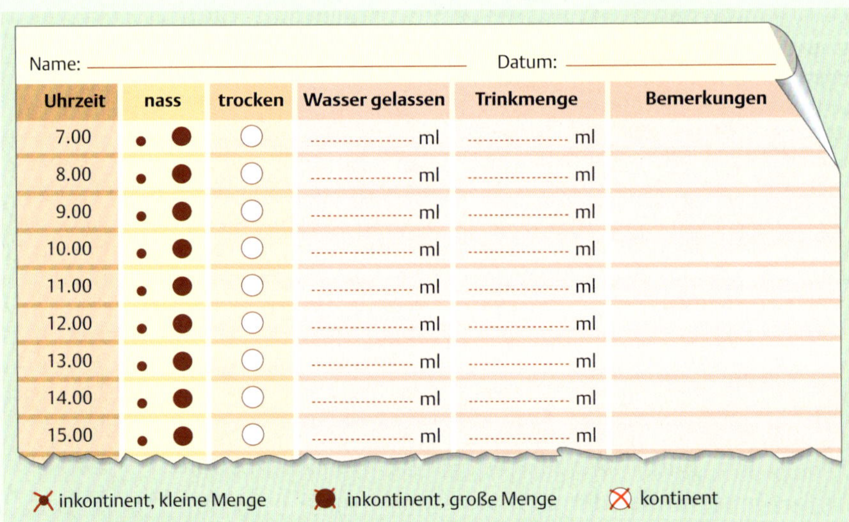

Name: ______ Datum: ______

| Uhrzeit | nass | trocken | Wasser gelassen | Trinkmenge | Bemerkungen |
|---|---|---|---|---|---|
| 7.00 | • ● | ○ | ........ ml | ........ ml | |
| 8.00 | • ● | ○ | ........ ml | ........ ml | |
| 9.00 | • ● | ○ | ........ ml | ........ ml | |
| 10.00 | • ● | ○ | ........ ml | ........ ml | |
| 11.00 | • ● | ○ | ........ ml | ........ ml | |
| 12.00 | • ● | ○ | ........ ml | ........ ml | |
| 13.00 | • ● | ○ | ........ ml | ........ ml | |
| 14.00 | • ● | ○ | ........ ml | ........ ml | |
| 15.00 | • ● | ○ | ........ ml | ........ ml | |

inkontinent, kleine Menge — inkontinent, große Menge — kontinent

**Abb. 16.18** ⇢ **Miktionsprotokoll.** Beispiel für ein Miktionsprotokoll (mit freundlicher Genehmigung der Kontinenzberatungsstelle am Krankenhaus Bethanien – Geriatrisches Zentrum Heidelberg).

### Toilettentraining

Ziel unterschiedlichen Toilettentrainings ist es, die Blase an eine Entleerung zu bestimmten Zeiten zu gewöhnen und so in den dazwischenliegenden Zeiträumen eine Kontinenz für den Betroffenen zu erreichen.

**Indikation.** Sowohl selbstständige Menschen wie auch Menschen, bei denen eine gewisse Mobilität vorhanden ist und Einschränkungen im kognitiven Bereich vorhanden sind.

## Ärztliche Maßnahmen

An ärztlichen Maßnahmen kommen in Betracht:

- Prüfen der gesamten Medikation des alten Menschen unter dem Blickwinkel der Wirkung der Medikamente auf die Urinausscheidung; ggf. Änderung der Medikamentenverordnungen,
- Therapie der die Inkontinenz verursachenden Erkrankungen (z. B. Diabetes),
- Therapie körperlicher (v. a. die Mobilität betreffend) und geistiger Einschränkungen (z. B. Gabe von Antidementiva, Psychopharmaka zur besseren Orientierung).

## Gestaltung einer kontinenzfördernden Umgebung

Die Toilette sollte schnell und ohne Stolperfallen erreichbar sein. Am besten ist eine Nasszelle im Zimmer. Sie soll deutlich gekennzeichnet und nachts ausreichend beleuchtet sein, sodass der alte Mensch sie ohne Schwierigkeiten finden kann. Die Toilette muss so hoch sein, dass der Betroffene sich möglichst selbstständig setzen und erheben kann. Eine Toilettensitzerhöhung und das Anbringen von Handgriffen und Stützen sind darum oft sinnvoll **(Abb. 16.19)**. Bei Bedarf wird ein Toilettenstuhl neben das Bett gestellt oder Urinflasche und Steckbecken in greifbarer Nähe bereitgehalten. Wichtig ist auch, dass der alte Mensch Kleidung trägt, die er schnell öffnen kann.

**P** ***Umgang mit inkontinenten Menschen.*** *Es gilt das Prinzip der aktivierenden Pflege: Selbstständigkeit und ein positives Selbstwertgefühl sollen gefördert werden. Inkontinente Menschen benötigen viel Geduld, menschliche Wärme und Akzeptanz. Meist ist es notwendig, sie aufzufordern, an Gruppen- und Gemeinschaftsaktivitäten teilzunehmen, um Isolation und Einsamkeit vorzubeugen.*

## Hilfsmittel zur Kompensation von Inkontinenz

### Aufsaugende Hilfsmittel

Es stehen Einlagen **(Abb. 16.20 u. Abb. 16.21)** und Einmalslips (an der Seite durch Klebestreifen verschließbare Hosen, **Abb. 16.22**) in unterschiedlichen Größen, Dicken und Formen zur Verfügung. Sie bestehen aus einem hautfreundlichen Vlies, das relativ trocken bleibt, Zellstoff, idealerweise mit Gel-

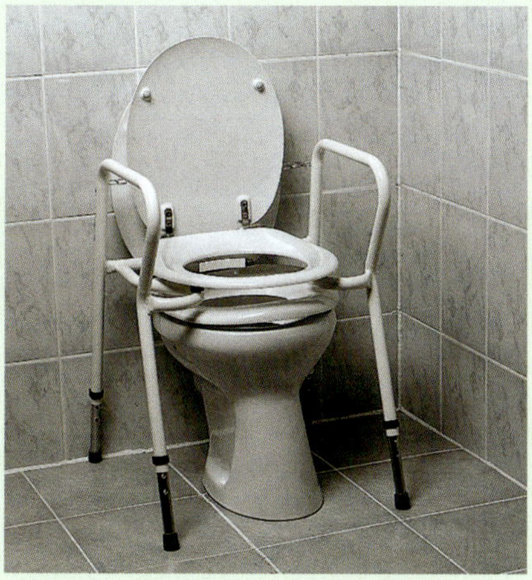

**Abb. 16.19 ⇢ Toilettenstützrahmen.** Eine solche Vorrichtung dient als Toilettensitzerhöhung und als Stützhilfe (Fa. Thomashilfen).

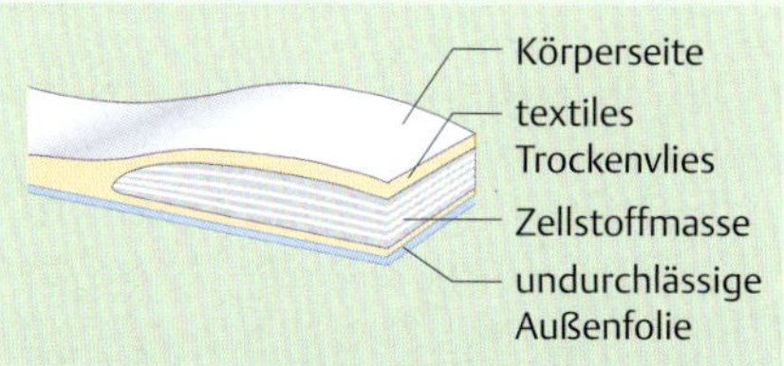


**Abb. 16.20 ⇢ Inkontinenzeinlage.** Aufbau einer Inkontinenzeinlage (aus Köther, 2005).

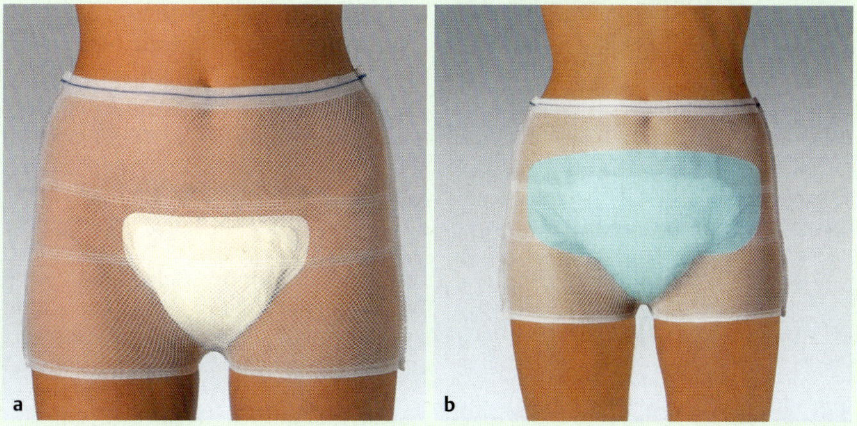


**Abb. 16.21 ⇢ Einlagen. a** Für eine leichte oder mittlere Inkontinenz, **b** für jeden Grad der Inkontinenz, da in verschiedenen Saugstärken erhältlich (Fa. Hartmann).

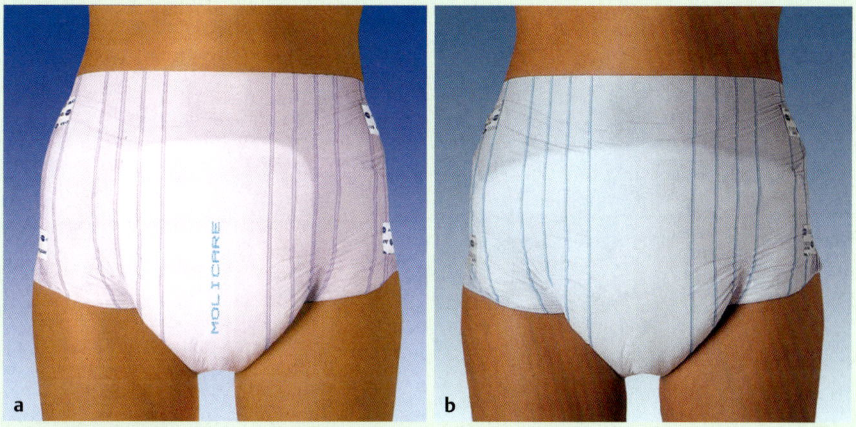


**Abb. 16.22 ⇢ Einmalslips.** Für eine schwere Inkontinenz, **b** für schwerste Formen der Inkontinenz (Fa. Hartmann).

bildner (bindet den Urin in Gelform, der Urin kann nicht auslaufen) und meist aus einer wasserdichten Folie nach außen hin. Das Hilfsmittel wird individuell für den alten Menschen ausgewählt. Dabei spielen Geschlecht, Grad der Selbstständigkeit sowie Schwere und Form der Inkontinenz eine Rolle. Auswahlkriterien sind ebenso Tragekomfort und Wohlbefinden des Betroffenen.

### Einlagen

Anatomisch geformte Einlagen, die mit Hilfe eines Netzhöschens gut am Körper fixiert werden, gibt es für unterschiedliche Schweregrade einer Inkontinenz **(Abb. 16.21)**.

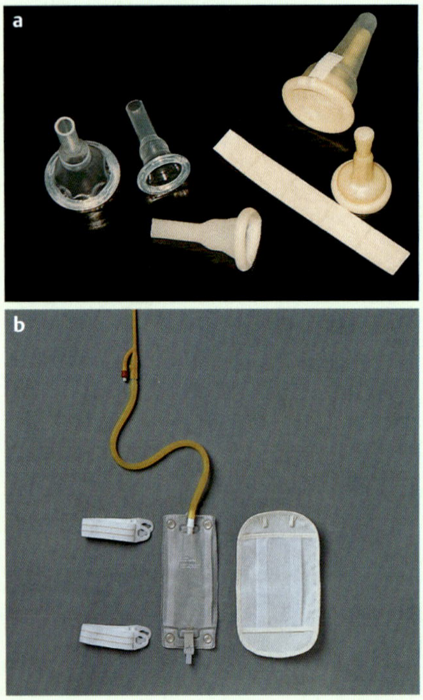

**Abb. 16.23 ⇢ Aufsammelnde Hilfsmittel.** **a** Kondomurinale, **b** Beinbeutel (Fa. Hollister).

### Einmalslips

Für schwere Inkontinenzformen oder für die Nacht eignen sich Einmalslips. Da sie nahezu luftundurchlässig sind, besteht eine erhöhte Gefahr von Hautschädigungen. Sie sollten deshalb nur getragen werden, wenn:

- ⇢ die Haut intakt ist,
- ⇢ zur Harninkontinenz eine Stuhlinkontinenz hinzukommt,
- ⇢ eine stabile Fixierung der Inkontinenzversorgung erforderlich ist (z. B. bei Demenzkranken).

**P** ***Verwendung von Einmalslips und Erhaltung der Selbstständigkeit.*** *Einmalslips am eigenen Körper anzulegen, ist nicht ganz einfach. Durch den Gebrauch von Einmalslips benötigen einige ansonsten noch selbstständige Menschen Hilfe. Bei dieser Personengruppe steht die Erhaltung der Selbstständigkeit im Vordergrund und es sollten andere Hilfsmittel (z. B. Einlagen), die einfacher zu handhaben sind, gewählt werden.*

## Aufsammelnde Hilfsmittel

Für Männer gibt es Kondomurinale, dünne Hüllen aus Latex oder Silikon, die über den Penis gestreift werden. Sie leiten den Harn über einen Ableitungsschlauch in einen Bein- oder Bettbeutel ab **(Abb. 16.23)**. Es gelangt kein Harn auf die Haut, was gegenüber den aufsaugenden Hilfsmitteln einen Vorteil darstellt. Auch die Anwendung ist im Vergleich zu dem häufigen Wechsel von Einlagen oder Slips einfacher und zeitsparender. Für Männer, bei denen ein Kondomurinal schlecht angebracht werden kann, und für harninkontinente Frauen stehen externe Urinableiter zur Verfügung **(Abb. 16.24)**. Sie eignen sich für immobile Menschen und werden ähnlich wie die Stomaversorgung mittels einer Hautschutzplatte fixiert.

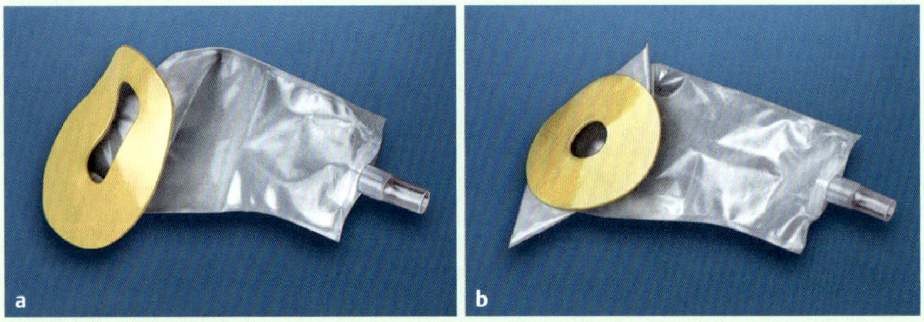

**Abb. 16.24 ⇢ Urinableiter.** Externe Urinableiter, **a** für die Frau, **b** für den Mann (aus Köther, 2005).

**M** *Die Versorgung mit Hilfsmitteln ist nie die einzige Maßnahme. Sie wird immer therapiebegleitend eingesetzt oder nach Ausschöpfung aller therapeutischen Maßnahmen.*

## Hautpflege

Durch Inkontinenz und den Einsatz von Hilfsmitteln ist die Haut besonderen Belastungen ausgesetzt: direkter Kontakt mit Harn, feuchtwarmes Milieu und vermehrtes Waschen. Deshalb ist eine sorgfältige Hautpflege besonders wichtig. Die Haut soll möglichst nur mit klarem Wasser gewaschen werden. Es können auch pH-neutrale Waschlotionen benutzt werden, wenn die Haut anschließend mit klarem Wasser nachgereinigt und vorsichtig und schonend abgetrocknet wird. Kommt eine Verschmutzung mit Stuhl hinzu und werden Öl oder Pflegeschäume zur Reinigung benutzt, muss ebenfalls mit klarem Wasser nachgereinigt werden. Solange die Haut intakt ist, sollte sie mit Wasser-in-Öl-Emulsionen gepflegt werden. Ist die Haut gerötet, wird sie mit abdeckenden Präparaten (z. B. stark fettenden Salben, wie Wollwachs) geschützt.

**P** ***Dekubitusprophylaxe.*** *Kommen weitere Risikofaktoren, wie z. B. Immobilität hinzu, sind inkontinente Menschen stark dekubitusgefährdet und eine sorgfältige Dekubitusprophylaxe wird notwendig.*

## Fallbeispiel Herr Krause

Die Altenpflegerin Frau Maier orientiert sich in Ihrem Vorgehen an der Prozessebene des Expertenstandards.

## Einschätzen der Kontinenzsituation und Koordination erforderlicher diagnostischer Maßnahmen

Herr Krause leidet an einer Dranginkontinenz, die sich im Symptom „unwillkürlicher Harnabgang bei starkem Harndrang" äußert. An Risikofaktoren besteht bei ihm zunächst eine „funktionelle Einschränkung": durch seine Parkinson-Krankheit ist er in seiner Bewegungsfähigkeit so eingeschränkt, dass er die Toilette nicht schnell genug erreichen kann. Zudem besteht eine „Umgebungseinschränkung": durch die Enge des Nassraums und fehlende Haltegriffe benötigt er zu viel Zeit, um zur Toilette zu gelangen. Ebenso dauert es aufgrund seiner motorischen Einschränkungen durch seine Parkinson-Krankheit lange, bis er Gürtelschnalle und die Hose geöffnet hat. Frau Maier möchte zur genaueren Beurteilung der Situation mit Herrn Krause zusammen ein Miktionsprotokoll erstellen. Sie erklärt es ihm, er ist einverstanden und verspricht, die Eintragungen zu machen. Anschließend berichtet sie Herrn Krauses Hausarzt ihre Beobachtungen. Sie fragt, ob er eine weitere Diagnostik für notwendig hält.

### Information und Beratung des Betroffenen

Frau Maier schaut mit Herrn Krause zusammen das Miktionsprotokoll an und informiert ihn über seine Dranginkontinenz und die bestehenden Risikofaktoren. Sie schlägt ihm ein Toilettentraining vor und erklärt ihm, wie er dadurch seine Situation verbessern kann. Herr Krause ist einverstanden. Da er nachts immer eingenässt hat, rät sie ihm, abends eine Einlage und ein Netzhöschen zur Fixierung anzuziehen. Sie hat ihm ein Kondomurinal als Alternative zur Einlage mitgebracht. Sie schlägt ihm vor, beides zu behalten und auszuprobieren. In diesem Gespräch geht sie auch auf die Situation in der Toilette und das An- und Auskleiden ein. Frau Maier bezieht später mit Herrn Krauses Einverständnis seine Angehörigen mit ein und informiert diese ebenso.

### Erstellen eines Maßnahmenplans

Frau Maier plant in Absprache mit Herrn Krause und seinen Angehörigen folgende Maßnahmen:

- Toilettentraining,
- Inkontinenzversorgung nachts,
- Beobachtung und Pflege der Haut im Intimbereich,
- Entfernen eines Regals im Nassraum, das im Weg steht,
- Anbringen von Haltegriffen neben der Toilette,
- Anschaffung von Hosen mit Gummizug.

Der Hausarzt wird nach einem Gespräch mit Frau Maier und Herrn Krause:

- die gesamte Medikation im Hinblick auf ihre Wirkung auf die Urinausscheidung überprüfen und ggf. umstellen,
- die Dosierung der Parkinsonmedikamente anpassen, damit Herr Krause beweglicher wird und schneller zur Toilette gehen kann.

### Durchführen der Maßnahmen und Schaffen einer kontinenzfördernden Umgebung

Herr Krause, das Pflegeteam, Angehörige und Hausarzt führen alle geplanten Maßnahmen durch.

### Überprüfen der Wirksamkeit der durchgeführten Maßnahmen

Da Herr Krause zum Teil schon vor den geplanten Toilettengängen eingenässt hat, plant Frau Maier kürzere Abstände zwischen den Toilettengängen. In der Nasszelle kommt Herr Krause durch die freieren Wege nun besser zurecht und die neue Parkinsonmedikation zeigt ebenfalls Wirkung, sodass Herr Krause nun wesentlich schneller auf die Toilette gelangen kann.

*Um die Inhalte zu vertiefen, können Sie sich die Videos „Suprapubischer Blasenverweilkatheder“ und „Verbandwechsel suprapubischer Blasenverweilkatheder“ ansehen.*

# 17 Erkrankungen der Geschlechtsorgane

Dominik von Hayek, Susanne Andreae, Jutta Weniger

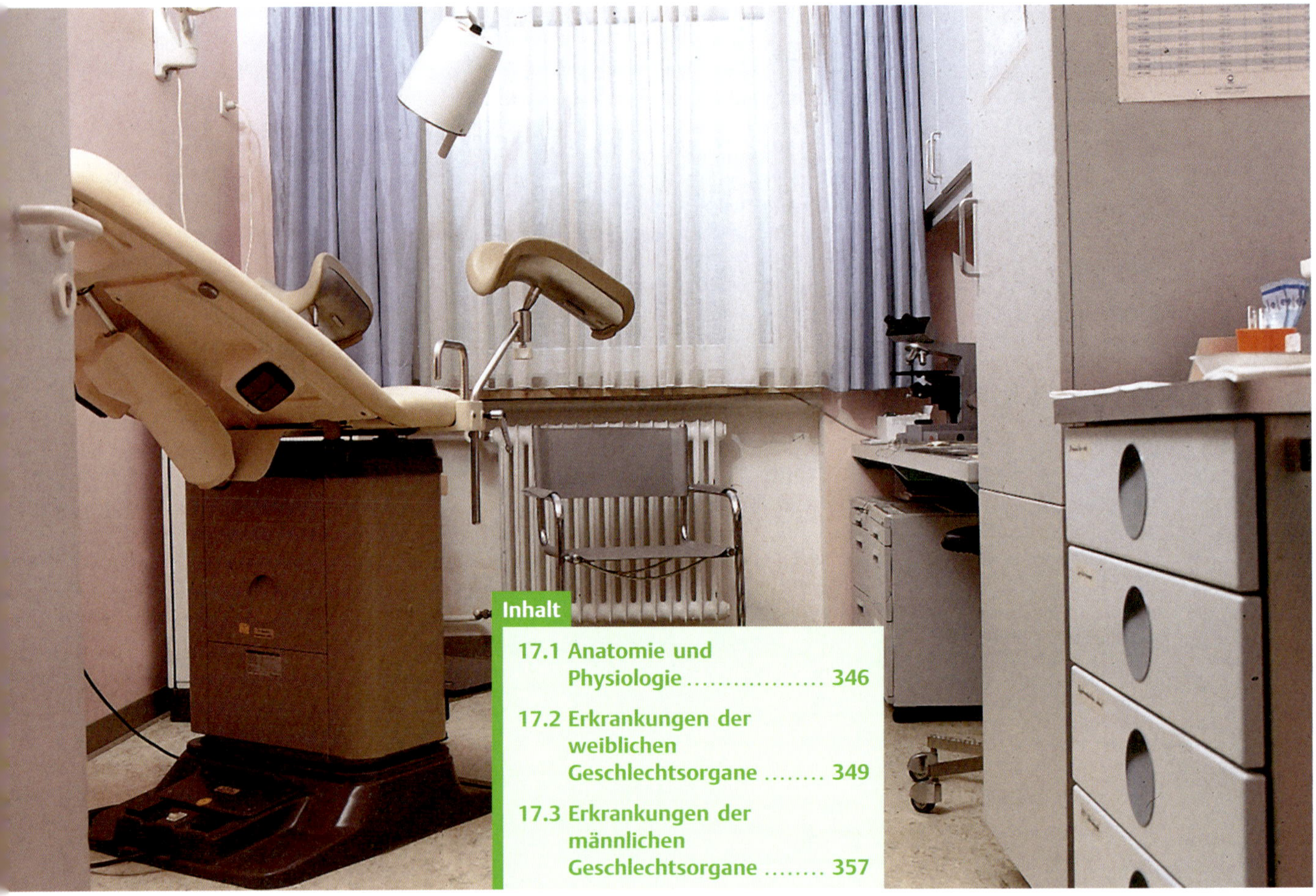

Inhalt



## 17.1 Anatomie und Physiologie

Dominik von Hayek

### 17.1.1 Primäre und sekundäre Geschlechtsmerkmale

**Primäre Geschlechtsmerkmale.** Darunter versteht man die schon bei Geburt vorhandenen Geschlechtsorgane. Bei der Frau sind das Eierstöcke, Eileiter, Gebärmutter und Scheide, beim Mann Hoden, Nebenhoden, Samenleiter, Geschlechtsdrüsen, Harnsamenröhre und Penis.

**Sekundäre Geschlechtsmerkmale.** Die sekundären Geschlechtsmerkmale entwickeln sich mit der Pubertät unter dem Einfluss von Geschlechtshormonen. Bei der Frau bewirkt das Östrogen Wachstum der Brust, Achsel- und Schambehaarung sowie die Entwicklung von typischem Knochenbau und Fettverteilung. Beim Mann kommt es unter dem Einfluss von Testosteron zum Wachstum von Bart-, Achsel-, Brust- und Schambehaarung sowie zur Ausbildung einer tieferen Stimme.

### 17.1.2 Aufgaben der Geschlechtsorgane

Die Geschlechtsorgane erfüllen folgende Aufgaben:

- Produktion der Geschlechtszellen (Ei- und Samenzellen),
- Produktion der Geschlechtshormone (s. unten),
- Beeinflussung von Psyche und Sexualität,
- Bildung von Sekreten,
- Geschlechtsakt (*Koitus*),
- Fortpflanzungsfähigkeit.

### 17.1.3 Geschlechtshormone

Die Bildung der Geschlechtshormone Östrogen und Progesteron bei der Frau sowie Testosteron beim Mann wird durch die übergeordneten Hormone *FSH* (Follikel stimulierendes Hormon) und *LH* (luteinisierendes Hormon) aus

**Tab. 17.1** ⇢ Wirkung der Geschlechtshormone und Veränderungen im Alter

| | *Östrogen* | *Progesteron* | *Testosteron* | *FSH* | *LH* |
|---|---|---|---|---|---|
| Bildungsort | Eierstöcke | Eierstöcke | Hoden | Hypophyse | Hypophyse |
| Wirkung bei Frauen | Wachstum der sekundären Geschlechtsmerkmale, periodischer Aufbau der Gebärmutterschleimhaut, Knochenaufbau, Schutz vor Arteriosklerose | periodische Reifung der Gebärmutterschleimhaut, Drüsen- und Schleimhautentwicklung | | Bildung von Östrogen | Bildung von Progesteron |
| Hormonveränderungen im Alter bei Frauen | Rückbildung der Gebärmutter, Beendigung von Menstruationszyklus und Fortpflanzungsfähigkeit, Osteoporose, Anstieg des Herzinfarktrisikos, Arteriosklerose (z. B. KHK und pAVK), Beckenbodenschwäche (Descensus uteri) | Beendigung des Menstruationszyklus, Rückbildung und Austrocknen der Scheidenschleimhaut | | | |
| Wirkung bei Männern | | | Wachstum der sekundären Geschlechtsmerkmale, Spermienreifung, Stimulation des Geschlechtstriebs | Spermienreifung | Bildung von Testosteron |
| Hormonveränderungen im Alter bei Männern | Prostatavergrößerung durch relatives Östrogenübergewicht | | Nachlassen der Fortpflanzungsfähigkeit | | |

der Hypophyse gesteuert (S. 275). Die Wirkungen der Geschlechtshormone sind vielfältig, sie beeinflussen Fortpflanzungsfähigkeit, Ausbildung der Geschlechtsorgane und sexuelles Verlangen, aber auch die Funktionen anderer Organe **(Tab. 17.1)**.

### 17.1.4 Veränderungen im Alter

Die natürliche Veränderung der Geschlechtsorgane im Alter basiert bei beiden Geschlechtern auf einer *verminderten Produktion von Geschlechtshormonen* in den Eierstöcken und Hoden. Die sexuelle Reaktionsbereitschaft der Geschlechtsorgane kann verändert sein, was keinesfalls ein Ende der Sexualität im Alter bedeuten muss.

#### Frauen

Bei der Frau verändert sich zwischen dem 47. und dem 57. Lebensjahr die Fortpflanzungsfähigkeit, die Produktion von Östrogen und Progesteron sinkt stark ab und es kommt zum Ende der Menstruationsblutungen (*Menopause*). Man nennt diese Übergangsphase *Klimakterium* (umgangssprachlich „Wechseljahre").

Neben den Veränderungen an den Geschlechtsorganen und den Knochen kommt es während der gesamten Übergangsphase zu *vegetativen Begleiterscheinungen* wie Hitzewallungen, Herzklopfen, Kopfschmerzen und Schlafstörungen sowie seltener zu Reizbarkeit und depressiver Verstimmung (insgesamt bei 70 % aller Frauen).

#### Männer

Die Altersveränderungen beim Mann treten in der Regel später auf, eine starre Altersgrenze für das Erlöschen der männlichen Fortpflanzungsfähigkeit gibt es nicht. Es kommt zu einer verminderten Produktion von Testosteron und zu einem Ungleichgewicht mit dem auch beim Mann in geringen Mengen produzierten Östrogen, was häufig zu *Prostatavergrößerungen* (Prostatahyperplasie) führt.

### 17.1.5 Weibliche Geschlechtsorgane

Die *inneren Geschlechtsorgane* der Frau befinden sich im kleinen Becken, dazu zählen die Eierstöcke (*Ovarien*), Eileiter (*Tuben*), Gebärmutter (*Uterus*) und Scheide (*Vagina*) **(Abb. 17.1)**.

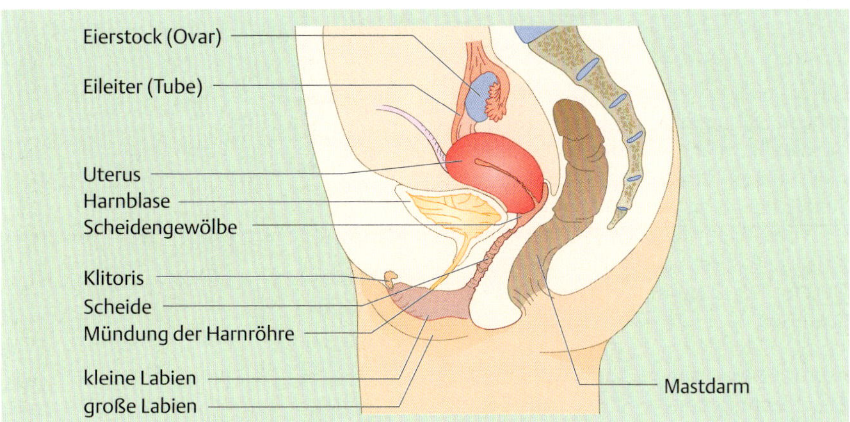


**Abb. 17.1** ⇢ **Weibliches Becken.** Innere und äußere weibliche Geschlechtsorgane im Becken (aus Schwegler, 2002).

### Eierstöcke und Eileiter

**Eierstöcke.** Die beiden Eierstöcke liegen jeweils am seitlichen Rand des kleinen Beckens, fest verankert im Bauchfell, sie haben eine ovale Form und eine Länge von ca. 3 cm. Von Geburt an befinden sich ca. 400 000 Eizellen in den Ovarien, von denen von der Pubertät bis zur Menopause monatlich eine Eizelle ausreift und aus den Ovarien in die Eileiter wandert (*Eisprung*).

**Eileiter.** Die Eileiter stülpen sich mit ihren fingerförmigen Fortsätzen über die Eierstöcke, fangen die gesprungenen Eizellen auf und leiten sie über ihr schlauchförmiges Hohlsystem zur Gebärmutter. Sowohl der Eisprung als auch der zyklische Aufbau der Gebärmutterschleimhaut werden von den Hormonen Östrogen und Progesteron gesteuert, die von den Eizellen bzw. deren Hüllen (Gelbkörper) gebildet werden. Die Eileiter sind ca. 10–15 cm lang, schlauchförmig und ziehen von den beiden Eierstöcken zur Gebärmutter, wo sie jeweils am hinteren Ende seitlich einmünden **(Abb. 17.2)**.

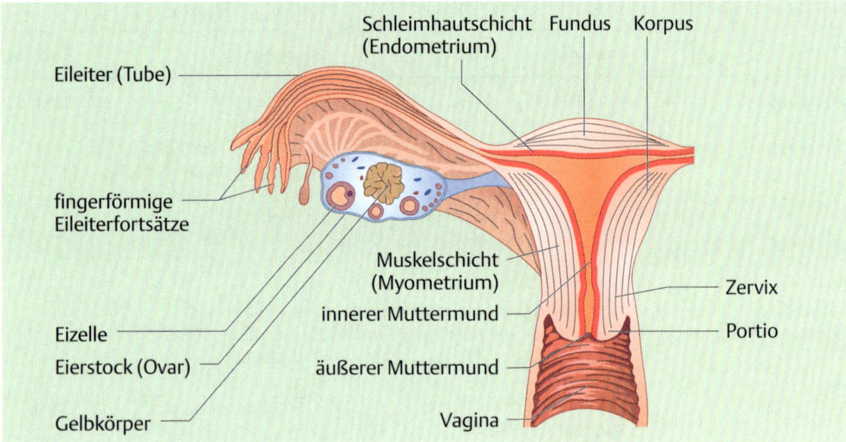


**Abb. 17.2 ⇢ Weibliche innere Sexualorgane.** Die fingerförmigen Eileiterfortsätze heben sich vom Eierstock ab (aus Schwegler, 2002).

### Gebärmutter (Uterus)

Die Gebärmutter liegt nach oben gekrümmt in der Mitte des kleinen Beckens, hat eine Länge von 6 cm und ist kegelförmig. Die Wand der Gebärmutter besteht aus einer ca. 1 cm dicken Muskelschicht (*Myometrium*) und einer innen anliegenden Schleimhautschicht (*Endometrium*), die sich im Verlauf der Periode aufbaut und danach abgestoßen wird. Man unterteilt den Uterus in den Fundus, den muskelstarken Hauptanteil (*Korpus*), den inneren Muttermund und den Gebärmutterhals (*Zervix*), der den Übergang zur Scheide bildet.

### Scheide (Vagina)

Die Scheide ist ein ca. 10 cm langer elastischer Schlauch aus Muskel- und Bindegewebe, der von der Gebärmutter nach außen führt. Die Innenfläche der Scheide zeigt zahlreiche Querfalten und ist von einem von den Gebärmutterhalsdrüsen produzierten Sekret bedeckt. Durch das Zusammenwirken mit abgestoßenen Epithelzellen und Milchsäure bildenden Bakterien entsteht ein *saures Sekret* zum Schutz der inneren Geschlechtsorgane vor der Besiedelung mit Keimen.

Die äußeren, sichtbaren weiblichen Geschlechtsorgane werden unter dem Begriff *Vulva* zusammengefasst, dazu gehören die kleinen und großen Schamlippen, der *Kitzler* (Klitoris) sowie der Scheidenvorhof. Der Kitzler (Klitoris) befindet sich am oberen Winkel der kleinen Schamlippen und weist zahlreiche Nervenendigungen für die sexuelle Erregung auf, darunter mündet die *Harnröhre* ein.

### Weibliche Brust

Die beiden weiblichen Brüste (Mammae, **Abb. 17.3**) liegen jeweils auf den großen Brustmuskeln und bestehen hauptsächlich aus Fettgewebe, enthalten in geringerem Umfang aber auch Drüsengewebe. Diese Drüsenlappen sind durch Ausführungsgänge miteinander verbunden, die zur Brustwarze führen, um nach der Geburt die Muttermilch transportieren zu können. In der Brustwarze (*Mamille*) und dem Brustwarzenhof finden sich zahlreiche sensible Nervenendigungen sowohl für die sexuelle Erregung als auch für das Stillen.

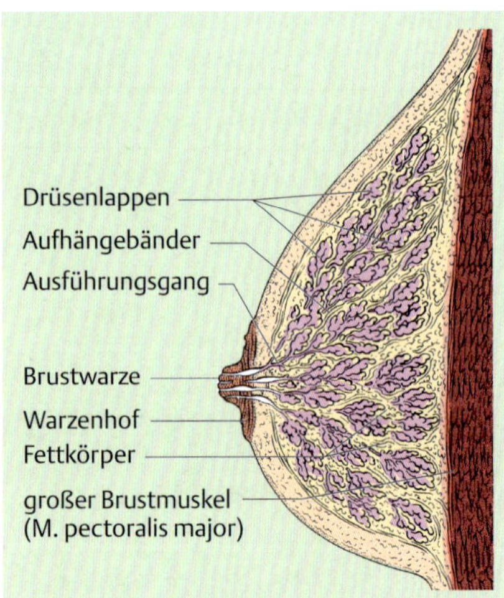


**Abb. 17.3 ⇢ Weibliche Brust.** Längsschnitt durch die weibliche Brust (aus Schwegler, 2002).

## 17.1.6 Männliche Geschlechtsorgane

Die Geschlechtsorgane des Mannes werden in die *inneren Geschlechtsorgane*, wie Hoden (*Testes*), Nebenhoden (*Epididymis*), Samenleiter und Geschlechtsdrüsen (z. B. *Prostata*), sowie die *äußeren Geschlechtsorgane*, wie *Penis* und Hodensack (*Skrotum*), unterteilt **(Abb. 17.4a)**.

### Hoden und Nebenhoden

**Hoden.** Die beiden Hoden sind eiförmig, von sehr unterschiedlicher Größe und liegen im Hodensack. Jeder Hoden ist außen von einer straffen Bindegewebskapsel umgeben und im Innern von feineren Bindegewebsscheidewänden durchzogen, zwischen denen sich die knäuelförmigen *Samenkanälchen* befinden. Sie enthalten die Stützzellen, die Keimzellen und die Leydig-Zellen, die das männliche Geschlechtshormon Testosteron produzieren. Die Keimzellen reifen während der Pubertät zu befruchtungsfähigen Samenzellen (*Spermien*) aus, werden über die Samenkanälchen in den Nebenhoden transportiert und dort gespeichert. Der Hoden ist wie die meisten anderen inneren Geschlechtsorgane von zahlreichen sensiblen Nervenfasern versorgt und deshalb sehr schmerzempfindlich **(Abb. 17.4b)**.

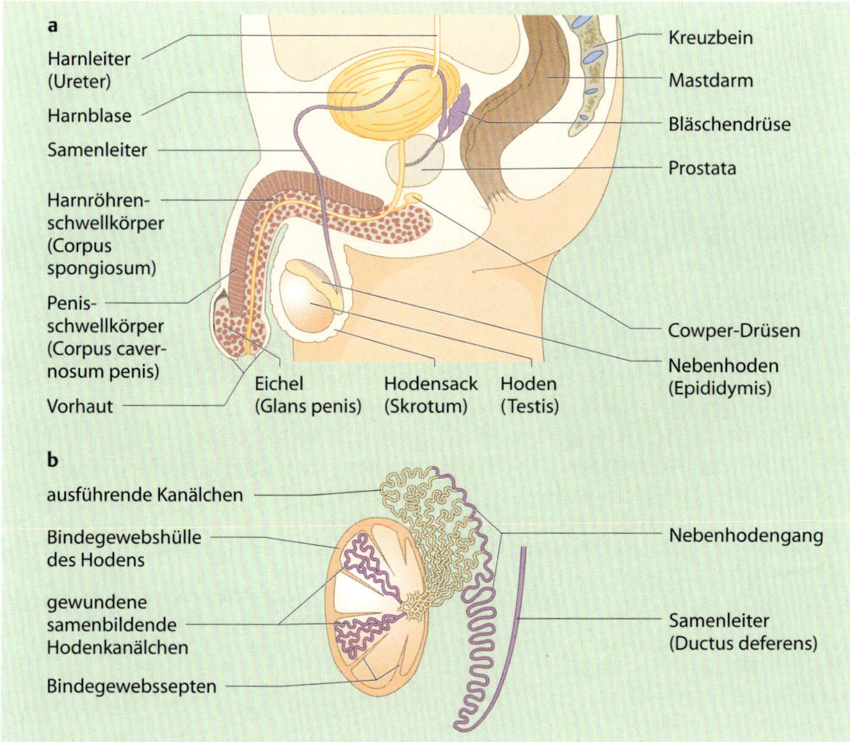


**Abb. 17.4 ⇢ Männliche Sexualorgane. a** Übersicht, **b** Längsschnitt durch Hoden und Nebenhoden mit den feinen Samenkanälchen (aus Faller u. Schünke, 2004).

**Nebenhoden.** Der Nebenhoden bedeckt wie eine Kappe die hintere äußere Seite des Hodens und besteht hauptsächlich aus dem stark gewundenen Nebenhodengang, in dem die Spermien inaktiviert und gespeichert werden. Während des Samenergusses (Ejakulation) werden die Spermien aus dem Nebenhoden in die Samenleiter gepresst, mit den Sekreten der Geschlechtsdrüsen vermischt und über die Harnsamenröhre nach außen transportiert.

### Samenleiter und Prostata

An seinem unteren Ende verjüngt sich der Nebenhoden und geht in den Samenleiter über. Dabei handelt es sich um einen ca. 50 cm langen Schlauch, der aus reichlich glatter Muskulatur und Bindegewebe besteht. Er zieht vom Nebenhoden zusammen mit Arterien, Venen und Nerven neben dem Leistenband zur Hinterseite der Harnblase und mündet an der Prostata in die Harnröhre (Ureter). Der Transport der Samenflüssigkeit erfolgt durch peristaltische Wellen der glatten Muskulatur des Samenleiters.

Die *Samenflüssigkeit* besteht nur zum geringen Teil aus Spermien, hauptsächlich aus einem dünnflüssigen Sekret, das das Überleben der Spermien in Vagina und Uterus über einige Tage ermöglicht und in den Geschlechtsdrüsen gebildet wird. Diese bestehen aus den Samenbläschen, der *Cowper-Drüse* und vor allem aus der *Prostata* (Vorsteherdrüse). Die Prostata hat durch die lappenförmigen Drüsen eine Zwiebelform und umschließt die Mündung des Samenleiters in die Harnröhre.

### Harnröhre und Penis

Das männliche Glied (*Penis*) wird in Penisschaft und Eichel, die von einer dehnbaren Vorhaut überzogen ist, unterteilt. Charakteristisch für den Penisaufbau sind zwei Schwellkörper, der zweischenkelige Penisschwellkörper (*Corpus cavernosum*) und der Harnröhrenschwellkörper (*Corpus spongiosum*), der die Harnröhre umgibt und das Innere der Eichel ausfüllt. Sie bestehen aus einem schwammförmigen arteriovenösen Gefäßgeflecht, das sich bei der Erektion – vom vegetativen Nervensystem gesteuert – prall mit Blut füllt und aufrichtet.

## 17.2 Erkrankungen der weiblichen Geschlechtsorgane

Susanne Andreae

### 17.2.1 Descensus uteri (Gebärmuttersenkung)

**D** *Tiefertreten des Uterus und der Vagina* ***(Abb. 17.5)****. Sind Teile der Gebärmutter und Scheide im Scheideneingang sichtbar, spricht man von partiellem Uterusprolaps (Gebärmuttervorfall), bei Vorfall der gesamten Gebärmutter handelt es sich um einen totalen Prolaps.*

#### Ursachen

Hauptursache ist die *Schwäche der Beckenbodenmuskulatur* – es besteht ein Missverhältnis zwischen Belastung und Belastbarkeit der Muskulatur. Auslösend sind meist mehrere Faktoren:

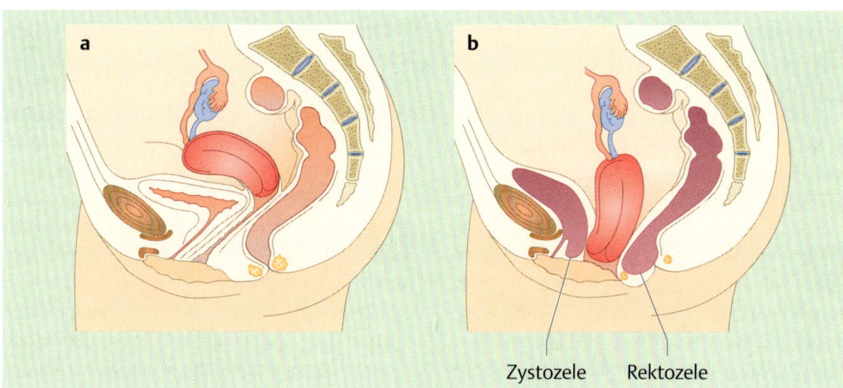


**Abb. 17.5 ⇢ Descensus uteri et vaginae.** Gebärmutter- und Scheidenvorfall.
**a** Normale anatomische Organlage, **b** Descensus uteri mit Zysto- und Rektozele.

- Adipositas,
- körperliche Überforderung (z. B. schwere körperliche Arbeit, Landwirtschaft) mit Überlastung der Beckenbodenmuskulatur,
- angeborene oder altersbedingte Bindegewebsschwäche,
- vorausgegangene Geburten und mangelnde Rückbildung des Beckenbodens.

### Symptome

Bei einer Gebärmuttersenkung werden die Beschwerden oft als individuell sehr unterschiedlich empfunden, während bei einem Uterusprolaps der Zustand für viele Frauen unerträglich ist:

- *Unterbauchbeschwerden*, oft beschrieben mit dem Gefühl eines „Drucks nach unten" in der Scheide;
- *diffuse Kreuz- und Unterleibsschmerzen*, besonders bei schwerer körperlicher Arbeit, Pressen und Heben (die Gebärmutter zerrt an ihren Aufhängebändern);
- *Fluor vaginalis* (Ausfluss), bedingt durch eine Reizung der verlagerten Scheidenanteile;
- *Blutungen* oder *blutiger Fluor* (Ausfluss) sind durch lokale Druckschäden bedingt;
- Uterus und Vagina sind mit Harnblase und Rektum verbunden; diese senken sich also mit ab (*Zysto- und Rektozele*). Da sich die Blase nicht mehr vollständig entleeren kann, sind *Miktionsbeschwerden* in Form von rezidivierenden Harnwegsinfekten oder eine Stressinkontinenz nicht selten. Beim Totalprolaps führt dies unter Umständen zum *akuten Harnverhalt*, der ein sofortiges Handeln erfordert. Im Bereich der Rektozele sammelt sich Kot, dies erschwert die Stuhlentleerung, es kommt zur *Obstipation*.
- Ist die Gebärmutter vollständig vorgefallen, kann es zu *Druckulzera* im Bereich der Scheide kommen, die Betroffenen berichten über ein *Fremdkörpergefühl*, welches besonders beim Hinsetzen störend und schmerzhaft sei **(Abb. 17.6)**.

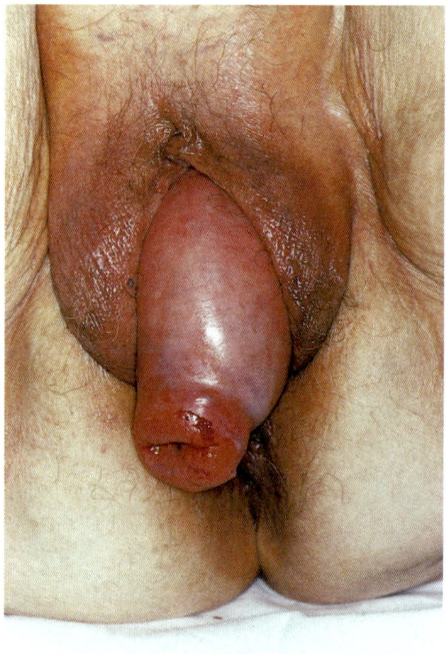

**Abb. 17.6 ⇢ Totalprolaps.** Man erkennt ein kleines Druckulkus an der Scheide (aus Skibbe u. Löseke, 2001).

**P** ***Beratung.*** *Eine Gebärmuttersenkung entwickelt sich schleichend und wird von der betroffenen Frau oft nicht bemerkt. Erstes Zeichen ist meist ein unfreiwilliger Urinverlust. Da dies peinlich und unangenehm ist, spricht es die betroffene Frau der Pflegeperson gegenüber meist nicht von selbst an. Verbreitet ist auch die Ansicht, eine Senkung und eine damit verbundene Inkontinenz gehöre einfach zum Frausein und Älterwerden und müsse hingenommen werden. Die Pflegeperson sollte dieses Thema einfühlsam, aber offen ansprechen. Sie sollte therapeutische Möglichkeiten aufzeigen und der Frau zur medizinischen Abklärung raten.*

### Therapie

In jedem Fall ist *Beckenbodengymnastik* zur Stärkung der Beckenbodenmuskulatur wichtig. Häufig werden die Organverlagerungen *operativ* korrigiert; dabei wird die Gebärmutter entfernt und die Blase bzw. das Rektum „hochgezogen" (Hysterektomie mit vorderer/hinterer Scheidenplastik). Auch durch die Einlage eines *Scheidenpessars* zur Stützung der Gebärmutter lässt sich eine Beschwerdebesserung erzielen **(Abb. 17.7)**. Das Pessar muss individuell angepasst und zur Infektionsprophylaxe regelmäßig gewechselt werden.

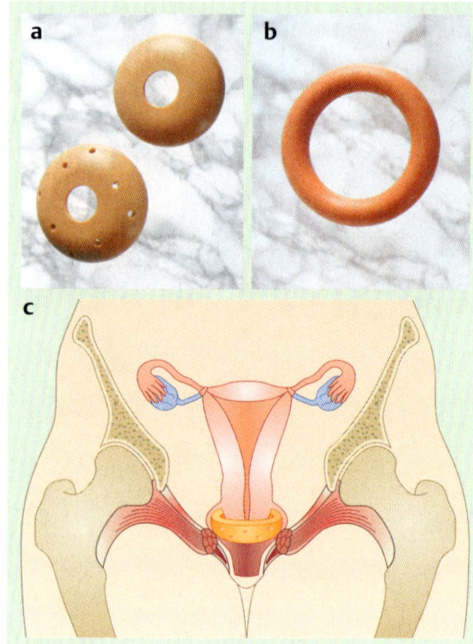


**Abb. 17.7 ⇢ Scheidenpessare. a** Schalenpessar, **b** Ringpessar, **c** eingelegtes Pessar (a u. b aus Kellnhauser u. a., 2004).

**P** ***Tipps zum Ausscheidungsverhalten.*** *In leichteren Fällen wirkt sich neben der Beckenbodengymnastik auch ein richtiges Verhalten beim Ausscheiden positiv aus: Zum Wasserlassen genügend Zeit nehmen, Bauchpresse nicht einsetzen, nach dem Wasserlassen den Beckenboden bewusst nach innen (kopfwärts) ziehen. Bei der Stuhlentleerung längeres starkes Pressen vermeiden. Es dehnt und senkt den Beckenboden. Stattdessen bei aufrechtem Oberkörper gleichmäßig atmen und die Bauchmuskeln nur kurz und gezielt anspannen.*

## 17.2.2 Entzündliche Erkrankungen

### Kolpitis (Scheidenentzündung)

**D** *Infektion der Scheide, oft gemeinsam mit einer Entzündung der Schamlippen und des Scheidenvorhofs, der Vulva (Vulvitis), auftretend.*

### Ursachen

Der im Alter vorherrschende Östrogenmangel führt zu einer erhöhten Anfälligkeit der Scheide, denn die Scheidenhaut wird atrophisch und weniger gut durchblutet. Hinzu kommen oft chronische Erkrankungen, die die Immunabwehr schwächen (z. B. Diabetes mellitus). Die Folge ist ein vermehrtes Wachstum schädigender Keime und eine Anfälligkeit der Scheide gegen mechanische Reize (z. B. Geschlechtsverkehr). Deshalb ist die *Kolpitis* ein im Alter häufiges Problem (Kolpitis senilis).

Eine *Vulvitis* entwickelt sich oft infolge gesteigerter lokaler Schweißbildung, besonders bei Adipositas. Es kommt zur Intertrigo, dem Wundwerden der Haut durch Aneinanderreiben gegenüberliegender Hautflächen.

### Symptome

Typische Beschwerden bei einer Vulvitis sind lokaler *Juckreiz*, *Brennen*, *Schmerzen* und *Rötung*. Eine Kolpitis geht teilweise mit einem unangenehm riechenden, vermehrten Ausfluss (Fluor vaginalis) einher. Durch eine Begleitentzündung der Harnröhre können Beschwerden ähnlich denen einer Zystitis vorherrschen.

**M** *Bei blutig gefärbtem Fluor immer ein Karzinom ausschließen!*

### Diagnostik

Durch einen *Abstrich* lassen sich die Infektionserreger feststellen. Bei einer Kolpitis sieht man bei der *Kolposkopie* (s. unten) entzündliche Veränderungen.

**M** *Es ist zwar eher selten, doch es sollten besonders bei dementen Patientinnen immer Fremdkörper als mögliche Ursache ausgeschlossen werden.*

### Therapie

Je nach Erreger wird systemisch (z. B. Zovirax bei Herpesinfektion) oder lokal (z. B. Moronal bei Pilzinfektion) behandelt. Im Alter steht meist die lokale oder systemische *Östrogensubstitution* (z. B. Ovestin-Salbe oder Ovestin-Tabletten) im Vordergrund. Eine Vulvitis heilt unter lokaler Salben- oder Pudertherapie ab.

**P** ***Prophylaxe Intertrigo.*** *Gefährdete Hautregionen nach der Reinigung sorgfältig und sanft trocknen (abtupfen). Es kann zur Prophylaxe eine Salbe dünn aufgetragen werden. Wenn nötig, dort, wo Haut auf Haut liegt, Kompressen anbringen.*

## Bartholinitis

**D** *Bakterielle Entzündung einer Bartholin-Drüse (die paarig angeordneten Bartholin-Drüsen sind Sekretdrüsen mit Ausführungsgängen, die in die kleinen Labien, Schamlippen, münden).*

### Symptome

Meist einseitig zeigt sich im Bereich der kleinen Schamlippen eine *schmerzhafte Schwellung* und *Rötung*. Da jede Berührung schmerzhaft ist, können die Betroffenen nur schlecht laufen und sitzen.

### Therapie

Der Entzündungsherd wird zur Eiterentleerung und Schmerzlinderung eingeschnitten. Im Anschluss daran schlägt man die Drüsenwand nach außen um und vernäht sie mit der Haut, um einen dauerhaften Abfluss zu schaffen (Marsupialisation). Auf eine antibiotische Therapie kann meist verzichtet werden.

## 17.2.3 Tumoren

## Mammakarzinom (Brustkrebs)

**D** *Bösartiger Tumor der Brust.*

Brustkrebs ist die häufigste Krebserkrankung der Frau – jede 9. Frau ist betroffen! Das Risiko steigt ab dem 40. Lebensjahr stetig an. Die Erkrankung ist bei Frauen zwischen 35 und 55 die häufigste Todesursache.

### Risikofaktoren

Die genaue Ursache eines Mammakarzinoms ist unklar, doch man beobachtet verschiedene Einflüsse mit erhöhtem Erkrankungsrisiko: Wie häufig, besteht auch hier ein erhöhtes Brustkrebsrisiko, wenn diese Krebserkrankung in der Familie bekannt ist (*familiäres Risiko*). Einen recht großen Einfluss scheint die Dauer der Östrogenproduktion zu haben: so erkranken Frauen mit einem *frühen Beginn der Menstruation* (vor dem 12. Lebensjahr) und/oder einer *späten Menopause* (Ende der Regelblutungen) häufiger. Eine lange *Stillzeit* scheint einen schützenden Einfluss zu haben, *Kinderlosigkeit*, aber auch eine *späte Schwangerschaft* (>35. Lebensjahr) dagegen gelten als Risikofaktoren. Bei einer schweren *Mastopathie* (gutartige, als kleine Knoten tastbare Zellveränderungen in der Brust) können bösartige Neubildungen auftreten.

**W** *Auch eine Therapie mit Östrogenen, z. B. zur Linderung der Wechseljahresbeschwerden, erhöht das Brustkrebsrisiko!*

### Symptome

Die meisten Symptome werden von den Frauen selbst entdeckt. Das klassische Erstsymptom ist der *tastbare, derbe, nicht verschiebliche und nicht schmerzhafte Knoten*. Meist ist er im *oberen äußeren Quadranten* lokalisiert **(Abb. 17.8)**. Sind zusätzlich in der Achselhöhle vergrößerte Lymphknoten (axilläre Lymphknoten) tastbar, ist dies ein Zeichen für eine lymphogene Metastasierung (Ausbreitung in die Lymphbahnen). Weitere Symptome sind:

- Die betroffene Brust ist mit *„Orangenhaut"* überzogen; verursacht wird dies durch die Großporigkeit der Haut infolge eines Lymphödems **(Abb. 17.9)**.
- Verwächst der Tumor mit der Haut, zeigen sich *Haut- oder Mamilleneinziehung* (Brustwarze).
- *Blutige oder seröse Sekretion* (Absonderung) *aus der Brustwarze* kann Anzeichen eines sich in den Milchgängen ausbreitenden Karzinoms sein.

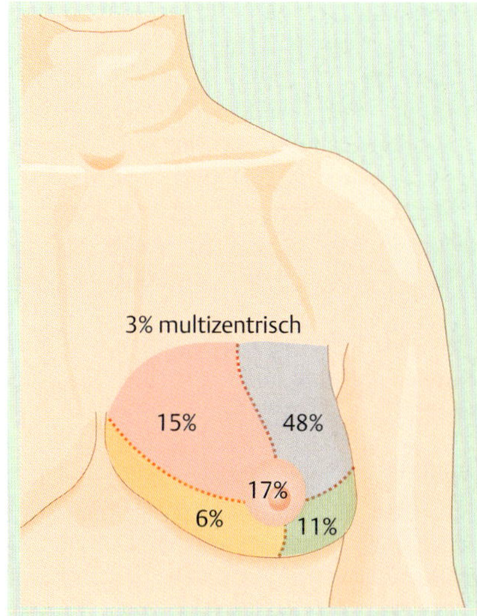


**Abb. 17.8 ⇢ Lokalisation Mammakarzinom.** Ein Mammakarzinom entwickelt sich am häufigsten im oberen, äußeren Quadranten der Brust (aus Kellnhauser u. a., 2004).

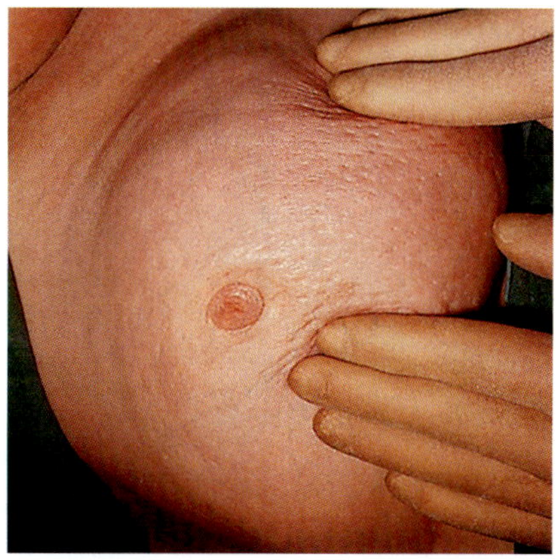

**Abb. 17.9 ⇢ „Orangenhaut" bei Mammakarzinom.** Mit beginnender Infiltration bekommt die Haut in der Nähe des Tumors ein grobporiges Aussehen (aus Paetz u. Benzinger-König, 2004).

- Lokale *Geschwüre* bilden sich, wenn ein fortgeschrittenes Karzinom „aufbricht".
- Doch auch *plötzliche Form- und Größenveränderung* einer Brust oder unterschiedlicher *Stand der Brustwarzen* bei hängenden oder erhobenen Armen können Hinweis auf Brustkrebs sein.

**M** *Jede tastbare Verhärtung in der Brust gilt bis zum Beweis des Gegenteils als bösartig.*

### Diagnostik

Verdächtige Brustveränderungen können *sonografisch* oder in der *Mammografie*, einer Röntgenuntersuchung der Brust, festgestellt werden **(Abb. 17.10)**. Gewissheit aber bringt wie bei allen karzinomverdächtigen Bezirken nur eine *Gewebeprobe* der histologischen Untersuchung.

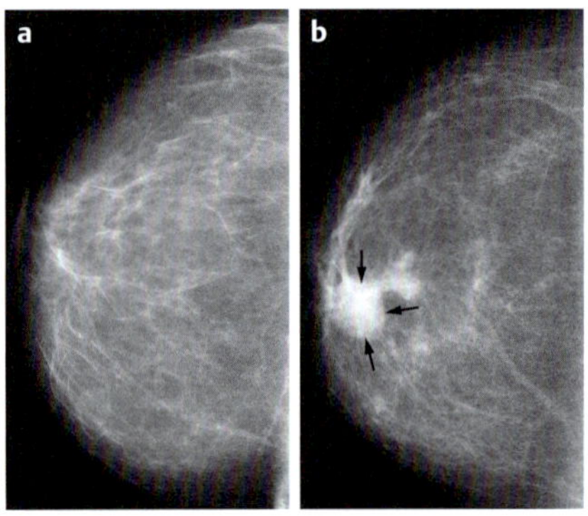


**Abb. 17.10** ⇝ **Mammografie. a** Unauffällige Brustdrüse, **b** Mammakarzinom (aus Paetz u. Benzinger-König, 2004).

### Therapie

Wenn möglich, wird der Tumor (meist brusterhaltend) *operativ entfernt*. Es werden nur der Tumor mit entsprechendem Sicherheitsabstand und mindestens 10 Achsellymphknoten entfernt, die Brust muss anschließend bestrahlt werden. Die Entfernung der Lymphknoten ist nötig, um eine eventuelle Metastasierung festzustellen. Möglich ist auch die vollständige Brustentfernung, die sog. *Ablatio mammae*.

Bei Lokalrezidiven (Wiederauftreten eines Tumors am selben Ort), Haut- oder Skelettmetastasen lassen sich mit einer *Strahlentherapie* gute Erfolge erzielen. Zur Verhinderung oder Eindämmung von Metastasen sind unterschiedliche *Chemotherapien* möglich.

Die Karzinomzellen sind besonders bei älteren Frauen häufig mit Rezeptoren für die weiblichen Hormone ausgestattet. Dies macht man sich bei der *Hormontherapie* zunutze. Man verabreicht Frauen in der Menopause Antiöstrogene (z. B. Tamoxifen) oder andere Hormonpräparate in Tablettenform.

**W** *Eine ganz neue Methode ist die Therapie mit Antikörpern (Herceptin), also Abwehrstoffen gegen bestimmte Rezeptoren, die besonders bei sehr aggressiven Tumoren zu finden sind.*

**P** ***Krankenbeobachtung.*** *Kommt die betroffene Frau nach der Operation nach Hause bzw. ins Altenheim, ist insbesondere auf ihre psychische Verfassung, die Operationsnarbe, Schmerzen, Gefühlsstörungen im OP-Gebiet, Frühsymptome bei Metastasen (Körpertemperatur, Gewicht, Schmerzen in den Knochen, speziell der Wirbelsäule, Atmung als Hinweis auf Lungenmetastasen) und Lymphödeme im Arm der betroffenen Seite zu achten.*

**W** *Früher hat man beim Mammakarzinom die gesamte Brust und sämtliche Lymphknoten der Axilla entfernt. Die Folge war ein meist ausgeprägtes Lymphödem des Armes, denn die Lymphflüssigkeit konnte nicht mehr abfließen. Heute ist diese Komplikation deutlich seltener geworden.*

### Prognose

Das Mammakarzinom metastasiert in die lokalen Lymphknoten und kann sich über den Blutweg im ganzen Körper verbreiten, so sind z. B. Absiedlungen in den Knochen nicht selten.

Die Prognose eines Mammakarzinoms ist vor allem – wie bei allen Tumorerkrankungen – von der Ausbreitung des Tumors zum Zeitpunkt der Diagnosestellung abhängig. Konnte man den Tumor vollständig entfernen, sind die Heilungschancen sehr gut, kommt es zu Metastasen sinkt die Chance auf Heilung.

### Früherkennung

Am wichtigsten ist die regelmäßige (mindestens einmal jährliche) Teilnahme an der Krebsvorsorgeuntersuchung. Je nach individuellem Risiko werden zusätzlich regelmäßige Mammografieuntersuchungen empfohlen. Mittels der regelmäßigen Selbstuntersuchung der Brüste gelingt es, Veränderungen frühzeitig festzustellen.

## Pflegeschwerpunkt Mammakarzinom

Jutta Weniger

**B** *Frau Moll ist 68 Jahre alt und lebt, da sie allein stehend und leicht gehbehindert ist, im Seniorenstift am Schlossberg. Vor 3 Monaten wurde ein größerer Tumor in ihrer linken Brust diagnostiziert, der bereits in das Muskelgewebe eingewachsen war. Daraufhin wurde die ganze Brust einschließlich mehrerer Lymphknoten in der Achselhöhle entfernt. Während eines weiteren Krankenhausaufenthaltes erhielt sie eine Chemotherapie, von der ihr sehr übel wurde. Es sollen in größeren Abständen noch zwei weitere Male Chemotherapeutika verabreicht werden. Seit einer Woche ist sie nun zurück im Altenheim. Die ansonsten lebensfrohe ältere Dame macht einen sehr geschwächten, in sich gekehrten und deprimierten Eindruck. Auch hat sie sichtbar an Gewicht verloren und hat wenig Appetit. Die Operationswunde ist inzwischen gut verheilt. Frau Moll hat ein Lymphödem im linken Arm, das schmerzhaft ist und sie sehr in ihrer Beweglichkeit einschränkt. Daher benötigt sie Hilfe bei der Körperpflege und beim An- und Auskleiden.*

### Psychische Situation einer Frau mit Brustkrebs

Die Diagnose „Brustkrebs" zu erhalten, stellt für jede Frau ein schweres Trauma dar, das zunächst eine Art Ausnahmezustand auslöst. Am Anfang steht meist die Bedrohung des Lebens durch die Krebserkrankung im Vordergrund. Angst, Schrecken und Verzweiflung sind in dieser Phase vorherrschend, da viele Menschen „Krebs" mit qualvollem Leiden und Tod verbinden.

Ist die Operation überstanden, muss sich die Frau mit dem vollständigen Verlust (bei Ablatio mammae) oder mit der Verkleinerung der Brust (bei brusterhaltenden Operationstechniken) auseinander setzen. Die Brust ist ein wichtiger Teil weiblicher Identität. Die Operation hat starke Auswirkungen auf die Körperlichkeit und auf das Körperempfinden. Das vertraute Körperbild ist gestört und im Bereich der Operationsnarben können Missempfindungen, Taubheits- und Spannungsgefühle auftreten. Manche Frauen empfinden ihren Körper als verstümmelt und fühlen sich nicht mehr vollständig. Vielen Patientinnen fällt es anfangs schwer, sich anzusehen. Sie brauchen Zeit, den veränderten Körper neu kennen zu lernen und wieder zu mögen. Dabei wird auch Trauerarbeit um das verlorene Organ geleistet. Oft setzt dieser Prozess erst ein, wenn die Frau wieder zu Hause bzw. im Altenheim ist und Zeit zum Nachdenken hat.

Hat die Frau einen Mann oder Partner, ist es oft sinnvoll, diesen in Beratungsgespräche mit einzubeziehen.

Um diese Prozesse zu begleiten und die Krankheitsbewältigung zu unterstützen, können Pflegende Folgendes tun:

- Zeit nehmen für Gespräche,
- Atmosphäre schaffen, in der Gefühle gelebt werden können,
- der Frau Gelegenheit geben, auch negative Gefühle, wie Angst vor dem Tod, Trauer und Wut, aussprechen zu können,
- Zeichen der Hoffnung aufgreifen und verstärken,
- Wünsche aussprechen lassen und, wenn möglich, erfüllen,
- Raum schaffen, um schöne Dinge im Leben zu erfahren: Sonne, Natur, gutes Essen, schöne Bilder, Texte, Düfte, Musik, menschliche Nähe und Wärme,
- Kontakt zu Selbsthilfegruppen herstellen, wenn die Frau es wünscht.

## Gefahr eines Lymphödems

Ist es notwendig, mehrere Lymphknoten zu entfernen, weil Krebszellen darin gefunden wurden, werden dabei auch Venen und Lymphbahnen unterbrochen. Daher kann sich im Arm der betroffenen Seite Lymphe stauen und es kann sich ein Lymphödem entwickeln. Durch eine Bestrahlung wird das Risiko eines Lymphstaus erhöht. Mit folgenden Maßnahmen kann vorgebeugt werden:

- Arm auf einem Kissen erhöht lagern,
- keine enge, einschnürende Kleidung tragen; es darf am betroffenen Arm auch keine Blutdruckmessung erfolgen,
- keine extreme Hitze oder Kälte,
- nicht schwer heben und tragen, keine ruckartigen Bewegungen machen,
- Verletzungen aller Art vermeiden, insbesondere keine Injektionen, Infusionen und Blutentnahmen,
- regelmäßige Übungen zur Erhaltung der Schulter-Arm-Beweglichkeit; sie sollen bis zu einem Jahr nach der Operation durchgeführt werden **(Abb. 17.11)**.

Einer Ödembildung muss so früh wie möglich entgegengewirkt werden, da sie sehr unangenehm für die Betroffene ist. Es besteht ein Spannungsgefühl und es kommt zu Missempfindungen und Schmerzen.

Ein Ödem kann mittels Lymphdrainage durch eine Krankengymnastin behandelt werden. Dies ist eine Streichmassage entlang der Lymphbahnen, die den Abfluss der gestauten Lymphflüssigkeit unterstützen soll. Sie muss über einen längeren Zeitraum in regelmäßigen Abständen wiederholt werden.

Die Bandagierung des betroffenen Armes trägt zur Entstauung bei. Wenn das Lymphödem abgeschwollen ist, kann ein individuell angefertigter Arm-Stützstrumpf angelegt werden.

## Einsatz von Brustprothesen

Nach Abschluss der Wundheilung kann eine leichte Prothese, z. B. aus Schaumstoff (Erstversorgungsprothese), verschrieben werden. Folgt eine Bestrahlung, muss in dieser Zeit wegen der Empfindlichkeit der Haut ebenso die Erstversorgungsprothese getragen werden, wenn die Frau überhaupt eine Prothese möchte.

Später kann eine Dauerprothese nach dem Vorbild der erhaltenen Brust hergestellt werden. Sie besteht in der Regel aus einer speziellen Silikonmischung, die von einer dünnen hautähnlichen Folie umgeben ist. Sie wird mithilfe eines Spezialbüstenhalters ge-

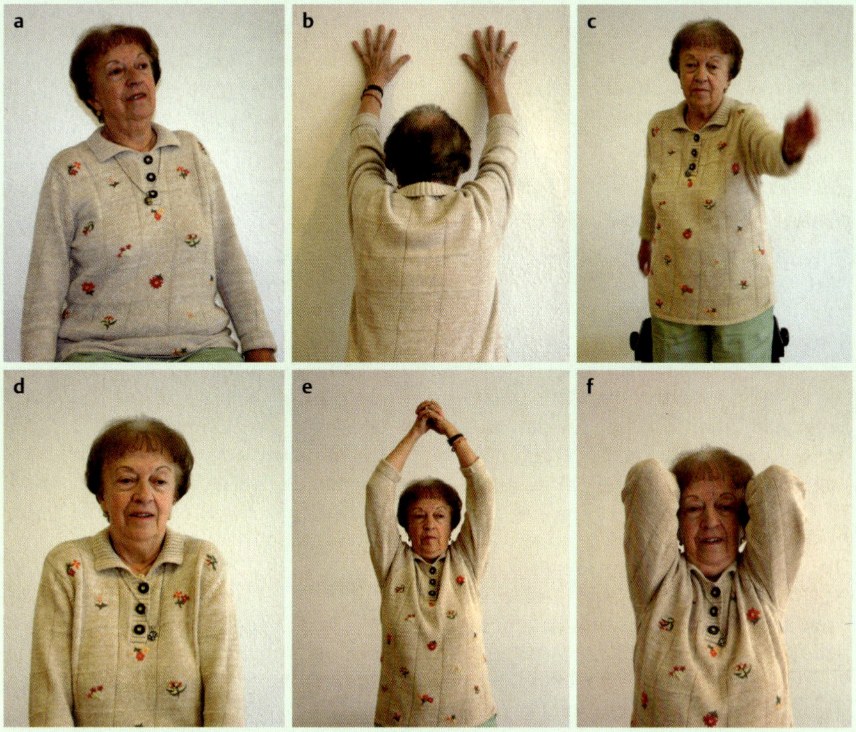


**Abb. 17.11** ⇢ **Lymphödemprophylaxe. a** Beide Schultern gleichzeitig oder im Wechsel nach oben ziehen und wieder fallen lassen; **b** mit beiden Händen und Armen an der Wand „hinaufkrabbeln", bis die Arme völlig gestreckt sind; **c** mehrmals locker mit beiden Armen gleichzeitig nach vorn und hinten schwingen; **d** mit beiden Schultern gleichzeitig eine Halbkreisbewegung nach vorne und hinten machen; **e** Hände falten, dann die Arme gestreckt nach oben über den Kopf führen und strecken; **f** Hände hinter dem Kopf verschränken, Ellbogen sanft nach außen drücken und kurz so halten, dann die Ellbogen nach vorn ziehen und vor dem Gesicht zusammenführen, mehrmals wiederholen.

tragen oder mit Haftstreifen direkt auf der Haut fixiert. Bei einer großen Brust ist es günstiger, die Prothese immer zu tragen. Durch die ungleiche Belastung könnte es andernfalls evtl. zu Haltungsschäden kommen. Manchen Frauen ist die Prothese im Alltag eher lästig und sie tragen sie nur, wenn sie sich figurbetont kleiden. Pflegerisch kann angeboten werden:
- Beratung über unterschiedliche Prothesen,
- Hilfe beim Umgang mit der Prothese,
- sorgfältige Körper- und Hautpflege,
- Beratung über Kleidung, die das Fehlen der Brust kaschiert.

## Rezidivprophylaxe

**Selbstuntersuchung.** Durch eine regelmäßige Selbstuntersuchung der operierten Seite und der anderen Brust kann ein neuer Tumor frühzeitig erkannt werden. Die meisten Tumoren werden von den Frauen zunächst selbst entdeckt. Um Unsicherheiten und Ängste abzubauen ist eine gute individuelle Anleitung bzw. Schulung notwendig.

**Lebensstil.** Ausreichend Bewegung, bei jüngeren Frauen 2- bis 3-mal Sport pro Woche, und Entspannung wirken sich positiv auf den Krankheitsverlauf aus. Besonders geeignet sind Yoga und autogenes Training.

## Fallbeispiel Frau Moll

### Schlechter Ernährungszustand

Es ist Abend und die Altenpflegerin Frau Maier beschließt, heute zu Frau Moll zu gehen, um ihr beim Auskleiden zu helfen. Frau Maier ist erschrocken über Frau Molls schlechten Ernährungszustand. Sie erkundigt sich bei der Bewohnerin nach Speisen, die sie besonders gerne mag, und verspricht ihr für morgen eine vitaminreiche und ausgewogene Wunschkost.

### Verarbeiten des Organverlustes

Während Frau Maier der Heimbewohnerin aus der Bluse hilft, erzählt sie ihr von einer Freundin, die ebenfalls die Brust verlor und nun eine Silikonprothese trägt, mit der sie ganz zufrieden ist. Sie fragt Frau Moll, ob sie sich auch vorstellen könnte, eine Prothese zu tragen. Diese schüttelt energisch den Kopf. „Eine Prothese kann meine Brust nicht ersetzen!" Frau Maier merkt daran, dass Frau Moll noch sehr traurig über den Verlust ihrer Brust ist. Sie setzt sich zu ihr, hört ihr zu und tröstet sie. Frau Moll tut das gut. Sie hatte schon vor ihrer bösartigen Erkrankung eine gute Beziehung zu Frau Maier.

### Lymphödem

Frau Maier betrachtet den linken Arm der Bewohnerin. Er ist angeschwollen und die Haut spannt. Sie will den Arzt anrufen, damit er eine Lymphdrainage anordnet. Sie erklärt, was dabei gemacht wird, und macht Frau Moll Hoffnung, dass ihr Lymphödem nach einer gewissen Zeit abschwellen wird und sie ihren Arm wieder besser bewegen kann. Zudem könne sie auch selbst gymnastische Übungen durchführen, um den Lymphabfluss zu fördern. Sie erinnert Frau Moll nochmals daran, dass sie ihren linken Arm, wenn sie zu Bett geht, auf das Kissen lagern soll.

### Entspannung

Als sie aus dem Zimmer gehen möchte, fällt ihr Blick auf Frau Molls CD-Ständer, und sie fragt, ob sie die „Klassik Mix" einlegen soll, die sie sonst so gerne hörte. „Das ist eine gute Idee, Frau Maier! Vielen Dank!"

## Zervixkarzinom (Gebärmutterhalskrebs)

**D** *Bösartiger Tumor des Gebärmutterhalses.*

Erste Zellveränderungen als Vorstufe eines Zervixkarzinoms findet man am häufigsten zwischen dem 20. und 35. Lebensjahr. Der Altersgipfel der Karzinome dagegen liegt bei etwa 40–50 Jahren.

### Risikofaktoren

Die genaue Krankheitsursache ist nicht bekannt. Man hat aber festgestellt, dass sich in den meisten Karzinomen Teile bestimmter *Papillomviren* nachweisen lassen. Die Virusinfektion ist aber sicher nicht der einzige Grund für eine maligne Entartung, andere Risikofaktoren sind mit verantwortlich: *früher regelmäßiger Sexualverkehr mit häufig wechselnden Partnern* (Prostituierte sind 4-mal häufiger betroffen), *schlechte Genitalhygiene des Mannes* und *Rauchen*.

### Symptome

Ein Zervixkarzinom bleibt häufig lange Zeit unbemerkt. Mit zunehmendem Tumorwachstum können folgende Symptome auffallen:
- fleischwasserfarbener, teils blutiger *Ausfluss*,
- *Schmierblutungen*, z. B. nach Geschlechtsverkehr (Kontaktblutung) oder als Zwischenblutung bis hin zur massiven *vaginalen Blutung*,
- *Schmerzen* treten meist erst durch Ausbreitung des Krebses in die Nachbarorgane auf.

### Diagnostik

Diese Karzinomart kann im Frühstadium durch einen *Zellabstrich* am Muttermund oder eine *Kolposkopie* (Untersuchung des Muttermundes mit einem Vergrößerungsglas) mit Gewebeprobe entdeckt werden. Ausgedehnte Zervixkarzinome sind makroskopisch erkennbar.

**W** *Der Zellabstrich wird angefärbt und die Zellveränderungen nach Papanicolaou in Grad I–IV eingeteilt. Pap I steht für ganz normale Zellen, unter Pap IV versteht man Karzinomzellen.*

### Therapie

Bei lokal begrenzten Karzinomen ist es manchmal ausreichend, einen Kegel aus Muttermund und Gebärmutterhals zu entfernen (*Konisation*, **Abb. 17.12**). Bei tiefer reichenden Stadien muss die Gebärmutter entfernt werden (*Hysterektomie*). Von einer radikalen Hysterektomie spricht man, wenn zusätzlich die lokalen Lymphknoten und ein Teil der Scheide entfernt werden (Operation nach Wertheim-Meigs). Zusätzlich ist hier evtl. eine *Strahlenbehandlung* oder eine *Chemotherapie* nötig. Bei Inoperabilität kann eine alleinige Strahlenbehandlung angezeigt sein. Die Bestrahlung erfolgt durch die Haut und lokal über ein in die Scheide eingeführtes strahlendes Röhrchen.

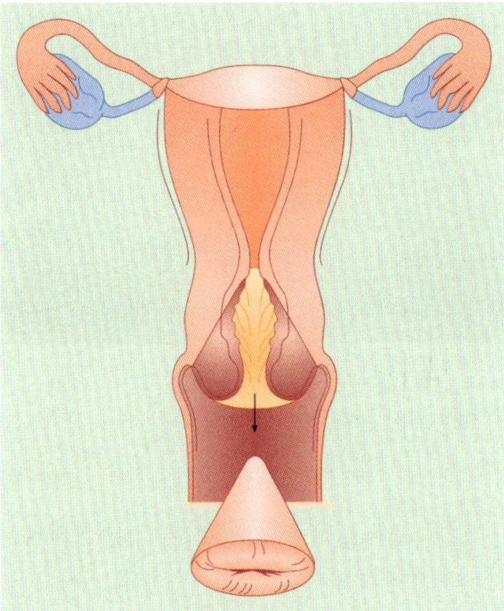

**Abb. 17.12** ⇢ **Konisation.** Es wird ein kegelförmiges Gewebestück rings um den Zervixkanal entnommen.

**P** ***Hysterektomie.*** *Die Entfernung der Gebärmutter kann durchaus Auswirkungen auf den Gesundheitszustand einer Frau haben. Oft äußern Frauen, sie hätten das Gefühl, ein „Loch im Unterleib" zu haben. Eine Hysterektomie zieht häufig psychische Folgen nach sich. Manche Frauen verlieren an Selbstwertgefühl oder fühlen sich sexuell nicht mehr attraktiv. Wichtig für die Genesung ist eine positive Einstellung zur Operation. Die Frau muss sich sicher sein, dass sie wirklich notwendig war. In den ersten Wochen nach der Operation muss längeres Stehen, schweres Heben und Tragen vermieden werden.*

### Früherkennung

Das Zervixkarzinom ist nur durch regelmäßige Vorsorgeuntersuchungen rechtzeitig zu erkennen. Seit Einführung der Krebsvorsorgeuntersuchungen sind die Erkrankungszahlen deshalb deutlich zurückgegangen.

**B** *Frau Kapp ist immer regelmäßig zur Vorsorgeuntersuchung zum Frauenarzt gegangen, doch dieses Mal hat sie irgendwie ein ungutes Gefühl, zumal sie in letzter Zeit Schmierblutungen bemerkt hatte. Es sollte sie nicht täuschen: der Frauenarzt entdeckt beim Abstrich an der Scheide bösartige Zellen. Frau Kapp will den Befund nicht glauben und sucht auch noch einen anderen Frauenarzt auf. Leider kommt er zum gleichen Ergebnis und weist Frau Kapp in die Klinik ein. Nach einer Konisation stellt sich in der feingeweblichen Untersuchung heraus, dass das Karzinom zwar in einem Anfangsstadium entdeckt wurde, aber durch eine Operation nicht vollständig entfernt werden könnte. Man schlägt Frau Kapp dennoch eine Hysterektomie vor, welche sie ablehnt. Sie hat Angst, sich nach der Entfernung der Gebärmutter nicht mehr als „richtige Frau" zu fühlen. Deshalb entscheidet man sich für die lokale Strahlentherapie. Diese empfindet Frau Kapp als sehr unangenehm, denn die Einführung des Strahlenkörpers in die Scheide erfolgt in Vollnarkose, welche sie auf die Dauer schlecht verkraftet. Doch nach ein paar Wochen ist alles überstanden und die Abschlussuntersuchung am 23. Dezember zeigt kein erneutes Tumorwachstum, sodass Frau Kapp von einer großen Last befreit mit ihrer Familie die Weihnachtstage verbringen kann.*

## Myom (Muskelgeschwulst der Gebärmutter)

**D** *Gutartiger Tumor der Gebärmuttermuskulatur.*

Uterusmyome sind die *häufigsten genitalen Tumoren der Frau.* Man schätzt, dass bei ca. 20 % aller Frauen über 30 ein Myom vorliegt. Myome kommen selten nur einzeln vor. Bei zahlreichen Myomen spricht man vom *Uterus myomatosus.*

### Ursachen

Die Entstehungsursache der Myome ist unbekannt. Sie entwickeln sich aus normalen Muskelzellen der Uteruswand **(Abb. 17.13)**. Ihr Wachstum ist an die Hormonbildung in den Ovarien gekoppelt. Deshalb kommt es in der Regel nicht zu Neubildung oder Wachstum von Myomen nach der Menopause.

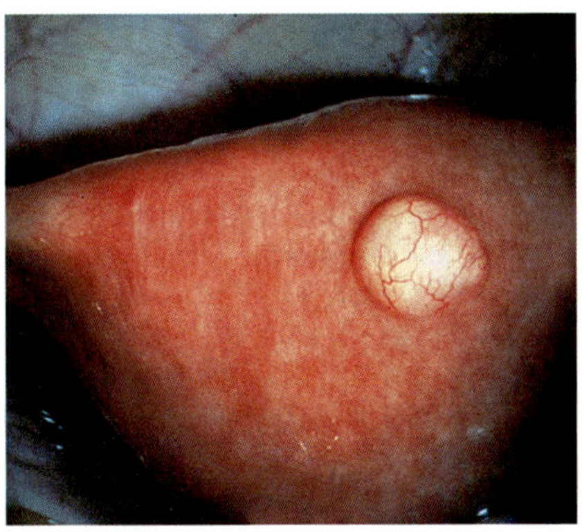

**Abb. 17.13** ⇢ **Myom.** Gutartige Muskelgeschwulst der Gebärmutter.

### Symptome

Viele Frauen haben keinerlei Beschwerden. Kommt es zu Symptomen, so handelt es sich meist um *Blutungsveränderungen* (meist starke Menstruationsblutung), *Druck-* oder *Verdrängungserscheinungen* aufgrund der Myomgröße oder *Schmerzen* im Unterbauch. Myome, die deutlich in die Uterushöhle hineinragen, können Ursache von *Fertilitätsstörungen* (Fruchtbarkeitsstörungen) sein.

### Komplikationen

Auch wenn Myome im Alter nicht mehr wachsen, können sie je nach Lokalisation erhebliche Beschwerden verursachen. Im Vordergrund stehen Druck oder Verdrängung anderer Organe. So kann ein Myom Ursache von *Blasen- oder Darmbeschwerden* (z. B. Nierenstauung, Obstipation), aber auch therapieresistenter *Kreuzschmerzen* sein. Bei gestielten Myomen ist eine *Stieldrehung* möglich, die Folge sind heftigste Bauchschmerzen aufgrund einer Nekrose des Myomknotens, da die Blutzufuhr unterbrochen ist. Die maligne Entartung eines Myoms ist eine Seltenheit.

### Therapie

Wichtig sind regelmäßige Untersuchungen zur Wachstumskontrolle, doch behandelt wird ein Myom erst, wenn es Beschwerden verursacht. Möglich sind eine *Hormontherapie* zur Wachstumshemmung und die *operative Entfernung.* Meist wird eine Hysterektomie, d. h. die Entfernung des ganzen Uterus, vorgenommen. Es ist aber auch möglich, nur den Myomknoten zu entfernen.

## Korpuskarzinom (Gebärmutterschleimhautkrebs)

**D** *Bösartiger Tumor der Gebärmutterschleimhaut.*

Die Häufigkeit des Korpuskarzinoms hat in den letzten Jahren zugenommen. Es kommt im Allgemeinen im höheren Lebensalter vor, meist im Alter von 55–60 Jahren. Vor der Menopause ist es sehr selten.

### Ursachen

Korpuskarzinome entstehen aus Zellveränderungen in der Gebärmutterschleimhaut, die genaue Ursache ist unklar. Ein *lang wirkender Östrogeneinfluss* auf die Gebärmutterschleimhaut wird als möglicher Risikofaktor diskutiert. So ist ein Korpuskarzinom z. B. häufiger bei Frauen mit einem frühen Beginn der Menstruationsblutungen und einer späten Menopause zu beobachten. Ebenso gilt eine langjährige Östrogenbehandlung als Risikofaktor. Bei Frauen, die kinderlos bleiben, besteht ebenfalls ein höheres Erkrankungsrisiko. Doch man beobachtet auch eine Häufung dieser Karzinome bei Patientinnen, die zugleich an einer Hypertonie, einer Adipositas und einem Diabetes mellitus erkrankt sind (*„Korpuskarzinom-Syndrom"*).

**M** *Östrogene werden besonders in der Prophylaxe der Osteoporose eingesetzt (S. 173). Zu Beginn und im Therapieverlauf sollten die Patientinnen regelmäßig gynäkologisch untersucht werden.*

### Symptome

Das klassische Leitsymptom ist die ***vaginale Blutung*** in der Menopause. Vor der Menopause sind plötzliche ***Schmier- und Zwischenblutungen*** verdächtig. Auch therapieresistenter, evtl. fleischwasserfarbener ***Ausfluss*** können Zeichen eines Korpuskarzinoms sein.

**M** *Bei einer Blutung in der Menopause immer an ein Korpuskarzinom denken!*

### Diagnostik

Bei Verdacht auf Korpuskarzinom sollte immer eine *Abrasio* (Ausschabung) der Gebärmutter zur Abtragung der Gebärmutterschleimhaut erfolgen. Ausgedehntere Veränderungen der Schleimhaut sind in der *Vaginalsonografie* (Ultraschalluntersuchung durch die Scheide) zu erkennen.

### Therapie

Ähnlich wie beim Zervixkarzinom wird, wenn möglich, eine *radikale Hysterektomie* (s. oben) *mit Entfernung der Eierstöcke* (hier finden sich oft Metastasen) durchgeführt. Zur Rezidivprophylaxe und bei Inoperabilität lassen sich durch eine lokale und über die Haut durchgeführte *Strahlentherapie* (s. oben) gute Erfolge erzielen. Ähnlich erfolgreich ist die *Hormontherapie* mit Gestagenen (z. B. Progesteron) oder Antiöstrogenen. Eine Chemotherapie dagegen ist wenig wirkungsvoll.

## Ovarialkarzinom

**D** *Bösartiger Tumor der Eierstöcke.*

Der Häufigkeitsgipfel liegt zwischen dem 40. und 60. Lebensjahr, doch auch Erkrankungen bei jüngeren Frauen oder Kindern kommen vor.

### Risikofaktoren

Auch hier werden *hormonelle Einflüsse* als Krankheitsursache diskutiert. Die Einnahme der „Pille" scheint eine schützende Wirkung zu haben, denn bei Frauen, die keine Kinder geboren und nur kurzfristig Antikonzeptiva eingenommen haben, besteht ein erhöhtes Erkrankungsrisiko. Auch besteht ein gewisses *Vererbungsrisiko* bei Ovarialkarzinomen in der Familie.

### Symptome

Typische Frühsymptome sind nicht bekannt. Beschwerden sind bedingt durch das Tumorwachstum und die Verdrängung anderer Organe:

- *Unterbauchschmerzen* unklarer Ursache,
- ausgedehntere Ovarialkarzinome führen zur Aszitesbildung; deshalb bemerken die Frauen eine *Zunahme des Bauchumfanges bei gleichzeitiger Gewichtsabnahme* („meine Röcke passen plötzlich nicht mehr"),
- *Blasen- oder Darmbeschwerden* durch Verdrängung des Darmes oder Kompression der Harnleiter,
- bei Ruptur, eitrigem Tumorzerfall oder Stieldrehung des Tumors (durch Tumorverdrehung kommt es zum Abschnüren der versorgenden Blutgefäße) kann sich das Bild eines *akuten Abdomens* (S. 326) entwickeln,
- im späteren Verlauf stehen *tumorbedingte Allgemeinsymptome,* wie rascher Gewichtsverlust, Leistungsknick etc., im Vordergrund.

### Diagnostik

Die *Vaginalsonografie* steht diagnostisch an erster Stelle, bei unklaren Befunden wird eine Laparatomie (Eröffnung der Bauchhöhle, **Abb. 17.14**) durchgeführt.

### Therapie

Der Tumor muss operativ behandelt werden. Abgesehen von wenigen Ausnahmen werden zur vollständigen Tumorentfernung nicht nur zusätzlich

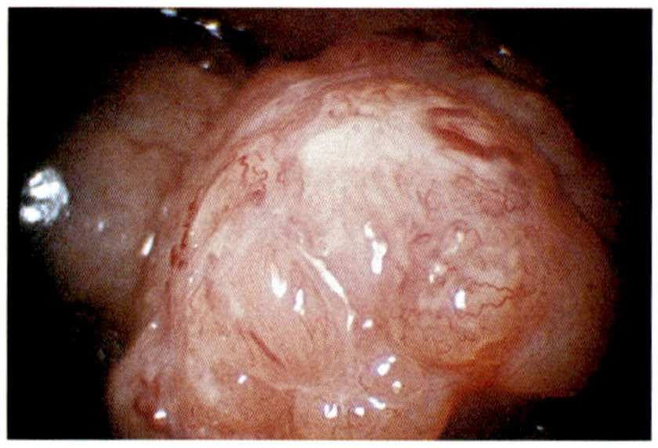

**Abb. 17.14** ⇢ **Ovarialkarzinom.** Bösartiger Tumor der Eierstöcke.

die Gebärmutter, beide Eierstöcke sowie das große Netz und die lokalen Lymphknoten, sondern nicht selten auch Blasen- oder Darmanteile, evtl. mit Anlage eines Anus praeter (künstlicher Darmausgang), entfernt.

Im Anschluss an die Operation oder bei Inoperabilität ist eine *Chemotherapie* nötig. Strahlen- und Hormontherapie spielen bei der Behandlung des Ovarialkarzinoms eine untergeordnete Rolle.

### Prognose

Das Ovarialkarzinom gehört zu den am meisten gefürchteten Karzinomen der Frau, denn häufig haben die Karzinome bei Diagnosestellung bereits metastasiert und deshalb eine insgesamt meist schlechte Prognose.

**B** *Seit einigen Wochen leidet Frau Haupt unter einem unangenehm geblähten Bauch und einem seltsamen Fremdkörpergefühl im linken Unterbauch. Anfangs schenkt sie dem ganzen keine Beachtung, als der Bauchumfang immer mehr zunimmt, sucht sie nach einem Monat deswegen ihren Hausarzt auf. Dieser untersucht sie und verschreibt ihr anfangs ein entblähendes Medikament. Als dies keine Besserung bringt, veranlasst er eine Laboruntersuchung und führt eine Ultraschalluntersuchung des Bauches durch. Dabei entdeckt er eine Raumforderung an den Eierstöcken und einen massiven Aszites. Seine Verdachtsdiagnose Ovarialkarzinom bestätigt sich in der tags darauf durchgeführten Computertomografie. Trotz einer beachtlichen Tumorgröße und einer Metastasierung in die örtlichen Lymphknoten entscheidet sich Frau Haupt zu einer Operation mit darauf folgender Chemotherapie. Leider verträgt sie diese nur sehr schlecht und verstirbt nach dem zweiten Zyklus in extrem geschwächtem Zustand.*

### Vulvakarzinom (Scheidenkarzinom)

Das Vulvakarzinom ist mit 3 Fällen auf 100 000 Frauen ein eher seltenes Karzinom. Betroffen sind meist Frauen über 75 Jahren.

**Ursachen**

Die Krankheitsursache ist unbekannt, diskutiert werden auch hier Virusinfektionen.

**Symptome**

Das Vulvakarzinom kann an allen Teilen der Scheide lokalisiert sein, am häufigsten an den großen Schamlippen. Es kommt zu *Blutungen*, *Ausfluss*, *Juckreiz* und *Schmerzen* bei Ausdehnung in die Nachbarorgane. Frühzeitig zeigen sich Metastasen in den Leistenlymphknoten, hämatogene Metastasen dagegen sind sehr selten **(Abb. 17.15)**.

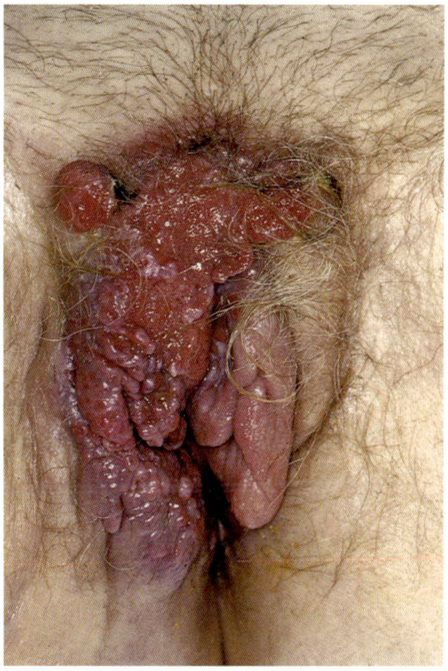

**Abb. 17.15 ⇢ Vulvakarzinom.** Ausgedehntes Vulvakarzinom im Bereich der rechten Schamlippe (aus Skibbe u. Löseke, 2001).

**Therapie**

Die *chirurgische Therapie* steht im Vordergrund. Die Radikaloperation mit Entfernung der Vulva, des Schamhügels und der lokalen Lymphknoten ist ein besonders im Alter sehr belastender Eingriff mit einer hohen Rate an Wundheilungsstörungen. Deshalb beschränkt man sich oft auf die lokale Tumorentfernung und eine örtliche Bestrahlung.

## 17.3 Erkrankungen der männlichen Geschlechtsorgane

Susanne Andreae

### 17.3.1 Epididymitis (Nebenhodenentzündung)

**D** *Meist bakteriell bedingte Entzündung der Nebenhoden.*

**Ursachen**

Ursache sind meist *aufsteigende Infektionen aus den Harnwegen*, die über die Samenleiter zum Nebenhoden gelangen. Prädisponierende (fördernde) Faktoren sind daher Umstände oder Erkrankungen, die mit Blasenentleerungsstörungen oder häufigen Harnwegsinfekten einhergehen:

- Prostatahyperplasie (s. unten),
- Verweilkatheterträger,
- Harnröhrenstriktur (Harnröhrenverengung),
- Prostata-Operation.

**P** *Harnwegsinfektionsprophylaxe bei Trägern von Verweilkathetern. Auf ausreichende Flüssigkeitszufuhr achten (gutes „Spülen" der Harnwege)! Der Urinauffangbeutel darf nicht höher als die Blase angebracht sein (Infektion über zurücklaufenden Urin). Katheter und geschlossenes Ableitungssystem dürfen nur unter aseptischen Bedingungen getrennt werden. 2-mal täglich müssen eine Intimtoilette durchgeführt und Verkrustungen am Katheter entfernt werden.*

**Symptome**

Innerhalb weniger Stunden entwickeln sich im betroffenen Hoden *die klassischen Entzündungszeichen:* der Hoden ist rot, geschwollen, stark schmerzhaft (Schmerzen oft in die Leiste ausstrahlend) und überwärmt. Häufig bestehen Fieber und ein allgemeines Krankheitsgefühl.

**Therapie**

Absolut notwendig ist *strenge Bettruhe*. Zur Schmerzlinderung und zum besseren Abfluss des Gewebewassers ist besonders die *Hochlagerung* des Hodens wichtig. Analgetika und *lokal kühlende Umschläge* sind ebenfalls sinnvoll. Zur Verhinderung einer Hodenschädigung ist eine *Antibiotikabehandlung* angezeigt. Wenn bereits entzündliche Einschmelzungen im Nebenhoden und/ oder Hoden vorhanden sind oder ein Abheilen der Entzündung durch Antibiotika nicht mehr erreicht werden kann, muss der Hoden operativ entfernt werden.

**W** *Häufigste Ursache der männlichen Sterilität sind verschleppte Nebenhodenentzündungen!*

### 17.3.2 Paraphimose („Spanischer Kragen")

**D** *Einschnürung der Eichel durch zu enge Vorhaut.*

**Ursachen**

Es besteht ein *Missverhältnis zwischen der Eichelgröße und der Vorhautöffnung*. Im Alter ist Letzteres durch lokale Hautatrophien oder Hauteinrisse bedingt, die narbig verheilen. Häufig treten Paraphimosen bei *Dauerkatheterträgern* auf, wenn nach der Katheterpflege die Vorhaut nicht zurückgestreift wurde. Es bildet sich dann ein Ödem der Vorhaut, ähnlich einem „spanischen Kragen" **(Abb. 17.16)**.

**P** ***Intimtoilette.*** *Bei der Intimtoilette nie vergessen, die Vorhaut wieder zurückzustreifen!*

**Therapie**

Man versucht, unter Massage und sanftem Zusammendrücken der Eichel die Vorhaut zurückzustreifen. Ist dies nicht möglich, muss der Schnürring eingeschnitten oder die Vorhaut ganz entfernt werden (Zirkumzision).

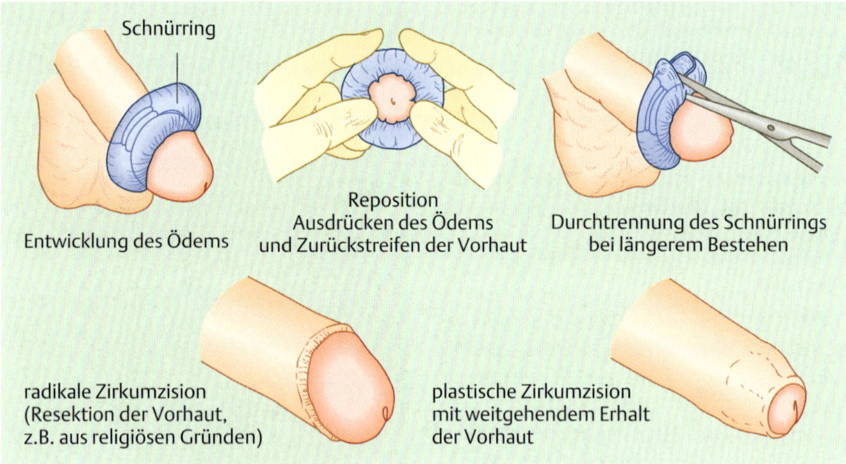


**Abb. 17.16** ⇢ **Paraphimose.** Entstehung und Therapie (aus Oestreicher u. a., 2003).

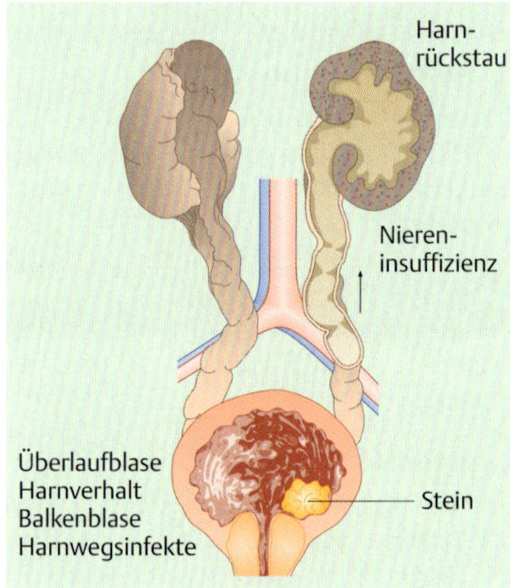


**Abb. 17.17** ⇢ **Prostataadenom.** Entwicklung und Komplikationen (aus Oestreicher u. a., 2003).

### 17.3.3 Benigne Prostatahyperplasie (gutartige Prostatavergrößerung)

**D** *Gutartige Prostatavergrößerung mit Einengung der Harnröhre (früher „Prostataadenom").*

Man spricht auch von einer *„Altherrenkrankheit"*, denn Veränderungen im Sinne einer benignen Prostatavergrößerung finden sich bei 50% der über 50-Jährigen, bei 80-Jährigen sind sogar 90% betroffen. Jeder 4. ältere Mann wird deswegen behandelt, es handelt sich somit bei den Männern um die häufigste urologische Erkrankung im höheren Lebensalter.

#### Ursachen

Die genaue Ursache der benignen Prostatahyperplasie (BPH) ist nicht bekannt, man vermutet ein altersbedingtes Ungleichgewicht zwischen weiblichen und männlichen Hormonen. Die Folge ist ein Wachstum besonders der harnröhrennahen Drüsenanteile. Dadurch kommt es zu einer zunehmenden Einengung der Harnröhre.

#### Symptome

Alle Beschwerden resultieren aus einer *Blasenentleerungsstörung* infolge der Harnröhreneinengung: Der Harnstrahl setzt verzögert ein und verliert an Kraft. Der Betroffene berichtet über häufiges Wasserlassen kleiner Portionen im Sinne einer *Pollakisurie*. Es kommt nach dem Wasserlassen zum *Nachträufeln* und dem Gefühl, die Blase sei nicht vollständig entleert. Häufig wird über *Nykturie* (nächtliches Wasserlassen) geklagt. Bei einer massiven Blasenentleerungsstörung entwickelt sich eine *Überlaufinkontinenz* (S. 340) mit nicht unterdrückbarem Harndrang.

#### Komplikationen

Infolge der Blasenentleerungsstörung kommt es zur zunehmenden *Restharnbildung* mit der Gefahr rezidivierender *Harnwegsinfektionen* **(Abb. 17.17)**. Der Blasenmuskel versucht, durch vermehrten Druckaufbau die Harnröhreneinengung zu überwinden. Die Muskelschicht wird dicker, es bildet sich die sog. *Balkenblase*, als deren Folge es zu *Blasendivertikeln*, Ausstülpungen der Blasenwand, und zur Bildung von *Blasensteinen* kommen kann. Staut sich der Urin bis in die Niere zurück, besteht langfristig die Gefahr einer *chronischen Niereninsuffizienz*.

Nicht selten wird eine BPH erst durch einen *akuten Harnverhalt* entdeckt. Es bestehen heftigste Bauchschmerzen und der Patient ist unfähig, Wasser zu lassen. Die Blase ist als Unterbauchtumor tastbar und muss über einen Katheter entleert werden.

*Um die Inhalte zu vertiefen, können Sie sich das Video „Suprapubischer Blasenverweilkatheter" ansehen.*

**P** ***Akuter Harnverhalt.*** *Bei akutem Harnverhalt muss der Urin fraktioniert (langsam mit größeren Pausen in Portionen von ca. 500 ml) abgelassen werden, sonst besteht die Gefahr einer Blasenblutung durch die plötzliche Entlastung der Blasenschleimhaut.*

#### Diagnostik

Die normalerweise kastaniengroße Prostata ist bei der *rektalen Untersuchung* vergrößert tastbar. Eine genauere Beurteilung ist mithilfe der *transrektalen Sonografie* (Ultraschalluntersuchung über den Enddarm) möglich. Mittels der *Uroflowmetrie* werden Harnstrahl, Harnmenge und Miktionsdauer gemessen **(Abb. 17.18)**.

#### Therapie

**Medikamentöse Therapie.** Obwohl eine Wirkung nicht erwiesen ist, lassen sich leichte Beschwerden durch *pflanzliche Präparate,* wie Kürbiskerne (z. B. Granufink) oder Brennnesselextrakt (z. B. Bazaton), lindern. *Alpharezeptorenblocker* (z. B. Diblocin, Heitrin) senken die Muskelspannung in der Blase und der Prostata. Allerdings senken sie auch den Gefäßwiderstand, die Folge ist eine Hypotonie mit entsprechenden Komplikationen. Neuerdings werden Präparate (z. B. Proscar) eingesetzt, die die Wirksamkeit von Testosteron vermindern und das Prostatawachstum hemmen. Dadurch lässt sich eine Verkleinerung der Prostata erreichen, allerdings können Nebenwirkungen, wie Potenzstörungen auftreten.

**Operative Maßnahmen.** Aufgrund der guten Erfolge und einer niedrigen Komplikationsrate wird heute schon früh zur operativen Prostataverkleinerung geraten. Meist wird eine *transurethrale Prostataresektion* (TUR-P) durchgeführt. Wie wenn man eine Apfelsine von

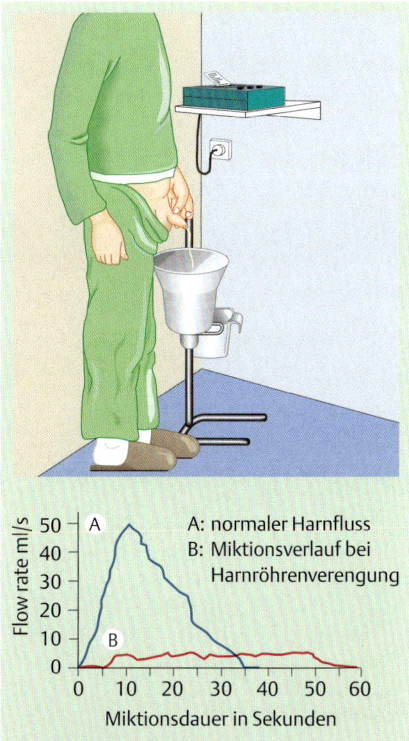


| Resultate der Uroflowmetrie | A | B |
|---|---|---|
| max. Menge (ml/s) | 50 | 7 |
| Gesamtmenge (ml) | 800 | 400 |
| Miktionsdauer (s) | 35 | 60 |

**Abb. 17.18** ⇢ **Uroflowmetrie.** Messung der Geschwindigkeit des Harnflusses (aus Kellnhauser u. a., 2004).

innen schält und die Schale erhalten bleibt, wird das Prostatagewebe mit einer elektrischen Schlinge abgehobelt **(Abb. 17.19)**. Bei sehr großer Prostata ist eine Bauchoperation nötig. Der Therapieerfolg liegt bei bis zu 90 %, es kann aber auch zu Komplikationen, wie Verletzungen des Blasenschließmuskels mit Inkontinenz, kommen. Sehr häufig (60–90 %) ist die „trockene Ejakulation". Hier erfolgt der Samenerguss nach rückwärts in die Blase, da der innere Blasenverschlussmechanismus wegfällt, das Sperma wird später mit dem Urin ausgeschieden.

**P** ***Aspekte der Pflege.*** *Im Anfangsstadium sollten Sie den Mann darüber informieren, dass die Abschwächung des Harnstrahls und häufigere Toilettengänge in höherem Alter normal sind. Weisen Sie ihn außerdem darauf hin, dass es wichtig ist, trotzdem ausreichend zu trinken. Die Toiletten sollten gut und schnell erreichbar sein. Größere Trinkmengen in kurzer Zeit („Trinkexzesse") sind allerdings zu vermeiden, sie können durch einen Spannungsverlust der Harnblase zu akuten Harnverhalt führen.*

## 17.3.4 Prostatakarzinom (Prostatakrebs)

Das Prostatakarzinom hat in den letzten Jahren an Häufigkeit zugenommen. Es ist heute nach dem Bronchialkarzinom der *zweithäufigste Tumor des Mannes*. Betroffen sind vor allem Männer ab 60 Jahren; vor dem 40. Lebensjahr ist es eine Seltenheit.

### Ursachen

Die genaue Ursache des Prostatakarzinoms ist nicht bekannt. Der Hauptrisikofaktor scheint das Alter zu sein. Doch auch erbliche Einflüsse lassen sich beobachten, so ist die Gefahr an einem Prostatakarzinom zu erkranken erhöht, wenn Verwandte ersten Grades betroffen sind oder waren.

### Symptome

Das Karzinom wächst meist in den hinteren Prostataanteilen und führt daher im Gegensatz zur Prostatahyperplasie oft erst spät zu einer Einengung der Harnröhre. Deshalb macht es meist lange Zeit keine Beschwerden. Die ersten Zeichen können denen einer gutartigen Prostatavergrößerung ähneln. Das Prostatakarzinom metastasiert in die Knochen, deshalb wird es häufig erst bei entsprechenden Beschwerden (Knochenschmerzen, pathologische Fraktur) entdeckt.

**M** *Plötzlich auftretende therapieresistente Rückenschmerzen beim älteren Mann sind immer verdächtig auf ein Prostatakarzinom!*

### Diagnostik

Bei der *rektalen Untersuchung* tastet man verhärtete knotige Prostataanteile. Zur Gewebeentnahme wird eine Prostata-Stanzbiopsie veranlasst **(Abb. 17.20)**. Laborchemisch findet man erhöhte Werte des *Tumormarkers* PSA (prostataspezifisches Antigen).

### Therapie

Die Wahl der Therapie ist von Tumorstadium, Alter und Allgemeinzustand des Patienten abhängig.

**Auf die Prostata begrenzter Tumor ohne Metastasen.** Hier steht die operative Therapie im Vordergrund. Bei der *radikalen Prostatektomie* **(Abb. 17.21)** werden neben der Prostata auch die Samenblasen und die regionalen Lymphknoten entfernt. Durch eine Verletzung des Blasenschließmuskels kann es zur Inkontinenz kommen. Eine Ver-

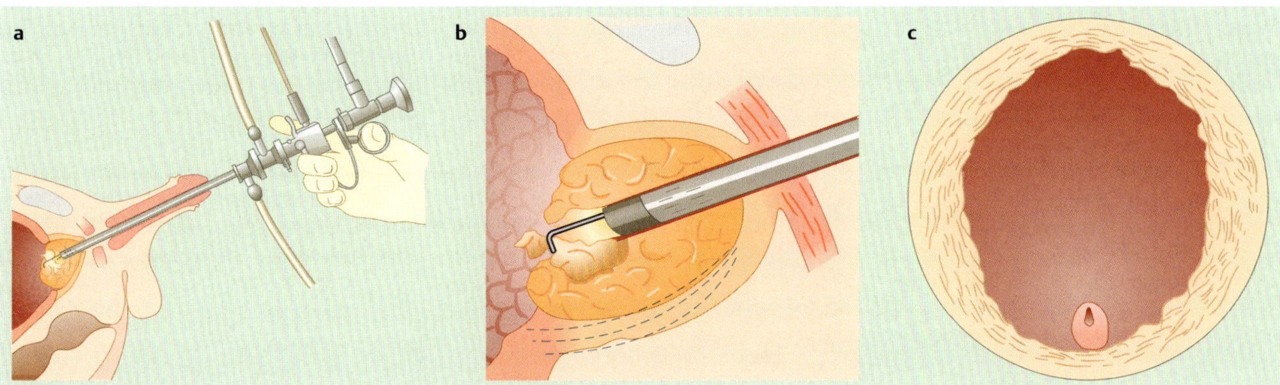


**Abb. 17.19** ⇢ **Transurethrale Resektion.** Operationsschritte einer transurethralen Resektion der Prostata (aus Oestreicher u. a., 2003).

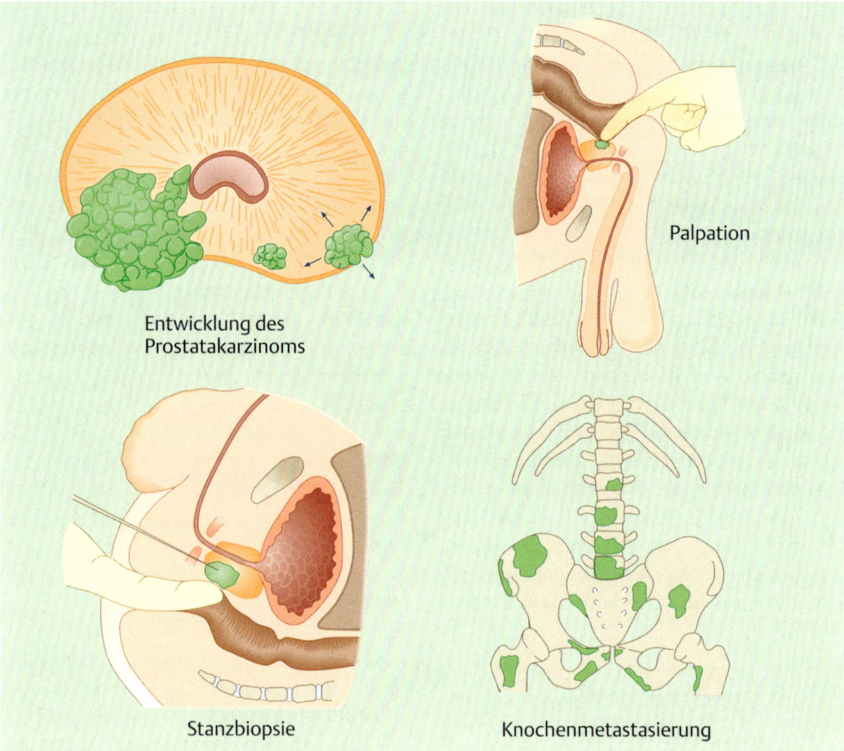


**Abb. 17.20** ⇢ **Prostatakarzinom.** Symptome, Diagnostik und Komplikationen des Prostatakarzinoms (aus Oestreicher u. a., 2003).

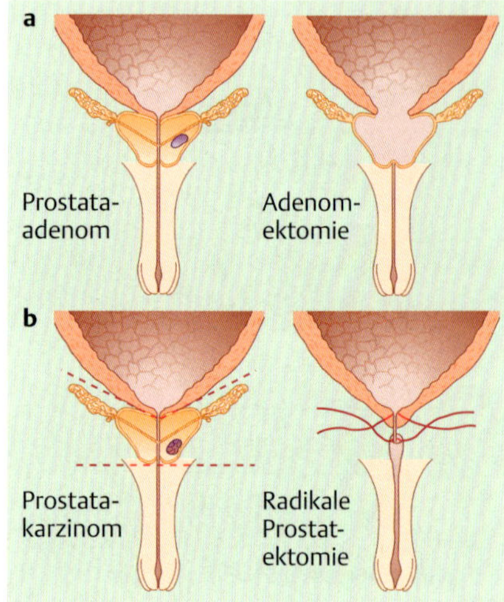


**Abb. 17.21** ⇢ **Operative Verfahren.** Radikale Prostatektomie im Vergleich zur Adenomektomie (aus Kellnhauser u. a., 2004).

letzung der für die Erektion nötigen Nerven hat eine Impotenz zur Folge. Wenn aus Altersgründen oder hohem Risiko eine Operation nicht infrage kommt, wird eine *Strahlentherapie* (lokal oder durch die Bauchdecke) durchgeführt.

**P** ***Pflege nach Prostatektomie.*** *Die innere Wundheilung ist erst nach 6–8 Wochen abgeschlossen. Solange sollten starke Erschütterungen und starke Temperaturschwankungen (z. B. Sauna) vermieden werden.*
*Auch sollte die Bauchpresse zur Darmentleerung nicht eingesetzt werden. Meist ist deshalb die Gabe von schwachen Abführmitteln notwendig. Eine Inkontinenz bildet sich in den allermeisten Fällen innerhalb von 1–2 Jahren wieder zurück. Dem Betroffenen sollte Mut zugesprochen und zu geeigneten Hilfsmitteln geraten werden. Es ist sinnvoll, eine Krankengymnastin oder einen Arzt hinzuzuziehen, um Maßnahmen zur Wiederherstellung der Kontinenz einzuleiten.*

**Inoperables oder metastasiertes Karzinom.** Hier steht die *Hormontherapie*, evtl. in Kombination mit einer Strahlentherapie im Vordergrund. Männliche Hormone wirken auf ein Prostatakarzinom wachstumsfördernd. Die Hormontherapie hat daher ein Ausschalten der männlichen Hormonproduktion bzw. die Blockade der Hormonrezeptoren zum Ziel. Diese kann man durch eine beidseitige Hodenentfernung erreichen. Häufiger werden Antiandrogene verabreicht (z. B. Androcur). Sie blockieren die männlichen Hormone und bremsen so das Karzinomwachstum. Nachteile beider Therapieformen sind unter anderem Impotenz, Hitzewallungen, Schweißausbrüche, Gynäkomastie (verstärktes Wachsen der Brustdrüsen) und eine Abnahme der Muskelmasse.

Die Chemotherapie gilt beim Prostatakarzinom als „Mittel der letzten Wahl", denn sie kommt zur Anwendung, wenn der Tumor unter der Hormonbehandlung weiter wächst. Leider zeigen sich nur bei einem Teil der Patienten Erfolge.

## Prognose

Lokal begrenzte Prostatakarzinome, die operativ vollständig entfernt werden können, haben eine gute Überlebensrate. Fortgeschrittene Karzinome zeigen unter einer Hormontherapie zu Beginn eine mit 80 % hohe Ansprechrate. Dies darf jedoch nicht darüber hinwegtäuschen, dass die mittlere Überlebenszeit für Patienten mit metastasiertem Prostatakarzinom nur 20 Monate beträgt.

**B** *Herr Wagner, ein Patient, der nur „im äußersten Notfall" zum Arzt geht, taucht wegen starker Rückenschmerzen in der Sprechstunde auf. Nachdem die üblichen Schmerzmittel nicht wirken, schickt ihn der Hausarzt zum Röntgen. Der Verdacht von Knochenmetastasen bestätigt sich in der Knochenszintigrafie: es zeigen sich im ganzen Skelett verteilt Metastasen! Der Urologe findet die Ursache, Herr Wagner hat ein fortgeschrittenes Prostatakarzinom. Man sieht deshalb von einer Operation ab und verschreibt Herrn Wagner Antiandrogene. Die Medikamente schlagen zu seiner Freude rasch an, die Schmerzen gehen soweit zurück, dass er ohne Schmerzmittel auskommt. In einer Kontrolluntersuchung der Knochen zeigen sich keine neuen Metastasen.*

# 18 Erkrankungen der Sinnesorgane

Dominik von Hayek, Susanne Andreae, Jutta Weniger

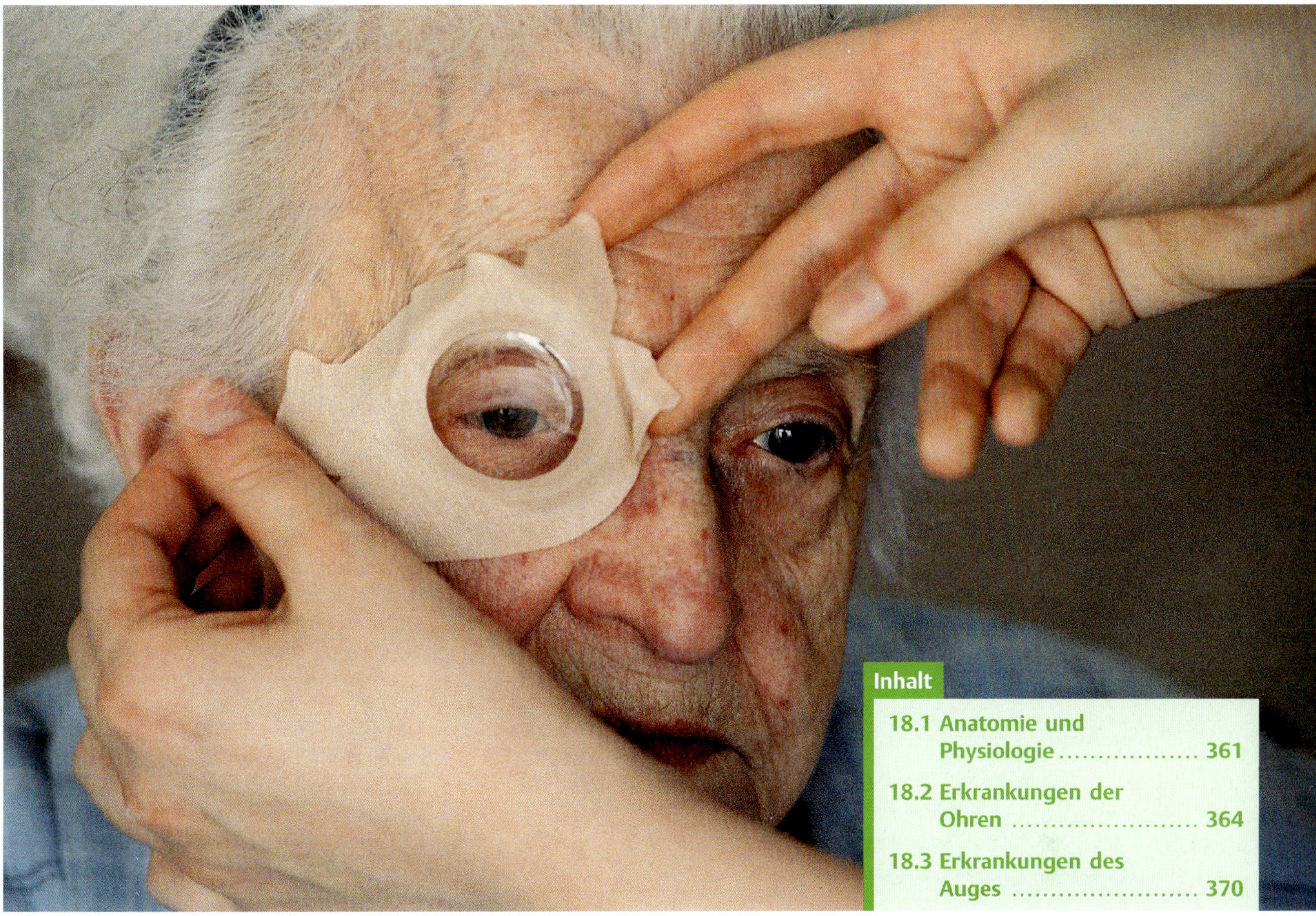

Inhalt



## 18.1 Anatomie und Physiologie

Dominik von Hayek

### 18.1.1 Ohren

#### Äußeres Ohr

Zum äußeren Ohr gehören die aus Knorpel bestehende *Ohrmuschel* und der *äußere Gehörgang*, in dem sich zahlreiche Haare und die Ohrenschmalz bildenden Drüsen befinden. An seinem inneren Ende wird der äußere Gehörgang vom Trommelfell abgeschlossen, einem zarten Häutchen, das von den Schallwellen in Schwingungen versetzt wird und die Grenze zum Mittelohr darstellt **(Abb. 18.1a)**.

#### Mittelohr

Das Mittelohr besteht aus der *Paukenhöhle* und der in den oberen Rachenraum führenden *Ohrtrompete*, die dem Luftdruckausgleich dient. Die Paukenhöhle ist eine kleine Knochenhöhle im Felsenbein und enthält die 3 Gehörknöchelchen *Hammer, Amboss* und *Steigbügel*, die durch eine filigrane Hebelkonstruktion die Schwingungen des Trommelfells auf das Innenohr übertragen **(Abb. 18.1a)**.

#### Innenohr

Im Innenohr befindet sich das eigentliche Sinnesorgan für das Gehör, die Schnecke, sowie das Gleichgewichtsorgan.

Die *Schnecke* besteht aus 3 parallel verlaufenden Schneckengängen, die mit Flüssigkeit (Lymphe) gefüllt sind **(Abb. 18.1c)**. Über eine fensterförmige ovale Öffnung versetzt der Steigbügel die Flüssigkeit in den Schneckengängen in wellenförmige Schwingungen, die sich je nach Frequenz und Lautstärke unterschiedlich weit fortpflanzen. Dieses

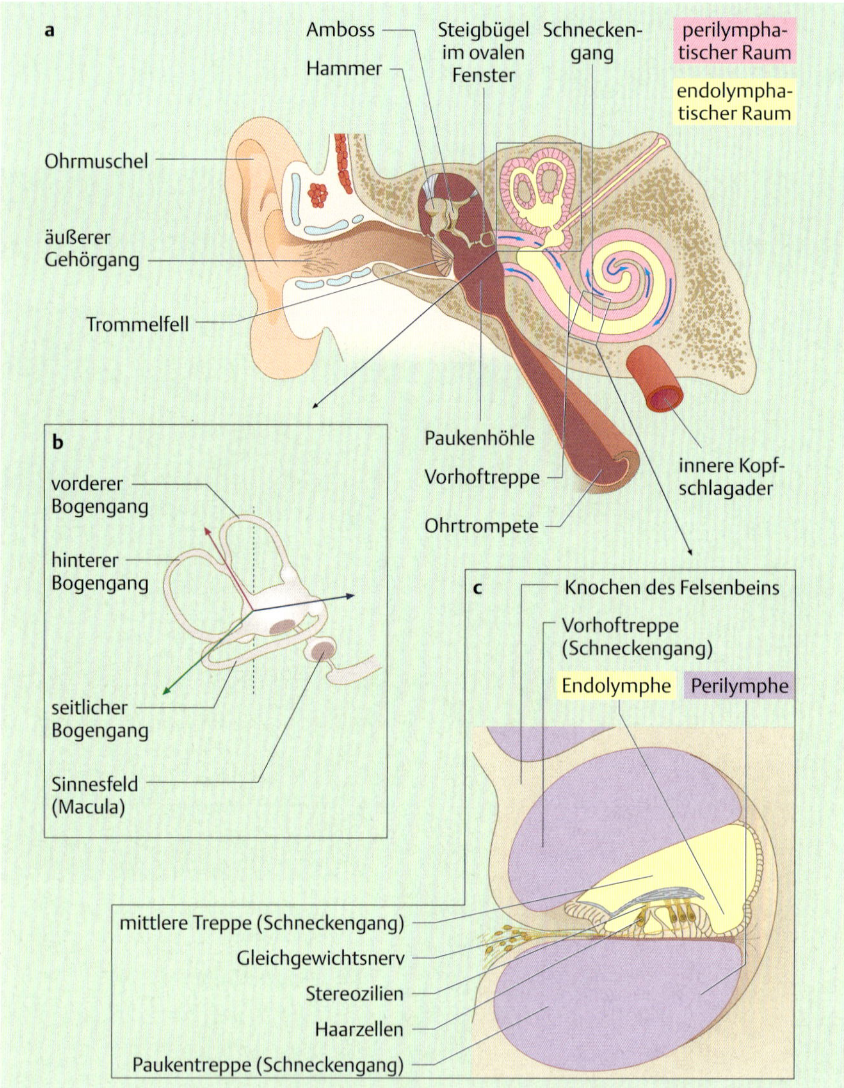


**Abb. 18.1** ···› **Ohr. a** Aufbau des Hörorgans, **b** Detaildarstellung des Gleichgewichtsorgans mit den 3 Bogengängen (aus Faller u. Schünke, 2004), **c** Querschnitt durch die Schnecke mit 3 flüssigkeitsgefüllten, schlauchförmigen Schneckengängen, in deren mittlerem sich die Sinneszellen (Haarzellen) befinden (aus Schwegler, 2002).

Schwingungsbild wird von speziellen *Sinneszellen mit Haarfortsätzen* wahrgenommen und in einen Nervenreiz umgesetzt, der von den Nervenfasern des *Gehörnervs* (Nervus vestibulocochlearis = 8. Hirnnerv) zum Gehirn weitergeleitet wird.

Ein zweiter Teil des Gehörnervs führt zum *Gleichgewichtsorgan*. Dabei handelt es sich um ein feines Röhrensystem mit *3 Bogengängen* in den 3 Ebenen des Raumes. Auch diese Bogengänge sind mit flüssiger Lymphe ausgefüllt und können Beschleunigungen des Kopfes wahrnehmen und dabei die Bewegungsebene unterscheiden **(Abb. 18.1b)**. Diese Informationen werden mit denen der Augen und der Muskel-Dehnungsrezeptoren im gesamten Körper verbunden und ermöglichen die Orientierung im Raum (Gleichgewichtssinn).

## 18.1.2 Augen

### Augenlider und Tränenapparat

Von außen wird das Auge durch die *Lider* und *Wimpern* geschützt sowie durch die in der äußeren oberen Augenhöhle liegende *Tränendrüse* mit Tränenflüssigkeit benetzt, die am inneren Lidwinkel in den Tränengang und damit in die Nasenmuschel abfließt **(Abb. 18.2)**. Die durchsichtige *Bindehaut*

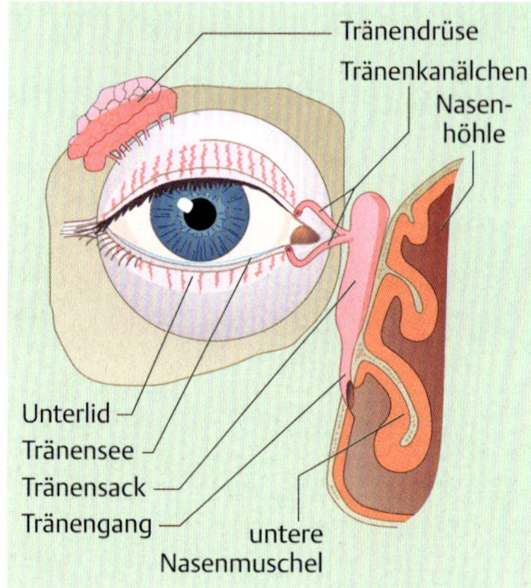


**Abb. 18.2** ···› **Tränenwege.** Tränenapparat mit Tränendrüse und den ableitenden Tränengängen (aus Schwegler, 2002).

*(Konjunktiva)* bedeckt die Lidinnenseite und den vorderen Augapfel (unter Aussparung der Hornhaut) von außen. Sie bildet so die *Bindehauttasche*, die als Gleitschicht für die Augapfelbewegungen dient, und schützt das Auge nach außen hin, weshalb Reizungen als erstes zu einer Bindehautentzündung (Konjunktivitis, S. 370) führen.

### Augapfel (Bulbus)

Die beiden kugelförmigen Augäpfel sind von jeweils *6 Augenmuskeln* sowie von Fettgewebe umgeben und liegen in den *Augenhöhlen (Orbita)*. Im Zentrum der Augenrückseite münden der Sehnerv (Nervus opticus = 2. Hirnnerv) sowie die Netzhautarterie und -vene.

Der Augapfel besteht zum größten Teil aus dem durchsichtigen, gallertartigen *Glaskörper*, dessen Aufgabe in der Versorgung der Netzhaut und der Lichtdurchlässigkeit besteht. Komplizierter und empfindlicher sind der vordere Teil des Auges mit *Linse* und *Iris* zum Scharfstellen sowie die *Netzhaut (Retina)* an der Augenhinterwand zur optischen Wahrnehmung. Der gesamte Augapfel ist von 3 Häuten umgeben (von außen nach innen, **Abb. 18.3**):

- ···› *Lederhaut (Sklera):* aus weißem Bindegewebe, geht an der Vorderseite in die lichtdurchlässige, gefäßlose Hornhaut (Cornea) über,
- ···› *Aderhaut (Choroidea):* zur Ernährung der Netzhaut, geht im vorderen Augenbereich in die Regenbogenhaut (Iris) über, die die Pupille bildet,
- ···› *Netzhaut (Retina):* enthält die optischen Sinneszellen.

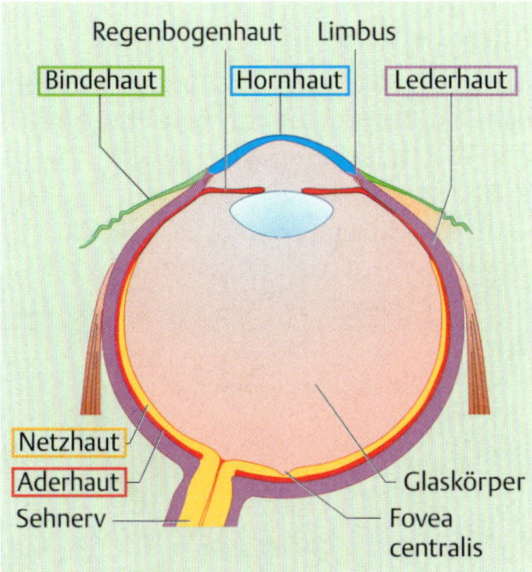


**Abb. 18.3 ⇢ Wandschichten des Auges.** Die Lederhaut (außen) ist lila dargestellt, die Hornhaut blau, die Ader- und Regenbogenhaut (Mitte) rot und die Netzhaut gelb. Auf den vorderen Augenabschnitt legt sich als äußerste Schicht die Bindehaut (grün; aus Schwegler, 2002).

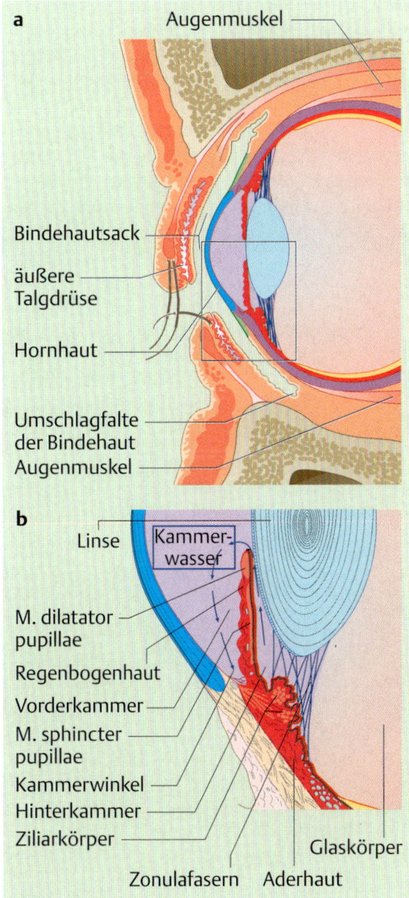


**Abb. 18.4 ⇢ Vorderer Augenabschnitt.** **a** Längsschnitt durch den vorderen Augenabschnitt, **b** Detailvergrößerung der Aufhängung der Linse. Das Kammerwasser wird im Ziliarkörper gebildet, umspült Linse und Hornhaut und fließt im Kammerwinkel ab (aus Schwegler, 2002).

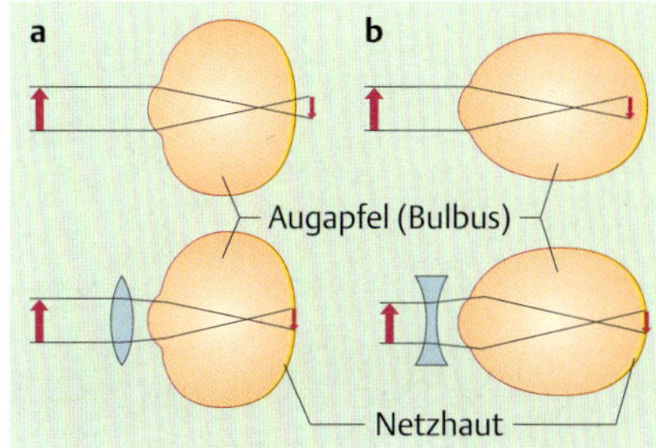


**Abb. 18.5 ⇢ Fehlsichtigkeit.** **a** Weitsichtigkeit aufgrund zu kurzen Augapfels (oben) und Korrektur und scharfe Abbildung auf der Netzhaut durch eine Sammellinse (unten), **b** Kurzsichtigkeit aufgrund zu langen Augapfels (oben) und Korrektur durch eine Zerstreuungslinse (unten; aus Faller u. Schünke, 2004).

## Vorderer Augenabschnitt

**Linse.** Die Linse besteht aus einer durchsichtigen Gallerte und einer festen Kapsel und kann durch Zug an ihren Polen abgeflacht und dadurch in ihrer Brechkraft verändert werden *(Scharfstellen = Akkommodation)*. Dafür ist die Linse an ihrem Rand mit kleinen Fasern an einer Lederhautvorwölbung, dem *Ziliarkörper*, aufgehängt und wird durch die Ziliarmuskeln auseinander gezogen. Mit zunehmendem Alter wird die Linse immer weniger elastisch und das Auge kann sich auf nahe Objekte nicht mehr scharf stellen. Nach außen wird die mit Kammerwasser gefüllte Augenkammer von der durchsichtigen *Hornhaut* begrenzt, die durch ihre stärkere Vorwölbung maßgeblich an der Lichtbrechung beteiligt ist. Das *Kammerwasser* wird im Ziliarkörper gebildet, umspült Linse und Hornhaut und fließt im Kammerwinkel durch den Schlemm-Kanal in venöse Gefäße ab.

**Iris/Pupille.** Vom Ziliarkörper aus legt sich die scheibenförmige Regenbogenhaut (Iris) auf die Linse. Auf ihrer Oberfläche befinden sich zahlreiche Pigmente, die den Augen ihre jeweilige Farbe verleihen. Die Pupillen, Aussparungen in der Mitte der Iris, dienen als *optische Blende* des Auges; durch die Muskeln in der Regenbogenhaut kann die Pupillenweite je nach Lichtverhältnissen verändert werden. Der Pupillenverenger (M. sphincter pupillae) wird durch den Parasympathikus innerviert und verkleinert die Pupillen (*Miosis*) bei starker Helligkeit, Müdigkeit oder Nahsicht. Der Pupillenerweiterer (M. dilatator pupillae) wird vom Sympathikus innerviert und erweitert die Pupillen (*Mydriasis*) bei Dunkelheit, Ferneinstellung oder Stress **(Abb. 18.4)**.

## Fehlsichtigkeit

**Weitsichtigkeit (Hyperopie).** Bei Weitsichtigen ist der *Augapfel zu kurz*, sodass sich die im vorderen Augenabschnitt gebündelten Lichtstrahlen erst hinter der Netzhaut zu einer scharfen Abbildung vereinigen. Bei Objekten in der Ferne reicht die Brechkraft der Linse noch aus, um durch erhöhte Brechung diesen Fehler auszugleichen. Bei nahen Objekten wird die Brechkraft allerdings „überfordert", sodass diese nicht scharf eingestellt und auf der Netzhaut abgebildet werden können. Zur Korrektur wird eine konvexe *Sammellinse* (positive Dioptrienzahl) benutzt **(Abb. 18.5a)**.

**Kurzsichtigkeit (Myopie).** Bei Kurzsichtigen sind die Verhältnisse umgekehrt, der *Augapfel ist zu lang* und die Lichtstrahlen vereinigen sich vor der Netzhaut, sodass nur nahe Objekte ohne besondere Brechkraft der Linse scharf gesehen werden können. Durch konkave *Zerstreuungslinsen* mit negativer Dioptrienzahl kann dies korrigiert werden **(Abb. 18.5b)**.

## Hinterer Augenabschnitt

Die *Netzhaut (Retina)* kleidet das hintere Rund des Auges aus und dient der optischen Sinneswahrnehmung. Zu diesem Zweck enthält sie spezielle Sinneszellen, im Zentrum die farbempfindlichen *Zapfen* und in der Peripherie die *Stäbchen* für das Dämmerungssehen **(Abb. 18.6a)**. Diese Sinneszellen wandeln das Licht mit unterschiedlichen Wellenlängen in Nervenreize um, die von den darüber liegenden Nervenzellen aufgenommen und über den *Sehnerv* (N. opticus) ins Gehirn weitergeleitet werden. An der Durchtrittsstelle des Sehnervs befinden sich keine Sinneszellen, er wird deshalb *„blinder Fleck"* genannt. Weiter außen liegt von zahlreichen Zapfen gebildet der *„gelbe Fleck"* (Makula lutea), der Ort des schärfsten Sehens **(Abb. 18.6b)**.

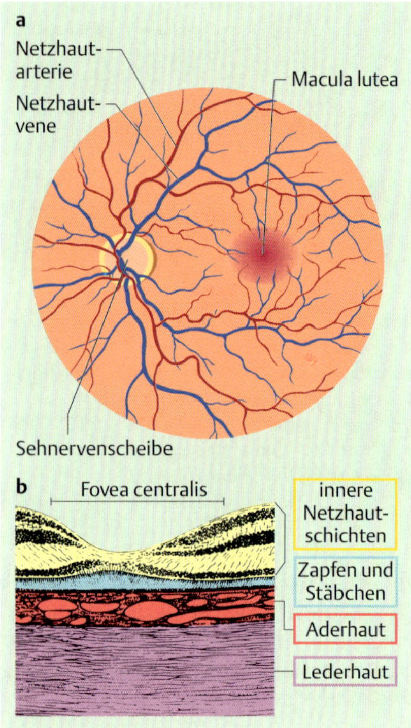


**Abb. 18.6 ⇢ Retina.** **a** Netzhaut des linken Auges: Darstellung des Augenhintergrundes mit dem Augenspiegel; links der Mitte Austritt des Sehnervs mit den Netzhautgefäßen, rechts der „gelbe Fleck" (Macula lutea), **b** Querschnitt durch die Macula lutea: Durch eine Verschmälerung der Netzhautschicht wird die Zentralgrube (Fovea centralis) gebildet, der Ort des schärfsten Sehens mit besonders vielen Zapfen (aus Schwegler, 2002).

### Augenmuskeln

Die schnelle und vollständige Beweglichkeit der Augen in der Horizontal- und Vertikalebene wird durch jeweils 6 quergestreifte Muskeln, die von jeweils 3 Hirnnerven (S. 378) versorgt werden, gewährleistet **(Abb. 18.7)**.

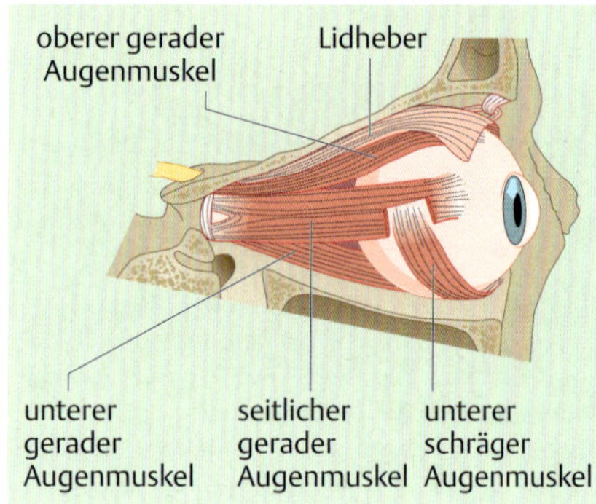


**Abb. 18.7 ⇢ Augenmuskeln.** Darstellung der Augenmuskeln am rechten Auge, von der Seite gesehen (aus Faller u. Schünke, 2004).

## 18.2 Erkrankungen der Ohren

Susanne Andreae

### 18.2.1 Entzündliche Erkrankungen

#### Otitis externa (Gehörgangsentzündung)

**D** *Meist bakteriell bedingte Haarbalgentzündung (Furunkel) im Gehörgang.*

**Symptome**

Im Gehörgang bildet sich eine *rötliche Vorwölbung*, evtl. mit zentralem Eiterpfropf. Schon eine leichte Berührung des Ohres führt zu *starken Schmerzen.*

**Therapie**

Meist sind eine lokale *Salbentherapie* und *lokale Wärme* (z. B. Rotlicht) ausreichend, nur selten muss das Furunkel eröffnet werden.

#### Otitis media (Mittelohrentzündung)

**D** *Meist bakteriell oder viral bedingte Entzündung des Mittelohres.*

**Ursachen**

Im Verlauf von *Nasen- oder Rachenentzündungen*, aber auch beim *Baden*, können Keime über die Tube (Ohrtrompete) ins Mittelohr aufsteigen und eine Entzündung der Mittelohrschleimhaut in der Paukenhöhle hervorrufen.

**Symptome**

Es bestehen *einseitige Ohrenschmerzen*, oft verbunden mit Schwerhörigkeit und einem starken Krankheitsgefühl. Kommt es im Verlauf der Entzündung zu einer Spontanperforation des Trommelfells, läuft aus dem Ohr seröses (farbloses) oder eitriges Sekret, die Schmerzen lassen in der Regel schlagartig nach und das Trommelfell schließt sich wieder.

**Komplikationen**

Breitet sich die Entzündung in das Mastoid, den Warzenfortsatz, aus, kommt es zur *Mastoiditis* mit der Gefahr einer Knochenentzündung. Die Schmerzen verlagern sich dann hinter das Ohr, evtl. zeigen sich lokale Entzündungszeichen. Wird die Mastoiditis nicht rechtzeitig erkannt, kann sie auf die umliegenden Schädelknochen oder gar das Gehirn übergreifen (Gefahr einer Meningitis oder Enzephalitis). Deshalb ist eine chirurgische Eröffnung des Mastoids mit Eiterausräumung erforderlich.

Bei einer Trommelfellperforation, die sich nicht wieder verschließt, können immer wieder Keime eindringen und Entzündungen auslösen, man spricht in diesem Fall von einer *chronischen Mittelohrentzündung.*

**Diagnostik**

Beim Blick durch das *Otoskop* erkennt man das gerötete und vorgewölbte Trommelfell **(Abb. 18.8)**.

**Therapie**

Meist ist eine *Antibiotikatherapie* in Verbindung mit *abschwellenden Nasentropfen* zur verbesserten Belüftung des Mittelohres nötig; unterstützend wirkt lokale Wärme, z. B. Rotlicht. Bei starken Paukenergüssen ist zur Schmerzlinderung manchmal ein kleiner Einschnitt ins Trommelfell (*Parazentese*) notwendig.

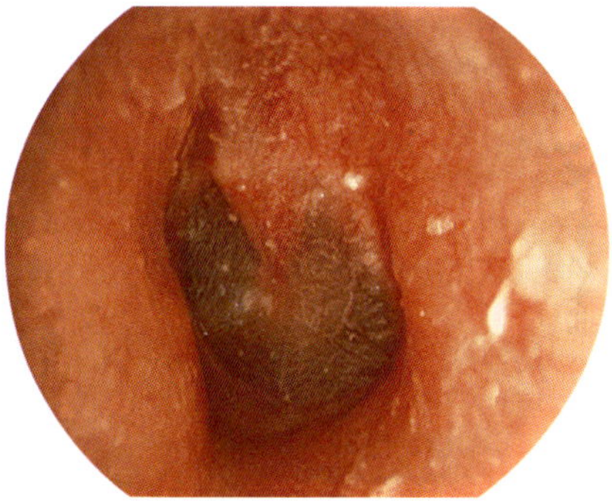

**Abb. 18.8** ··· **Otitis media.** Im Otoskop wird das gerötete und vorgewölbte Trommelfell sichtbar.

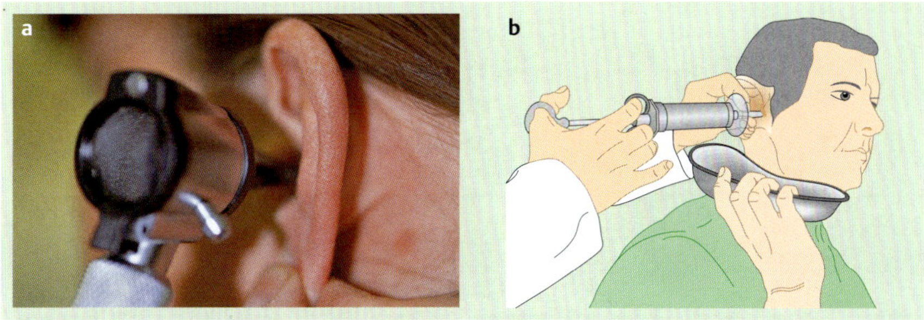


**Abb. 18.9** ··· **Cerumen obturans.** Diagnose und Therapie, **a** Otoskopie, **b** Ohrspülung.

**H** ***Natürliche Heilmethoden.*** *Bei Ohrenschmerzen sind Zwiebelauflagen lindernd: kleingeschnittene Zwiebel in ein Tuch einschlagen, auf das Ohr legen, mit warmem Tuch oder Mütze abdecken und einige Stunden wirken lassen.*

## 18.2.2 Schwerhörigkeit

### Cerumen obturans (Ohrschmalzpfropf)

**D** *Plötzliche, meist einseitige Hörminderung durch Ohrenschmalz (Zerumen), das den Gehörgang verschließt.*

#### Ursachen

Das von Drüsenzellen im Gehörgang gebildete Ohrenschmalz entleert sich normalerweise in winzigen Portionen. Bei engem Gehörgang oder übermäßiger Ohrschmalzproduktion kann sich ein Pfropf aus Ohrenschmalz bilden. Zu Symptomen kommt es aber erst, wenn der Gehörgang vollständig verlegt ist.

**M** *Die tägliche Ohrenreinigung mit Wattestäbchen ist unbedingt zu unterlassen! Das Ohrenschmalz wird dabei in Richtung Trommelfell zurückgeschoben, außerdem entwickelt sich eine chronische Reizung des Gehörganges mit vermehrter Ohrenschmalzproduktion.*

#### Symptome

Plötzliche, meist *einseitige Hörminderung*, evtl. mit Schwindelgefühl. Häufig treten diese Beschwerden nach dem Duschen oder Baden auf, denn ins Ohr eindringendes Wasser lässt das Ohrenschmalz aufquellen.

#### Therapie

Der im Otoskop sichtbare Pfropf **(Abb. 18.9a)** kann meist durch eine *Ohrspülung* entfernt werden **(Abb. 18.9b)**.

**P** ***Ohrspülung.*** *Das Spülwasser sollte körperwarm sein, sonst provoziert man unangenehme Schwindelgefühle infolge einer Reizung des Gleichgewichtsorgans. Zum Spülen muss das Wasser mit ein wenig Druck über eine Spritze ins Ohr gegeben werden! Bei geplatztem Trommelfell (erfragen!) nicht spülen, es könnten sonst Erreger ins Mittelohr eindringen und zur Entzündung führen.*

**B** *Frau Wolter kommt aufgeregt in die Praxis gelaufen: „Herr Doktor, ich habe einen Hörsturz oder vielleicht sogar einen Schlaganfall! Seit heute morgen höre ich auf dem linken Ohr nichts mehr. Muss ich ins Krankenhaus?" Nur langsam lässt sie sich beruhigen und zum Hinsetzen bewegen. Bei der Untersuchung des Ohrganges mit dem Otoskop findet ihr Hausarzt Dr. Luster sofort die Ursache: der äußere Gehörgang ist durch einen großen Pfropf aus Ohrenschmalz verstopft. „Das kann nicht sein, ich habe das Ohr jeden Tag mit Wattestäbchen gereinigt!" Mit Hilfe seiner Arzthelferinnen führt Dr. Luster eine Ohrspülung durch, die zur sofortigen Besserung führt.*

### Presbyakusis (Altersschwerhörigkeit)

**D** *Altersbedingte beidseitige Innenohrschwerhörigkeit.*

#### Ursachen

Im Laufe des Älterwerdens kommt es auch im Ohr zu den physiologischen Alterungsprozessen. Die Folge ist eine verminderte Leistung der entsprechenden Sinneszellen mit einer zunehmenden Hörminderung. Gefördert wird dies durch altersbedingte Kreislauf- und Stoffwechselerkrankungen sowie Umwelteinflüsse (z.B. jahrelange Lärmbelästigung am Arbeitsplatz).

#### Symptome

Im Vordergrund steht der Hörverlust für hohe Töne (*Hochtonschwerhörigkeit*); dazu kommt ein *erschwertes Sprachverständnis.* Besonders schlecht hören die Betroffenen beim Gespräch mehrerer Personen oder bei Nebengeräuschen.

#### Therapie

Die Altersschwerhörigkeit lässt sich nicht verhindern oder heilen. Es bleibt die Hörgeräteversorgung, diese hat sich in den letzten Jahren enorm fortentwickelt und bietet heute individuell zugeschnittene Lösungen **(Abb. 18.10a–c)**. So gibt es neben den üblichen hinter dem Ohr platzierten Geräten Hörgeräte, die im Ohr liegen und damit fast nicht zu sehen sind. Möglich ist auch die operative Versorgung mit ins Ohr eingesetzten elektronischen Hörimplantaten.

**W** *Hörgeräte sind im Prinzip kleine Verstärker mit Mikrofon und Lautsprecher. Das Ohrpassstück, das den Gehörgang von außen dicht abschließt, muss individuell angepasst werden.*

**P** ***Umgang mit Hörgeräten.*** Einsetzen: *Das Ohrpassstück muss den äußeren Gehörgang dicht abschließen. Das Einsetzen kann der Betroffene gut an einem Tisch, auf dem ein Spiegel liegt, üben, denn bei aufgesetztem Ellbogen ist die Hand ruhiger. Dabei sollte das Hörgerät ausgeschaltet oder auf minimale Lautstärke gestellt sein, damit es nicht pfeift. Ein Hinter-dem-Ohr-Gerät wird am unteren Ende angefasst und von oben hinter das Ohr gelegt. Den Schallschlauch dabei nicht knicken, der Betroffene hört sonst nichts mehr. Nun wird das Hörgerät eingeschaltet (Betriebsschalter auf „+", „–" oder „M", je nach Gerätetyp) und die Lautstärke*

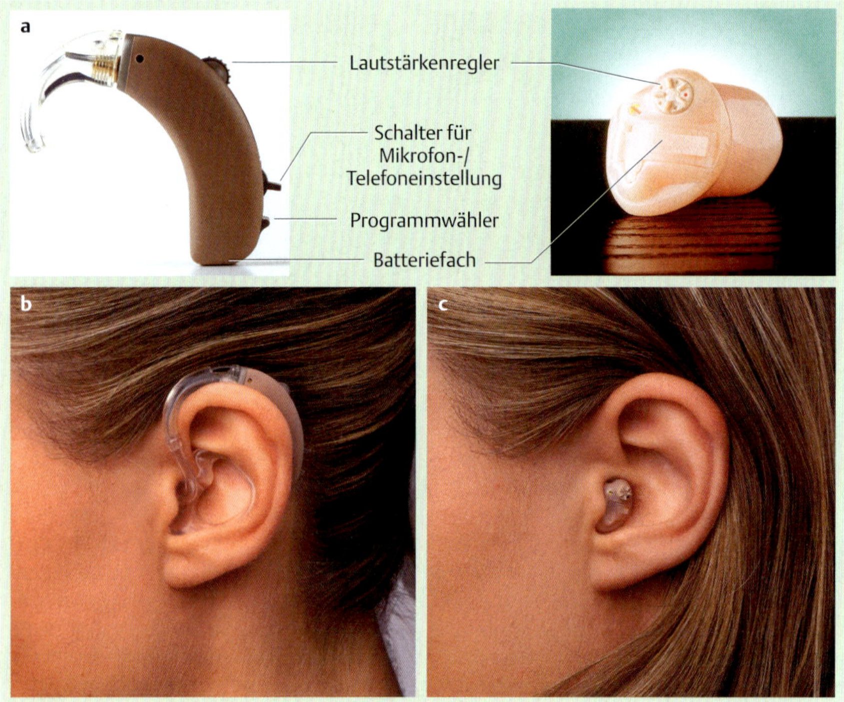


**Abb. 18.10 ···› Hörgeräte. a** Bedienungselemente eines Hinter-dem-Ohr- (links) und eines Im-Ohr-Gerätes (rechts), **b** Hinter-dem-Ohr-Gerät, **c** Im-Ohr-Gerät (Fa. Starkey Laboratories GmbH).

*eingestellt (Drehen am Lautstärkeregler). Die Lautstärke ist richtig eingestellt, wenn sich die eigene Stimme des alten Menschen angenehm anhört und nicht hallt.* Herausnehmen: *Das Gerät leiser stellen, damit es nicht pfeift, dann ausschalten und das Ohrpassstück vorsichtig aus dem Ohr ziehen.* Reinigung/Pflege: *Ohrpassstück gelegentlich mit speziellen Mitteln, z. B. O-Purgat Reinigungstabletten, säubern. In einem speziellen „Trockenbeutel" sollte das Gerät regelmäßig entfeuchtet werden. Es darf nicht in Nassräumen getragen werden und nicht bei Strahlentherapie. Wird es längere Zeit nicht getragen, Batterien entnehmen. Keinen hohen Temperaturen aussetzen (z. B. direkte Sonneneinstrahlung) und keine chemischen Lösungsmittel aufbringen (z. B. in Haarspray oder Parfüm).*

Weitere Hilfen für Hörbehinderte sind:

- ···› Fernsehprogramm mit Untertiteln,
- ···› Telefon und Glocke mit tiefen Tönen (werden besser wahrgenommen als hohe),
- ···› Warnungen und Informationen durch Lichtreize oder auffällige Informationstafeln,
- ···› Schrifttafeln, um Dinge mitzuteilen, die sicher verstanden werden müssen.

*Um die Inhalte zu vertiefen, können Sie sich das Video „Pflege von Hörgeräten" ansehen.*

## Otosklerose

**D** *Schwerhörigkeit infolge knöcherner Fixierung des Steigbügels.*

Die Erkrankung ist recht häufig, man schätzt, dass einer von hundert Menschen infolge einer Otosklerose schwerhörig ist. Sie beginnt meist im mittleren Lebensalter, Frauen sind deutlich häufiger betroffen.

### Ursachen

Aus unklarer Ursache kommt es zu *Knochenwucherungen im ovalen Fenster.* Der dort eingelassene Steigbügel wird infolgedessen fest fixiert **(Abb. 18.11)**. Die Schallweiterleitung über die Gehörknöchelchen im Mittelohr wird dadurch zunehmend eingeschränkt, es resultiert eine Hörverschlechterung (Mittelohrschwerhörigkeit). Bei 75 % der Fälle sind beide Ohren betroffen.

### Therapie

Eine Besserung lässt sich nur *operativ* durch eine künstlichen Steigbügelersatz erreichen.

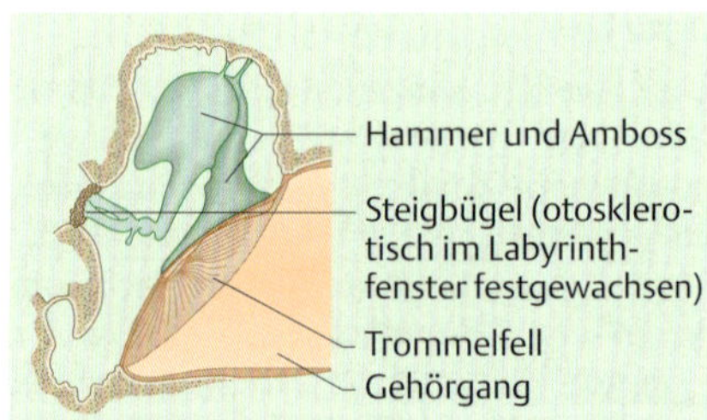


**Abb. 18.11 ···› Otosklerose.** Durch Knochenwucherungen im ovalen Fenster des Labyrinths wird der Steigbügel fixiert.

# Pflegeschwerpunkt Altersschwerhörigkeit

Jutta Weniger

**B** *Frau Bauer ist 86 Jahre alt, körperlich noch einigermaßen rüstig und geistig rege. Sie lebt seit 2 Monaten im Seniorenstift am Schlossberg. Sie zog hier ein, um – wie sie sagt – eine „Rund-um-Versorgung" aus einer Hand zu bekommen und von den hauswirtschaftlichen Arbeiten entlastet zu sein. Sie ist seit 7 Jahren verwitwet. Die einzige Tochter, die noch im Wohnort lebte, musste aus beruflichen Gründen in eine andere Stadt ziehen. Zu Beginn genoss Frau Bauer die gemeinsamen Mahlzeiten im Altenpflegeheim, fand schnell Anschluss und nahm an verschiedenen Gruppenaktivitäten teil. Nun zieht sie sich jedoch mehr und mehr zurück. Sie hat das Radio meistens sehr laut eingeschaltet, sodass die Laute durch die Tür nach draußen dringen. Wenn sie aus ihrem Zimmer heraustritt, wirkt sie unsicher und mürrisch. Als die Altenpflegerin Frau Maier sie darauf anspricht, beklagt sie sich, dass alle hinter ihrem Rücken reden würden. Sie würde sich manchmal zu Mitbewohnerinnen an den Tisch setzen, hätte aber das Gefühl, diese nur zu stören. Und den Fernseher im Gemeinschaftswohnzimmer würden die anderen absichtlich so leise stellen, dass sie nichts verstehen könne, sagt Frau Bauer.*

**L** *Worauf ist Frau Bauers geändertes Verhalten zurückzuführen? Was würden Sie tun?*

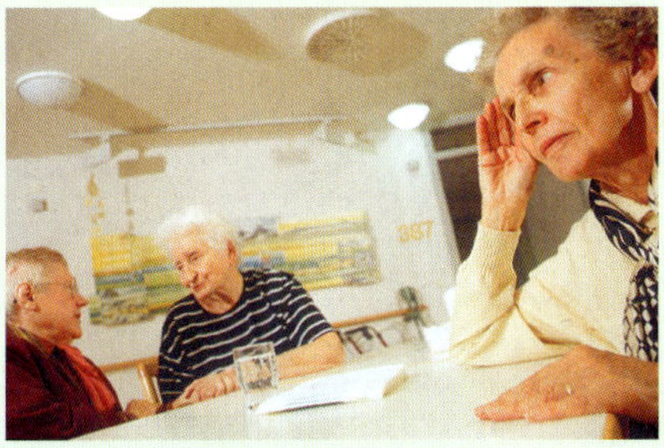

**Abb. 18.12** ⋯› **Schwerhörigkeit.** Diese schwerhörige Patientin versucht angestrengt, ihre Mitbewohnerinnen zu verstehen. Da sie sich nicht an der Unterhaltung beteiligen kann, fühlt sie sich ausgeschlossen (aus Kellnhauser u. a., 2004)

## Umgang mit schwerhörigen Menschen

Der Umgang mit schwerhörigen Menschen erfordert ein gutes Fingerspitzengefühl. Nicht selten führt das Nichtverstehen zu Misstrauen gegenüber den Mitmenschen. Vor allem in neuen Situationen haben schwerhörige ältere Menschen Angst, wichtige Informationen nicht mitzubekommen. Insbesondere wenn Gespräche bei vorhandenen Nebengeräuschen (Telefonklingel, Radio etc.) und mit mehreren Personen in Gruppen geführt werden, kann die Sprache nicht verstanden werden.

Das Arbeiten nach folgenden Prinzipien ist im Kontakt mit im Hören eingeschränkten Personen hilfreich:

- Bei Gesprächsbeginn immer Blickkontakt herstellen **(Abb. 18.13)**. Gespräche über eine größere Distanz sind sehr ungünstig.
- Klare, eindeutige Signale senden, evtl. mit dem Einsatz von Berührungen, z. B. einem „Begrüßungsritus". Wenn eine Pflegeperson einen schwerhörigen Menschen ansprechen möchte, tritt sie auf ihn zu, sieht ihm in die Augen und berührt ihn kurz am Oberarm.
- Die gesprochene Sprache mittels Mimik und Gestik unterstreichen.
- Langsam und mit ruhiger, tiefer Stimme (da tiefe Töne besser gehört werden) deutlich und in gleichmäßigem Tempo sprechen.
- Kurze klare Sätze ohne schwierige Fremdwörter verwenden.
- Wenn das Gesprochene nicht verstanden wird, nochmals langsam wiederholen ohne zu schreien.
- Wichtige Informationen gut leserlich auf einen Notizzettel schreiben und dem Bewohner aushändigen oder ggf. an seine Zimmertür kleben.

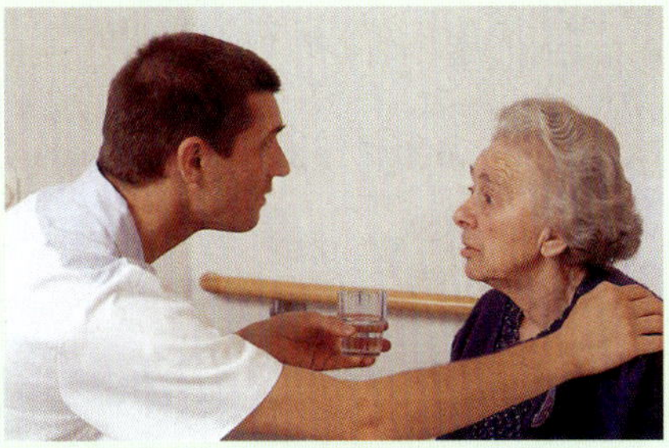

**Abb. 18.13** ⋯› **Umgang mit Schwerhörigen.** Beim Umgang mit Schwerhörigen sind der Blickkontakt und eine besonders deutliche Aussprache wichtig (aus Kellnhauser u. a., 2004).

**M** *Es ist besser zu einem Schwerhörigen langsamer und deutlicher zu sprechen als wesentlich lauter. Gut ist es, sich der Lautstärke des Gegenübers anzupassen, denn der Schwerhörige spricht so laut, dass er sich selbst gut hören kann.*

## Ergänzende organisatorische Maßnahmen

Jeder, der in der Betreuung und Pflege eingesetzt ist, sollte obige Prinzipien kennen und umsetzen. Dazu kann ein für alle einsehbares Merkblatt oder ein Standard zum Umgang mit Schwerhörigen erstellt werden.

Alle Teammitglieder sollten über die Schwerhörigkeit eines Bewohners bzw. Klienten informiert sein. Dies kann sowohl im Rahmen der Übergaben wie auch durch Vermerke im Dokumentationssystem sichergestellt werden. In der Dokumentation ist gut sichtbar vermerkt, ob eine ein- oder beidseitige Hörminderung vorliegt und ob der Betroffene ein Hörgerät hat. Weitere Mitglieder des therapeutischen Teams, Ärzte, Physiotherapeuten und Ergotherapeuten können sich so ebenfalls schnell und sicher informieren.

In einem Altenheim könnte die Zusammenarbeit mit einem Hörgeräte-Akustiker angeregt werden. Er ist Fachmann für alle technischen Hörhilfen und berät bei der Anschaffung wie auch beim Gebrauch und der Wartung der Hörgeräte. Es könnte für interessierte Bewohner, deren Angehörige und ebenso für das Pflegepersonal eine Schulung im Altenheim zum Umgang mit Hörgeräten, deren Wartung oder Ähnlichem angeboten werden. Auch könnten z. B. monatlich Beratungen für Bewohner und Angehörige durch den Akustiker im Altenheim stattfinden.

## Die Pflege und Betreuung von Menschen mit Hörbeeinträchtigung

### AEDL „Kommunizieren können"

Siehe auch den Umgang mit Schwerhörigen. Liegt eine nicht therapierbare Schallempfindungsschwerhörigkeit vor, ist das Erlernen der internationalen Zeichensprache hilfreich. Es erleichtert die Verständigung für die betroffenen Menschen sowie für die betreuenden Personen (Angehörige und Pflegepersonal).

### AEDL „Sich beschäftigen, lernen und sich entwickeln können"

Durch Hörbeeinträchtigungen bzw. Taubheit werden soziale Kontakte zum Teil erheblich reduziert. Schwerhörigkeit führt nicht selten dazu, dass menschliche Beziehungen so beeinträchtigt werden, dass nur noch wenige Begegnungen stattfinden. Gemeinsame Erlebnisse können einer Isolation entgegenwirken. Neben Angeboten aus der Beschäftigungstherapie eignen sich Unterhaltungsspiele (Kartenspiele, Brettspiele u. Ä.). Bei Beschäftigungsangeboten für die Sinne werden verstärkt visuelle und den Tastsinn fördernde Tätigkeiten eingesetzt: Plastik- oder Holzzahlen im Säckchen ertasten, Früchte des Herbstes in verschiedenen Beuteln erraten. Auch Bewegungsübungen zur Grob- und Feinmotorik eignen sich: Kastanien auf einem Löffel zum Nachbar weitertragen, Äpfel und Birnen aus Pappe zuschneiden und damit ein Mobile gestalten, Mandalas ausmalen.

### AEDL „Für eine sichere und fördernde Umgebung sorgen können"

Da im Alter fast alle Sinnesorgane Beeinträchtigungen aufweisen, ist ein Ausgleich eines Defizits – z. B. das Hören – durch die visuelle Wahrnehmung (Sehen) nur bedingt möglich. Trotzdem ist es sinnvoll, die Kommunikation bei einer Schwäche des Gehörs non-verbal, z. B. durch visuelle Angebote, zu unterstützen. Ein farbiges Licht könnte z. B. angebracht werden, das parallel zu akustischen Lauten informiert. Diese technischen Hilfen stehen für Türklingeln und Telefone zur Verfügung. Weitere technische Hilfen sind Tonverstärker für den Fernseher oder das Telefon.

Besuche und Ausflüge sollten möglichst in kleinen Gruppen organisiert werden. Gebäude bzw. große Räume, in denen der Schall von allen Seiten kommt, sind keine geeigneten Ausflugsziele für Menschen mit Hörbeeinträchtigungen.

## Fallbeispiel Frau Bauer

### Untersuchung beim Ohrenarzt

Frau Maier, eine Altenpflegerin, erkundigt sich bei Frau Bauer, ob sie seit ihrem Einzug ins Altenheim schlechter hört. „Das kann schon sein, aber das ist ja wohl normal in meinem Alter!" Frau Maier möchte wissen, wann sie zuletzt einen HNO-Arzt aufgesucht habe. Da dies schon viele Jahre zurückliegt, fragt Frau Maier, ob sie einen Termin beim HNO-Arzt vereinbaren soll. Frau Bauer ist einverstanden und ruft der Altenpflegerin noch nach: „Aber diese piepsenden Hörgeräte will ich nicht!"

Die Untersuchung beim HNO-Arzt ergibt, dass tatsächlich auf dem rechten Ohr ein Ohrenschmalzpfropf das Hören beeinträchtigt. Auf beiden Ohren besteht eine Altersschwerhörigkeit. Das linke Ohr ist jedoch darüber hinaus in verstärktem Maße geschädigt.

### Anpassung eines Hörgerätes

Der Arzt schlägt Frau Bauer nach der Entfernung des Ohrenschmalzpfropfes die Anpassung eines Im-Ohr-Hörgerätes vor. Frau Bauer meint zwar, dass sie auf dem rechten Ohr nun wieder ganz gut höre und das doch ausreichen würde, andererseits sei ihr auch aufgrund des Hörtests klar geworden, dass ihr linkes Ohr keine „altersnormale" Schwerhörigkeit hatte, sondern stärker geschädigt ist. Beim Abdecken des rechten Ohres während der fachärztlichen Untersuchung konnte sie sich selbst davon überzeugen.

Im Geschäft des Hörgeräte-Akustikers wird Frau Bauer mit den neuen Hörgeräten vertraut gemacht. Sie ist überrascht, eine Auswahl von winzigen Geräten zu sehen, in denen alles Wichtige der modernen Technik vorhanden ist: Mikrofon, Verstärker, Lautsprecher und Batterie. Da es direkt im Gehörgang sitzt, wird die natürliche Funktion der Ohrmuschel genutzt, den Schall von vorne aufzunehmen und zu verstärken. Mit den gut verständlichen Erklärungen des Akustikers verschwinden bei Frau Bauer auch die vor einer Woche noch geäußerten Bedenken gegenüber Hörgeräten. Für die normale Altersschwerhörigkeit des rechten Ohres braucht Frau Bauer kein Hörgerät. Für das linke Ohr wird eines angepasst.

### Geeignete Beschäftigung

In der nachfolgenden Woche geht Frau Bauer zum ersten Mal wieder zum Nachmittagstreff des Gedächtnistrainings, das jeden Donnerstag angeboten wird. Die Beschäftigungstherapeutin wird von Frau Maier darüber informiert, dass Frau Bauer wegen linksseitiger Hörminderung nun ein Hörgerät trägt. Die Beschäftigungstherapeutin möchte bei weiteren Angeboten verstärkt Übungen zur Sinneswahrnehmung über Augen, Geschmack und Tastempfinden einplanen, wenn schwerhörige Menschen zur Aktivierung bzw. zur Gruppenbeschäftigung kommen.

### Fortbildung des Heimpersonals

Die Pflegedienstleitung hat Kontakt zu einem örtlichen Hörgeräte-Akustiker aufgenommen. Er zeigte sich an einer Zusammenarbeit interessiert und es wurde ein Termin für eine hausinterne Fortbildung für alle an der Pflege und Betreuung Schwerhöriger beteiligter Personen vereinbart.

## 18.2.3 Erkrankungen verbunden mit Tinnitus (Ohrgeräuschen)

### Tinnitus

**D** *Unter Ohrgeräuschen versteht man meist einseitige Geräusche, wie Pfeifen, Rauschen, Zischen oder Summen. Sie werden nur vom Betroffenen gehört, sind für die Umgebung nicht wahrnehmbar („ich höre was, was Du nicht hörst").*

Tinnitus ist keineswegs selten, man schätzt, dass ca. 10 % aller Erwachsenen im Laufe ihres Lebens betroffen sind. Hiervon vernehmen wiederum 10 % dauerhaft Tinnitusgeräusche (chronischer Tinnitus).

#### Ursachen

Es gibt verschiedene Krankheitsbilder, die mit Ohrgeräuschen einhergehen (s. unten), oft bleibt die *Ursache aber unklar.* Man vermutet, dass psychischer oder körperlicher Stress eine große Rolle spielt, doch auch Veränderungen der Halswirbelsäule, Hirntumoren, Schilddrüsenerkrankungen, Blutdruckveränderungen oder Medikamente (z. B. Aspirin, Diuretika) können Ursachen sein.

#### Therapie

Ohrgeräusche können spontan verschwinden, häufig sind aber therapeutische Maßnahmen nötig. Diese greifen besser, je früher sie eingesetzt werden. Neben der Behandlung der Grundkrankheit stehen *Ruhe und körperliche Schonung* im Vordergrund, zusätzlich wird meist eine *Infusionstherapie* mit durchblutungsfördernden Medikamenten empfohlen. In den meisten Fällen kommt es innerhalb einiger Tage zur Beschwerdebesserung.

Entwickelt sich allerdings ein *chronischer Tinnitus* (therapieresistente Ohrgeräusche), lässt sich medikamentös nur selten eine Besserung erzielen. Bei großem Leidensdruck wird versucht, eine Gewöhnung an die störenden Ohrgeräusche zu erreichen. Neben *Entspannungstechniken* und *Hilfen zur besseren Stressverarbeitung* kann ein *„Noiser"* eingesetzt werden, der wie ein Hörgerät getragen wird und ständig ein leises therapeutisches Geräusch an das Gehirn sendet, um die Überempfindlichkeit gegenüber dem Tinnitus abzuschwächen.

**M** *Bei neu aufgetretenen Ohrgeräuschen ist eine frühzeitige Therapie wichtig!*

### Hörsturz

**D** *Plötzliche Hörminderung oder Hörverlust auf einem Ohr, häufig von Tinnitus begleitet. Betroffen sind jährlich ca. 15 000 Bundesbürger.*

#### Ursachen

Die genaue Ursache ist nicht bekannt, man vermutet, dass die *Blutversorgung* des Innenohrs gestört ist, weswegen die Hörzellen nicht mehr richtig funktionieren. *Seelische Ursachen* und *Stress* in Beruf und Familie können ebenso eine Rolle spielen. Diskutiert wird auch die Auslösung durch verschiedene *Viren,* die den Hör- und Gleichgewichtsnerv befallen.

### Symptome

Aus voller Gesundheit heraus kommt es plötzlich zum deutlichen *Hörverlust auf einem Ohr*, bis hin zur einseitigen Taubheit. Häufig klagen die Betroffenen zusätzlich über störende *Ohrgeräusche*, Schwindel tritt selten auf.

### Therapie

Zur vollständigen Wiederherstellung des Hörvermögens ist eine rasche Therapie erforderlich.

Unter der Vorstellung, dass es sich um Durchblutungsstörungen handelt, wird meist eine mehrtägige *Infusionstherapie* mit durchblutungsfördernden (z. B. Trental) oder Blut verdünnenden Mitteln (z. B. Haes) angeordnet. Zusätzlich werden die entsprechenden Wirkstoffe in Tablettenform und bei Verdacht auf eine entzündliche Ursache auch Kortison angewandt. Enorm wichtig sind *Ruhe und Entspannung!* Um dies zu gewährleisten, wird nicht selten sogar eine stationäre Behandlung empfohlen.

### Prognose

Bei frühzeitiger Therapie tritt eine teilweise oder vollständige Besserung innerhalb weniger Tage ein. Vorbestehende Gefäßveränderungen (z. B. bei Diabetikern, alten Menschen) verschlechtern die Prognose. Bei rezidivierenden Hörstürzen sollte ein *Akustikusneurinom* (gutartiger Tumor des Hörnervs) ausgeschlossen werden.

## Morbus Menière (Menière-Krankheit)

**D** *Innenohrerkrankung unklarer Genese mit plötzlich einsetzendem Drehschwindel und einseitiger Hörminderung mit Tinnitus und Übelkeit.*

### Ursachen

Die Erkrankungsursache ist nicht geklärt, man vermutet einen *Lymphstau im Innenohr*.

### Symptome

Plötzlich, ohne Vorboten, kommt es zu Minuten oder Stunden anhaltenden *Drehschwindelattacken* (oft können sich die Betroffenen nicht auf den Beinen halten), hinzu kommen *Übelkeit*, evtl. mit Erbrechen, und *einseitige Schwerhörigkeit mit Tinnitus*. Die Anfälle wiederholen sich im Abstand von Wochen oder Monaten. Anfangs verschwinden alle Symptome vollständig, doch mit jedem Anfall nimmt die Hörleistung des betroffenen Ohres ab.

### Therapie

Behandelt wird mit Mitteln gegen die Übelkeit (z. B. Vomex A) und durchblutungsfördernden Medikamenten. In schweren Fällen werden operative Maßnahmen zur Beseitigung der unangenehmen Schwindelanfälle angewandt.

## 18.2.4 Vertigo (Schwindel)

**D** *Es handelt sich um eine Gleichgewichtsstörung, bei der der Betroffene nicht vorhandene Bewegungen seines Körpers oder der Umwelt wahrnimmt.*

### Ursachen

Um das Gleichgewicht stabil zu halten, ist ein geordnetes Zusammenspiel zwischen dem Gleichgewichtsorgan im Ohr und anderen Organen (Augen und Bewegungsapparat) wichtig. Ist aufgrund organischer Schäden oder infolge von Durchblutungsstörungen dieses Zusammenspiel gestört, empfindet der Betroffene dies als Schwindel.

### Formen

Schwindel gehört zu den am häufigsten beklagten Beschwerden älterer Menschen. Es handelt sich meist um ein *unbestimmtes Schwindelgefühl*, oft verbunden mit einer Gangunsicherheit.
Andere Schwindelformen sind:

- *Drehschwindel:* „Die Steckdose in der Wand bewegt sich zur Seite", er ist typisch für eine Störung des Gleichgewichtsorgans, z. B. beim Morbus Menière oder beim Lagerungsschwindel (Schwindel in Zusammenhang mit plötzlicher Lageänderung, z. B. schnellem Aufrichten).
- *Schwankschwindel:* Man hat das Gefühl, der Boden schwanke.
- *Normaler Schwindel:* Es gibt auch einen physiologischen oder normalen Schwindel, der nach Irritation des Gleichgewichtsorgans auftritt (z. B. schnelles Drehen sowie die „Reise"- oder „Seekrankheit" infolge ungewohnter Bewegung).

### Ursachen

Lang andauernder Schwindel ist meist Folge einer *zerebralen Arteriosklerose*. Besonders bei neu aufgetretenem Schwindel sollten immer andere Ursachen ausgeschlossen werden, z. B.:

- *Herz- oder Gefäßerkrankungen:* Herzrhythmusstörungen, Orthostasereaktion (Schwindel bei raschem Aufstehen), zerebrale Durchblutungsstörungen (auch möglich im Rahmen einer transitorischen ischämischen Attacke), Hypo- oder Hypertonie,
- *Erkrankungen des ZNS:* senile Demenz, Morbus Parkinson, entzündliche Erkrankungen (Meningitis, Enzephalitis), Hirntumoren,
- *Nebenwirkungen von Medikamenten* (besonders bei Überdosierung; im Alter eine häufige Ursache!): generell bei allen Medikamenten möglich, z. B. Analgetika, Schlafmittel, Parkinson-Medikamente, Neuroleptika, Antidepressiva, Blutdruck senkende Medikamente,
- *sonstige Ursachen:* Anämie, Hypoglykämie, Verspannungen in der Halswirbelsäule/HWS-Syndrom), Augenerkrankungen mit Sehstörungen.

**M** *Bei chronischem Schwindel im Alter handelt es sich meist um eine zerebrale Durchblutungsstörung infolge Arteriosklerose.*

### Therapie

Wie so oft steht die *Behandlung der Grundkrankheit* im Vordergrund. Medikamentös werden besonders sog. *Nootropika* eingesetzt, die die Fließeigenschaften des Blutes verbessern und dadurch die zerebrale Durchblutung verbessern sollen (z. B. Gingium).

## 18.3 Erkrankungen des Auges

Susanne Andreae

### 18.3.1 Erkrankungen des Augenlides

Augenliderkrankungen sind meist durch Lidfehlstellungen oder Entzündungen der Liddrüsen bedingt. Die im Alter wichtigsten sind in **Tab. 18.1** dargestellt.

**Tab. 18.1** ⇢ Augenliderkrankungen

| *Erkrankung* | *Beschreibung* | *Ursache* | *Komplikation* | *Therapie* |
|---|---|---|---|---|
| seniles Entropium 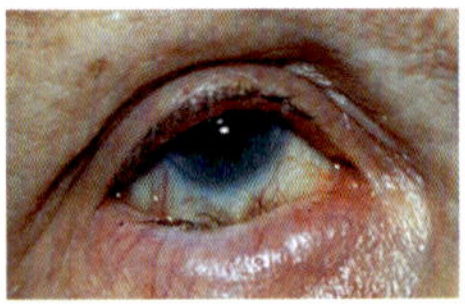 **Abb. 18.14** | Unterlid ist nach innen geklappt | veränderte Hautspannungen | Konjunktivitis (Bindehautentzündung), da die Wimpern auf der Bindehaut scheuern | operative Korrektur |
| seniles Ektropium 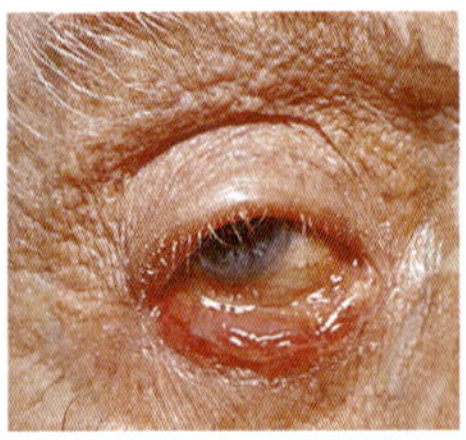 **Abb. 18.15** | Auswärtsdrehung des Unterlides | altersbedingte Liderschlaffung | ständiges Augentränen, da Tränenflüssigkeit nicht zur Nase abfließt; evtl. chronische Konjunktivitis durch häufiges Tränenabwischen | operative Korrektur |
| Lagophthalmus 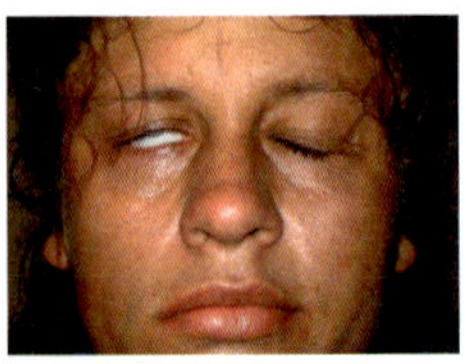 **Abb. 18.16** | inkompletter Lidschluss | meist Fazialisparese, Apoplex, aber auch Trauma oder Entzündung | Hornhautaustrocknung | tagsüber benetzende Salben oder Gels, zur Nacht evtl. Uhrglasverband; wenn nötig, operative Korrektur |
| Hordeolum (Gerstenkorn) 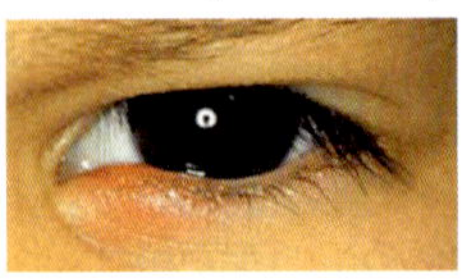 **Abb. 18.17** | schmerzhaftes, entzündetes Knötchen, evtl. mit zentralem Eiterpunkt | bakterielle Entzündung der Liddrüsen | | lokale Salben- und Wärmebehandlung (Rotlicht) meist ausreichend |
| Chalazion (Hagelkorn) 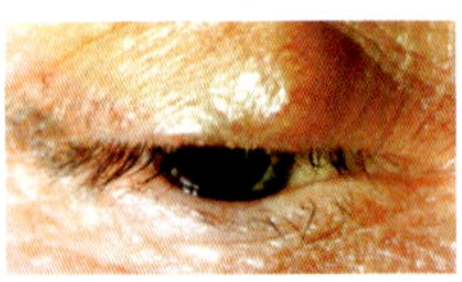 **Abb. 18.18** | schmerzloser, derber Knoten | chronische Entzündung infolge Sekretstaus in einer Liddrüse | | Therapieversuch mit entzündungshemmenden Tropfen, evtl. operative Entfernung |

### 18.3.2 Bindehauterkrankungen

#### Konjunktivitis (Bindehautentzündung)

**Ursachen**

Die Konjunktivitis ist *eine der häufigsten Augenerkrankungen*. Sie kann *infektiös* (meist bakterielle Entzündung), aber auch *nicht infektiös* bedingt sein. So führt eine ständige Bindehautreizung, z. B. bei verminderter Tränenproduktion (im Alter sehr häufig), ebenso wie eine akute Reizung infolge von Fremdkörpern (Staub, Rauch etc.) zur Entzündung. Menschen, die an Heuschnupfen leiden, sind bei entsprechendem Pollenflug aufgrund einer allergischen Bindehautreizung geplagt.

**Symptome**

Leitsymptom ist das *rote Auge* **(Abb. 18.19)**, denn die Bindehaut ist vermehrt durchblutet. Es kommt zu einer *verstärkten Sekretproduktion*, oft bemerken die Betroffenen daher besonders morgens verklebte Augenlider. Typisch ist auch ein *Augenbrennen* oder ein *starker Juckreiz* (besonders bei allergischer Ursache). Nicht selten wird ein *Fremdkörpergefühl* („Sand im Auge") beschrieben.

**W** *Eine im Alter nicht seltene Ursache der Symptome „Augenbrennen", „Fremdkörpergefühl" oder „müde Augen" kann auch eine verminderte Tränenproduktion sein. Diese ist im Alter sehr häufig, weil die Tränenproduktion abnimmt. Therapiert wird deshalb auch mit sog. „künstlichen Tränen", den Tränenersatzaugentropfen.*

**Therapie**

Sie richtet sich nach der Grundkrankheit, meist sind Augentropfen oder -salben ausreichend.

**P** ***Verabreichen von Augentropfen und Augensalbe.*** *Der Patient schaut nach oben, lehnt den Kopf zurück. Die Pflegeperson nimmt einen Tupfer zur Hand und zieht damit das Unterlid etwas herunter. Dann träufelt sie die Tropfen in den unteren Bindehautsack, ohne dass das Fläschchen Wimpern oder Auge berührt*

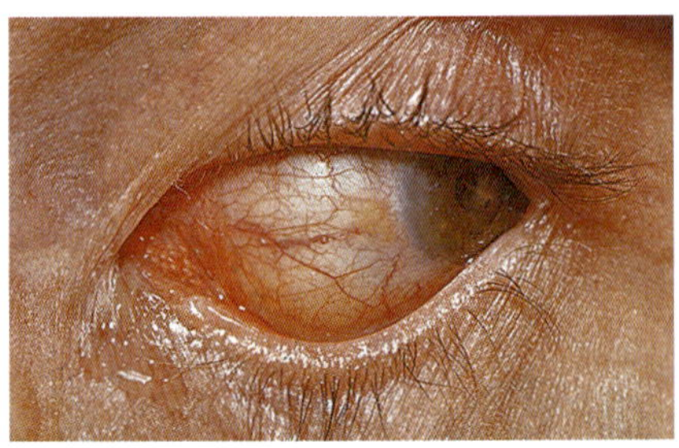

**Abb. 18.19** ⇢ **Konjunktivitis.** Die hellroten Bindehautgefäße sind deutlich zu erkennen.

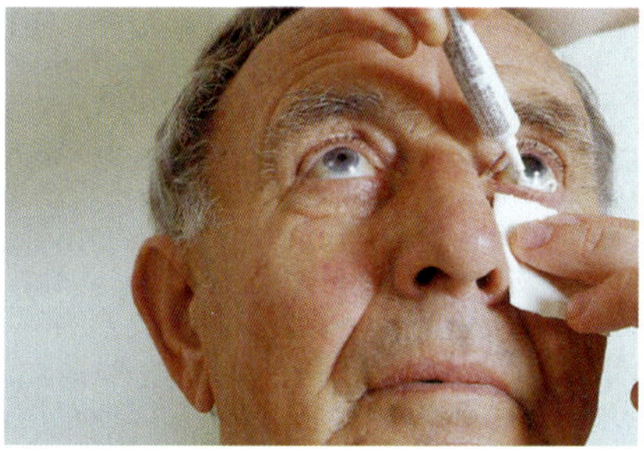

**Abb. 18.20 ⇢ Verabreichen von Augentropfen.** Mit einem Tupfer wird das untere Augenlid etwas nach unten gezogen, während der Patient nach oben schaut und den Kopf zurücklehnt. Dann werden die Tropfen in den unteren Bindehautsack geträufelt (aus Kellnhauser u. a., 2004).

**(Abb. 18.20)**, *oder sie bringt die Augensalbe (einen 5–10 mm langen Salbenstrang) ein. Sie kann ihn direkt aus der Tube verabreichen oder ein Glasstäbchen zu Hilfe nehmen.*

*Sind Salbe und Tropfen verordnet, immer zuerst die Tropfen und dann die Salbe verabreichen.*

### Hyposphagma (Bindehautblutung)

#### Ursachen

Blutungen unter der Bindehaut sind im Alter nicht selten **(Abb. 18.21)**. Ursache ist meist die *arteriosklerotisch bedingte Gefäßbrüchigkeit*. Eine Bindehautblutung tritt häufig nach Husten, Pressen oder schwerer körperlicher Belastung auf.

#### Therapie

Die Blutung verursacht keine Beschwerden und bildet sich innerhalb weniger Wochen von selbst zurück. Bei wiederholten Blutungen sollte eine *Hypertonie* als mögliche Ursache ausgeschlossen werden.

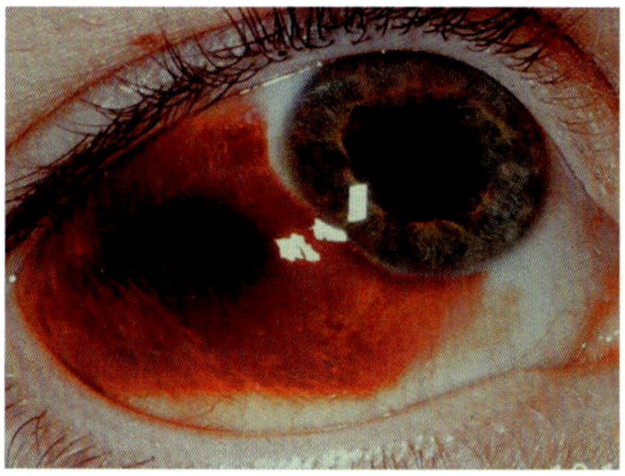

**Abb. 18.21 ⇢ Bindehautblutung.** Flächenhafte Blutung unter die Bindehaut.

## 18.3.3 Hornhautveränderungen

### Arcus senilis (Greisenbogen)

Es findet sich meist beidseits ein heller Ring am Hornhautrand (**Abb. 13.2b**, S. 273), deren Ursache eine lokale Ablagerung von Fetten ist. Es handelt sich um die häufigste Altersveränderung der Hornhaut; nur selten ist sie Hinweis auf eine Fettstoffwechselstörung. Bei fast jedem Menschen über 60 ist der Greisenbogen zu sehen. Beeinträchtigungen des Sehens bestehen nicht, sodass keine Therapie nötig ist.

## 18.3.4 Linsenveränderungen

### Presbyopie (Altersweitsichtigkeit)

**D** *Im Alter auftretende Weitsichtigkeit als Folge normaler Alterungsprozesse der Linse.*

#### Ursachen

Aufgrund der Brechungskraftzunahme (Akkommodationsfähigkeit) der Linse fällt auf die Netzhaut ein scharfes Bild von nahen Gegenständen. Im Alter verliert die Linse an Elastizität, die Brechkraft lässt nach und der Betroffene kann nahe Gegenstände nicht mehr scharf erkennen. In die Ferne dagegen ist die Sehschärfe nicht beeinträchtigt, da hierzu keine Brechkraft der Linse erforderlich ist **(Abb. 18.22)**.

#### Symptome

Die Betroffenen berichten über eine *Abnahme der Nahsicht*. Die Zeitung wird zunehmend weiter weg gehalten, um die Schrift lesen zu können.

#### Therapie

Gute Korrekturmöglichkeiten bestehen durch das Tragen von *„Lesebrillen"*.

**P** ***Altersweitsichtigkeit.*** *Erinnern Sie den alten Menschen an regelmäßige Augenarztbesuche zur Kontrolle der Sehschärfe und achten Sie darauf, dass die Brille getragen wird und dass die Gläser sauber sind. Sorgen Sie beim Lesen für ausreichende Beleuchtung.*

### Katarakt (Grauer Star)

**D** *Meist altersbedingte Linsentrübung.*

**W** *Das Wort „Katarakt" kommt aus dem Griechischen und bedeutet „Wasserfall"; man hielt die Linsentrübung früher für „herabgeflossenen Gehirnschleim".*

Bei etwa 90 % aller alten Menschen lassen sich Linsentrübungen verschiedenen Ausmaßes feststellen.

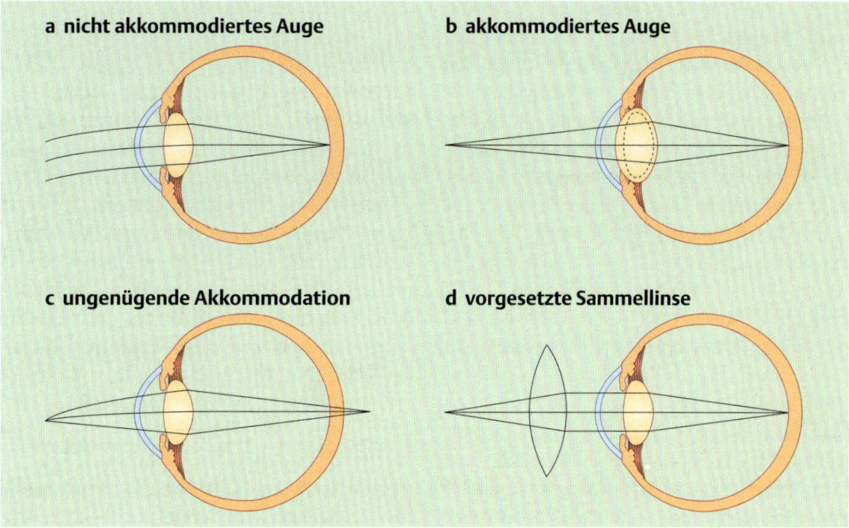


**Abb. 18.22 ⇢ Altersweitsichtigkeit. a** Das Auge ist auf Fernsicht eingestellt, sodass Strahlen, die aus der Ferne parallel ins Auge einfallen, auf die Netzhaut treffen, **b** durch Akkommodation stellt sich das Auge auf Nahsicht ein und bildet so auch aus der Nähe ins Auge einfallende Strahlen auf der Netzhaut ab, **c** im Alter lässt die Fähigkeit zur Akkommodation nach, sodass Objekte in der Nähe unscharf abgebildet werden, **d** das Vorsetzen einer Sammellinse ermöglicht auch bei ungenügender Akkommodation die scharfe Abbildung von Strahlen aus der Nähe (nach Lang, 2000).

### Ursachen

Die genaue Ursache einer Linsentrübung ist letztlich ungeklärt. Eine Katarakt kann angeboren sein, z. B. als Folge einer Rötelninfektion in der Schwangerschaft. Auch im Rahmen von Allgemeinerkrankungen (z. B. Diabetes mellitus, Dialyse) oder medikamentös bedingt (z. B. hochdosierte langfristige Kortisontherapie) kann es zur vorzeitigen Linsentrübung kommen. Die häufigste Kataraktform aber ist die Linsentrübung im Alter (Altersstar).

### Symptome

Die Linsentrübung ist eine schleichende Erkrankung, die sich über Jahre oder Jahrzehnte entwickelt. Die Betroffenen beklagen eine zunehmende *Sehverschlechterung, unscharfes Sehen, Blendung durch Tageslicht* (in der Dämmerung können sie oft besser sehen), *Doppelbilder* oder Ähnliches. Eine ausgeprägte Katarakt ist mit bloßem Auge erkennbar **(Abb. 18.23)**.

### Therapie

Eine Katarakt lässt sich nicht verhindern, und die einzige Therapiemöglichkeit besteht in der *Staroperation*. Dabei wird die Linse entfernt und durch eine künstliche ersetzt. Die fehlende Brechkraft der künstlichen Linse wird durch spezielle Brillen („Starbrille") oder Kontaktlinsen ausgeglichen.

**W** *Im Mittelalter wurde die Katarakt von den „Starstechern" behandelt: Sie stachen mit einer spitzen Nadel durch die Hornhaut in die Pupille und drückten die trübe Linse in das Auge hinein. Die bisher aufgrund der Linsentrübung Blinden konnten wieder Licht sehen und manchmal mithilfe einer Lupe sogar wieder lesen. Nicht selten kam es aber infolge einer Augenentzündung, ausgelöst durch den Eingriff, wenig später doch zur endgültigen Erblindung. Die Starstecher ließen sich deshalb nur selten 2-mal an einem Ort sehen!*

**P** ***Aspekte der Pflege.*** *Da Menschen mit einer Katarakt bei schwachem Licht besser sehen können, sollte das Zimmer etwas abgedunkelt werden. Im Freien kann der Betroffene einen Hut mit breiter Krempe oder eine Schirmmütze tragen.*
*Der alte Mensch muss über das Krankheitsbild informiert werden, da damit häufig eine spätere Erblindung verbunden wird. Klären Sie ihn darüber auf, dass die Operation ein häufig angewandter Routineeingriff ist, der in örtlicher Betäubung erfolgen kann. Nach einer Operation darf der alte Mensch 8–10 Wochen nicht schwer heben, sich bücken und pressen.*

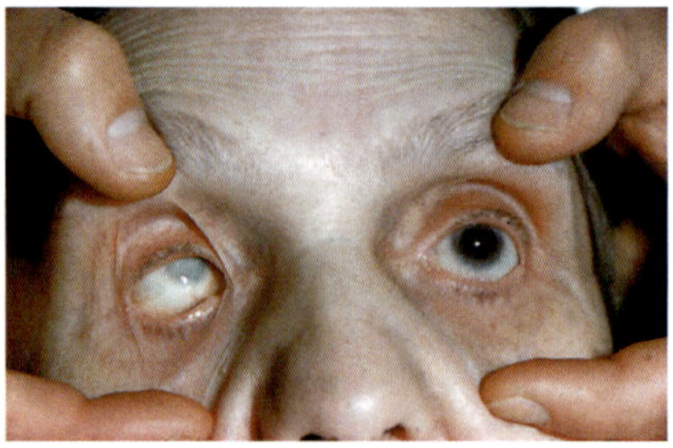

**Abb. 18.23 ⇢ Katarakt.** Die Linsentrübung ist bereits mit bloßem Auge zu erkennen.

*Um die Inhalte zu vertiefen, können Sie sich das Video „Katarakt-OP" ansehen.*

## 18.3.5 Veränderungen der Augenvorderkammer

### Glaukom (Grüner Star)

**D** *Schädigung des Sehnervs durch erhöhten Augeninnendruck.*

Der grüne Star ist eine typische Alterserkrankung des Auges; in Deutschland sind ca. 800 000 Menschen erkrankt.

**M** *Das Glaukom ist nach dem Diabetes mellitus die zweithäufigste Erblindungsursache in den entwickelten Ländern.*

### Ursachen

Das Kammerwasser fließt normalerweise durch den sog. „Schlemm-Kanal" in abführende Blutgefäße, sodass in der Augenvorderkammer immer ein gleichbleibend hoher Druck herrscht. Kommt es zur *Abflussbehinderung des Kammerwassers*, z. B. durch Verlegung des Kammerwinkels (Glaukomanfall: Notfall!) oder Erhöhung des Abflusswiderstandes in den Zellen vor dem Schlemm-Kanal (z. B. beim „Altersglaukom"), resultiert ein *Anstieg des Augeninnendrucks*.

### Symptome

**Altersglaukom (Abfluss erschwert, nicht verlegt).** Oft besteht ein jahrelang erhöhter Augeninnendruck ohne jegliche Beschwerden. Mit der Zeit kommt es zur *Gesichtsfeldeingrenzung:* Das Blickfeld engt sich so ein, als würde man durch das abgeschnittene Ende einer Zuckertüte schauen.

**Glaukomanfall (plötzliche Verlegung des Abflusses mit massiver Steigerung des Augeninnendrucks).** Typisch sind plötzliche Kopf- und Augenschmerzen, oft verbunden mit Übelkeit, Erbrechen und Sehverschlechterung. Die Pupille ist erweitert und lichtstarr, das betroffene Auge stark gerötet. Beim vorsichtigen Druck auf den Augapfel tastet man diesen hart wie Glasmurmeln. Zur raschen Senkung des Augeninnendrucks muss oral oder intravenös Diamox gegeben werden. Außerdem müssen Pupillen verengende Augentropfen (s. unten) eingeträufelt werden.

**M** *Bei Verdacht auf akuten Glaukomanfall sofort den Arzt verständigen! Ab 40 Jahren sollte regelmäßig (alle 1–2 Jahre) der Augeninnendruck kontrolliert werden.*

### Komplikationen

Beim chronisch erhöhten Augeninnendruck wird der Sehnerv an seiner Eintrittsstelle in das Augeninnere geschädigt. Dadurch kommt es zur *Erblindung*.

### Therapie

Die wichtigsten Therapiemöglichkeiten sind:

- ⇢ *Verbesserung des Kammerwasserabflusses* (Methode der Wahl): zumeist werden Pupillen verengende Mittel (Miotika) eingesetzt, die zu einer Erweiterung des Schlemm-Kanals führen.
- ⇢ *Hemmung der Kammerwasserproduktion:* kann z. B. durch die lokale Anwendung von Betablockern in Form von Augentropfen erreicht werden. Diese Medikamente werden besonders bei jüngeren Patienten eingesetzt, da Miotika eine Einschränkung des Sehvermögens zur Folge haben.

Beim therapieresistenten Glaukom stehen verschiedene *Operationsmethoden* zur Verfügung, die im Prinzip alle eine neue Abflussmöglichkeit für das gestaute Kammerwasser schaffen.

**M** *Die Glaukombehandlung muss „lebenslänglich" fortgesetzt werden. Manche Augenmedikamente haben auch in Tropfen- oder Salbenform teils erhebliche Nebenwirkungen auf Herz oder Lunge!*

**P** ***Pflege bei Altersglaukom.*** *Den Betroffenen an regelmäßige Augenarztkontrollen erinnern, ihn evtl. begleiten. Augentropfen oder -salbe verabreichen und auf regelmäßige Medikamenteneinnahme* *achten. Für ein übersichtliches, sicheres Umfeld sorgen, z. B. Stolperfallen entfernen.*

## 18.3.6 Erkrankungen der Netzhaut

### Altersabhängige Makuladegeneration

**D** *Fortschreitende Degeneration der Makula (gelber Fleck in der Netzhautmitte, Ort des schärfsten Sehens).*

**M** *Die Makuladegeneration ist die häufigste Ursache für schwere Sehbehinderung und Erblindung bei Menschen über 70.*

#### Ursachen

Die häufigste Form der Makuladegeneration ist die sog. „trockene" Form, bei der es mit zunehmendem Alter zur *Ablagerung von Stoffwechselprodukten* (Drusen) in der Makula kommt. Bei der „feuchten" Verlaufsform *wachsen abnormale Blutgefäße in die Makula* ein. Aus diesen undichten Gefäßen tritt dann Flüssigkeit in die Netzhaut aus; die Folge ist eine zunehmende Sehverschlechterung.

#### Symptome

Bemerkt wird eine *langsame Sehverschlechterung* besonders des zentralen Sehens **(Abb. 18.24)**. Die flüssigkeitsbedingte Schwellung der Netzhaut bei der „feuchten" Form führt zu einer *Verzerrung des Sehens:* So erscheinen gerade Linien als gewellt oder verbogen. Im weiteren Verlauf kommt es zur zunehmenden Sehbeeinträchtigung bis hin zum *Verlust der Lesefähigkeit*.

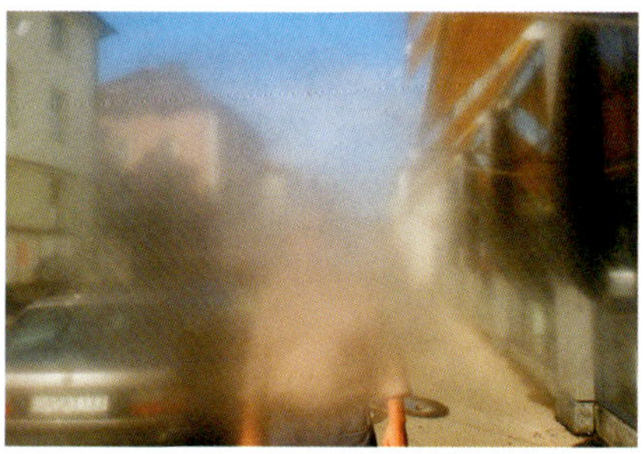

**Abb. 18.24 ⇢ Sehverschlechterung bei Makuladegeneration.** Einschränkung des zentralen Sehens (aus Kellnhauser u. a., 2004).

#### Therapie

Eine wirksame medikamentöse Therapie gibt es nicht. Die Anpassung von stark vergrößernden *Sehhilfen* hilft den meisten Patienten, ihren Alltag lange Zeit zu meistern. Nur selten kann der Krankheitsprozess durch Lasertherapie aufgehalten werden.

**B** *Sie waren ein nettes Pärchen: Herr Wössner konnte nach einem Schlaganfall nur schlecht gehen, aber gut sehen. Seine Frau dagegen war durch eine Makuladegeneration schwer in der Sehkraft eingeschränkt. Wenn die Beiden spazieren gingen, führte Frau Wössner ihren Mann, während er die Richtung vorgab und ihr erzählte, was es zu sehen gab. Leider verstarb Herr Wössner innerhalb kurzer Zeit nach seinem zweiten Schlaganfall. Frau Wössners Unsicherheit nahm daraufhin stark zu, sie fühlte sich nur noch in ihrer Wohnung wohl. Mit dem zunehmenden Verlust des Augenlichtes verfiel Frau Wössner in eine tiefe Depression. Erst die Zuwendung der Enkelin, welche auf die Idee kam, dass die Großmutter zur Unterhaltung Hörkassetten hören könnte, munterte sie etwas auf.*

### Diabetische Retinopathie

**D** *Veränderungen der Netzhautgefäße bei Diabetes mellitus.*

**M** *Nach 15 Jahren Erkrankungsdauer haben 90 % aller Typ-I-Diabetiker und 25 % der Typ-II-Diabetiker eine Retinopathie – sie sollten daher prophylaktisch mindestens einmal jährlich zum Augenarzt. Diabetes mellitus ist besonders bei jüngeren Menschen die häufigste Erblindungsursache!*

#### Ursachen

Der diabetischen Retinopathie liegen meist Durchblutungsstörungen im Sinne einer *Mikroangiopathie* (S. 280) zugrunde. Im Alter kommen arteriosklerotische Gefäßveränderungen hinzu.

#### Symptome

Lange Zeit bestehen keine Beschwerden, erst im Spätstadium bemerkt der Patient eine *Sehverschlechterung* oder es kommt plötzlich zur *Erblindung*.

#### Therapie

Durch eine *optimale Blutzuckereinstellung* und *Lasertherapie* kann die Retinopathie verzögert oder aufgehalten werden. Doch auch bei optimaler Prophylaxe lässt sie sich nicht immer verhindern.

**P** ***Prophylaxe.*** *Mindestens einmal jährlich eine Kontrolle beim Augenarzt organisieren, regelmäßige Blutzucker- und Blutdruckkontrollen durchführen, den Betroffenen motivieren, seine Diät und die medikamentöse Diabetestherapie einzuhalten, Zusammenhänge und Wichtigkeit erklären.*

### Netzhautablösung

**D** *Netzhautablösung vom Pigmentepithel.*

#### Ursachen

Die häufigsten Ursachen sind *Netzhauteinrisse*, meist infolge einer Netzhautdegeneration bei Fehlsichtigkeit oder altersbedingt. Seltenere Ursachen sind z. B. Augenprellungen oder Verletzungen.

#### Symptome

Eine Netzhautablösung kann lange Zeit symptomlos verlaufen, sie verursacht keine Schmerzen. Bei einer akuten Netzhautablösung bemerken die Betroffenen *Lichtblitze, Mouches volantes* („Fliegen" oder schwarze Punkte, die sich bei Blickbewegungen mitbewegen) oder *Rußregen* (viele schwarze Punkte, die nach unten absinken). Nach Ablösung der Netzhaut entsteht ein Schatten im Gesichtsfeld.

#### Therapie

Eine medikamentöse Therapie gibt es nicht, man versucht durch eine *Lasertherapie* die abgelösten Netzhautteile zu fixieren.

**M** *Bei Verdacht auf Netzhautablösung sofort zum Augenarzt, es handelt sich um einen Notfall!*

### 18.3.7 Erkrankungen des Sehnervs

#### Arteriitis temporalis (Riesenzellarteriitis)

**D** *Gefäßentzündung (Vaskulitis) der Schläfenarterie mit Befall des Sehnervs.*

Die Häufigkeit liegt bei 3 Erkrankungen auf 100 000 Menschen. Betroffen sind fast ausschließlich ältere Menschen über 60, Frauen häufiger als Männer.

**Symptome**

Es kommt zu einer *plötzlichen einseitigen Erblindung* oder *deutlichen Sehminderung*. Die Schläfenarterie (Arteria temporalis) ist druckschmerzhaft verdickt, es bestehen Kopf- und Kauschmerzen, der Patient fühlt sich insgesamt beeinträchtigt. Nicht selten steht die Gefäßentzündung mit einer *Polymyalgia rheumatica* (S. 200) in Zusammenhang.

**Therapie**

Wichtig ist die sofortige *hochdosierte Kortisontherapie*. Meist ist zum Schutz des zweiten Auges über Monate oder Jahre eine niedrig dosierte Kortisontherapie nötig.

**M** *Bei plötzlicher einseitiger Sehminderung immer sofort den Arzt informieren.*

**Prognose**

Die Prognose für das betroffene Auge ist insgesamt schlecht. Innerhalb weniger Stunden kommt es häufig zum Befall des zweiten Auges, deshalb ist zum Schutz des gesunden Auges eine frühzeitige Therapie sehr wichtig.

# 19 Erkrankungen des Nervensystems

Dominik von Hayek, Jutta Weniger

Inhalt



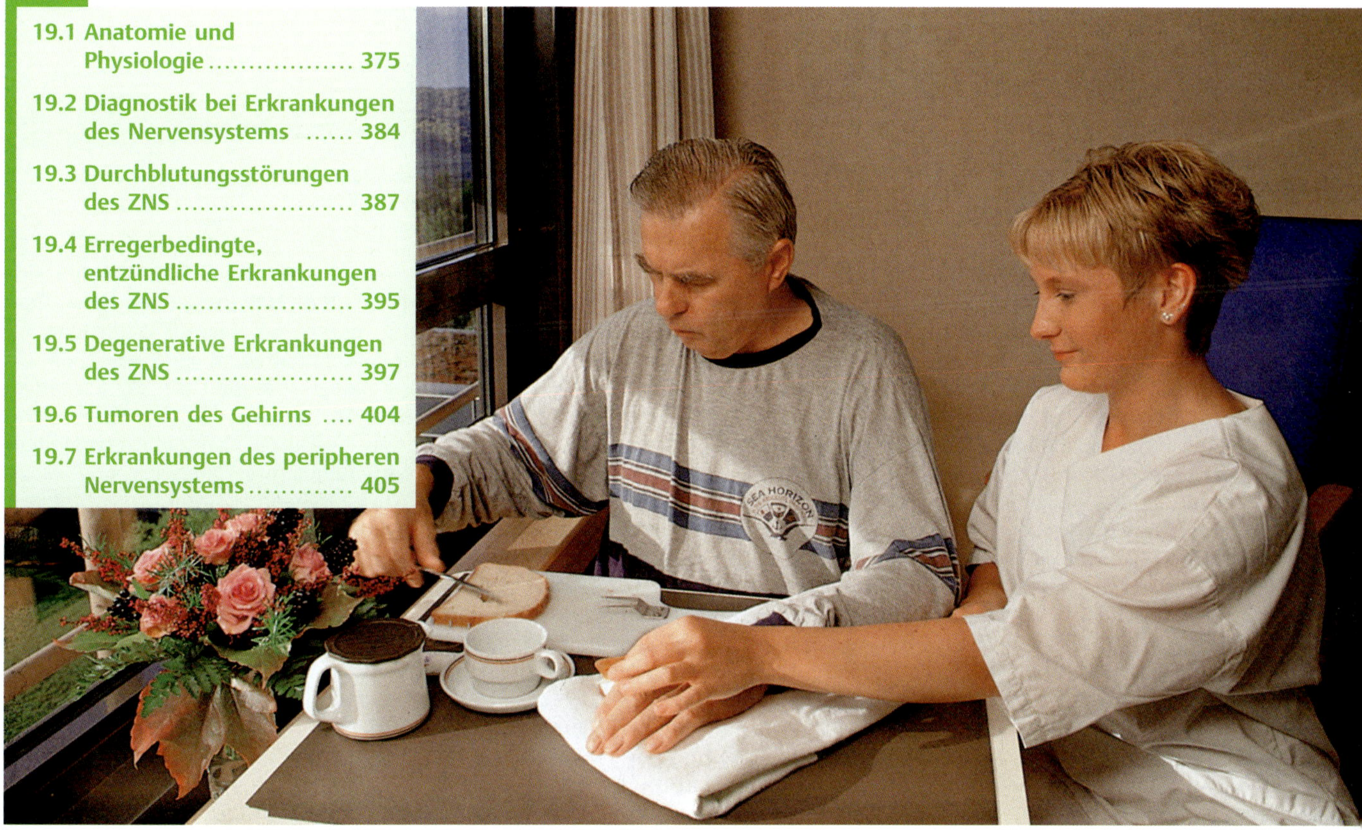


## 19.1 Anatomie und Physiologie

Dominik von Hayek

D *Mithilfe des Nervensystems werden Informationen wahrgenommen, verarbeitet, gespeichert und an die Umwelt abgegeben. Zusammen mit dem Hormonsystem ist es für die Steuerung aller wichtigen Organfunktionen verantwortlich.*

### 19.1.1 Nervengewebe

#### Nervenzelle

Nervenzellen (Neuronen) sind hochspezialisierte Zellen zur Reizleitung, die sich nicht selbstständig stützen oder ernähren können und dafür eigene Helferzellen (*Gliazellen*) benötigen. Sie können sich nach Abschluss des Gehirnwachstums nicht mehr teilen, sodass zugrunde gegangene Zellen nicht mehr ersetzt werden können und Nervenschädigungen häufig irreversibel, also nicht rückgängig zu machen sind.

Neuronen haben einen typischen Aufbau, vergleichbar einem entlaubten Baum. Vom *Zellkörper* mit dem Zellkern ziehen astförmige Zellfortsätze, die *Dendriten*, nach außen, nehmen elektrische Signale auf und leiten sie zum Zellkörper. Der Baumstamm entspricht dem *Axon*, das ist ein Zellfortsatz, mit dem die elektrischen Impulse vom Zellkörper zu anderen Neuronen weitergeleitet werden. Das Axon verzweigt sich am Fuß wie Baumwurzeln, an deren Ende sich Endknöpfe befinden, die die Kontaktstellen (*Synapsen*) mit anderen Neuronen bilden **(Abb. 19.1)**. Axone können sehr lang sein, bei einem Fußnerv über 1 m.

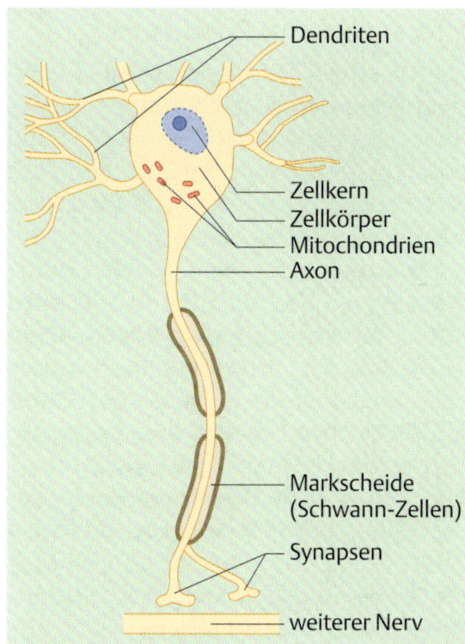


**Abb. 19.1 ⇢ Nervenzelle.** Typische „Baumform" eines Neurons (aus Schwegler, 2002).

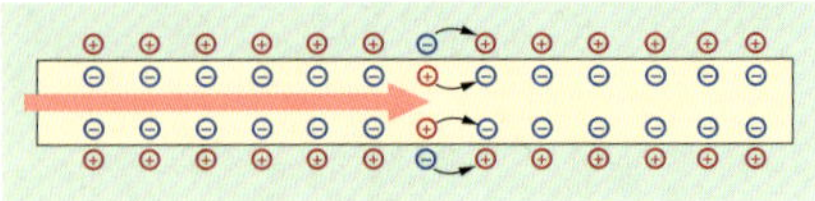

Abb. 19.2 ··➤ **Elektrische Erregungsleitung.** Durch Depolarisation der negativ geladenen Nervenzellmembran wird ein Aktionspotenzial entlang des Axons weitergeleitet (aus Schwegler, 2002).

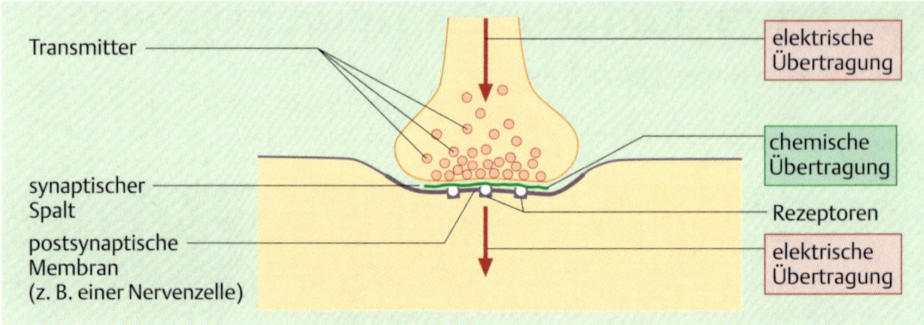


Abb. 19.3 ··➤ **Schema einer Synapse.** Chemische Erregungsübertragung im synaptischen Spalt durch Transmitter, die an Rezeptoren binden (aus Schwegler, 2002).

### Reizleitung

Die Reizleitung erfolgt durch das Fließen von elektrischen Impulsen entlang der Nervenzelloberfläche. Voraussetzung hierfür ist die Fähigkeit der Nervenzellen, an ihrer Membran eine winzige Spannung von -70 mV aufzubauen (*Ruhepotenzial*). Durch die unterschiedliche Durchlässigkeit der Membran werden Kalium- und Natriumionen ungleich verteilt, sodass das Zellinnere negativ geladen ist.

Wird die Nervenzelle gereizt, so verändert sich die Durchlässigkeit der Zellmembran für die Natriumionen und die Ladungsdifferenz bricht zusammen (*Depolarisation*), sodass das Zellinnere nicht mehr negativ, sondern positiv geladen ist. Dieser elektrische Impuls wird *Aktionspotenzial* genannt, er breitet sich wie umfallende Dominosteine entlang der Nervenzellmembran aus **(Abb. 19.2)**. Damit die Nervenzelle nach dem Aktionspotenzial einen erneuten Reiz weiterleiten kann, muss die Zelle wieder negativ geladen werden (*Repolarisation*).

### Afferenzen und Efferenzen

Wie in einer Einbahnstraße ist die Erregungsleitung in allen Nerven nur in einer „Fahrtrichtung" möglich, und zwar von den Dendriten über den Zellkörper und das Axon in die Synapsen. Aus diesem Grund lassen sich alle Nervenfasern anhand der beiden „Fahrtrichtungen" unterteilen: Die *afferenten Fasern* (lat. *ad* = zu, *ferre* = tragen) leiten Reize aus der Peripherie in Richtung Gehirn, sie werden als sensorische Nerven bezeichnet, wenn sie Sinneseindrücke des Körpers (z.B. Berührungssinn, Sehen, Hören) zum zentralen Nervensystem (ZNS) leiten. Die *efferenten* (lat. *ex* = aus) *Nervenfasern* bringen Nervenimpulse aus dem Gehirn in die Peripherie, sie werden motorisch genannt, wenn sie zur Erregung eines Muskels dienen.

### Synapsen

Die Übertragung eines Nervenreizes von einer Nervenzelle auf die andere erfolgt an den Synapsen. Das sind Verbindungsstellen zwischen dem Axonende und einer anderen Nervenzelle, einer Muskelzelle oder Drüse. Die Erregungsübertragung an der Synapse findet nicht durch Stromfluss, sondern mithilfe von *biochemischen Botenstoffen* (*Transmittern*) statt. Diese werden aus dem Axon ausgeschüttet, fließen durch den synaptischen Spalt und binden sich an Rezeptoren der zu erregenden Nervenzelle. Dadurch wird an der Nervenzellmembran eine Erregung ausgelöst, die sich dann wieder als elektrisches Aktionspotenzial ausbreiten kann. Bei den Botenstoffen handelt es sich z. B. um *Azetylcholin, Noradrenalin oder Dopamin*. Nachdem sie die Rezeptoren in der Nervenzellmembran erregt haben, werden sie abgebaut und wieder in das präsynaptische Axon aufgenommen **(Abb. 19.3)**.

**W** *Viele neurologische (M. Parkinson) und psychiatrische Erkrankungen (Schizophrenie) werden durch ein Ungleichgewicht von Botenstoffen oder Rezeptoren erklärt. Außerdem lässt sich an dieser Stelle mit Medikamenten die Erregungsübertragung gezielt beeinflussen. So können manche Psychopharmaka die Rezeptoren der postsynaptischen Membran (z. B. für Dopamin) blockieren.*

### Gliazellen

Die Nervenzellen benötigen aufgrund ihrer spezialisierten Form andere Zellen zur Ernährung, zum Abstützen und zum Schutz, die Gliazellen. Dies sind zum einen die sternförmigen *Astrozyten*, zum anderen die *Schwann-Zellen*, die sich um das Axon wickeln und eine Markscheide (*Myelinscheide*) bilden. Wie bei einem Metallkabel erhöht sich durch die Isolierung der Stromfluss und damit die Nervenleitgeschwindigkeit. Bei manchen neurologischen Erkrankungen werden die Markscheiden zerstört (z. B. bei der Multiplen Sklerose), wodurch sich die Nervenleitgeschwindigkeit verlangsamt und es zu „Kurzschlüssen" kommt.

Nervenfasern mit einer dicken Myelinschicht und damit einer hohen Leitungsgeschwindigkeit werden markhaltig genannt. Marklose Nervenfasern haben nur eine dünne Myelinschicht und damit eine langsamere Leitungsgeschwindigkeit. Da Myelin eine weiße Farbe hat, lässt sich schon mit bloßem Auge (makroskopisch) im ZNS Nervengewebe mit markhaltigen Nervenfasern als *„weiße Substanz"* erkennen. Die Bereiche mit den Zellkörpern und den darin liegenden Zellkernen erscheinen dunkler und werden deshalb als *„graue Substanz"* bezeichnet.

## 19.1.2 Zentrales und peripheres Nervensystem

Das Nervensystem wird in das zentrale Nervensystem (ZNS) – bestehend aus Gehirn und Rückenmark – und das periphere Nervensystem unterteilt. Im *ZNS* finden die komplizierten Steuerungsvorgänge der höheren Gehirnfunktionen statt, das *periphere Nervensystem* bringt Informationen aus dem Körper in das ZNS und leitet Signale aus dem ZNS in den gesamten Körper weiter. Würde man das Nervensystem als eine elektronische Steueranlage betrachten, so würde das Gehirn dem zentralen Großrechner entsprechen, das Rückenmark könnte man als eine Reihe gleichartiger, selbstständiger Kleincomputer (entsprechend den Rückenmarksegmenten) verstehen. Das periphere Nervensystem würde dann den Kabelleitungen des

Kleincomputers entsprechen, mit einem Eingangskanal (Afferenzen) und einem Ausgangskanal (Efferenzen).

## Großhirn

**D** *Das Großhirn ist der Sitz des Bewusstseins, der Intelligenz, des Gedächtnisses und ähnlicher höherer Gehirnfunktionen.*

Auch wenn die anatomische Grundlage dieser Leistungen nicht exakt nachvollziehbar ist, weiß man doch, dass sie auf komplizierten Verschaltungen von vielen Milliarden Neuronen beruhen.

**Aufbau.** Das Großhirn ist in die *rechte* und *linke Hirnhälfte* unterteilt. Es ist von zahlreichen *Windungen* und *Furchen* durchzogen und stülpt sich wie eine Mütze über die tieferen Gehirnstrukturen. Die beiden Hirnhälften sind durch eine tiefe Längsfurche voneinander getrennt und nur durch den Balken (Corpus callosum) in der Hirnmitte miteinander verbunden **(Abb. 19.4)**. Die Großhirnrinde besteht aus der außen liegenden *„grauen Substanz"* mit einer hohen Zellkörperdichte und der innen liegenden *„weißen Substanz"* mit zahlreichen Nervenfasern. Die Gehirnarchitektur folgt also dem System, die Zellkörper im äußeren Bereich und die Leitungsbahnen im inneren Bereich zu platzieren und so den kürzesten Weg zu wählen. Im Zwischenhirn finden sich ebenfalls noch einige Bereiche mit grauer Substanz (z. B. Thalamus). Die Gehirnrinde wird in *4 Lappen* aufgeteilt (Stirn-, Schläfen-, Scheitel- und Hinterhauptlappen, **Abb. 19.5**).

**Rindenfelder.** Man kann den einzelnen Teilen der Hirnrinde (Rindenfeldern) bestimmte Funktionen zuordnen **(Abb. 19.5)**, z. B. das *Sehzentrum dem Hinterhauptlappen.* Für die Sprache lassen sich verschiedene Zentren identifizieren, ein *motorisches Sprachbildungszentrum im Stirnlappen* und ein *Sprachverständniszentrum im Schläfenlappen.* In der vorderen und hinteren Zentralwindung befinden sich für jede Region des Körpers sowohl Areale für die Verarbeitung der sensorischen Empfindungen als auch für die motorischen Muskelbewegungen **(Abb. 19.6)**.

**M** *Bei Hirnschädigungen (z. B. Hirnblutungen) kommt es zum Ausfall der Funktionen, die vom betroffenen Areal gesteuert werden.*

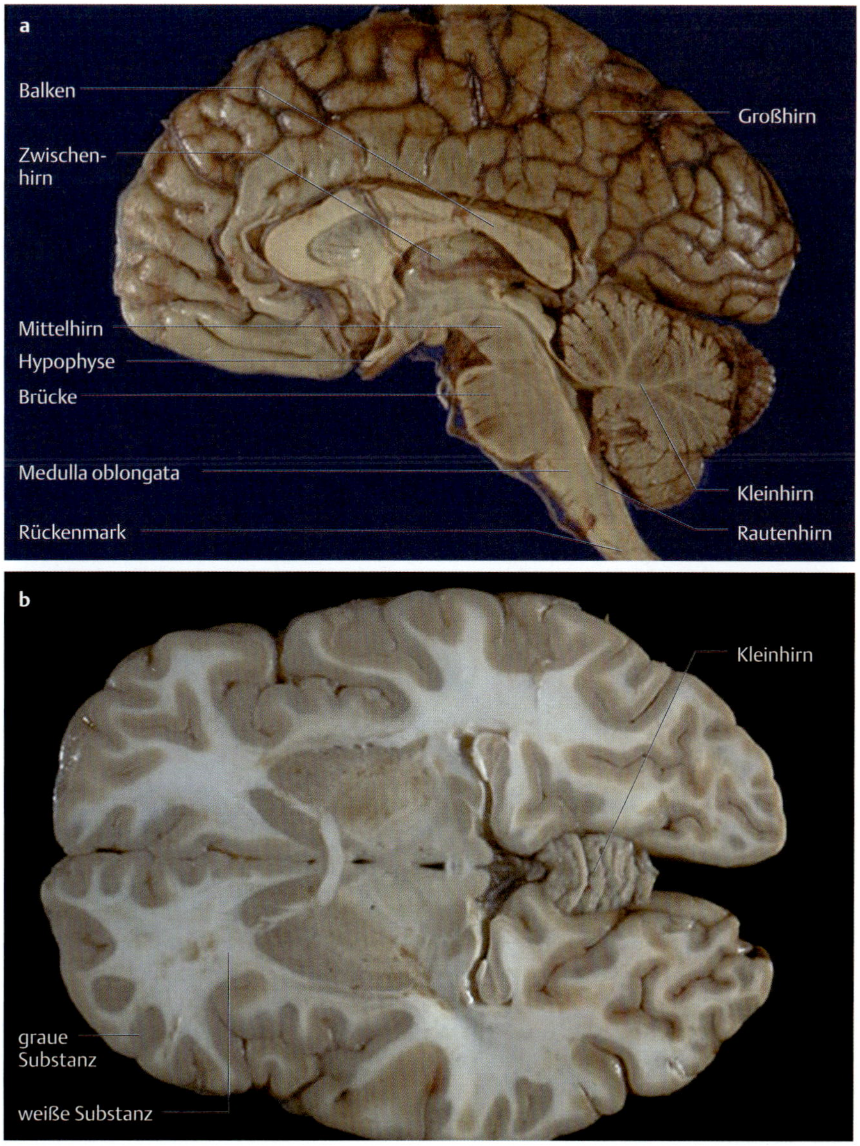


**Abb. 19.4** ⇢ **Aufbau des Großhirns. a** Längsschnitt zwischen den beiden Hirnhälften durch den Balken; gut zu erkennen sind die Windungen und Furchen, **b** Horizontalschnitt in Höhe des Mittelhirns; weiße und graue Substanz heben sich gut sichtbar voneinander ab.

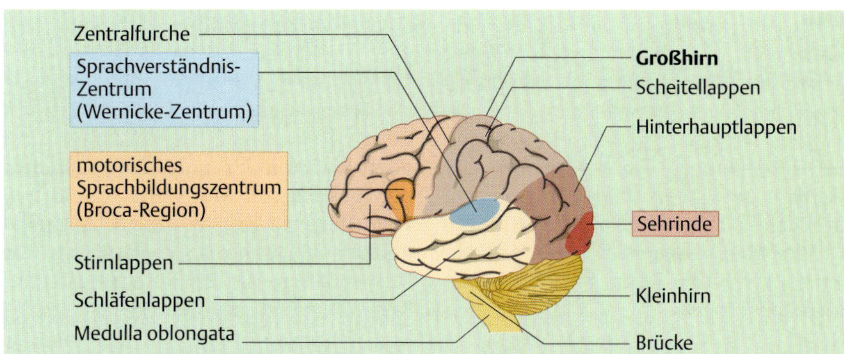


**Abb. 19.5** ⇢ **Linke Hirnhälfte von außen.** Aufteilung der Großhirnlappen und Lokalisation der Sprach- und Sehzentren (aus Schwegler, 2002).

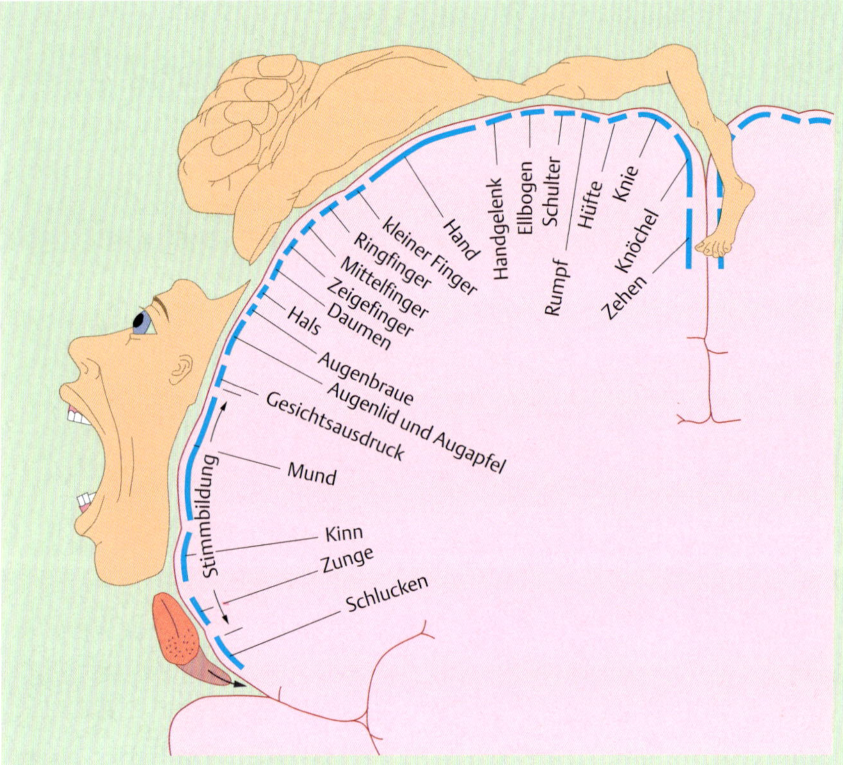


**Abb. 19.6** ⇢ **Projektion.** Motorisches Zentrum in der vorderen Zentralwindung vor der Zentralfurche (aus Schwegler, 2002).

## Pyramidenbahnen

Die Pyramidenbahnen sind Nervenfasern zur Steuerung der *willkürlichen, bewussten Muskelbewegungen*. Sie führen vom jeweiligen motorischen Rindenareal zum Zwischenhirn, kreuzen vor dem Rückenmark auf die Gegenseite und ziehen in die Peripherie. Aus diesem Grund macht sich eine Schädigung des Großhirns (z. B. eine Hirnblutung in der linken Großhirnhälfte) immer auf der Gegenseite (als Lähmung der rechten Extremitäten) bemerkbar.

**W** *Die Nervenfasern des extrapyramidalen motorischen Systems (EPMS) steuern die Muskelgrundspannung und die unwillkürlichen Mitbewegungen der Extremitäten. Sie haben nicht nur Verbindungen zur Großhirnrinde, sondern auch zum Kleinhirn und zum Gleichgewichtsorgan. Störungen dieser Nervenfasern (z. B. durch Neuroleptika) beeinflussen diese Funktionen, es kommt zu Zittern und wächserner Steife der Muskeln.*

## Zwischenhirn

Das Zwischenhirn ist die Schaltstelle zwischen Großhirn und Hirnstamm, es beherbergt neben zahlreichen Nervenfasern einige Kerngebiete, wie den Thalamus, und mit *Hypothalamus* und *Hypophyse* zwei wichtige Schnittstellen mit dem Hormonsystem. Die Hormone des Hypothalamus und der Hypophyse steuern die Ausschüttung vieler Hormondrüsen im Körper (z. B. bei der Schilddrüse TSH, S. 277). Über Messfühler werden Körpertemperatur, Wasser- und Elektrolythaushalt sowie der Spiegel vieler Hormone gemessen.

## Hirnstamm

Der Hirnstamm ist der unterste Teil des Gehirns, er verbindet das Großhirn mit dem Rückenmark und dem Kleinhirn und besteht aus *Mittelhirn, Brücke* und *verlängertem Mark*. In diesem Ausgangsbereich des Gehirns drängen sich alle Nervenfasern, die ins Rückenmark ziehen. Die tiefer liegende Brücke (Pons) enthält neben diesen Nervenfasern die Verbindungen zum Kleinhirn. Im verlängerten Mark (Medulla oblongata) findet man weitere Steuerungszentren für lebenswichtige Körperfunktionen, wie z. B. Atem-, Herz-Kreislauf- und Schluckzentrum. Außerdem kreuzen in diesem Bereich viele Nervenfasern auf die Gegenseite.

**M** *Hirnstammschädigungen betreffen lebenswichtige Funktionen und sind deshalb immer lebensbedrohlich.*

## Kleinhirn

Das Kleinhirn liegt in der hinteren Schädelgrube unterhalb des Hinterhauptlappens und schließt sich an die Pons nach hinten an. Wie die Großhirnrinde, so ist auch die Oberfläche des Kleinhirns von zahlreichen, allerdings kleineren Furchen und Windungen durchzogen. Die Aufgaben des Kleinhirns bestehen in der Koordination der *Muskelgrundspannung* und der *Muskelbewegungen* (mithilfe des extrapyramidalen Systems) und in der *Aufrechterhaltung des Gleichgewichts*.

## Hirnnerven

Hirnnerven sind Nerven, die das Gehirn ohne den „Umweg" über das Rückenmark direkt verlassen. Sie versorgen den Kopf- und Halsbereich sowie die Sinnesorgane am Kopf. Es gibt auf jeder Hirnhälfte *12 Hirnnerven*, die das Gehirn an der Unterseite verlassen und nach der Reihenfolge ihres Austrittsortes mit römischen Ziffern benannt werden (Nervus I bis XII, **Abb. 19.7**).

- Nervus olfactorius (N. I): Riechnerv,
- Nervus opticus (N. II): Sehnerv,
- Nervus oculomotorius (N. III): Steuerung der Pupillengröße und der Augenbewegungen,
- Nervus trochlearis (N. IV): Augenbewegungen,
- Nervus trigeminus (N. V; lat. *trigeminus* = Drilling): Drillingsnerv für die Gesichtssensibilität, die motorische Versorgung der Kaumuskulatur und der Mundspeicheldrüsen,
- Nervus abducens (N. VI; lat. *ab* = weg, *ducere* = führen): Bewegung des Auges nach außen,
- Nervus facialis (N. VII): motorischer Gesichtsnerv, Geschmacksempfindungen aus dem vorderen Teil der Zunge,

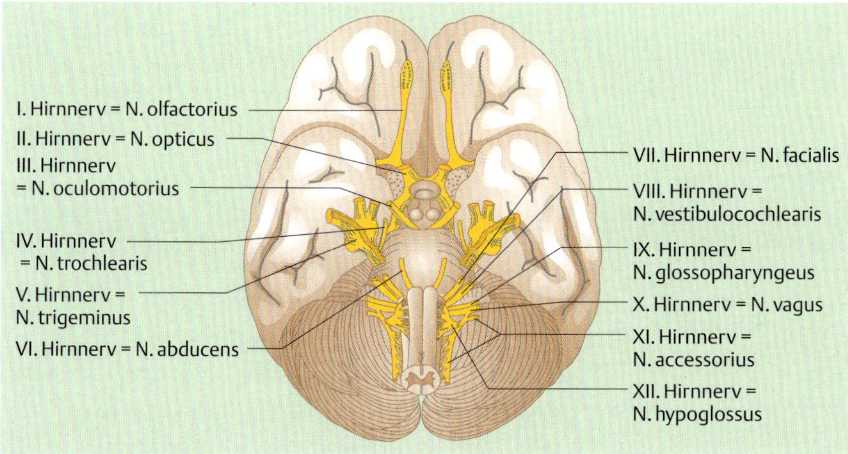


**Abb. 19.7 ⇝ Hirnnerven.** Hirnbasis von unten gesehen mit den Abgängen der 12 Hirnnervenpaare (aus Schwegler, 2002).

- ⇝ Nervus vestibulocochlearis (N. VIII): Hör- und Gleichgewichtsnerv,
- ⇝ Nervus glossopharyngeus (N. IX): sensibler Zungen- und Rachennerv, motorisch zur Schluckmuskulatur,
- ⇝ Nervus vagus (N. X): „Parasympathikus" – Teil des vegetativen Nervensystems, motorische und sensible Innervierung von Brust und Oberbauchorganen sowie des Verdauungstraktes,
- ⇝ Nervus accessorius (N. XI): motorische Versorgung der Hals- und Schultermuskeln,
- ⇝ Nervus hypoglossus (N. XII): motorischer Zungennerv.

**M** *Die Bezeichnung „Hirnnerven" gibt häufig Anlass zu Verwirrung, es handelt sich dabei nicht um die Nervenfasern im Gehirn.*

## Rückenmark

**D** *Das Rückenmark verbindet als Teil des zentralen Nervensystems das Gehirn mit dem peripheren Nervensystem.*

Das Rückenmark zieht vom großen Hinterhauptsloch im Wirbelkanal der Wirbelsäule (S. 167) bis etwa auf die Höhe des ersten Lendenwirbelkörpers hinunter und hat die Form eines ovalen Schlauches mit einem Durchmesser von ca. 1 cm. Schneidet man das Rückenmark im Querschnitt auf, so lässt sich auch hier mit bloßem Auge die *graue* von der *weißen Substanz* unterscheiden. Allerdings liegt hier die graue Substanz in der Mitte und hat eine schmetterlingsartige Form **(Abb. 19.8)**. Die Nervenzellkörper mit ihren Verschaltungen liegen im Zentrum, die Nervenfasern verlaufen im Randbereich als *„absteigende"* oder *„aufsteigende" Nervenbahnen.* Aus diesem Grund ist die weiße Substanz in den oberen Rückenmarkabschnitten (z. B. im Halsrückenmark) dicker als in den unteren, da hier alle auf- und absteigenden Bahnen für den gesamten Körper verlaufen.

Das Rückenmark dient allerdings nicht nur der Weiterleitung von Signalen zum und aus dem Gehirn, in der grauen Substanz findet man auch zahlreiche vom Gehirn unabhängige Verschaltungen (z. B. bei *Eigenreflexen*), sodass man jedes Rückenmarksegment als eigenständiges Koordinationszentrum auffassen kann (Kleincomputer).

Der nach vorne zeigende „Flügel" der schmetterlingsförmigen grauen Substanz wird *Vorderhorn* genannt, hier liegen die motorischen Nervenzellen, deren Axone über Spinalnerven zur willkürlichen Muskulatur ziehen. Der nach hinten zeigende „Flügel" wird als *Hinterhorn* bezeichnet; hier münden die sensiblen Nervenfasern aus der Peripherie. Die aus dem Vorder- und Hinterhorn auf beiden Seiten des Rückenmarks in regelmäßigen Abständen entspringenden Nervenwurzeln vereinigen sich zu den Spinalnerven, die beiderseits durch Kanäle zwischen den Wirbelkörpern in den Körper führen **(Abb. 19.9)**.

**W** *Eine Schädigung des Rückenmarks an einer beliebigen Stelle (z. B. durch Verletzung, Blutung oder Tumor) hat eine Unterbrechung aller Nervenbahnen ab diesem Segment zur Folge (Querschnittlähmung), d. h., alle Empfindungen aus den darunter liegenden Segmenten und die willkürliche Bewegung der entsprechenden Muskeln fallen aus. Kommt es zu einer Abklemmung eines Spinalnervs (z. B. durch einen Bandscheibenvorfall), so kann es zu Lähmungen und Empfindungsstörungen in den von diesem Spinalnerv versorgten Muskeln bzw. Hautarealen kommen.*

## Periphere Nerven

Unter den peripheren Nerven verstehen wir die Nerven, die als Spinalnerv beiderseits aus jedem Wirbelkörper herausziehen und die jeweiligen Körperregionen innervieren. Genauer betrachtet, teilen sich die Spinalnerven nach ihrem Durchtritt durch den Wirbelkanal in verschiedene Äste auf: Die hinteren Äste versorgen die Haut der Rückenregion sensibel und die Rückenmuskulatur motorisch. Die vorderen Äste der Spinalnerven haben einen charakteristischen Verlauf: Sie vereinigen sich auf jeder Seite des Körpers zu sog. Nervengeflechten, die Nervenplexus genannt werden **(Abb. 19.10)**:

- ⇝ *Armgeflecht* (*Plexus brachialis*), aus dem die 3 großen Armnerven N. radialis, N. ulnaris und N. medianus entspringen,
- ⇝ *Lendengeflecht* (*Plexus lumbalis*) zur Versorgung der Geschlechtsorgane und der Vorderseite der Beine, hieraus entspringt u. a. der N. femoralis,
- ⇝ *Kreuzgeflecht* (*Plexus sacralis*) zur Versorgung des Gesäßes und der unteren Gliedmaßen, aus dem der N. ischiadicus entspringt, der sich an der Kniekehle zum N. tibialis und N. peroneus vorzweigt.

**M** *Als Nerv bezeichnet man Bündel von vielen nebeneinander liegenden Nervenfasern (also Axonen), die von einer Hülle aus Bindegewebe umgeben sind. Nerven können sich aufteilen oder mit anderen Nerven verbinden und sowohl sensorische (also afferente) als auch motorische (also efferente) Nervenfasern enthalten.*

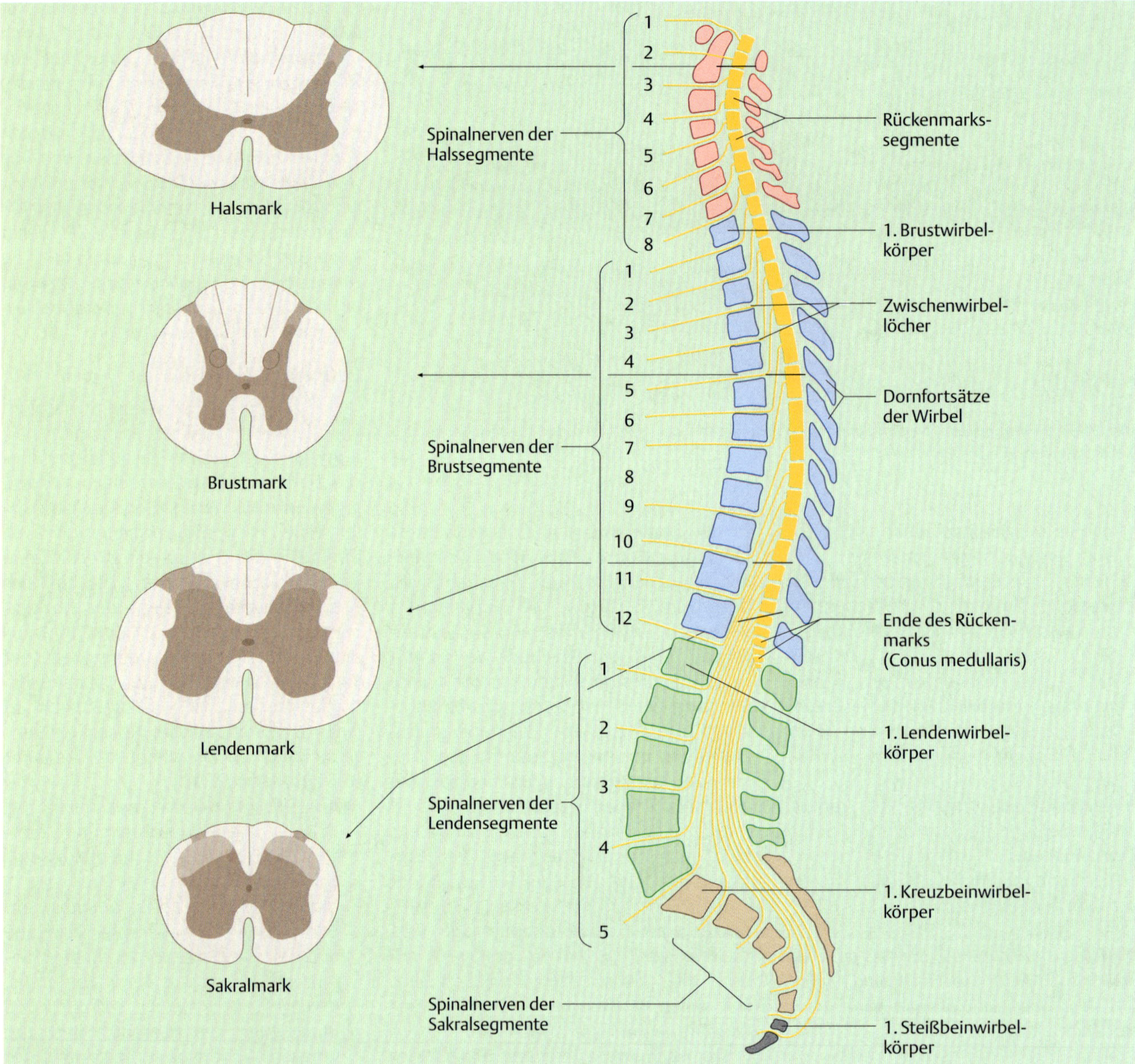


**Abb. 19.8** ··› **Rückenmark.** Aufteilung des Rückenmarks entsprechend den Wirbelkörpern im Querschnitt (nach Faller u. Schünke, 2004).

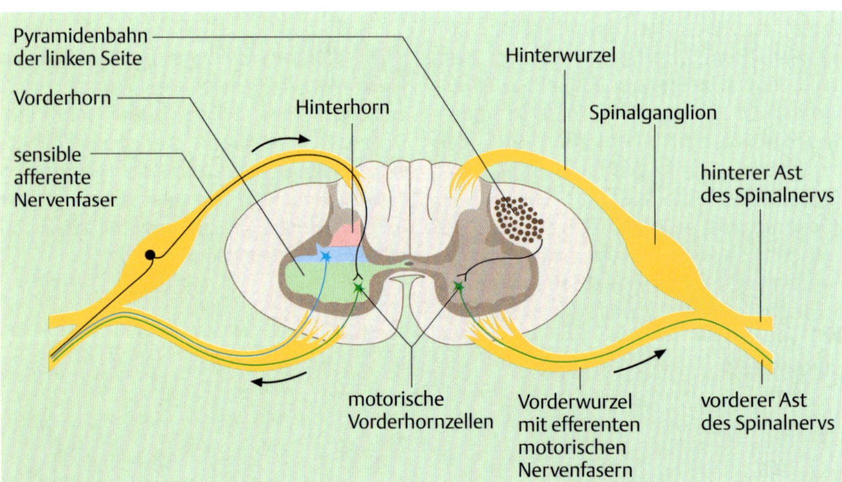


**Abb. 19.9** ··› **Rückenmarksegment.** Querschnitt durch ein Rückenmarksegment mit den Abgängen zu den Spinalnerven (aus Faller u. Schünke, 2004).

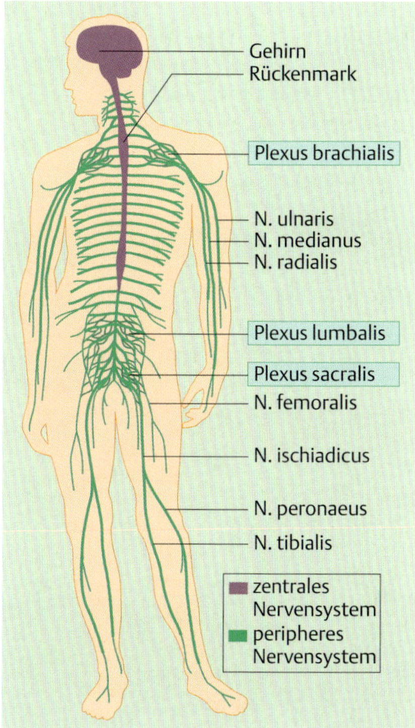


**Abb. 19.10** ··➢ **Peripheres Nervensystem.** Die Nervengeflechte (Plexus) und die wichtigsten peripheren Nerven (aus Schwegler, 2002).

## Reflexe

Reflexe sind vom Willen unabhängige (*unwillkürliche*) *Reaktionen* von Muskeln auf einen *äußeren Reiz;* sie werden vom zentralen Nervensystem auf Rückenmarksebene gesteuert. Aus diesem Grund sind blitzschnelle Muskelreaktionen möglich, ohne dass der Reiz in das Großhirn weitergeleitet und vom Bewusstsein wahrgenommen werden muss, bevor die Reaktion entwickelt werden kann.

**Eigen-/Fremdreflexe.** Bei den *Eigenreflexen* finden der Reiz und die Reaktion im selben Muskel statt. In den Muskeln befinden sich Muskelspindeln, das sind Dehnungsmessfühler, die bei starker Muskeldehnung gereizt werden und diesen Reiz über afferente Nervenfasern in das Hinterhorn des Rückenmarks weiterleiten. Hier wird der Reiz unmittelbar, über nur eine Synapse, auf eine motorische Vorderhornzelle umgeschaltet, die über ihr Axon den gedehnten Muskel erregt, sodass sich dieser zusammenzieht (kontrahiert). Bei *Fremdreflexen* finden der Reiz und die Reflexantwort in verschiedenen Organen statt.

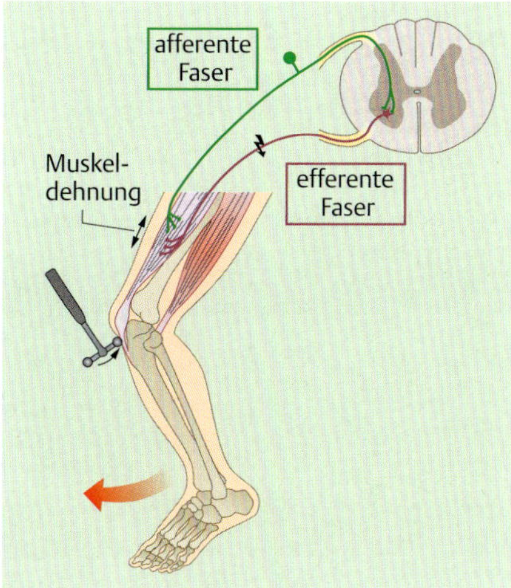


**Abb. 19.11** ··➢ **Muskeldehnungsreflex.** Patellarsehnenreflex: Der Schlag mit dem Reflexhammer auf die Kniescheibensehne löst eine Kontraktion des Oberschenkelstreckmuskels aus (aus Schwegler, 2002).

Der Reflexbogen erfolgt über mehrere Verschaltungen (also Synapsen) und meist auch über mehrere Rückenmarkssegmente hinweg.

**Patellarsehnenreflex.** Der bekannteste Eigenreflex ist der Patellarsehnenreflex (PSR, **Abb. 19.11**), bei dem durch einen Schlag mit dem Reflexhammer auf die Kniescheibensehne (Patella-Sehne) eine Kontraktion des Oberschenkelstreckmuskels und damit eine schnelle Streckung im Kniegelenk ausgelöst wird. Ähnliche Reflexe lassen sich an der Achillessehne sowie der Bizepssehne an der Ellenbeuge auslösen. Sie dienen der Regulation der Muskelspannung auf unterschiedliche Krafteinwirkungen hin, vor allem beim Stehen.

**Korneal-/Pupillenreflex.** Beispiele für Fremdreflexe sind der *Kornealreflex*, bei dem durch die Berührung der Augenhornhaut (Cornea) ein Lidschluss ausgelöst wird, und der *Pupillenreflex*, bei dem Lichteinfall in die Augen eine beidseitige Pupillenverengung zur Folge hat.

## Vegetatives Nervensystem

Das vegetative oder autonome Nervensystem (VNS) steuert alle wichtigen Organfunktionen, wie Atmung, Herz-Kreislauf-System, Verdauung, Stoffwechsel, Harnblasen- und Sexualfunktion, Temperaturregulation und Wasserhaushalt. Es hat sowohl Anteile im ZNS als auch im peripheren Nervensystem und funktioniert *unwillkürlich*, ist also nur indirekt vom menschlichen Bewusstsein beeinflussbar.

**Aufbau.** Das vegetative Nervensystem besteht aus 2 anatomisch getrennten Teilen, dem *Sympathikus* und *Parasympathikus*. Die meisten Organe werden von beiden Anteilen mit Nerven versorgt. Das Wirkungsprofil des Sympathikus lässt sich mit *Stress, Arbeit oder Angriff* umschreiben, der Parasympathikus steht für *Verdauung, Erholung, Aufbau* **(Tab. 19.1)**. Die meisten Wirkungen an den Organen sind uns aus der Umgangssprache geläufig („vor Schreck geweitete Augen") und lassen sich so gut nachvollziehen. Da beide Systeme aufeinander reagieren, lässt sich auch die Redewendung „vor Angst in die Hose machen" erklären: Die Aktivierung des Sympathikus aufgrund der Angst hat hier eine Mitreaktion des Parasympathikus zur Folge, der die Harnblasenverschlussmuskeln erschlaffen lässt.

**Tab. 19.1** ··➢ Organeffekte des Sympathikus und Parasympathikus

| *Organe* | *Wirkung des Sympathikus* | *Wirkung des Parasympathikus* |
|---|---|---|
| Herz | Zunahme der Herzfrequenz und Kontraktionskraft | Abnahme der Herzfrequenz und Kontraktionskraft |
| Haut- und Eingeweidegefäße | Verengung | keine |
| Bronchien | Erweiterung | Verengung |
| Magen-Darm-Trakt | Verminderung der Darmbewegung, Zusammenziehen der Verschlussmuskeln | vermehrte Darmtätigkeit, Erschlaffen der Verschlussmuskeln |
| Pupillen | Erweiterung | Verengung |

**Überträgerstoffe.** Die peripheren Nervenstränge des Sympathikus entspringen im Brust- und Lendenrückenmark und führen zu den einzelnen Organen, wo durch den Überträgerstoff *Noradrenalin* unterschiedliche Rezeptoren (Alpha- und Beta-Rezeptoren) stimuliert werden. Der Parasympathikus entspringt aus den Hirnnerven sowie dem Sakralmark und zieht zu den Organen, die mit dem Überträgerstoff *Azetylcholin* stimuliert werden. Die Überträgerstoffe und die Rezeptoren an den Zielorganen lassen sich durch Medikamente beeinflussen: z. B. Beta-Rezeptorenblocker („*Betablocker*") zur Senkung der Herzfrequenz und des Blutdrucks.

### 19.1.3 Gehirn

#### Knöcherner Schädel

Der Schädel sitzt auf der Wirbelsäule und schützt das empfindliche Gehirngewebe gegenüber Verletzungen von außen **(Abb. 19.12a)**. Im Inneren befindet sich die Schädelhöhle, in der das Gehirn liegt. An der Unterseite (*Schädelbasis*) gibt es eine große Öffnung (großes Hinterhauptsloch) für die Verbindung des Gehirns zum Rückenmark sowie kleinere Löcher für die Durchtrittsstellen von Hirnnerven und -gefäßen **(Abb. 19.12b)**.

**M** *Da das Gehirn vollständig von Schädelknochen umgeben ist, kann das Hirngewebe bei Raumforderungen in der Schädelhöhle (z. B. durch Blutungen oder Hirnödem) nicht ausweichen. Deshalb besteht Lebensgefahr!*

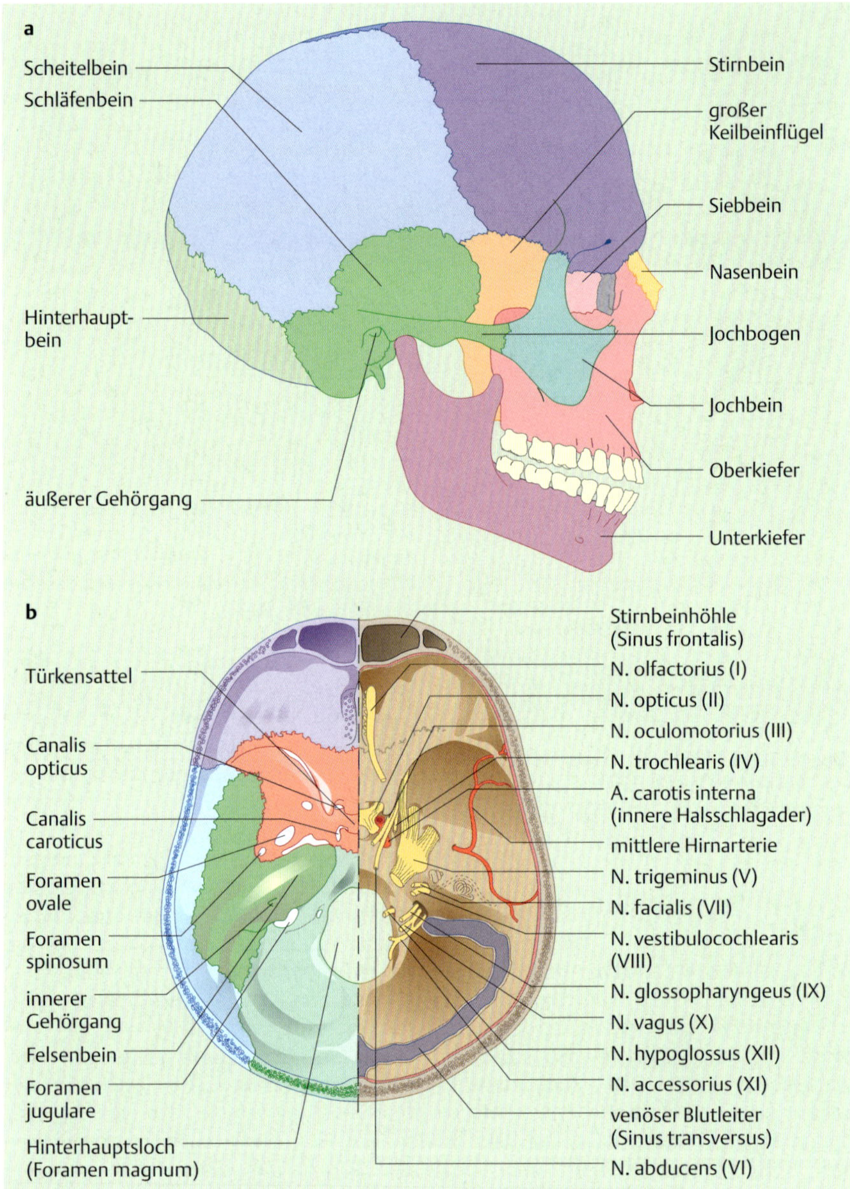


**Abb. 19.12** ⇢ **Schädelknochen. a** Seitliche Ansicht des Schädels (aus Schwegler, 2002), **b** Schädelbasis von innen mit den Öffnungen für Hirnnerven, Gefäße und Rückenmark (aus Faller u. Schünke, 2004).

#### Hirnhäute

Da das Nervengewebe im Rückenmark und Gehirn sehr empfindlich ist, ist es von mehreren bindegewebigen Hirnhäuten (*Meningen*) umgeben und wird zur Polsterung von Gehirnflüssigkeit (*Liquor*) umspült. Die harte Hirnhaut (Dura mater) umgibt als äußere Hülle das ZNS. Sie besteht aus einer derben Bindegewebsschicht und enthält große venöse Gefäße (Sinus), die das Blut aus dem Gehirn abtransportieren. Die mittlere Hirnhaut ist weicher und dünner, sie legt sich innen an die Dura an und bildet knospenförmige Wucherungen in die venösen Gefäße, durch die der Liquor abgeleitet wird. Nach innen hat sie spinnengewebsartige Verbindungen zur inneren Hirnhaut, die deshalb auch Spinnenwebenhaut (Arachnoidea) genannt wird. Zwischen mittlerer und innerer Hirnhaut umfließt der Liquor Gehirn und Rückenmark im sog. Subarachnoidalraum. Die innere Hirnhaut (Pia mater) ist sehr zart und bedeckt Gehirn und Rückenmark unmittelbar über allen Windungen und Furchen **(Abb. 19.13)**.

#### Liquor und Ventrikelsystem

Die Gehirnflüssigkeit (Liquor) ist eine farblose, klare Flüssigkeit, die das Gehirn außen im Subarachnoidalraum sowie innen über die 4 *Hirnkammern* (Ventrikel, **Abb. 19.14**) umspült. Neben seiner Funktion als Polsterung findet über den Liquor ein Teil des Stoffaustausches zwischen Blut und Nervengewebe statt. Die 4 Hirnkammern durchziehen das Gehirn wie ein Drainagesystem und sind durch Kanäle untereinander und mit dem Subarachnoidalraum verbunden. Der Liquor wird in 2 Gefäßgeflechten (Plexus choroideus) im 1. und 2. Ventrikel gebildet und in den Arachnoidalzotten (s. oben) wieder resorbiert. Liquorbildung und -resorption müssen sich im Gleichgewicht befinden,

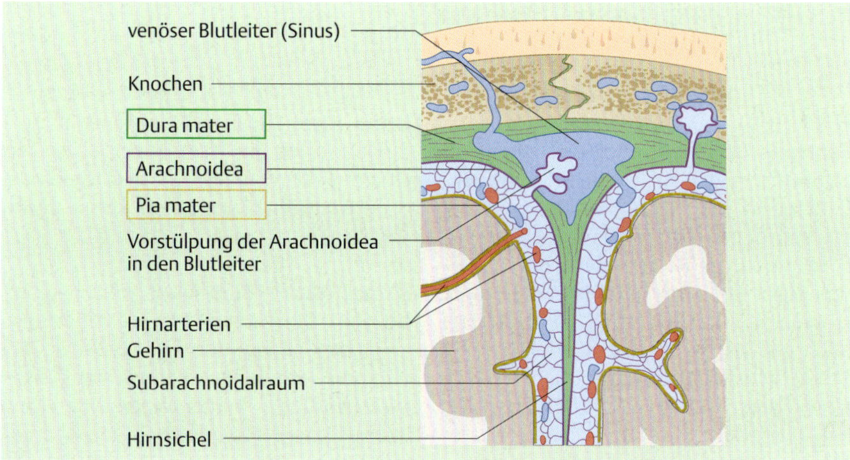


**Abb. 19.13** ⇢ **Äußere Liquorräume.** Hirnhäute, venöse Gefäße und äußerer Liquorraum: Vertikaler Querschnitt (Frontalschnitt) durch Hirnsichel und Schädelknochen (aus Schwegler, 2002).

da sonst eine krankhafte Erweiterung der Liquorräume (Hydrocephalus = „Wasserkopf") entsteht. Der Liquor umspült auch das Rückenmark und wird im Rückenmarkskanal der Wirbelsäule von den sackförmigen Gehirnhäuten umgeben.

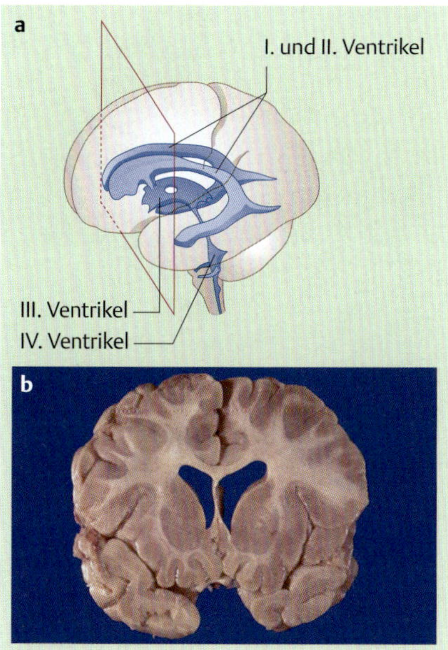


**Abb. 19.14** ⇢ **Innere Liqorräume. a** Ventrikel-(Hirnkammer-)System (aus Schwegler, 2002), **b** I. und II. Ventrikel im Frontalschnitt durch das Gehirn (Schnittebene in a rot eingezeichnet).

## Blutversorgung des Gehirns

**Arterien.** Die Versorgung des Gehirns mit arteriellem Blut erfolgt über ein ringförmiges Arteriensystem an der Hirnbasis, das von den beiden inneren Halsschlagadern (Arteria carotis interna) sowie in geringerem Maß von den Wirbelarterien (Arteria vertebralis) gespeist wird. Aus dem „Arterienring" an der Hirnbasis zweigen auf jeder Hirnhälfte die vordere, mittlere und hintere Gehirnarterie (Arteriae cerebri anterior, media und posterior) ab, ziehen an der Außenseite des Gehirns nach oben und entsenden Äste nach innen **(Abb. 19.15)**.

**M** *Da das ringförmige Arteriensystem im Subarachnoidalraum verläuft, breitet sich bei einer Blutung aus diesen Arterien das Blut dort aus, was dann als Subarachnoidalblutung (SAB) bezeichnet wird (S. 389). Kommt es durch Gefäßverengungen (Arteriosklerose) oder durch ein eingeschwemmtes Blutgerinnsel (arterielle Embolie) zum Verschluss einer der Gehirnarterienäste, so wird das von diesem Gefäß versorgte Gehirngewebe nicht mehr durchblutet und stirbt ab (Hirninfarkt, S. 387).*

**Venen.** Die Venen des Gehirns verlaufen nicht an der Hirnbasis, sondern wie ein Dachfirst entlang der Längsachse des Gehirns innerhalb der harten Hirnhaut (Dura mater). Von diesen venösen Gefäßen (Sinus) sprossen kleine Gefäßknospen in den Subarachnoidalraum.

**M** *Bei starken Krafteinwirkungen auf den Schädel (z. B. bei einem Sturz oder Unfall) kann es zu Einrissen an den Hirnvenen kommen. Da sich diese Blutungen zwischen Dura mater und Arachnoidea ausbreiten, spricht man von einer Subduralblutung (SDH, S. 390).*

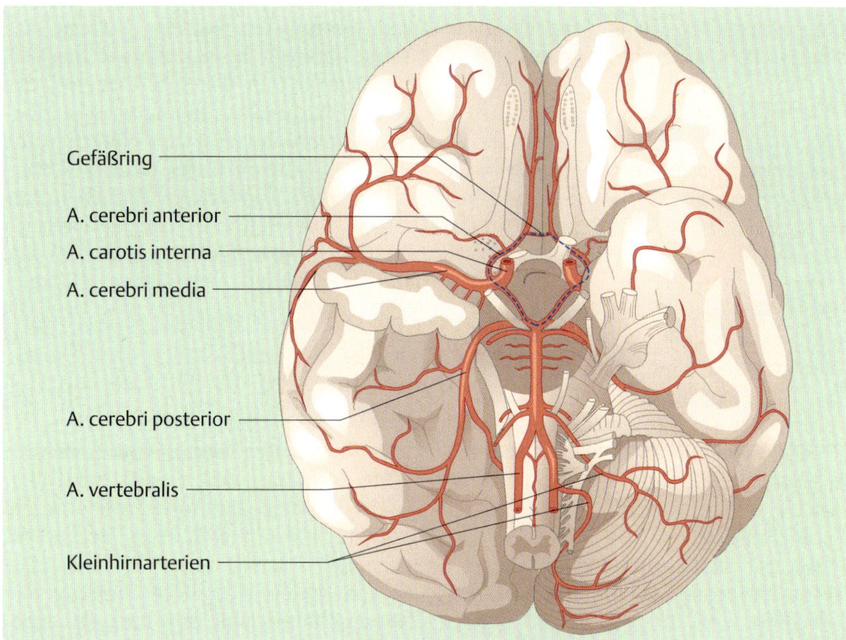


**Abb. 19.15** ⇢ **Hirnarterien.** Sicht auf die Hirnbasis von unten; der rechte Kleinhirnschenkel und Schläfenlappen wurden entfernt (aus Faller u. Schünke, 2004).

## 19.2 Diagnostik bei Erkrankungen des Nervensystems

Dominik von Hayek

### 19.2.1 Neurologische Syndrome

Wegen des komplizierten Aufbaus des Nervensystems bestehen bei vielen Pflegekräften – aber auch Ärzten – Unsicherheiten in der Beurteilung von Erkrankungen des Nervensystems. Auch im Zeitalter der Kernspin- und Computertomografie ist eine sorgfältige Krankenbeobachtung immer noch die wichtigste Untersuchungsmethode in allen Professionen. Entgegen der weitverbreiteten Auffassung lässt sich das Nervensystem mit wenigen, einfachen Mitteln untersuchen und auch mit Basiskenntnissen beurteilen.

Bei der neurologischen Beurteilung des Bewusstseins ist vor allem der zeitliche Verlauf zu beachten. Da sich bei einigen Erkrankungen des Nervensystems (z. B. Gehirnblutungen nach einem Sturz) Ausfälle erst nach einiger Zeit (*symptomfreies Intervall*) zeigen können, ist eine Wiederholung sowohl für den Arzt als auch die Pflegekraft unerlässlich.

### 19.2.2 Bewegungs- und Sensibilitätsstörungen

Für eine genaue Patientenbeurteilung muss der Patient aufgefordert werden, alle Körperteile zu bewegen, und diese müssen dann genau beobachtet werden.

#### Lähmungen (Paresen)

**D** *Unter einer Parese versteht man die Bewegungseinschränkung eines oder mehrerer Muskeln, der vollständige Funktionsausfall wird als Plegie oder Paralyse bezeichnet.*

**Einteilung**

- Spastische Lähmung: erhöhte Muskelgrundspannung (s. unten),
- schlaffe Lähmung,
- Monoparese: Lähmung eines einzelnen Körperteils (z. B. Arm oder Bein),
- Hemiparese: Lähmung der rechten oder linken Körperhälfte, „Halbseitenlähmung",
- Paraparese: Lähmung beider Beine,
- Tetraparese: Lähmung aller 4 Gliedmaßen.

**Ursachen**

**Zentrale Lähmung.** Bei der zentralen Lähmung (z. B. nach einem Gehirninfarkt) sind die Nervenbahnen im ZNS, die von der Hirnrinde über die Pyramidenbahnen ins Rückenmark ziehen, geschädigt. Die betroffenen Körperteile können willkürlich nicht ausreichend oder gar nicht bewegt werden, meist ist die Muskelgrundspannung im Sinne einer *Spastik* (s. unten) erhöht und die Muskeleigenreflexe sind auslösbar oder sogar gesteigert. Bei zentralen Lähmungen ist die der Schädigung *gegenüberliegende Seite* betroffen, da die absteigenden Nervenbahnen (Pyramidenbahnen) im verlängerten Rückenmark (Medulla oblongata) auf die Gegenseite kreuzen.

**Periphere Lähmung.** Werden motorische Nerven, die aus dem Rückenmark zum Muskel führen, geschädigt (z. B. durch eine Verletzung), so kommt es zu einer peripheren Lähmung. Man findet eine *schlaffe Lähmung* der betroffenen Muskeln, die Muskeleigenreflexe sind nicht mehr auslösbar und es kommt im Verlauf häufig zu *Muskelschwund* (*Muskelatrophie*).

#### Sensibilitätsstörungen

Sensibilitätsstörungen (sensible Lähmungen) sind Störungen der Sinneswahrnehmungen, deren Ursache im Sinnesorgan (z. B. in der Haut bei Verbrennungen), in der sensiblen Nervenbahn (z. B. bei Schädigung von peripheren Nerven) oder in der Verarbeitung durch das ZNS (z. B. bei Multipler Sklerose) liegen können. Es können unterschiedliche Bereiche der Sinnesempfindung betroffen sein, wie Berührung, Tiefensensibilität, Temperatur oder Schmerz.

#### Veränderung der Muskelgrundspannung (Muskeltonus)

**Spastik.** Bei der Spastik ist der Muskeltonus erhöht, sodass sich bei einer passiven Muskeldehnung zu Beginn ein erhöhter Widerstand zeigt, der später nachlässt (*Taschenmesserphänomen*). Die Ursache ist ein Ausfall von hemmenden Nervenbahnen, wie z. B. bei der spastischen Hemiparese nach einem Hirninfarkt. Häufig „verkrampfen" die der Schwerkraft entgegenwirkenden Muskeln – wie die Streckmuskeln an den Beinen oder die Armbeuger –, sodass es zu *Fehlstellungen* in den Gelenken (Kontrakturen) kommen kann **(Abb. 19.16)**.

**Rigor.** Auch beim Rigor liegt ein erhöhter Muskeltonus vor, allerdings zeigt sich gegenüber einer passiven Bewegung entweder ein gleichmäßiger „wächserner" Widerstand oder ein ruckartiges Nachlassen (sog. *Zahnradphänomen*, **Abb. 19.17**). Betroffen sind beim Rigor Beuger und Strecker gleichmäßig, typische Ursachen sind die Parkinson-Krankheit oder Medikamentennebenwirkungen bei Neuroleptikatherapie.

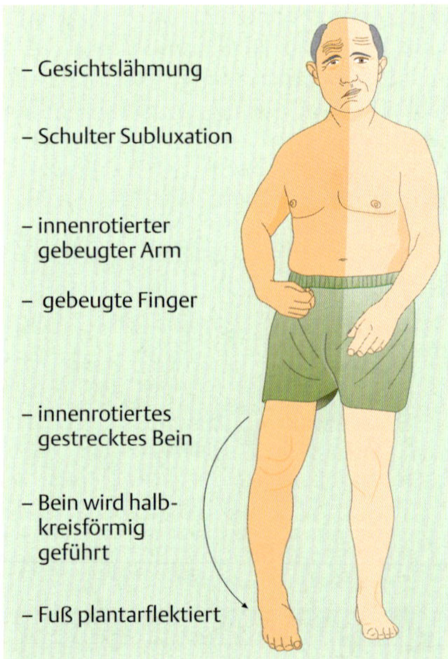


**Abb. 19.16** ⇢ **Halbseitenlähmung.** Spastische Hemiparese.

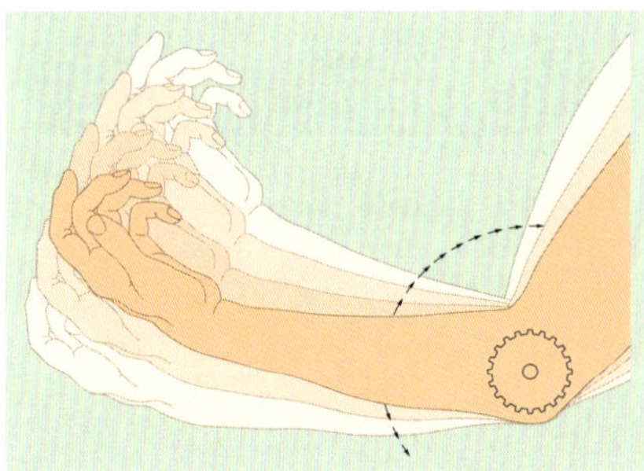

**Abb. 19.17** ⇢ **Rigor.** „Zahnradphänomen".

**Tremor.** Darunter versteht man ein rhythmisches Zittern der Extremitäten oder des Kopfes:

- *psychogener Tremor:* bei Angst- oder Erregungszuständen mit einer wechselnden Frequenz;
- *Ruhe-Tremor:* nur in Ruhe vorkommend, bei gezielten Bewegungen nachlassend oder verschwindend, meist die Hände betreffend; eine typische Ursache ist die Parkinson-Erkrankung, bei der sich der Tremor vor allem an Daumen und Zeigefinger als sog. „Pillendrehen" zeigen kann;
- *Halte-Tremor:* tritt erst beim Halten eines Gegenstandes auf; Ursache kann eine (meist erbliche) Veranlagung sein, im höheren Alter spricht man dann von einem senilen Tremor, mit einer Mitbeteiligung des Kopfes.

### 19.2.3 Pupillen und Sehstörungen

Durch die Untersuchung von Augen und Pupillen lassen sich viele Störungen vor allem des ZNS erkennen, da jedes Auge von 4 Hirnnerven (S. 378) versorgt wird. Beurteilungskriterium ist die *Pupillengröße* (eng, mittelweit, weit). Wichtig hierbei ist, ob beide Pupillen *gleich groß* (isokor) sind und die Reaktion auf das Beleuchten des Auges mit Licht (Pupillenreflex) *seitengleich* ist. Dafür leuchtet man mit einer Taschenlampe von der Seite kurz in ein Auge und beobachtet die Reaktion der Pupille: normalerweise verkleinert sie sich sofort. Eine fehlende Reaktion ist ein Hinweis auf eine Schädigung des Gehirns oder der Hirnnerven, kann aber auch nach einer Katarakt-OP (grauer Star OP) oder bei Glasaugen vorkommen. Ein wichtiger Hinweis auf die Bewusstseinslage ist die Fähigkeit des Patienten, einen Gegenstand *mit dem Auge zu fixieren*. All dies kann mit einfachsten Mitteln und in kürzester Zeit untersucht und dokumentiert werden.

### 19.2.4 Bewusstseinsstörungen

Bewusstseinsstörungen, also Veränderungen der Wachheit (*Vigilanz*) sind wichtige Zeichen für eine Schädigung des ZNS. Zur Beurteilung wird heute weltweit die *Glasgow-Koma-Skala* (*GCS*, **Tab. 19.2**) verwendet, nicht nur von Neurologen und Notärzten, sondern auch von Pflegenden und Sanitätern. Die Untersuchung ist mit einfachen Mitteln durchführbar, wird zur Verlaufsbeurteilung häufig wiederholt und „benotet" die Reaktion des Patienten auf Reize von außen: der Minimalwert liegt bei 3, der Maximalwert bei 15. Die unterschiedlichen Wachheitsgrade (Vigilanz) des Bewusstseins sind in Kapitel 4 (S. 56) beschrieben.

**Tab. 19.2** Glasgow-Koma-Skala

| *Überprüfte Funktion* | *Beste Reaktion* | *Bewertung (Punkte)* |
|---|---|---|
| Augen öffnen | spontanes Augenöffnen | 4 |
| | Öffnen auf Ansprechen | 3 |
| | Öffnen auf Schmerzreiz | 2 |
| | keine Reaktion der Augen | 1 |
| (motorische) Reaktion auf Schmerzreize | Befolgen von Aufforderungen | 6 |
| | gezielte Abwehr auf Schmerzreize | 5 |
| | ungezielte Abwehr auf Schmerzreize | 4 |
| | vorwiegend Reaktion der Beugungsmuskeln auf Schmerzreize | 3 |
| | vorwiegend Reaktion der Streckmuskeln auf Schmerzreize | 2 |
| | keine Reaktion | 1 |
| sprachliche (verbale) Reaktion | orientiert | 5 |
| | verwirrt, nicht richtig orientiert | 4 |
| | unzusammenhängende Worte | 3 |
| | unverständliche Laute | 2 |
| | keine sprachliche Reaktion | 1 |
| Summe | | ? |

**W** *Das apallische Syndrom ist eine Sonderform des Komas („Wach-Koma"): Die Patienten bewegen die Extremitäten ungezielt und öffnen die Augen spontan, sie können jedoch keine Gegenstände fixieren oder Kontakt mit der Umwelt aufnehmen. Infolge eines Sauerstoffmangels im gesamten Gehirn (z. B. nach Herz-Kreislauf-Stillstand) kommt es zum Verlust der Funktionen der Hirnrinde und des Zwischenhirns (Bewusstsein, Wahrnehmung). Die lebenswichtigen Funktionen (Atmung, Kreislauf) werden durch den Hirnstamm aufrechterhalten, Körperbewegungen finden auf Reflexebene statt, häufig kommt es zu einer spastischen Tetraparese (s. oben). Eine Rückbildung ist möglich, aber extrem selten.*

### 19.2.5 Sprachstörungen (Aphasie)

Unter einer Aphasie versteht man eine Sprachstörung bei funktionierenden Sprechorganen. Ursachen sind Störungen des ZNS, die die verschiedenen an der Sprachbildung beteiligten Teile des Großhirns beeinträchtigen (S. 377). Je nach dem Ort der Schädigung kann die Aphasie unterschiedliche Formen haben.

**Motorische (Broca-)Aphasie.** Das Sprach- und Leseverständnis ist erhalten, das Vermögen, Worte (sprachlich) auszudrücken, ist verlangsamt und gestört. Die vermehrte Sprachanstrengung zeigt sich im „Ringen" um Worte und in einem „Telegrammstil".

**Sensorische (Wernicke-)Aphasie.** Hier ist das Verständnis für Sprache und Schrift stark beeinträchtigt, bei flüssigem Sprechen. Typisch ist ein ungehemmter Sprachfluss mit erhaltener Sprachmelodie, allerdings ergeben die einzelnen Worte wenig Sinn. Aufgrund des fehlenden Sprachverständnisses erkennt der Betroffene seine Fehler selbst nicht.

**Amnestische Aphasie.** Dabei kommt es zu Wortfindungsstörungen bei flüssigem Sprechen und nur wenig gestörtem Sprachverständnis. Da dem Betroffenen die Worte nicht einfallen, neigt er dazu, die betreffenden Gegenstände zu umschreiben.

**Globale Aphasie.** Sowohl Sprachverständnis als auch Sprachproduktion sind stark beeinträchtigt; typisch ist ein vollkommen unverständlicher „Wortsalat".

### 19.2.6 Technische Untersuchungen

Im Gegensatz zu zahlreichen anderen Fachgebieten der Medizin kann man viele Krankheiten des Nervensystems schon mittels einer sorgfältigen körperlichen Untersuchung diagnostizieren. Zusätzlich stehen mittlerweile zahlreiche technische Untersuchungsmethoden zur Verfügung, über die wir einen Überblick geben wollen.

**Nervenwasseruntersuchung (Lumbalpunktion = LP).** Da das Nervenwasser (Liquor) sowohl das Gehirn als auch das Rückenmark umspült (S. 382), lassen sich bei vielen Erkrankungen des Nervensystems laborchemische Veränderungen im Liquor nachweisen. Dafür wird eine Nadel (Punktionskanüle) auf Höhe der hinteren oberen Beckenschaufel zwischen zwei Wirbelkörper geschoben und Liquor entnommen **(Abb. 19.18)**. Vor allem für die Diagnose einer Gehirnhautentzündung (Meningitis, S. 395) ist diese Untersuchung sehr wichtig, aber auch beim Verdacht auf eine Multiple Sklerose (MS) oder zur genaueren Abklärung einer Demenz (S. 413).

**Computertomografie- und Kernspin-Untersuchungen.** Um das Gehirn oder das Rückenmark bildgebend darzustellen, wird heute vor allem die Computertomografie (CT) angewendet. Dabei wird ein Röntgenstrahl kreisförmig von allen Seiten durch den Körper geschickt und elektronisch ausgewertet. Es entstehen typische Schichtbilder (griech. tome = Schnitt), mit denen der Körper auf dem Bildschirm in dünne „Scheiben" geschnitten wird. Die Patienten werden dafür auf einer Liege liegend durch eine große Röhre geschoben und dürfen sich dabei nicht bewegen, weshalb diese Untersuchung bei Unruhigen oder Menschen mit Platzangst oft schwierig ist. Mit modernen Geräten dauert die Untersuchung weniger als 1 Minute, trotzdem besteht eine erhebliche Strahlenbelastung.

Mit der Kernspintomografie (NMR oder MRT) lassen sich die Strukturen des Nervengewebes noch exakter und ohne Strahlenbelastung darstellen. Dafür wird der Körper durch ein starkes Magnetfeld in einer Röhre „magnetisiert" und die Resonanz der verschiedenen Gewebe gemessen. Allerdings ist diese Untersuchung sehr teuer und benötigt einen erheblichen Zeitaufwand (20–30 Minuten). Deshalb ist sie für Unruhige oder Menschen mit Platzangst nicht geeignet.

**EEG (Elektroenzephalographie).** Überall wo Strom fließt, lässt sich dieser auch verstärken und messen. Da die Reizleitung im Nervengewebe durch elektrische Impulse erfolgt (S. 376), also Strom fließt, lässt sich dieser mit Elektroden ableiten. Bei der Hirnstrommessung (Elektroenzephalografie = EEG) werden 12–20 Elektroden auf der Kopfhaut angebracht und der Stromfluss in der Hirnrinde gemessen **(Abb. 19.19)**. Vor allem bei der Diagnose einer Epilepsie ist das EEG immer noch unerlässlich. Es existieren noch andere elektrophy-

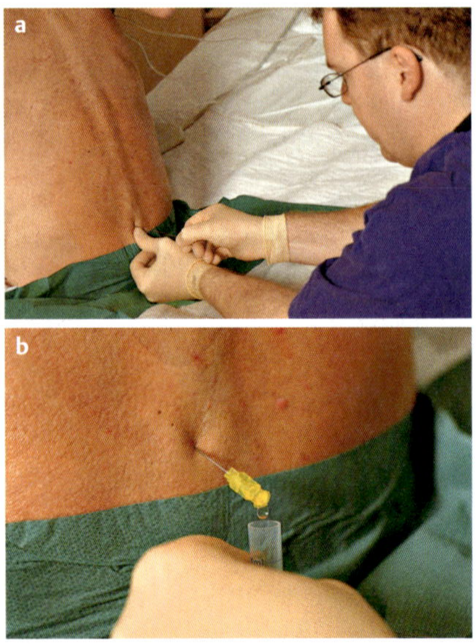


**Abb. 19.18** ··› **Lumbalpunktion.** Eine Nadel wird zwischen den Wirbelkörpern bis zum Liquorraum geschoben. **b** Man kann das klare Nervenwasser (Liquor) aus der Nadel tropfen sehen (aus Haupt, Jochheim u. Remschmidt, 2002).

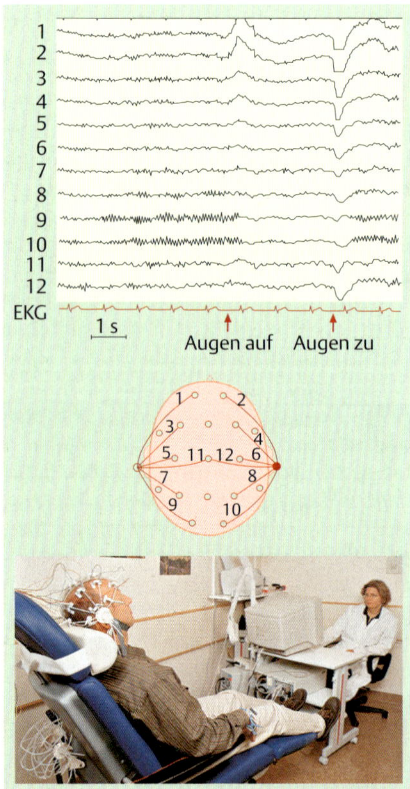


**Abb. 19.19** ··› **Elektroenzephalogramm (EEG).** **a** Normalbefund: auf der rechten Kurvenhälfte ist die Veränderung der Hirnströme nach Augenöffnen zu sehen, **b** EEG-Ableitung (aus Haupt, Jochheim u. Remschmidt, 2002).

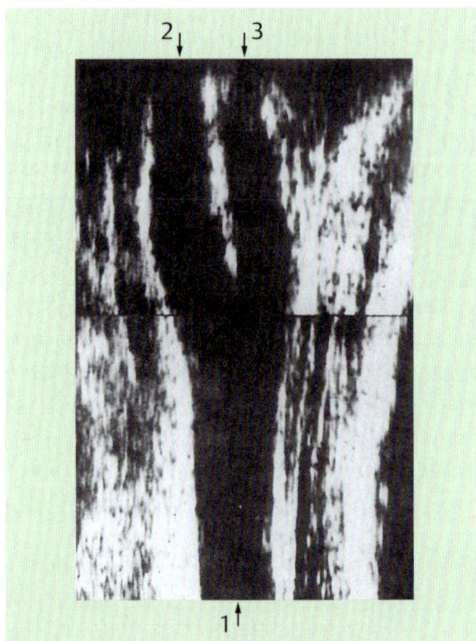


**Abb. 19.20** ··› **Doppler-Sonografie.** B-Bild-Verfahren, **1** A. carotis communis, **2** A. carotis interna, **3** A. carotis externa (aus Haupt, Jochheim u. Remschmidt, 2002).

siologische Untersuchungen, die nach demselben Prinzip der Ableitung von elektrischem Stromfluss in Nerven funktionieren, wie z. B. die Nervenleitgeschwindigkeit (NLG). Sie werden für die Diagnose von Schädigungen der peripheren Nerven benötigt, z. B. bei der Fazialis-Parese (S. 406) oder der peripheren Polyneuropathie (S. 406).

**Doppler-Ultraschall (Doppler-Sonografie).** Mit den modernen Ultraschallgeräten lassen sich nicht nur Blutgefäße darstellen, sondern auch die Fließgeschwindigkeit des Blutes mit einer Art Radar (Doppler) messen. Da die zum Gehirn führenden Arterien am Hals gut zugänglich sind, kann man z. B. die Halsschlagader (Arteria carotis) ohne großen Aufwand nach Wandverdickungen (Plaques) und Gefäßverengungen (Stenosen) untersuchen. Vor allem bei den Durchblutungsstörungen des ZNS spielt diese Untersuchung eine wichtige Rolle.

## 19.3 Durchblutungsstörungen des ZNS

Dominik von Hayek

Der Begriff *Schlaganfall* oder Hirnschlag (*Apoplex*) ist ein unpräziser Sammelbegriff, der sowohl Hirninfarkte als auch Hirnblutungen umfasst. Da die Ursache eines Apoplex zu 85 % in einem Hirninfarkt besteht, werden beide Begriffe in der Umgangssprache synonym gebraucht, für das Verständnis ist es allerdings sinnvoller, im Folgenden Hirninfarkt und Hirnblutung zu unterscheiden.

**M** *Der Schlaganfall (Apoplex) ist ein gefährliches und häufiges Krankheitsbild. Nach den Herz-Kreislauf- und Tumorerkrankungen sind Schlaganfälle die dritthäufigste Todesursache in den Industrieländern (10–15 % aller Todesfälle). Das Schlaganfallrisiko ist bei über 65-Jährigen 20fach erhöht.*

### 19.3.1 Hirninfarkt

**D** *Zerstörung von Gehirngewebe als Folge des Verschlusses eines hirnversorgenden Gefäßes mit irreversiblen neurologischen Ausfällen.*

#### Ursachen

Verschleppung eines Gerinnsels (*Thrombembolie*) aus Gefäßverengungen (*Arteriosklerose*) der großen Gehirnarterien (in 50 % der Fälle), Verschleppung eines *Gerinnsels* (*Embolie*) *aus dem Herzen* (in ca. 20 % der Fälle) oder Gefäßverengung der kleinen Gehirnarterien (*Mikroangiopathie*), typischerweise als Folge eines *Bluthochdrucks* (bei 25 % der Fälle).

#### Risikofaktoren

- Bluthochdruck (Hypertonie),
- Rauchen,
- Diabetes mellitus,
- Vorhofflimmern,
- Alter über 55 Jahre.

**M** *Die Hypertonie ist der wichtigste Risikofaktor für einen Hirninfarkt.*

#### TIA und PRIND

Häufig führen Durchblutungsstörungen der Hirnarterien nicht zum Gewebstod (Nekrose), sondern normalisieren sich innerhalb von Minuten oder Stunden, sodass auch die Ausfälle der Gehirnfunktionen wieder verschwinden. Wenn sich die Symptome innerhalb von 24 Stunden zurückbilden, spricht man von einer *transitorischen ischämischen Attacke* (*TIA*). Bei einem *prolongierten reversiblen ischämischen Defizit* (*PRIND*) gehen die Ausfälle innerhalb von 20 Tagen wieder zurück.

Typische Beispiele für solche neurologischen Ausfälle sind flüchtige, über einige Minuten anhaltende Sehstörungen auf einem Auge (Amaurosis fugax), kurzzeitige Lähmungen und Sensibilitäts- oder Sprachstörungen.

**M** *TIA und PRIND sind Vorboten des Hirninfarktes, das Risiko ist danach 6fach erhöht!*

#### Symptome

Wie der Begriff Schlaganfall oder Hirnschlag schon nahelegt, kommt es zu einem plötzlichen, *„schlagartigen" Ausfall von Hirnfunktionen*. Je nach Größe des Hirninfarktes können akute Verwirrtheit, *Bewusstseinstrübung* oder Bewusstlosigkeit (Koma) auftreten. Im Gegensatz zur Gehirnblutung klagen die Patienten sehr selten über Kopfschmerzen. Weitere, oft lebensbedrohliche Symptome sind *Atem- und Kreislaufstörungen* sowie *epileptische Anfälle*. Je nach Lokalisation des Hirninfarktes kann es zu ganz typischen neurologischen Ausfällen kommen:

- vordere Hirnarterie (A. cerebri anterior): beinbetonte Halbseitenlähmung, Persönlichkeitsveränderungen,
- mittlere Hirnarterie (A. cerebri media): gesichts- und armbetonte Halbseitenlähmung, Aphasie,
- hintere Hirnarterie (A. cerebri posterior): halbseitige Sehstörung (Gesichtsfeldausfall),
- Kleinhirnarterien: Drehschwindel, Gangstörungen, Augenbewegungsstörungen.

Je nach dem betroffenen, also nicht mehr durchbluteten Hirnareal **(Abb. 19.21a)**, fallen einzelne Leistungen des Gehirns aus. Da das Sprachzentrum bei allen Rechtshändern und vielen Linkshändern in der linken Großhirnrinde liegt (S. 377), kommt es bei einem Infarkt in diesem Areal zu *Sprachstörungen* (*Aphasie*). Die meisten neurologischen Ausfälle machen sich auf der ge-

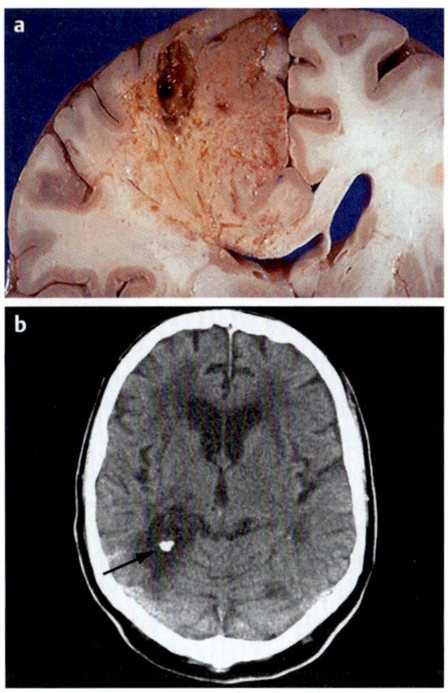


**Abb. 19.21** ··› **Hirninfarkt. a** Älterer Hirninfarkt im Bereich des rechten Scheitellappens, **b** Darstellung im cCT (Pfeil).

genüberliegenden Seite der betroffenen Hirnhälfte bemerkbar.

### Diagnostik

Aufgrund der typischen neurologischen Ausfälle wird so schnell wie möglich eine *Computertomografie* (*cCT*) oder *Kernspintomografie* (*NMR*) des Gehirns durchgeführt **(Abb. 19.21b)**, auf der man eine Gehirnblutung sofort, einen Gehirninfarkt jedoch erst nach Stunden erkennen kann.

Außerdem wird eine Ultraschalluntersuchung der Halsschlagadern (Carotis-Doppler-Sonografie) und des Herzens (Echokardiografie) durchgeführt, um ein Blutgerinnsel als Ursache ausschließen zu können.

### Therapie

**M** *Bis vor einigen Jahren noch galt der Schlaganfall als schicksalhafte Erkrankung, für die es keine erfolgversprechende Therapie gab; heutzutage kann durch ein frühzeitiges Handeln oft Schlimmeres vermieden werden.*

Die Therapie des Hirninfarktes besteht aus 4 Bestandteilen:
- Sicherung der Vitalfunktionen,
- Wiedereröffnung des Hirnarterienverschlusses,
- Pflege des Hirninfarktpatienten (S. 390),
- Prophylaxe.

**Sicherung der Vitalfunktionen.** Da es sich um einen lebensbedrohlichen Zustand handelt, erfolgt die Versorgung der Patienten meist auf Intensivstationen oder speziellen Schlaganfalleinrichtungen (Stroke Unit). Folgende Maßnahmen werden ergriffen, um die Vitalfunktionen zu sichern:
- Blutdrucksenkung nur bei Werten systolisch > 200 mm/Hg, ansonsten in den ersten Tagen *keine Blutdrucksenkung*,
- Normalisierung von *Körpertemperatur* und *Blutzuckerspiegel*,
- Sicherung der Atmungsfunktion (bei häufig vorkommenden Schluck- und Atemantriebsstörungen),
- Behandlung einer Gehirnschwellung (Hirnödem) durch *Hochlagerung des Oberkörpers (um ca. 30)*,
- Durchführung einer *Thromboseprophylaxe*,
- frühzeitige Anlage einer PEG (S. 293) bei Schluckstörungen.

**Wiedereröffnung des Hirnarterienverschlusses (Thrombolyse).** Ähnlich wie beim Herzinfarkt kann man versuchen, mit Medikamenten den Gefäßverschluss aufzulösen und so die Blutversorgung des Gehirns wiederherzustellen. Leider ist diese Therapie komplikationsreich und nur innerhalb der ersten 3 Stunden nach Auftreten der neurologischen Ausfälle wirkungsvoll. Sie wird in speziellen Zentren durchgeführt, den sog. Stroke Units.

### Prophylaxe

Die langfristige Verhütung eines erneuten Gehirninfarktes (Rezidivprophylaxe) ist sehr wichtig; vor allem in den höheren Altersgruppen ist das Risiko für einen erneuten Hirninfarkt sehr groß.

**M** *Bei 20–30 % aller Hirninfarkte handelt es sich um ein Wiederholungsereignis (Rezidiv; alter Hirninfarkt in **Abb. 19.22**).*

**Kontrolle der Risikofaktoren.** Bei erhöhtem Blutdruck (Hypertonie) ist eine konsequente Senkung des Blutdrucks (S. 260) erstes Ziel der Maßnahmen, bei Diabetes mellitus ist es die Blutzuckereinstellung; sehr wichtig ist der Nikotinverzicht.

**Thrombozytenaggregationshemmer/ Blutverdünnung.** Mithilfe von Aspirin oder neueren Medikamenten (z. B. Tyklid oder Plavix) wird die Verklumpung von Thrombozyten gehemmt und damit das Risiko für einen erneuten Gefäßverschluss gesenkt (S. 257). Besteht beim Patienten eine Herzrhythmusstörung (z. B. Vorhofflimmern) oder finden sich am Herzen Blutgerinnsel, so wird das Gerinnungssystem im Blut dauerhaft medikamentös gehemmt (z. B. mit Marcumar).

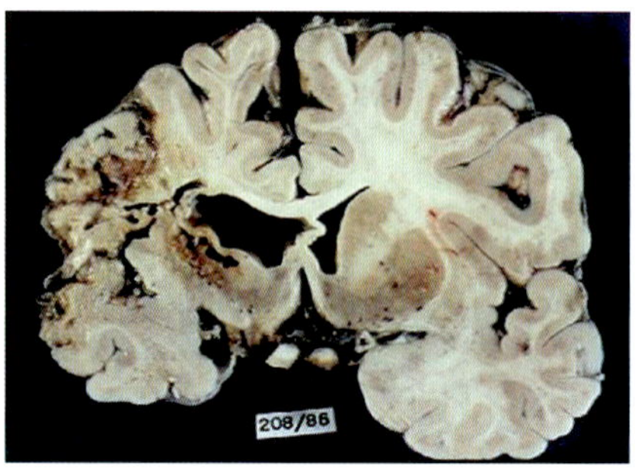


**Abb. 19.22 ⇝ Alter Hirninfarkt.** Alter Hirninfarkt im Bereich der rechten A. cerebri media.

**Karotisoperation.** Findet sich auf der vom Hirninfarkt betroffenen Seite eine hochgradige Verengung der Halsschlagader (Karotisstenose), so wird diese angiografisch (PTA) oder mithilfe einer Operation (TEA) beseitigt.

**Pflege.** Die Pflege des Hirninfarktpatienten ist ausführlich im Pflegeschwerpunkt, S. 390, dargestellt.

### Komplikationen

Neben allgemeinen Komplikationen, wie Pneumonien, Atem- und Schluckstörungen, Harnwegsinfekten und -inkontinenz, können im weiteren Verlauf typische Schäden am Bewegungsapparat auftreten. Aus der anfangs schlaffen Lähmung kann sich eine spastische Hemiparese (S. 384) entwickeln, mit einer spastischen Beugung des Ellenbogen- und Handgelenks und einer Überstreckung im Bein, das in einem Bogen nach vorne bewegt wird („Wernicke-Mann-Lähmung"). Am Schultergelenk kommt es häufig durch ein Ungleichgewicht der Schultermuskeln zu einer Fehlstellung (Subluxation), bei der der Oberarmknochen (Humerus) tastbar aus der Gelenkspfanne nach innen verschoben ist.

Vor allem bei Infarkten der rechten Hirnhälfte kann es zur Nichtbeachtung (Neglect) der linken Körper- und Raumhälfte kommen.

Eine wichtige Rolle spielt die psychische Unterstützung der Betroffenen sowie die Einbindung der Familienangehörigen, da es nach Hirninfarkten sehr häufig zu Depressionen kommen kann und sowohl der Betroffene als auch die Angehörigen erst lernen müssen, sich auf den Verlust wichtiger Fähigkeiten einzustellen.

## 19.3.2 Gehirnblutungen

Bei 15 % aller Schlaganfälle handelt es sich um eine Gehirnblutung. Da sich die einzelnen Blutungsarten in Lokalisation und Krankheitsbild je nach betroffenem Gefäß wesentlich unterscheiden, werden im Folgenden die einzelnen Blutungstypen getrennt behandelt.

Zum Verständnis ist eine Vergegenwärtigung der Anatomie von Hirnhäuten und Gefäßen wichtig (S. 382), da die Blutungstypen nach ihrem anatomischen Ausbreitungsgebiet unterschieden werden.

## Intrazerebrale Blutungen (ICB)

**D** *Meist akut verlaufende Blutungen aus einer Hirnarterie ins Hirngewebe.*

### Ursachen

- Bluthochdruck (Hypertonus),
- Einblutung in einen frischen Hirninfarkt,
- Folge einer Gerinnungsstörung oder bei Blutverdünnung (z. B. Marcumar),
- Schädelverletzung (Schädelhirntrauma).

Intrazerebrale Blutungen können in allen Gehirnregionen auftreten, das Ausmaß kann von kleinsten bis zu sog. Massenblutungen reichen, mit Verdrängung des Hirngewebes, Einbruch in die Hirnkammern (Ventrikel) und Erhöhung des Hirndrucks, der häufig zum Tode führt.

### Symptome

**M** *Intrazerebrale Blutungen und Hirninfarkte lassen sich häufig aufgrund der Symptome nicht unterscheiden.*

Je nach betroffenem Hirnareal treten schlagartig typische *neurologische Ausfälle* (S. 384) auf, zu Beginn auch häufig *Kopfschmerzen*. Man beobachtet schnell zunehmende *Bewusstseinsstörungen* bis hin zum Koma, Atemstörungen, sowohl eine akute Erhöhung des Blutdrucks (*hypertensive Krise*) als Blutungsursache als auch *Kreislaufversagen* durch die Entwicklung eines Hirndrucks und *Pupillenstörungen*: Häufig ist eine unterschiedliche Größe der Pupillen (Pupillendifferenz) oder ein gestörter Pupillenreflex zu beobachten.

### Diagnostik

Durch eine rasch durchgeführte Computertomografie des Kopfes (cCT) lassen sich fast alle Hirnblutungen darstellen **(Abb. 19.23)**.

**P** ***Erstmaßnahmen bei Verdacht auf Hirninfarkt oder Hirnblutung.*** *Beim Verdacht auf eine Gehirnblutung oder ein Hirninfarkt handelt es sich um einen Notfall, deshalb ist schnelles Handeln notwendig: Die erste Pflegeperson bleibt beim alten Menschen und beruhigt ihn, die zweite Pflegeperson ruft sofort den Notarzt und schildert die Symptome; anschließend:*

- *Atemwege freihalten,*
- *wenn vorhanden, Zahnprothese entfernen,*
- *Bewusstlose in die stabile Seitenlagerung bringen, bei wachen Patienten den Oberkörper ca. 30° erhöht lagern,*
- *Atmung, Puls, Blutdruck kontrollieren.*

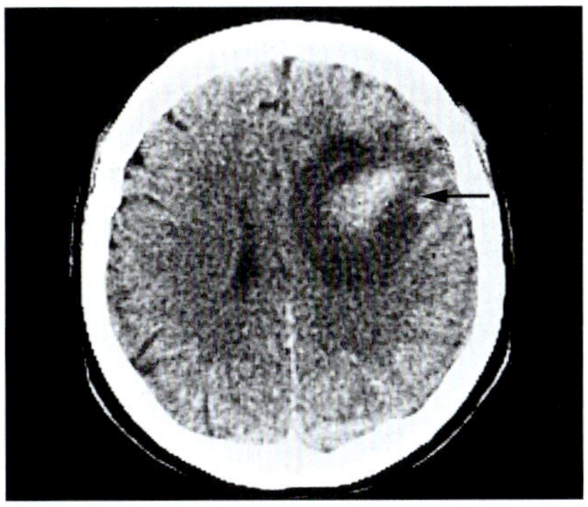

**Abb. 19.23 ··› Intrazerebrale Blutung.** Intrazerebrale Blutung links medial: Die Ausbreitung des Blutes ist auf dem cCT gut zu erkennen: innerhalb eines dunklen Hofes erscheint die Blutansammlung als heller Fleck.

### Therapie

Die Behandlung aller Gehirnblutungen erfolgt meist auf einer *Intensivstation*. Hier werden engmaschig die Vitalfunktionen (Atmung, Blutdruck und Puls) überwacht. Je nach Größe der Blutung ist es notwendig, im Rahmen einer Operation die *Blutmassen aus dem Gehirn abzusaugen* oder Teile der Schädeldecke zur Entlastung vorübergehend zu entfernen (*Entlastungstrepanation*).

Ist die Akutphase überstanden, so werden ähnliche Pflegekonzepte wie beim Hirninfarkt (Bobath-Konzept, frühzeitige Krankengymnastik) angewendet (S. 390). Da die Rückbildung der neurologischen Ausfälle langwierig und meist nicht vollständig ist, ist auch bei diesen Patienten die Rehabilitation sehr wichtig.

## Subarachnoidalblutung (SAB)

**D** *Meist akut verlaufende Blutung aus den gehirnversorgenden Arterien in den Subarachnoidalraum (S. 382).*

### Ursachen

Die häufigste Ursache ist das Platzen einer (meist angeborenen) Gefäßaussackung (*Aneurysma*) einer Hirnarterie **(Abb. 19.24)**. Seltener kann eine Gehirnverletzung (*Schädel-Hirn-Trauma*) die Ursache sein.

### Symptome

- Plötzlich auftretende, stärkste Kopfschmerzen (meist im Hinterkopfbereich),
- extreme Nackensteife (Meningismus, S. 395),
- Übelkeit und Erbrechen,
- unterschiedliche Pupillengröße,
- Bewusstseinstörungen.

### Diagnostik

Die Diagnose wird mithilfe eines *cCT* und einer *Angiografie der Hirnarterien* gestellt.

### Therapie

Wie alle anderen Hirnblutungen ist auch die Subarachnoidalblutung ein Notfall, der einer intensivmedizinischen Behandlung bedarf. Meist wird durch eine frühzeitige Gefäßoperation versucht, die geplatzte Gefäßaussackung mit *kleinsten Metallklemmen* zu verschließen.

### Komplikationen

Häufig kommt es allerdings zu Komplikationen, wie dem krampfartigen Verschluss der betroffenen Gehirnarterie (*Gefäßspasmus*) mit Hirninfarkten oder der krankhaften Erweiterung der Liquorräume (*Hydrozephalus*), selten aber zu bleibenden Bewusstseinsstörungen oder schweren Hirnleistungsschwächen.

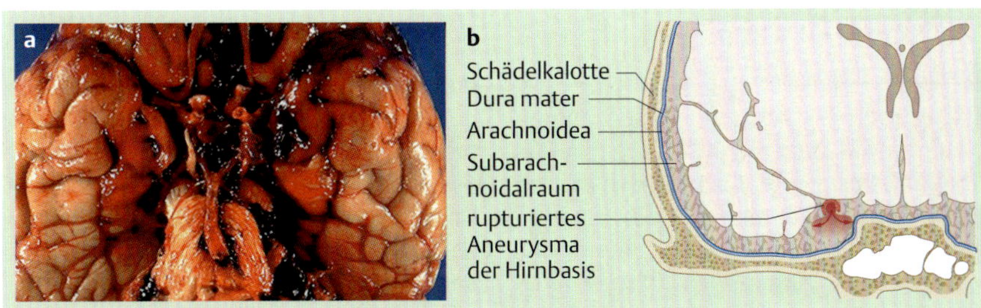


**Abb. 19.24 ··› Subarachnoidalblutung.** **a** Verteilung des Blutes an der Hirnbasis, **b** schematische Darstellung.

### Subdurales Hämatom (SDH)

**D** *Sowohl chronisch als auch akut verlaufende Blutung aus den venösen Blutleitern, die sich unterhalb der harten Hirnhaut (Dura mater) ausbreitet* ***(Abb. 19.25)****.*

**Ursachen**

Ursache ist meist eine Krafteinwirkung auf den Schädel (z. B. durch einen Sturz), durch die es zu Zerreißungen der großen venösen Gefäße kommt. Ein besonderes Risiko besteht bei älteren Patienten, Stoffwechsel- und Gefäßerkrankungen sowie chronischer Alkoholkrankheit.

**Symptome**

- *Bewusstseinsstörungen*,
- psychische Auffälligkeiten (z. B. *akute Verwirrtheit*),
- *unterschiedliche Pupillengröße*,
- Halbseitenlähmung der Gegenseite (*kontralaterale Hemiparese*).

Bei älteren Patienten kann es zu einem verzögerten Verlauf mit geringen, langsam zunehmenden neurologischen Ausfällen über Wochen hinweg kommen (*chronisches subdurales Hämatom*).

**Diagnostik**

Wegweisend ist die *Computertomografie* (*cCT*) oder Kernspintomografie (NMR) des Schädels.

**Therapie**

Vor allem bei älteren Patienten ohne neurologische Ausfälle ist man mit einem operativen Vorgehen abwartend. Bei dem Eingriff wird das Blut operativ über ein Bohrloch abgesaugt.

**Prognose**

Die Patienten erholen sich meist vollständig, allerdings kann es wiederholt zu Blutungen kommen.

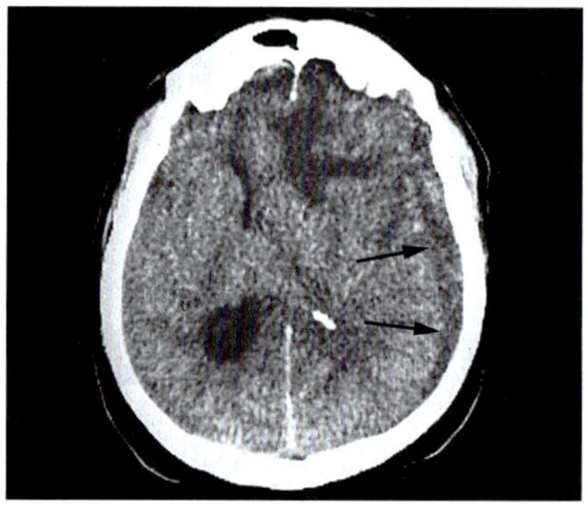

**Abb. 19.25 ··· Subdurales Hämatom.** Zwischen dem linken Schädelknochen und der Hirnrinde lässt sich das sichelförmige subdurale Hämatom im cCT erkennen (Pfeile).

## Pflegeschwerpunkt Hirninfarkt/Gehirnblutung (Schlaganfall)

Jutta Weniger

Je nach Lokalisation des Infarktes, seltener der Blutung, kann der Betroffene „schlagartig" von einem Tag auf den anderen viele Aktivitäten des Lebens nicht mehr selbstständig durchführen. Er muss sie wieder neu erlernen und trainieren. Die ausgefallenen Fähigkeiten können am besten in alltäglichen Situationen erlernt werden. Besonders wichtig ist es, dabei physiologische Bewegungen durchzuführen. Hierfür benötigt der Schlaganfallpatient fachkundige Anleitung und Unterstützung. Fachgerechte Unterstützung in den Aktivitäten des täglichen Lebens wird hier zur Therapie. Daher wird im Folgenden der Begriff *„pflegetherapeutische Maßnahme"* verwandt.

### Pflegetherapeutische Maßnahmen nach dem Bobath-Konzept

Die pflegetherapeutischen Maßnahmen basieren auf dem Bobath-Konzept. Das Ehepaar Berta und Karl Bobath hat in den 40er Jahren des 20. Jahrhunderts ein ganzheitliches, heute weiterentwickeltes und erfolgreich angewandtes Behandlungskonzept für Menschen mit Halbseitenlähmung erstellt. Berta Bobath, die Krankengymnastin war, behandelte einen Mann mit einer Hemiplegie und entdeckte, dass seine Spastik bei bestimmten Bewegungen und Lagerungen nachließ. Nach einer gewissen Zeit konnte er auf der betroffenen Seite normale Bewegungen ausführen. Dies galt bis dahin als unmöglich. Ihr Mann, ein Neurologe, erklärte dieses Phänomen medizinisch.

### Neurophysiologische Grundlagen

Jede Bewegung, auch eine einseitige, wird in beiden Hirnhälften gleichzeitig geplant. Jede Stellung und Bewegung des Körpers im Raum wird ständig als Rückmeldung an das Gehirn gespiegelt. Intakte Nervenzellen können durch die Schädigung des Gehirns verlorengegangene Funktionen übernehmen. Das Gehirn ist demnach lernfähig. Es soll also durch bestimmte Berührungs-/Druckreize und Bewegungen ein Lernprozess des Gehirns in Gang gesetzt werden. Verlorengegangene Funktionen auf der gelähmten Seite sollen durch diese Reize wieder erlernt werden.

### Grundprinzipien des Bobath-Konzeptes

- Regulieren des Muskeltonus: Zuerst muss die Spastik verringert oder aufgehoben werden, denn Spastiken verhindern harmonische, willkürliche Bewegungen.
- Verbesserung der Wahrnehmung des eigenen Körpers, insbesondere der gelähmten bzw. mehr betroffenen Seite und der Umwelt. Auch dies ist Voraussetzung für normale Bewegungen.
- Anbahnung von funktionellen Bewegungen auf der mehr betroffenen Seite: d. h., diese Körperseite wird nicht „links liegengelassen", sondern bei allen Bewegungen mitgeführt, z. B. führt die weniger betroffene Hand die mehr betroffene.

**M** *Ziel aller pflegetherapeutischen Maßnahmen ist eine normale Körperhaltung und möglichst viele physiologische Bewegungsabläufe. Der Kranke wird dabei unterstützt, diese wieder zu erlernen und dadurch eine größtmögliche Selbstständigkeit zurückzugewinnen.*

## Grundprinzipien einer bobathorientierten Pflege

### Frührehabilitation

In den ersten Tagen und Wochen kann am meisten erreicht werden. Deshalb ist es besonders wichtig, sofort mit einer bobathorientierten Pflege zu beginnen bzw. den Patienten in eine geeignete Einrichtung zu verlegen.

### Durchgängiges Arbeiten nach dem Bobath-Konzept

Alle Mitglieder des therapeutischen Teams sollten nach Bobath arbeiten. Das bedeutet: die Physiotherapie, die Ergotherapie und alle Personen, die in der Pflege eingesetzt sind, unterstützen den Kranken bei der Durchführung physiologischer Bewegungen, kennen die Lagerungen, das Handling usw. Auch die Angehörigen sollten von Anfang an miteinbezogen und angeleitet werden.

### Fördern normaler Bewegungen

Da das Gehirn aus allem lernt, was ihm angeboten wird, stellt jede Handlung am Kranken ein Lernanreiz dar. Es geht darum, dieses Lernangebot im Sinne einer Wahrnehmung des ganzen Körpers und physiologischer Bewegungsabläufe zu gestalten. Dem Kranken wird dies erklärt und er wird aufgefordert, die Bewegungen aktiv auszuführen und sich währenddessen auf seinen Körper und die ggf. durch die Pflegeperson unterstützten Bewegungen zu konzentrieren.

### Wahrnehmungsförderung

Insbesondere die Wahrnehmung der stärker betroffenen Seite ist zu fördern.

### Aktivierung

Es gilt generell der Grundsatz, dass der Betroffene soviel wie möglich selbst tun soll. Es sollen ihm nicht vorschnell für ihn jetzt schwierige Handgriffe abgenommen werden – er darf nicht „überversorgt" werden, sondern benötigt Zeit und Geduld, es selbst zu versuchen. Dabei wird er ggf. so unterstützt, dass normale Bewegungen möglich werden.

## Lagerungen nach Bobath

Das Wohlbefinden des Kranken hat beim Lagern höchste Priorität. Die Lagerungen sind entsprechend eventueller weiterer Erkrankungen, z. B. Kontrakturen oder Herzinsuffizienz, individuell anzupassen. Ebenso ist der Grad der Bewegungsfähigkeit zu berücksichtigen. Patienten nach einem Schlaganfall, die nahezu keine eigene Aktivität im Bett zeigen, benötigen zusätzliche Unterstützungsflächen durch Kissen oder Decken. Sobald der Patient jedoch beginnt, sich zu bewegen, sollen ihn Lagerungshilfsmittel nicht behindern und werden daher auf das Notwendigste reduziert. Bei der Wahl der Lagerungen sind auch deren dekubitus-, pneumonie-, kontrakturen- und thromboseprophylaktische Wirkungen zu berücksichtigen. Vorbild für die Lagerungen sind nach individueller Anpassung die im Folgenden beschriebenen Lagerungen nach Bobath. Die therapeutische Wirkung der Lagerungsarten ist in Bezug auf das Umsetzen der Grundprinzipien des Bobath-Konzeptes unterschiedlich gut. Höherwertige Lagerungen sollten häufiger gewählt werden als niederwertige.

**M** *Das Lagern selbst, also das Bewegen des Kranken bzw. die Unterstützung bei den Bewegungen, um in die geplante Position zu kommen, ist therapeutisch ebenso bedeutsam wie die Lage, die der Kranke letztendlich einnimmt.*

### Sitzen im Stuhl am Tisch

Diese Position ist therapeutisch am wirksamsten **(Abb. 19.26)**. Sie reguliert den Muskeltonus und hemmt die Spastizität. Die Wahrnehmung des Umfeldes ist gut möglich. Man benötigt einen Stuhl mit einer geraden Sitzfläche, fester Rückenlehne und Armlehnen. Das Gesäß berührt hinten die Rückenlehne, die Füße stehen parallel und hüftbreit auseinander auf dem Boden und haben sicheren Bodenkontakt mit der gesamten Fußsohle. Die Unterschenkel sind etwas nach hinten versetzt, bis die Fußspitzen senkrecht unter den Knien stehen. Die Wirbelsäule wird aufgerichtet durch ein kleines Kissen unter dem Steißbein. Die Unterarme werden auf einen Tisch gestreckt gelagert, sodass der Oberkörper etwas nach vorn kommt; evtl. ein Kissen zwischen Oberkörper und Tischkante legen, evtl. den betroffenen Arm bzw. die betroffene Seite zusätzlich mit einem Kissen unterstützen.

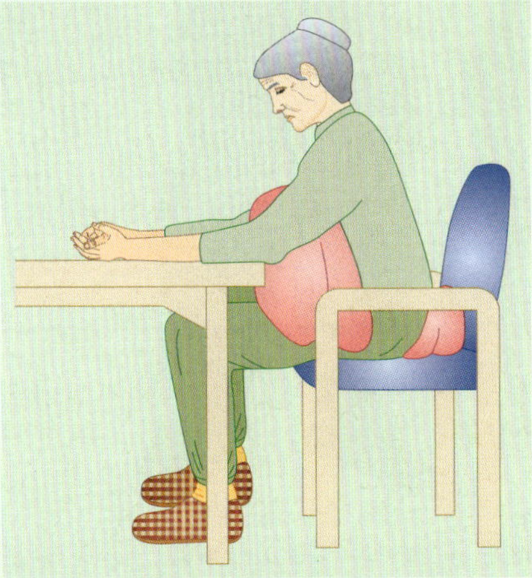

**Abb. 19.26** ⇢ **Sitzen im Stuhl am Tisch.**

**P** ***Rollstuhl.*** *Das Verwenden eines Rollstuhls anstatt des Stuhls ist ungünstiger, da die weiche Sitzfläche und Rückenlehne keine eindeutigen Reize ans Gehirn senden. Es ist darauf zu achten, dass keine Fußstützen verwendet werden und die Füße auf dem Boden stehen.*

**M** *Wichtig ist, dass Becken, Oberkörper und Kopf gerade gehalten werden. Kann der Kranke dies selbst, können Kissen entfernt werden. Verändert er trotz Unterstützung seine Position in Richtung einer pathologische Körperhaltung (S. 384), muss seine Lage sofort korrigiert werden. Ist dies nicht möglich, ist eine andere Lagerung, z. B. im Liegen, einzunehmen.*

### Liegen auf der stärker betroffenen Seite

Dies ist die therapeutisch günstigste Position im Liegen **(Abb. 19.27)**. Sie reguliert den Muskeltonus auf der stärker betroffenen Seite, und wirkt stimulierend und wahrnehmungsfördernd auf diese Körperregion. Der Kranke kann die weniger betroffene Seite bewegen, da sie oben liegt. Zunächst wird der

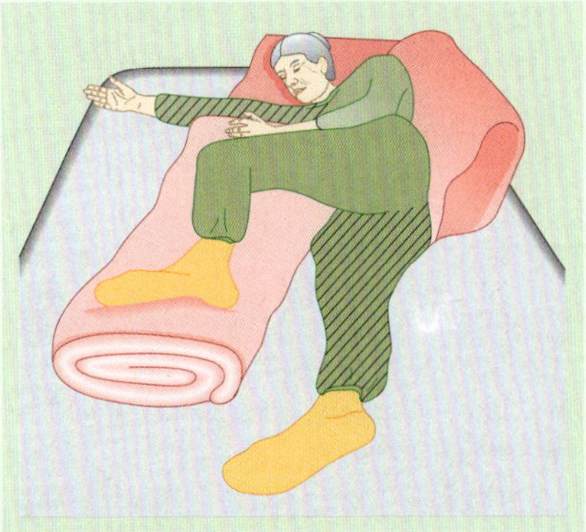

**Abb. 19.27** ⇢ **Lagerung auf der stärker betroffenen Seite.**

Kranke in Rückenlage möglichst nahe an die Bettkante der weniger betroffenen Seite bewegt. Dann wird der Kranke beim Drehen auf die stärker betroffene Seite unterstützt. Anschließend wird der Kopf auf ein Kissen gelagert. In den Rücken kann zur Stabilisierung eine Handtuchrolle oder ein Kissen gelegt werden. Das mehr betroffene Bein ist im Hüftgelenk gestreckt, das andere Bein samt Fuß liegt gebeugt auf einem Kissen oder einer zusammengefalteten Decke. Der mehr betroffene Arm ist außenrotiert, die Handfläche zeigt nach oben.

#### Liegen auf der weniger betroffenen Seite

Der Kranke befindet sich in Rückenlage **(Abb. 19.28)**. Zunächst beide Beine anwinkeln und auf einer Decke auf die weniger betroffene Seite gekippt ablegen. So wird eine stabile Ausgangsposition erreicht. Die Arme nach vorn holen und auf dem Bauch ablegen. Dann wird der Kranke beim Drehen auf die weniger betroffene Seite unterstützt. Kissen bzw. Bettdecke werden angebracht wie oben. Der weniger betroffene Arm ist individuell durch Kissen o. Ä. zu unterstützen.

**P** ***Flach gestelltes Bett.*** *Das Kopfteil des Bettes soll bei den Seitenlagerungen flach gestellt sein. Kann ein alter Mensch nicht flach liegen kann das gesamte Bett zum Fußende hin tiefer gestellt werden.*

*Zur weiteren Vertiefung v. a. der Unterstützung der Bewegungen beim Lagern können Sie sich auf der CD die Filme „Bobath-Seitenlagerung 1“ und „Bobath Seitenlagerung 2“ anschauen.*

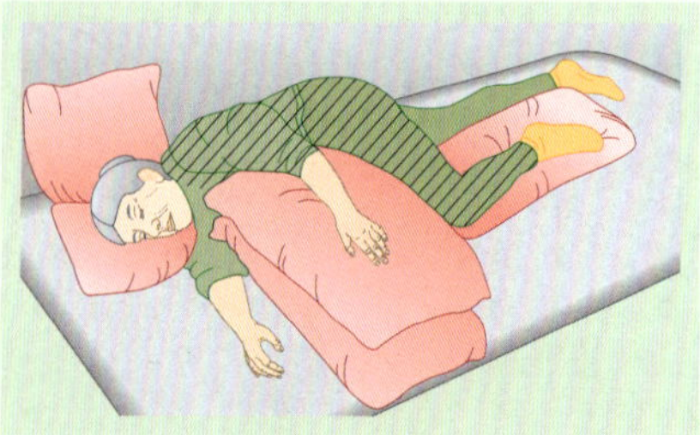

**Abb. 19.28 ⇢ Lagerung auf der weniger betroffenen Seite.**

#### Rückenlage und A-Lagerung

Der Kranke liegt in Rückenlage in der Mitte des flach gestellten Bettes **(Abb. 19.29)**. Zunächst wird auf der weniger betroffenen Seite ein Kissen schräg unter Kopf und Schulter gelegt. Anschließend wird ein Kissen ebenso unter die stärker betroffene Seite gelegt, sodass die Kissen unter dem Kopf aufeinander liegen und ein A bilden. Nun wird noch ein kleines Kissen unter den Kopf gelegt, sodass dieser etwas erhöht liegt, ohne das Kopfteil des Bettes hochzustellen. Der betroffene Arm und die Hand werden körpernah gelagert und unterstützt. Unter das Becken der mehr betroffenen Seite kann, wenn notwendig, ein Kissen gelegt werden, um eine Außenrotation des Beines zu verhindern. Die Fersen werden zur Dekubitusprophylaxe frei gelagert. Zur Vorbeugung eines Spitzfußes kann evtl. ein Bettenbogen angebracht werden. Die Fußsohlen dürfen nicht am Fußbrett des Bettes anstoßen, dies würde spastizitätsfördernd wirken. Es kann ein festes Kissen oder eine zusammengerollte Decke an die Fußsohlen gelegt werden, wenn es keine Spastik erzeugt.

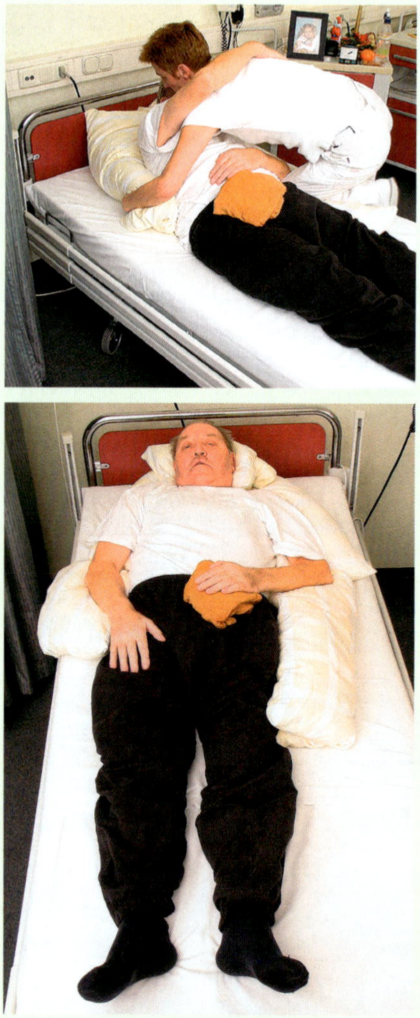

**Abb. 19.29 ⇢ A-Lagerung. a** Der Kranke wird in die Bewegungen während des Lagerns miteinbezogen, **b** Rückenlage in A-Lagerung (aus Köther, 2005).

**P** *Nach dem Lagern wird überprüft, ob der alte Mensch bequem liegt und ob die Muskulatur locker ist. Klingel und persönliche Gegenstände werden an einen Platz gelegt, an dem der Kranke sie gut erreichen kann. Zur Förderung der Wahrnehmung der stärker betroffenen Seite werden diese Dinge neben dieser Seite angebracht. Achtung: Besteht ein Neglectsyndrom, kann der Kranke die Gegenstände nicht sehen. In diesem Fall ist z. B. die Klingel neben die mehr betroffene Seite zu legen.*

## Transfer

### Heraussetzen aus dem Bett in den (Roll-)Stuhl

Es kann ein „Transfer über den Stand“ gewählt werden, wenn der Betroffene stehen kann. Voraussetzung hierfür ist, dass mindestens ein Fuß stabil steht und im Fußgelenk beweglich ist. Ist dies nicht der Fall, wird ein sog. „tiefer Transfer“ durchgeführt, bei dem der Schlaganfallpatient vom Sitzen aus den Rollstuhl erreicht. Der Kranke kann sich mit Unterstützung sowohl über die mehr als auch über die weniger betroffene Seite aus dem Bett auf den Rollstuhl drehen **(Abb. 19.30)**. Ist die Lähmung stark ausgeprägt, wird das schwerer betroffene Bein von der Pflegeperson mit ihren Knien stabilisiert **(Abb. 19.31)**. Die Füße werden nach jeder Positionsveränderung des Gesäßes auf guten Stand kontrolliert bzw. so versetzt, dass der Kranke zumindest teilweise Gewicht übernehmen kann.

**M** *Beim Transfer sollte möglichst viel Gewicht auf die Füße übertragen werden. Dies entspricht der normalen Bewegung und wirkt therapeutisch. Es ist zudem eine sehr wirksame Spitzfußprophylaxe.*

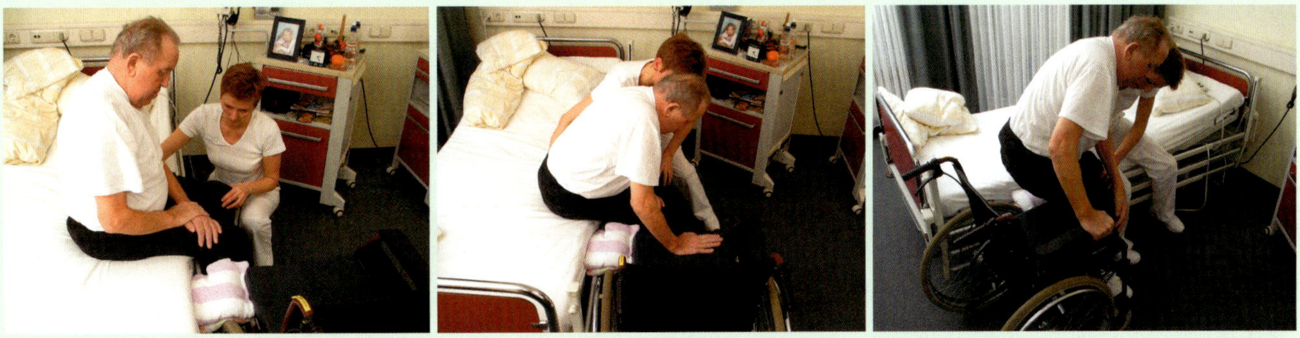

**a** Die Pflegende unterstützt das betroffene Bein am Knie.
**b** Die andere Hand ist am Gesäß des Kranken.
**c** Das Gesäß wird frei und kann in kleinen Schritten zur Seite versetzt werden.

**Abb. 19.30** ⇢ **Tiefer Transfer.** Bobath-Transfer vom Bett in den Rollstuhl (aus Köther, 2005).

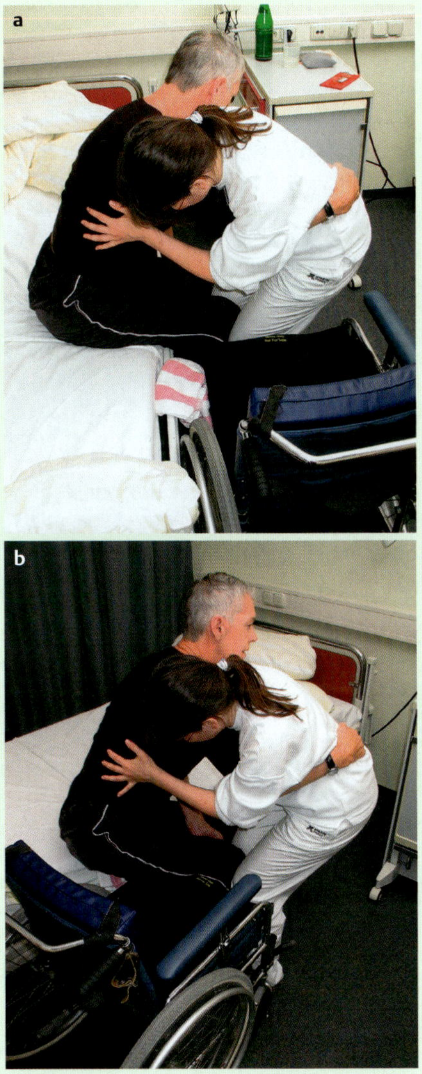

**Abb. 19.31** ⇢ **Tiefer Transfer bei ausgeprägter Hemiparese. a** Wenn nötig kann eine zweite Person die Seitwärtsbewegung hier von der weniger betroffenen Seite aus unterstützen. **b** Die Pflegefachperson stabilisiert das schwerer betroffene Bein mit ihren Knien (aus Köther, 2005).

*Schauen Sie sich hierzu auf der CD auch den Film „Bobath-Transfer Bett-Rollstuhl" und „Bobath-Sitzen an der Bettkante" an.*

## Schwerpunkte der Pflege nach einem Hirninfarkt im Bereich der AEDL

Je nach Lokalisation des Hirninfarktes oder der Hirnblutung können unterschiedlichste Symptome auftreten (S. 387), die nahezu alle Aktivitäten des Lebens berühren können.

### AEDL „Kommunizieren können"

Nach einem Schlaganfall können Störungen der erworbenen Sprache (Aphasie) auftreten oder die Aussprache kann aufgrund von Lähmungen beeinträchtigt sein (Dysarthrie). Auch die Mimik und Gestik als nonverbale Ausdrucksmittel können eingeschränkt sein. Störungen in diesem Bereich belasten und beeinträchtigen den Betroffenen meist sehr. Es sollte deshalb frühzeitig eine Logopädin hinzugezogen werden.

### AEDL „Sich bewegen können"

Es werden individuell Lagerungen nach Bobath angepasst und unter Beachtung der fördernden Bewegungsreize durchgeführt (S. 391). Therapeutisch sinnvolle Lagerungen sollten bevorzugt werden.

Gehversuche sollten erst dann unternommen werden, wenn der Kranke aufstehen, im Stand das Gleichgewicht halten kann und Gewichtsverlagerungen auf das betroffene Bein geübt hat. Eine Physiotherapeutin sollte ihn dabei anleiten und unterstützen. Sie geht an der gelähmten Seite, legt ihre Hände an die Hüften des Kranken und vermittelt ihm so ein Gefühl der Sicherheit. Den ersten Schritt macht der Kranke mit dem weniger betroffenen Bein. Die Physiotherapeutin steuert zu Beginn den gesamten Bewegungsablauf. Hat der Kranke schon Fortschritte gemacht, können Pflegepersonen in Absprache mit der Physiotherapeutin die Gehübungen fortführen. Der Kranke benötigt zum Gehen gut sitzendes, Halt gebendes und nicht rutschendes Schuhwerk.

### AEDL „Essen und trinken können"

Bei einer Halbseitenlähmung sind oft auch das Gesicht, die Zunge und der Schlund betroffen; es kann zu massiven Schluckstörungen kommen. Zur Verhinderung von Aspiration und Mangelernährung kann das Legen einer Ernährungssonde notwendig werden. Heute wird meist frühzeitig eine PEG (perkutane, endoskopisch kontrollierte Gastrostomie, S. 293) gelegt. Sie ist nicht so störend wie eine Magensonde, die durch die Nase gelegt wird, und es kann sofort mit einem Ess- und Trinktraining begonnen werden. Zunächst ist dies Aufgabe von Logopäden. In Absprache mit diesen unterstützt die Pflegeperson den Kranken dabei. Weiche, aber geformte Speisen, wie z. B. mundgerechte Stücke, weich gekochtes Gemüses oder fester Kartoffelbrei, sind am besten zu schlucken. Getränke können angedickt besser geschluckt werden (z. B. mit Quick und Dick, Fa. Pfrimmer-Nutricia).

### AEDL „Ausscheiden können"

Zu Beginn kann eine Harninkontinenz auftreten (S. 340), die sich jedoch oft in den ersten Wochen bis Monaten bessert. Ein regelmäßiges Toilettentraining kann zur Besserung beitragen. Wegen der hohen Infektionsgefahr sollte auf einen Blasenverweilkatheter wo immer möglich verzichtet werden.

## AEDL „Sich pflegen können" und „Sich kleiden können"

Durch bewusstes Gestalten der Lagerung bzw. der Sitzposition während des An- und Auskleidens und der Körperpflege soll einer Spastizität entgegengewirkt werden. Die Wahrnehmung und die motorischen Funktionen sollen durch Stimulation und Einbeziehen der stärker betroffenen Körperseite gefördert werden. Das Erinnern an persönliche, im Zusammenhang mit der Körperpflege gemachte Erfahrungen hilft, Bewegungen wieder zu erkennen und komplexe Handlungsabläufe neu zu planen und zu üben. Persönliche Pflegemittel, wie Seife, Cremes, Parfüm, werden verwendet und der Kranke wird aufgefordert, sie anzufassen und sich zurechtzulegen, wie er es gewohnt war.

Kann der Kranke den Oberkörper nicht ausreichend stabilisieren, findet die Körperpflege im Bett statt. Sobald es möglich ist, sollte die Körperpflege am Waschbecken erfolgen, da dies einen hohen therapeutischen Wert hat. Der Kranke sitzt dabei auf einem Stuhl dicht vor dem Waschbecken. Seine Fußsohlen haben Bodenkontakt, sein Oberkörper ist leicht nach vorn geneigt. Der stärker betroffene Arm kann auf dem Rand des Waschbeckens abgelegt werden. Die stärker betroffene Körperhälfte, Gesicht und Intimregion kann der Kranke meist mit der weniger betroffenen Hand selbst waschen. Er sollte dazu aufgefordert und ermutigt werden. Kann er es nicht, führt die Pflegeperson seine Hand. Beim Waschen der weniger betroffenen Seite wird zu Beginn meist Hilfe benötigt. Die Pflegeperson führt die stärker betroffene obere Extremität mit ihrer eigenen Hand, z. B. in einem Waschhandschuh.

### Bobath-orientierte Ganzkörperwaschung nach Bienstein

Die Ganzkörperwaschung nach Bienstein stellt eine sehr gute Möglichkeit zur Förderung der Wahrnehmung dar **(Abb. 19.32)**. Der alte Menschen wird dazu in eine sitzende Ausgangsposition gebracht, möglichst am Waschbecken. Die Pflegeperson stellt sich auf die stärker betroffene Seite. Sie verwendet

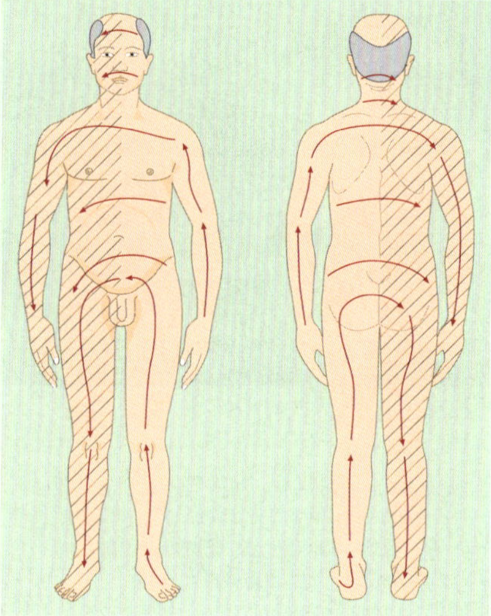

**Abb. 19.32 ⇢ Bobath.** Am Bobath-Konzept orientierte Ganzkörperwaschung.

einen rauen Waschlappen und ein groberes Handtuch, damit die Berührungen deutlicher gespürt werden. Die Pflegeperson fordert den Betroffenen auf, Gesicht und Intimregion selbst zu waschen. Die anderen Bereiche werden von der Pflegeperson gewaschen. Sie fährt immer von der weniger betroffenen Seite zur stärker betroffenen Seite und betont dabei die längs verlaufende Körpermitte. Der Kranke wird aufgefordert, die Empfindungen bei der Berührung der weniger betroffenen Körperregion bewusst wahrzunehmen und dieses Gefühl auf die stärker betroffene Seite zu übertragen. Jede Sequenz in Pfeilrichtung wird 3-mal wiederholt, bevor weitere Regionen gewaschen werden.

Beim An- und Auskleiden treten oft vielfältige Probleme aufgrund der Halbseitenlähmung und eines Defizits in der Planung von Bewegungsabläufen auf. Oft wird die Reihenfolge der anzuziehenden Kleidungsstücke durcheinander gebracht, Ärmellöcher werden nicht gefunden oder der Betroffene knöpft falsch zu. Hier sind bestimmte Anziehtechniken und ein geordnetes Bereitlegen der Kleidungsstücke hilfreich. Dabei wird die stärker betroffene Seite immer zuerst angekleidet. Der Kranke wird unterstützt und systematisch angeleitet, solange es notwendig ist.

*Hierzu können Sie sich auf der CD den Film „Bobath-Hilfe beim Ankleiden" anschauen.*

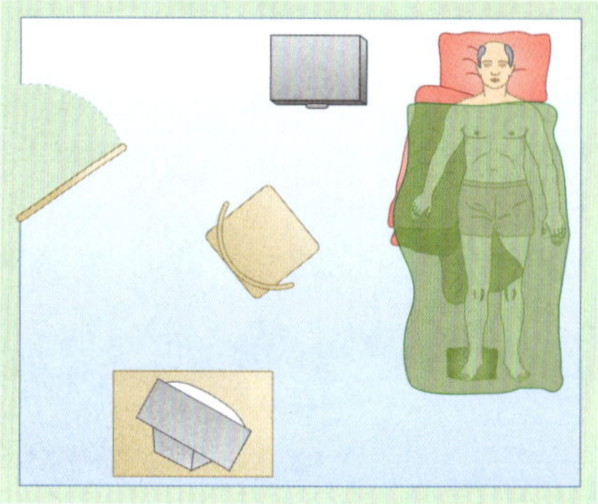

**Abb. 19.33 ⇢ Zimmer eines Hemiplegikers.** Anordnung der Gebrauchsgegenstände im Zimmer eines hemiplegischen Patienten (nach Köther, 2005).

## AEDL „Sich beschäftigen, lernen und sich entwickeln können"

Die Möbel und Gebrauchsgegenstände werden im Raum auf eine bestimmte Art angeordnet: Alles, was Anregungen und Reize bietet, wird auf der stärker betroffenen Seite positioniert. Die Pflegeperson tritt von der stärker betroffenen Seite aus an den Kranken heran. Da der Kranke so immer über seine stärker betroffenen Körperteile schauen muss, nimmt er sie verstärkt wahr **(Abb. 19.33)**.

**M** *Besteht ein Neglect (Teile des Körpers und der Umgebung auf der stärker betroffenen Seite werden überhaupt nicht wahrgenommen) gilt diese Regel nicht. Der Patient würde völlig isoliert und von der Umwelt abgeschnitten. Es ist besonders darauf zu achten, dass Reize oder Ansprache durch die Pflegepersonen von einem Bereich kommen, den er wahrnehmen kann.*

Nach der Akutphase sollte nach Beschäftigungen gesucht werden, die dem Kranken Freude machen und ihn fördern, ihn jedoch nicht überfordern. Eventuell kann eine Ergotherapeutin hinzugezogen werden. Auch Beschäftigungen in Gruppen sind sinnvoll, um einem sozialen Rückzug vorzubeugen.

## AEDL „Mit existenziellen Erfahrungen des Lebens umgehen können"

Der Kranke ist von einem Tag auf den anderen mit vielfältigen Behinderungen und Einschränkungen konfrontiert. Eventuell fühlt er sich wertlos und hat Angst, anderen zur Last zu fallen. Es ist sehr mühsam, alltägliche Verrichtungen wieder neu zu erlernen und gewissermaßen „wieder ganz von vorn anzufangen". Viele Betroffene leiden deshalb unter starken Gefühlsschwankungen und sind depressiv verstimmt. Es ist wichtig, den Betroffenen und seine Angehörigen gut und realistisch über Möglichkeiten der Rehabilitation zu informieren. Er sollte stets gut angeleitet und ermutigt werden, viel zu üben.

## 19.4 Erregerbedingte, entzündliche Erkrankungen des ZNS

Dominik von Hayek

Die typischen Infektionen des ZNS haben sich in den letzten Jahrzehnten stark verändert. Die früher sehr häufigen Folgeschäden durch eine Syphilisinfektion sind durch die Anwendung von Antibiotika sehr selten geworden, die „Kinderlähmung" (Poliomyelitis, „Polio") ist durch die flächendeckende Polioschutzimpfung zumindest in den Industrieländern stark zurückgegangen. Dagegen haben neurologische Schäden bei den durch *Zecken* übertragenen Erkrankungen oder im Rahmen von *AIDS* (S. 269) zugenommen.

### 19.4.1 Meningitis

**D** *ZNS-Infektion mit hauptsächlicher Beteiligung der Hirnhäute (Meningen), verursacht durch Bakterien **(Abb. 19.34a)** oder Viren, seltener durch Pilze oder Einzeller.*

#### Ursachen

Meistens breiten sich die Erreger über den Blutweg von einem anderen Infektherd (z. B. bei Lungenentzündung oder Magen-Darm-Grippe) oder direkt aus Mittelohr- oder Nebenhöhleninfektionen aus.

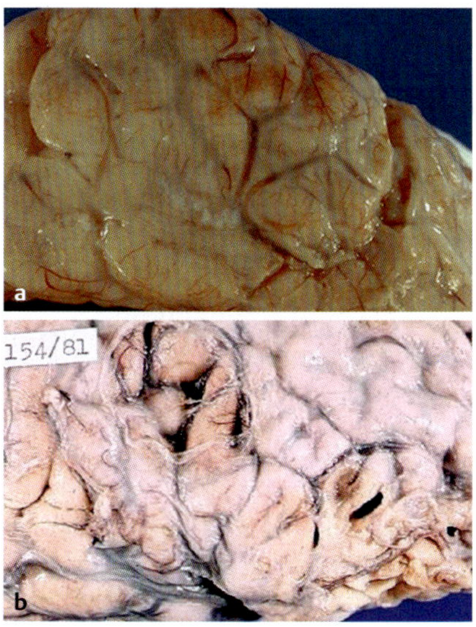


**Abb. 19.34 ⇝ Eitrige Meningitis. a** Frühstadium, **b** späteres Stadium mit Hirnödembildung.

**W** *Die Meningitis des älteren Patienten wird meistens durch das Bakterium Streptococcus pneumoniae (Pneumokokken) hervorgerufen, daneben findet man im Jugendlichen- und Erwachsenenalter häufig Meningokokken (auch als Epidemie) und zahlreiche Viren.*

#### Symptome

- Hohes Fieber (bei älteren Patienten häufig weniger ausgeprägt),
- starke *Kopfschmerzen*,
- Nackensteife (*Meningismus*),
- *Lichtempfindlichkeit*,
- Übelkeit und Erbrechen.

#### Diagnostik

Die Nackensteifigkeit wird gezielt in der *neurologischen Untersuchung* geprüft. Als Meningismus bezeichnet man den schmerzbedingten Widerstand gegen eine Beugung des Kopfes nach vorne. Da die Rückenmarkshäute mitbefallen sind, ist das Anheben des gestreckten Beines im Liegen schmerzhaft behindert (*Lasègue-Zeichen*). Die Diagnose wird durch eine Entnahme von Gehirnflüssigkeit (*Lumbalpunktion*) bestätigt: Die Erreger lassen sich unter dem *Mikroskop* nachweisen und später anzüchten, außerdem ist laborchemisch eine Entzündungsreaktion zu erkennen. Daneben erfolgt immer eine Computertomografie des Kopfes (cCT) sowie Blutuntersuchungen zum Nachweis des Erregers oder der gegen ihn gerichteten Antikörper.

#### Therapie

Die Therapie der Meningitis erfolgt stationär. Lassen sich im Liquor Hinweise auf einen bakteriellen Erreger finden, so wird sofort mit einer hochdosierten, *intravenösen Antibiotikatherapie* begonnen, auch wenn das verursachende Bakterium noch nicht identifiziert ist. Ein Teil der viralen Erreger (v. a. das Herpes-Virus) lässt sich durch eine intravenöse Therapie mit *Zovirax* behandeln.

#### Komplikationen

Da es bei den Betroffenen im weiteren Verlauf oft zu Bewusstseins- und Atemstörungen kommt, ist häufig eine intensivmedizinische Behandlung notwendig. Die Entwicklung eines *Hirnödems* oder die Ausbreitung des Erregers im gesamten Körper (*Sepsis*, v. a. bei Meningokokken) stellen lebensbedrohliche Komplikationen dar **(Abb. 19.34b)**.

#### Prognose

Die Prognose ist stark vom jeweiligen Erreger abhängig, bei der im Alter häufigen Pneumokokken-Meningitis besteht trotz der Antibiotikatherapie eine Sterblichkeit von 20–30 %. Als Folgeschäden können epileptische Anfälle, Paresen oder Hör- und Sehstörungen bestehen bleiben.

### 19.4.2 Gehirnentzündung (Enzephalitis)

**D** *ZNS-Infektion mit vorwiegendem Befall des Gehirngewebes.*

#### Ursachen

Häufig sind Viren (z. B. Herpes-, Mumps- oder Rötelnvirus) im Rahmen der jeweiligen Erkrankung Auslöser, seltener handelt es sich um herdförmige Absiedelungen von Bakterien aus Abszessen oder bei Herzklappenentzündungen.

#### Symptome

- *Plötzliche Verwirrtheit*,
- *Bewusstseinstrübung*,
- neurologische Ausfälle (*Halbseitenlähmung*, Sprachstörung) oder *epileptische Anfälle*,
- bei Beteiligung der Gehirnhäute können zusätzlich Symptome einer Meningitis (*Meningismus*) auftreten.

#### Diagnostik

Die Diagnose wird durch die Entnahme und laborchemische Untersuchung von Gehirnflüssigkeit (Liquor) gestellt.

### Therapie

Bei der bakteriellen und der Herpes-Enzephalitis handelt es sich um gefährliche Krankheitsbilder, die einer intensivmedizinischen Behandlung (s. oben, Therapie der Meningitis) bedürfen. Je nach Erreger erfolgt eine intravenöse Therapie mit *Antibiotika* oder *Zovirax*, im Zweifelsfall als Kombination.

### Krankheitsverlauf

Es handelt sich meist um *schwere Krankheitsverläufe* mit häufigen Komplikationen (z. B. epileptische Anfälle oder Hirndruckanstieg), vor allem ältere Patienten über 65 Jahre haben ein hohes Risiko zu versterben (Sterblichkeit über 50 %) oder behalten bleibende neurologische Schäden (s. oben).

## 19.4.3 Durch Zecken übertragene Infektionen des ZNS

**D** *Durch Zecken **(Abb. 19.35)** übertragene Infektionserkrankungen des ZNS mit zwei unterschiedlichen Krankheitsbildern, der Borreliose und der Frühsommer-Meningoenzephalitis (FSME; **Tab. 19.3**).*

### Ursachen

Beide Erreger werden durch den Speichel der befallenen Zecken übertragen, allerdings ist erst nach längerem Saugen eine Infektion wahrscheinlich, weshalb eine frühzeitige Entfernung der Zecke wichtig ist.

### Prophylaxe

- Meiden von dichtem Unterholz,
- vollständige Bedeckung der Körperteile durch *Kleidung*,
- sofortige *Entfernung der Zecke* mit einer Pinzette (Zeckenkörper nicht zerreißen, gleichmäßiger Zug, Bisswunde desinfizieren),
- *aktive Impfung gegen den FSME-Virus* derzeit für Bewohner und Besucher der betroffenen Risikogebiete in Schwarzwald, Nordostbayern und Österreich empfohlen,
- für die Borreliose existiert derzeit keine Impfung.

### Krankheitsverlauf

**Borreliose.** Die häufiger auftretende Borreliose hat einen typischen, stadienförmigen Verlauf. Klassisch ist die einige Tage nach dem Zeckenbiss auftretende *ringförmige Hautrötung* (*Erythema migrans*, **Abb. 19.36**), die sich nach außen ausbreitet und in der Mitte abblasst. Nach einigen Monaten klagen die Patienten über Kopf- und Nackenschmerzen, es kommt häufig zu Lähmungen von peripheren Nerven (*z. B. Gesichtslähmung*) und zu *Nervenwurzelreizungen*. Das letzte Stadium mit rotbläulichen Hautveränderungen, vielfältigen Gelenkbeschwerden und letztendlich einer Entzündung des Gehirngewebes tritt erst nach ca. 1 Jahr auf.

**FSME.** Bei der selteneren Frühsommer-Meningoenzephalitis (FSME) kommt es nach Infektion durch den FSME-Virus innerhalb von einigen Wochen zu grippeähnlichen Symptomen, später bei einem kleinen Teil der Betroffenen zu einer Hirnhaut- und Gehirnentzündung (*Meningoenzephalitis*), aber nur im Extremfall mit bleibenden Hirnschädigungen und Lähmungen. Häufig (in ca. 90 % der Fälle) zeigen sich trotz einer Infektion mit dem FSME-Virus keine Krankheitszeichen.

**Tab. 19.3** ⇢ Unterschiede Borreliose und FSME

| | *FSME* | *Borreliose* |
|---|---|---|
| Erreger | FSME-Virus | Mehrzeller (Spirochäte) Borrelia burgdorferi |
| Verbreitung/ Erkrankungshäufigkeit | nur Süddeutschland u. Österreich selten | ganz Europa und Amerika/häufige Erkrankung |
| Verlauf | rasch | langsam, in 4 Stadien |
| betroffene Organe | ZNS | Haut, periphere Nerven, Gelenke, später ZNS |
| Hautbefund | nein | typische ringförmige Rötung um den Zeckenstich (Erythema migrans) |
| Therapie | keine | Antibiotika |
| Impfung | aktiv/passiv | keine |
| Verlauf | selten schwerer Verlauf | häufig langwieriger Verlauf |

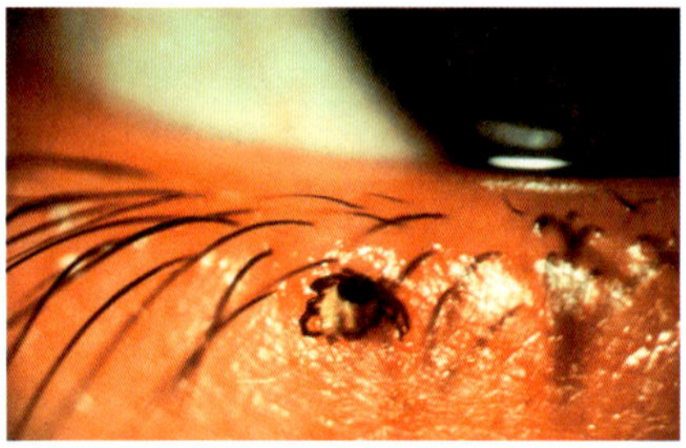

**Abb. 19.35** ⇢ **Zecke.** Saugende Zecke.

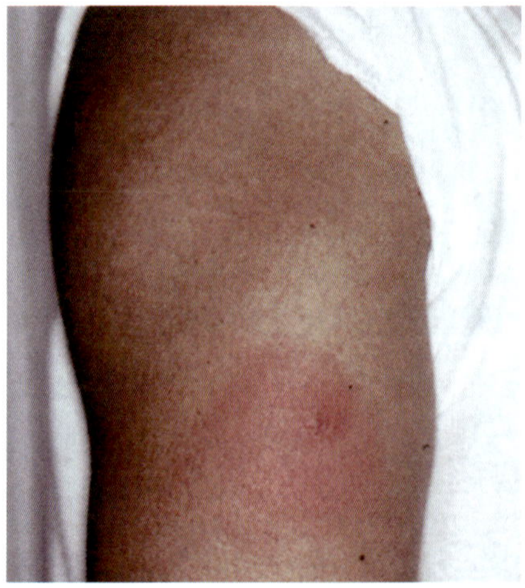

**Abb. 19.36** ⇢ **Erythema migrans.** Ringförmige Rötung am linken Oberarm nach Borelliose-Infektion (aus Füeßl u. Middeke, 1998).

### Therapie

Die Therapie der Borreliose erfolgt in jedem Krankheitsstadium durch Antibiotika. Für die FSME existiert derzeit keine spezifische Therapie.

## 19.4.4 Creutzfeldt-Jakob-Erkrankung

**D** *Durch Prionen verursachter Abbau von Gehirngewebe; sowohl übertragbare als auch vererbbare ZNS-Erkrankung.*

Die Creutzfeldt-Jakob-Erkrankung kommt nur *sehr selten* vor (nur ca. 1 von 1 000 000 Menschen ist betroffen), es handelt sich dabei um eine sog. *Prionenerkrankung*, die man nur schwierig mit den gängigen ansteckenden (infektiösen) Erkrankungen vergleichen kann. Prionen sind Eiweißteile, die im gesunden Körper als Teile der Nervenzellmembran im Gehirn, aber auch in vielen anderen Organen vorkommen. Verändern sich diese Eiweißteile in ihrer räumlichen Struktur, kommt es zu Schäden an den Nervenzellen und letztendlich zu einem schwammförmigen Abbau der Gehirnzellen, der dann die Creutzfeldt-Jakob-Erkrankung hervorruft.

#### Ursachen

Bei 90 % der Creutzfeldt-Jakob-Erkrankungen kommt es zu *zufälligen Veränderungen* des Prionen-Gens, bei ca. 10 % der Fälle handelt es sich um eine *angeborene Erbkrankheit* mit einer krankhaften Veränderung des Prionen-Gens. Sehr selten findet eine *direkte Infektion des ZNS* durch die Übertragung von infiziertem Gehirngewebe (z. B. bei der Transplantation von Horn- oder Gehirnhaut) statt; noch nicht sicher geklärt ist die Übertragung einer bei Rindern auftretenden Prionenerkrankung (*BSE*) durch die Nahrung.

#### Symptome

Zu Beginn zeigt sich bei den Betroffenen meist eine depressive Verstimmung, danach entwickelt sich innerhalb eines Jahres eine *rasch fortschreitende Demenz* (S. 413). Daneben zeigen sich neurologische Auffälligkeiten wie *Muskelzuckungen* (*Myoklonien*), *Gang- und Augenmuskelstörungen*.

#### Diagnostik

Typische Befunde lassen sich nur in den Gehirnströmen (EEG) und im Liquor finden, im cCT zeigen sich keine beweisenden Veränderungen. Häufig wird die Diagnose erst durch eine Autopsie gestellt.

#### Krankheitsverlauf

Nach einem Krankheitsverlauf von insgesamt nicht mehr als einem bis maximal zwei Jahren verfallen die Patienten und versterben. Eine spezielle Therapie der Creutzfeldt-Jakob-Erkrankung existiert nicht, im Vordergrund steht die Pflege bei einer rasch fortschreitenden Demenzerkrankung.

## 19.5 Degenerative Erkrankungen des ZNS

Dominik von Hayek

**D** *Degenerative Erkrankungen sind durch den Abbau von Nervengewebe bedingt.*

### 19.5.1 Multiple Sklerose

**D** *Die Multiple Sklerose (MS), auch Enzephalomyelitis disseminata (ED) genannt, ist eine chronisch entzündliche Erkrankung von Gehirn und Rückenmark, die meist schubförmig verläuft.*

#### Ursachen

Die genaue Ursache der Erkrankung ist noch nicht geklärt; es kommt zur *Zerstörung der Markscheiden* (Schutzhülle um das Axon, S. 375) durch das eigene Immunsystem des Körpers. Betroffen ist das gesamte zentrale Nervensystem, insbesondere die weiße Substanz des Großhirns, sodass sich eine Vielzahl von neurologischen Ausfällen zeigen kann.

Frauen sind häufiger betroffen als Männer, meist beginnt die Erkrankung zwischen dem 20. und 40. Lebensjahr, mit einer Häufigkeit von bis zu 1:1000 Einwohnern handelt es sich um eine häufige neurologische Erkrankung in Europa.

#### Symptome

- *Sehstörungen:* häufig das erste Krankheitszeichen; Verschwommensehen, Doppelbilder, unwillkürliche Augenbewegungen (Nystagmus) oder vorübergehende Blindheit,
- *Sensibilitätsstörungen:* Missempfindungen (Parästhesien), vermindertes Berührungs- und Schmerzempfinden,
- *Lähmungen:* typisch sind spastische Lähmungen im späteren Verlauf der Erkrankung, betroffen ist meist ein Bein,
- *Tremor:* typisch ist ein Intentionstremor (Zittern bei zielgerichteten Bewegungen),
- *Sprechstörungen:* undeutliche Aussprache, Heiserkeit, später verwaschene Sprache,
- *Blasenfunktions- und Sexualstörungen:* Urininkontinenz, Harnverhalt, sexuelle Funktionsstörungen, seltener Stuhlinkontinenz, eher Verstopfung (Obstipation),
- *Gesichtsschmerzen:* Dauerschmerz im Bereich des Nervus facialis und Nervus trigeminus,
- *psychische Störungen:* anfangs eher euphorische als depressive Stimmung, im weiteren Verlauf häufig Depressionen, in 25 % der Fälle Entwicklung einer Demenz.

#### Krankheitsverlauf

Die Multiple Sklerose verläuft typischerweise in *Schüben*, d. h., die Krankheitssymptome treten plötzlich auf und bilden sich innerhalb von Tagen oder Wochen wieder zurück. Zwischen den einzelnen Schüben (über Monate oder Jahre treten keine Symptome auf), erst im späteren Verlauf kommt es zu bleibenden neurologischen Ausfallserscheinungen. Vor allem bei älteren Patienten unterscheidet sich der Krankheitsverlauf, hier kann es zu anhaltenden neurologischen Ausfällen ohne Rückbildung und mit der Tendenz zur Verschlechterung kommen.

#### Diagnostik

Bei dem Verdacht auf eine Multiple Sklerose werden eine *Kernspintomografie* (*NMR*, **Abb. 19.37**) des Gehirns und Rückenmarks, eine *Liquoruntersuchung* und die Messung der *Nervenleitgeschwindigkeit* vorgenommen. Trotzdem ist die Diagnosestellung in manchen Fällen schwierig oder verzögert.

#### Therapie

Eine ursächliche Therapie der Multiplen Sklerose ist bis jetzt nicht möglich; die Therapie besteht aus 2 Bestandteilen:

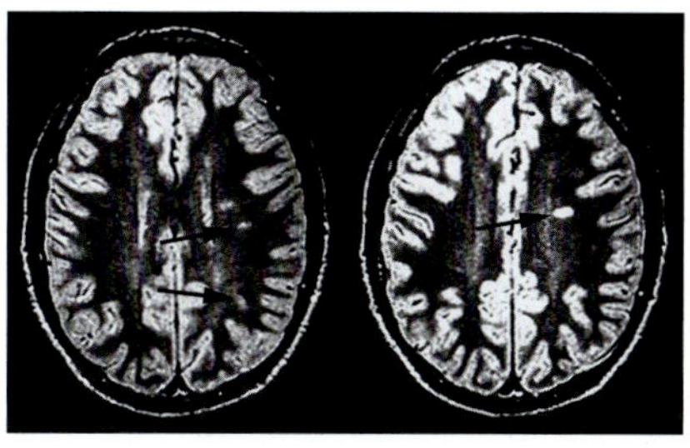

**Abb. 19.37 ⇢ NMR bei Multipler Sklerose.** Entmarkungsherde im NMR des Schädels (Pfeile).

- Hemmung des körpereigenen Immunsystems durch:
  - hochdosiertes *Kortison* über 5–10 Tage, meist intravenös,
  - ursprünglich zur *Chemotherapie* bei bösartigen Tumoren eingesetzte Medikamente (wie Imurek),
  - *Beta-Interferone*, die derzeit den besten Behandlungserfolg zeigen.
- Linderung der einzelnen Krankheitserscheinungen bei:
  - Spastik: Gabe von Lioresal, einem Muskel entspannenden Medikament,
  - Blasenentleerungsstörungen: Doryl, (Cholinergikum),
  - Gesichtsschmerzen: Tegretal (Epilepsie-Medikament),
  - Tremor: Betablocker (z. B. Dociton),
  - starken depressiven Verstimmungen: Antidepressiva (z. B. Saroten).

**P** ***Pflege bei MS.*** *Multiple Sklerose wird auch die Krankheit mit den 1000 Gesichtern genannt. Sie kann, je nachdem welche Teile des zentralen Nervensystems betroffen sind und wie weit die Erkrankung fortgeschritten ist, sehr unterschiedlich in Erscheinung treten. Das Ziel der pflegerischen Maßnahmen ist die Förderung der Rückbildung von Ausfallerscheinungen und das Vermeiden von Sekundärerkrankungen. Je nach Zustand des Erkrankten sind insbesondere Dekubitus-, Pneumonie-, Kontrakturen- oder Harnwegsinfektionsprophylaxen von Bedeutung. Um motorische Störungen zurückzubilden, kommt alltäglichen Verrichtungen, wie Essen, Zähneputzen, sich An- und Auskleiden, eine besondere Bedeutung zu. Der Kranke soll so viel wie möglich selbst tun, darf jedoch nicht überfordert werden. Oft können alltägliche Handgriffe durch den Einsatz geeigneter Hilfsmittel (S. 401) auch bei Fortschreiten der Krankheit noch selbstständig ausgeführt werden. Eventuell ist eine Physio- oder Ergotherapeutin hinzuzuziehen. Besonders wichtig ist die Mobilisation. Geläufig ist der Satz: „Wer einen MS-Patienten 3 Tage im Bett liegen lässt, hat ihn bereits aufgegeben." Die Art der Mobilisation ist dem Zustand des Betroffenen anzupassen. Im akuten Schub wird meist Bettruhe verordnet. Besteht eine Blasenstörung, ist auf eine ausreichende Trinkmenge (2 l/Tag) zu achten. Ansonsten kann ein Blasenklopftraining (nach Rücksprache mit dem Arzt), wiederholtes Einmalkatheterisieren, manuelles Ausdrücken der reflexlosen Blase oder eine angemessene Versorgung mit Inkontinenzhilfsmitteln angebracht sein. Oft besteht krankheitsbedingt eine erhöhte Ermüdbarkeit. Sie ist als echte Krankheitserscheinung zu akzeptieren und es sollten deshalb mehr Ruhepausen in der Tagesstrukturierung eingeplant werden.*

### Prognose

Die mittlere Krankheitsdauer liegt heute bei mehr als 25 Jahren, die MS wird nicht mehr als lebensverkürzende Erkrankung angesehen. Ein Drittel der Patienten weist während des gesamten Lebens nur geringgradige Krankheitszeichen auf, ein weiteres Drittel zeigt nur mäßige Behinderungszeichen ohne ausgeprägte Einschränkung im Privat- oder Berufsleben, ein sehr schwerer Verlauf tritt bei weniger als 5 % der Patienten auf.

## 19.5.2 Morbus Parkinson

**D** *Degenerative Erkrankung des ZNS mit einem Symptomenkomplex aus Zittern (Tremor), erhöhter Muskelspannung (Rigor) und Bewegungsarmut (Hypokinese).*

### Ursachen

Beim Morbus Parkinson kommt es aus ungeklärter Ursache zu einem Absterben von Dopamin produzierenden Zellen im Mittelhirn und damit zum *Mangel an Dopamin* im Gehirn (S. 376). Treten die Symptome als Nebenwirkung von Medikamenten (z. B. Neuroleptika), nach einer Enzephalitis oder bei diffuser Hirnarteriosklerose auf, so spricht man von einem *Parkinson-Syndrom*.

Der Morbus Parkinson (umgangssprachlich „Schüttellähmung") gehört zu den häufigsten neurologischen Erkrankungen, etwa 1–1,5 % der über 60-Jährigen sind betroffen.

### Symptome

Zu den Symptomen zählen **(Abb. 19.39)**:
- *Bewegungsverarmung (Hypokinese):* Das wichtigste und meist erste Krankheitszeichen betrifft die gesamte Skelettmuskulatur und bewirkt eine Einschränkung der Willkürmuskulatur und Mitbewegungen. Extremformen von der Bewegungsblockade (Freezing) bis zur völligen Erstarrung (Akinesie) sind möglich;
- *Zittern (Tremor):* meist erst im Krankheitsverlauf auftretend, oft einseitiger Ruhe-Tremor, typischerweise als sog. Pillendreher- oder Münzenzähler-Tremor;
- *Rigor* (S. 384): gleichbleibender, „wächserner Widerstand" der Muskeln gegenüber einer passiven Bewegung, typischerweise ruckartiges Nachgeben der Muskulatur (Zahnradphänomen, S. 384);
- *starre Mimik:* Maskengesicht **(Abb. 19.38)**;
- *typisches Gangbild:* kleinschrittiger Gang (Trippeln), Fehlen von Ausgleichsbewegungen (Arme schwingen nicht mit, Fallneigung, **Abb. 19.40**);
- *typische Haltung:* nach vorne geneigter Rumpf, Kopf zwischen Schultern abgesenkt;
- *kleinere Schrift (Mikrographie):* die Schrift wird zum Zeilenende hin immer kleiner;

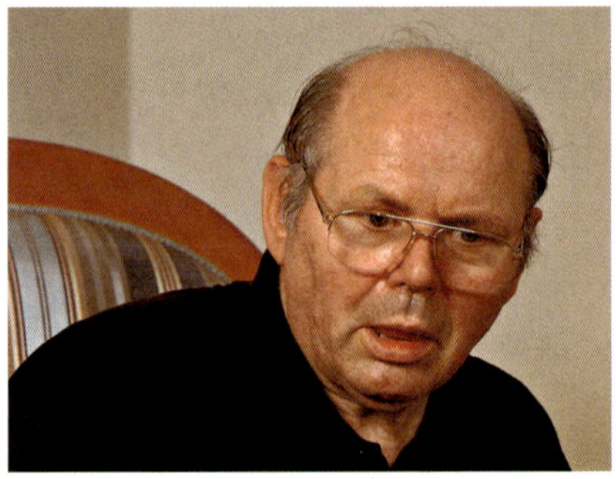

**Abb. 19.38** ⇢ **Morbus Parkinson.** Salben- oder Maskengesicht beim M. Parkinson (aus Haupt, Jochheim u. Remschmidt, 2002).

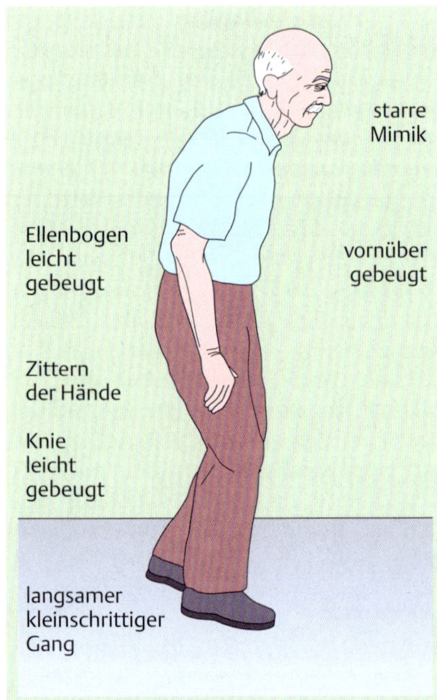


**Abb. 19.39** ⇢ **Morbus Parkinson.** Symptome beim M. Parkinson.

- *vegetative Störungen:* Speichelfluss, erhöhte Schweiß- und Talgproduktion (vor allem im Gesicht) mit einem „Salbengesicht“, Verdauungsbeschwerden (meist Obstipation), Blasenstörungen;
- *psychische Probleme:* Die Erkrankung beinhaltet zunächst keine Beeinträchtigung der intellektuellen Fähigkeiten und des Bewusstseins, d. h., die Patienten nehmen alles wahr. Deshalb kommt es häufig zu depressiven Verstimmungen, psychotische Symptome, wie Halluzinationen, sind eher medikamentöse Nebenwirkungen. Erst im weiteren Verlauf der Erkrankung kann es zu verlangsamtem Denken bei erhaltenem Bewusstsein oder zur Entwicklung einer Demenz kommen.

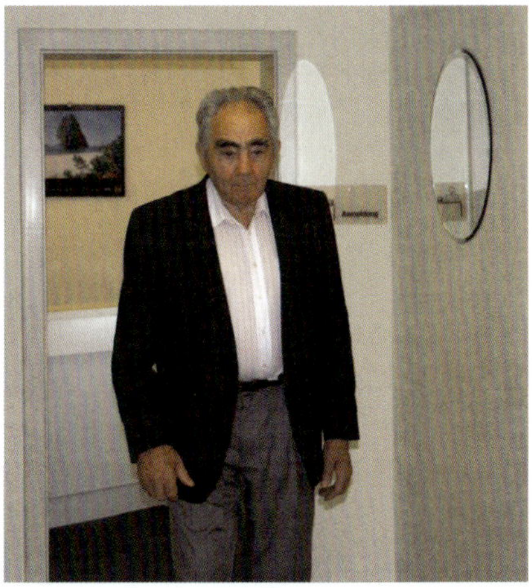

**Abb. 19.40 ··› Morbus Parkinson.** Typische Körperhaltung.

### Diagnostik

Die Diagnose wird *klinisch* gestellt, also aufgrund der beobachteten Symptome. Die Symptome können auch einzeln auftreten, man spricht dann je nachdem von einem Tremor-, Rigor- oder Hypokinese-Dominanz-Typ.

### Therapie

**Medikamente.** Es gibt viele verschiedene Typen von *Parkinson-Medikamenten*, die die Verfügbarkeit von Dopamin im zentralen Nervensystem erhöhen **(Tab. 19.4)**. Da die Wirkzeit dieser Medikamente teils sehr kurz ist, kommt es oft zum Wechsel von Aktivität und Bewegungslosigkeit (On-off-Phänomen), was nur durch häufige Medikamenteneinnahme (bis zu 6-mal pro Tag) oder Kombination verschiedener Wirkstoffe zu vermeiden ist. Bei solchen Störungen sollten die Patienten angehalten werden, ein *Patiententagebuch* zu führen. Insgesamt ist die Einstellung auf Medikamente schwierig, man bewegt sich ständig zwischen Nebenwirkungen, Überdosierung und Wirkungsverlust. Die Behandlung sollte deswegen durch einen Facharzt unterstützt werden.

**Elektrische Tiefenstimulation.** In jüngster Zeit wurden bei erfolgloser medikamentöser Therapie mit einer Gehirnoperation eine Art elektrischer Schrittmacher eingesetzt. Dadurch bessern sich die meisten Symptome.

**Physiotherapie.** Es werden regelmäßige krankengymnastische Übungen zur Besserung der Bewegungsstörungen und zur Überwindung der Starthemmung durchgeführt:

- Gehübungen mit optischen **(Abb. 19.41)** und akustischen Reizen zur Vergrößerung der Schrittlänge,
- Tricks zur Überwindung der Starthemmung: Freezing-Gehstock **(Abb. 19.42)**, Seitwärtsschritte **(Abb. 19.43)**,
- Förderung der Feinbeweglichkeit der Hände **(Abb. 19.44)**,
- durch die erhöhte Muskelspannung kommt es zu Fehlhaltungen und Muskelvekürzungen: Muskeldehnung und Lockerung bringen Linderung,
- Anleitung zum Selbsttraining.

### Krankheitsverlauf

Nur beim Parkinson-Syndrom als Medikamentennebenwirkung lässt sich durch das Absetzen der Medikamente eine sofortige Besserung erreichen. Bei allen anderen Formen des Morbus Parkinson ist eine Heilung derzeit nicht möglich, sie ist irreversibel. Die Krankheit hat einen chronischen, progredien-

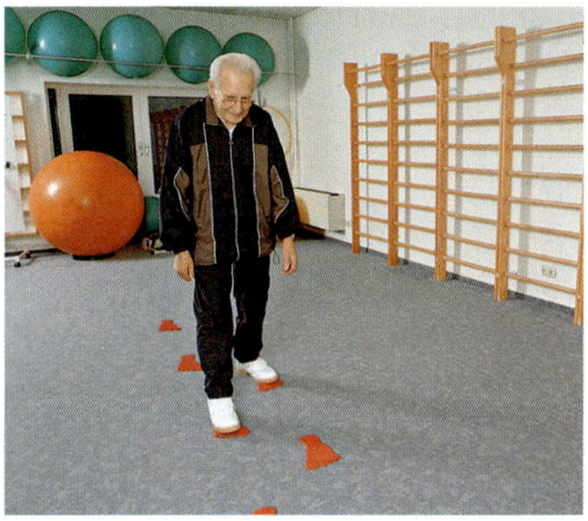

**Abb. 19.41 ··› Gehübung.** Mit optischen Reizen, wie z. B. farbigen Fußabdrücken, sollen die Betroffenen animiert werden, ihre Schrittlänge zu vergrößern. Damit soll dem kleinschrittigen Gang entgegengewirkt werden (aus Haupt, Jochheim u. Remschmidt, 2002).

**Tab. 19.4** ··› Parkinson-Medikamente

| *Wirkstoff/Wirkprinzip* | *Präparate* | *Indikation* | *Darreichungsform/ Dosierung* | *Nebenwirkungen* |
|---|---|---|---|---|
| L-Dopa (Vorstufe von Dopamin) | Madopar, Nacom | Akinesie, Tremor | Tabletten, bis zu 5-mal am Tag | Übelkeit und Erbrechen, Herzrasen, Halluzinationen, überschießende Bewegungen |
| Dopaminwirkstoffe (Agonisten) | Dopergin, Parcotil | jüngere Patienten unter 65, ungleichförmige Wirkung von L-Dopa | Tabletten, 1- bis 2-mal pro Tag | wie bei L-Dopa |
| Hemmung des Dopaminabbaus | Antiparkin, Komtess | ungleichförmige Wirkung von L-Dopa | Tabletten, 1-mal am Tag | Schlafstörungen, Halluzinationen |
| Amantidin | PK-Merz | absolute Bewegungslosigkeit (akinetische Krise) | Infusionen, bis zu 2-mal am Tag | Herzrasen, Blutdruckabfall, Übelkeit, Halluzinationen |

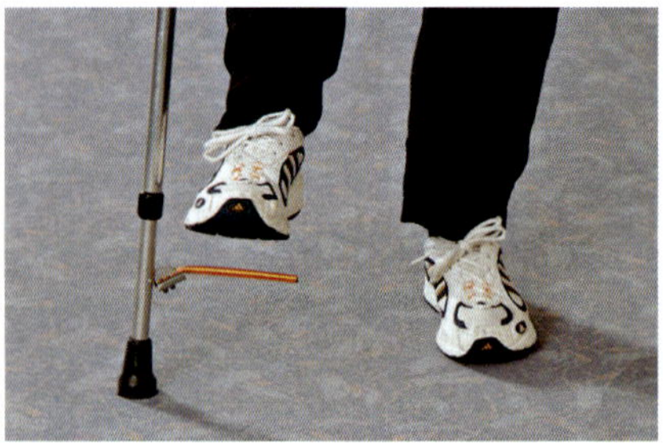

**Abb. 19.42 ··› Freezing-Gehstock.** Wenn das Signal unten am Stock auf Knopfdruck ausklappt, hilft dieser Reiz dem Patienten, die Starthemmung zu überwinden (aus Haupt, Jochheim u. Remschmidt, 2002).

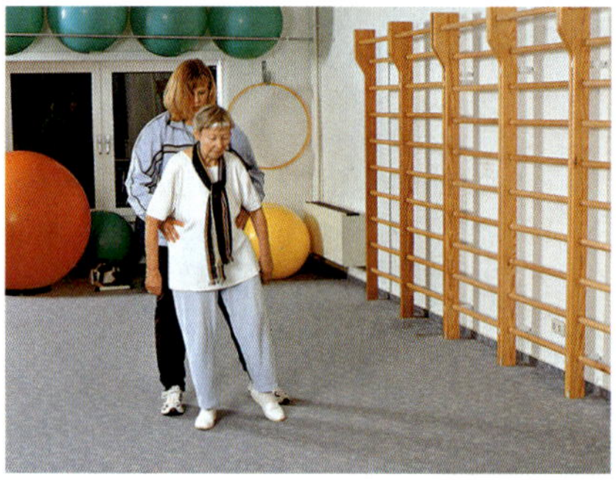

**Abb. 19.43 ··› Seitwärtsschritte.** Die Physiotherapeutin bewegt sich mit der Betroffenen seitwärts nach links und rechts. So soll die Starthemmung gemindert werden (aus Haupt, Jochheim u. Remschmidt, 2002).

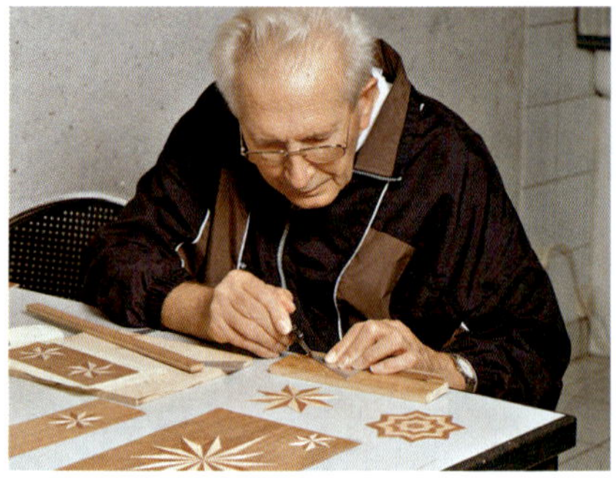

**Abb. 19.44 ··› Handarbeit.** Durch alle Formen der Handarbeit wird die Feinmotorik gefördert (aus Haupt, Jochheim u. Remschmidt, 2002).

ten Verlauf, d.h., die Symptome sind dauerhaft und verstärken sich mit der Zeit. Mit den zahlreichen vorhandenen Medikamenten können die Krankheitszeichen zwar über 5–15 Jahre gemildert werden, danach verlieren die Medikamente aber häufig ihre Wirksamkeit. Viele Betroffene versterben dann aufgrund steigender Bettlägerigkeit und der daraus folgenden Komplikationen, wie Druckgeschwür (Dekubitus) oder Lungenentzündung (Pneumonie).

**Aufklärung.** Die Betroffenen müssen zum einen über den chronischen Verlauf der Erkrankung und über die zahlreichen Behandlungsmöglichkeiten aufgeklärt werden. Denn ihre Mitarbeit (Compliance) ist aufgrund der häufigen Medikamentengaben (bis zu 6-mal täglich) und der regelmäßigen Bewegungsübungen besonders wichtig. Zum anderen müssen die Ängste angesprochen werden, häufig werden Depressionen übersehen. Obwohl die Erkrankung das „Gehirn befällt", kommt es nur sehr selten und wenn dann im Endstadium zur Minderung der intelektuellen Fähigkeiten. Eine Einbindung der Angehörigen in die Aufklärung und Therapie ist unerlässlich.

## Pflegeschwerpunkt Morbus Parkinson

Jutta Weniger

**B** *Frau Jakobi ist 78 Jahre alt, leidet an Morbus Parkinson und lebt seit 5 Jahren im Altenheim. Innerhalb des letzten Jahres hat sie sich massiv verschlechtert, obwohl sie verschiedene Medikamente wegen ihrer Erkrankung einnimmt. Das Aufstehen aus dem Sessel macht ihr Mühe und sie kann nur noch ein paar kleine Schrittchen gehen. Früher nahm sie an den Beschäftigungstherapiestunden teil und traf sich gerne mit anderen Frauen in der Cafeteria. Nun zieht sie sich zurück und macht einen depressiven Eindruck. Ihre Hände zittern stark und beim Essen schafft sie es kaum, den Löffel zum Mund zu führen, ohne dass etwas herunterfällt. Die Feinmotorik ist deutlich eingeschränkt und Frau Jakobi sagt traurig: „Ich kann meine Hände nicht mehr gebrauchen." In letzter Zeit ist sie sehr müde, da sie nachts schlecht schläft. Sie wirkt auch sehr ungepflegt: sie hat eine fettig glänzende Haut und fettige Haare. Zudem riecht sie unangenehm, da sie vermehrt schwitzt und neuerdings Schwierigkeiten beim Wasserlassen hat. Die Altenpflegerinnen haben den Eindruck, dass Frau Jakobi sich für nichts mehr interessiert, weil sie die meiste Zeit in ihrem Sessel verbringt und in einer starren Mimik vor sich hinschaut. Frau Jakobi antwortet nur kurz mit leiser, monotoner Stimme, wenn sie angesprochen wird.*

**L** *In welchen AEDL ist Frau Jakobi durch ihren Parkinson eingeschränkt? Welche pflegerischen Maßnahmen sind notwendig?*

Pflegerische und physiotherapeutische Maßnahmen müssen bereits in einem frühen Stadium der Erkrankung einsetzen, um der Bewegungsarmut, dem Hauptsymptom des Morbus Parkinson, entgegenzuwirken. Mit Fortschreiten der Erkrankung und zunehmend eingeschränkter Bewegungsfähigkeit kann der Bedarf an pflegerischer Unterstützung sehr unterschiedlich sein. Er hängt ab vom allgemeinen Gesundheitszustand des Betroffenen und von der Art und der Ausprägung der einzelnen Krankheitssymptome (S. 398). Besteht ein Parkinson bereits seit mehreren Jahren, führt er in höherem Alter häufig zu deutlichen Behinderungen.

### Aktivierende Pflege

Für die Pflege von Parkinsonkranken ist das Umsetzen einer aktivierenden Pflege besonders wichtig:
- Fähigkeiten und Neigungen betonen,
- eigene Aktivitäten fördern,
- den Kranken und seine Angehörigen beraten und anleiten,
- Erfolgserlebnisse ermöglichen und das Selbstwertgefühl stärken.

### Pflegerische Schwerpunkte im Rahmen der AEDL

Durch Alltagsaktivitäten wird der Kranke gefordert und in seinen Fähigkeiten gefördert. Die Pflegefachperson übernimmt deshalb notwendige Tätigkeiten nicht vorschnell für den Parkinsonpatienten. Erst wenn der Kranke etwas auch mit Unterstützung oder durch den Gebrauch von Hilfsmitteln nicht mehr selbst tun kann, führt sie es für ihn aus.

*Um die Inhalte zu vertiefen, können Sie sich das Video „Morbus Parkinson" ansehen.*

### AEDL „Kommunizieren können“

Die Aussprache kann aufgrund der Bewegungsarmut verlangsamt, leise, monoton und etwas verwaschen sein. Der Betroffene kann sich kaum durch Mimik und Gestik ausdrücken. Er kann dadurch auf andere teilnahmslos, desinteressiert oder unintelligent wirken. Langsames, deutliches Sprechen mit Mimikeinsatz kann unter Anleitung geübt und dadurch verbessert werden. Der Kranke sollte in jedem Fall ermutigt werden, zu sprechen und seinen Mitmenschen die Ursachen seiner Veränderungen mitzuteilen. So wird er auf mehr Verständnis treffen.

**M** *Vorsicht mit unüberlegten Zuschreibungen! Der Parkinsonkranke ist nicht wirklich interesselos, er wirkt wegen seiner vielfältigen Bewegungseinschränkungen und seines veränderten Gesichtsausdrucks oftmals nur so.*

### AEDL „Sich bewegen können“

Die Bewegungen sind insgesamt verlangsamt und anstrengend für den Parkinsonpatienten. Es ist wichtig, ihm viel Zeit zu lassen und ihn nicht unter Druck zu setzen. Der Gang ist verändert und die Betroffenen stürzen leicht (S. 398). Sturzprophylaktische Maßnahmen werden, insbesondere bei fortgeschrittenem Parkinson oder bei Vorliegen weiterer Risikofaktoren notwendig (S. 183). Insgesamt ist es wichtig, dass der Kranke ausreichend Bewegung bekommt. Physiotherapeutische Übungen sind in Absprache mit der Therapeutin von den Pflegepersonen weiterzuführen. Geeignet sind Übungen, die eine aufrechte Körperhaltung, großschrittiges Gehen und das Mitpendeln der Arme fördern. Um Erfolg zu haben, müssen die Bewegungsübungen regelmäßig 2-mal täglich ca. 15 Minuten und konsequent durchgeführt werden.

**P** ***Kontrakturenprophylaxe.*** *Parkinsonkranke neigen aufgrund des Rigors besonders zu Beugekontrakturen. Kann sich der Kranke nicht mehr selbstständig bewegen, muss deshalb eine sorgfältige Kontrakturenprophylaxe durchgeführt werden.*

#### Unterstützung bei der Medikamenteneinnahme

Für Parkinsonkranke und deren Bewegungsfähigkeit ist die pünktliche Einnahme der verordneten Medikamente von zentraler Bedeutung. Je weiter die Krankheit fortschreitet, desto häufiger müssen die Medikamente eingenommen werden. Um den Wirkstoff möglichst konstant zu halten, erhält der Patient in der Regel 4 Einzeldosen täglich. Die erste Einnahme sollte rechtzeitig vor dem Aufstehen erfolgen, damit sich der Kranke ausreichend bewegen kann und der Tremor (Zittern) abnimmt. Bei weit fortgeschrittenen Krankheitszuständen sind im Wechsel sog. „On“- und „Off-Phasen“ zu beobachten. Dies sind Zeiten, in denen sich der Patient in Abhängigkeit von der Medikamenteneinnahme sehr gut bzw. überhaupt nicht bewegen kann. Bei höheren Dosierungen v. a. bei L-Dopa-Präparaten treten Nebenwirkungen, wie Verwirrtheit und Halluzinationen auf.

**M** *Die Medikation muss bei Fortschreiten der Krankheit ständig angepasst werden. Hierfür ist eine gute Beobachtung der Wirkung der Medikamente auf die Krankheitssymptome und eine genaue Berichterstattung an den Arzt notwendig.*

**P** *„Aktivitätstagebücher“. Durch das Führen sog. Aktivitätstagebücher können genaue Angaben über Zeiten mit besserer und weniger guter Bewegungsfähigkeit gemacht werden.*

### AEDL „Sich pflegen können“ und „Sich kleiden können“

Wegen des vermehrten Schwitzens und der erhöhten Talgproduktion ist ein häufiges Waschen mit milden Körperpflegemitteln notwendig. Das Tragen von Kleidung aus Naturfasern bzw. atmungsaktiven Materialien ist günstig. Leidet der Kranke unter verstärktem Speichelfluss, sind Taschentücher in Reichweite zu legen oder er kann Halstücher aus Baumwolle tragen, die bei Bedarf gewechselt werden. Für die Körperpflege ist viel Zeit einzuplanen. Der Kranke sollte dazu angehalten werden, möglichst viel selbst zu tun. Beim Ankleiden können Hilfsmittel, wie Strumpfanzieher mit langem Stiel, Knöpfhilfen usw. **(Abb. 19.45a, b)**, die Selbstständigkeit erhalten. Weite Kleidung und Klettverschlüsse sind auch mit einem Tremor (Zittern) einfach zu handhaben.

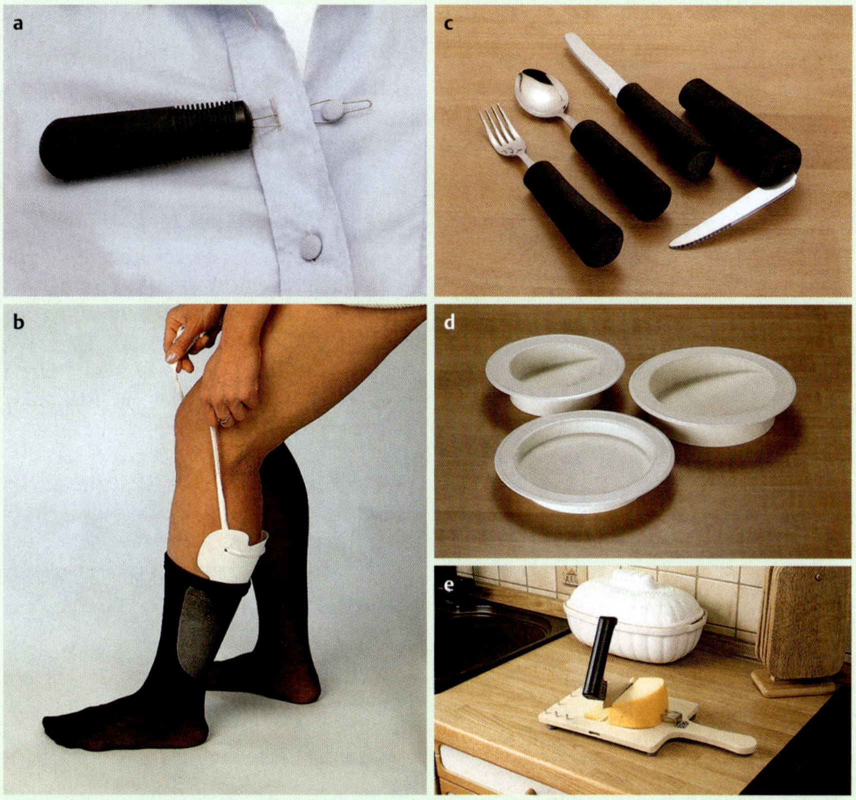

**Abb. 19.45** ⇢ **Hilfsmittel. a** Knöpfhilfe, **b** Strumpfanzieher, **c** Besteck mit verdicktem Griff, **d** einseitig vertiefter Essteller, **e** Brettchen mit Nägeln und Messer (Fotos: Fa. Ortopedia).

### AEDL „Ruhen, schlafen und sich entspannen können"

Parkinsonpatienten leiden oft an Schlafstörungen. Zum einen kann das Einschlafen durch depressive Gedanken oder Schmerzen erschwert sein. Das Durchschlafen wird durch häufigen Harndrang, Muskelverkrampfungen und durch eine ungünstige Lage, die der Patient zum Teil nicht selbst verändern kann, verhindert. Ist der Kranke nachts sehr starr, kann durch zusätzlich verordnete Medikamentendosen erreicht werden, dass er sich z. B. wieder selbst drehen oder die Toilette aufsuchen kann. Es können nachts auch Unruhezustände oder Alpträume als Nebenwirkungen der Medikation auftreten. Dies muss dem Arzt berichtet werden.

### AEDL „Essen und trinken können"

Aufgrund des Tremors und des Rigors hat der Kranke evtl. Probleme, Essen und Getränke zum Mund zu führen. Auch das Schlucken und Kauen kann durch die Bewegungsarmut verlangsamt sein. Weisen Sie den Kranken auf die Notwendigkeit des Trainings hin und ermuntern Sie ihn, sich viel Zeit zu lassen. Beraten Sie ihn beim Einsatz von Hilfsmitteln oder ziehen Sie eine Ergotherapeutin hinzu. Sinnvolle Hilfsmittel sind: Warmhaltegeschirr, Essbesteck mit verdicktem Griff, rutschfeste Unterlage, Tassen mit 2 Henkeln, Winkelmesser (vereinfacht die Sägebewegung) oder Brettchen mit Nägeln (zum Festhalten und Schneiden von Wurst, Brot, Käse, **Abb. 19.45c–e**).

**M** *Die Aufnahme von L-Dopa Präparaten kann durch sehr eiweißhaltige Gerichte erschwert werden. Diese Medikamente sollten deshalb 30 Minuten vor oder 90 Minuten nach dem Essen eingenommen werden.*

### AEDL „Ausscheiden können"

Bei Parkinsonpatienten treten häufig Harnentleerungsstörungen und/oder Obstipation auf. Wegen der Obstipationsgefahr sollte auf eine ballaststoffreiche Ernährung und auf eine ausreichende Flüssigkeitszufuhr (mindestens 2 l/Tag) geachtet werden (Obstipationsprophylaxe s. S. 317). Vor allem nachts ist die Blasenentleerung aufgrund des verminderten Tonus der Blasenmuskulatur verlangsamt. Häufig besteht auch ein vermehrter Harndrang. Ist der Parkinsonpatient mobil, sollte darauf geachtet werden, dass er die Toilette gut und sicher erreichen kann. Das heißt, freie Wege, gute Beleuchtung auch nachts und wenn notwendig Haltegriffe und eine Toilettensitzerhöhung.

### AEDL „Sich beschäftigen, lernen und sich entwickeln können"

Ist der Kranke antriebsarm, sollte er zu körperlichen und geistigen Aktivitäten ermutigt werden. Hilfreich ist es, mit dem Betroffenen gemeinsam einen strukturierenden Tagesplan aufzustellen, der seine persönlichen Neigungen und Fähigkeiten berücksichtigt und genügend Zeit für Körperpflege und Nahrungsaufnahme lässt, aber auch noch freie Zeit z. B. für soziale Kontakte und Ruhepausen vorsieht.

### AEDL „Mit existenziellen Erfahrungen des Lebens umgehen können"

Zu Beginn der Erkrankung kommt es häufig zu depressiven Verstimmungen oder zu Depressionen. Der Kranke leidet unter Antriebsarmut und zieht sich zurück. Um die Erkrankung akzeptieren zu können, ist der Austausch mit anderen Betroffenen, denen es gelang, die Krankheit in ihr Leben zu integrieren, sinnvoll. Es kann deshalb der Kontakt zu einer regionalen Selbsthilfegruppe hergestellt werden. Die Pflegeperson kann dem Kranken durch ihr Verhalten vermitteln, dass er ein wertvoller und geschätzter Mensch ist. Sie kann seine verbliebenen Fähigkeiten betonen und kleine Fortschritte loben. Eventuell ist ein Psychotherapeut hinzuzuziehen.

**B** *Frau Jakobi ist in allen genannten AEDL eingeschränkt und benötigt Unterstützung in ähnlicher Form wie beschrieben.*

## 19.5.3 Epileptisches Anfallsleiden

**D** *Anfallsartiges, unwillkürliches Auftreten von Muskelzuckungen oder -krämpfen aufgrund abnormer Gehirnströme.*

#### Ursachen

Grundlage sind abnorme elektrische Stromflüsse in einigen Hirnarealen, die zu unwillkürlichen Bewegungen der Extremitäten führen. Epileptische Anfälle stellen die dritthäufigste neurologische Störung im höheren Lebensalter dar. Ursachen bei älteren Patienten sind:

- Alkoholmissbrauch und Alkoholentzug,
- Hirninfarkt,
- Gehirntumoren oder -blutungen,
- Meningitis und Enzephalitis,
- massiver Schlafentzug und Stress,
- Medikamente (z. B. Neuroleptika),
- Elektrolytverschiebungen.

#### Einteilung

Man unterscheidet *epileptische Gelegenheitsanfälle*, die ausschließlich in außergewöhnlichen Belastungssituationen des Gehirns vorkommen, von der *Epilepsie*, bei der schon bei einfachen Reizen wiederholt epileptische Anfälle ausgelöst werden.

**M** *Bis zu 5–10 % der Gesamtbevölkerung erleiden innerhalb ihres Lebens einen epileptischen Gelegenheitsanfall, der sich nur bei einem sehr geringen Anteil wiederholt.*

**B** *Herr Bernhard ist ein 65-jähriger Rentner und lebt zusammen mit seiner Frau im Reihenhaus der Familie seines Sohnes Martin. Bis auf einen gut behandelten Bluthochdruck ist er immer gesund gewesen. Eines Abends sitzt die Familie nach dem Abendessen zusammen und trinkt eine Flasche guten Frankenweines. Herr Bernhard ist gerade im Begriff von der Gartenarbeit erzählen, als er plötzlich innehält. „Mir ist so komisch" kann er noch sagen, dann verdreht er seine Augen nach oben, stößt einen kurzen gepressten Schrei aus und rutscht seitlich von seinem Stuhl. Sein Körper ist seltsam verkrampft, seine Arme gestreckt und vom Körper abgespreizt, die Finger wie Krallen gebeugt. Mit einem Zischen presst er die Luft aus seinem Brustkorb, Schweiß steht auf seiner blassen Stirn, seine Lippen werden leicht bläulich. Aus seiner verkrampften Haltung heraus entwickeln sich am ganzen Körper regelmäßige Zuckungen, sodass Arme und Beine gegen den Rumpf schlagen.*
*Die Familie umringt ihn, „Opa, was ist mit Dir?" ruft verängstigt der Enkelsohn Peter, „Ein epileptischer Anfall, wir müssen den Notarzt rufen!" meint dessen nicht weniger verunsicherter Vater. Nach einer Minute werden die rhythmischen Zuckungen schwächer und enden schließlich. Dazu*

*gibt Herr Bernhard ein lang gezogenes Geräusch ähnlich einem Schmatzen von sich. Er liegt jetzt laut atmend – fast schnarchend – am Boden. Aus seinem Mund läuft mit Blut vermischter Speichel, da er sich auf die Zunge gebissen hat, an seiner Hose kann man durch einen nassen Fleck sehen, dass er eingenässt hat. Sein Sohn ergreift als erster die Initiative und rüttelt ihn: „Vater, Vater, hörst Du uns? Wach auf!" Als Reaktion macht Herr Bernhard eine ungezielte Abwehrbewegung und verfällt dann wieder in seinen schlafähnlichen Zustand.*
*Die von diesem Vorfall völlig überraschte Familie erwartet ängstlich und hilflos den Notarzt, der nach 10 Minuten eintrifft. Als dieser Herrn Bernhard am Arm zwickt, versucht er dies gezielt mit den Händen abzuwehren und öffnet sogar die Augen, „Was wollt Ihr?" fragt er unwirsch und dreht sich dann zur Seite. Der Notarzt beruhigt die Familie: „Sie müssen sich keine Sorgen machen, das war ein epileptischer Anfall, der ist jetzt vorbei. Da es allerdings der erste Krampfanfall bei Ihrem Großvater ist, würde ich ihn gerne in ein neurologisches Krankenhaus bringen, damit man die Ursachen für die Epilepsie untersuchen und möglicherweise eine Therapie beginnen kann." Herr Bernhard ist anfangs abweisend und ungehalten über diesen Vorschlag. „Wofür soll das gut sein, ich kann mich an nichts erinnern?"*

**L** *Welche Untersuchungen werden im Krankenhaus durchgeführt? Hätte die Familie während des epileptischen Anfalls etwas anderes tun müssen?*

### Symptome

**Grand-mal-Anfall (tonisch klonisch).** Zu Beginn verspürt der Betroffene ein seltsames Körpergefühl (Aura), eingeleitet durch einen (Initial-)Schrei beginnt die *tonische Phase* mit krampfhaft gestreckten Extremitäten, weiten, lichtstarren Pupillen sowie fehlender Atmung (über 1–2 Minuten). Danach folgt mit rhythmischen Zuckungen am ganzen Körper die *klonische Phase*, bei der es zu Zungenbiss sowie Urin- und Stuhlabgang kommen kann. Je nach Dauer des Anfalls (über Sekunden bis Minuten) lassen die Zuckungen langsam nach und es folgt eine *Schlafphase* (bis zu 1 Stunde), in der der Patient zwar weckbar, aber mürrisch und wenig orientiert ist. Der Patient ist also während des Anfalls nicht bei Bewusstsein und kann sich auch später nicht mehr an den Anfall erinnern.

**Fokale Anfälle.** Im Gegensatz zu den Grand-mal-Anfällen sind hier nur einzelne Körperteile von den rhythmischen Zuckungen betroffen und das Bewusstsein bleibt erhalten. Fokale Anfälle sprechen für die Schädigung eines bestimmten Gehirnareals (z. B. durch Blutung oder Tumor). Sie können auf den gesamten Körper übergreifen (sekundär generalisiert) und selten zu Bewusstseinsstörungen führen.

**Absencen.** Selten äußern sich epileptische Anfälle einzig in einer kurzzeitigen Bewusstseinstrübung ohne krampfartige Zuckungen der Muskeln.

**Status epilepticus.** Dauern die epileptischen Anfälle länger als 20 Minuten oder erlangt der Patient zwischen einzelnen Anfällen über 20 Minuten nicht mehr das Bewusstsein, so spricht man von einem Status epilepticus.

**M** *Der Status epilepticus stellt einen lebensbedrohlichen Notfall dar und erfordert sofortige ärztliche Intervention.*

**P** ***Verhalten während eines epileptischen Anfalls.*** *Schutz des Krampfenden vor Verletzungen; Gegenstände, an denen er sich verletzen könnte, wegräumen. Kopf vor wiederholtem Aufprall auf den Boden schützen, auf Decke oder Kissen legen; keinen Mundkeil einschieben, den Betroffenen nicht festhalten oder schütteln, denn das erhöht die Verletzungsgefahr. Notarzt rufen, wenn der Anfall länger als 5 Minuten dauert, der Betroffene innerhalb von 20 Minuten nicht erweckbar ist (z. B. mit einem Schmerzreiz), ein erneuter Anfall innerhalb 1 Stunde auftritt und bisher keine Epilepsie bekannt ist.*
***Verhalten nach einem Anfall.*** *Ist der Betroffene nicht bei Bewusstsein, wird er in die stabile Seitenlage gebracht, um eine Aspiration von Speichel oder Blut zu vermeiden. Bewusstsein, Atmung, Puls und Blutdruck kontrollieren und den Zeitpunkt des Anfallbeginns und -endes notieren. Die Pflegeperson bleibt bei dem Patienten, bis er sein Bewusstsein und seine Orientierung wiedererlangt hat. Sie sieht nach, ob der Betroffene sich verletzt hat. Insbesondere der Hinterkopf und die Extremitäten sind auf Schürfungen, Prellungen und Platzwunden hin zu kontrollieren. Aggressivität und negative Stimmungen gehören nach der Schlafphase zur Symptomatik. Da sie nicht böswillig sind, müssen sie gelassen hingenommen werden.*

### Diagnostik

Bei einem neu aufgetretenen epileptischen Anfall muss eine Computertomografie (cCT) oder besser eine Kernspintomografie (NMR) des Schädels durchgeführt werden; durch die wiederholte Ableitung der Gehirnströme (EEG) kann die Diagnose gesichert und der Verlauf beobachtet werden.

### Therapie

Ein akuter epileptischer Anfall wird erst ab einer Dauer von 5 Minuten oder bei wiederholten Anfällen behandelt, meist durch eine intravenöse Gabe von Valium (auch als Rectiole möglich).

Zur dauerhaften Verhinderung von epileptischen Anfällen müssen die Patienten permanent Medikamente einnehmen **(Tab. 19.5)**, teilweise als Zweifach- oder Dreifachkombination. Häufig ist die Einstellung mit diesen Medikamenten schwierig; die Medikamentenspiegel im Blut müssen untersucht und bei Anfallshäufungen Präparatwechsel vorgenommen werden.

### Prophylaxe

*Alkohol*, *Lichtreize* (Fernsehen) und andere ***auslösende Reize müssen gemieden werden***. Sportliche Betätigung darf nicht bis zur Erschöpfung betrieben werden;

**Tab. 19.5** ··› Epilepsie-Medikamente (Antikonvulsiva)

| *Substanz* | *Präparate* | *Nebenwirkungen* |
|---|---|---|
| Carbamazepin | Tegretal | allergische Hautreaktionen, Blutbild- und Elektrolytveränderungen, häufig Überdosierung |
| Phenytoin | Phenhydan | allergische Reaktionen, Nervenschädigungen, Zahnfleischwucherungen, Herz-Kreislauf-Störungen |
| Valproinsäure | Convulex, Ergenyl, Orfiril | Magen-Darm-Beschwerden, Tremor, Leber- und Pankreasschäden |
| Lamotrigin | Lamictal | allergische Hautreaktionen, zahlreiche Wechselwirkungen mit anderen Medikamenten |

keine Sportarten, bei denen epileptische Anfälle Selbst- oder Fremdgefährdung verursachen können (z. B. Schwimmen). Die Epilepsiemedikamente dürfen nicht eigenmächtig verändert werden.

### Prognose

Die frühere Auffassung, dass es bei der Epilepsie zu typischen Wesensveränderungen kommt, ist heute widerlegt. Der überwiegende Teil der Epileptiker ist dank einer medikamentösen Behandlung anfallsfrei.

**B** *Fortsetzung Fallbeispiel. Herr Bernhard wird in einem neurologischen Krankenhaus aufgenommen, er ist mittlerweile vollkommen wach und ansprechbar, erinnern kann er sich allerdings an den ganzen Vorfall nicht. Sofort wird eine Computertomographie des Schädels (cCT), eine Nervenwasseruntersuchung (Liquorpunktion) und Laboruntersuchungen des Blutes durchgeführt, alles ohne auffälligen Befund. Bei der Gehirnstrommessung (EEG) zeigen sich allerdings hochgradig abnorme elektrische Potenziale, nach einer Provokation mit flackerndem Blitzlicht kommt es sogar erneut zu einem epileptischen Anfall mit ähnlichem Verlauf. Die Ärzte raten ihm deshalb zur dauerhaften Einnahme eines Antiepileptikums, zu regelmäßigen Blutuntersuchungen des Medikamentenspiegels und zur Betreuung durch einen Neurologen.*
*„Aber habe ich denn einen bleibenden Schaden im Gehirn? Woher kommt denn das alles?" fragt der verunsicherte Herr Bernhard. Die Ärzte erklären ihm, dass schon kleinste elektrophysiologische Veränderungen zu epileptischen Anfallen führen können, dass er aber keine Schäden im Gehirn zu befürchten bräuchte. Allerdings müsse er mit erneuten Anfällen rechnen.*
*„Was müssen wir dann tun, ich habe etwas von einem Gummikeil für den Mund gehört? Sollen wir immer den Notarzt rufen? Sind die Anfälle denn gar nicht gefährlich?" fragt sein verunsicherter Sohn. Die Ärzte beruhigen den Sohn damit, dass ein kurzer Anfall für sich nicht gefährlich sei und geben ihm klare Hilfestellungen für das Verhalten der Angehörigen: Darauf achten, dass sich Herr Bernhard durch die Zuckungen nicht während des Anfalls verletzt, aber keinen Gummikeil zwischen die Zähne stecken. Ein Notarzt muss gerufen werden, wenn der Anfall länger als 5 Minuten dauert, Herr Bernhard nicht nach 20 Minuten erweckbar ist oder sich die Anfälle kurzfristig wiederholen.*
*Herr Bernhard kehrt bald darauf nach Hause zurück. Er muss 2-mal täglich eine Tablette Carbamazepin einnehmen und regelmäßig zur neurolgischen Kontrolluntersuchung. Schweren Herzens hat er einige lieb gewordene Gewohnheiten aufgegeben, den wöchentlichen Schwimmbadbesuch und die zwei Gläser Wein nach dem Abendessen, auch das Autofahren überlässt er lieber seiner Frau. Ansonsten ist er durch seine neue Erkrankung nicht beeinträchtigt.*
*Im folgenden Jahr hat er zwei epileptische Anfälle jeweils über einige Minuten, mit denen seine Familie nun viel besser umgehen kann. Er sucht jeweils kurz danach den Neurologen auf, der zuerst die Carbamazepin-Dosis erhöht und dann ein zusätzliches Medikament (Lamictal) verordnet. Unter dieser Kombination ist Herr Bernhard seit 5 Jahren anfallsfrei.*

## 19.6 Tumoren des Gehirns

Dominik von Hayek

**D** *Neubildungen (Tumoren) des Gehirns können primär von allen Hirngeweben ausgehen oder können als Tochtergeschwulst (Metastase) eines bösartigen (malignen) Tumors außerhalb des Gehirns auftreten.*

### Symptome

Es gibt keine typischen Krankheitszeichen für Gehirntumoren, das Auftreten von neurologischen Ausfällen hängt von der Größe und der Lokalisation des Tumors ab. Auftreten können:

- epileptische Anfälle, sowohl Grand-mal- als auch fokal (in 40 % der Fälle),
- Kopfschmerzen (in 25 % der Fälle),
- Persönlichkeitsveränderungen (in 17 % der Fälle),
- seltener Halbseitenlähmung, Erbrechen, Sprachstörung.

### Krankheitsverlauf

Der Krankheitsverlauf ist sehr unterschiedlich, er wird von der Wachstumsgeschwindigkeit und der Lokalisation des Tumors im Gehirn bestimmt **(Tab. 19.6)**.

### Therapie

Die Therapie besteht je nach Tumortyp in einer *Operation*, *Chemotherapie* oder *Bestrahlung*. Bei einer Hirnschwellung (Hirnödem) wird häufig Kortison gegeben. Bei einem langsam wachsenden oder gutartigen Hirntumor (z. B. Meningeom) empfiehlt sich bei älteren Patienten ein *zuwartendes Beobachten* (mit wiederholten Computertomografieuntersuchungen).

**Tab. 19.6** Die Hirntumoren des höheren Lebensalters in der Reihenfolge ihrer Häufigkeit

| *Tumortyp* | *gutartig/bösartig* | *Wachstumsgeschwindigkeit* | *Prognose* |
|---|---|---|---|
| Hirnmetastase z. B. eines Bronchial- oder Mammakarzinoms | bösartig (maligne) | schnell | schlecht |
| Glioblastom (Tumor des Gehirngewebes, **Abb. 19.46**) | bösartig | schnell | sehr schlecht, mittlere Überlebensdauer unter 1 Jahr |
| Astrozytom (Tumor des Gehirngewebes) | unterschiedlich bösartig | unterschiedlich | unterschiedlich |
| Meningeom (Hirnhauttumor) | gutartig | langsam | gut |

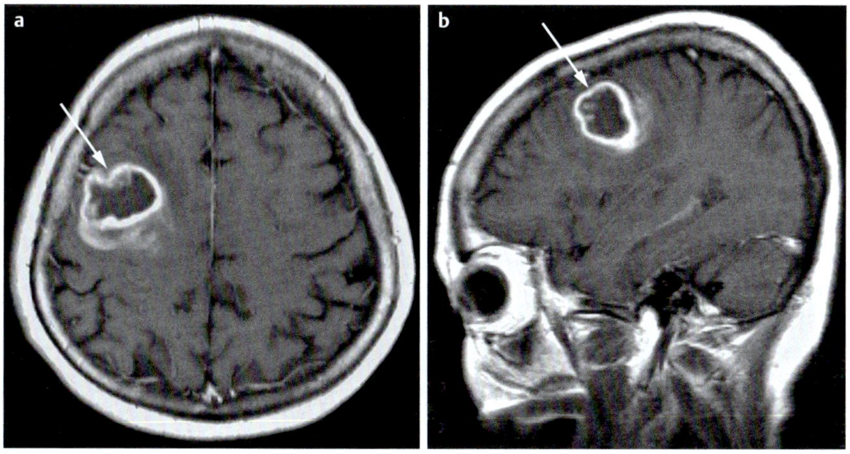


**Abb. 19.46 ⇢ Glioblastom.** Glioblastom (Pfeil) im Frontallapen rechts in der Kernspintomografie (NMR) dargestellt, **a** Horizontalschnitt, **b** Sagittalschnitt (aus Gerlach, Wagner u. Wirth, 2006).

## 19.7 Erkrankungen des peripheren Nervensystems

Dominik von Hayek

### 19.7.1 Gürtelrose (Zoster)

**D** *Durch Viren verursachte Erkrankung peripherer Nerven mit typischem Hautausschlag.*

#### Ursachen

Die Krankheitsursache sind die Erreger der Windpocken (*Varizella-zoster-Viren*), die nach der meist in der Kindheit durchgemachten *Windpockenerkrankung* in den Nervenzellgeflechten (Spinalganglien) verbleiben. Im Alter oder bei einer Abwehrschwäche werden diese „überwinternden" Viren wieder aktiviert und befallen das von dem betroffenen Spinalganglion versorgte Hautareal. Aus diesem Grund treten die *Hauterscheinungen einseitig* auf und betreffen die jeweiligen Versorgungsgebiete der Rückenmarksnerven (S. 379).

#### Symptome

Zu Beginn Abgeschlagenheit und leichtes Fieber, danach starke *gürtelförmige Schmerzen* und Missempfindungen (Parästhesien); nach einigen Tagen kleine, bis zu *erbsgroße Bläschen* mit einer typischen *violetten Hautrötung*. Die Ausbreitung ist typischerweise *einseitig*, nur wenig über die Körpermittellinie hinausreichend; oft ist der Rumpf betroffen **(Abb. 19.47)**. Es treten über Wochen anhaltende *Schmerzen* auf, auch nach dem Zurückgehen der Bläschen; bei Befall eines Hirnnerven entsprechend Seh- oder Hörstörung, Gesichtslähmung.

#### Therapie

Möglichst frühzeitig Einnahme von *Zovirax*, das die Virusvermehrung hemmt; meist in Tablettenform, mehrmals täglich, bei schweren Verläufen mit Hirnnervenbeteiligung als Infusion im stationären Rahmen, insgesamt über mindestens 10 Tage. Zur Schmerzbekämpfung: Schmerz lindernde (anästhesierende) Salben auf die Hautrötung, sowohl *peripher wirkende* (z. B. Voltaren) als auch *zentral wirkende Analgetika* (z. B. Tramal; S. 99). Außerdem hat sich das Medikament Neurontin als sehr wirkungsvoll gegen die Nervenschmerzen nach einer Herpes-zoster-Infektion erwiesen.

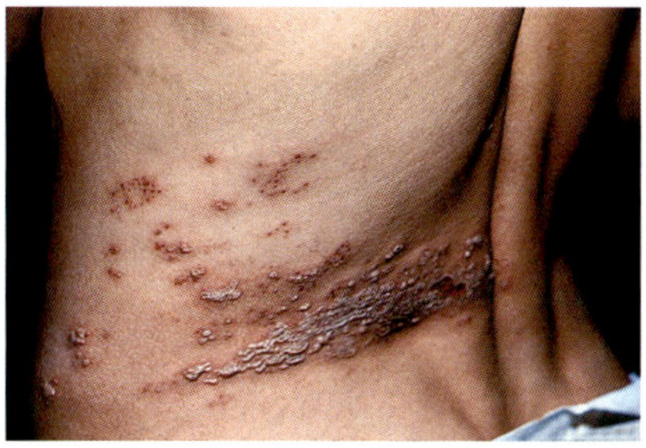

**Abb. 19.47 ⇢ Gürtelrose.** Typische Ausbreitung der Gürtelrose (Zoster) am Rumpf mit Begrenzung durch die Körpermittellinie.

**P** ***Pflege bei Gürtelrose.*** *Die vom Ausschlag betroffenen Hautbezirke sollen trocken gehalten werden, d. h., sie dürfen nicht gewaschen werden und es muss darauf geachtet werden, dass der Betroffene nicht ins Schwitzen kommt. Er soll eher leichte Kleidung aus Naturfasern tragen und nicht zu warmes Bettzeug benutzen. Nach Arztanordnung werden schmerzlindernde Salben aufgetragen. Bei Kontakt mit den betroffenen Hautarealen sind Einmalhandschuhe zu tragen.*
*Um das Immunsystem zu stärken, benötigt der Kranke viel Ruhe, auch tagsüber, frische Luft und eine vitamin- und ballaststoffreiche Ernährung.*
*Kinder (sie können durch das Virus an Windpocken erkranken) und abwehrgeschwächte Personen (z. B. alte Menschen, HIV-Positive) sollten nicht in Kontakt mit der erkrankten Person kommen, bis die Hauterscheinungen abgeklungen sind.*

#### Prognose

Im Allgemeinen bilden sich die Symptome nach einigen Wochen zurück und verschwinden völlig.

#### Komplikationen

Vor allem ältere Patienten leiden noch über Jahre im betroffenen Hautbezirk an *Nervenschmerzen* (Postzoster-Neuralgie). Bei abwehrgeschwächten Patienten kann es zu einem Befall des Gehirns (*Herpes-zoster-Enzephalitis*) kommen, die eine lebensbedrohliche Erkrankung darstellt.

### 19.7.2 Periphere Polyneuropathie (PNP)

**D** *Diffuse, nicht verletzungsbedingte Schädigung von Teilen oder des gesamten peripheren Nervensystems.*

#### Ursachen

- *Gifte* (*toxisch*): Alkoholkrankheit (15 % der Fälle), Medikamente, Schwermetalle,
- *Stoffwechselerkrankungen:* Diabetes mellitus (30 % der Fälle),
- *Mangelernährung:* Vitamin-B- oder Folsäuremangel,
- *bösartige Tumoren* (paraneoplastisch): Bronchialkarzinom,
- *Infektionserkrankungen:* AIDS, Borreliose.

Es kommt zu Schädigungen der Nervenfasern und der Markscheiden; meist ist zuerst die afferente (sensible) und später die efferente (motorische) Erregungsleitung gestört (S. 376).

#### Symptome

Es treten *symmetrische Sensibilitätsstörungen und Missempfindungen* an den Extremitäten auf, z. B. ein strumpfförmig fehlendes Gefühl in den Beinen mit gleichzeitigem Kribbeln. Im weiteren Verlauf breiten sich die Sensibilitätsstörungen bis zum Körperstamm hin aus, später kommt es zu *Lähmungen* und zu Gang- und Koordinationsstörungen. Die Beeinträchtigung des vegetativen Nervensystems hat Störungen der Schweißsekretion, der Verdauung und beim Wasserlassen sowie eine *verzögerte Wundheilung* (vor allem bei Diabetikern) zur Folge.

#### Therapie

Da es bis jetzt nur wenig wirksame Therapieformen gibt, ist die *Bekämpfung der Ursachen* (z. B. Blutzuckereinstellung, Alkoholabstinenz, Vitamineinnahme bei Fehlernährung) die wichtigste Maßnahme. Zusätzlich kann durch die Infusion von Alpha-Liponsäure (Thioctazid) eine Linderung der Beschwerden zu erreichen versucht werden.

**P** ***Pflege bei Sensibilitätsstörungen an den Extremitäten.*** *Die Haut, besonders der Füße, sollte einmal täglich auf Rötungen, Druckstellen und Hautläsionen kontrolliert werden. Der Betroffene kann Verletzungen nicht fühlen! Ansonsten gilt es, Vorkehrungen zu treffen, um Verletzungen zu vermeiden, da sie schlecht abheilen.*

#### Komplikationen

Bleibende *Lähmungen der Extremitäten* in unterschiedlichem Ausmaß stellen die schwersten Komplikationen dar, daneben kann eine Gangstörung mit Sturzgefahr bestehen. Die Patienten können sich aufgrund der Sensibilitätsstörungen schwer *verletzen oder verbrennen*, ohne es zu bemerken. Durch die gestörte Wundheilung kann es selbst bei kleinen Wunden zu verlangsamter Heilung oder schweren *Wundinfektionen* kommen.

#### Prognose

Vor allem bei älteren Patienten ist aufgrund der langjährigen Schädigung eine Besserung der Krankheitserscheinungen selten, Komplikationen sind dagegen häufig.

### 19.7.3 Fazialis-Parese

**D** *Schlaffe Lähmung der vom Nervus facialis (VII. Hirnnerven) versorgten Muskeln einer Gesichtshälfte.*

#### Ursachen

Es werden Schädigungen des Nervus facialis durch eine Virusinfektion oder Minderdurchblutung angenommen.

#### Symptome

Die Patienten bemerken eine *plötzliche einseitige Gesichtslähmung*, Geschmacksstörungen und oft ein gesteigertes Hörvermögen. Es fallen der *herunterhängende Mundwinkel*, der *unvollständige Lidschluss* und das *fehlende Stirnrunzeln* auf **(Abb. 19.48)**. Da sich die Störung auf den Nervus facialis beschränkt, treten keine weiteren neurologischen Ausfälle auf (im Gegensatz zum Hirninfarkt).

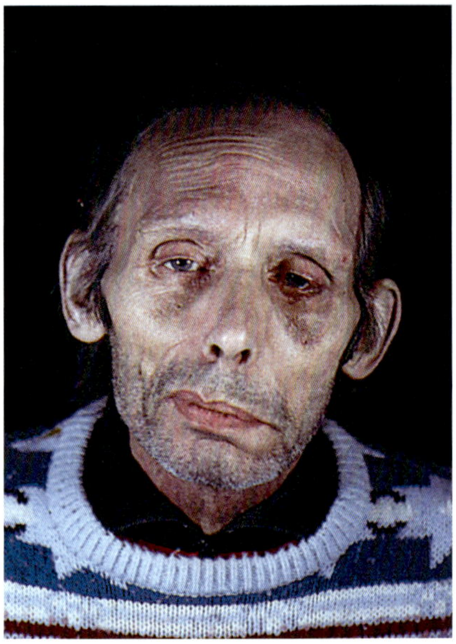

**Abb. 19.48** ⇢ **Fazialis-Parese.** Der Befall aller 3 Gesichtsäste zeigt sich im herunterhängenden Mundwinkel, im unvollständigen Lidschluss und im fehlenden Stirnrunzeln in der gelähmten Gesichtshälfte (aus Füeßl u. Middeke, 2005).

#### Therapie

Eine ursächliche Therapie existiert nicht, allerdings müssen mögliche Komplikationen durch den Nervenausfall kompensiert werden. Das betroffene Auge sollte wegen der Gefährdung der Hornhaut durch *Augentropfen* oder *Augensalben* und einen *Uhrglasverband* vor dem Austrocknen geschützt werden. Der Betroffene sollte mindestens einmal täglich vor dem Spiegel *mimische Übungen* zum Training der Muskulatur machen. Eine Therapie mit Kortison-Infusionen ist umstritten.

#### Prognose

Bei 80 % der Fälle kommt es innerhalb von 6 Wochen zum Rückgang der Lähmungserscheinungen, manchmal verbleibt eine diskrete Schwäche der mimischen Muskulatur.

# 20 Erkrankungen der Psyche

Dominik von Hayek, Jutta Weniger

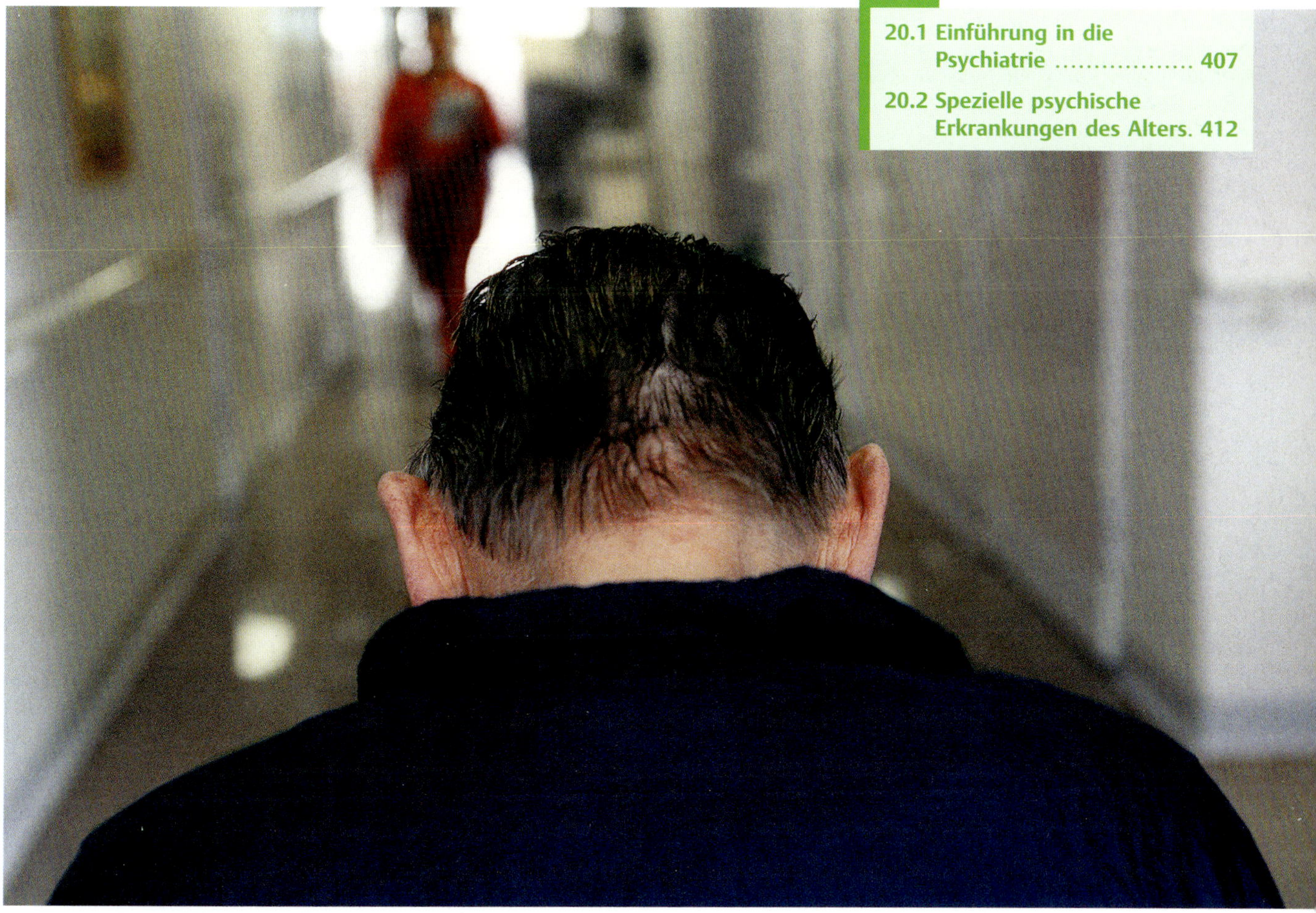

Inhalt



## 20.1 Einführung in die Psychiatrie

Dominik von Hayek

Bei vielen Altenpflegekräften und auch Ärzten bestehen Ängste und Unsicherheiten gegenüber den Erkrankungen der Psyche. Das allgemein verbreitete Bild reicht vom unberechenbaren Psychopathen bis hin zu Schreckensmeldungen über psychiatrische Einrichtungen. Entgegen diesen Vorstellungen sind psychische Erkrankungen sehr häufig, können jeden treffen und sind vor allem der alltägliche Bestandteil der medizinischen Versorgung.

Auch bezüglich der Psychiatrie als Wissenschaft und Institution existieren zahlreiche Vorbehalte, die Vorstellungen reichen von schillernden Psycho-Theorien bis hin zur „Gehirnwäsche“. In der Realität ist das Erkennen und Behandeln von psychischen Erkrankungen keine Geheimwissenschaft und für jeden nachvollziehbar, zumal man statt komplizierter technischer Apparate oder Untersuchungen „nur“ seine Sinne gebrauchen muss.

### 20.1.1 Krankheitszeichen in der Psychiatrie

Wichtigste Grundvoraussetzung für das Erkennen von psychischen Erkrankungen, aber auch für die Behandlung ist ein offenes und intensives Eingehen auf den Patienten. Für die meisten Menschen ist es problematischer, pflegerische oder ärztliche Hilfe wegen psychischer als wegen „körperlicher“ Probleme in Anspruch zu nehmen. Deshalb ist es umso wichtiger, dass der Pflegende nicht aufgrund eigener Unsicherheit den Problemen oder psychischen Auffälligkeiten des Patienten aus dem Weg geht, sondern ihm zuhört und auf ihn eingeht. Nur dann ist es möglich, eine psychische Erkrankung zu erkennen.

## Psychopathologie

**D** *Systematische Untersuchung von psychischen Einzelfunktionen und Einordnung der gefundenen Auffälligkeiten.*

Eine vollständige psychiatrische Untersuchung sollte die folgenden Kriterien umfassen, um krankheitstypische Auffälligkeiten erkennen zu können.

**Bewusstseinsstörungen.** Bewusstseinsstörungen sind typisch für akute Verwirrtheitszustände, Vergiftungen (Intoxikationen) und akute Erkrankungen des Gehirns. Man unterscheidet die unterschiedlichen Grade der Wachheit (Vigilanz) folgendermaßen:
- Benommenheit: verlangsamte Informationsaufnahme und eingeschränkte Informationsverarbeitung,
- Somnolenz: Betroffener ist schläfrig, aber weckbar,
- Sopor: Betroffener schläft, ist nur durch starke (Schmerz-)Reize weckbar,
- Koma: Betroffener ist bewusstlos und nicht weckbar.

**Orientierungsstörungen.** Man unterscheidet die Orientierung zu den Qualitäten Zeit, Ort, Situation und Person. Bei zeitlichen Orientierungsstörungen kann der Betroffene das Datum nicht richtig benennen, bei örtlichen und situativen Orientierungsstörungen kann weder der Aufenthaltsort noch die Situation korrekt beschrieben werden („Sind wir hier in einem Hotel?"), und bei Orientierungsstörungen zur eigenen Person werden falsche Angaben zu Namen und Geburtsdatum des Betroffenen gemacht („Wie ist Ihr Name?"). Häufig bei akuten Verwirrtheitszuständen, Demenzen oder Vergiftungen (Intoxikationen) vorkommend, aber auch bei Schizophrenien.

**Konzentrations- und Aufmerksamkeitsstörungen.** Die Betroffenen können ihre Wahrnehmung nicht auf einen bestimmten Gegenstand oder eine bestimmte Aufgabe lenken, sondern werden leicht abgelenkt oder wenden sich ab **(Abb. 20.1)**: „Ich kann diesen Zeitungsartikel nicht ohne dauernde Unterbrechungen lesen und muss immer wieder am Anfang beginnen". Häufig bei Demenzen, akuten Verwirrtheitszuständen oder Depressionen vorkommend.

**Gedächtnisstörungen (amnestische Störungen).** Man unterscheidet Alt- und Kurzzeitgedächtnis. Das Frisch- oder Kurzzeitgedächtnis gewährleistet die Merkfähigkeit eines Menschens und wird durch Fragen über die unmittelbare Vergangenheit überprüft „Welchen Gegenstand habe ich Ihnen vor 1 Minute gezeigt?". Zusätzlich werden zum frühzeitigen Erkennen von Merkfähigkeitsdefiziten häufig kognitive Testverfahren (z. B. Mini Mental State = MMS) eingesetzt. Das Altgedächtnis wird mit Fragen aus der Biografie überprüft.
- *Amnesie:* zeitlich begrenzte Erinnerungslücke.
- *Retrograde Amnesie:* typischerweise nach einem Gehirnerschütterung oder der Gabe von Narkosemitteln auftretend, bezieht sich auf die Zeit vor dem Ereignis (z. B. Sturz).
- *Merkfähigkeitsstörungen:* Störungen des Kurzzeitgedächtnisses, typisch für die Demenz und den akuten Verwirrtheitszustand. Hier versuchen die Betroffenen oft, die Defizite mit Erfindungen oder Umschreibungen zu überspielen, häufig ist das Altgedächtnis noch relativ gut erhalten.

**Antrieb und Psychomotorik.** Beurteilt wird anhand des körperlichen Ausdrucksverhaltens der Grad der seelischen Aktivierung, „die Drehzahl des seelischen Motors":
- *Antriebsarmut:* „Ich kann mich zu nichts aufraffen. Mir fehlt die Initiative." (typisch für Depressionen),
- *Stupor:* Bewegungs- und Regungslosigkeit (kann mit einem Koma verwechselt werden; typisch für die katatone Schizophrenie),
- *Automatismen:* bizarre, automatisierte Bewegungen des Gesichts (Grimassieren) oder Körperhaltungen (typisch für die katatone Schizophrenie),
- *Antriebsvermehrung:* Die Betroffenen zeigen erhöhte psychische Aktivität, erscheinen wie „getrieben" (bei allen akuten psychischen Erkrankungen möglich). Extreme Sonderform:
- *motorische Unruhe:* ziellose und ungerichtete Bewegungsaktivität bis hin zur Tobsucht.

**Stimmung (Affektivität).** Beurteilt wird die Grundstimmung, die Reaktionsfähigkeit der Stimmung und die Schwankungsbreite der Gefühle:
- *Affektstarre:* fehlende Schwingungsfähigkeit der Gefühle („Ich kann mich über nichts mehr freuen oder ärgern"; vor allem bei Depressionen),
- *Affektarmut:* „Gefühl der Gefühllosigkeit" (bei Depressionen),
- *Depressivität:* „Ich fühle mich niedergeschlagen, lust- und freudlos."; bei Depressionen **(Abb. 20.2)**,
- *Ambivalenz:* nebeneinander bestehende, sich einander ausschließende Gefühle („Ich liebe und hasse es

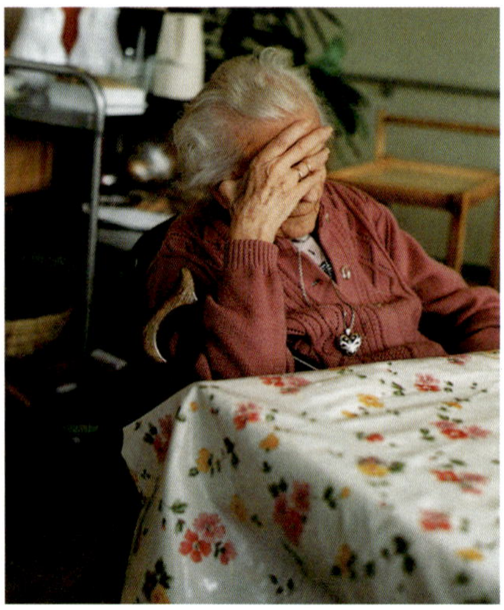

**Abb. 20.1** ⇢ **Aufmerksamkeitsstörungen.** Aufmerksamkeitsstörungen können u. a. im Zusammenhang mit Demenzen, akuten Verwirrtheitszuständen, Intoxikationen oder Depressionen auftreten (aus Köther, 2005).

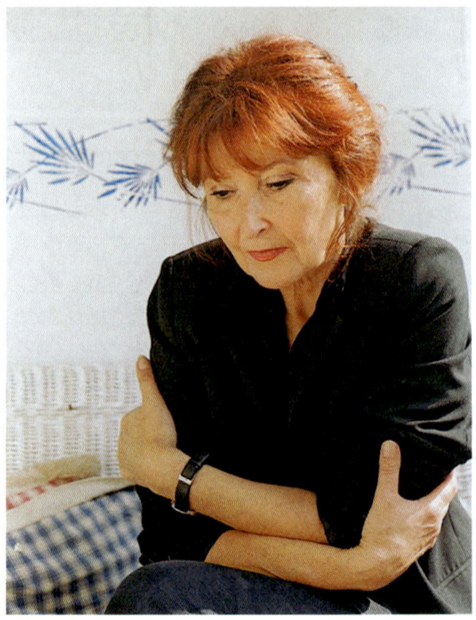

**Abb. 20.2** ⇢ **Depression.** Bei Depressionen ist ein ausgeprägtes Gefühl der Niedergeschlagenheit symptomatisch, hier dargestellt durch eine Schauspielerin (aus Kellnhauser u. a., 2004).

gleichzeitig.“; typisch für schizophrene Störungen),
- *Euphorie:* Übersteigertes Wohlbefinden bis hin zu krankhaft gehobener Stimmung, häufig bei wahnhaften Störungen, wie Manie oder Schizophrenie.

**Formale Denkstörungen im Gedankengang.**
- *Denkzerfahrenheit* mit unzusammenhängenden, sprunghaften Gedankengängen („In meiner Familie lachen wir wegen ... das Zimmer ist hell ... du hast gelogen ...“; bei Schizophrenien; **Abb. 20.3**);
- *Denkhemmung und -verlangsamung:* der Gedankenablauf ist eingeengt oder verlangsamt, „Meine Gedanken schleppen sich dauernd dahin, sind so mühsam.“; typisch für Depressionen;
- *Ideenflucht:* übermäßig einfallsreicher Gedankengang („vom Hundertsten zum Tausendsten kommen“), typisch für die Manie.

**Inhaltliche Denkstörungen.** Wahnvorstellungen sind objektiv falsche Beurteilungen der Realität:
- *Verfolgungswahn:* „Mein Nachbar will mich umbringen“; bei Schizophrenien;
- *Größenwahn:* „Ich bin der Hyper-Gott“; bei Schizophrenie und Manie;
- *Bestehlungswahn:* „Die Altenpfleger wollen mich alle bestehlen“; häufig bei Demenz, auch bei starker Schwerhörigkeit;
- *hypochondrischer Wahn:* „Ich habe Krebs und muss nächste Woche sterben“; häufig bei Depressionen.

**Wahrnehmungsstörungen.** Sinnestäuschungen (Halluzinationen) ohne ein reales Objekt:
- *akustische Halluzinationen:* Stimmen hören; typisch für schizophrene Störungen **(Abb. 20.4)**;
- *optische Halluzinationen:* „Insekten an der Wand“; typisch für akute Verwirrtheitszustände, wie Alkoholentzugsdelir, auch bei Epilepsien vorkommend;
- *Geruchs- und Geschmackshalluzinationen:* „Das Wasser schmeckt nach Blut.“; bei Schizophrenien.

**Störungen des Ich-Erlebens.** Der Betroffene kann die eigene Person nicht mehr adäquat von seiner Umwelt abgrenzen oder sie als seine eigene erkennen; typisch für Schizophrenien **(Abb. 20.5)**:
- *Gedankeneingebung:* „Meine Gedanken werden vom Geheimdienst gesteuert.“
- *Gedankenentzug:* „Er nimmt meine Gedanken weg.“
- *Gedankenausbreitung:* „Die Nachbarn können meine Gedanken lesen.“

## Testverfahren

Um bei der psychiatrischen Untersuchung geringgradige Störungen zu ermitteln, aber auch um die Untersuchungsergebnisse objektivierbar, d. h. unabhängig vom Untersucher vergleichbar zu machen, werden in zunehmendem Maße psychologische Testverfahren angewendet – vor allem in der Geriatrie und der Gerontopsychiatrie. Es handelt sich hauptsächlich um sog. Leistungstests oder objektive Tests, die in zahlenmäßig messbarer Weise bestimmte psychische Funktionen überprüfen. Ähnlich wie beim allgemein bekannten Intellegenztest HAWIE („IQ“) werden Aufgaben gestellt und anhand der Ergebnisse bestimmte psychische Leistungsfähigkeiten wie die Merkfähigkeit beurteilt.

Am häufigsten kommt wird in diesem Zusammenhang der *MMS* (Mini Mental State nach Folstein) zur Erfassung von Merkfähigkeitsstörungen im Rahmen einer Demenz angewendet. Es werden Fragen zur Orientierung und zur Merkfähigkeit sowie einfache Aufforderungen zum Schreiben und praktischen Handeln gestellt. Die Antworten werden nach einem vorgegebenen Schlüssel mit Punkten bewertet, anhand der Gesamtpunkte lässt sich das Ausmaß der Defizite abschätzen **(Abb. 20.6)**. Da der Test für die Erfassung von leichteren Formen der Demenz zu unempfindlich ist, werden bei Bedarf andere Tests, wie der *Uhrzeichentest* nach Shulman **(Abb. 20.7)**, der DEMTECT oder die *GDS* (Geriatric Depression Scale zur Unterscheidung zwischen depressiven und demenziellen Störungen) angewendet.

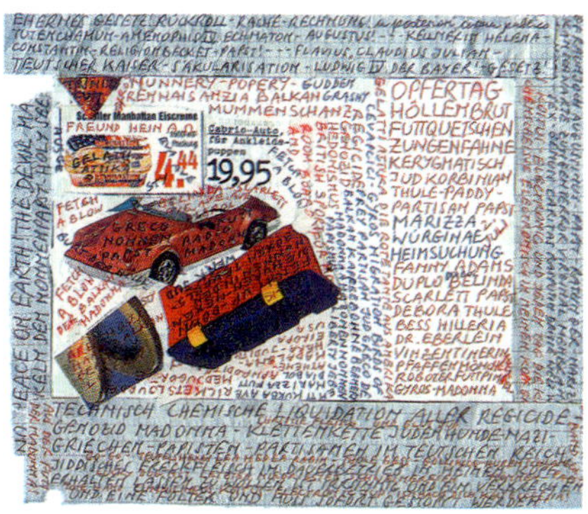

**Abb. 20.3 ··› Denkzerfahrenheit.** Schriftstück einer schizophrenen Patientin: der sprunghafte Gedankengang ist im Text gut zu erkennen (Psychiatrische Klinik der LMU München, aus Haupt, Jochheim und Remschmidt, 2002).

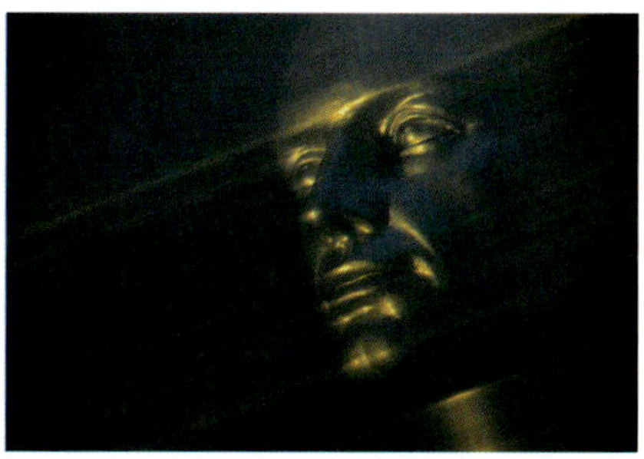

**Abb. 20.4 ··› Halluzinationen.** Akustische Halluzinationen wie das Hören von Stimmen sind sehr typisch für schizophrene Störungen (aus Kellnhauser u. a., 2004).

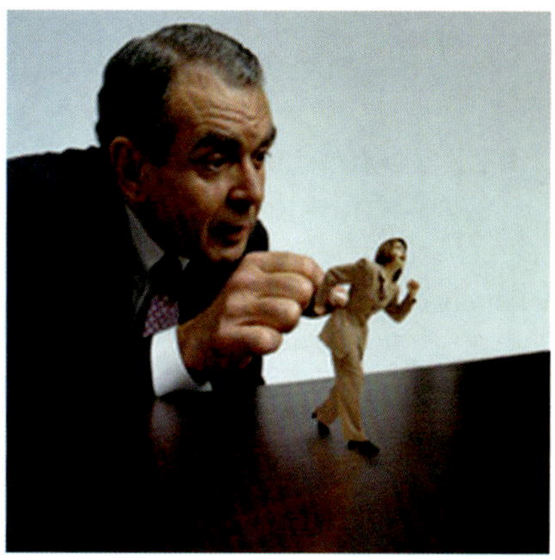

**Abb. 20.5 ··› Gedankeneingebung.** Darstellung der Gedankeneingebung: „Meine Gedanken sind von außen ferngesteuert!“ (aus Kellnhauser u. a., 2004).

| | richtige Antwort = 1 Punkt | total Punkte |
|---|---|---|
| **Orientierungsvermögen** | | |
| 1. Fragen Sie nach: Jahr? | ............ | 1 |
| Jahreszeit? | ............ | 1 |
| Datum? | ............ | 1 |
| Tag? | ............ | 1 |
| Monat? | ............ | 1 |
| 2. Fragen Sie nach: Staat (Land)? | ............ | 1 |
| Bundesstaat (Kanton)? | ............ | 1 |
| Stadt bzw. Ortschaft? | ............ | 1 |
| Spital, Altersheim? | ............ | 1 |
| Stockwerk? | ............ | 1 |
| **Merkfähigkeit** | | |
| 3. Nennen Sie 3 Gegenstände, 1 Sekunde pro Objekt. Der Patient soll sie wiederholen (1 Punkt für jede korrekte Antwort). Wiederholen Sie die 3 Namen, bis der Patient alle gelernt hat: | ........... | 3 |
| **Aufmerksamkeit und Rechnen** | | |
| 4. Beginnend mit 100, jeweils 7 subtrahieren (1 Punkt für jede korrekte Antwort; Stopp nach 5 Antworten) Andere Möglichkeit: Lassen Sie ein Wort mit 5 Buchstaben rückwärts buchstabieren. | ........... | 5 |
| **Erinnerungsfähigkeit** | | |
| 5. Fragen Sie nach den Namen der unter (3) genannten Gegenstände (je 1 Punkt pro richtige Antwort). | ......... | 3 |

| | richtige Antwort = 1 Punkt | total Punkte |
|---|---|---|
| **Sprachvermögen und Verständnis** | | |
| 6. Zeigen Sie einen Bleistift und eine Uhr. Der Patient soll sie beim Zeigen benennen (je 1 Punkt pro richtige Antwort). | ......... | 2 |
| 7. Lassen Sie nachsprechen „Bitte keine Wenn und Aber". | ......... | 1 |
| 8. Lassen Sie einen 3-teiligen Befehl ausführen, z. B. „Nehmen Sie das Blatt Papier, falten Sie es in der Mitte und legen Sie es auf den Boden" (max. 3 Punkte). | ........... | 3 |
| 9. Der Patient soll folgende auf einem Blatt (groß) geschriebene Aufforderung lesen und sie befolgen. | ............ | 1 |
| Schließen Sie die Augen! | | |
| 10. Lassen Sie den Patienten einen Satz eigener Wahl schreiben (mit Subjekt, Verb und Objekt; soll einen Sinn ergeben. Bei der Bewertung spielen Schreibfehler keine Rolle). | ............. | 1 |
| 11. Vergrößern Sie die untenstehende Zeichnung auf 1–5 cm pro Seite und lassen Sie den Patienten sie nachzeichnen (1 Punkt, wenn alle Seiten und Winkel richtig sind und die Überschneidungen ein Viereck bilden). | ............ | 1 |

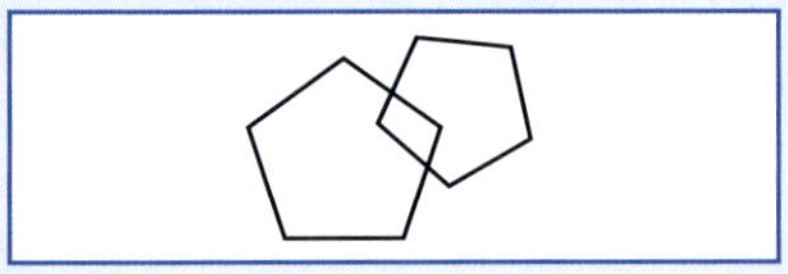

| | | |
|---|---|---|
| total Punkte | | 30 |

**Abb. 20.6** ···› **MMS.** Fragen zu Orientierung und Merkfähigkeit sowie Aufgaben zum abstrakten Denken werden benotet, Werte unter 24 sind ein starker Hinweis auf das Vorliegen einer Demenz (deutsche Fassung von Kessler u. a., Beltz Test Gesellschaft, Göttingen 1975).

## 20.1.2 Technische Untersuchungsmethoden in der Gerontopsychiatrie

Weil viele psychische Störungen auch durch Erkrankungen des Nervensystems oder der inneren Organe ausgelöst werden können, werden häufig folgende Untersuchungen zusätzlich durchgeführt, die ausführlich auf S. 386 beschrieben sind:

- *cCT* (craniale Computertomografie) oder
- *NMR* („Kernspintomografie"),
- *EEG* (Elektroenzephalografie = „Hirnstrommessung"),
- *Lumbalpunktion* („Rückenmarkspunktion" zur Entnahme von Gehirnwasser),
- *Laboruntersuchungen,*
- *EKG.*

## 20.1.3 Besonderheiten der Gerontopsychiatrie

**D** *Unter der Gerontopsychiatrie versteht man die Lehre von den Erkrankungen der Psyche im Alter (meist bei über 65-Jährigen). Eine solche Altersgrenze ist allerdings willkürlich, da die typischen gerontopsychiatrischen Erkrankungen, wie die Alzheimer Demenz, auch schon weit vor dem 60. Lebensjahr auftreten können.*

Psychiatrische Erkrankungen im Alter spielen vor allem durch die Veränderungen des Altersaufbaus der Bevölkerung eine immer größere Rolle. Ca. 25 % aller über 65-Jährigen leiden unter leichten bis mittelschweren psychischen Störungen, die nur zu einem Drittel direkt auf Abbauprozesse im Gehirn zurückgeführt werden können. Obwohl gerade in dieser Altersgruppe bei der Gabe von Psychopharmaka mit mehr Nebenwirkungen und Problemen zu rechnen ist, erhalten bis zu 35 % der über 65-Jährigen regelmäßig solche Medikamente.

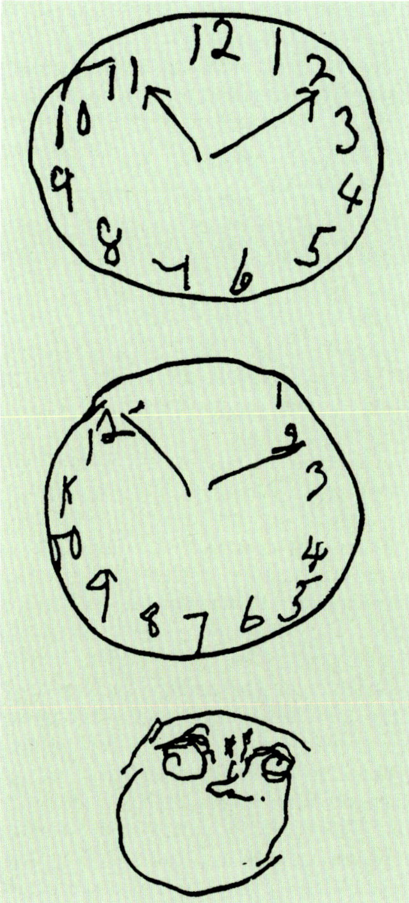

**Abb. 20.7 ⇢ Uhrzeichentest nach Shulman.** Die Betroffene wurde aufgefordert, ein Zifferblatt einer Uhr zu zeichnen und dann die Uhrzeigerstellung für „zehn nach elf" einzutragen, **a** bei der Erstuntersuchung unauffälliges Ergebnis, **b** nach 1 Jahr werden Ziffern und Zeiger nicht mehr korrekt eingezeichnet, **c** nach einem weiteren Jahr versteht die Betroffene die Aufforderung nicht mehr richtig und zeichnet ein Gesicht (aus Förstl, 2004).

**B** *Herr Bartl, ein 78-jährige berenteter Brauereimeister und leidenschaftlicher Raucher, lebt seit dem Tod seiner Frau vor 6 Jahren alleine in seiner Wohnung. In den letzten Monaten kommt es immer häufiger vor, dass er seine Lebensmittel im Kühlschrank verderben lässt oder einfach vergisst, einzukaufen. Als er in seinem Tabakladen, der einige Straßen umgezogen ist, einkaufen will, verläuft er sich in seinem Viertel und wird von einer Nachbarin, Frau Bayer, nach Hause begleitet. Aus Sorge besucht sie ihn am nächsten Tag in seiner verwahrlosten Wohnung und nimmt Rauch aus der Küche wahr. Dort findet sie brennende Papierhandtücher vor, die Herr Bartl auf dem Elektroherd trocknen wollte. Er reagiert auf Frau Bayers besorgte Nachfragen zunehmend abweisend und aggressiv, sodass sie den ärztlichen Notdienst zu Rate zieht. Der Arzt untersucht Herrn Bartl und stellt die Verdachtsdiagnose einer Demenz. Er versucht vergeblich Herrn Bartl zu beruhigen und veranlasst letztendlich in Kooperation mit der Polizei eine Einweisung in eine gerontopsychiatrische Abteilung nach dem Bayerischen Unterbringungsgesetz (UG), weil er sowohl von einer Selbst- wie auch Fremdgefährdung ausgehen muss. Herr Bartl wird noch am selben Nachmittag in einer geschlossenen Station des zuständigen psychiatrischen Krankenhauses aufgenommen und am nächsten Morgen von einem Richter des Vormundschaftsgerichts angehört. Aufgrund der erheblichen Verwirrtheit, seinen Orientierungsstörungen und der Vorgeschichte verfügte dieser eine geschlossene Unterbringung über einen Zeitraum von 14 Tagen in der Klinik.*

## Rechtliche Aspekte

Eine Besonderheit in der Gerontopsychiatrie ist die häufige Überschneidung mit juristischen Fragen, was nicht selten zu Unsicherheiten führt. Zum einen kann es die Notwendigkeit geben, dass ein psychisch Kranker *gegen seinen Willen* in einer *geschlossenen* – meist psychiatrischen – *Station* untergebracht wird. Voraussetzung dafür ist, dass die psychische Erkrankung eine unmittelbare Gefahr für den Erkrankten (*Selbstgefährdung*) oder die Allgemeinheit (*Fremdgefährdung*) darstellt. Dies kann je nach Bundesland von einem Arzt, der Polizei oder einem Amt (vorläufig) festgestellt werden, muss aber in jedem Fall am darauf folgenden Tag von einem Richter überprüft und zeitlich begrenzt angeordnet werden.

Eine weitere juristische Maßnahme ist die *Bestellung eines Betreuers* nach dem §1896 BGB. „Ist ein psychisch Kranker bzw. geistig oder körperlich Behinderter unfähig, seine eigenen Angelegenheiten zu besorgen", so kann nach ärztlicher Begutachtung durch ein Vormundschaftsgericht ein gesetzlicher Betreuer „bestellt" werden. Dabei kann es sich um einen Familienangehörigen, aber auch z. B. um einen Sozialarbeiter, Rechtsanwalt oder einen Betreuungsverein handeln. Je nach den vom Gericht festgelegten Aufgabenfeldern soll dieser die Interessen des Betreuten vertreten „zum Wohle des Betreuten [...] um im Rahmen seiner Fähigkeiten ein Leben nach seinen eigenen Wünschen und Vorstellungen zu gestalten" (§1901 BGB). Der Betreuer ist verpflichtet über finanzielle Fragen, ärztliche Maßnahmen, Zwangsmaßnahmen oder die Unterbringung in einer geschlossenen Einrichtung (§1906 BGB) zu entscheiden.

In der Praxis heißt das für Ärzte wie Altenpfleger, dass der Betreuer bei allen relevanten Fragen „der Untersuchung des Gesundheitszustandes, der Heilbehandlung und eines ärztlichen Eingriffs" (§1904 BGB) zustimmen muss, was häufig nicht beachtet wird und deshalb sowohl zu Konflikten als auch Unsicherheiten führen kann. „Bei begründeter Gefahr, dass der Betreute (durch eine medizinische Maßnahme) stirbt, bedarf es zusätzlich einer Genehmigung durch das Vormundschaftsgericht, ohne Genehmigung darf eine Maßnahme nur durchgeführt werden, wenn mit dem Aufschub Gefahr verbunden ist". All dies klingt komplizierter, als es bei einer guten Kommunikation zwischen Betreuer und Altenpflege sein wird.

**B** *Fortsetzung Fallbeispiel. Nach dem Ausschluss anderer Ursachen mittels umfassender Diagnostik stellt der Stationsarzt nach einer Woche die Diagnose einer mittelgradigen Demenz vom Alzheimer-Typ und regt beim Vormundschaftsgericht eine Betreuung für Herrn Bartl an. Das Gericht holt hierfür ein psychiatrisches Gutachten zur Erkrankung, zur Prognose und zur Betreuungsbedürftigkeit ein und bestellt einen in einem Betreuungsverein tätigen Sozialpädagogen, Herrn Peters, zum gesetzlichen Betreuer, da die Tochter des Patienten als einzige nähere Angehörige aufgrund ihres Umzugs in die USA dafür nicht in Frage kommt. Dieser sucht ein Altenheim mit beschützendem Wohnbereich für Herrn Bartl und vollzieht zusammen mit Frau Bayer die Auflösung der bisherigen Wohnung. Nach 3 Wochen kann er aus dem Krankenhaus in das St. Josefsheim entlassen werden, wo er sich nur zögerlich einlebt. Er hat mittlerweile massive Gedächtnisstörungen, ist vollkommen orientierungslos und dauerhaft auf fremde Hilfe angewiesen. Bei einem ihrer regelmäßigen Besuche im St. Josefsheim entdeckt Frau Bayer ein Jahr darauf, dass Herr Bartl Blut aushustet. Durch die Altenpflegerin und den Hausarzt wird nach Rücksprache mit dem Betreuer eine Computertomografie der Lunge veranlasst, bei der die Verdachtsdiagnose eines bösartigen Lungenkrebses (Bronchialkarzinom) in einem fortgeschrittenem Stadium gestellt wird. Der Hausarzt rät zu einer aufwendigen Opera-*

*tion und nachfolgender Chemotherapie, doch Herr Peters verweigert ihm nach Rücksprache mit dem Vormundschaftsgericht die Zustimmung dazu. Er hatte sich vorher bei Frau Bayer und Herrn Bartels Tochter einen Eindruck verschafft, wie der mutmaßliche Wille von Herrn Bartl in einer solchen einschneidenden Frage gewesen wäre. Dieser hatte sich in früheren Jahren wegen seiner Leidenschaft für das Rauchen öfters mit der Möglichkeit eines Lungenkrebses auseinandergesetzt und ihnen gegenüber schwerwiegende Operationen in diesem Fall für sich immer abgelehnt. Nach anfänglichem Widerstand akzeptiert auch der Hausarzt diese Entscheidung. Herr Bartl wird intensiv wegen seiner Schmerzen und seiner zunehmenden Atemnot behandelt und verstirbt 2 Monate später im St. Josefsheim in Anwesenheit seiner Tochter.*

## 20.2 Spezielle psychische Erkrankungen des Alters

Dominik von Hayek

### 20.2.1 Akuter Verwirrtheitszustand

**D** *Akutes Auftreten von Gedächtnis-, Orientierungs- und Bewusstseinsstörungen – maximal 6 Monate anhaltend.*

Der akute Verwirrtheitszustand, auch Durchgangssyndrom, Delir oder akute exogene Psychose genannt, ist eine der häufigsten psychischen Störungen im Alter. Es handelt sich dabei nicht um eine Krankheitseinheit, sondern um ein Syndrom, d. h. das gemeinsame Auftreten von typischen psychischen Auffälligkeiten aufgrund unterschiedlicher, teilweise lebensbedrohlicher Ursachen.

#### Ursachen

- *Hirnerkrankungen:* Infarkte, Blutungen (z. B. subdurales Hämatom), Infektionen (z. B. Enzephalitis), Hirntumoren;
- *Allgemeinerkrankungen:* Störungen des Wasser- und Elektrolythaushaltes (z. B. bei Dursten = Exsikkose), Herz-Kreislauf-Erkrankungen (z. B. Herzrhythmusstörungen, Herzinsuffizienz, Blutdruckerhöhung oder -erniedrigung), Stoffwechselerkrankungen (Diabetes mellitus, Schilddrüsenerkrankungen, Leber- und Niereninsuffizienz), Fieber, Infektionserkrankungen (Lungenentzündung);
- *Medikamentennebenwirkung:* Grundsätzlich können Verwirrtheitszustände bei fast allen Medikamenten auch in normaler Dosierung vorkommen, im Alter am häufigsten bei trizyklischen Antidepressiva, Parkinson-Medikamenten, Diuretika, Antibiotika, Opiaten, NSAR; typischerweise bei neu angesetzten Medikamenten, aber auch nach längerer Einnahme möglich;
- *Medikamentenüberdosierung oder Vergiftung (Intoxikation);*
- *entzugsbedingt:* bei Abhängigkeit von Alkohol oder Benzodiazepinen (z. B. Valium) als akutes Entzugsdelir (S. 423).

**M** *Je vorgeschädigter ein Gehirn ist (z. B. nach einem Hirninfarkt oder bei Demenz), desto wahrscheinlicher ist ein akuter Verwirrtheitszustand durch die genannten Ursachen!*

#### Symptome

- *Bewusstseinsstörungen* (S. 55): von leichten Störungen, wie Benommenheit, bis hin zum Koma, oft wechselnd;
- *Gedächtnisstörungen:* betreffen vor allem das Kurzzeitgedächtnis;
- *Orientierungsstörungen:* die Betroffenen können keine zutreffenden Angaben über Zeit und Ort („Welches Hotel ist das?"), in schweren Fällen auch zur eigenen Person machen;
- *Wahrnehmungsstörungen:* typischerweise optische Halluzinationen („Insekten an der Wand");
- *vegetative Zeichen:* Schwitzen, Nesteln, Zittern (Tremor), Schwindel, hoher Puls (Tachykardie);
- *weitere Symptome:* Störungen des Tag-Nacht-Rhythmus, psychische Unruhe im Wechsel mit Apathie, verlangsamte Aufmerksamkeit und Schreckhaftigkeit.

**M** *Akute, neu aufgetretene Verwirrtheitszustände sind medizinische Notfälle, die einer sorgfältigen Abklärung im stationären Rahmen bedürfen, weil sie das erste Zeichen (Symptom) einer lebensbedrohlichen Erkrankung sein können.*

#### Diagnostik

Neben den technischen Untersuchungen (cCT, Labor, Lumbalpunktion, Röntgen-Thorax, EKG) führt vor allem die sorgfältige (Fremd-)Anamnese zur Klärung der Ursache.

**B** *Frau Engel lebt mit ihrem Ehemann in einer Mietwohnung. Die rüstige 72-Jährige nimmt seit Jahrzehnten ein wassertreibendes Medikament (Diuretikum) wegen eines Bluthochdrucks (Hypertonus) ein und war bis jetzt ansonsten nie schwerwiegend erkrankt. Das strahlende Wetter in diesem Sommer nutzt das Ehepaar zu regelmäßigen Wanderungen, auch wenn ihnen die dauernde Hitze und starke Sonneneinstrahlung zu schaffen macht. Plötzlich entdeckt Frau Engel an der rechten Stirn und Augenbraue zwei lila-rote Flecken, außerdem verspürt sie dort starken Juckreiz und verstärkte Empfindlichkeit. Sie sucht am nächsten Tag deshalb ihren Hausarzt, Herrn Dr. Lochner, in der Nachmittagssprechstunde auf. Nach einer gründlichen körperlichen Untersuchung stellt er wegen des typischen Bildes die Diagnose einer Gürtelrose (Zoster) des rechten Gesichtsnervs. Er verordnet Zovirax-Tabletten gegen das auslösende Windpocken-Virus, die sie 5-mal täglich einnehmen muss. Sie beginnt noch am selben Abend mit der Einnahme und fühlt sich bis auf diskreten Schwindel und leichtes Fieber gut, nur der Juckreiz an der Augenbraue ist quälend.*
*Am Abend des vierten Tages bemerkt Herr Engel, dass seine Frau plötzlich verwirrt ist: sie findet das heutige Datum nicht mehr im Fernsehprogramm, plötzlich behauptet sie, Spinnen an der leeren Zimmerwand zu sehen und fängt an, sie zu verscheuchen. Auf die Zuwendung und Aufklärungsversuche des Ehemanns reagiert sie abweisend. Insgesamt wirkt sie schreckhaft und zittrig, sie schwitzt viel. Da sie plötzlich schläfrig wird, bringt sie der verunsicherte Ehemann ins Bett, doch kurz nachdem er das Licht gelöscht hat, wandelt Frau Engel unsicher durch das dunkle Zimmer. Daraufhin bittet ihr Ehemann Herrn Dr. Lochner um einen dringenden Hausbesuch, dieser trifft eine halbe Stunde später ein. Frau Engel erkennt ihn nicht wieder und redet ihn mit Herr Dr. Meier an. Auf die Frage nach dem heutigen Datum muss sie lange*

*nachdenken und gibt eine völlig unzutreffende Antwort. Die körperliche Untersuchung durch den Hausarzt erbringt bis auf erhöhten Puls und Körpertemperatur keinen auffälligen Befund. Er veranlasst den umgehenden Transport mit dem Rettungswagen in das nächste internistische Krankenhaus unter der Verdachtsdiagnose „akuter Verwirrtheitszustand unklarer Ursache".*

**L** *An welche unterschiedlichen Ursachen müssen die Krankenhausärzte aufgrund der Vorgeschichte (Anamnese) vordringlich denken? Welche Untersuchungen müssen sie deshalb durchführen? Welche pflegerische Maßnahmen können helfen, die Symptome von Frau Engel zu lindern.*

### Therapie

Die Behandlung bezieht sich zum einen auf die jeweilige *Ursache* des akuten Verwirrtheitszustandes: Die Medikamentengabe wird auf das allernotwendigste beschränkt, so lassen sich häufig die auslösenden Wirkstoffe herausfinden. Bei Flüssigkeitsmangel ist eine ausreichende Zufuhr oft nur durch eine Infusionstherapie möglich, die auch bei akuten Infektionen zur Gabe von Antibiotika nötig sein kann. Die Therapie der anderen Ursachen ist in den jeweiligen Fachkapiteln ausführlich beschrieben.

Zum anderen müssen die Symptome behandelt werden: eine *Selbst- oder Fremdgefährdung* durch den Patienten muss verhindert werden, teilweise ist dies nur durch eine vorübergehende geschlossene Unterbringung auf einer gerontopsychiatrischen Station möglich. Positiv wirken sich für den Patienten die Zuwendung durch *vertraute Personen* sowie die *Erleichterung der Orientierung* (helle Beleuchtung, große Schilder) aus. Zusätzliche Medikamentengabe ist nur bei psychomotorischen Unruhezuständen oder Halluzinationen (Haldol 1–2 mg als Bedarfsmedikation) nötig.

**P** ***Aspekte der Pflege.*** *Wichtig ist es, die Gefahren für die verwirrte Person zu verringern (Erleichterung der Orientierung durch gute Beleuchtung, große Schilder, Beseitigung von Stolperfallen, Aufstellen von Sitzgelegenheiten am Flurende, damit Pausen eingelegt werden können, dem Verwirrten einen Zettel in die Tasche legen mit Name, evtl. Pflegegruppe und Adresse), seinen ungestörten Schlaf zu fördern (angemessene Verteilung von Ruhe und Schlaf über den Tag, gewohnte Rituale beim Zubettgehen ermöglichen, abends Schlaf fördernde Getränke anbieten, z. B. warmen Tee, Milch) und die Pflege durch eine feste Bezugsperson zu gewährleisten (Vertrauen schaffen, Vergangenheitsbewältigung durch aktives Zuhören fördern, emotionalen Hintergrund des verwirrten Verhaltens verstehen und in das Handeln einbeziehen, auf Erregungszustände oder mögliche Aggressionen möglichst gelassen reagieren – sie sind Ausdruck der Verunsicherung des Betroffenen durch seine Verwirrtheit –, den verwirrten Menschen nicht überfordern).*

### Krankheitsverlauf

Die Symptome setzen akut ein, treten in wechselnder Stärke auf, klingen meist innerhalb von 4 Wochen wieder ab. Insgesamt hat der akute Verwirrtheitszustand – abhängig von der Ursache – eine gute Prognose. Die Symptome dürfen nicht länger als 6 Monate anhalten, ansonsten spricht man von einem *chronischen Verwirrtheitszustand*, dessen Ursache bei älteren Menschen größtenteils in einer Demenz besteht.

**B** *Fortsetzung Fallbeispiel. Bei ihrer Aufnahme im Krankenhaus ist Frau Engel weiterhin vollkommen desorientiert und verwirrt. Aufgrund der vom Ehemann geschilderten Krankengeschichte zieht der Aufnahmearzt 3 mögliche Ursachen (Differenzialdiagnosen) des akuten Verwirrtheitszustandes in Erwägung: Der Windpocken-Virus kann sich vom Zoster an der Stirn auf das Gehirn ausgebreitet haben und eine Enzephalitis (Gehirnentzündung) verursacht haben. Die Zovirax-Tabletten können gerade im Alter ein Medikamenten-Delir auslösen. Durch Hitze, Fieber und Diuretikum kann es zur Exsikkose (Flüssigkeitsmangel) gekommen sein. Zur Abklärung einer Enzephalitis macht er noch in der selben Nacht eine Lumbalpunktion (Gehirnwasserentnahme) und ein cCT (Computertomografie des Gehirns), beides ohne auffälligen Befund. Auch die sofort veranlasste Laboruntersuchung des Blutes bringt keinen Hinweis auf einen Flüssigkeitsmangel im Körper oder andere Ursachen. Frau Engel wird auf eine geriatrische Akutstation aufgenommen und auch ihrem Mann wird in den ersten Nächten gestattet, in ihrem Zimmer zu bleiben. Das Krankenzimmer bleibt immer leicht beleuchtet, alle Stühle und Vasen werden entfernt, an den Türen sind zur Orientierung große Symbole und Nummern angebracht. Sie wird immer wieder mit ausreichend Trinkangeboten versorgt. Die Ärzte verdächtigen zwar das Zovirax als Ursache, wegen des Zosters wollen sie das Medikament aber nicht sofort absetzen. Als Rötung und Juckreiz am nächsten Tag zurückgehen, wird das Medikament abgesetzt und schon am Tag darauf lässt die Verwirrtheit bei Frau Engel nach. Am 10. Tag kann sie in vollkommen normalisierten Zustand wieder nach Hause entlassen werden.*

## 20.2.2 Demenz

**D** *Fortschreitende Verlust von höheren Gehirnfunktionen aufgrund des Untergangs (Atrophie) von Gehirngewebe (früher chronisch hirnorganisches Psychosyndrom, HOPS, chronischer Verwirrtheitszustand genannt)*

Demenzielle Erkrankungen stellen die *häufigste psychische Erkrankung des Alters* dar, sie treten meist ab dem 60. Lebensjahr auf und werden durch das zunehmende durchschnittliche Alter der Bevölkerung immer bedeutender. Die genaue Krankheitsentstehung ist bei vielen Demenzformen noch nicht exakt geklärt.

### Symptome

Die wichtigsten Symptome einer Demenz sind *Gedächtnis-, Orientierungs- und Konzentrationsstörungen und die Beeinträchtigung des abstrakten Denkens.* Im Gegensatz zum akuten Verwirrtheitszustand bestehen normalerweise *keine Bewusstseinsstörungen*! Es gibt verschiedene Formen der Demenz, die sich allerdings anhand des Krankheitsbildes alleine nicht sicher unterscheiden lassen, sondern erst mit Hilfe technischer Untersuchungen. Streng genommen können sie beim Lebenden mit den derzeit verfügbaren Untersuchungsmethoden nur mit einer bestimmten Wahrscheinlichkeit und erst durch eine Autopsie sicher diagnostiziert werden.

### Einteilung

- *Senile Demenz vom Alzheimer-Typ* (60 % der Fälle), Krankheitsbeginn ab dem 60. Lebensjahr;
- *Morbus Alzheimer:* seltene Sonderform mit Erkrankungsbeginn zwischen dem 40. und 60. Lebensjahr, vermehrtes familiäres Risiko;
- *vaskuläre Demenz* (10 % der Fälle): zweithäufigste Demenz, aufgrund von Hirnarteriosklerose;

- *Creutzfeldt-Jakob-Erkrankung:* seltene und rasch verlaufende demenzielle Entwicklung (S. 396);
- *sonstige demenzielle Erkrankungen:* Lewykörper-Demenz beim Morbus Parkinson, frontotemporale Demenz (Morbus Pick), Demenz beim Hydrozephalus (Wasserkopf), Alkohol-Demenz.

Die diagnostischen und pflegerischen Maßnahmen unterscheiden sich bei den einzelnen Demenzformen nicht wesentlich und werden im Folgenden am Beispiel der Alzheimer-Demenz veranschaulicht.

## Alzheimer-Demenz (senile Demenz vom Alzheimer Typ, SDAT)

### Ursachen

Aus bisher nicht geklärten Gründen kommt es in der Großhirnrinde sowie im Mittelhirn zu Ablagerungen des Eiweißes *Amyloid*, die zum Zelluntergang und einer allgemeinen Hirngewebsverkleinerung (Gehirnatrophie) führen **(Abb. 20.8)**. Wichtigste Folge ist eine verminderte Bildung des Überträgerstoffes *Acetylcholin* an der Synapse (S. 376), die für die Gedächtnisstörungen verantwortlich gemacht wird und den Ansatzpunkt für die neueren Alzheimer-Medikamente bietet.

### Risikofaktoren

Höheres Lebensalter (9 % aller über 65-Jährigen, 35 % der über 85-Jährigen und 43 % der über 95-Jährigen sind betroffen) und familiäre Belastung mit Demenz, Morbus Parkinson oder Down-Syndrom.

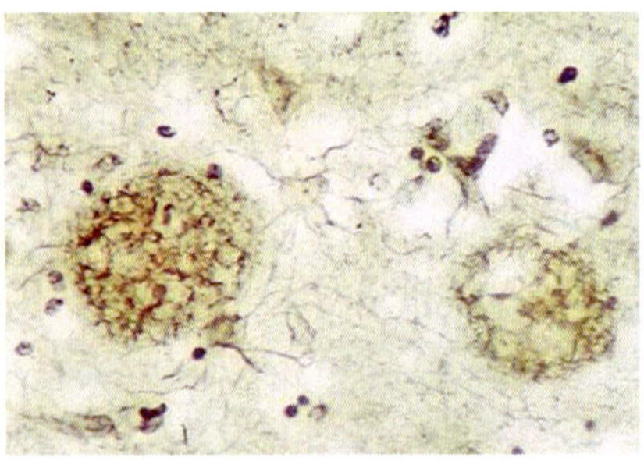

**Abb. 20.8 ⇢ Gehirnatrophie.** Lichtmikroskopische Darstellung des Hirngewebes bei einer Alzheimer-Demenz: typische drahtförmige, verklumpte Nervenzellen, „Alzheimer-Fibrillen" genannt.

**M** *Meist bemerken Angehörige die Gedächtnisschwäche deutlicher und früher, die Betroffenen einer Alzheimer Demenz klagen eher selten über ihre Defizite! Der Altenpflege fällt deshalb bei der Früherkennung und Einleitung einer Diagnostik eine wichtige Rolle zu!*

### Symptome

- *Gedächtnisstörungen (kognitive Defizite):* betroffen ist vor allem das Kurzzeitgedächtnis, Verabredungen oder Alltagsaufgaben werden vergessen;
- *Konzentrationsstörungen:* das zielgerichtete Bewältigen von Aufgaben oder Problemen wird unterbrochen, die Aufmerksamkeit ist stark schwankend;
- *Orientierungsstörungen:* zu Beginn nur diskret ausgeprägt, später haben die Patienten keine Orientierung über Ort, Datum, Situation und eigene Person **(Abb. 20.9)**; häufig halten sie sich an einzelnen Bestandteilen ihrer Biografie fest („Ich bin Kampfflieger-Pilot!");
- *Beeinträchtigung des abstrakten Denkens:* komplizierte Aufgaben können nicht mehr gelöst werden (Uhrzeichentest: „Zeichnen Sie die Uhrzeiger für 12.10 Uhr auf ein leeres Ziffernblatt ein!", **Abb. 20.10**);
- *Stimmungsschwankungen:* Typisch sind abrupte Stimmungsänderungen (Affektinkontinenz) bis hin zur Reizbarkeit oder Aggressivität; es kann aber auch zu Ängstlichkeit und Interesselosigkeit kommen;
- *Fremdanamnese:* häufig ist eine Abschätzung der Symptome nur durch die Auskunft der Angehörigen möglich;

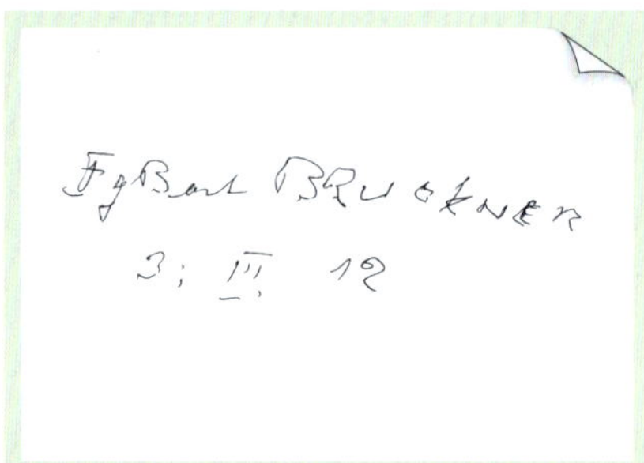

**Abb. 20.9 ⇢ Orientierungsstörung zur Person.** Massive Orientierungsstörung zur eigenen Person bei einer schweren Demenz: Der Patient wurde aufgefordert, seinen Namen und sein Geburtsdatum zu benennen und aufzuschreiben.

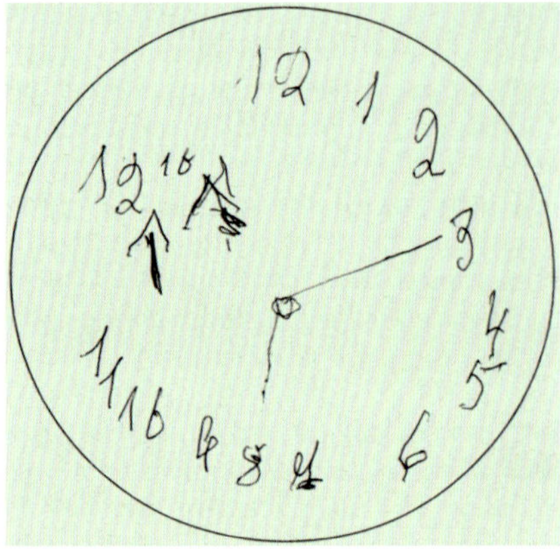

**Abb. 20.10 ⇢ Uhrzeichen-Test.** Beim Uhrzeichen-Test können sich schon in einem frühen Stadium der Demenz Defizite zeigen: Der Patient wurde aufgefordert, in den Kreis ein Zifferblatt und die Uhrzeiger für 12:10 Uhr einzuzeichnen.

- *Stuhl- und Harninkontinenz;*
- *Störungen des Tag-/Nachtrhythmus:* Schlafstörungen und Unruhezustände finden sich bei bis zu 80 %;
- *Depressionen* bei bis zu 60 %;
- *Wahnvorstellungen* bei 30 % der Betroffenen.

Mit Hilfe des Reisberg-Schemas lassen sich die Symptome auf einfache Weise systematisieren **(Abb. 20.11)**. Sowohl in der stationären Behandlung als auch in der ambulanten Altenpflege lässt sich damit der Schweregrad der Erkrankung einschätzen, weshalb es häufig (in Arztbriefen oder Pflegedokumentationen) verwendet wird. Außerdem wird gleichzeitig für jeden Schweregrad der nötige Hilfsbedarf ersichtlich.

### Krankheitsverlauf

Die Störungen zeigen sich anfangs nur ganz diskret und können von den Betroffenen mit „kleinen Tricks" überspielt werden, innerhalb von wenigen Jahren verschlimmern sich die Ausfälle jedoch, sodass es zu Persönlichkeitsveränderungen kommt. Häufige Reaktion auf die Defizite sind Aggressivität, Misstrauen gegenüber den Mitmenschen und Erregungs- oder Unruhezustände. Im Endstadium sind die Patienten völlig verwirrt und hilflos, es besteht meist Selbst- und Fremdgefährdung durch Weglauftendenz und unsachgemäßen Umgang mit Feuer, Gas oder Wasser. Letztendlich versterben die Patienten an den Komplikationen der völligen Pflegebedürftigkeit. Die durchschnittliche Krankheitsdauer beträgt 7 Jahre

| Klasse | Leitsymptome | Konsequenzen/Hilfsbedarf |
|---|---|---|
| I | keine Symptome | Aktivierung |
| II | Vergesslichkeit | Aktivierung<br>beruhigendes Gespräch |
| III | Versagen bei komplexeren Aufgaben in Beruf und Gesellschaft, z.B. Reisen an neuen Ort | Empfehlung zu Rückzug aus überfordernden Aufgaben |
| IV | benötigt Hilfe bei schwierigen Aufgaben des täglichen Lebens, z.B. Buchhaltung, Einkaufen, Einladungen | überwachte Selbstständigkeit, Finanzüberwachung |
| V | benötigt Hilfe bei Wahl der Kleidung und beim Baden<br>Umgebungsmaßnahmen | organisierter Tagesablauf, Teilzeithilfe, Tagesspital, Tagesklinik |
| VI | **a** Hilfe beim Ankleiden<br>**b** Hilfe beim Baden<br>**c** Hilfe bei Toilette<br>**d** Urininkontinenz, Stuhlinkontinenz | ganztägige Hilfe und Betreuung, Hilfe an Betreuer, evtl. Institutionalisierung |
| VII | **a** Sprechvermögen 6 Worte oder weniger<br>**b** kann nicht mehr gehen<br>**c** kann nicht mehr sitzen<br>**d** kann nicht mehr lachen<br>**e** kann nicht mehr Kopf halten | Langzeitpflege, Funktionsersatz |

**Abb. 20.11** ⇢ **Reisberg-Schema.** Das Reisberg-Schema dient der Abschätzung der kognitiven Defizite (Gedächtnisschwäche) bei Demenz (aus Wettstein u. a., 2001).

(vom Auftreten der ersten Symptome bis zum Tod des Patienten) mit sehr unterschiedlichen Verläufen.

**M** *Die Alzheimer-Demenz hat zum jetzigen Zeitpunkt einen progredienten, irreversiblen Verlauf! Das heißt, die Erkrankung ist nicht heilbar, die Symptome nehmen im Verlauf unweigerlich zu, alle derzeit existenten Therapieformen können die Verschlechterung nur verzögern, aber nicht rückgängig machen!*

### Einteilung (nach ICD-10)

- *Leichte Demenz:* Gedächtnisschwäche mit Beeinträchtigung von Arbeit und sozialen Aktivitäten bei erhaltener selbstständiger Lebensführung und intaktem Urteilsvermögen;
- *mittelgradige Demenz:* deutliche Gedächtnisstörungen mit erschwerter selbstständiger Lebensführung, teilweise Aufsicht erforderlich;
- *schwere Demenz:* hochgradiger Gedächtnisverlust, vollständige Beeinträchtigung der Aktivitäten des täglichen Lebens, kontinuierliche Aufsicht nötig, Verlust der persönlichen Hygiene.

### Diagnostik

Die erste Stufe besteht immer in der Untersuchung der kognitiven Defizite, man überprüft beim Betroffenen Merkfähigkeit, Orientierung und abstraktes Denken. Psychologische Tests, wie der Mini Mental State (MMS) und der Uhrzeichen-Test **(Abb. 20.10)**, können frühzeitig Hinweise auf die kognitiven Defizite geben. Notwendig für die Diagnose ist eine *Dauer der Krankheitssymptome über mindestens 6 Monate.* Es gibt keine körperlichen oder neurologischen Symptome, die zwingend auftreten müssen.

Als nächster Schritt müssen andere Ursachen, wie Medikamente, neurologische und internistische Erkrankungen ausgeschlossen werden – wie beim akuten Verwirrungszustand. Aus diesem Grund werden häufig eine Computertomografie des Schädels (*cCT*) und einige Laboruntersuchungen durchgeführt. Eine Liquoruntersuchung mit dem Nachweis von Alzheimer-typischen Eiweißen oder gar eine genetische Analyse kann die Diagnosesicherheit deutlich erhöhen, wird aber wegen des großen Aufwands nur selten und wenn, dann bei jüngeren Patienten durchgeführt.

### Therapie

**Medikamente gegen die Demenz (Antidementiva, Nootropika).** Es gibt derzeit zwei Medikamentengruppen, die den geistigen Abbau verzögern können und erst in den letzten Jahren entwickelt wurden: Die *Acetylcholinesterasehemmer,* wie z. B. Aricept oder Reminyl, hemmen den Abbau des Botenstoffs Acetylcholin. Sie können die Alzheimer-Demenz zwar nicht verhindern, aber eine Verzögerung des geistigen Abbaus in den ersten Jahren der Erkrankung bewirken; in einem fortgeschrittenen Stadium der Demenz bringen sie keinen Vorteil. Die zweite Gruppe, die *NMDA-Antagonisten, wie* Memantine, hemmen das nervenschädliche Glutamat und können auch bei fortgeschrittener Demenz angewendet werden. Leider kommen bei allen Medikamenten Nebenwirkungen, wie Verdauungsbeschwerden, Müdigkeit und Schwindel, häufig vor.

In der Vergangenheit wurden zahlreiche andere Wirkstoffe, wie Piracetam oder das Extrakt des Ginkgobaums (Ginkgo biloba), untersucht, ohne dass sich ein sicherer Nutzen für die Patienten gezeigt hätte. Wegen der guten Verträglichkeit kommen Ginkgopräparate allerdings sehr häufig im ambulanten Bereich zur Anwendung.

**Aktivierende Pflege.** S. 416.

**Internistische Basistherapie.** Meist bestehen bei Patienten mit einer Demenz noch zahlreiche internistische Begleiterkrankungen, die den demenziellen Abbau beschleunigen können. Aus diesem Grund gilt der Einstellung eines Bluthochdrucks, eines Diabetes mellitus oder einer Herzinsuffizienz die besondere pflegerische und ärztliche Aufmerksamkeit. Bei fortgeschrittener Demenz steht die Aufrechterhaltung von wichtigen Körperfunktionen im Mittelpunkt: ausreichende Flüssigkeits- und Nahrungszufuhr (manchmal nur noch durch eine Magen- oder PEG-Sonde möglich) oder bei Bettlägerigkeit die Vermeidung eines Dekubitus.

**Behandlung der Problemsituationen.** Psychische Unruhezustände, Depressionen, Wahnvorstellungen oder Schlafstörungen können vor allem in fortgeschrittenen Stadien der Demenz nicht alleine durch spezielle Pflege oder Zuwendung aufgefangen werden und bedürfen deshalb einer angepassten Therapie **(Tab. 20.1)**.

Ausdrücklich soll an dieser Stelle auf die Problematik solcher Maßnahmen hingewiesen werden: So bedrohlich ein Erregungszustand, so rastlos ein Schlafloser, so hilflos ein Orientierungsloser

**Tab. 20.1** ⇢ Medikamente für Problemsituationen beim Dementen

| *Symptom* | *Wirkstoffgruppe* | *Medikament* | *Dosis* | *Nebenwirkungen* |
|---|---|---|---|---|
| psychische Unruhe- und Erregtheitszustände **(Abb. 20.12)** | niedrig dosierte, kurzwirksame Benzodiazepine | z. B. Tavor expidet | 1 mg bei Bedarf | Sturzgefahr, bei Überdosierung Atemstillstand, Suchtgefahr |
| | niedrigpotente Neuroleptika | z. B. Dipiperon, Eunerpan | 10–50 mg/Tag | Kreislaufkollaps, **e**xtra**p**yramidal **m**otorische **S**törungen (EPMS) |
| | atypische Neuroleptika | z. B. Risperdal | 1–2 mg/Tag | Kreislaufkollaps, Schlaganfall-Risiko erhöht |
| Depression | moderne Antidepressiva | z. B. Seroxat | 10–20 mg/Tag | Übelkeit, Verdauungsstörungen |
| Halluzinationen, Wahnvorstellungen | hochpotente Neuroleptika | z. B. Haldol | niedrig dosiert 1–2 mg/Tag | EPMS (s. oben) |
| Schlafstörungen | Hypnotika | z. B. Stilnox, Ximovan | 10–20 mg bei Bedarf | Sturzgefahr, Schwindel, Suchtgefahr |
| | niedrigpotente Neuroleptika | z. B. Eunerpan, Dipiperon | 10–50 mg bei Bedarf | Kreislaufkollaps und EPMS (s. oben) |

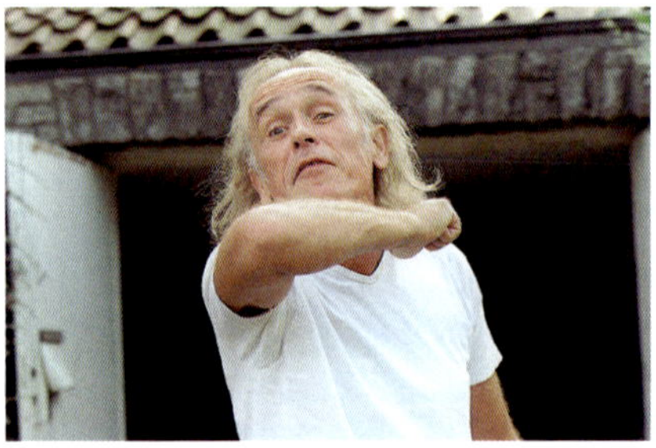

**Abb. 20.12** ⇢ **Aggressionen.** Aggressives Verhalten (hier dargestellt von einem Schauspieler) kann bei Patienten mit einer Demenz im Rahmen von psychischen Unruhezuständen häufig vorkommen (aus Kellnhauser u. a., 2004).

auch sein mag, die meisten Maßnahmen zum Schutz von Dementen (vor sich selbst) schränken den freien Willen des Betroffenen in unterschiedlichem Ausmaß ein: Fixierungen mittels Bauch- und Extremitätengurt, hochgezogenes Bettgitter, verschlossene Stations- oder Haustür. Deshalb sind für all diese freiheitsbeschränkenden Maßnahmen die Zustimmung des gesetzlichen Betreuers – oder falls noch keine Betreuung besteht – des Vormundschaftsgerichts notwendig.

Die Gabe von sedierenden (beruhigenden) Medikamenten zur Behandlung solcher Unruhezustände stellt in diesem Zusammenhang eine „Grauzone" dar. Einerseits sind sie medizinisch indiziert und haben einen nachgewiesenen Nutzen. Andererseits verursacht die dauerhafte, ungeprüfte Gabe von sog. „Bedarfsmedikation" zur Ruhigstellung häufig erhebliche Nebenwirkungen, wie Schwindel und Sturzgefahr, und ist eine – wenn auch chemische – Freiheitsbeschränkung. Sie darf nur aufgrund einer ärztlichen Verordnung erfolgen, die vom behandelnden Arzt jeweils zeitnah beurteilt und immer wieder überprüft werden sollte. Letztendlich gibt es für dieses Problem keinen Königsweg, wichtig ist eine gute Kommunikation zwischen Altenpflege, Betreuer, Ärzten und dem Betroffenen sowie ein permanentes Überprüfen all dieser Maßnahmen auf ihre Notwendigkeit.

### Angehörigenberatung

Da die Angehörigen Demenzkranker den größten Teil der Betreuung und Pflege übernehmen und für sie die Situation enorm belastend ist, ist eine frühzeitige Aufklärung über Verlauf, Umgang mit den Patienten und mögliche Hilfe (ambulante Dienste) notwendig.

**P** ***Tipp für Angehörige.*** *Keinen Streit über vergessene Dinge mit dem Betroffenen führen. Beweise für die Gedächtnisschwäche erzeugen meist keine Einsicht sondern eher verletztes Selbstwertgefühl! Solche häufig vorkommenden Konfliktsituationen lassen sich durch einen Themawechsel oder Ablenken meist entschärfen, weil der Demente den Streit sehr schnell „vergisst". Als Kontaktadresse kann die Deutsche Alzheimer Gesellschaft, Friedrichstr. 236, 10969 Berlin, www.deutsche-alzheimer.de empfohlen werden.*

## Pflegeschwerpunkt Alzheimer-Demenz

Jutta Weniger

**B** *Frau Obermaier, 82 Jahre alt und Mutter von 5 Kindern, die sie neben ihren Aufgaben in einer kleinen eigenen Landwirtschaft großzog, leidet an einer fortgeschrittenen Demenz vom Alzheimer-Typ. Sie lebt seit 6 Monaten im örtlichen Altenheim, in dem sie sich nicht wohl fühlt. Sie ist sehr unruhig und möchte immer auf ihren Hof, wo sie sich nach ihrer Aussage um die Kinder und die Tiere zu kümmern hätte. Sie hat sich dabei bereits 2-mal verlaufen und wurde von der Polizei zurück ins Heim gebracht. Die Pflegedienstleitung und der Hausarzt schlugen daraufhin vor, eine richterliche Anordnung zur Fixierung zu beantragen. Frau Obermaiers Töchter jedoch sind entsetzt und können sich nicht vorstellen, dass ihre Mutter, die ihr Leben lang gearbeitet hatte, immer in Bewegung war und auch heute noch sehr agil ist, an einen Stuhl angebunden werden soll. Doch Frau Obermaier weiß nicht wo sie ist, kann sich im Heim schlecht orientieren und hat auch zu keiner der Altenpflegerin-*

*nen und Helferinnen Vertrauen. Wenn sie ihr sagen, wo sie jetzt ist, sieht Frau Obermaier sie überrascht an und vergisst es sofort wieder. Frau Obermaier nimmt ihre Mahlzeiten im Speisesaal ein. Wenn sie mit dem Essen fertig ist, möchte sie sich nützlich machen und räumt das Geschirr ab. Sie trägt es in irgendwelche Ecken und nimmt auch Bewohnern den Teller weg, die noch nicht mit dem Essen fertig sind. Die Pflegekräfte sind ärgerlich wegen der zusätzlichen Arbeit und die Mitbewohner sind verstört, einige reagieren aggressiv. Einige nicht demente Bewohner äußern, Frau Obermaier sei eine Zumutung. In ähnlicher Weise bringt Frau Obermaier den ganzen Tag lang den Arbeitsablauf der Pflegekräfte im Heim durcheinander.*

*Die Altenpflegerinnen sagen, sie können es nicht mehr leisten, Frau Obermaier den ganzen Tag lang zu beaufsichtigen, da sie auch viele nicht demente, schwerstpflegebedürftige Bewohner zu versorgen hätten. Insbesondere könnten sie nicht gewährleisten, dass Frau Obermaier nicht nochmals wegläuft.*

**L** *Was würden Sie tun? Sehen Sie Möglichkeiten, die Frau Obermaier die Fixierung ersparen?*

Eine Demenz vom Alzheimer-Typ kann sich je nach Schweregrad und Fortschreiten der Erkrankung sehr unterschiedlich äußern. Die Palette reicht von Konzentrationsstörungen und Vergessen von Verabredungen bei selbstständiger Lebensführung bis zur vollständigen Abhängigkeit in allen Aktivitäten des Lebens.

#### Grundsätze pflegerischen Handelns

- Die Selbstständigkeit der Betroffenen so lange wie möglich erhalten und fördern.
- Würde und Integrität des alten Menschen bewahren.
- Sicherheit und Geborgenheit vermitteln, Angst vermeiden.
- Die Möglichkeit geben, zu einigen wenigen Pflegepersonen, die den alten Menschen betreuen, Vertrauen aufzubauen.
- Eine Umgebung schaffen, in der sich der Demenzkranke bestmöglich orientieren kann, sicher ist und seine Fähigkeiten gemäß seinen Gewohnheiten einsetzen kann.
- Einbeziehen und Sichtbarmachen von biographischen und emotionalen Ressourcen.
- Unruhezustände bewältigen.

#### Häufige Ursachen von motorischer Unruhe

- *Schmerzen* (wenn der Kranke sie nicht mehr verbal ausdrücken kann),
- *gefüllte Blase* (an Unruhezuständen kann man erkennen, dass der Kranke zur Toilette muss),
- *Obstipation* (kann starke Unruhezustände auslösen),
- *Angst und Unsicherheit* durch Veränderungen im Umfeld des Kranken
- *Nebenwirkungen bestimmter Medikamente (z. B. bei Morbus Parkinson).*

#### Pflegerische Möglichkeiten bei motorischer Unruhe

Kann die Ursache nicht gefunden und behoben werden, sind folgende Maßnahmen hilfreich:

- *Den Kranken umhergehen lassen* (Unruhe wird durch körperliche Bewegung abgebaut),
- *körperliche Nähe herstellen*, den alten Menschen in den Arm nehmen, hin- und herwiegen, evtl. dabei Lieder singen,
- *Reize bzw. Kommunikationsformen anbieten, die nicht an Sprache gebunden sind.* Beispielsweise Basale Stimulation knüpft an grundlegende, zum Teil vorgeburtliche Erfahrungen an, die jeder Mensch gemacht hat: z. B. den Körper und seine Lage spüren, Bewegungen und Rhythmen empfinden, tasten oder hören. Oder auch Snoezelen: aus dem Holländischen „snuffelen“ (schnuppern) und „doezelen“ (dösen, schlummern) zusammengesetzt. Es werden angenehme Reize (Riechen, Sehen, Tasten etc.) angeboten, die eine entspannende Wirkung auf den Demenzkranken haben.

## Ausgewählte Betreuungs- und Therapiekonzepte für demenziell erkrankte Menschen

### Realitäts-Orientierungs-Training (ROT)

Eines der ersten Konzepte, die entwickelt wurden, um den Verlauf einer Demenz positiv zu beeinflussen, war das Realitätsorientierungstraining. Den an Demenz Erkrankten werden wiederholt Orientierungshilfen angeboten mit dem Ziel, sie in die „objektive“ Realität zurückzuholen: z. B. das gemeinsame Abreißen eines Tageskalenders, der an einem für den Demenzkranken gut sichtbaren Ort aufgehängt wird. Ebenso das Aufhängen von Uhren oder Bildern passend zur Jahreszeit, um die zeitliche Orientierung zu fördern, sind Elemente des ROT. Auch das Vorsagen, wo sich der Demenzkranke gerade befindet und das Anbringen von Schildern und Symbolen zur Erleichterung der örtlichen Orientierung. Zur persönlichen Orientierung kann ein großer Spiegel an einem Ort aufgehängt werden, an dem der Demenzkranke häufig vorübergeht.

Dieser Ansatz kann bei Menschen mit einer beginnenden und leichten Demenz durchaus hilfreich sein. Insbesondere im Pflegeheim sind oben genannte Hilfen sinnvoll für die meisten alten Menschen, um sich in der neuen fremden Welt zurechtzufinden.

ROT ist nicht geeignet für Demenzkranke in einem fortgeschrittenen Stadium. Das ständige Hinweisen auf die Realität führt bei sehr desorientierten Menschen leicht zu Überforderung. Die Folge sind Angst und das Gefühl, nicht verstanden zu werden oder zu versagen. Ist dies der Fall, beginnt der Betroffene, sich mehr und mehr zurückzuziehen. Wenn es ihm keine Hilfe ist, sollten die Pflegepersonen ihn nicht mehr auf die „Realität“ hinweisen. Andere Therapiekonzepte sollten angewandt werden (s. unten).

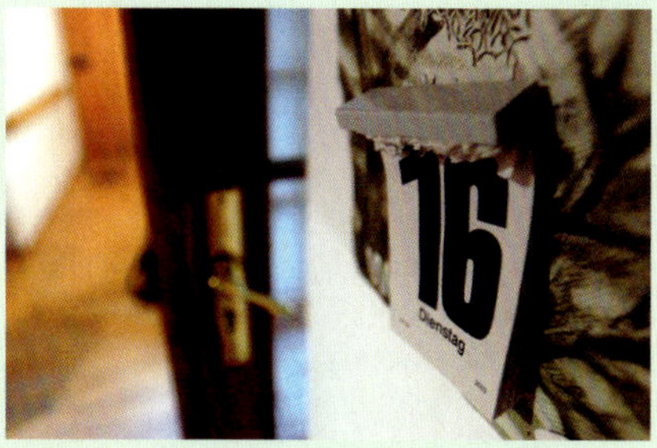


**Abb. 20.13 ⇢ Kalender.** Ein gut sichtbarer Tageskalender kann die zeitliche Orientierung erleichtern (aus Köther, 2005).

### Integrative Validation (IVA)

Bei diesem Konzept handelt es sich wie bei der Validation nach Naomi Feil um eine bestimmte Form von Kommunikation. Für Pflegende bietet dieser Ansatz eine Möglichkeit, Kontakt zum dementen Menschen herzustellen und einen Zugang zu seinem Erleben zu finden. So kann Vertrauen zwischen den Betroffenen und den Pflegefachpersonen entstehen. Diese Methode möchte dazu beitragen, dass an Demenz Erkrankte ihre Angst verlieren und neuen Freiraum zur Entfaltung finden. Nicole Richard, die Begründerin der integrativen Validation, betont, dass jeder Versuch, einem Demenzkranken auf der Inhaltsebene zu begegnen, scheitern muss. Ist die Erkrankung weiter fortgeschritten, ist der Betroffene unfähig, sein Erleben zu erklären und sich in der Realität zu orientieren. Durch Integrative Validation wird versucht, auf der Gefühlsebene Zugang zur Erlebniswelt Demenzkranker zu bekommen. Dabei werden 2 wichtige, auch im fortgeschrittenen Stadium meist vorhandene Ressourcen dementer Menschen genutzt. Dies ist zum einen die Fähigkeit, Gefühle wahrzunehmen und auszudrücken, zum anderen das Zurückgreifen auf Antriebe, nach denen sich die Betroffenen ein Leben lang ausgerichtet haben. Solche Antriebe können Ordnungssinn, Sparsamkeit, Gerechtigkeit, Fleiß, Pflichtbewusstsein, oder Pünktlichkeit sein.

Für Pflegende geht es in diesem therapeutischen Ansatz darum, das jeweilige Gefühl und die grundlegenden Antriebe des dementen Menschen zu erspüren. Mit direkten und kurzen Sätzen wird daraufhin dem Kranken signalisiert, dass diese Gefühle und Antriebe angenommen, akzeptiert und wertgeschätzt werden. Das heißt, die Gefühle und Antriebe werden validiert. Wenn z. B. eine demenzkranke Frau im Flur die Handläufe „abstaubt", könnte die Altenpflegerin sagen: „Schön, dass Sie das sauber machen! Das geht ja flott!" Das individuell bestätigte Gefühl wird dann zusätzlich allgemein wertgeschätzt (validiert), z. B. mit Sprichwörtern, Volksweisheiten oder Liedern. In einer Aktivierungsstunde könnte dann etwa das Lied „wer will fleißige Hausfrauen sehn" gemeinsam gesungen werden.

Um nach diesem Therapiekonzept arbeiten zu können, ist bei den Pflegefachpersonen ein Prozess des Umdenkens notwendig. Sie werden viel mehr darauf achten, wie ein Demenzkranker etwas tut, z. B. hektisch, genüßlich, ängstlich oder ärgerlich, sorgfältig oder so eben nebenbei, als darauf, was er tut.

Unverzichtbar bei der Umsetzung der Integrativen Validation sind auch möglichst genaue Kenntnisse der wichtigen Ereignisse im Leben des dementen Menschen, und eine Vorstellung darüber, wie sein Alltag aussah.

## Biographiearbeit

Menschen, die an einer Demenz leiden, zeigen meist ein Verhalten, das nicht zur aktuellen Situation passt. Um als Pflegende aus diesem Verhalten „schlau" zu werden, ist es wichtig, möglichst viel über die Lebensgeschichte des Betroffenen zu erfahren. Alle Menschen lernen im Laufe ihres Lebens bestimmte individuelle Verhaltensweisen, auch soziales Verhalten und entwickeln Gewohnheiten im Wechselspiel mit ihrer Umwelt. Wenn die betreuenden Altenpflegerinnen ausreichend über das Leben, die Biografie des Demenzkranken Bescheid wissen, können Erklärungen für bestimmte Verhaltensweisen gefunden werden. Es ist den Pflegefachpersonen mit diesem Wissen besser möglich, einen Zugang zum demenzkranken Menschen zu finden und eine wertschätzende Beziehung aufzubauen.

Biografisches Arbeiten ist ein kontinuierlicher Prozess und bedeutet, die jetzige Situation des Betroffenen mit den wichtigen Ereignissen und Entwicklungen in seinem Leben zu verbinden **(Abb. 20.14)**. Diese Informationen sind auch hilfreich bei der Aktivierung und Motivation der alten Menschen. Beispielsweise wird ein Bewohner, der früher im Gesangverein war, lieber an gemeinsamem Singen teilnehmen als an Bastelstunden. Die Altenpflegerin kann dem Demenzkranken durch ihr Interesse an der Vergangenheit und an seinem Lebensweg Wertschätzung entgegenbringen. Bereits bei der Anamnese sollte deshalb erfragt werden, wo und wie der alte Mensch aufgewachsen ist, ob und welchen Beruf er ausgeübt hat bzw. welche Interessen, Hobbys er hatte. Wichtig ist auch, wie der Tagesablauf zuletzt aussah und wie und wo der alte Mensch kurz vor Eintritt der Pflegebedürftigkeit lebte. Ebenso ist von Bedeutung, ob er gerne in Gesellschaft war, wie er sich verhalten hat und welche Überzeugungen oder auch Moralvorstellungen für ihn wichtig waren. „Existenzielle Erfahrungen", wie Liebe, Heirat, Geburten, Erfolge, Reisen, Krieg und Verluste, sollten erfragt werden, am besten zusammen mit der Bedeutung, die sie heute für den Demenzkranken haben. Um möglichst viele Informationen zur Biografie zu sammeln, führt die Altenpflegerin mit dem Betroffenen selbst und idealerweise mit mehreren Angehörigen Gespräche **(Abb. 20.15)**.

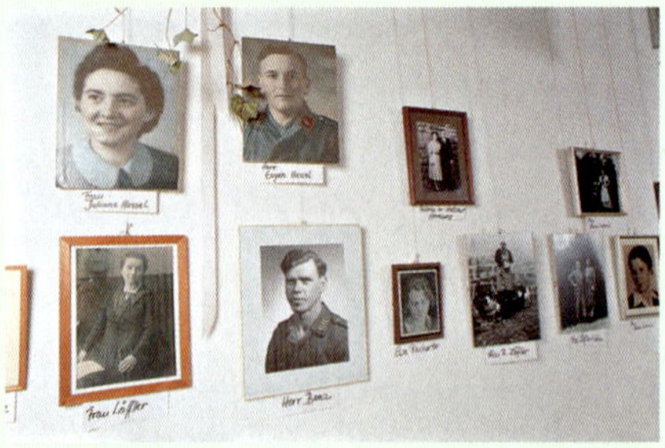

**Abb. 20.14 ··› Alte Bilder.** Eine Galerie mit alten Bildern der Bewohner kann zu Unterhaltungen über wichtige biografische Ereingisse in deren Leben anregen (aus Köther, 2005).

## Milieutherapie

Der Ansatz der Milieutherapie beruht auf der Erkenntnis, dass die räumliche und soziale Umwelt einen großen Einfluss auf den Menschen hat **(Abb. 20.16)**. Unsere Umwelt stellt ständig Anforderungen an uns. Mit dem Fortschreiten einer demenziellen Erkrankung verringern sich die Möglichkeiten des Betroffenen, sich der Umwelt anzupassen bzw. die Umwelt nach eigenen Bedürfnissen zu formen. In der Milieutherapie wird versucht, die Umwelt der Demenzkranken so zu gestalten, dass sie sich wohl fühlen, zu Aktivitäten angeregt werden und vor Überforderung geschützt werden. Milieutherapie bezieht sich auf die Gestaltung des Wohnraumes und der Außenanlagen, die Gestaltung des sozialen Umfeldes und auf die Strukturierung des Tagesablaufes (s. auch AEDL „Für eine sichere und fördernde Umgebung sorgen können").

**Abb. 20.15 ··› Biografie-Bogen.** Vergangenheit und Gegenwart verschwimmen bei den Betroffenen oft miteinander. Deshalb sind Informationen zur Biografie Demenzkranker besonders wichtig und können z. B. in dieser Form dokumentiert werden (Fa. DAN Produkte, Siegen). ▶

**Name, Vorname** ______________________

| Familiäre Situation | Datum | Hdz |
|---|---|---|
| Lebenspartner: ______ | | |
| Kinder: ○ nein ○ ja Anzahl ____ wohnen alle / teils ○ am Ort ○ in der Nähe ○ weit weg Besonderen Bezug zu: ______ | | |
| weitere Angehörige / Eltern / Geschwister: ______ Besonderen Bezug zu: ______ | | |
| aufgewachsen in: ______ | | |
| bisheriger Lebensraum: ○ Gemeinde ○ Kleinstadt ○ Großstadt ○ in der Familie lebend ○ in Partnerschaft ○ allein ○ ______ | | |
| ○ Nachbarschaftsbeziehungen: ○ ausgeprägt ○ normal ○ eingeschränkt Besonderen Bezug zu: ______ | | |
| jetzige Möglichkeiten / Wünsche / Bedürfnisse: ______ | | |
| ______ | | |

| Lebensweise | Datum | Hdz |
|---|---|---|
| Vorlieben, Abneigungen, Überzeugungen, Ideale, Ziele, Moralvorstellungen, Werte, … ______ | | |
| ______ | | |
| jetzige Möglichkeiten: ______ | | |
| Wünsche / Bedürfnisse: ______ | | |

| Existenzielle Erfahrungen | Datum | Hdz |
|---|---|---|
| Liebe, Heirat, Geburten, Erfolge, Reisen, Scheidung, Krieg, Verluste, Trennung, Schmerzen, … ______ | | |
| Erinnerungen an positiv empfundene Ereignisse: ______ | | |
| Erinnerungen an negativ empfundene Ereignisse: ______ | | |
| Welche Bedeutung haben diese Erfahrungen heute? ______ | | |
| Lebenseinstellung ist ○ positiv ○ negativ | | |
| An der Erstellung beteiligte Personen: ______ | | |

| Kommunikation | Datum | Hdz |
|---|---|---|
| ○ ist gern in Gesellschaft ○ ist lieber allein ○ mangelnde Kommunikation aufgrund bisheriger Isolation | | |
| ○ großer / kleiner Freundeskreis ○ großer / kleiner Bekanntenkreis Besonderen Bezug zu: ______ ○ ausgeprägtes Vereinsleben | | |
| ○ Stammtisch ○ Kino ○ Theater ○ Reisen ○ Kirchenarbeit ○ Ehrenämter ○ ______ | | |
| jetzige Möglichkeiten: ______ | | |
| Wünsche / Bedürfnisse: ______ | | |

| Verhaltensweisen | Datum | Hdz |
|---|---|---|
| ○ sportlich ○ gesundheitsbewusst ○ modebewusst ○ körperbewusst ○ geschlechtsbewusst ○ ______ | | |
| ○ Tagmensch ○ Nachtmensch ○ immer beschäftigt ○ ______ | | |
| ○ introvertiert ○ extrovertiert ○ lebhaft ○ mitteilsam ○ ruhig ○ laut | | |
| ○ ordnungsliebend ○ fröhlich ○ ängstlich ○ mutig ○ unruhig | | |
| jetzige Möglichkeiten: ______ | | |
| Wünsche / Bedürfnisse: ______ | | |

| Schulbildung / Ausbildung / Tagesgestaltung | Datum | Hdz |
|---|---|---|
| Schulabschluss: ______ ○ Studium: ______ ○ Berufsausbildung: ______ | | |
| Berufstätigkeiten / Unterbrechungen: ______ | | |
| Hobbys / Interessen / Gewohnheiten: ______ | | |
| derzeitiges Verhältnis zu Arbeit / Beschäftigung: ______ | | |
| bisherige Tagesgestaltung: ______ | | |
| Wünsche / Bedürfnisse: ______ | | |

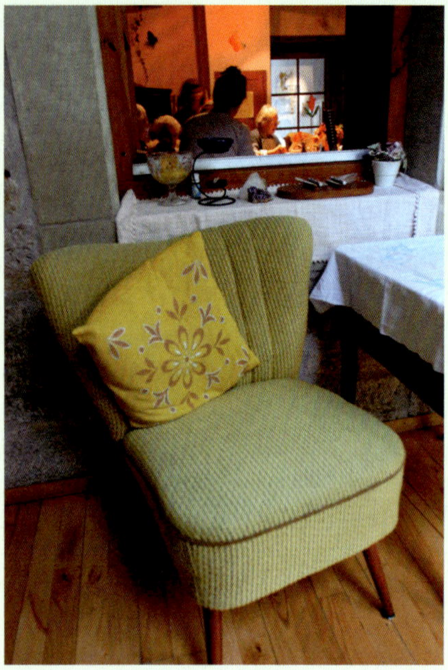

**Abb. 20.16 ⇢ Milieutherapie.** Elemente der Milieutherapie sind eine Einrichtung mit Möbeln aus der Welt, in der die Bewohner lebten, und das Schaffen eines sozialen Miteinanders ähnlich dem, wie die Bewohner es von früher kennen (aus Köther, 2005).

## Besonderheiten der Pflege in den einzelnen Aktivitäten und existenziellen Erfahrungen des Lebens

### AEDL „Kommunizieren können"

Die Fähigkeit, die richtigen Worte zu finden und den Sinn von Sprache zu verstehen, geht den Betroffenen mehr und mehr verloren. Wenn der alte Mensch zu seiner Person schlecht orientiert ist, kann er oft nicht erkennen, dass er es ist, der angesprochen wird. Deshalb den Demenzkranken immer mit Namen ansprechen, nur kurze Sätze mit geringem Informationsgehalt bilden, Sicherheit und Ruhe ausstrahlen, immer Blickkontakt, wenn nötig auch Körperkontakt aufnehmen (an Arm oder Schulter), Worte durch Berührungen unterstützen: z. B. sagen: „Stehen Sie bitte auf!" und am Arm der Betroffenen eine Unterstützung beim Aufstehen leicht andeuten.

Keine Negativkritik üben, nur erwünschtes Verhalten positiv verstärken, sich nicht auf lange Diskussionen einlassen, sondern lieber auf der Gefühlsebene reagieren. Dabei eine validierende (wertschätzende) Gesprächshaltung einnehmen.

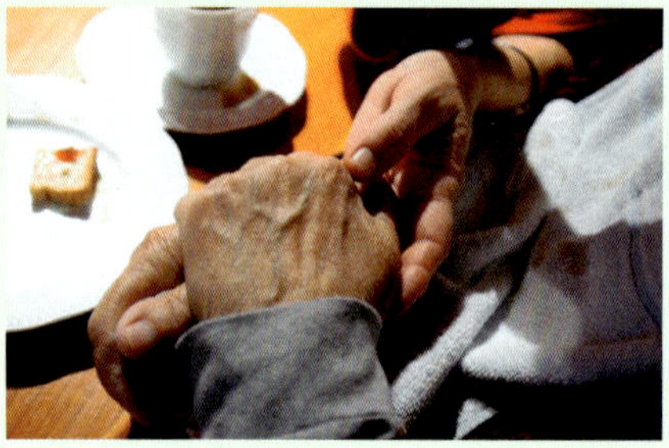

**Abb. 20.17 ⇢ Berührung.** Eine leichte Berührung stellt häufig Nähe her und der Demenzkranke kann sich evtl. besser auf die Anleitung der Pflegekraft einlassen (aus Köther, 2005).

Bei schweren Demenzen kann es zum völligen Sprachverlust kommen. Nur stereotype Lautbildung oder Schreien ist noch möglich. Es sollte dann versucht werden, den Kranken über Emotionen oder Berührungen (basale Stimulation) zu erreichen.

### AEDL „Sich bewegen können"

Ideal ist eine Umgebung, in welcher der Demenzkranke weite Strecken alleine gehen kann, ohne sich zu gefährden oder zu verirren. Das Gelände sollte übersichtlich und barrierefrei (keine Treppen) und ohne Stolperfallen sein. Zu Hause und im Altenheim ist eine ausreichende Beleuchtung wichtig. Am besten ist indirektes Licht, das nicht spiegelt. Spiegelungen auf Fluren können vom Demenzkranken als Hindernis gedeutet werden, dem er ausweichen möchte und dann stürzt. Bei Fortschreiten der Erkrankung kommt zu den geistigen Einschränkungen eine Verschlechterung der motorischen Fähigkeiten hinzu, wodurch das Sturzrisiko nochmals erhöht wird. Medikamente, die zu verlangsamten Reaktionen führen, wie Neuroleptika (z.B. Atosil, Haldol) und die häufig als Schlafmittel eingesetzten langwirksamen Benzodiazepine (z.B. Valium, Diazepam), vergrößern ebenfalls das Sturzrisiko. Sturzprophylaktische Maßnahmen sind bei Demenzkranken je nach bestehenden Risikofaktoren individuell zu planen (S. 178).

### AEDL „Essen und trinken können"

Die Pflegeperson kann versuchen, bei Tisch Gespräche über Speisen, frühere Essgewohnheiten usw. zu führen, um biographische Erinnerungen wachzurufen.

In einem fortgeschritteneren Stadium weiß ein Demenzkranker evtl. nicht mehr, was die Dinge auf seinem Teller sollen. Oder er vergisst während des Essens, was er eigentlich gerade tun möchte, geht weg oder fängt an, mit dem Essen zu spielen. Später kann er die Nahrung nicht mehr zum Mund führen. Die Pflegeperson muss ihn dann in einfachen knappen Sätzen anleiten. Zur Unterstützung kann sie seine Hand zu seinem Mund führen oder dies durch Berührung andeuten. Sie muss dies jedoch immer wieder von neuem tun, da es sich hierbei nicht um einen stereotypen Bewegungsablauf (wie z. B. beim sich Waschen) handelt.

Wichtig ist es, auf eine ausreichende Flüssigkeitszufuhr zu achten. Im Endstadium kann die Nahrung nicht mehr gekaut werden. Es wird häufig eine Ernährungssonde notwendig.

### AEDL „Ausscheiden können"

Eine Harninkontinenz ist zu Beginn häufig mittels Toilettentraining zu beheben. Später müssen geeignete Inkontinenzhilfsmittel auch wegen der dann bestehenden Stuhlinkontinenz eingesetzt werden (S. 343). Wichtig ist zudem eine Obstipationsprophylaxe (S. 317).

### AEDL „Sich kleiden können"

Oft können Demenzkranke auch in fortgeschrittenem Stadium stereotype Bewegungsabläufe der Körperpflege selbst ausführen. Sie haben sich ein Leben lang „eingeschliffen" und müssen nur „in Gang gesetzt" werden. Dem alten Menschen kann durch geführte Bewegungen verdeutlicht werden, was er tun soll, z. B. „Waschen Sie bitte Ihren Arm!", dann die Hand führen. Die Bewegungsabläufe müssen wieder gestoppt werden.

Beim An- und Auskleiden hingegen muss der Betroffene Schritt für Schritt angeleitet werden. Wichtig sind knappe, einfache und immer gleiche Anweisungen (am besten auch bei allen Pflegepersonen/Angehörigen) in derselben Reihenfolge.

### AEDL „Ruhen, schlafen und sich entspannen können"

Häufig besteht eine Störung des Tag-/Nachtrhythmus, z. T. mit schweren Unruhezuständen und Verwirrtheit. Wichtig ist ausreichend Bewegung und Beschäftigung am Tag und spätes Zubettgehen, auch wenn der Demenzkranke schon um 19 Uhr schlafen möchte. Es kann eine kleine späte Mahlzeit angeboten werden oder evtl. eine Tasse Kaffee (sofern sie bei dem Betroffenen paradox, hier beruhigend wirkt).

Bei schweren Demenzen mit extremer Tag/Nacht-Umkehr sollten die Betroffenen nicht ins Bett gezwungen werden, denn dies bringt keinen Erfolg. Im Heim kann ein „Nacht-Café“ eingerichtet werden, wo sich die „Nachtaktiven“ treffen und beschäftigen können. Im Zimmer zur besseren Orientierung das Nachtlicht anlassen. Bei mobilen demenziell Erkrankten dürfen keine Bettgitter angebracht werden (Sturz- und Verletzungsgefahr beim Darüberklettern). Besser ist es, den Boden neben dem Bett z. B. mit einer Matratze abzupolstern, damit der alte Mensch weich fällt.

### AEDL „Für eine sichere und fördernde Umgebung sorgen können“

Die Umgebung sollte stress- und vor allem geräuscharm sein (Stress führt zu Angst und Rückzug bzw. Verwirrtheit). Der Demenzkranke sollte sich bzw. seine Lebenswelt wiederfinden können. Wenn der Senior zu Hause lebt, möglichst wenig verändern, wenn er im Heim wohnt, das Zimmer möglichst mit eigenen Möbeln, persönlichen Fotos und Andenken einrichten. Die Pflegegruppe möglichst ähnlich dem früheren Umfeld der Betroffenen gestalten, beispielsweise mit Möbeln im Stil „ihrer Zeit“ einrichten, Bereiche zum gemeinsamen Kochen, Essen und evtl. Handarbeiten/handwerklichen Tätigkeiten schaffen. Es können Orientierungshilfen angeboten werden, wie im Abschnitt Realitäts-Orientierungs-Traning beschrieben **(Abb. 20.18)**.

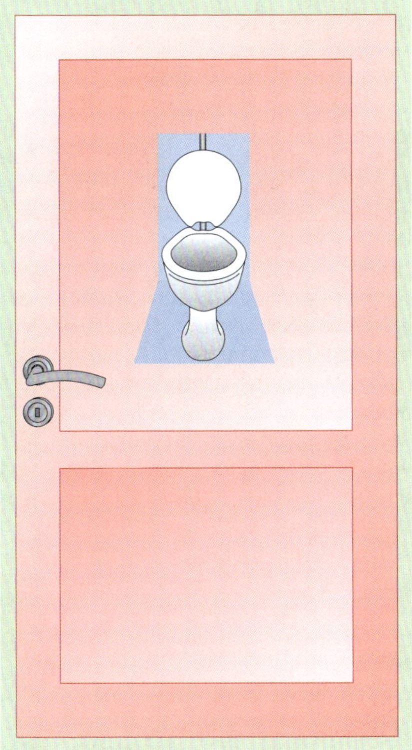

**Abb. 20.18 ⇢ Symbole.** Schilder oder Symbole erleichtern die Orientierung (aus Köther, 2005).

### AEDL „Zeit gestalten“

Eine klare, möglichst immer gleiche Tagesstrukturierung, in der die Bedürfnisse der Demenzkranken Platz finden, gibt Halt. Es sollten nur erhaltene Fähigkeiten geübt werden. Defiziterlebnisse, also Situationen, in denen dem alten Mensch bewusst wird, was er nicht mehr kann, sind so weit wie möglich zu vermeiden. Am besten eignen sich einfache Tätigkeiten, welche die alten Menschen früher in ihrem Alltag häufig durchführten. Dies können sein: hauswirtschaftliche Tätigkeiten (sehr lange ist möglich: Wäsche zusammenlegen, abstauben oder Kartoffeln schälen), handwerkliche Tätigkeiten oder die Betreuung von Tieren. Es sollten auch spezielle Übungen in kleinen Gruppen zur gezielten Förderung der Orientierung, Konzentration und des Gedächtnisses angeboten werden. Inhalt kann z. B. sein: Rechenaufgaben lösen, Linien nachziehen (Förderung der Aufmerksamkeit, Konzentration, **Abb. 20.19**), Unterhaltung über bestimmte Lebensphasen, z. B. Schulzeit (Erinnerungsfähigkeit), Geschichten oder Witze erzählen (Merkfähigkeit). Gesangs- und Musikgruppen sind sehr beliebt und bringen häufig ungeahnte Ressourcen zum Vorschein.

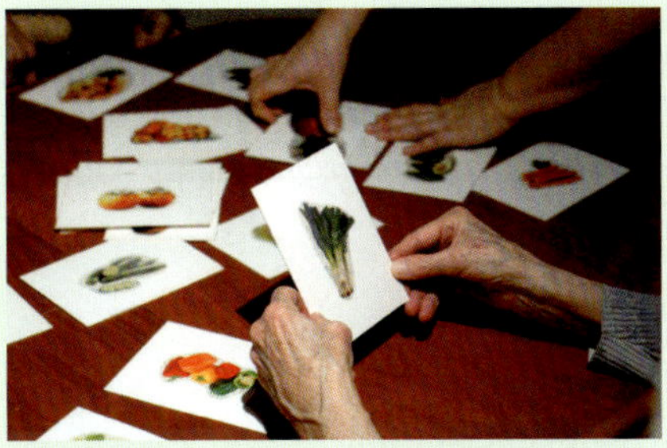

**Abb. 20.19 ⇢ Gehirntraining.** Ein Memory-Spiel ist gleichzeitig Gehirntraining und Zeitvertreib (aus Köther, 2005).

### Fallbeispiel Frau Obermaier

Eine der Töchter hat gehört, dass im Nachbarort eine betreute Wohngruppe für Demenzkranke eingerichtet worden war. Das Erdgeschoss eines alten Bauernhofs war umgebaut worden, um Plätze für 12 mobile Menschen mit mittelschwerer bis schwerer Demenz zu schaffen. Die Töchter beschlossen, sich die Einrichtung gemeinsam mit der Mutter anzusehen.

Ohne Stufen können sie den Eingangsbereich des in ocker und terrakotta gestrichenen, viele Glaspartien enthaltenden Gebäudes betreten. Barrierefrei geht es rechts und links zu den Zimmern der Bewohner. Geradeaus läuft man auf einen offenen Koch-, Ess- und Wohnbereich zu. Das lichtdurchflutete Gebäude erinnert innen an eine Wohnküche aus Omas Zeiten. Alte Fotos und Gemälde zieren die Wände. Es ist zwar eine moderne Einbauküche vorhanden, diese ist aber mit einer rustikalen Holzfront „getarnt“. Daneben stehen einige offene, sehr stabile, geschwungene Holzregale mit frischem Obst, Gewürzen, einem Brotkorb, Geschirr und Tischwäsche aus vergangenen Zeiten. Eine Betreuerin sitzt gemeinsam mit 3 Frauen und einem älteren Herrn an einem großen, alten Tisch. Einige schälen Kartoffeln, andere putzen Bohnen für das Abendessen, eine Frau schaut zu. „Unsere Bewohner leben vollständig in der Vergangenheit“, erklärt Frau Pfau, die leitende Pflegekraft, “Wir vermitteln ihnen so ein Gefühl von Heimat, Familie und Geborgenheit“.

Nebenan sitzen auf einer weinroten Polstergarnitur mit stabilen Holzfüßen 2 Frauen und hören Musik. Andere Bewohner gehen eilig umher, sprechen die Fremden an und gehen schnell durch die breiten geöffneten Glasschiebetüren auf die Terrasse und den großen Innenhof hinaus. Er ist auf 2 Seiten begrenzt durch alte Stallgebäude, auf einer Seite durch einen bepflanzten Zaun, vor dem 2 Bäume stehen. Die Abendsonne scheint auf die Terrasse und die Geranien leuchten in großen Kübeln.

„Diese beiden“, erklärt Frau Pfau, „haben keine Zeit, sich in die Sonne zu setzen. Sie haben zu tun. Ihre übergroße körperliche und geistige Unruhe lässt sie ständig in Bewegung sein.“ „Genau wie unsere Mutter!“, sagt eine der Töchter. Diese ist inzwischen ebenfalls in den Hof hinausgegangen und hat zu ihrer großen Freude dort einen Hund, eine Katze und frei herumlaufende Hühner entdeckt. Anschließend wendet sie sich einem Hochbeet zu, in dem Kräuter wachsen. Sie kann sich hier frei bewegen, findet es wohl interessant und ist vor allem sicher. „Bewohner, die so aktiv sind wie ihre Mutter, benötigen viel Energie. Wir bieten spezielle Sahne- und Kohlenhydrat-Cocktails an, um den Kalorienhunger dieser Bewohner zu stillen. Und dies Tag und Nacht.“, sagt Frau Pfau. „Hier herrschen andere Verhältnisse als in herkömmlichen Pflegeheimen. Es gibt keine festen Essenszeiten oder etwa Zeiten der Nachtruhe. Nachts um 1 ist bei uns oft mehr los als tagsüber. Die hier leben, sind innerlich längst in einem anderen Land angekommen. Und wer sie pflegen will, muss bereit sein, ihnen zu folgen. Das ist das Spannende an unserer Arbeit“, fügt sie hinzu, „wir versuchen, uns auf die Welt, in der unsere Bewohner leben, einzulassen. Trotzdem möchten wir ihnen eine Tagesstruktur geben, die genügend Ruhepausen enthält und die ihrer Biographie entspricht. Etwa gemeinsames Zubereiten der Malzeiten und gemeinsames Essen.“ Inzwischen ist die Mutter wieder in die Wohnküche gekommen. Sie beginnt, gespültes Geschirr abzutrocknen und in das offene Regal zu räumen. Frau Pfau lobt sie „Sie sind aber sehr fleißig!“ Die Mutter lächelt sie an und sagt, sie müsse sich ja auch beeilen, weil sie ja noch ihre Tiere füttern müsse. Beide Töchter freuen sich, dass Frau Pfau und ihre Mutter sich gut zu verstehen scheinen. Die eine Tochter erzählt, wie ihre Mutter im Pflegeheim alles durcheinander bringt und wie ärgerlich die Pflegekräfte und Mitbewohner dort sind. Sie erzählt auch, dass sie ihre Mutter dort sogar anbinden wollen.

„Wenn die Unruhe mancher Bewohner allzu groß wird, setzen wir unseren Snoezelen-Wagen ein. Das ist ein kleines Gefährt mit einem montierten Projektor, der bunte Lichtgirlanden an die Wand zaubert, einem Tonband mit beruhigender Musik, einem Gerät, das angenehme Gerüche verströmt, und einer großen Babypuppe, die man in den Arm nehmen kann. All dies entspannt unsere Bewohner innerhalb von 10 Minuten“, sagt Frau Pfau zuversichtlich.

Da sich ihre Mutter sichtlich wohlfühlt und hier nicht fixiert werden muss, entscheiden sich die Töchter, sie möglichst bald in dieser Wohngruppe unterzubringen.

### Vaskuläre Demenz (Multiinfarktdemenz oder zerebro-vaskuläre Insuffizienz)

**D** *Demenzielle Entwicklung im Rahmen einer Hirnarteriosklerose.*

**Ursachen**

Aufgrund der arteriosklerotisch bedingten Gefäßverengungen kommt es zu kleinen und mittleren *Infarkten im gesamten Gehirn* und dadurch zu einem Abbau von Gehirngewebe.

**Symptome**

Die psychischen Auffälligkeiten unterscheiden sich meist nicht wesentlich von denen der Alzheimer-Demenz (S. 414). Auffallend ist, dass die Defizite im Bereich des Gedächtnisses und des Denkens sehr unterschiedlich stark betroffen sein können (je nach Durchblutungsstörung).

**Diagnostik**

Spezifische Symptome einer *arteriellen Verschlusskrankheit* am gesamten Körper (S. 250) oder von Durchblutungsstörungen des Gehirns (S. 387) sowie ein typischer Befund bei der Computertomografie des Gehirns sind wegweisend bei der Diagnose.

**Therapie**

Die Therapie der vaskulären Demenz unterscheidet sich bis auf die modernen Nootropika nicht wesentlich von der Therapie der Alzheimer-Demenz. Wichtig ist stattdessen die *internistische Basistherapie der arteriosklerotischen Begleiterkrankungen*. Häufig kommen *Thrombozytenaggregationshemmer* (z. B. Aspirin) oder *Kalziumantagonisten* (z. B. Nimotop) zum Einsatz.

**Krankheitsverlauf**

Wie bei der Alzheimer-Demenz. Eine typische Besonderheit sind die *auffälligen Schwankungen* im Zustandsbild der Patienten, die mit der wechselnden Durchblutungssituation im Gehirn erklärt werden.

## 20.2.3 Suchterkrankungen im Alter

### Alkoholabhängigkeit

**D** *Dauerhafter Alkoholkonsum in großen Mengen mit Verlust der Kontrolle über den Alkoholkonsum sowie typischen psychischen, körperlichen und sozialen Folgeschäden.*

**Ursachen**

Es gibt keine einheitliche Erklärung für das Entstehen einer Alkoholabhängigkeit, verschiedene soziale und psychische Faktoren werden dafür verantwortlich gemacht.

**Symptome**

Ständiges, zwanghaftes Verlangen nach Alkohol, verminderte Kontrollfähigkeit des Alkoholkonsums (mehr Alkohol als beabsichtigt), körperliche Entzugszeichen (s. unten) bzw. prophylaktischer Alkoholkonsum zu deren Vermeidung, Toleranzentwicklung (immer größere Mengen werden vertragen), Vernachlässigung anderer Interessen zugunsten des Alkoholkonsums, anhaltender Alkoholkonsum trotz Wissen um negative Folgen und Außer-Acht-Lassen gesellschaftlicher Trinkregeln sind die wichtigsten Symptome **(Abb. 20.20)**.

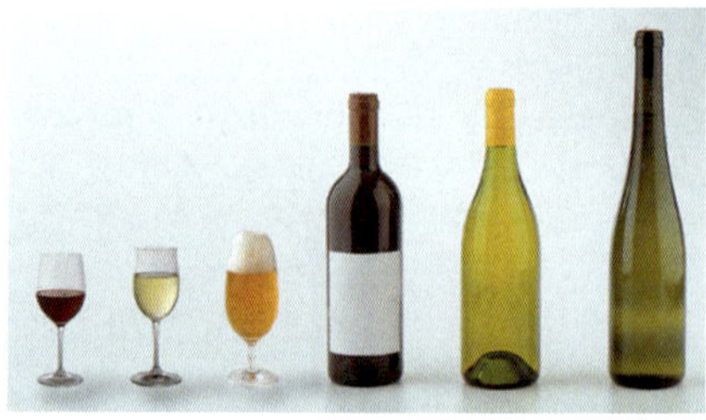

**Abb. 20.20 ··› Alkoholabhängigkeit.** Alkoholabhängigkeit kommt im Alter weniger häufig vor als in jüngeren Altersgruppen.

Die Alkoholabhängigkeit kommt im Alter seltener (3 % der über 65-Jährigen) als in den jüngeren Altersgruppen (17 % der 20- bis 30-Jährigen) vor. Bei älteren Frauen lässt sich häufig eine unbewusste Alkoholabhängigkeit durch den regelmäßigen Genuss von alkoholhaltigen „Naturheilmitteln“ (z. B. Klosterfrau Melissengeist) beobachten.

**Einteilung**

Entsprechend dem Trinkmuster (nach Jelinek):

- *Alpha-Trinker (Konflikttrinker)* trinken, um sich zu entspannen, Hemmungen abzubauen oder Ängste zu beseitigen.

- *Beta-Trinker (Gelegenheitstrinker)* lassen sich durch das soziale Umfeld zum Trinken anregen, vor allem bei Feiern oder mit Freunden.
- *Gamma-Trinker* zeigen Kontrollverlust beim Alkoholkonsum, häufige Räusche, kurze Abstinenzzeiten bis zu einigen Monaten und krankhaftes Trinkverhalten.
- *Delta-Trinker (Gewohnheitstrinker)* müssen meist einen ständigen Blutalkoholspiegel halten, sie sind nicht abstinenzfähig und krank.
- *Epsilon-Trinker (episodische Trinker)* haben episodenhaft ein unwiderstehliches Trinkverlangen mit erheblichen Alkoholexzessen und „Filmrissen", gefolgt von längeren „trockenen" Phasen.

### Komplikationen

- *Allgemein:* reduzierter Allgemeinzustand, gerötete Gesichtshaut, Schlaf- und Potenzstörungen, vermehrte Schweißneigung;
- *Nervensystem:* Korsakow-Syndrom (Verlust des Kurzzeitgedächtnisses, Orientierungsstörungen, Überspielen der Defizite mit erfundenen Geschichten), Wernicke-Enzephalopathie (Gangunsicherheit, Augenmuskellähmungen, Bewusstseinsstörungen), periphere Polyneuropathie (PNP, S. 406);
- *Herz-Kreislauf-System:* Herzinsuffizienz durch toxische Herzmuskelschädigung, Bluthochdruck;
- *Blutsystem:* Mangel an roten Blutkörperchen durch gestörte Bildung (makrozytäre Anämie);
- *Stoffwechsel:* Durch wiederholte Pankreasentzündungen kommt es zum Erliegen der endokrinen (Insulin) und exokrinen (Bauchspeichel) Pankreasfunktion, mit schlecht einstellbarem sekundären Diabetes mellitus und Verdauungsproblemen;
- *Immunsystem:* generell geschwächtes Immunsystem, erhöhte Anfälligkeit für Tuberkulose, Lungen- und Gehirnhautentzündungen;
- *Magen-Darm-Trakt:* Erbrechen und Durchfall, Gastritis und Ulkuskrankheit.

## Alkoholentzug

**D** *Die abrupte Beendigung der Alkoholzufuhr zum Körper kann sowohl im Rahmen einer Entzugstherapie geplant als auch im Alter häufiger ungeplant bei Krankenhausaufenthalten oder schweren Krankheiten vorkommen. Innerhalb von wenigen Tagen kann sich ein akuter Verwirrtheitszustand sowie eine Vielzahl von vegetativen Symptomen (Alkoholentzugsdelir) entwickeln.*

**M** *Das akute Alkoholentzugsdelir hat unbehandelt eine Sterblichkeit von 20 %.*

### Verlauf

Für die Entzugstherapie bei älteren Alkoholabhängigen gelten prinzipiell dieselben Behandlungsgrundsätze wie bei jüngeren, entweder eine Vollabstinenz oder zumindest eine Verminderung der Rückfälle zu erreichen. Zumindest die *Entgiftungsphase* (ca. 1–2 Wochen) mit den massiven psychischen und organischen Entzugssymptomen sollte stationär in internistischen oder psychiatrischen Einrichtungen erfolgen. Die darauf folgende *Entwöhnungstherapie* (über mehrer Monate) kann auch ambulant durchgeführt werden. Insgesamt sind die Erfolgsraten der stationären Entwöhnungsbehandlungen bei älteren Patienten ähnlich günstig (bzw. ungünstig) wie bei jüngeren, nämlich zwischen 40 und 50 %. In der Praxis wird bei älteren Patienten selten eine Alkoholentwöhnungstherapie begonnen, im Vordergrund steht meist die Behandlung des akuten Alkoholentzugs-Syndroms.

### Symptome

Die psychischen Krankheitszeichen entsprechen definitionsgemäß denen des akuten Verwirrtheitszustands (S. 412), typisch sind hier die *optischen Halluzinationen* (**Abb. 20.21**; „Insekten an der Wand", die „weißen Mäuse" sind eher untypisch; Ablesen vom leeren Blatt).

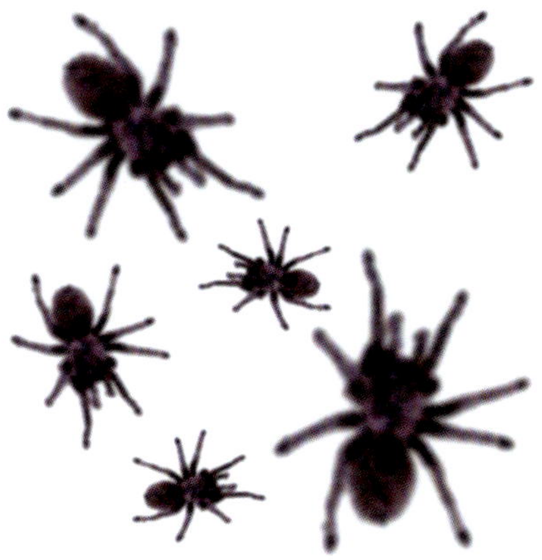

**Abb. 20.21 ⇢ Optische Halluzinationen.** Optische Halluzinationen wie z. B. Insekten oder Spinnen an der Wand bei einem Alkoholentzugsdelir.

Besonders schwerwiegend und oft lebensbedrohlich sind die zusätzlich auftretenden *vegetativen Entzugssymptome*. Schon früh fällt ein Zittern beim Abspreizen der Finger auf sowie Nesteln, Schweißausbrüche, Herzrasen, Durchfall und Erbrechen. Später kann es zu bedrohlichen Störungen im Herz-Kreislauf-System (Bluthochdruck, Herzrhythmusstörungen) und zu wiederholten, schweren epileptischen Anfällen kommen.

### Therapie

Bei milderen Entzugsformen kommen *Distraneurin* (maximal 15 g/Tag) oder langwirksame *Benzodiazepine* (z. B. Tranxilium, max. 200 mg/Tag) zur Anwendung. Schwere Verläufe müssen intensivmedizinisch behandelt werden.

**P** ***Pflege bei Alkoholentzug.*** *Raten Sie dem alten Menschen zum Alkoholentzug, aber führen Sie den Entzug nie eigenmächtig durch! Treten mangels Alkoholnachschub unbeabsichtigt Entzugssymptome auf, unbedingt den Arzt benachrichtigen. Weisen Sie nach der Entgiftung auf Selbsthilfegruppen hin bzw. stellen Sie den Kontakt her. Zeigen Sie Alternativen zum Trinken auf, z. B. Entspannungsübungen, körperliche Betätigung, geistige Anregung, sinnvolle Beschäftigung, evtl. Übernahme von kleineren Diensten (handwerkliche, soziale).*

## Medikamentenabhängigkeit und Entzug

Die Abhängigkeit von Medikamenten im Alter ist ein häufiges, aber wenig beachtetes Problem, ca. *75 % der Fälle betreffen Benzodiazepine*, bei den übrigen Fällen handelt es sich um Schmerzmittelabhängigkeit. 15 % aller über 70-Jährigen nehmen über einen längeren Zeitraum (mehr als 6 Monate) Benzodiazepine ein, in der Mehrheit Frauen.

### Symptome

Die Symptome entsprechen denen der Alkoholabhängigkeit (s. oben), allerdings *fehlen hier körperlicher Verfall und sozialer Abstieg* weitgehend. Zwar ist die zeitlich begrenzte und überwachte Gabe von Benzodiazepinen bei Angstzuständen, Schlafstörungen und einer Reihe psychiatrischer Erkrankungen sinnvoll, meist wird aber durch die unkritische Verschreibungspraxis von Hausärzten dieses Abhängigkeitsproblem erst geschaffen.

### Komplikationen

Durch die regelmäßige Einnahme von Benzodiazepinen (z. B. Valium) treten schon nach einigen Wochen Verwirrtheit, Aufmerksamkeits-, Konzentrations- und Gedächtnisstörungen, Tagesmüdigkeit, epileptische Anfälle, Gangstörungen und Stürze auf. Zu beachten ist, dass die meisten verwendeten Benzodiazepine lange Halbwertszeiten (Zeitraum bis zum Abbau des Wirkstoffs im Körper auf die Hälfte) bis zu 100 Stunden haben, die sich altersbedingt noch auf das bis zu 3fache verlängern können.

### Verlauf

Leider wird eine Entzugsbehandlung der Benzodiazepin-Abhängigkeit im Alter nur sehr selten begonnen, da der vermeintliche Nutzen der Medikamente für wichtiger als die unerwünschten Wirkungen angesehen wird. Im Vergleich zum Alkoholentzug ist der Benzodiazepinentzug langwieriger und kann über Wochen und Monate andauern. Zur Vermeidung von Krampfanfällen werden Antiepileptika gegeben und die Tagesdosis in kleinsten Schritten reduziert, trotzdem kann es zu massiven psychischen Entzugserscheinungen kommen. Diese reichen von quälender innerer Unruhe, psychischer Erregung, Herzrasen und Schweißausbrüchen bis hin zu Wahnvorstellungen oder Halluzinationen.

### Prophylaxe

Die wichtigste Maßnahme zur Vermeidung der Benzodiazepin-Abhängigkeit ist die Änderung des unkritischen Umgangs von Ärzten und Pflegenden mit Benzodiazepinen, z. B. durch *zeitlich begrenzte Gabe* von kurz wirksamen Benzodiazepinen oder den Einsatz anderer Stoffgruppen oder Therapieformen (s. Schlafstörungen, S. 432).

## 20.2.4 Schizophrene Störungen

Schizophrene Störungen gehören zu den auffälligsten und beeindruckendsten psychischen Erkrankungen, der Erkrankungsbeginn einer schizophrenen Störung liegt allerdings in der Regel im frühen Erwachsenalter (zwischen dem 20. und 30. Lebensjahr). Neu aufgetretene Störungen sind im Alter sehr selten, wenn, dann trifft man auf Patienten mit einem chronischen Verlauf. Häufiger treten die Schizophrenie-typischen Symptome bei älteren Patienten im Rahmen von organischen Störungen auf. Typische Beispiele sind Halluzinationen im Rahmen eines Entzugsdelirs oder einer Demenz, weshalb eine Schizophrenie nur nach dem Ausschluss solcher Erkrankungen diagnostiziert werden darf.

**M** *Bei älteren Patienten mit einer Hörminderung oder Taubheit können sich Wahnvorstellungen entwickeln.*

### Symptome

**Produktive, psychotische oder Plus-Symptome.** Die schizophrenen Erkrankungen können ein sehr buntes und unterschiedliches Erscheinungsbild bieten, die auffälligsten Symptome *Wahn* und *Halluzinationen* müssen nicht unbedingt vorliegen. Bis auf die Klarheit des Bewusstseins und der intellektuellen Fähigkeiten treten ***Störungen in allen psychischen Qualitäten*** auf, z. B. inhaltliche Denkstörungen, wie Wahnvorstellungen, (z. B. Verfolgungswahn), Störungen des Ich-Erlebens (z. B. Gedankenentzug „man hat mir meine Gedanken genommen", gespaltene Persönlichkeit), Wahrnehmungsstörungen (vor allem akustische Halluzinationen, Stimmen hören), formale Denkstörungen, wie Denkzerfahrenheit (s. oben) und Affektstörungen (typischerweise paradoxer Affekt, erschreckende Erlebnisse lösen Lachen aus).

**Minus-Symptome.** Katatone Symptome (psychomotorische Auffälligkeiten von Bewegungsautomatismen bis zur Bewegungs- und Reglosigkeit; **Abb. 20.22**), Antriebs- und Affektverarmung und sozialer Rückzug und Mangel an Körperpflege, meist bei chronischen Verläufen.

**P** ***Wahn/Halluzinationen.*** *Wahnvorstellungen und Halluzinationen dürfen niemals bestätigt oder verstärkt werden. Sie würden sich dadurch verschlimmern. Die Pflegeperson sollte nicht versuchen, dem Betroffenen Wahnvorstellungen/Halluzinationen auszureden, denn sie können nicht „korrigiert" werden. Besser ist es, auf Gefühle einzugehen (z. B. Angst) und das eigene Erleben bzw. die eigene Wahrnehmung wertfrei neben die des Erkrankten zu stellen. Sie sollte dem Patienten stets rückmelden, dass er uneingeschränkt akzeptiert wird. Es sollte versucht werden, eine tragfähige Beziehung aufzubauen. Obwohl Betroffene aufgrund von Affektstörungen/Affektverarmung den Eindruck erwecken, als wären sie gefühlskalt oder innerlich leer, ist eine Bezugsperson für sie sehr wichtig.*

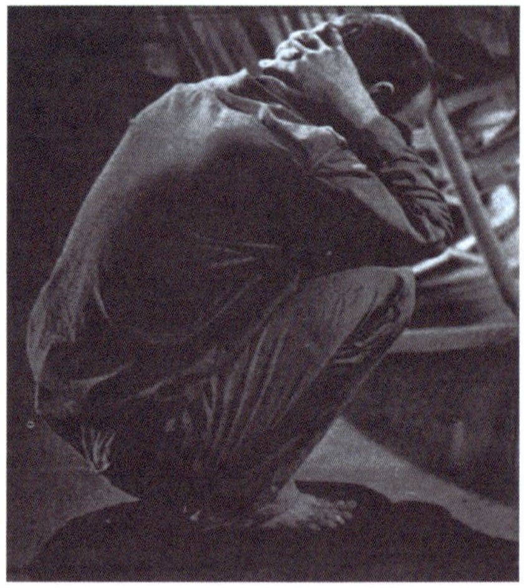

**Abb. 20.22 ⇢ Bewegungslosigkeit.** Beispiel für eine motorische Stereotypie bei einem Patienten mit katatoner Schizophrenie: stundenlanges Verharren in einer Hockstellung (aus Möller, Laux u. Deister, 2001).

### Einteilung

- *Paranoid-halluzinatorische Schizophrenie:* häufigste Form mit Halluzinationen und Wahnvorstellungen,
- *katatone Schizophrenie:* mit Antriebsstörungen und Minussymptomen,
- *hebephrene Schizophrenie:* mit Affektstörungen (typischerweise läppische Stimmung),
- *schizophrenes Residuum:* nach einem lang andauernden, chronischen Verlauf verbleibender Rest-(Residual-) Zustand, mit ausgeprägter Minussymptomatik und wenig produktiven Symptomen.

### Therapie

Die medikamentöse Therapie stützt sich vor allem auf die sog. Neuroleptika, die über die Blockade von Dopaminrezeptoren im Gehirn die produktiven Symptome abschwächen **(Tab. 20.2)**. Vor allem die *hochpotenten Neuroleptika* (wie z. B. Haldol) wirken gegen diese Symptome, sie wirken allerdings nur wenig beruhigend (sedierend) und haben häufig **e**xtra**p**yramidal**m**otorische Nebenwirkungen (EMPS = Rigor, Tremor, Bewegungsstörungen, Sitzunruhe, Schlundkrampf), die einem Parkinson-Syndrom ähneln (S. 398).

Die *niederpotenten Neuroleptika* (wie z. B. Eunerpan) haben eine starke beru-

**Tab. 20.2** ···› Übersicht über Neuroleptika

| *Stoffgruppe* | *Indikation* | *Präparat* | *Nebenwirkung* |
|---|---|---|---|
| hochpotente Neuroleptika | produktive Symptome (Stimmen hören, Halluzinationen) | z. B. Haldol | häufig EPMS, Hautreaktionen, epileptische Krampfanfälle |
| niederpotente Neuroleptika | zur Sedierung bei Unruhezuständen | z. B. Eunerpan, Dipiperon | Kollaps, seltener EPMS |
| atypische Neuroleptika | Wahn, Halluzinationen | z. B. Risperdal wird häufig statt Haldol wegen weniger EPMS eingesetzt | Blutdruckabfall, erhöhtes Schlaganfallrisiko |
| | | z. B. Leponex, Zyprexa | „Problem-Medikamente": Blutbildstörungen, Stoffwechselstörungen, Gewichtszunahme |

higende (sedierende) Komponente, weniger extrapyramidalmotorische Nebenwirkungen (EPMS) und werden deshalb häufig bei älteren Patienten eingesetzt. Die *atypischen Neuroleptika* werden in den letzten Jahren wegen der geringen EPMS und ihrer guten Wirksamkeit häufig angewendet, bei älteren Menschen vor allem Risperdal wegen seiner geringen Nebenwirkungen. *Benzodiazepine* können anstatt niederpotenter Neuroleptika zur Beruhigung (Sedierung) zusätzlich gegeben werden (s. oben), als alleinige Medikation sind sie nicht ausreichend, da sie nicht gegen produktive Symptome, wie Halluzinationen, wirken.

Eine medikamentöse Therapie muss immer mit sozio- und verhaltenstherapeutischen Maßnahmen verbunden werden, um die Betroffenen wieder zu aktivieren und vor allem um einen chronischen Verlauf zu verhindern!

**M** *Prinzipiell gilt bei den älteren Patienten ein vorsichtiger Umgang mit den Neuroleptika und vor allem eine niedrigere Dosierung als bei jüngeren Patienten (z. B. 2–5 mg Haldol/Tag).*

### Krankheitsverlauf

Die schizophrenen Erkrankungen haben eine eher ungünstige Prognose mit häufig chronischen Verläufen. Bei einem Drittel der Patienten findet sich eine weitgehende Heilung, ein weiteres Drittel zeigt bleibende, mittelschwere Residualsymptome und ein weiteres Drittel der Patienten hat einen chronischen Verlauf mit schweren Residualsymptomen und Persönlichkeitsveränderungen. Das Suizidrisiko beträgt im Verlauf der Erkrankung etwa 10 %. Die Mehrzahl der älteren chronisch Erkrankten ist in speziellen psychiatrischen Langzeiteinrichtungen und Pflegeheimen untergebracht.

## 20.2.5 Affektive Störungen

### Depression

**D** *In der Mehrzahl phasenhaft auftretende affektive Störung mit dem Hauptsymptom Niedergeschlagenheit.*

Mit einer Häufigkeit um 5–10 % gehören die Depressionen zu den zweithäufigsten psychischen Erkrankungen des Alters nach den demenziellen Erkrankungen. Frauen sind etwa doppelt so häufig wie Männer betroffen, am häufigsten treten Depressionen allerdings zwischen dem 45. und 65. Lebensjahr auf. Bei bis zu 70 % der Bewohner von Altenheimen wurden leichtere depressive Syndrome festgestellt.

**M** *Die Komplikationen einer Depression sind bei älteren Patienten besonders schwerwiegend, denn sie haben die höchste Selbstmordrate und Sterblichkeit von allen Altersgruppen.*

### Ursachen

- *Endogen:* Eine Vielzahl unterschiedlicher Faktoren wird verantwortlich gemacht, z. B. Neurotransmitter-Störungen, erblicher Einfluss, soziale Verhaltenmuster,
- *medikamentös:* z. B. als Nebenwirkung von Neuroleptika, Kortison, älteren Bluthochdruckmedikamenten wie Clonidin und Reserpin,
- *Hormonstörungen (endokrin):* Schilddrüsenunterfunktion (Hypothyreose),
- *ZNS:* häufig im Rahmen von Multipler Sklerose, der Parkinson-Erkrankung oder der Alzheimer-Demenz.

### Einteilung

- *Depressive Episode* (endogene Depression, major depression),
- *reaktive Depression* (Anpassungsstörung, abnorme Reaktion auf Belastungen),
- *neurotische Depressionen* (s. unten),
- *Spätdepression* (Involutions-Depression) ab dem 50. Lebensjahr.

### Symptome

Stimmungsschwankungen sind bei allen Menschen eine natürliche psychische Regung und Reaktion auf die Umwelt. Eine genaue Grenze zum Beginn einer Depression zu ziehen, scheint schwierig, folgende *Symptome sind aber typisch:*

- gedrückte Stimmung,
- Niedergeschlagenheit,
- unerträgliche Hoffnungslosigkeit,
- Freude- und Interesselosigkeit,
- „Gefühl der Gefühllosigkeit",
- Antriebslosigkeit und Ermüdbarkeit,
- verlorenes Selbstvertrauen und Selbstwertgefühl,
- unbegründete Selbstvorwürfe,
- Selbstmordgedanken oder suizidales Handeln,
- Unschlüssigkeit und Konzentrationsstörungen.

Die Konzentrationsstörungen sind im Alter häufig schwerwiegend, sie zeigen sich als sog. *Pseudodemenz* und werden nicht selten mit einer demenziellen Erkrankung verwechselt. Typischerweise klagen diese Patienten selbst über starke Gedächtnis- und Aufmerksamkeitsstörungen im Gegensatz zu dementen Patienten, die ihre Defizite häufig nicht bemerken. Außerdem kann es bei älteren Betroffenen zum Auftreten von Wahnideen kommen, die zu ihrer depressiven Verstimmung passen. Die Betroffenen glauben, sich schuldhaft oder strafbar zu verhalten (Schuldwahn) oder von einer unheilbaren Krankheit befallen zu sein (hypochondrischer Wahn).

Charakteristisch für Depressionen ist die *Leibnähe der Verstimmung (Somatisierung)*, sie äußert sich gerade bei den älteren Patienten in einer Vielzahl von körperlichen (somatischen) Symptomen: Schmerzen und Schlafstörungen am häufigsten, zusätzlich Morgentief („Der Tag liegt wie ein hoher Berg vor mir"), abendliche Stimmungsaufhellung, Appetit- und Gewichtsverlust, und Verlust der sexuellen Lust.

### Krankheitsverlauf

Die Behandlung von Depressionen erfordert sowohl vom Patienten als auch vom Behandlungsteam viel Geduld, eine sofortige Besserung ist unrealistisch, allerdings lässt sich bei einem Großteil der Patienten über einen längeren Zeitraum (Wochen und Monate) eine Normalisierung erreichen, was den Betroffenen immer wieder als Hoffnung angeboten werden sollte.

### Therapie

Je nach Schwere der Depression erfolgt eine ambulante Behandlung oder die Aufnahme in eine psychiatrische Klinik, vor allem bei Suizidalität. Die Behandlung stützt sich in jedem Fall auf 3 Säulen.

**Medikamente.** Die klassischen (trizyklischen) Antidepressiva haben eine gute Wirksamkeit, werden allerdings bei älteren Patienten aufgrund der Nebenwirkungen (Verwirrtheitszustände, Herz-Kreislauf-System) nur vorsichtig angewendet. Alternativ wurden in den letzten 10 Jahren zahlreiche neue Wirkstoffe **(Tab. 20.3)** mit guter Verträglichkeit und vergleichbarer antidepressiver Wirkung entwickelt. Bei allen Medikamenten setzt die Wirkung frühestens nach ca. 2 Wochen ein, eine Beurteilung des Therapieerfolges ist erst nach ca. 4–6 Wochen möglich. Bei Betroffenen mit Suizid-(Selbstmord-)Gedanken sind die unterschiedlichen Wirkphasen der Medikamente zu beachten, die Antriebssteigerung tritt nämlich häufig einige Wochen vor der Stimmungsaufhellung ein, sodass die Suizidgefahr in dieser Zeit sogar ansteigt.

**M** *Da für Suizidversuche im Alter häufig Tabletten verwendet werden, muss wegen der Giftigkeit (Toxizität) der Wirkstoffe auf die Medikamenteneinnahme bzw. das Horten von Tabletten geachtet werden.*

**Psychische Unterstützung.** Psychotherapeutische Verfahren sowohl im ambulanten als auch im stationären Rahmen können den Krankheitsverlauf abkürzen und vor allem Schutz vor Rückfällen bieten. Am wirkungsvollsten ist die Psychotherapie bei neurotischen und reaktiven Depressionen. Bei älteren Patienten werden häufig andere unterstützende Therapieformen angewandt, wie Gruppentherapie, Verhaltenstherapie mit Aufbau von Aktivitäts- und Kommunikationsplänen und Ergotherapie mit Förderung der Alltagskompetenz und Genussfähigkeit **(Abb. 20.23)**.

**P** ***Verhalten der Pflegenden.*** *Der Kranke zeigt selten eine direkte Reaktion auf das Verhalten der Pflegeperson. Oft begegnet er liebevollem Verhalten mit Nörgeln, Aggressivität oder Fortsetzen von negativen Sichtweisen. Eine positive Wirkung wird oft erst viel später sichtbar. Deshalb nicht entmutigen lassen, sondern eine Beziehung aufbauen, Geborgenheit vermitteln, Zuwendung geben, Interesse an der Person zeigen, durch kleine Aufmerksamkeiten Anteilnahme signalisieren. Den Betroffenen loben (z. B. sein Aussehen, seine Kleidung, sein Verhalten), ihm Fähigkeiten bewusst machen, z. B. beobachtete Fähigkeiten betonen, über Positives in seiner Biografie reden und ihm kleine Erfolgserlebnisse ermöglichen. Trotz der Hoffnungslosigkeit der Betroffenen sollte immer versucht werden, klar zu machen, dass die Depression eine gute Behandlungsaussicht hat. Auf mögliche Zeichen einer Suizidalität achten (Selbsttötungsgedanken, Lebensbilanz, Todeswünsche).*

**Zusätzliche Maßnahmen.**

- *Lichttherapie:* vor allem bei saisonalen, leichteren Formen der Depression wirksam; die Patienten werden regelmäßig sehr starkem Licht ausgesetzt (am besten Sonnenlicht).
- *Schlafentzug:* Bei Depressionen mit starken Tagesschwankungen kann eine kurzfristige Besserung durch Schlafentzug erreicht werden, die Patienten müssen hierfür die gesamte Nacht wachgehalten werden und dürfen den Schlaf in der folgenden Nacht nicht zusätzlich nachholen. Die stimmungsaufhellende Wirkung hält meist nur kurz an, oft wird der Schlafentzug nach einer Woche wiederholt.
- *Angehörigenberatung:* Die Aufklärung der Angehörigen über den Krank-

**Tab. 20.3** ⇢ Übersicht über Antidepressiva

| *Stoffgruppe* | *Indikation* | *Präparat* | *Nebenwirkungen* |
|---|---|---|---|
| Johanniskraut | leichte bis mittelgradige Depressionen, im ambulanten Bereich sehr häufig verordnet | z. B. Hyperforat, Laif | gut verträglich, allergische Hautreaktion, Müdigkeit |
| trizyklische Antidepressiva (TZA) | alle Schweregrade | z. B. Amitryptillin | Mundtrockenheit, Miktionsstörungen, Obstipation, Herzrasen, EKG-Veränderungen |
| selektive Serotonin-Wiederaufnahmehemmer (SSRI) | alle Schweregrade | z. B. Citalopram, Paroxetin | Mundtrockenheit, Übelkeit, Diarrhö, Obstipation |
| reversible MAO-Hemmer (RIMA) | alle Schweregrade | z. B. Aurorix | herabgesetztes Reaktionsvermögen, Schwindel und Übelkeit, allergische Reaktionen |
| Lithium-Salze | zur Phasenprophylaxe bei manisch-depressiven Störungen, bei therapieresistenten Depressionen | z. B. Hypnorex | Zittern, Schilddrüsenunterfunktion, Nierenschäden, Verdauungsstörungen, Wechselwirkung mit anderen Medikamenten, „Problem-Medikament" |

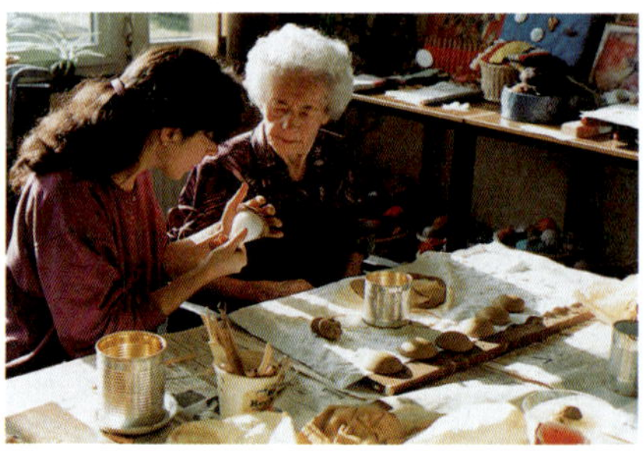

**Abb. 20.23** ⇢ **Ergotherapie.** Ergotherapeutische Gruppen fördern die Alltagskompetenz und die seelische, geistige, körperliche und soziale Beweglichkeit (aus Köther, 2005).

heitsverlauf und die guten Besserungstendenzen sind ein wichtiger Bestandteil bei Depressionen vor allem im Alter. Manchmal kommen auch familiäre Spannungen zum Vorschein, die dann gezielt angesprochen werden können.

**Prognose**

Bei der Mehrzahl der Betroffenen gehen die Beschwerden innerhalb von Monaten zurück, allerdings ist ein *Wiederauftreten (Rezidiv)* der Depression häufig. Im Gegensatz zu den jüngeren Patienten sind die depressiven Störungen im Alter meist langwieriger, und bleiben öfter als *chronische Depressionen* bestehen. Auch der Anteil der Suizide aufgrund einer Depression ist deutlich erhöht, wobei von einer erheblichen Dunkelziffer auszugehen ist.

## Pflegeschwerpunkt Depression und Angehörigenarbeit in der ambulanten Pflege

Jutta Weniger

**B** *Herr Walter ist 72 Jahre alt, lebt zu Hause und wird von seiner 62-jährigen Frau unterstützt und teilweise gepflegt. Er bekam zum ersten Mal eine Depression als er vor 10 Jahren einen Herzinfarkt erlitt. Er musste damals beruflich kürzer treten, was ihm sehr schwer fiel. Als er einige Zeit danach aus gesundheitlichen Gründen vorzeitig seinen Ruhestand antrat, rutschte er zum zweiten Mal in eine depressive Phase. Vor 5 Jahren erlitt er einen Schlaganfall, an den sich ebenfalls eine längere depressive Zeit anschloss. Seither ist vor allem seine rechte Hand (er ist Rechtshänder) gelähmt, sein Körpergefühl gestört und er kann nur mit Hilfe eines Rollators gehen. Beim Aufstehen und Setzen und beim Zubettgehen benötigt er Hilfe. Ebenso bei der Körperpflege und bei der Zubereitung und Zerkleinerung der Mahlzeiten. Er hat fast keine Sozialkontakte mehr seit seinem Schlaganfall, weil er sich für seine Behinderung schämt und denkt, er wäre kein vollwertiger Mensch mehr.*

*Früher war er Zugbegleiter bei der Deutschen Bundesbahn. Er liebte diesen Beruf. Er kam in ganz Deutschland herum, interessierte sich für fremde Städte und genoss es, für viele Menschen ein kompetenter Ansprechpartner zu sein.*

*Heute wechseln sich bei Herrn Walter mehr und weniger depressive Phasen ab.*

*Seit einer Woche wird er wieder zunehmend depressiv. Er sagt, er habe keinen Hunger und keinen Durst. Er kann sich zu nichts aufraffen und ihm ist alles gleichgültig. Er sitzt nur herum, ist traurig und sagt, er fühle sich wertlos, weil er nichts Vernünftiges mehr tun könne seit seinem Schlaganfall. Wenn seine Frau sagt, das sei doch nicht wahr und sie sei froh, dass er da sei, hilft ihm das überhaupt nicht. Er zeigt keinerlei Reaktion darauf.*

*Für seine Frau sind seine depressiven Phasen sehr schwierig. Sie wird ebenfalls ganz traurig in seiner Gegenwart, möchte ihn aber in dieser Stimmung auch nicht allein lassen. So leiden auch ihre Sozialkontakte und auch sie hat nur wenig Ausgleich.*

*Für beide sehr positiv ist, dass morgens eine Altenpflegerin der Sozialstation kommt und Herrn Walter bei der Körperpflege unterstützt. So steht er wenigstens auf, und beide können sich etwas mit der Altenpflegerin unterhalten. Auch diese sieht die zunehmende Isolierung der Walters und erkennt den erneuten depressiven Schub ihres Klienten. Doch sie ist immer sehr in Zeitdruck, da sie ihre „Vormittagstour" schaffen muss.*

**L** *Stellen Sie sich bitte vor, die Altenpflegerin hätte etwas mehr Zeit für die Walters zur Verfügung. Was könnte sie dem Ehepaar raten? Wie könnte sie die beiden noch unterstützen?*

### Die Situation ambulanter Pflegedienste

Die ambulante pflegerische Versorgung gewinnt zunehmend an Bedeutung. 2001 gab es in Deutschland bereits über 2 Millionen Menschen, die nach den Kriterien des Pflegeversicherungsgesetztes als pflegebedürftig eingestuft waren **(Abb. 20.24)**. 1,4 Millionen dieser Menschen wurden Zuhause gepflegt und betreut. Von den zu Hause lebenden Pflegebedürftigen wiederum wurde ca. 1 Million ausschließlich von der Familie, den Nachbarn oder Freunden versorgt. Bei ca. 400 000 im häuslichen Umfeld lebenden Pflegebedürftigen wurden Leistungen ambulanter Pflegedienste hinzugezogen. Somit nahmen 40 % der Haushalte mit einem Pflegebedürftigen professionelle Pflege in Anspruch. Die verbleibenden 600 000 Menschen lebten damals in stationären Einrichtungen (Quelle: 3. Bericht Pflegestatistik 2001 – Pflege im Rahmen der Pflegeversicherung – Ländervergleich: Ambulante Pflegedienste. Statistisches Bundesamt Bonn, 2003).

Für die Zukunft ist von einem weiteren Anstieg der Menschen, die professionelle Pflege in ihrem häuslichen Umfeld benötigen, zu rechnen. Dies ergibt sich aus der demografischen Entwicklung (Zunahme der Zahl älterer Menschen), Zunahme von an mehreren Krankheiten leidendenden Menschen (Multimorbide) und chronisch Kranker. Die absolute Zahl der Pflegebedürftigen wird sich vergrößern. Hinzu kommt ein erhöhter Versorgungs- und Pflegebedarf zu Hause durch die erhebliche Verkürzung der Aufenthaltsdauer von Patienten in Krankenhäusern. Durch die kürzeren Liegezeiten entsteht ein höherer Pflege- und Versorgungsbedarf bei der Entlassung (vgl. Pflegeschwerpunkt Entlassungsmanagement, S. 61).

Ambulante Pflegedienste bieten vielfältige Leistungen an. Dies zeigte eine verallgemeinerbare (repräsentative) Be-

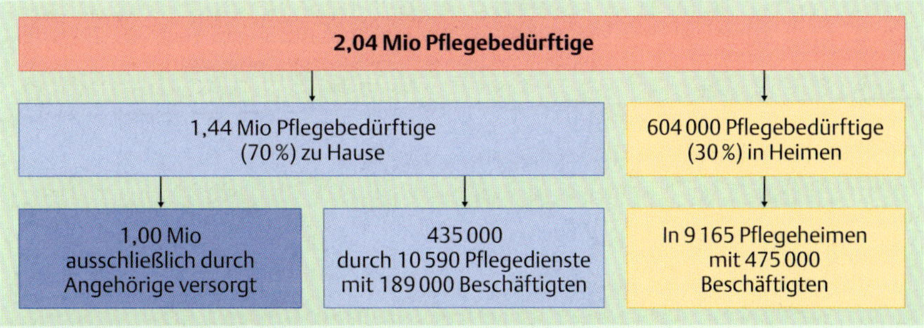


**Abb. 20.24** ··➤ **Pflegebedürftigkeit.** Versorgung pflegebedürftiger Menschen in Deutschland 2001 (aus Pflegethermometer, 2004; www.dip.de).

fragung zahlreicher ambulanter Pflegedienste durch das Deutsche Institut für angewandte Pflegeforschung e.V. So konnten alle befragten Pflegedienste Leistungen nach SGB V und SGB XI bereitstellen (100%). Das sind vor allem Hilfestellungen im Bereich der täglichen Verrichtungen, wie hauswirtschaftliche Unterstützung, Hilfestellung bei der Körperpflege, der Mobilität, der Ausscheidung u. s. w. nach SGB XI (Pflegeversicherung). Ebenso Pflegeleistungen, die sich aus der Nachsorge und Versorgung akuter Erkrankungen ergeben (nach SGB V). 90% der ambulanten Pflegedienste boten noch weitere Leistungen zur Haushaltsführung an. Die Hälfte der Dienste übernahm Betreuungsleistungen für Demenzkranke nach dem Pflegeleistungsergänzungsgesetz (§ 45 a–c SGB XI). Immer mehr steigt auch die Nachfrage nach einer Pflege rund um die Uhr bei Schwerstkranken, die schon 2003 von 33% der Pflegedienste angeboten werden konnte. Weitere Leistungen sind in **Abb. 20.25** dargestellt.

Auffallend ist, dass 91% aller Einrichtungen angaben, darüber hinaus Leistungen zu erbringen, die zu diesem Zeitpunkt weder von den zu Pflegenden selbst noch von den Krankenkassen finanziert wurden. Es sind insbesondere Gespräche, Beratungen sowohl des Pflegebedürftigen wie auch der Angehörigen und das Durchführen von Prophylaxen, z. B. Dekubitusprophylaxe, Thromboseprophylaxe (Quelle: Deutsche Institut für angewandte Pflegeforschung e.V. „Pflegethermomether 2004" Frühjahrsbefragung zur Personalsituation, zu Rahmenbedingungen und zum Leistungsspektrum der ambulanten Pflegedienste in Deutschland).

Seit 01.07.2005 kann unter bestimmten Bedingungen (ausreichende Behandlungsfähigkeit des psychisch Kranken) eine häusliche psychiatrische Pflege vom Arzt verordnet werden. Sie erstreckt sich auf (laut Richtlinie über die Verordnung der Häuslichen Krankenpflege):

- den Beziehungsaufbau zur betreuenden Pflegefachkraft, um Hilfen von ihr akzeptieren zu können,
- Durchführen von Maßnahmen zur Bewältigung von Krisensituationen,
- Entwickeln kompensatorischer Hilfen bei krankheitsbedingten Fähigkeitsstörungen.

Durch das Hinzuziehen eines ambulanten Pflegedienstes verbessert sich der Zustand des psychisch Kranken erheblich und die Angehörigen können entlastet werden.

## Die Situation pflegender Angehöriger

Unter Angehörigen sind nicht nur Verwandte im gesetzlichen Sinne, sondern einfach die nächsten Bezugspersonen zu verstehen. Dies können der Lebensgefährte, die Eltern, das Kind oder auch die beste Freundin sein.

Die meisten direkten Angehörigen pflegen 24 Stunden am Tag und 12 Monate im Jahr. Dabei verleugnen oder vernachlässigen sie häufig ihre eigenen Bedürfnisse. In einigen Pflegetheorien (z. B. Orem, Krohwinkel) wird der zu Pflegende und dessen direkte Bezugsperson als eine Art Einheit oder als Teile eines Systems betrachtet. Durch die Nähe der zwischen ihnen bestehenden Beziehung sind sie stets beide betroffen, wenn sich die Situation verändert. Diese besondere gegenseitige Abhängigkeit und Beeinflussung wirkt sich in der häuslichen Pflege besonders stark aus.

Wie Statisiken zeigen, ist die Hälfte aller Pflegebedürftigen über 80 Jahre alt (Quelle: Infratest 1997). Entsprechend sind die betreuenden und versorgenden Angehörigen entweder als Ehepartner oder Lebensgefährten in einem ähnlichen Alter. Sogar die pflegenden Kinder (z. B. Töchter oder Schwiegertöchter) sind selbst bereits ca. 60 Jahre alt. Das bedeutet, dass diese Personen bereits bei sich selbst altersentsprechende oder belastungsbedingte gesundheitliche Einschränkungen erleben.

Durch die Übernahme der Pflege eines Angehörigen ändert sich das eigene Leben und der eigene Tagesablauf der Pflegeperson grundlegend. Bei plötzlich auftretender Pflegebedürftigkeit, beispielsweise bei einer Entlassung aus dem Krankenhaus nach einem Schlaganfall sehr schnell, bei sich schleichend entwickelndem Pflegebedarf eher langsam. Je nachdem, ob die nächste Bezugsperson die Pflege allein übernimmt oder ob sie unter mehreren Familienangehörigen, Freunden und professionellen Diensten geteilt wird, bleibt nur wenig oder auch keine Zeit für eigene Interessen und Aktivitäten – und dies meist über eine lange Zeit. Hinzu kommt, dass die Pflegebedürftigkeit in ihrem Umfang im Laufe der Zeit meist zunimmt.

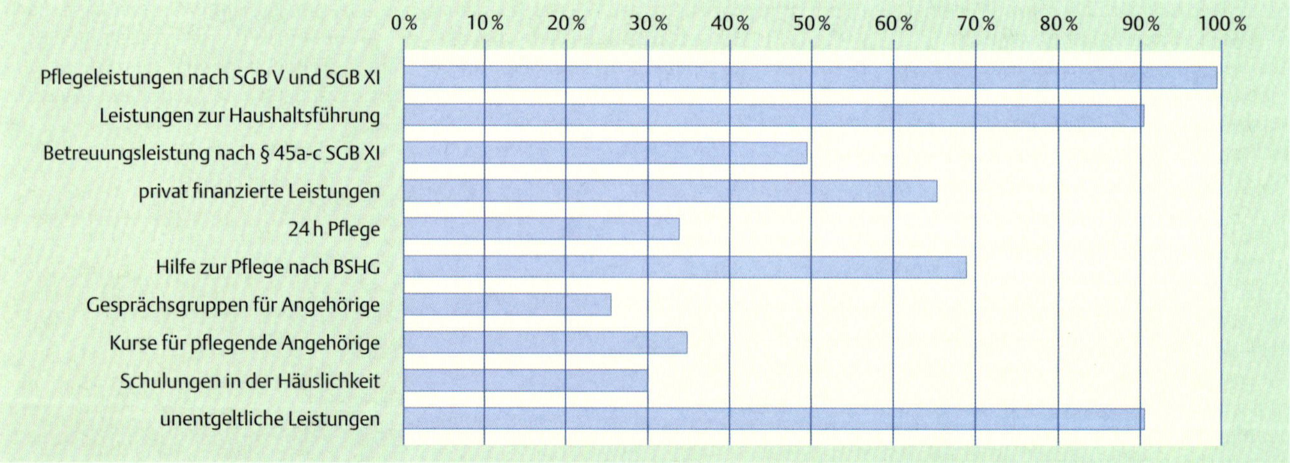


**Abb. 20.25** ··› **Ambulante Pflegedienste.** Leistungsangebot ambulanter Pflegedienste in Deutschland 2003 (aus Pflegethermometer, 2004; www.dip.de).

## Entlastungsmöglichkeiten für pflegende Angehörige

Unter den gegebenen Umständen ist Entlastung der pflegenden Angehörigen dringend notwendig. Insbesondere die Hauptpflegeperson, die einen Angehörigen mit ständigem Pflegebedarf betreut, fühlt sich stark belastet. Diese Personengruppe benötigt dringend Hilfen, damit ihre eigene Gesundheit und Leistungsfähigkeit erhalten bleibt.

Es gibt unterschiedliche Möglichkeiten, zu denen Pflegefachpersonen eines ambulanten Pflegedienstes raten können:

- Kurse in häuslicher Krankenpflege. Die Kosten werden von den Krankenkassen übernommen. Es werden grundlegende pflegerische Techniken erlernt, welche die Pflege zu Hause erleichtern.
- Gesprächskreise für pflegende Angehörige, die ebenfalls von den Krankenkassen finanziert werden. Gedanken- und Erfahrungsaustausch und das Knüpfen neuer Kontakte mit Menschen in ähnlichen Lebenssituationen ist meist hilfreich.
- Selbsthilfegruppen, die auf Erkrankungen bezogen sind, jedoch meist für Angehörige offen sind, insbesondere bei psychischen Erkrankungen.
- Patientenclubs für psychisch Kranke. Sie sind häufig an Einrichtungen oder Dienste der psychosozialen Versorgung angegliedert. Das Angebot reicht von gemeinsamen Unternehmungen in der Freizeit bis hin zu Beratung und Bereitstellen von Betreuungsmöglichkeiten für den psychisch Kranken.
- Allgemeine und spezielle Beratungsstellen, z. B. für Angehörige psychisch Kranker oder für die Altenhilfe, häufig in Trägerschaft der Wohfahrtsverbände (Diakonie, Caritas), freier Initiativen oder im Sozialamt.
- Beratungsbesuche durch eine Pflegefachkraft nach § 37,3 SGB XI. Die Pflegefachkraft gibt individuelle Tipps und die Angehörigen können sich in pflegerischen Fragen kostenfrei an sie wenden und beraten lassen.
- Betreuungsmöglichkeiten für den zu Pflegenden aufzeigen, sei es kurzfristig, damit die Angehörigen z. B. an Gesprächskreisen teilnehmen können oder andere soziale Kontakte aufrecht erhalten können.
- Mobile soziale Dienste übernehmen die Betreuung des pflegebedürftigen stundenweise oder übernehmen Transportdienste, wenn gemeinsam mit dem Pflegebedürftigen Veranstaltungen besucht werden möchten.
- Kurzzeitpflege und Verhinderungspflege in stationären Einrichtungen, wenn die Pflegeperson selbst erkrankt ist oder Urlaub machen möchte.
- Das Hinzuziehen eines ambulanten Pflegedienstes, Leistungsangebot ambulanter Pflegedienste **(Abb. 20.25)**.
- Längerfristige Lösungen, wenn die Pflege zu Hause nicht mehr vollständig möglich oder gewünscht ist, z. B. Tagespflege oder Nachtpflege tageweise oder immer.
- Umzug in stationäre Einrichtungen, die zum Teil auch geschützte Wohnbereiche haben für psychisch Kranke, die sicher untergebracht werden müssen. Dieser Schritt bringt die deutlichste Entlastung vom zermürbenden Alltag. Die Bezugspersonen können wieder Kraft schöpfen. Bei Besuchen oder Ausflügen können sie gemeinsam mit dem Pflegebedürftigen Positives erleben. Sie bleiben trotzdem die nächsten Bezugspersonen und somit in der Verantwortung für „ihre Pflegebedürftigen".

## Spezielle Situation pflegender Angehöriger bei Depression

Psychisch kranke Menschen sind häufig so sehr mit sich selbst beschäftigt, dass sie gar nicht merken, welche Auswirkungen ihre Erkrankung auf ihre Angehörigen, und ihr gesamtes Umfeld hat.

Schwierig kann für Angehörige im Umgang mit dem Depressiven sein:

- das richtige Maß zu finden zwischen Eigenverantwortlichkeit des Erkrankten und der Übernahme von Verantwortung für ihn,
- einen depressiven Menschen weder zu über- noch zu unterfordern,
- Stimmungsschwankungen auszuhalten,
- einen depressiven Menschen mit seinen Sorgen und seiner Stimmung ernstzunehmen,
- die Depression mit dem Angehörigen auszuhalten und ihm dabei zu zeigen, dass Traurigkeit und Leere ernste Symptome sind; gleichzeitig zuversichtlich zu sein, dass die Symptome behandelt werden können und dass die Krankheit vorbeigeht, auch wenn der depressive Mensch es im Moment nicht glauben kann,
- Schuldgefühle, etwa Schuld an der Entstehung der Krankheit zu haben oder nicht genug für den Kranken zu tun oder zu hart zu ihm zu sein,
- Unsicherheit über eine eventuelle Suizidgefährdung, Angst eine eventuelle Absicht nicht zu bemerken, Unsicherheit über den „richtigen" Umgang damit,
- das Gefühl ständig gebraucht zu werden und nicht weg zu können,
- fehlende Möglichkeit, mit jemandem über die eigene Situation zu sprechen.

## Zusammenarbeit mit den Angehörigen

Eine erfolgreiche Zusammenarbeit mit den Angehörigen kann nur gelingen wenn die Pflegefachkraft des ambulanten Pflegedienstes Verständnis für deren Situation aufbringt. Die Angehörigen sind ebenso in die Pflege einzubeziehen wie der Pflegebedürftige selbst.

Für eine effektive Zusammenarbeit ist zum einen zu klären, wie die Aufgaben und Kompetenzen zwischen Pflegebedürftigen, Angehörigen und Pflegekräften des ambulanten Pflegedienstes aufgeteilt werden. Also wer macht wann was? Zum anderen ist zu überlegen, wie die Pflegefachkraft die pflegenden Angehörigen in ihrer Tätigkeit und ihrer psychischen und sozialen Situation unterstützen kann.

Pflegende Angehörige kennen in der Regel die Vorlieben und Gewohnheiten „ihres" Pflegebedürftigen sehr gut. Meist haben sich Routinen im Umgang miteinander herausgebildet und die Pflegefachkraft findet ein gut aufeinander eingespieltes „Team" vor.

### Grundsätze

- Anerkennen, dass pflegende Angehörige durch die häufig lange und intensive Beschäftigung mit der Erkrankung und Pflegebedürftigkeit meist über Wissen und Handlungskompetenzen verfügen.
- Bereitschaft zeigen, den Angehörigen zuzuhören und voneinander zu lernen.
- Eigenes Fachwissen und Laienwissen der Angehörigen zur gemeinsamen Arbeitsgrundlage machen.
- Pflegeplanungen gemeinsam mit Pflegebedürftigen und Angehörigen erstellen
- Angehörige über die Erkrankung und deren Verlauf informieren. Mögliche

Komplikationen und notwendige vorbeugende Maßnahmen erklären.
- Angehörige beraten und anleiten, z. B. im Umgang mit psychisch Kranken oder im Erlernen einer rückenschonenden Arbeitsweise.
- Biographischen Hintergrund des Pflegebedürftigen bei den Angehörigen erfragen, um Gewohnheiten besser verstehen zu können oder neue Handlungsmöglichkeiten zu erkennen.
- Gelegenheit geben, über Tabuthemen, wie Schuldgefühle, Wut, Trauer, Aggression oder Ekel zu reden und Unterstützung im Umgang damit anbieten.
- Zum Annehmen von Hilfen raten und auf Entlastungsmöglichkeiten hinweisen.

## Fallbeispiel Herr Walter

Die Altenpflegerin plant an einem Vormittag etwas mehr Zeit für das Ehepaar ein und nimmt Frau Walter beiseite. Sie gehen gemeinsam Herrn Walters Alltagsprobleme durch, überlegen sich, welche Möglichkeiten er hat, diesen Problemen zu begegnen (Ressourcen) und was Frau Walter tun könnte:

- Herr Walter hat keinen Hunger und keinen Durst. Frau Walter sagt, ihr Mann wolle zur Zeit nicht mit ihr zu Mittag essen, doch kleine Häppchen, die sie ihm ins Zimmer bringe, würde er zu sich nehmen. Beim Trinken hatte sie beobachtet, dass er ein halb volles Glas aus Ordnungssinn meist leer trank. Während sie sprachen, überlegte sie sich, dass sie ihn so doch zum Essen und Trinken bewegen könnte.
- Herr Walter hat ein geringes Selbstwertgefühl. Das merkt man an Äußerungen, wie: „Ich kann nichts Vernünftiges mehr tun seit meinem Schlaganfall“, und daran, dass er sich für seine Behinderung schämt. Frau Walter: „Wenn man sich mit ihm über seinen früheren Beruf unterhält, lebt er richtig auf. Er weiß viele Geschichten zu erzählen von interessanten Fahrgästen und Aufenthalten in fremden Städten. Auch besorgt er sich heute noch die Fahrpläne und kennt die meisten Verbindungen auswendig.“ Sie nimmt sich vor, ihren Mann zu bitten, für ihre Freundin, die bald nach Hamburg reisen wollte, die günstigsten Zugverbindungen herauszufinden. Überhaupt will sie ihn öfters um kleine Gefälligkeiten bitten, die er auch erfüllen kann. So könne er sich etwas nützlicher fühlen und sie könne ihm zeigen, dass er für sie wertvoll ist.
- Herr Walter ist antriebsschwach und kann sich zu keiner Tätigkeit entschließen. Wenn andere jedoch etwas beginnen, beteiligt er sich manchmal. Frau Walter erinnert sich, dass sie manchmal gemeinsam Puzzles machten. Sie überlegt, das große Puzzle von der alten Dampflock herauszuholen und es zusammenzusetzen. Vielleicht würde sich ihr Mann beteiligen. Auch haben sie im Keller eine Modelleisenbahn. Vor ein paar Monaten kam ab und zu ein kleiner Nachbarjunge und Herr Walter erklärte ihm alles, was ihm selbst sehr gut tat. Frau Walter nimmt sich vor, den Jungen anzusprechen, ob er nicht Lust hätte, einmal wieder vorbeizuschauen.
- Herr Walter hat zu wenig regelmäßige Kontakte zu anderen Menschen. Er baut von sich aus keine neuen Kontakte auf. Frau Walter überlegt laut: „Wenn jedoch Leute auf ihn zukommen oder wenn sie Besuch bekommen, freut er sich meistens über die Abwechslung.“ Sie beschließt, am Wochenende ihre Freundin und deren Mann zu einem Spielenachmittag einzuladen.

So erstellt die Altenpflegerin gemeinsam mit Frau Walter eine Art Pflegeplanung in Kurzform. Frau Walter hat Angst, dass Sie nicht alles auf einmal umsetzen kann. „Das sollen sie auch nicht! Sie sollen sich auf einen einzigen Punkt konzentrieren und damit beginnen. Morgen berichten Sie mir, ob es geklappt hat!“ entgegnet die Altenpflegerin. Sie rät Frau Walter auch, den Tag in übersichtliche Abschnitte einzuteilen. Dabei solle sie darauf achten, dass sie bestimmte Dinge mit ihrem Mann gemeinsam macht und auch Zeit für sich selbst bleibt.

Traurig sagt Frau Walter, dass sie sich sehr angebunden fühle. Die Altenpflegerin fühlt mit ihr: „Ich kann es nur schwer mit ansehen, wie auch Sie immer trauriger werden! Mir ginge es genauso, wenn ich nur depressive Menschen pflegen würde. Man bemüht sich um sie und es kommt doch kaum eine Reaktion zurück!“ Sie rät Frau Walter dringend, in eine Angehörigengruppe für psychisch Kranke zu gehen, in der sie sich mit anderen pflegenden Angehörigen austauschen könne. Frau Walter entgegnet, sie könne doch ihren Mann jetzt nicht allein lassen, wo es ihm wieder schlechter ginge. Die Altenpflegerin gibt ihr zu bedenken: „Es ist zu viel für eine einzige Person, einen depressiven Menschen 24 Stunden am Tag auszuhalten. Sie müssen auch an sich selbst denken, schon allein deshalb, weil sie ja für ihren Mann da sein wollen!“ Sie nennt ihr den Termin, an dem sich die Angehörigengruppe trifft und bietet ihr an, eine Betreuungsperson für Herrn Walter zu organisieren. Frau Walter willigt ein. „Außerdem schlage ich vor, dass ich Kontakt zu dem behandelnden Neurologen aufnehme und ihm genau über den Zustand Ihres Mannes berichte, damit der Arzt eventuell die Medikation umstellen kann. Wenn dies keinen Erfolg hat, können Sie ihn auch bitten, für Ihren Mann häusliche psychiatrische Pflege zu verordnen. Dann könnte eine Kollegin von mir, die eine Fachweiterbildung in Gerontopsychiatrie hat, noch besser auf Sie und Ihren Mann eingehen und gemeinsam könnte die Situation verbessert werden!“ Frau Walter ist froh über diese Möglichkeiten Bescheid zu wissen und blickt nun etwas optimistischer in die Zukunft.

## Manie

**D** *Phasenhaft verlaufende affektive Störung mit gehobener Stimmung.*

Manische Störungen kommen entweder im Rahmen einer bipolaren, manisch-depressiven Störung vor, d. h., die Patienten sind abwechselnd manisch oder depressiv, seltener sind monopolare („reine") Manien. Insgesamt treten manische Störungen im Alter selten auf; meist handelt es sich um den chronischen Verlauf einer länger bestehenden manisch-depressiven Psychose.

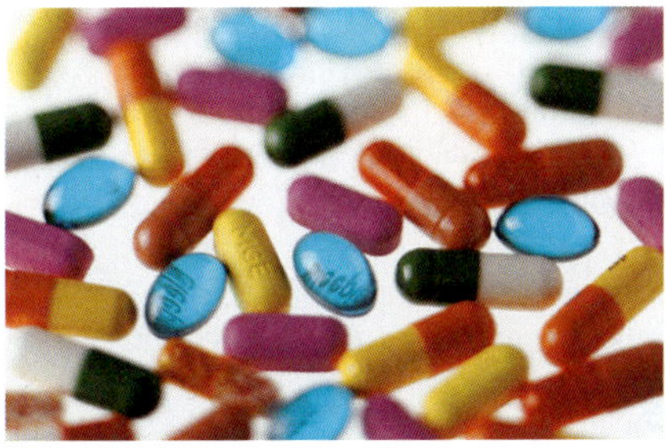

**Abb. 20.26 ⇢ Medikamentenvergiftung.** Suizidversuche mit Tabletten im Alter kommen vor allem bei Frauen sehr häufig vor (aus Kellnhauser u. a., 2004).

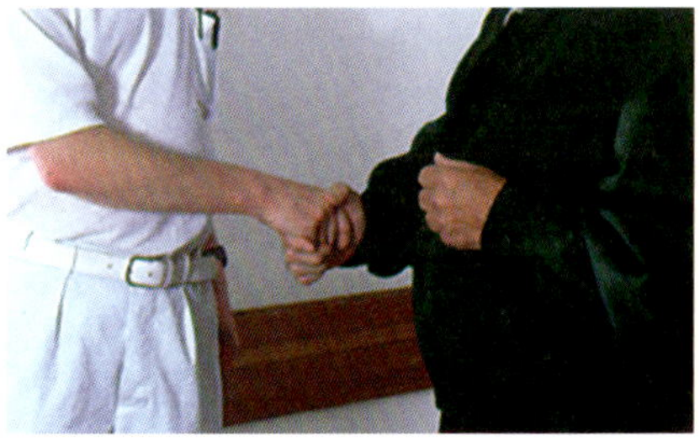

**Abb. 20.27 ⇢ Pakt schließen.** Im Rahmen der Krisenintervention bei Suizidgefährdung sollte versucht werden, mit dem Patienten einen Pakt abzuschließen.

### Symptome

Grundlos gehobene Stimmung zwischen sorgloser Heiterkeit und unkontrollierbarer Erregung, erhöhter Antrieb mit Überaktivität, Rededrang, vermindertem Schlafbedürfnis und gesteigertem sexuellem Verlangen (Libido) sind die typischen Krankheitszeichen. Soziale Hemmungen und Wertvorstellungen gehen verloren, es treten *inhaltliche Denkstörungen,* wie Wahn (vor allem Größenideen) und Halluzinationen auf.

In diesem Zustand kommt es beim Betroffenen regelmäßig zu Realitätsverlust, der sich in unüberlegten Handlungen, wie maßlosen Einkäufen, Verschuldung oder unüberlegten Geschäftsaktionen, niederschlägt. Die Patienten fühlen sich subjektiv in ihrem gehobenen Zustand größtenteils bestens.

### Krankheitsverlauf

Die Dauer der manischen Phasen liegt zwischen Wochen bis hin zu Jahren. Eine weitgehende Heilung gelingt beim Großteil der Patienten, allerdings kommen auch hier *häufig Rückfälle (Rezidive)* vor.

### Therapie

Obwohl die manischen Patienten keinen Leidensdruck haben, ist eine Therapie notwendig. Hauptbestandteil ist die medikamentöse Therapie mit *Lithium* (S. 426), bei Wahnvorstellungen oder Halluzinationen werden zusätzlich Neuroleptika (S. 424) gegeben.

## 20.2.6 Suizidalität

**D** *Suizid (Selbstmord): absichtliche Selbsttötung.*

Im Vergleich zur allgemeinen Selbstmordrate ist sie bei den über 60-Jährigen ungefähr doppelt so hoch, wobei generell Männer 3-mal häufiger betroffen sind. Sie neigen zu härteren Methoden (z. B. Erhängen, Erschießen, Messerverletzungen), Frauen eher zu weichen Methoden (Vergiftungen, **Abb. 20.26**). Häufig werden Suizide als Todesursache bei älteren Patienten übersehen, in den letzten Jahren ist vor allem bei älteren Frauen ein Anstieg der Suizide zu beobachten.

### Ursachen

**M** *Psychiatrische Erkrankungen werden altersunabhängig als wesentliche Ursache für Suizidversuche gesehen.*

Vor allem bei Depressionen (mit einer Suizidrate zwischen 10 und 15 %), aber auch bei Suchterkrankungen und schizophrenen Störungen ist das Suizidrisiko deutlich erhöht.

Nur ein kleiner Teil der Suizide wird als Bilanzsuizid begangen, wenn also ein psychisch Gesunder „mit seinem Leben abrechnet" und dann einen Suizid begeht. Bei einem größeren Teil handelt es sich um *Kurzschlussreaktionen im Rahmen von Konfliktsituationen.* Beim Auftreten von Kränkungen oder Problemen sieht der Betroffene „keinen anderen Ausweg" als „Schluss zu machen". Im Alter kommen *körperliche Erkrankungen, abnehmende Leistungsfähigkeit* oder *Schmerzen* als zusätzliche Motive hinzu, erstaunlicherweise spielen Krebserkrankungen bei den Motiven nur eine geringe Rolle.

**M** *Alle Suizidgedanken und jeder Suizidversuch müssen ernstgenommen werden.*

### Therapie

Die wichtigste Maßnahme bei selbstmordgefährdeten Menschen ist eine akute *Krisenintervention*, durch die versucht wird, eine *Beziehung zum Betroffenen* aufzubauen, um seine Einsamkeit und Isolation zu durchbrechen. Herabspielen der Probleme („das ist doch alles nicht so schlimm") ist sehr gefährlich, da man den Betroffenen mit seinen Problemen alleine lässt. Wichtig ist ein *Ansprechen der Selbstmordgedanken* („Haben Sie bei all den Problemen schon mal an Selbstmord gedacht?"). Nur dann ist es möglich, mit dem Betroffenen über die Todeswünsche, die zugrunde liegenden Konflikte und Auslöser zu sprechen.

Dann ist auch die Möglichkeit gegeben, einen *zeitlich begrenzten Pakt* mit dem Betroffenen zu schließen, sich nichts anzutun oder sich zumindest bei Selbstmordgedanken an die Bezugsperson zu wenden (z. B. „Können Sie mir bis Morgen früh mit Handschlag versprechen, dass Sie mich bei Selbstmordgedanken ansprechen?", **Abb. 20.27**). Besonders wichtig im Alter ist die *enge Kooperation mit den Angehörigen*, möglicherweise können hier bestehende Probleme angesprochen werden.

Die Behandlung erfolgt meist in gerontopsychiatrischen Einrichtungen auf *geschlossenen Stationen*, in denen die Kontrolle gefährlicher Gegenstände und eine kontinuierliche Beobachtung der Patienten gewährleistet sind. Bei *depressiven Patienten* mit Selbstmordgedanken wird sofort mit einer Medikamententherapie begonnen, allerdings besteht bei bestimmten Antidepressiva anfangs eine Erhöhung des Selbstmordrisikos, da zuerst die Antriebslosigkeit beseitigt wird und erst später eine Stimmungsbesserung eintritt. Selbstmordversuche im Rahmen einer *Psychose* („von Stimmen befohlen") werden meist mit Neuroleptika behandelt.

**Prävention**

Aufgrund der Häufigkeit von Suiziden im Alter muss die Prävention sehr ernst genommen werden, vor allem müssen *Selbstmordgefährdete frühzeitig erkannt* werden. Da alte Patienten im Gegensatz zu jüngeren auffällig häufig kurz vor ihrem Selbstmordversuch den Hausarzt oder die Pflegekraft ansprechen, sollte diese Chance genutzt werden. Oft werden allerdings die Warnsignale für einen Suizid nicht erkannt und Probleme, wie Einsamkeit, Todesängste und -wünsche, werden aus der Angst heraus, beim Betroffenen einen Konflikt auszulösen, nicht angesprochen.

**Tab. 20.4** ⇢ Ursachen für Schlafstörungen im Alter

| *Organsystem* | *Erkrankung* | *Symptome* | *Behandlungsmöglichkeiten* |
|---|---|---|---|
| Herz-Kreislauf-System | Herzinsuffizienz | Atemnot im Liegen | Oberkörper aufrecht lagern, mehrere Kissen, Verbesserung der Herzinsuffizienztherapie |
| | KHK | Angina pectoris | Medikamente, z. B. Nitrate |
| Lunge | Asthma bronchiale | Husten, Atemnot vor allem früh morgens | bessere Asthmaeinstellung, länger wirksame Medikamente |
| Magen-Darm-Trakt | Reflux-Erkrankungen | Sodbrennen | aufrechte Lage im Bett, mehrere Kissen, keine voluminösen, späten Mahlzeiten, Medikamente |
| Skelettsystem | rheumatische Erkrankungen | Gelenk- oder Muskelschmerzen | physikalische Therapie, Schmerzmedikamente, spezielle Betten, psychische Betreuung |
| Hormonsystem | Diabetes mellitus | nächtlicher Unterzucker mit Kaltschweißigkeit und Herzrasen, nächtliches Wasserlassen bei Überzucker | bessere Überwachung des Blutzuckers durch nächtlichen Blutzucker-Stix, Anpassung der Medikamente bzw. Insulindosis |
| | Schilddrüsenüberfunktion | innere Unruhe, Zittern, Herzrasen, Gewichtsabnahme | Behandlung der Schilddrüsenüberfunktion |
| alle | Schmerzen | Schmerzen | Verbesserung der analgetischen Therapie |
| Nervensystem | Parkinson-Syndrom | Schmerzen, fehlende Bewegungen im Schlaf | Anpassung der Parkinson-Medikation |
| | Restless-legs-Syndrom | Schmerzen oder Bewegungsdrang der Beine nur in Ruhe und meist nachts | Parkinson-Medikamente (z. B. Restex) |
| Psyche | Depressionen | 50 % der Depressiven klagen über (Durch-) Schlafstörungen | antidepressive Therapie |
| Medikamente | Betablocker | Alpträume | Umstellen des Medikaments |
| | abendliche Gabe eines wassertreibenden Medikaments (Diuretikum) | vermehrtes nächtliches Wasserlassen (Nykturie) | Einmalgabe des Diuretikums morgens |
| | Kortisonpräparat | neu aufgetretene Schlafstörungen | wenn möglich Einmaldosis am frühen Morgen |
| Augen | Blindheit | bei 30 % der Erblindeten Tag-/Nachtumkehr | schwierig |

## 20.2.7 Schlafstörungen

**D** *Schlaf ist definiert als ein regelmäßig wiederkehrender Zustand mit vermindertem Bewusstsein, geschlossenen Augen und Abnahme der Reaktion auf äußere Reize.*

Die Schlaftiefe unterliegt normalerweise regelmäßigen Schwankungen; Tiefschlaf- und Flachschlafphasen wechseln sich ab. Regelmäßiger Schlaf ist lebensnotwendig. Im Alter kommt es natürlicherweise zu Veränderungen des Schlafverhaltens, sowohl die Gesamtlänge (Reduzierung von 6–8 Stunden im Erwachsenenalter auf 4–6 Stunden) als auch die Tiefschlafphasen verkürzen sich, nächtliche Wachphasen sind häufiger und länger. Dies ist bei allen Schlafstörungen zu beachten.

**M** *Bei älteren Patienten treten Schlafstörungen extrem häufig auf (bei über 70-Jährigen in 40–55 % der Fälle) und bestehen über einen längeren Zeitraum.*

**Einteilung**

- *Einschlafstörungen:* Der Betroffene liegt lange wach und kann nicht einschlafen.
- *Durchschlafstörungen:* Die Betroffenen wachen nachts öfter auf und liegen wach.
- *Tag-/Nachtumkehr:* Extremfall bei demenziellen Erkrankungen mit langen Schlafphasen tagsüber und langen Wachphasen nachts.

**Ursachen**

**M** *Im Alter lässt sich bei bis zu 90 % der Betroffenen ein konkreter Auslöser für die Schlafstörung finden, weshalb eine genaue Befragung und Untersuchung bezüglich der möglichen Ursachen unerlässlich ist **(Tab. 20.4)**.*

**Therapie**

Als erstes sollten die Ursachen für eine Schlafstörung erkannt und soweit möglich behandelt werden. Der Patient muss über die normalen Veränderungen des Schlafs bei älteren Menschen aufgeklärt werden. Zusätzlich zu schlaffördernden Medikamenten müssen immer die nicht-medikamentösen Therapieansätze verfolgt werden.

**Förderung der Schlafhygiene.** Regelmäßige Schlaf-/Wachzeiten, Mittagsschlaf nicht länger als 30 Minuten, nur kleine Mahlzeit am Abend, entspannende Tätigkeit vor dem Schlafengehen (Fernsehen eher ungünstig), tagsüber zum Lesen oder Radiohören nicht im Bett liegen, körperliche Aktivität etwa 4–6 Stunden oder ein warmes Bad etwa 2 Stunden vor dem Zubettgehen.

**Medikamente.** Die „Schlaftablette" ist sehr weit verbreitet, über die Hälfte der älteren Personen über 60 nehmen regelmäßig Schlafmittel ein, allerdings bessern sich nur bei einem Fünftel dadurch die Schlafstörungen. Grundsätzlich sollte die Verordnung immer nur zeitlich begrenzt (max. 3–4 Wochen), nicht mehr als 4-mal pro Woche und in der niedrigst möglichen Dosis erfolgen. Die häufigsten Nebenwirkungen sind Müdigkeit am Tage, Schwindel, Verwirrtheitszustände sowie Gangunsicherheit mit der Gefahr von Stürzen und Frakturen.

- *Benzodiazepine:* Lang wirkende Medikamente, wie Diazepam (Valium), sollten nicht verwendet werden, besser kurz wirksame Präparate, wie Halcion. Insgesamt besteht die Gefahr einer Suchtentwicklung schon nach 2–4 Wochen regelmäßiger Einnahme. Bei den älteren Patienten sind die neueren Nicht-Benzodiazepin-Schlafmittel, wie Stilnox oder Ximovan, wegen ihrer kürzeren Wirkdauer und weniger Nebenwirkungen bei vergleichbarem Effekt zu bevorzugen.
- *Niederpotente Neuroleptika:* Bei älteren Patienten mit einer Demenz werden häufig niederpotente Neuroleptika wegen ihrer beruhigenden und schlafanstoßenden Wirkung eingesetzt, da kein Sucht- oder Überdosierungsrisiko besteht (Eunerpan oder Dipiperon, s. oben).
- *Distraneurin:* Bei dementen Patienten mit hartnäckigen Schlafstörungen und Umkehr des Tag-/Nachtrhythmus hat sich außerdem Distraneurin als sehr wirkungsvoll erwiesen, allerdings hält die Wirkung nur über 2–3 Wochen an und es besteht Suchtgefahr.
- *Pflanzliche Präparate:* Auch pflanzliche Präparate (z. B. Baldrian- oder Melissezubereitungen, wie Euvegal) finden aufgrund ihrer guten Verträglichkeit häufig Anwendung. Leider werden oft Mischpräparate oder alkoholartige Zubereitungen verwendet, was die Anwendung kompliziert.

### 20.2.8 Neurotische Störungen

**D** *Als Neurosen werden Störungen der Erlebnis- und Konfliktverarbeitung und die daraus entstehenden psychischen Auffälligkeiten bezeichnet.*

Im Gegensatz zu den Psychosen besteht hier *kein Verlust des Realitätsbezugs*, der *Leidensdruck* ist allerdings meistens sehr groß. Neurosen sind sehr häufige Störungen, sie treten bei 10 % aller Menschen auf, Frauen sind etwa doppelt so häufig betroffen wie Männer.

**Einteilung**

Entsprechend der aktuellen Einteilung (ICD-10) bezieht sich der Neurosebegriff nicht mehr auf eine bestimmte psychologische Theorie (wie z. B. die Psychoanalyse nach Freud), sondern auf das Vorliegen typischer Symptome.

#### Angst- und Panikstörung

**D** *Als Angststörung bezeichnet man die ungerichtete, unangemessene, gesteigerte Angst, die sich nicht auf ein bestimmtes Objekt oder eine bestimmte Situation bezieht. Eine Panikattacke ist ein akuter Anfall von panischer Angst.*

**Symptome**

Nervosität, Zittern, Muskelspannung, Schwitzen, Herzklopfen Schwindelgefühl, Durchfall oder Atemstörungen.

#### Phobie

**D** *Tritt die Angst überwiegend angesichts bestimmter Objekte oder Situationen auf, die für den Betroffenen nicht gefährlich sind, so spricht man von einer Phobie. Auslöser können freie Plätze (Agoraphobie), enge Räume (Klaustrophobie) oder die Betrachtung durch andere Menschen (soziale Phobie) sein* ***(Abb. 20.28)****.*

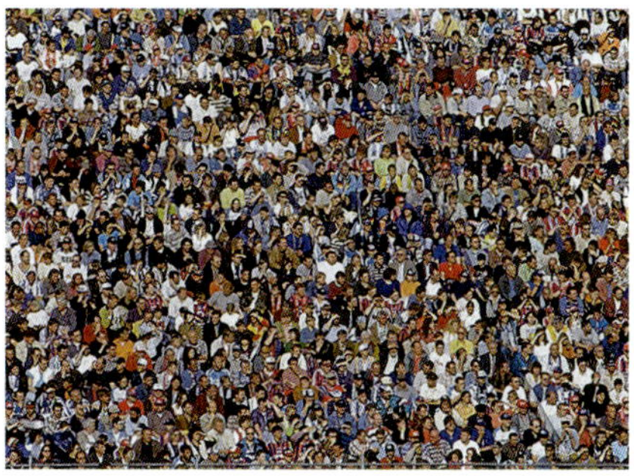

**Abb. 20.28** ⇝ **Phobie.** Große Menschenansammlungen können bei manchen Menschen Ängste auslösen (aus Haupt, Jochheim u. Remschmidt, 2002).

#### Zwangsstörung

**D** *Zwänge sind Handlungen oder Gedanken, die sich dem Betroffenen immer wieder aufdrängen und nicht unterdrückt werden können, obwohl sie von ihm als irrational erkannt werden. Beim Versuch, sie zu unterdrücken, kommt es zur Entwicklung starker Angst.*

**Symptome**

- *Waschzwang:* unsinnig oft wiederholtes Händewaschen bis zur Hautschädigung **(Abb. 20.29)**,
- *Kontrollzwang:* Schlösser, Wasserhähne oder Lichtschalter werden unentwegt überprüft, sodass die Wohnung häufig nicht verlassen wird,
- *Ordnungszwang:* bestimmte Ordnungen müssen im Zimmer, auf dem Schreibtisch oder beim Ankleiden eingehalten werden.

**Therapie**

Die Behandlung der angesprochenen Neurosen erfolgt sowohl medikamentös, meist mit *trizyklischen Antidepressiva oder SSRI* (S. 426), als auch mit *psychoanalytischen* oder *verhaltenstherapeutischen Ansätzen.* Im Alter treten die Krankheitszeichen in der Regel nur noch in abgemilderter Form auf, weshalb tiefgreifende Psychotherapien oder psychopharmakologische Behandlungen nur in seltenen Ausnahmefällen notwendig sind.

### 20.2.9 Psychotherapie und andere nichtmedikamentöse Therapieformen

Bei der Behandlung psychiatrischer Störungen des Alters werden eher verhaltenstherapeutische und seltener psychoanalytische Verfahren angewendet. Teilweise haben die unterschiedlichen

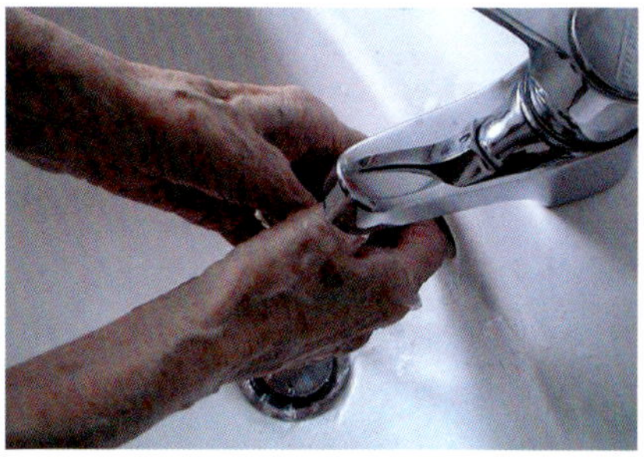

**Abb. 20.29** ⇝ **Waschzwang.** Diese Zwangsstörung äußert sich oft in pausenlosem Händewaschen.

Ansätze Eingang in die Prinzipien der Altenpflege (z. B. Validation nach Feil, ROT) gefunden, deshalb wollen wir einen Überblick über die verschiedenen Verfahren geben.

**Psychoanalyse.** Dem Betroffenen sollen durch eine intensive Analyse die Ursachen seiner psychischen Störungen bewusst gemacht und dadurch behandelt werden. Grundlage sind die Theorien der Psychoanalyse und Tiefenpsychologie, z. B. von S. Freud, über die innerseelischen Prozesse und Konflikte. Bei der klassischen Psychoanalyse soll der Patient alle Einfälle und Träume frei aussprechen, der Therapeut hilft ihm bei der Deutung der dahinter stehenden Konflikte. Es gibt daneben zahlreiche andere Methoden und Denkschulen. Meist erstreckt sich die Therapiedauer über viele Monate, mittlerweile werden auch Kurztherapien über einige Wochen angewandt.

**Verhaltenstherapie.** Im Gegensatz zur Psychoanalyse besteht der allgemeine Ansatz der Verhaltenstherapie in der direkten Beeinflussung des Verhaltens – also in der Behandlung der psychischen Krankheitssymptome – ohne spezielles Eingehen auf ihre Entstehungsbedingungen. Das Prinzip der Therapiemodelle lautet: erwünschtes Verhalten wird „belohnt", unerwünschtes Verhalten „bestraft".

Verhaltenstherapeutische Methoden werden im Alter bei Depressionen, Zwangsneurosen und Persönlichkeitsstörungen eingesetzt, vor allem aber bei kognitiven Störungen und Demenz. Hier ist das **R**ealitäts-**O**rientierungs-**T**raining (ROT) hervorzuheben, bei dem die demente Person in die „objektive" Realität zurückgeholt werden soll. Praktisch umgesetzt wird das Konzept durch permanente Orientierungshilfen (24-Stunden-ROT), wie z. B. Uhren oder Kalender, die an Zeit, Ort und die eigene Person erinnern sollen. Daneben werden dauerhaft verwirrte und unzusammenhängende Äußerungen durch persönliche Hinweise der Therapeuten korrigiert. Außerdem werden regelmäßige Sitzungen in kleinen Gruppen abgehalten (Klassenzimmer-ROT), bei denen die Kreativität und Kommunikation der Dementen gezielt gefördert wird.

Dagegen versucht die Validationstherapie nach Feil mit einem anderen Ansatz das Verhalten des Betroffenen positiv zu beeinflussen. Ausgehend von der Annahme, dass auf Grund der Defizite des Demenzkranken Gespräche auf der Inhaltsebene zum Scheitern verurteilt sind, wird über die persönliche Wertschätzung und das Ansprechen des individuellen Empfindens ein Kontakt zum Betroffenen hergestellt. Die Pflegenden müssen lernen, die Gefühle des Demenzkranken zu erspüren und ihm signalisieren, dass diese Gefühle wahrgenommen und akzeptiert werden. Diese Vermittlung kann über einfache, kurze Sätze stattfinden, sie muss sich aber auch auf die individuellen Werte und Lebensgeschichte des Menschens einlassen, z. B. mit Sprichwörtern oder Liedern.

**Übungsverfahren.** Ziel der Übungsverfahren ist es, sich durch Konzentration auf den Körper innerlich zu lösen und zu entspannen, um damit Nervosität, Unruhe oder Schmerzen zu lindern (**Abb. 20.30**). Durch verschiedene, aufeinander aufbauende Übungen wird sowohl das vegetative Nervensystem (S. 381) als auch das subjektive Empfinden beeinflusst. In einer entspannten Haltung (meist im Liegen) konzentriert sich der Übende unter Anleitung auf einen Körperteil und entspannt ihn. Die beiden häufigsten angewandten Methoden sind das *autogene Training* und die *progressive Muskelrelaxation nach Jacobson*. Typische Anwendungsgebiete sind Schlafstörungen, psychosomatische Störungen, Depressionen, Schmerzzustände oder der Morbus Parkinson.

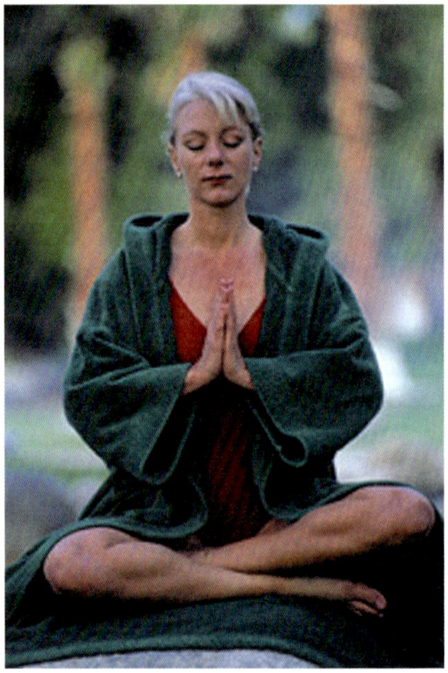

**Abb. 20.30** ⇢ **Entspannung.** Mit Hilfe von Entspannungsübungen, wie Autogenes Training oder Yoga, können zahlreiche Symptome bei psychischen Störungen gelindert werden (aus Haupt, Jochheim u. Remschmidt, 2002).

**Ergotherapie (Beschäftigungstherapie).** Mit Hilfe von handwerklichem Arbeiten sollen schöpferische und gestalterische Ressourcen gefördert werden, um den Betroffenen bei der Bewältigung von Alltagssituationen zu helfen. Die Inhalte richten sich nach den vorliegenden Ressourcen und Defiziten, sie beziehen sich teils auf Alltagstätigkeiten (z. B. Kochen, Einkaufen, **Abb. 20.31**), teils auf Künstlerisches (z. B. Malen), bei schwerwiegenden neurologischen Aus-

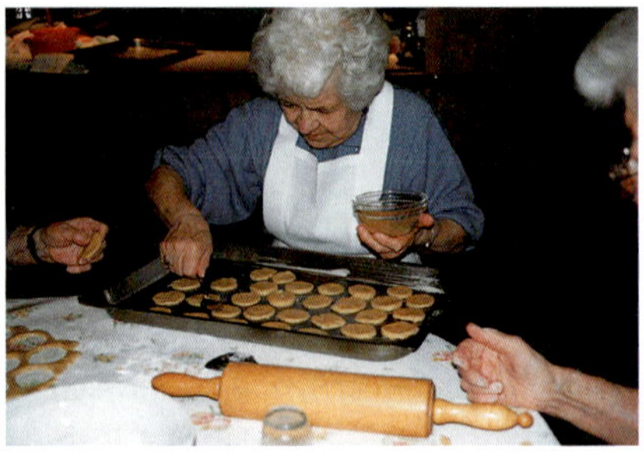

**Abb. 20.31** ⇢ **Beschäftigungstherapie.** Ergotherapeutische Maßnahmen sollten sich sowohl an den Resourcen des Betroffenen als auch an den Vorlieben orientieren (aus Haupt, Jochheim u. Remschmidt, 2002).

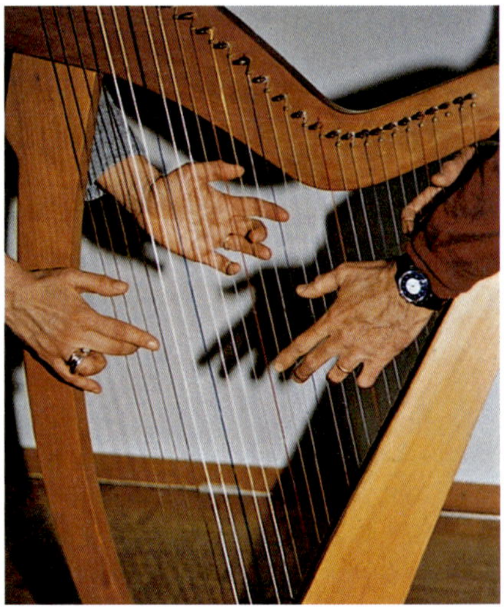

**Abb. 20.32** ⇢ **Musiktherapie.** Gerade bei älteren Menschen lässt sich mit Hilfe der Musiktherapie trotz schwerer psychischer Störungen ein Kontakt herstellen (aus Haupt, Jochheim u. Remschmidt, 2002).

fällen auf grundlegende Fähigkeiten und einfache Handlungen. Ergotherapeutische Verfahren können bei den meisten psychischen und neurologischen Erkrankungen im Alter eingesetzt werden.

**Musiktherapie.** Für Menschen, die mit Radio und Fernseher aufgewachsen sind ist es erstaunlich zu sehen, wie gut bei älteren Menschen mit Hilfe des gemeinsamen Musizierens ein Kontakt hergestellt werden kann **(Abb. 20.32)**. Gerade in sehr schweren Fällen von Demenzen aber auch Depressionen, bei denen eine Kommunikation unmöglich scheint, lassen sich mit der Musiktherapie „wundersame“ Erfolge erzielen. Vor allem mit Gesangsgruppen können die Betroffenen mehr Selbstvertrauen bekommen und werden zu sozialen Kontakten animiert.

## 20.2.10 Psychosomatische Störungen

**D** *Krankhafte Veränderungen eines Organs oder seiner Funktion, die hauptsächlich durch psychische Faktoren verursacht werden.*

### Einführung

Es handelt sich um sehr verschiedenartige körperliche Erkrankungen, bei denen psychische Konflikte einen großen Einfluss auf die Entstehung, die Auslösung oder den Verlauf haben. Eine Sonderform sind die sog. *funktionellen Störungen oder Organneurosen*, bei denen die Betroffenen zwar Krankheitssymptome verspüren, aber keinerlei krankhafte Veränderungen am entsprechenden Organ oder seiner Funktion festgestellt werden können.

Prinzipiell können psychosomatische Störungen an allen Organen und in jedem Lebensalter auftreten. Obwohl sie gerade im Alter sehr häufig vorkommen (bei einem Viertel der über 60-jährigen geriatrischen Krankenhauspatienten!), werden sie häufig nicht berücksichtigt und nur selten angemessen behandelt.

### Ursachen

Man geht bei den psychosomatischen Störungen davon aus, dass seelische Belastungen vermittelt über das vegetative Nervensystem (S. 381) zur Bildung von körperlichen Symptomen führen oder bestehende Erkrankungen verstärken können.

Bei älteren Menschen gibt es typische psychische Konflikte, die eng mit dem Alterungsprozess und seinen psychosozialen Folgen zusammenhängen:

- Rollenverlust durch den beruflichen Ruhestand,
- Partnerverlust,
- Angst vor körperlichen Gebrechen,
- Minderung des Selbstwertgefühls,
- Gefährdung des sozialen Netzwerkes,
- außerdem bestehen im Alter häufig körperliche Erkrankungen, die durch seelische Belastungen beeinflusst werden, aber auch zu Angstgefühlen führen können.

### Diagnose

Das Wichigste ist, überhaupt an eine psychische Ursache bei den Symptomen zu denken! Aus diesem Gründ müssen **alle** Behandelnden also Altenpflegekräfte wie Ärzte dem Betroffenen gegenüber maximale Zuwendung und Offenheit zeigen. Nur wer eine uneingeschränkte Bereitschaft aufbringt, dem Betroffenen zuzuhören, wird von seinen Sorgen und Konflikten erfahren. Gerade für Ältere ist es oft schwierig, die eigenen Ängste auszudrücken und leichter, über körperliche Gebrechen zu reden. Man sollte auf Alarmsymptome, wie Schlafstörungen, Niedergeschlagenheit oder Antriebsverlust, achten und gezielt nach Ängsten fragen. Fatal wäre eine Stigmatisierung der Probleme („Das bilden Sie sich alles ein …“, „Sie haben doch ein starken Charakter, stellen Sie sich nicht so an …“) oder Ungeduld („Wann hört sie denn endlich auf zu jammern …“).

Zusätzlich müssen andere mögliche körperliche Ursachen der Beschwerden mit Hilfe einer sorgfältigen Diagnostik ausgeschlossen werden, allerdings werden bei den psychosomatischen Störungen eher zu viele technische Untersuchungen anstelle eines eingehenden Gesprächs durchgeführt.

### Therapie

Häufig kann man in einem aufmerksamen Gespräch nicht nur die psychischen Konflikte aufdecken, sondern trägt zur Konfliktbewältigung und damit zur Therapie bei. Je nach Erkrankung und Therapiemöglichkeiten kommen Psychotherapie, Psychopharmaka, Entspannungsstrategien oder Verhaltenstherapie zur Anwendung.

## Hyperventilationssyndrom

**D** *Kollaps und Missempfindungen aufgrund psychisch verursachter, verstärkter Atmung.*

### Ursachen

In angstbesetzten Situationen oder bei seelischer Belastung kommt es – oftmals von den Betroffenen unbemerkt – zu tieferer und schnellerer Atmung (Hyperventilation). Durch eine verstärkte $CO_2$-Abatmung verschiebt sich das Säure-

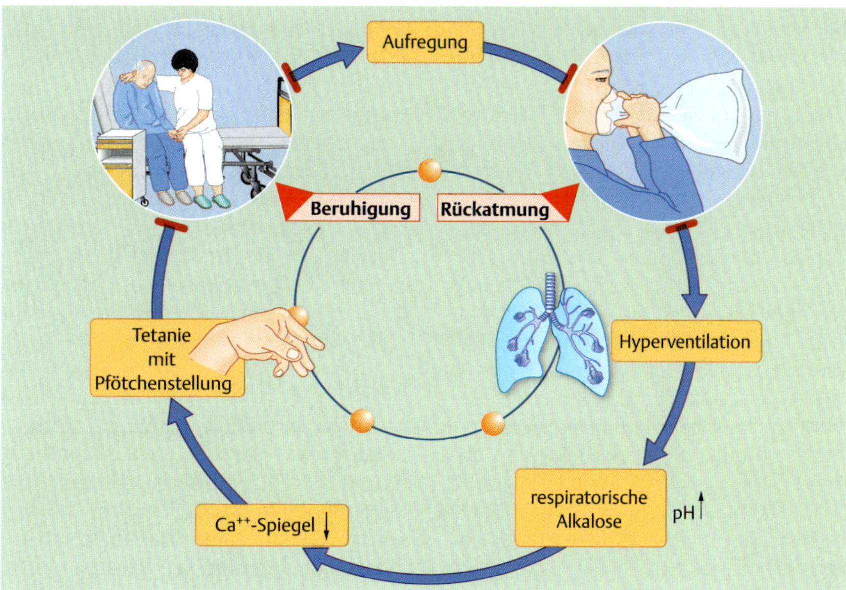


**Abb. 20.33 ⇢ Hyperventilationssyndrom.** Durch Beruhigung wird die Atmung verlangsamt, durch Rückatmung wird der $CO_2$-Gehalt in der Atemluft erhöht, damit lassen sich die Symptome behandeln (rote Pfeile) (aus Haupt, Jochheim u. Remschmidt, 2002).

Basen-Verhältnis (S. 206) und damit der Kalzium-Spiegel im Blut. Dadurch wird die Nerven- oder Muskelerregung gestört, es kommt zu krampfartigen Muskelkontraktionen **(Abb. 20.33)**.

### Symptome

- Schwindel, Übelkeit, Kollaps oder Ohnmacht,
- Missempfindungen (klassischerweise periorale Parästhesien = Pelzigkeit um den Mund),
- Muskelkrämpfe (Tetanie) mit Pfötchenstellung der Finger.

### Therapie

- Beruhigung: Im akuten Stadium Zuwendung, Aufklärung über die Harmlosigkeit der Symptome, in seltenen Fällen Sedierung mittels Beruhigungsmitteln (Benzodiazepine) nötig;
- $CO_2$-Rückatmung: Der Betroffene soll in eine Plastiktüte ein- und ausatmen, sodass in der Atemluft weniger $CO_2$ verloren geht, damit bessern sich die Symptome schnell;
- dauerhaft helfen Entspannungsübungen und Verhaltenstherapie, solche Situationen zu bewältigen.

**B** *Aus heiterem Himmel verstirbt Frau Westermeiers Ehemann bei einer gemeinsamen Bergtour an einem Herzinfarkt – ein Jahr nachdem er in den Ruhestand gegangen war. Die 69-Jährige hatte immer zu ihrem Mann aufgeschaut, hatte kaum soziale Kontakte außerhalb der Ehe und war in ihrer Rolle als Hausfrau aufgegangen. Sie leidet noch 2 Jahre danach unter Schlafstörungen, Niedergeschlagenheit und Antriebslosigkeit. Eines Abends hat sie eine „Herzattacke" mit Todesangst, Herzrasen und Schmerzen im linken Brustkorb. Sie ruft den Notarzt und wird auf eine kardiologische Intensivstation aufgenommen. Noch in der Nacht werden umfangreiche technische Untersuchungen, wie EKG, Labor und Röntgen der Lungen gemacht, die alle unauffällig sind. Obwohl Frau Westermeier immer noch Todesangst hat, wird sie am nächsten Tag nach Hause entlassen mit dem Hinweis der Stationsärztin: „Machen Sie sich nicht so viele Sorgen, Sie sind doch gesund!" In den folgenden Wochen sucht sie mehrfach ihren Hausarzt Dr. Hacker auf. Sie hat immer wieder Herzattacken und ist überzeugt, dass eine Herzerkrankung zugrunde liegt. Dr. Hacker veranlasst ein Langzeit-EKG, ein Belastungs-EKG und eine Herz-Ultraschall-Untersuchung, alles ohne auffälligen Befund. Als sie von ihren Ängsten berichtet und eine weitere Untersuchung mittels Herzkatheter verlangt, wird sie von Dr. Hacker zurechtgewiesen: „Seien Sie nicht so ängstlich, Sie bilden sich das alles nur ein!" Er verschreibt ihr trotzdem ein „Nitro-Spray" für die Herzattacken und bestätigt damit ihre Ängste. Weil sie sich in ihrer großen Mietwohnung verloren und bei den „Herzattacken" hilflos fühlt, beschließt Frau Westermeier, in die Seniorenwohnanlage am Birkenanger umzuziehen.*

**L** *Sie kommen dort als Altenpflegekraft mit ihr ins Gespräch: Wie würden Sie auf die Bewohnerin eingehen? Was würden Sie ihr bezüglich der Behandlung der Beschwerden raten? Wie würden Sie mit einer „Herzattacke" umgehen?*

## Herzneurose (Herzphobie)

**D** *Akute Herzbeschwerden im Rahmen von seelischen Belastungen ohne eine körperliche Ursache.*

### Ursachen

- Typischerweise bei einer Persönlichkeitsstruktur, die stark von Abhängigkeit geprägt und mit dem Verlust z. B. des Partners konfrontiert ist;
- häufig beeinflusst durch die eigene Lebensgeschichte oder bei Herzerkrankungen im sozialen Umfeld;
- zwar können bei den Betroffenen Herzerkrankungen bestehen, die Beschwerden dürfen nicht dadurch verursacht werden.

### Symptome

- Akut einsetzende Schmerzen oder Druckgefühl am Herzen, „Herzanfall", Beklemmung, Atemnot,
- Herzrasen (Puls bis 150/min), Herzstolpern, Herzschlagempfindungen (Palpitationen),
- massive Angst,
- die Beschwerden treten typischerweise in Ruhe und nicht bei körperlicher Belastung auf, was typisch für die koronaren Herzerkrankung wäre (S. 231).

### Diagnostik

Natürlich müssen als erstes die Erkrankungen des Herzens (z.B. Myokardinfarkt, S. 235) und der Lunge (z.B. Lungenembolie, S. 257) ausgeschlossen werden. Wenn keine krankhaften Veränderungen gefunden werden, muss der Betroffene mit all seinen Ängsten ernstgenommen werden und nach möglichen psychischen Konflikten gefragt werden.

### Therapie

Im akuten Stadium versucht man den Betroffenen mit Zuwendung zu beruhigen und ihm seine Ängste zu nehmen. Zur Beruhigung sind Entspannungsübungen sinnvoll, in seltenen Fällen ist die Gabe eines Beruhigungsmittels (Benzodiazepin) nötig. Im Rahmen einer Psychotherapie können die zugrunde liegenden Konflikte aufgedeckt und Verlustängste verarbeitet werden. Die unauffälligen medizinischen Untersuchungsbefunde sollen für den Betroffenen eine Entlastung und keine Verunsicherung darstellen.

**B** *Fortsetzung Fallbeispiel. Nach 3 Monaten kann Frau Westermeier am Birkenanger ein geräumiges Apartment beziehen. Sie kontaktiert dort die betreuende Altenpflegerin Frau Fuchs, berichtet ihr von ihren schweren, bisher nicht behandelten Herzbeschwerden und verlangt nach einem Notrufsystem für ihr Zimmer. Frau Fuchs erklärt ihr sorgfältig das Notrufsystem, sichert ihr im Notfall sofortige Hilfe zu und verabredet sich ein paar Tage später zu einem Gespräch im Lichthof der Anlage. Dort fragt sie nach den Beschwerden und lässt sich die Leidensgeschichte von Frau Westermeier ausführlich schildern. Als diese von ihren Ängsten berichtet, wie ihr Mann an einem Herzinfarkt ohne medizinische Hilfsmöglichkeit zu sterben, fragt Frau Fuchs behutsam nach ihrem Ehemann. Frau Westermeier bricht anfangs in Tränen aus, berichtet dann aber lebhaft von ihrem Mann, seinem Beruf und den großen Reiseplänen, die sie gemeinsam für den Ruhestand hatten. Sie verabreden sich zu einem weiteren Gespräch und Frau Fuchs rät ihr, eine Ärztin mit psychotherapeutischer Zusatzausbildung aufzusuchen. Nach Rücksprache mit der Ärztin versucht Frau Fuchs bei den darauf folgenden Gesprächen, den entlastenden Aspekt der unauffälligen Herzuntersuchungen zu betonen, ohne ihr den Eindruck zu vermitteln, dass sie die Beschwerden für eingebildet oder grundlos hält. „Auch wenn wir nicht genau wissen, woher die Beschwerden kommen, so können Sie sicher sein, dass sie nicht vom Herzen kommen, das ist doch schon etwas?" Frau Westermeier verliert zwar nicht ihre letzten Zweifel über eine Herzerkrankung, fühlt sich aber zum ersten Male mit ihren Ängsten ernst genommen. Sie ist erleichtert, über den Verlust ihres Mannes, aber auch über die schönen Erinnerungen an die Zeit mit ihm reden zu können. Sie traut sich zum ersten*

*Mal ihre Unsicherheit, das Leben ohne ihren Mann zu leben, auszusprechen.*
*Als sie in der darauf folgenden Woche während des Mittagsschlafs erneut eine Herzattacke hat, ruft Frau Fuchs die Ärztin zu einem notfallmäßigen Hausbesuch. Die nochmals wiederholten Labor- und EKG-Untersuchungen sind erneut unauffällig. Als die Ärztin ihr erklärt, dass die Beschwerden am ehesten durch die psychische Belastung verursacht sind, fühlt sie sich einerseits verunsichert. Andererseits spürt sie, dass ihre Probleme von der Ärztin und von Frau Fuchs ernst genommen werden und damit ihre Unsicherheit vermindert wird. Als akute Hilfe während der Attacken schlägt ihr die Ärztin Entspannungsübungen vor und bietet ihr die Anleitung in die progressive Muskelrelaxation an. Für die Zukunft vereinbaren sie, dass Frau Westermeier ärztliche Hilfe ruft, falls sich der Charakter der Beschwerden verändern oder nach 2 Stunden keine Besserung auftreten sollte.*
*In der Folgezeit hat sie zwar noch einige „Herzattacken", sie wendet dann ihre Entspannungsübungen an und verspürt dabei viel weniger Angst als bisher. Über das Notrufsystem ruft sie nur noch einmal die Dienst habende Pflegekraft, obwohl ihr von Frau Fuchs angeboten wurde, dass sie jederzeit diese Hilfe in Anspruch nehmen könne. Auf deren Anregung hin schließt sich Frau Westermeier den regelmäßigen Wanderausflügen der Bewohner an, anfangs zögerlich – „ohne meinen Mann machen mir die Berge keine Freude, außerdem schaffe ich das nicht, das ist zu gefährlich" – später übernimmt sie sogar deren Planung und Führung.*

## Reizdarm-Syndrom (Colon irritabile)

**D** *Verschiedenartige meist schmerzhafte Beschwerden im Darm ohne bekannte krankhafte Ursache.*

### Symptome

- Durchfall (Diarrhö) im Wechsel mit Verstopfung (Obstipation), Schleimbeimengung am Stuhlgang,
- Blähungen, Bauchkrämpfe (Tenesmen), wechselnde Schmerzen im Bauchraum,
- Völlegefühl, Übelkeit,
- chronischer Verlauf über Jahre, verstärkt bei seelischen Belastungen.

### Diagnostik

Als erstes müssen zum Ausschluss einer chronischen entzündlichen Darmerkrankung (z. B. Colitis ulcerosa, S. 306) und eines Dickdarmkrebs (Kolorektales Karzinom, S. 308) Blutuntersuchungen, eine Ultraschalluntersuchung des Bauchs (Abdomensonografie) und eine Darmspiegelung (Koloskopie) durchgeführt werden. Erst bei unauffälligem Befund kann die Diagnose eines Colon irritabile gestellt werden. Da bei den Betroffenen typischerweise ein großes Bedürfnis nach Nähe und Anerkennung besteht, sollte dies gezielt angesprochen werden, ansonsten werden aus diesem Grund typischerweise viele verschiedene Ärzte konsultiert („Koryphäenkiller").

### Therapie

Der Betroffene muss über die Gutartigkeit seiner Beschwerden aufgeklärt werden, ohne den Eindruck zu vermitteln, dass die Beschwerden eingebildet wären. Außerdem sollten die möglichen auslösenden Faktoren angesprochen und auf den üblicherweise langen Krankheitsverlauf hingewiesen werden. Mit Hilfe der Psychotherapie können die Ängste der Betroffenen verarbeitet werden, daneben können Entspannungsstrategien (z. B. progressive Muskelrelaxation nach Jacobson, autogenes Training) bei akuten Beschwerden sinnvoll sein.

Es stehen einige Medikamente zur Verfügung, die die jeweiligen akuten Symptome lindern können und meist bedarfsweise eingenommen werden (z. B. Buscopan bei Bauchkrämpfen, Loperamid bei Diarrhö, Laktulose bei Obstipation).

## Weitere typische psychosomatische Krankheitsbilder

- Magengeschwür (Ulcus ventriculi S. 302),
- Colitis ulcerosa (S. 306),
- Neurodermitis (atopische Dermatitis),
- Spannungskopfschmerz, Migräne,
- Fibromyalgie (schmerzhafte Muskeln und Sehnenansätze am ganzen Körper).

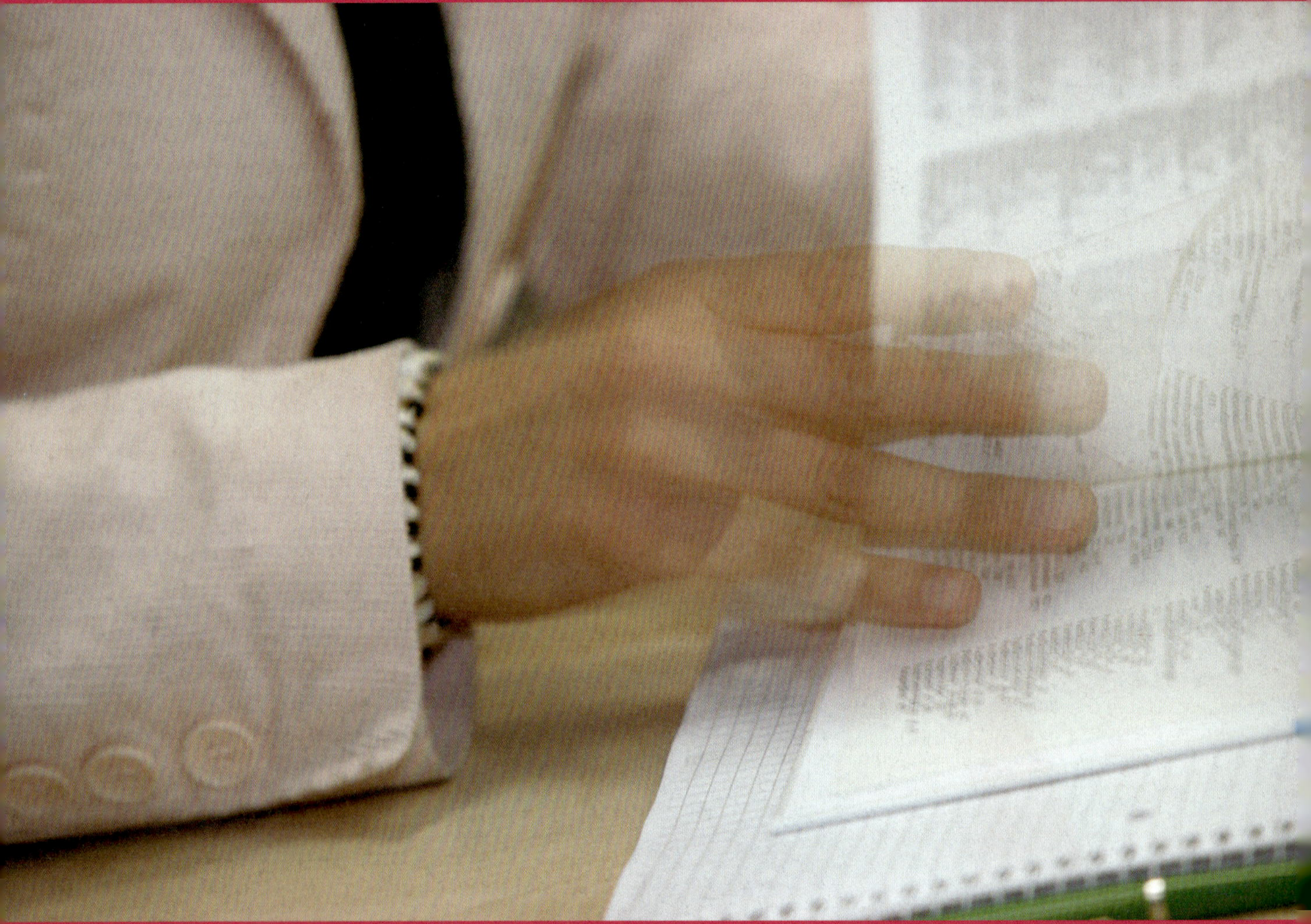

# Anhang

# Literatur


Abdolvahab-Emminger, H.: Das Kompendium der klinischen Medizin. Urban und Fischer, München 1999

Altenpflege konkret, Gesundheits- und Krankheitslehre. 2. Aufl. Urban und Fischer, München 2003

Altwein, J., H. Rübben: Urologie. 4. Aufl. Enke, Stuttgart 1993

Andreae, S.: Krankenpflegeexamen: Krankheitslehre. Hüthig, Heidelberg 1999

Arets. J., F. Obex: Professionelle Pflege. H. Huber, Göttingen 1999

Arzneimittelkommission: Arzneiverordnungen. 19. Aufl. Deutscher Ärzteverlag, Köln 2000

Arzneimittel von A-Z. Thieme, Stuttgart 2004

Becker, C., U. Lindemann, U. Rißmann: Sturzprophylaxe, Sturzgefährdung und Sturzvehütung in Heimen. Vincentz Verlag, 2003

Becker, C u. a.: Dritter Bericht des Ulmer Modellvorhabens „Verminderung von sturzbedingten Verletzungen bei Alten- und Pflegeheimbewohnern

Benkert, O., H. Hippius: Psychiatrische Pharmakotherapie. 5. Aufl. Springer, Berlin 1992

Biesalski, H. K. u. a.: Ernährungsmedizin. 3. Aufl. Thieme, Stuttgart 2004

Böger, J, S. Kanowski: Gerontologie und Geriartrie für Krankenpflegeberufe. 3. Aufl. Thieme, Stuttgart 1995

Boonen, A., J. Heindl-Mack: Pflege in der Intensivmedizin. Thieme, Stuttgart 1996

Brandt, T. u. a.: Therapie und Verlauf neurologischer Erkrankungen. 4. Aufl. Kohlhammer, Stuttgart 2003

Christhophers E., U. Mrowietz: Psoriasis – ein vielgestaltiges Krankheitsbild. Deutsches Ärzteblatt 96/36 (1999)

Deutsche Krebshilfe: Krebsschmerzen wirksam bekämpfen. Deutsche Krebshilfe, 1997

Dilling, H. u. a.: ICD 10: Internationale Klassifikation psychischer Störungen. Huber, Bern 1991

Dühring, A., E. Grond: Das Altenpflegelehrbuch. Schattauer, Stuttgart 1996

Erggelet C. u. a.: Die Behandlung von Gelenkknorpeldefekten. Deutsches Ärzteblatt 95/22 (1998) B1103-1106

Evans, J. G., T. F. Williams: Oxford Textbook of Geriatrie Medicine. 2. Aufl. Oxford University Press, Oxford 2000

Faller, A., M. Schünke: Der Körper des Menschen. 14. Aufl. Thieme, Stuttgart 2004

Förstl, H.: Lehrbuch der Gerontopsychiatrie und -psychotherapie. 2. Aufl. Thieme, Stuttgart 2003

Flensch, M. u. a.: Alkohol und Myokardinfarkt. DMW 123 (1998) 1492-1496

Frick, H. u. a.: Allgemeine und spezielle Anatomie. 3. Aufl. Thieme, Stuttgart 1987

Füsgen, I., J. D. Summa: Geriatrie. 3. Aufl. Kohlhammer, Stuttgart 1995

Füsgen, I.: Der ältere Patient. 3. Aufl. Urban und Schwarzenberg, München 2000

Gerlach, U. u. a.: Innere Medizin für Pflegebcrufe. 5. Aufl. Thieme, Stuttgart 2000

Gross, R. u. a.: Die Innere Medizin. 8. Aufl. Schattauer, Stuttgart 1993

Gross, W.: Neue Formen der Rheumatherapie. Deutsches Ärzteblatt 97/26 (2000) B1537-1539

Hahn, J.-M.: Checkliste Innere Medizin. 4. Aufl. Thieme, Stuttgart 2003

Haupt, W. u. a.: Neurologie und Psychiatrie für Pflegeberufe. 9. Aufl. Thieme, Stuttgart 1997

Herold, Innere Medizin, 2005

Hiz, B., H. Schröder: Prednisolon. DMW 123 (1998) 943

Huber, G.: Psychiatrie. 4. Aufl. Schattauer, Stuttgart 1987

Jaspers, D.: Extragastrale Nebenwirkungen nichtsteroidaler Antirheumatika. Deutsche med. Wschr. 123 (1998) 669-673

Jassoy C. u. a.: Hygiene, Mikrobiologie und Ernährungslehre für Pflegeberufe. Thieme, Stuttgart 2005

Jochims C., W. Stremmel: Schutzimpfungen im Erwachsenenalter. Deutsches Ärzteblatt 96 (1999) B 1968-1975

Jung, E. G. u. a.: Dermatologie, Duale Reihe. Thieme, Stuttgart 2003

Kellnhauser, E. u. a.: Thiemes Pflege. 10. Aufl. Thieme. Stuttgart 2004

Kerner, W.: Klassifikation und Diagnose des Diabetes mellitus. Deutsches Ärzteblatt 95/49 (1998)

Kerschbaumer, F. u. a.: Stadienbezogene operative Therapie der Rheumahand. Deutsches Ärzteblatt 96/3 (1999) 6100-6107

Kessler, D.: Die Rechte des Sterbenden. Beltz Quadriga Verlag, Weinheim/ Berlin 1997

Kirchhof, B.: Die altersabhängige Makuladegeneration. Deutsches Ärzteblatt 21 (2000) B 1239-1243

Köther I.: Thiemes Altenpflege. Thieme, Stuttgart 2005

Kretz, F.-J., S. Reichenberger: Medikamentöse Therapie. 5. Aufl. Thieme, Stuttgart 1999

Kuner, E. H., V. Schlosser: Traumatologie. 5. Aufl. Thieme, Stuttgart 1995

Kuschinsky, G.: Taschenbuch der Arzneibehandlung. 2. Aufl. Urban und Fischer, München 1997

Lang, F.: Pathophysiologie, Pathobiochemie. 4. Aufl. Enke, Stuttgart 1990

Lang, G. K.: Augenheilkunde. 2. Aufl. Thieme, Stuttgart 2000

Lorenz, J. u. a.: Checkliste Pneumologie. Thieme Stuttgart 2004

Lüllmann, H. u. a.: Taschenatlas der Pharmakologie. Thieme, Stuttgart 1990

Manger, B. u. a.: Checkliste Rheumatologie. 3. Aufl., Thieme, Stuttgart 2005

Masuhr, K. F., M. Neumann: Neurologie, Duale Reihe. 5. Aufl. Thieme, Stuttgart 2005

Möller, H.-J.: Psychiatrie und Psychotherapie, Duale Reihe. Thieme, Stuttgart 2005

Möller, H-J.: Psychopharmakotherapie. 2. Aufl. Kohlhammer, Stuttgart 2000

Neuhaus, H.: Vorsorge zur Prävention oder Früherkennung des kolorektalen Karzinoms. Deutsches Ärztblatt 95/10 (1998) 6442-6449

Niethard, F. u. a.: Orthopädie, Duale Reihe. Thieme Stuttgart 2005

Nikolaus, T.: Klinische Geriatrie. Springer, Berlin 2000

Oestreicher, E. u. a.: HNO, Augenheilkunde, Dermatologie und Urologie für Pflegeberufe. Thieme, Stuttgart 2003

Paetz, B., B. Benzinger-König: Chirurgie für Pflegeberufe. 20. Aufl. Thieme, Stuttgart 2004

Ringe, J.: Osteoporose. Thieme, Stuttgart 1995

Roper, N. u. a.: Die Elemente der Krankenpflege. Recom, Basel 1987

Schettler, G., H. Greten: Innere Medizin. 9. Aufl. Thieme, Stuttgart 1998

Schmid, B. u. a.: Arzneimittellehre für Krankenpflegeberufe. 6. Aufl. Wissensch. Verlagsgesellschaft, Stuttgart 1999
Schmidt, K. L.: Checkliste Rheumatologie. Thieme, Stuttgart 1991
Schumpelick. V., u. a.: Chirurgie. 2. Aufl. Enke, Stuttgart 1991
Schwegler, J. S.: Der Mensch – Anatomie und Physiologie. 3. Aufl. Thieme, Stuttgart 2002
Silbernagl, S., F. Lang: Taschenatlas der Pathophysiologie. Thieme, Stuttgart 1998
Skibbe X., Löseke A.: Gynäkologie und Geburtshilfe für Pflegeberufe. Thieme, Suttgart 2001
Sökeland, J.: Urologie für Pflegeberufe, 7. Aufl. Thieme, Stuttgart 2000
Strehl, E. u. a.: Arzneimittel in der Pflege. 5. Aufl. Verlag Eschborn 2000
Thurn, P. u. a.: Einführung in die radiologische Diagnostik. 8. Aufl. Thieme, Stuttgart 1986
TIM, Thiemes Innere Medizin. Thieme, Stuttgart
Urbas, L.: Pflege eines Menschen mit Hemiplegie nach dem Bobath-Konzept. Thieme. Stuttgart 1994
Vetter, C: Diabetischer Fuß: zu häufig vernachlässigt. Deutsches Ärzteblatt 97/21 (2000)
VFED: Praxis der Diätetik und Ernährungsberatung. 2. Aufl. Hippokrates, Stuttgart 2002
Weber, M.: Der Wille des Patienten sollte immer respektiert werden. In: Pflege aktuell 12/2004, 656ff
Weidner, F.: Professionelle Pflegepraxis und Gesundheitsförderung. Mabuse, Frankfurt a. M. 1995
Wenzel, R.: Hausapotheke. 9. Aufl. Gräfe und Unzer, München 2000
Wettstein, A.: Checkliste Geriatrie. Thieme, Stuttgart 1997
Wiesmann, E.: Medizinische Mikrobiologie. 6. Aufl. Thieme, Stuttgart 1986
Zenneck, H.-U. u. a.: Altenpflege/ Geriatrie. 3. Aufl. Dr. Felix Büchner, Hamburg 1999
Zenner, H. P.: Elektronische Hörimplantate zur operativen Behandlung. Deutsches Ärzteblatt 4 (2001) B 143

## Kontakt- und Internetadressen

### Infektionslehre und Hygiene

Deutsche Gesellschaft für Hygiene und Mikrobiologie: www.dghm.de
Robert Koch Institut: www.rki.de

### Allgemeine Arzneimittellehre

Bestelladresse BTM-Karteikarten:
Bundesanzeiger Verlagsgesellschaft mbH
Postfach 100534, 50445 Köln
Gove-Verlag
Ginnheimer Str. 20
65760 Eschborn
www.schmerzliga.de
Der Informationsdienst Krebsschmerz des Deutschen Krebsforschungszentrums Heidelberg bietet kostenlose telefonische Beratung zum Thema Schmerzen bei Krebserkrankungen
Tel.: 06221/42-2000
www.ksid.de

### Prävention, Rehabilitation, Palliation

Bundesministerium für Gesundheit und Soziale Sicherung:
www.bmgesundheit.de
AOK – Die Gesundheitskasse:
www.dmp-aok.de
Information zu Patientenverfügung und Vorsorgevollmacht mit Vordrucken Christopherus Hospiz Verein München:
www.chv.org
Palliative-Care in der ambulanten Pflege: www.palliamo.de
OMEGA mit dem Sterbenden leben e.V.:
www.omega-ev.de
Kübler-Ross-Gesellschaft:
www.hospiz.org
Bundesarbeitsgemeinschaft Hospiz zur Förderung von ambulanten, teilstationären und stationären Hospizen und Palliativmedizin e.V. (BAG):
www.hospiz.net
Ratgeber Sterbebegleitung bei Angehörigen: www.krebsgesellschaft-nrw.de
Deutsches Netzwerk für Qualitätsentwicklung in der Pflege: www.dnqp.de

### Erkrankungen des Bewegungsapparates

www.aktivinjedemalter.de
www.fit-in-jedem-alter.de
www.das-sichere-haus.de
Schweizerische Beratungsstelle für Unfallverhütung: www.bfu.ch
www.osteoporose.org
www.krebsinformation.de
www.rheuma-online.de

### Erkrankungen der Atmungsorgane

www.deutsche-lungenstiftung.de

### Erkrankungen des Herz-Kreislauf-Systems

Deutsche Herzstiftung e.V.
Vogtstraße 50
60322 Frankfurt/Main
Tel. 069/9551280
www.herzstiftung.de
Deutsche Hochdruckliga e.V./Deutsche Hypertonie Gesellschaft:
www.paritaet.org/hochdruckliga.de

### Erkrankungen des Hormonsystems

www.deutsche-diabetes-gesellschaft.de
www.schilddruesenliga.de

### Erkrankungen der Geschlechtsorgane

www.krebsinformation.de

### Erkrankungen der Sinnesorgane

Fördergemeinschaft gutes Hören:
www.fgh-besserhoeren.de
Unabhängige Plattform zur Information über Hören und Hörgeräte: www.hoeren-heute.de
www.tinnitus-liga.de
www.morbus-meniere.org
www.glaukom.de

### Erkrankungen des Nervensystems

Deutsche Multiple Sklerose Gesellschaft
Fahrenwalderstr. 205
30165 Hannover
www.dmsg.de
www.lymenet.de
www.parkinson-vereinigung.de.

### Erkrankungen der Psyche

Deutsche Alzheimer Gesellschaft
Friedrichstr. 236
10969 Berlin
www.deutsche-alzheimer.de
www.demenz-support.de
www.alzheimer-forschung.de
www.hilfe-und-pflege-im-alter.de

# Glossar

## A

| | |
|---|---|
| Ablatio mammae | vollständige Brustentfernung |
| Abrasio | Ausschabung |
| ADH | antidiuretisches – gegen die Wasserausscheidung gerichtetes – Hormon |
| Adipositas | Übergewicht, Fettleibigkeit |
| Adventitia | äußerste Gefäßschicht der Arterien, bestehend aus Bindegewebe und elastischen Fasern |
| Affektivität | Stimmung |
| afferente Fasern | auch: sensorische Nerven; leiten Reize aus der Peripherie über das zentrale Nervensystem (ZNS) in Richtung Gehirn (z. B. Berührungssinn, Sehen, Hören) |
| AIDS | erworbenes Immundefektsyndrom |
| Aktionspotenzial | elektrischer Impuls, der sich wie umfallende Dominosteine entlang der Nervenmembran ausbreitet |
| Akustikusneurinom | gutartiger Tumor des Hörnervs |
| Allopathie | Schulmedizin |
| Alopezie | Glatzenbildung |
| Alveolen | Lungenbläschen |
| Amaurosis fugax | flüchtige, über einige Minuten andauernde Sehstörungen auf einem Auge |
| Amylase | Enzym des Bauchspeichels zur Spaltung von Kohlenhydraten |
| Amylose | Stärke (Kohlenhydrat) |
| anaboler Stoffwechsel | Aufbaustoffwechsel |
| Analgesie | Schmerzlosigkeit, Schmerzbetäubung |
| Anämie | Blutarmut bzw. zu wenig Hämoglobin im Blut |
| Anamnese | Krankengeschichte |
| anästhesieren | Schmerz betäuben |
| Aneurysma | Erweiterung eines Gefäßes |
| Angina pectoris | „Enge in der Brust“ |
| Angina tonsillaris | Mandelentzündung |
| Antihypertensiva | Medikamente gegen hohen Blutdruck |
| Antikonvulsiva | Epilepsie-Medikamente |
| Antikörper | Abwehrstoffe; Eiweißmoleküle, die sich an körperfremde Stoffe heften |
| Anurie | Versiegen der Harnproduktion bei Nierenversagen |
| Anus | After |
| Aphasie | Sprachstörung |
| Apoplex | Schlaganfall, Hirnschlag |
| Appendix | Wurmfortsatz |
| Appendizitis | Endzündung des Wurmfortsatzes |
| Arachnoidea | Spinngewebshaut (Hirnhaut) |
| Arcus lipoides (= senilis) | „Greisenbogen“: Fett- und Kalkeinlagerungen in der Hornhaut |
| Arteria carotis interna | innere Halsschlagader |
| Arteria vertebralis | Wirbelarterie |
| Arterien | Gefäße, die das Blut vom Herzen weg ins Gewebe transportieren |
| Arteriosklerose | „Arterienverkalkung“ |
| Arthritis | Gelenkentzündung |
| Arthrose | Abnutzungsprozesse an den Gelenken, Gelenkverschleiß |
| Arthroskopie | Gelenkspiegelung |
| aseptische Wunde | keimfreie Wunde |
| Aspiration | Eindringen von festen oder flüssigen Fremdkörpern in das Bronchialsystem und in die Lunge (Verschlucken) |
| Ataxie | Gangstörung |
| Atherom | Grützbeutel |
| ATP | Adenosintriphosphat |
| Aura | seltsames Körpergefühl |
| Auskultation | „Abhorchen“ mit dem Stethoskop |
| AVK | Arterielle Verschlusskrankheit |
| axillär | unter der Achsel |
| Axon | Zellfortsatz, mit dem elektrische Impulse vom Nervenzellkörper zu anderen Neuronen weitergeleitet werden |
| Azidose | Übersäuerung |

## B

| | |
|---|---|
| Bandscheibenprolaps | Bandscheibenvorfall |
| Belastungsdyspnoe | belastungsabhängige Atemnot |
| benigne | gutartig |
| benigne Prostatahyperplasie | gutartige Prostatavergrößerung |
| Biopsie | Gewebsprobeentnahme |
| Blutplasma | flüssiger Bestandteil des Blutes |
| bougieren | aufdehnen |
| Bronchoskopie | Spiegelung des Bronchialsystems |
| Brustkyphose | nach vorn geöffnete Krümmung der Brustwirbelsäule |
| Bulbus | Augapfel |
| Bursitis | Schleimbeutelentzündung |
| BWS | Brustwirbelsäule |

## C

| | |
|---|---|
| Caecum | Blinddarm |
| Candida albicans | Hefepilz |
| Carcinoma in situ | Frühkarzinom |
| Cerumen obturans | Ohrenschmalzpfropf |
| Chemorezeptoren | Messfühler, die auf chemische Reize reagieren |
| Cholelithiasis | Gallensteine |
| Cholezystektomie | operative Gallenblasenentfernung |
| Cholezystitis | Entzündung der Gallenblase |
| chondrale Ossifikation | Umweg der Knochenbildung über die Knorpelbildung |
| Chondrozyten | Knorpelzellen |
| Choroidea | Aderhaut |
| Chronisch venöse Insuffizienz | Hautveränderungen bes. im Unterschenkelbereich infolge langjähriger Venenerkrankungen |
| Clavicula | Schlüsselbein |
| $CO_2$ | Kohlendioxid |
| Colon sigmoideum | s-förmiger Dickdarmabschnitt |
| Compliance | Mitarbeit des Patienten |
| Cornea | Hornhaut |
| Corpus cavernosum | zweischenkelige Penisschwellkörper |
| Corpus spongiosum | Harnröhrenschwellkörper |
| Cranium | Schädelknochen |

## D

| | |
|---|---|
| Defäkation | Stuhlentleerung |
| Dehydratation | Wassermangel |
| Dekubitus | Druckgeschwür |
| Delir | akuter Verwirrtheitszustand |
| Demenz | fortschreitender Verlust von höheren Gehirnfunktionen |
| desmale Ossifikation | direkte Form der Knochenbildung |
| Diabetes mellitus | Zuckerkrankheit |
| diabetische Retinopathie | Veränderung der Netzhautgefäße bei Diabetes mellitus |
| diagnostisch | erkennend |
| Diaphragma | Zwerchfell |
| Diarrhöe | Durchfall |
| Diastole | Entspannungs- und Füllungsphase |
| Differenzialdiagnose | verschiedene Ursachen eines Symptoms |
| Dilatation | Erweiterung |
| Divertikel | Wandausbuchtungen |
| Divertikulose | Ausstülpungen der Dickdarmschleimhaut |
| Ductus pancreaticus | Pankreasgang |
| Duodenum | Zwölffingerdarm |
| Dura mater | harte Hirnhaut |
| Dysphagie | Schluckstörungen |
| Dyspnoe | Atemnot |
| Dysurie | erschwertes, meist schmerzhaftes Wasserlassen |

## E

| | |
|---|---|
| Echokardiografie | Ultraschalluntersuchung des Herzens |
| efferente Fasern | bringen Nervenimpulse aus dem Gehirn in die Peripherie |
| Einsekundenkapazität | das nach 1 Sekunde ausgeatmete Luftvolumen |
| Ejakulation | Samenerguss |
| Ekzem | Juckflechte |
| Elektrolyte | gelöste Salze |
| Endokard | zarte Innenhaut, die die Herzhöhlen auskleidet |
| Endokarditis | Herzinnenhautentzündung |
| endokrines System | Hormonsystem |
| Endometrium | Schleimhautschicht der Gebärmutter |
| Endoprothese | künstliches Gelenk |
| Endothel | einschichtiges Plattenepithel |
| Enterostoma | künstliche Ausleitung des Magen-Darm-Traktes nach außen |
| Enzephalitis | Gehirnentzündung |
| Enzyme | lebenswichtige Proteine, die im gesamten Körper chemische Reaktionen beschleunigen |
| Epidermis | Oberhaut |
| Epididymis | Nebenhoden |
| Epididymitis | Nebenhodenentzündung |
| Epiglottis | Kehldeckel |
| Epikard | zarte Außenhaut des Herzens |
| Epiphysen | Enden der Röhrenknochen |
| Epithelgewebe | flächenhafte Zellverbände |
| ERCP | Verfahren im Rahmen einer Gastroskopie zur Darstellung der Gallen- und Pankreasgänge |
| Erosionen | oberflächliche Zerstörungen der (Magen)Schleimhaut |
| Erysipel | Wundrose |
| Erythema migrans | nach Zeckenbiss auftretende ringförmige Hautrötung |
| Erythropoetin | Hormon zur Steuerung der Erythrozytenbildung |
| Erythrozyten | rote Blutkörperchen |
| Erythrozytopenie | Mangel an Erythrozyten |
| exokrine Drüsen | Drüsen, die ihr Sekret nach außen abgeben |

| | |
|---|---|
| Exsikkose | Austrocknung des Körpers |
| Exspiration | Ausatmungsphase |
| Extremitäten | Arme und Beine |

**F**

| | |
|---|---|
| Femur | Oberschenkelknochen |
| Fertilitätsstörungen | Fruchtbarkeitsstörungen |
| Fibula | Wadenbein |
| Fraktur | Knochenbruch |
| Fruktose | Fruchtzucker |
| FSH | Follikel stimulierendes Hormon aus der Hypophyse |
| FSME | Frühsommer-Meningoenzephalitis |
| Fundus | Magengrund |
| Furunkel | Haarbalgentzündung |

**G**

| | |
|---|---|
| Gangrän | wegen Durchblutungsstörung abgestorbene Gewebsbezirke |
| Gastritis | Magenschleimhautentzündung |
| Gastroenteritis | „Magen-Darm-Grippe" |
| Gastrointestinaltrakt | Verdauungstrakt |
| Gastroskopie | Magenspiegelung |
| Gehirnatrophie | Hirngewebsverkleinerung |
| Gicht | Ablagerung von Harnsäurekristallen an verschiedenen Körperstellen |
| Glaukom | grüner Star |
| Gliazellen | Zellen zur Ernährung, zum Abstützen und zum Schutz von Nervenzellen |
| Glioblastom | bösartiger Tumor des Gehirngewebes |
| Glomerulum | Nierenkörperchen |
| Glottis | Stimmritze |
| Glukoneogenese | kompliziertes Verfahren in der Leber, aus Proteinen und Aminosäuren Zucker zu bilden |
| Glukose | Traubenzucker, Einfachzucker |
| Glukosurie | Ausscheidung von Zucker im Urin |
| Glykogen | Speicherzucker |
| Granulozyten | Leukozytengruppe zur Abwehr von Krankheitserregern |
| Grimassieren | bizarre, automatisierte Bewegungen des Gesichts |
| Gynäkomastie | verstärktes Wachsen der Brustdrüsen beim Mann |

**H**

| | |
|---|---|
| Halbwertszeit | Zeitraum bis zum Abbau eines Wirkstoffes im Körper um die Hälfte |
| Halluzinationen | Sinnestäuschungen ohne reales Objekt |
| Halslordose | nach hinten geöffnete Krümmung der Halswirbelsäule |
| Hämatemesis | Bluterbrechen |
| Hämatom | Bluterguss |
| Hämoglobin | ringförmiges Eiweißmolekül, wichtiger Bestandteil der roten Blutkörperchen |
| Hämolyse | Erythrozytenzerfall |
| Hämophilie | Bluterkrankheit |
| Hämoptoe | Bluthusten |
| Hämorrhagische Diathese | erhöhte Blutungsneigung |
| Hämorrhoiden | knotenförmige Erweiterungen der A. und V. rectalis in der Hämorrhoidalzone |
| Harnröhrenstriktur | Harnröhrenverengung |
| Hautturgor | Festigkeit der Haut |
| Heparin | gerinnungshemmende Substanz |
| Hepatomegalie | Lebervergrößerung |
| Hepatozyten | Leberzellen |
| Herzinsuffizienz | (Pump-)Schwäche des Herzens |
| Hiatushernie | Zwerchfellbruch |
| Hirnödem | Gehirnschwellung |
| Homöopathie | Therapie mit hochverdünnten Arzneistoffen |
| Hörsturz | plötzliche Hörminderung oder Hörverlust auf einem Ohr |
| Humerus | Oberarmknochen |
| HWS | Halswirbelsäule |
| Hydrocephalus | krankhafte Erweiterung der Liquorräume; „Wasserkopf" |
| Hypernatriämie | hoher Natriumspiegel im Blut |
| hypertensive Krise | plötzliche Blutdrucksteigerung auf Werte $>$ 230/120 mmHg |
| Hyperthyreose | Schilddrüsenüberfunktion |
| Hypertonie, Hypertonus | erhöhter Blutdruck |
| Hyperurikämie | erhöhter Harnsäurespiegel im Blut |
| Hypo- bzw. Akinesie | Bewegungsarmut |
| Hypoglykämie | erniedrigter Blutzucker, „Unterzucker" |
| Hyponatriämie | niedriger Natriumspiegel im Blut |
| Hyposphagma | Bindehautblutung |
| Hypothyreose | Schilddrüsenunterfunktion |
| Hypotonie | erniedrigter Blutdruck |
| Hypoxie | Sauerstoffmangel |
| Hysterektomie | Entfernung des ganzen Uterus |

## I

| | |
|---|---|
| Ikterus | Gelbsucht (wenn zu viel Bilirubin im Körper anfällt) |
| Ileum | Krummdarm |
| Ileus | Darmverschluss |
| Immobilisation | Ruhigstellung |
| Inkubationszeit | Zeit zwischen dem Eindringen des Infektionserregers in den Körper und dem Auftreten von ersten Symptomen |
| Inspektion | Betrachtung |
| Inspiration | Einatmungsphase |
| Intentionstremor | Zittern bei zielgerichteten Bewegungen |
| Interstitium | Zwischenzellraum |
| Intima | die innerste Schicht der Arterien |
| Intoxikationen | Vergiftungen |
| Iris | Regenbogenhaut |
| irreversibel | nicht rückgängig zu machen |
| Ischämie | Minderdurchblutung |
| isokor | gleich große Pupillen |

## J

| | |
|---|---|
| Jejunum | Leerdarm |

## K

| | |
|---|---|
| Kallus | knorpeliges Gewebe, nach Knochenbruch |
| Kapillaren | extrem feine Gefäße mit einer dünnen, durchlässigen Wand |
| Karbunkel | Entzündung mehrerer Haarbälge |
| kardiopulmonale Reanimation (CPR) | Wiederbelebung bei Herz-Kreislauf-Stillstand |
| Karotisstenose | Verengung der Halsschlagader |
| kataboler Stoffwechsel | Abbaustoffwechsel |
| Katarakt | grauer Star |
| Keratinozyten | Horn produzierende Zellen |
| KHK | Koronarsklerose, Verengung der Herzkranzgefäße |
| Klappeninsuffizienz | undichte Herzklappen |
| Klappenstenose | Verengung der Herzklappen |
| Klimakterium | Übergangsphase („Wechseljahre“) |
| Klitoris | Kitzler |
| Kohlenhydrate | organische Verbindungen, die vom Körper zur schnellen Energiegewinnung benutzt werden |
| Koloskopie | Darmspiegelung |
| Kolpitis | Scheidenentzündung |
| Kolposkopie | Untersuchung des Muttermundes mit einem Vergrößerungsglas |
| Konjunktivitis | Bindehautentzündung |
| Konjunktiva | durchsichtige Bindehaut |
| Kontraktur | Gelenkversteifung |
| Korium | Lederhaut |
| Kornealreflex | durch Berührung der Augenhornhaut ausgelöster Lidschluss |
| Koronarangiografie | Herzkatheteruntersuchung, Einspritzen von Kontrastmittel in die Herzkranzgefäße unter Röntgenkontrolle |
| Koronarsklerose | KHK, Verengung der Herzkranzgefäße |
| Korpus | Magenhöhle |
| Korpuskarzinom | Gebärmutterkrebs |
| Kortikalis | Außenschicht des Knochens |
| Krypten | Furchen in der Schleimhaut des Magen-Darm-Traktes |
| Kumulierung | Wirkstoffanreicherung im Körper |
| kurativ | heilend |
| Kyphose | Rundrücken |

## L

| | |
|---|---|
| Laktose | Milchzucker |
| Laparotomie | Eröffnung der Bauchhöhle |
| Laryngitis | Kehlkopfentzündung |
| Larynx | Kehlkopf |
| Laxanzien | Abführmittel |
| Leberzirrhose | irreversibler narbiger Umbau des Lebergewebes |
| Letalität | Todesrate, Sterblichkeit |
| Leukämie | unkontrollierte Vermehrung der Leukozyten, Blutkrebs |
| Leukopenie | verminderte Anzahl von Leukozyten |
| Leukozyten | weiße Blutkörperchen |
| Leukozytose | Vermehrung der weißen Blutkörperchen im Blut |
| Leukozyturie | Leukozyten im Urin |
| LH | luteinisierendes Hormon (aus der Hypophyse) |
| Lipase | Enzym des Bauchspeichels zur Spaltung von Neutralfetten |
| Lipide | Fette |
| Lipom | Fettgeschwulst |
| Lipozyten | kugelförmige Fettzellen |
| Liquor | Gehirnflüssigkeit, die das Gehirn und das Rückenmark umspült |
| Lithotripsie | Zertrümmern von Gallen- oder Nierensteinen durch Ultraschallwellen |
| Lumbago | Hexenschuss |
| Lumbalpunktion | Entnahme von Liquor, Rückenmarkspunktion |
| Lungenembolie | Lungengefäßverschluss durch ein eingeschwemmtes Blutgerinnsel |
| Lungenhilus | Lungenwurzel |

| | |
|---|---|
| Lungenödem | Wasser in den Lungenbläschen |
| LWS | Lendenwirbelsäule |
| Lymphangitis | bakterielle Entzündung, die sich in den Lymphbahnen ausbreiten kann |
| lymphogene Metastasierung | Ausbreitung von bösartigen Tumorzellen in die Lymphbahnen |
| Lymphozyten | Leukozytengruppe mit der Fähigkeit, spezifische Antikörper gegen körperfremde Stoffe zu bilden |

## M

| | |
|---|---|
| Magenperforation | Magendurchbruch |
| Magenulkus | Magengeschwür |
| Makrohämaturie | mit dem Auge sichtbare Rotfärbung des Urins durch Blut |
| makroskopisch | mit bloßem Auge erkennbar |
| Makula | gelber Fleck in der Netzhautmitte |
| Mal perforans | Hornhautläsion, meist im Bereich des Vorderfußes |
| maligne | bösartig |
| Mamille | Brustwarze |
| Mamma | weibliche Brust |
| Mammakarzinom | Brustkrebs |
| Mammografie | Röntgenuntersuchung der Brust |
| Media | kräftige Wandschicht der Arterien, bestehend aus elastischen Fasern und glatten Muskelzellen |
| Medulla oblongata | verlängertes Mark, Teil des Hirnstamms |
| Meiose | Sonderform der Zellteilung bei männlichen und weiblichen Keimzellen |
| Meissner-Tastkörper | Berührungsrezeptoren in der Haut |
| Meläna | Teerstuhl |
| Melanin | Farbstoff, der in den tieferen Schichten der Epidermis von den Melanozyten gebildet wird |
| Meningen | bindegewebige Hirnhäute |
| Meningeom | gutartiger Hirnhauttumor |
| Meningismus | schmerzbedingter Widerstand gegen eine Beugung des Kopfes, Nackensteife |
| Meningitis | Hirnhautentzündung |
| Menopause | Ende der Menstruationsblutungen |
| Menstruationsstörung | Veränderung der Regelblutung |
| Mesenterium | stielförmige, zur Versorgung des Dünndarms Blut- und Lymphgefäße führende Aufhängung |
| metabolisches Syndrom | Wohlstandssyndrom |
| Metastase | Tochtergeschwulst eines bösartigen Tumors |
| Metastasierung | Einnistung bösartiger Tumorzellen in anderen Organen |
| Meteorismus | aufgeblähtes Abdomen, Blähungen |
| Mikroangiopathie | Gefäßverengung der kleinen Gehirnarterien |
| Mikrohämaturie | mikroskopischer Nachweis von Erythrozyten im Urin |
| Mineralstoffe | lebenswichtige, anorganische Elemente, die dem Körper von außen zugeführt werden müssen |
| Miosis | Verkleinerung der Pupillen |
| Miserere | Koterbrechen |
| Mitochondrien | Kraftwerke der Zelle, Zellbausteine |
| Mitose | häufigste im Körper vorkommende Form der Zellteilung |
| Mitralklappe | Segelklappe im linken Ventrikel des Herzens |
| Monosaccharide | Einfachzucker |
| Monozyten | größte Blutzellen; sie können in verschiedene Gewebe auswandern, wo sie sich in sog. Makrophagen umwandeln und Krankheitserreger verdauen können |
| Morbus Hodgkin | Lymphdrüsenkrebs |
| Mouches volantes | „Fliegen“ oder schwarze Punkte, die sich bei Blickbewegungen mitbewegen |
| Mukosa | Schleimhaut |
| Multimorbidität | mehrere Krankheiten liegen gleichzeitig vor |
| Multiple Sklerose | Neurologische Erkrankung mit Zerstörung der Isolationsschicht der Nervenzellen |
| Mundsoor | Entzündung der Mundschleimhaut durch einen Hefepilz |
| Muskelatrophie | Muskelschwund |
| Muskelischämie | Sauerstoffmangel im Muskel infolge schlechter Durchblutung |
| Muskularis | Muskelschicht der Arterien |
| Mydriasis | Erweiterung der Pupillen |
| Myokard | Muskelschicht des Herzens |
| Myokardinfarkt | Herzinfarkt |
| Myokarditis | Herzmuskelentzündung |
| Myoklonien | Muskelzuckungen |
| Myom | Muskelgeschwulst der Gebärmutter |
| Myometrium | Muskelschicht der Gebärmutter |

## N

| | |
|---|---|
| Nasenseptum | Nasenscheidewand |
| Natriumchlorid | Kochsalz |
| Neglect | Nichtbeachtung einer Körperhälfte |
| Nekrose | Absterben der Haut, Gewebstod |
| Nephron | kleinste funktionelle Einheit der Niere |
| Neuron | Nervenzelle |
| Nootropika | Medikamente gegen die Demenz |

| | |
|---|---|
| nosokomiale Infekte | Infektionen aufgrund von „Krankenhauskeimen“ |
| Nukleolus | Kernkörperchen, Zellbaustein |
| Nykturie | vermehrtes nächtliches Wasserlassen |

**O**

| | |
|---|---|
| $O_2$ | Sauerstoff |
| Orbita | Augenhöhlen |
| Obstipation | Verstopfung |
| Ödem | Wasseransammlung im Gewebe, Gewebsschwellung |
| Olekranon | Ellenbogen |
| Oligurie | zu wenig Urin (weniger als 500 ml pro Tag) |
| opportunistische Erkrankungen | Infektionen, ausgelöst durch Erreger, mit denen jeder Mensch besiedelt ist |
| oral | im Mund |
| Orthopnöe | Atemnot bei flacher Lagerung |
| orthostatische Dysregulation | verlangsamte Reaktion des Kreislaufs auf Blutdruckabfall beim Aufrichten |
| Ösophagus | Speiseröhre |
| Ösophagusdivertikel | Ausstülpungen der Ösophaguswand |
| Osteodensitometrie | Knochendichtemessung |
| Osteomyelitis | Knochenentzündung |
| Osteoporose | Knochenschwund |
| Östrogen | weibliches Geschlechtshormon |
| Otitis externa | Gehörgangsentzündung |
| Otitis media | Mittelohrentzündung |
| Ovarialkarzinom | bösartiger Tumor der Eierstöcke |
| Ovarien | Eierstöcke |

**P**

| | |
|---|---|
| palliativ | lindernd, lebenserleichternd |
| Palpation | Tastuntersuchung |
| Panaritium | eitrige Entzündung der Finger oder Zehen |
| Pankreas | Bauchspeicheldrüse |
| Pankreatitis | Bauchspeicheldrüsenentzündung |
| Papillarschicht | zapfenförmige Übergangsfläche zur Oberhaut |
| paralytischer Ileus | Darmlähmung |
| Parästhesien | Missempfindungen |
| Parotis | Ohrspeicheldrüse |
| Parotitis | Entzündung der Speicheldrüse |
| Patella | Kniescheibe |
| Pedikulose | Befall durch Läuse |
| PEG | **p**erkutane **e**ndoskopische **G**astrostomie-Sonde, eine durch die Bauchwand in den Magen führende Magensonde |
| Peptidase | Enzym des Bauchspeichels zur Spaltung von Eiweißkörpern |
| Perikard | Herzbeutel |
| Perikarditis | Herzbeutelentzündung |
| Periost | Knochenhaut |
| periphere Polyneuropathie | Erkrankung der peripheren Nerven |
| Peripherie | äußerer Körperbereich |
| Peristaltik | wellenförmige Kontraktion von Muskeln |
| Peritoneum | Bauchfell |
| Peritonitis | Bakteriell oder chemisch bedingte Entzündung des Bauchfells (Bauchfellentzündung) |
| Perkussion | Klopfuntersuchung |
| Pfortader | sammelt nährstoffreiches Blut aus den Venen des gesamten Verdauungstrakts sowie aus Milz und Pankreas und transportiert es direkt zur Leber |
| Pharyngitis | Rachenentzündung |
| Pharynx | Rachen |
| Phlebografie | Röntgenkontrastmitteldarstellung der Venen |
| Phlebothrombose | tiefe Beinvenenthrombose |
| Phobie | Angst vor bestimmten Objekten oder Situationen, die für den Betroffenen nicht gefährlich sind |
| Pia mater | innere Hirnhaut |
| Pleuraempyem | Eiter im Pleuraraum |
| Pneumonie | Lungenentzündung |
| Pollakisurie | häufiger Harndrang mit nur geringer Urinmenge |
| Polydipsie | verstärktes Durstgefühl |
| Polypen | gutartige stielförmige Schleimhauttumoren |
| Polyurie | Harnmenge über 2 l/Tag |
| Pons | Brücke, Teil des Hirnstammes |
| Präkanzerosen | Vorstufen eines bösartigen Tumors |
| Presbyakusis | Altersschwerhörigkeit |
| Presbyopie | Altersweitsichtigkeit |
| primäre Geschlechtsmerkmale | schon bei der Geburt vorhandene Geschlechtsorgane |
| Probebiopsie | Gewebsprobeentnahme |
| Proktoskopie | Spiegelung des Analkanals |
| prophylaktisch | vorbeugend |
| Prophylaxe | Vorbeugung |
| Prostata | Vorsteherdrüse |
| Prostatakarzinom | Prostatakrebs |
| Protein | Eiweiß |
| Proteinsynthese | Bildung von Eiweißen im Körper |
| Proteinurie | Eiweiß im Urin |

| | |
|---|---|
| protektiv | schützend |
| Psoriasis | Schuppenflechte |
| Pulmonalvenen | Lungenvenen |
| Pupillenreflex | beidseitige Pupillenverengung durch Lichteinfall |
| Pylorus | Schließmuskel am Magenausgang („Pförtner") |

**R**

| | |
|---|---|
| Radikale | Substanzen, die Zellhülle, Enzyme oder die Erbsubstanz schädigen |
| Radius | Speiche, Unterarmknochen |
| Reflex | vom Willen unabhängige Reaktion des Muskels auf äußere Reize |
| Regeneration | Neubildung, Erholung |
| rektal | im Enddarm |
| Rektoskopie | Spiegelung des Enddarms |
| Rektum | End- oder Mastdarm |
| Resorption | Aufnahme von Substanzen |
| Retina | Netzhaut |
| retrosternal | hinter dem Brustbein lokalisiert |
| Rezidiv | Wiederauftreten |
| Rhinitis | Schnupfen |
| Rigor | erhöhter Muskeltonus |
| Risikofaktoren | Faktoren, die mit einem erhöhten Krankheitsrisiko verknüpft sind |
| Ruhedyspnoe | Atemnot in Ruhe |
| Ruhepotenzial | elektrophysiologischer Ruhezustand von Nervenzellen |

**S**

| | |
|---|---|
| Scapula | Schulterblatt |
| Schilddrüsen-karzinom | bösartiger Schilddrüsenkrebs |
| Schleimhautatrophie | Schleimhautverminderung |
| Schock | Kreislaufzusammenbruch |
| seborrhoische Warze | Alterswarze |
| Sekretion | Stoffabsonderung |
| sekundäre Geschlechts-merkmale | Geschlechtsmerkmale, die sich mit der Pubertät unter Einfluss von Geschlechtshormonen entwickeln |
| seniles Hämangiom | Blutschwamm |
| Sepsis | Blutvergiftung, Ausbreitung eines Erregers im gesamten Körper über das Blut |
| septisch | infiziert |
| Serosa | Schutzhülle von Organen |
| Sigma | s-förmiger Dickdarmanteil |
| Sinusitis | Nasennebenhöhlenentzündung |
| Skabies | Krätze |
| Sklera | Lederhaut |
| Skrotum | Hodensack |
| Somatisierung | Leibnähe einer Verstimmung |
| Sonografie | Ultraschalluntersuchung |
| Soor | Pilzbefall der Schleimhäute |
| Spasmus | Verkrampfung |
| Spastik | erhöhter Muskeltonus |
| Spermien | befruchtungsfähige Samenzellen |
| Sphinkter | Schließmuskel |
| Spirogramm | Messung der Atemvolumina pro Zeit |
| Splenektomie | Entfernung der Milz |
| Splenomegalie | Vergrößerung der Milz |
| Spongiosa | aufgelockertes schwammförmiges Knochengewebe mit zarten Bälkchen |
| Spreizfuß | Absinken des Fußquergewölbes |
| Spurenelemente | Mineralstoffe, die im Körper nur in geringen Mengen benötigt werden |
| Stenose | Verengung |
| Sternum | Brustbein |
| Stoffwechsel | biochemischer Umbau der Nährstoffe in die für den Körper passende Form |
| Stroke unit | spezielle intensivmedizinische Einrichtung zur Behandlung von Schlaganfällen |
| Stuhlinkontinenz | unbeabsichtigter Stuhlgang |
| Stupor | Bewegungs- und Regungslosigkeit |
| subkutanes Fettgewebe | Unterhautfettgewebe |
| Subkutis | Unterhaut |
| Submukosa | Bindegewebsschicht |
| substituierend | ersetzend |
| Suizid | Selbstmord, absichtliche Selbsttötung |
| Symptome | Krankheitszeichen |
| Synapse | Verbindungsstelle einer Nervenzelle mit einer anderen Nervenzelle, einer Muskelzelle oder Drüse |
| Syndrom | Komplex von Symptomen |
| Synovia | Gelenkschmiere im Gelenkspalt |
| Systole | Anspannungs- und Austreibungsphase des Herzens |

**T**

| | |
|---|---|
| Tachykardie | beschleunigter Puls |
| Tachypnoe | beschleunigte Atmung, erhöhte Atemfrequenz |
| Tendovaginitis | Sehnenscheidenentzündung |
| Testis | Hoden |
| Thorax | knöcherner Brustkorb |
| Thrombektomie | operative Entfernung eines Blutgerinnsels aus einem Gefäß |
| Thrombembolie | Verschleppung eines Gerinnsels |

| | |
|---|---|
| Thrombolyse | Wiedereröffnung eines Gefäßverschlusses |
| Thrombophlebitis | Venenentzündung |
| Thrombose | Verstopfung eines Gefäßes durch ein Blutgerinnsel |
| Thrombozyten | Blutplättchen |
| Thrombozytopenie | Verminderung der Thrombozyten |
| Thrombus (pl. Thromben) | Blutgerinnsel, Pfropf |
| Thymus | Bries, Wachstumsdrüse |
| Thyreoiditis | Schilddrüsenentzündung |
| Tibia | Schienbein |
| Tinnitus | Ohrgeräusche |
| Tonsillitis | Mandelentzündung |
| Toxin | Gift |
| toxisch | giftig |
| Toxizität | Giftigkeit |
| Trachea | Luftröhre |
| Transmitter | biochemischer Botenstoff |
| Tremor | rhythmisches Zittern der Extremitäten oder des Kopfes |
| Triglyzeride | Neutralfette |
| Trikuspidalklappe | Segelklappe der rechten Herzhälfte |
| Tröpfcheninfektion | Übertragung eines Krankheitserregers über die Atemwege |
| Trypsin | Enzym des Bauchspeichels zur Spaltung von Eiweißkörpern |
| Tube | Eileiter |

## U

| | |
|---|---|
| Ulcus cruris | venöses Ulkus |
| Ulcus duodeni | Geschwür des Zwölffingerdarmes |
| Ulcus ventriculi | Geschwür des Magens |
| Ulna | Elle, Unterarmknochen |
| Ureter | Harnleiter |
| Urethra | Harnröhre |
| Uterus | Gebärmutter |

## V

| | |
|---|---|
| Vagina | Scheide |
| Varizella-zoster-Viren | Erreger der Windpocken |
| Varizen | Krampfadern |
| Vaskulitis | Gefäßentzündung |
| Vasokonstriktion | Verengung der Gefäße |
| Vater-Pacini-Körper | Druck- und Vibrationsrezeptoren in der Haut |
| Venen | Gefäße, die das Blut aus dem Gewebe zurück zum Herzen transportieren |
| Venenklappen | taschenförmige Ausstülpungen der Gefäßinnenwand von Venen, die sich bei rückwärts gerichtetem Blutfluss verschließen |
| Vertigo | Schwindel |
| Vigilanz | Wachheit |
| Vitalkapazität | Luftvolumen, das nach tiefer Inspiration maximal ausgeatmet werden kann |
| Vorhofflimmern | ungerichtete Vorhoferregung, Herzrhythmusstörung |

## X

| | |
|---|---|
| Xanthelasmen | Cholesterinablagerungen in den Augenlidern |

## Z

| | |
|---|---|
| Zellmembran | Hülle um den Zellleib |
| Zellorganellen | kleinste Zellorgane |
| Zerumen | Ohrenschmalz |
| Zervix | Gebärmutterhals |
| Zervixkarzinom | Gebärmutterhalskrebs |
| Zoster | Gürtelrose |
| Zotten | kleinste Ausstülpungen der Schleimhaut im Dünndarm |
| Zyste | abgekapselte Flüssigkeitsansammlung in einem Organ oder Gewebe |
| Zystoskopie | Blasenspiegelung |
| Zytoplasma | Zellinhalt |
| Zytoskelett | Gerüst der Zelle |
| Zytosol | Zellflüssigkeit |

# Danke

Unser besonderer Dank gilt den Bewohnern, Patienten, Angehörigen, Pflegenden, Ärzten und Angestellten der Pflegeheime, Sozialstationen, Krankenhäusern, Ambulanzen und Firmen, die uns bei den Film- und Fotoaufnahmen so großartig unterstützt haben.

Es ist nicht selbstverständlich, sich bei der Arbeit so genau über die Schulter sehen zu lassen. Umso mehr bedanken wir uns für die Geduld, aktive Unterstützung und freundliche Betreuung.

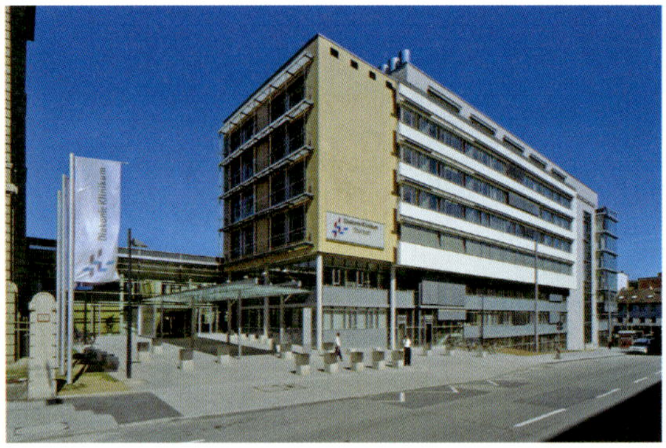

Diakonie-Klinikum Stuttgart
Rosenbergstraße 40
70176 Stuttgart

Klinik Holthausen
Klinik für Neurochirurgische Rehabilitation
Am Hagen 20
45527 Hattingen

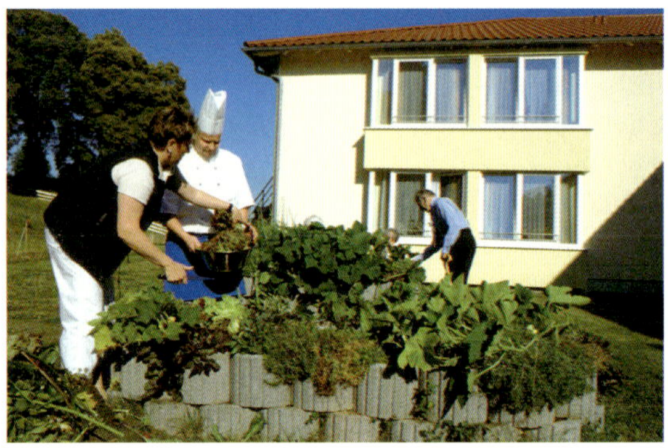

Kreiskrankenhaus Tauberbischofsheim
Albert-Schweitzer-Straße 37
97941 Tauberbischofsheim

Pflegeheim Pleystein GmbH
Wohnen am Kreuzberg
Vohenstraußer Straße 7
92714 Pleystein

Pflegeheim Süßen
Lange Straße 23–25
73079 Süßen

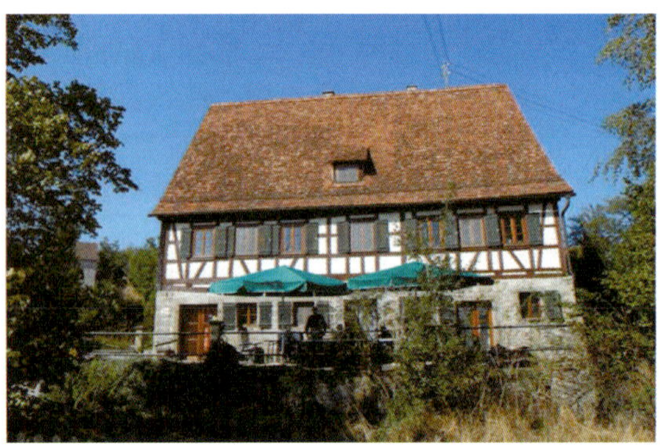

Polytech Ophthalmologie GmbH
Arheilger Weg 6
64380 Rossdorf

Seniorenresidenz am Kaiserring
Kaiserring 2
78050 Villingen-Schwenningen

# Sachverzeichnis

## A

## B

## C



## D

## E

## F



## G

## H

## L



## M

## N

## Q



## R



## S

## T



## U

## V



## W



## X



## Y



## Z

# 8 eindeutige Lernelemente unterstützen Sie beim Lernen

**D Definition**

D *Ernährungsabhängige Erkrankungen werden entweder durch bestimmte Ernährungsweisen verursacht (z. B. Jodmangelstruma) oder bei einer entsprechenden Veranlagung durch die Ernährungsgewohnheiten ausgelöst (z. B. Gicht oder Diabetes mellitus).*

**M Merke**

M *Nieren mit einer eingeschränkten Funktion (also bei vielen älteren Menschen) reagieren extrem empfindlich auf Flüssigkeitsmangel. Schon nach wenigen Tagen mit Flüssigkeitsmangel (z. B. bei Dürsten, Fieber, Diarrhö) kann es zu einer akuten Niereninsuffizienz (Nierenversagen) kommen.*

**P Pflege**

P ***Ambulante Pflege.*** *Mikrolagerungen sind sehr empfehlenswert in der häuslichen Pflege. Sie können gut von pflegenden Angehörigen übernommen werden. Durch größere Abstände der Umlagerungen werden die Ressourcen der Pflegebedürftigen wie auch der pflegenden Angehörigen und der professionellen Pflegedienste geschont.*

**L Lernaufgabe**

L *Kann Frau Zimmermann trotz der MRSA-Besiedlung ins Altenheim zurückverlegt werden? Welche Sanierungsmaßnahmen sind nötig? Wie muss sich das Pflegepersonal im Umgang mit der Bewohnerin verhalten?*

**B Fallbeispiel**

B *Frau Remmele lebt im Hause ihrer Tochter, hat aber ihren eigenen Haushalt. Trotz ihrer 80 Jahre ist sie noch sehr fit, wandert beim Schwarzwaldverein mit und spielt mit ihren Freundinnen regelmäßig Karten. In der letzten Zeit allerdings bemerkt sie schon bei leichten Anstrengungen Atemnot und ein Engegefühl in der Brust. Damit die Mitwanderer es nicht bemerken, bleibt sie immer öfter stehen, angeblich um die schönen Blumen am Wegesrand zu betrachten. Als ihre Tochter bemerkt, dass ihre Mutter geschwollene Beine hat, bittet sie den Hausarzt um einen Hausbesuch.*

**W Vertiefendes Wissen**

W *Insgesamt 700 g wiegen die auf und in dem Körper eines Erwachsenen lebenden Bakterien! Der menschliche Körper hat ständig mehr Mikroorganismen „zu Gast“, als er selbst eigene Zellen besitzt!*

**H Heilmethoden**

H ***Natürliche Behandlungsmöglichkeiten.*** *Blutdruckanregend wirken kurze (ca. 5 Minuten) kalte Armbäder oder Wassertreten.*

**Video**

*Um die Inhalte zu vertiefen, können Sie sich die Videos „Suprapubischer Blasenverweilkatheter“ und „Verbandwechsel suprapubischer Blasenverweilkatheter“ ansehen.*